1 | **SÉRIE ORTOPEDIA E TRAUMATOLOGIA**
FUNDAMENTOS E PRÁTICA

Editores da Série
Fernando Baldy dos Reis
Cláudio Santili
Tarcísio Eloy Pessoa de Barros Filho

Ortopedia do Adulto

Outros livros da Série

Série Ortopedia e Traumatologia – Fundamentos e Prática
Apoio: Sociedade Brasileira de Ortopedia e Traumatologia – SBOT

- Volume 1: Ortopedia do Adulto
- Volume 2: Ortopedia e Traumatologia Pediátricas
- Volume 3: Traumatologia do Adulto

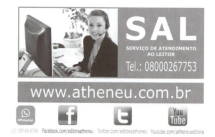

1

SÉRIE ORTOPEDIA E TRAUMATOLOGIA
FUNDAMENTOS E PRÁTICA

Editores da Série
Fernando Baldy dos Reis
Cláudio Santili
Tarcísio Eloy Pessoa de Barros Filho

Ortopedia do Adulto

Editor do Volume
Tarcísio Eloy Pessoa de Barros Filho

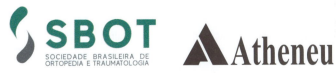

EDITORA ATHENEU

São Paulo — Rua Avanhandava, 126 - 8º andar
Tel.: (11)2858-8750
E-mail: atheneu@atheneu.com.br

Rio de Janeiro — Rua Bambina, 74
Tel.: (21)3094-1295
E-mail: atheneu@atheneu.com.br

CAPA: Equipe Atheneu
PROJETO GRÁFICO/DIAGRAMAÇÃO: Triall Composição Editorial Ltda.

CIP-BRASIL. Catalogação na Publicação
Sindicato Nacional dos Editores de Livros, RJ

O89

Ortopedia e Traumatologia : fundamentos e prática : ortopedia no adulto, volume 1 /
editores da série Fernando Baldy dos Reis, Cláudio Santili, [editor do volume] Tarcísio
Eloy Pessoa de Barros Filho. - 1. ed. - Rio de Janeiro : Atheneu, 2019.
   420 p. ; 28 cm.   (Ortopedia e traumatologia : fundamentos e prática ; 1)

   Inclui bibliografia e índice
   ISBN 978-85-388-1056-8

   1. Ortopedia. 2. Traumatologia. I. Reis, Fernando Baldy dos. II. Santili, Cláudio.
III. Barros Filho, Tarcísio Eloy Pessoa de. IV. Série.

19-60043   CDD: 616.7
                                 CDU: 617.3

Meri Gleice Rodrigues de Souza - Bibliotecária CRB-7/6439
20/09/2019 25/09/2019

REIS, F. B.; SANTILI, C.; BARROS FILHO, T.E.P.

Série Ortopedia e Traumatologia – Fundamentos e Prática – Volume 1 – Ortopedia do Adulto

© Direitos reservados à EDITORA ATHENEU – São Paulo, Rio de Janeiro, 2020.

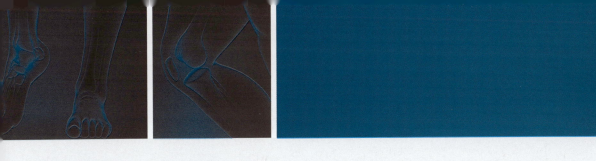

Sobre os editores

FERNANDO BALDY DOS REIS

Professor Livre-Docente. Chefe do Departamento de Ortopedia e Traumatologia da Escola Paulista de Medicina da Universidade Federal de São Paulo (EPM/Unifesp).

CLÁUDIO SANTILI

Presidente da Sociedade Brasileira de Ortopedia e Traumatologia (SBOT), gestão 2010. Diretor do Departamento de Ortopedia e Traumatologia da Faculdade de Ciências Médicas da Santa Casa de Misericórdia de São Paulo (DOT/FCMSCMSP) – Pavilhão "Fernandinho Simonsen" (2005-2008). Presidente da Sociedade Brasileira de Ortopedia Pediátrica (SBOP), gestão 1999-2000. Professor Adjunto da FCMSCMSP. Orientador de Pós-Graduação em Ciências da Saúde (Mestrado e Doutorado) e em Ortopedia e Traumatologia (Mestrado).

TARCÍSIO ELOY PESSOA DE BARROS FILHO

Diretor da Faculdade de Medicina da Universidade de São Paulo (FMUSP). Professor Titular do Departamento de Ortopedia e Traumatologia da FMUSP. Ex-Presidente da Sociedade Brasileira de Ortopedia e Traumatologia (SBOT).

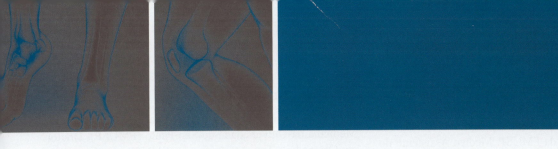

Sobre os colaboradores

ALBERTO NAOKI MIYAZAKI
Mestre e Doutor em Ortopedia. Chefe do Grupo de Ombro e Cotovelo do Departamento de Ortopedia e Traumatologia da Santa Casa de Misericórida de São Paulo (SCMSP).

ALDEMAR ROBERTO MIERES RIOS
Especialista em Cirurgia de Tumores da Coluna Vertebral pelo Instituto Rizzoli, Bolonha – Itália. Instrutor do Grupo de Coluna do Complexo Hospitalar da Santa Casa de Misericórdia de Porto Alegre (SCMPA). Coordenador da Área de Tumores da Coluna Vertebral – Ortopedia e Traumatologia – do Hospital Santa Rita do Complexo Hospitalar da Santa Casa de Misericórdia de Porto Alegre, RS (SCMPA).

ALEXANDRE FOGAÇA CRISTANTE
Médico Assistente do Grupo de Coluna Vertebral do Instituto de Ortopedia e Traumatologia do Hospital das Clínicas da Faculdade de Medicina da Universidade de São Paulo (HC-FMUSP).

ALEXANDRE LEME GODOY DOS SANTOS
Ortopedista e Traumatologista. Médico Assistente do Grupo de Pé e Tornozelo e do Grupo de Trauma do Instituto de Ortopedia e Traumatologia do Hospital das Clínicas da Faculdade de Medicina da Universidade de São Paulo (HC-FMUSP). Doutor em Ciências pela FMUSP. Professor Colaborador do Departamento de Ortopedia e Traumatologia da Universidade de São Paulo (USP).

ALEXANDRE SADAO IUTAKA
Médico do Grupo de Coluna do Departamento de Ortopedia e Traumatologia do Hospital das Clínicas da Faculdade de Medicina da Universidade de São Paulo (DOT-HC-FMUSP).

ÁLVARO BAIK CHO
Médico Assistente do Grupo de Mão e Microcirurgia Reconstrutiva do Hospital das Clínicas da Faculdade de Medicina da Universidade de São Paulo (FMUSP). Médico Coordenador da Residência Médica de Cirurgia da Mão da Faculdade de Medicina do ABC (FMABC). Mestre e Doutor em Ortopedia e Traumatologia pelo Instituto de Ortopedia e Traumatologia do Hospital das Clínicas da Faculdade de Medicina da Universidade de São Paulo (IOT-HC-FMUSP). Professor Colaborador do IOT-HC-FMUSP. Pós-doutorando do IOT-HC-FMUSP.

ANA LUCIA LEI MUNHOZ LIMA
Médica Infectologista, Chefe do Serviço de Infecção do Instituto de Ortopedia e Traumatologia do Hospital das Clínicas da Faculdade de Medicina da Universidade de São Paulo (IOT-HC-FMUSP).

ANDRÉ FERRARI DE FRANÇA CAMARGO
Ortopedista Especializado em Oncologia Ortopédica. Médico Assistente do Grupo de Oncologia Ortopédica do Instituto de Ortopedia e Traumatologia do Hospital das Clínicas da Faculdade de Medicina da Universidade de São Paulo (IOT-HC-FMUSP), Mestre em Ciências pela FMUSP.

ANDRÉ MATHIAS BAPTISTA
Doutor em Ciências pela Faculdade de Medicina da Universidade de São Paulo (FMUSP).

ANTHONY KERBES YÉPEZ
Serviço de Ortopedia e Traumatologia do Complexo Hospitalar da Santa Casa de Miscricórida de Porto Alegre/Cirurgia do Quadril (SCMPA).

ARNALDO AMADO FERREIRA NETO
Mestre e Doutor em Medicina pela Faculdade de Medicina da Universidade de São Paulo (FMUSP). Chefe do Grupo de Ombro e Cotovelo do Departamento de Ortopedia e Traumatologia da Faculdade de Medicina da Universidade de São Paulo (DOT-FMUSP).

AUGUSTO CÉSAR MONTEIRO
Mestre em Ortopedia pela Universidade Federal de São Paulo (Unifesp). Chefe do Grupo de Medicina e Cirurgia do Tornozelo e Pé do Hospital do Servidor Público Municipal (HSPE). Membro da Sociedade Brasileira de Ortopedia e Traumatologia (SBOT), Associação Brasileira de Medicina e Cirurgia do Tornozelo e Pé (ABTPé), Federação Latino Americana de Cirurgia do Tornozelo e Pé (FLAMeCiPP), American Orthopaedic Foot and Ankle Society (AOFAS), American Academy of Orthopaedic Surgeons (AAOS).

CAMILO PARTEZANI HELITO
Graduação em Medicina pela Faculdade de Medicina da Universidade de São Paulo (FMUSP). Residência Médica pela FMUSP. Complementação Especializada em Joelho

pelo Departamento de Ortopedia e Traumatologia da FMUSP. Médico Preceptor do Programa de Residência Médica de Ortopedia e Traumatologia no Departamento de Ortopedia e Traumatologia da FMUSP. Médico Assistente do Grupo de Joelho do Instituto de Ortopedia e Traumatologia (IOT) do Hospital das Clínicas da FMUSP. Membro Titular da Sociedade Brasileira de Ortopedia e Traumatologia (SBOT). Sócio Efetivo da Sociedade Brasileira de Cirurgia do Joelho (SBCJ).

CARLOS ROBERTO SCHWARTSMANN

Professor Titular de Ortopedia da Universidade Federal de Ciências da Saúde de Porto Alegre (UFCSPA). Chefe do Serviço de Ortopedia e Traumatologia do Complexo Hospitalar da Santa Casa de Misericórdia de Porto Alegre (SCMPA).

CESAR DALL BELLO

Membro da Sociedade Brasileira de Coluna (SBC). Instrutor na Área de Coluna Vertebral Ortopédica do Complexo Hospitalar da Santa Casa de Misericórdia de Porto Alegre (SCMPA).

CÉSAR DE CÉSAR NETTO

Pós-graduando do Departamento de Ortopedia e Traumatologia da Universidade de São Paulo (USP). Chefe do Grupo de Oncologia Ortopédica do Instituto de Ortopedia e Traumatologia do Hospital das Clínicas da Faculdade de Medicina da Universidade de São Paulo (IOT-HC-FMUSP).

DAVID DEL CURTO

Médico Assistente do Grupo da Coluna da Disciplina de Ortopedia do Departamento de Ortopedia e Traumatologia da Escola Paulista de Medicina da Universidade Federal de São Paulo (DOT-EPM-Unifesp).

DILAMAR PINTO

Membro Titular da Sociedade Brasileira de Ortopedia e Traumatologia (SBOT). Membro Titular da Sociedade Brasileira de Cirurgia do Joelho (SBCJ). Preceptor do Serviço de Ortopedia do Instituto de Ortopedia e Traumatologia Romeu Krause (ITORK). Preceptor de Ortopedia do Hospital Otávio de Freitas.

EDMILSON TAKEHIRO TAKATA

Médico Consultor do Grupo de Patologias do Quadril Adulto da Escola Paulista de Medicina da Universidade Federal de São Paulo (EPM/Unifesp).

EDUARDO ANGELI MALAVOLTA

Doutor em Ciências pela Faculdade de Medicina da Universidade de São Paulo (FMUSP). Médico Assistente do Grupo de Ombro e Cotovelo do Instituto de Ortopedia e Traumatologia (IOT) do Hospital das Clínicas da FMUSP.

EDUARDO BENEGAS

Mestre em Ortopedia e Traumatologia pela Faculdade de Medicina da Universidade de São Paulo (FMUSP). Doutor em Ortopedia e Traumatologia pela FMUSP.

EMILIANO VIALLE

Coordenador do Programa de Residência em Ortopedia. Chefe do Grupo de Coluna do Serviço de Ortopedia e Traumatologia do Hospital Universitário Cajuru da Pontifícia Universidade Católica do Paraná (PUC-PR).

FLAVIO FALOPPA

Professor Titular do Departamento de Ortopedia e Traumatologia da Escola Paulista de Medicina da Universidade Federal de São Paulo (EPM-Unifesp).

FREDERICO BARRA DE MORAES

Graduado em Medicina pela Universidade Federal de Goiás (UFG). Pós-Graduação em Ortopedia e Traumatologia pela UFG. Pós-Graduação em Cirurgia de Coluna pela UFG. Mestre em Ciências da Saúde pela Universidade de Brasília (UnB). Professor Adjunto do Departamento de Ortopedia e Traumatologia da Faculdade de Medicina da UFG. Doutor em Ciências da Saúde pela UFG. Chefe do Departamento de Ortopedia e Traumatologia da Faculdade de Medicina da UFG. Atualmente integra o Instituto de Pesquisa da Clínica de Ortopedia e Fraturas. Tem experiência na área de Medicina, com ênfase em Ortopedia, Traumatologia, Doenças da Coluna, Doenças Osteometabólicas e Dor.

GERALDO DA ROCHA MOTTA FILHO

Diretor Geral do Instituto Nacional de Traumatologia e Ortopedia (INTO), Rio de Janeiro – RJ.

GLAYDSON GOMES GODINHO

Chefe do Grupo de Cirurgia de Ombro do Hospital Lifecenter, Hospital Belo Horizonte, Clínica Ortopédico/BH, Belo Horizonte – MG. Mestre e Doutor em Ortopedia.

GUILHERME DO VAL SELLA

Membro do Grupo de Ombro e Cotovelo do Departamento de Ortopedia e Traumatologia da Faculade de Ciências Médicas da Santa Casa de Misericórida de São Paulo (SCMSP).

GUSTAVO SANTIAGO DE LIMA FIGUEIREDO

Residente do Programa de Cirurgia da Mão da Escola Paulista de Medicina da Universidade Federal de São Paulo (EPM/Unifesp).

HELDER DE SOUSA MIYAHARA

Médico Assistente do Hospital das Clínicas da Faculdade de Medicina da Universidade de São Paulo (HC-FMUSP).

Sobre os colaboradores

HELTON LUIZ APARECIDO DEFINO

Professor Titular do Departamento de Biomecânica, Medicina e Reabilitação do Aparelho Locomotor da Faculdade de Medicina de Ribeirão Preto da Universidade de São Paulo (FMRP-USP).

HERTON RODRIGO DA COSTA

Graduado em Medicina pela Faculdade de Medicina de Ribeirão Preto (FMRP-USP). Mestrado pelo Programa de Ciências da Saúde Aplicadas ao Aparelho Locomotor da FMRP-USP. Médico Assistente do Hospital das Clínicas da FMRP-USP.

ITIRO SUZUKI

Membro do Grupo de Quadril do Instituto de Ortopedia e Traumatologia do Hospital das Clínicas da Faculdade de Medicina da Universidade de São Paulo (IOT-HC-FMUSP). Vice-Presidente da Sociedade Brasileira de Quadril (SBQ).

IVAN DIAS ROCHA

Mestre em Cirurgia da Coluna pelo Instituto de Ortopedia e Traumatologia do Hospital das Clínicas da Faculdade de Medicina de São Paulo (IOT-HC-FMUSP). Médico do Grupo de Coluna do IOT-HC-FMUSP. Especializado em Cirurgia da Coluna Vertebral pelo IOT-HC-FMUSP. Especializado em Ortopedia e Traumatologia pelo IOT-HC-FMUSP. Médico graduado pela Faculdade de Medicina da Universidade de São Paulo (FMUSP).

JOÃO BAPTISTA GOMES DOS SANTOS

Professor Adjunto e Chefe da Disciplina de Cirurgia da Mão e Membro Superior do Departamento de Ortopedia e Traumatologia da Escola Paulista de Medicina da Universidade Federal de São Paulo (EPM-Unifesp).

JORGE HENRIQUE ASSUNÇÃO

Membro da Sociedade Brasileira de Ortopedia e Traumatologia. Membro da Sociedade Brasileira de Cirurgia do Ombro e Cotovelo (SBCOC). Médico Assistente do Grupo do Ombro e Cotovelo do Instituto de Ortopedia e Traumatologia do Hospital das Clínicas da Faculdade de Medicina de São Paulo (IOT-HC-FMUSP). Doutorando pela FMUSP.

JOSÉ RICARDO PÉCORA

Diretor Científico do Grupo de Joelho do Instituto de Ortopedia e Traumatologia do Hospital das Clínicas da Faculdade de Medicina de São Paulo (IOT-HC-FMUSP). Livre-Docente pela Faculdade de Medicina da Universidade de São Paulo (FMUSP). Chefe da Ortopedia do Hospital Universitário do Centro Universitário das Faculdades Metropolitanas Unidas (HUFMU).

LEANDRO DE FREITAS SPINELLI

Serviço de Ortopedia e Traumatologia do Complexo Hospitalar da Santa Casa de Misericórida de Porto Alegre (SCMSPA), Cirurgia do Quadril.

LEANDRO EJNISMAN

Médico Ortopedista e Traumatologista. Membro do Grupo de Cirurgia do Quadril do Instituto de Ortopedia e Traumatologia do Hospital das Clínicas da Faculdade de Medicina de São Paulo (IOT-HC-FMUSP).

LEONARDO CARBONERA BOSCHIN

Serviço de Ortopedia e Traumatologia do Complexo Hospitalar da Santa Casa de Misericórida de Porto Alegre (SCMSPA), Cirurgia do Quadril.

LINDOMAR GUIMARÃES OLIVEIRA

Ortopedista. Professor Voluntário da Residência de Ortopedia do Hospital das Clínicas da Universidade Federal de Goiás (UFG) e Instituto Ortopédico de Goiás. Titular da Academia Goiana de Medicina (AGM). Autor de livros e artigos em Osteoporose e Doenças Osteometabólicas.

LUÍS CARLOS ANGELINI

Ortopedista e Traumatologia/Cirurgia da Mão. Mestre e Doutor pela Escola Paulista de Medicina da Universidade Federal de São Paulo (EPM-Unifesp). Chefe da Clínica de Cirurgia da Mão do Hospital do Servidor Público Estadual (HSPE-SP). Professor Titular da Disciplina de Anantomia – Ortopedia da Universidade Metropolitana de Santos.

LUIZ ROBERTO VIALLE

Mestre e Doutor em Clínica Cirúrgica. Professor de Ortopedia pela Escola de Medicina do Serviço de Ortopedia do Grupo de Coluna do Hospital Universitário Cajuru, Pontifícia Universidade Católica do Paraná (PUCPR).

MARA LUCIA RASSI GUIMARÃES CARNEIRO

Médica Fisiatra do Centro de Reabilitação Dr. Henrique Santillo (CRER), Goiânia – Goiás.

MARCELO BORDALO RODRIGUES

Médico Diretor do Serviço de Radiologia do Instituto de Ortopedia e Traumatologia do Hospital das Clínicas da Faculdade de Medicina de São Paulo (IOT-HC-FMUSP). Médico Radiologista e Coordenador do Serviço de Radiologia Muscoesquelética do Hospital Sírio-Libânes (HSL), São Paulo – SP.

MARCELO KRAUSE

Membro Titular da Sociedade Brasileira de Ortopedia e Traumatologia (SBOT). Membro Titular da Sociedade Brasileira de Cirurgia do Joelho (SBCJ). Membro da Comissão de Ensino e Trinamento da Sociedade Brasileira de Ortopedia e Traumatologia (CET/SBOT). Professor-Assistente da Graduação de Traumatologia e Ortopedia da Universidade Maurício de Nassau (Uninassau). Preceptor do Programa de Especialização em Cirurgia do Joelho pelo Instituto de Traumatologia e Ortopedia Romeu Krause (ITORK). Presidente da Sociedade Brasileira de Ortopedia e Traumatologia (SBOT).

MARCELO LOQUETTE DAMASCENO

Médico Residente do Grupo de Coluna Vertebral do Instituto de Ortopedia e Traumatologia do Hospital das Clínicas da Faculdade de Medicina da Universidade de São Paulo (IOT-HC-FMUSP).

MARCELO PIRES PRADO

Mestre em Ortopedia pelo Instituto de Ortopedia e Traumatologia do Hospital das Clínicas da Faculdade de Medicina da Universidade de São Paulo (IOT-HC-FMUSP). Membro da Sociedade Brasileira de Ortopedia e Traumatologia (SBOT), da Sociedade Brasileira de Medicina e Cirurgia de Tornozelo e Pé (ABTPé), da Federação Latino Americana de Cirurgia do Tornozelo e Pé (FLAMeCiPP) e da American Orthopaedic Foot and Ankle Society. Ortopedista Especializado em Pé e Tornozelo no Hospital do Coração do HC-FMUSP e do Hospital Israelita Albert Einstein (HIAE).

MARCELO WAJCHENBERG

Doutor, Médico Assistente do Grupo da Coluna da Disciplina de Ortopedia do Departamento de Ortopedia e Traumatologia da Escola Paulista de Medicina da Universidade Federal de São Paulo (DOT-EPM-Unifesp), São Paulo – SP, Brasil.

MARCUS LUZO

Professor Adjunto, Doutor do Departamento de Ortopedia e Traumatologia da Escola Paulista de Medicina da Universidade Federal de São Paulo (DOT-EPM/Unifesp). Chefe do Grupo do Joelho do DOT-EPM-Unifesp. Presidente da Sociedade Brasileira de Cirurgia do Joelho de 2015-2016 (SBCJ).

MARCUS VINICIUS GALVÃO AMARAL

Chefe Substituto do Centro de Cirurgia do Ombro e Cotovelo do Instituto Nacional de Traumatologia e Ortopedia – (INTO), Rio de Janeiro – RJ.

MAURÍCIO ETCHEBEHERE

Professor-Assistente do Departamento de Ortopedia e Traumatologia da Faculdade de Ciências Médicas da Universidade Estadual de Campinas (Unicamp). Médico Estagiário do Grupo do Joelho do Instituto de Ortopedia e Traumatologia do Hospital das Clínicas da Faculdade de Medicina da Universidade de São Paulo (IOT-HC-FMUSP). Membro Titular da Sociedade Brasileira de Ortopedia e Traumatologia (SBOT). Membro da Sociedade Brasileira de Quadril (SBQ).

NILSON RODINEI RODRIGUES

Doutor em Ortopedia e Traumatologia pela Faculdade de Medicina da Universidade de São Paulo (FMUSP). Coordenador pela área de Coluna Vertebral do Hospital da Criança Santo Antônio do Complexo Hospitalar Santa Casa de Porto Alegre (CHSCPA).

NOEL OIZEROVIC FONI

Médico Estagiário do Grupo do Joelho do Instituto de Ortopedia e Traumatologia do Hospital das Clínicas (IOT-HC-FMUSP). Membro Titular da Sociedade Brasileira de Ortopedia e Traumatologia (SBOT).

OLAVO PIRES DE CAMARGO

Professor Titular do Departamento de Ortopedia e Traumatologia da Faculdade de Medicina da Universidade de São Paulo (FMUSP) e Chefe do Grupo de Oncologia Ortopédica do Instituto de Ortopedia e Traumatologia do Hospital das Clínicas da FMUSP.

OSMAR AVANZI

Diretor do Departamento de Ortopedia e Traumatologia da Faculdade de Ciências Médicas da Santa Casa de Misericórdia de São Paulo (DOT-FCMSCMSP).

PABLO MARIOTTI WERLANG

Membro Efetivo da Sociedade Brasileira de Coluna (SBC). Instrutor do Grupo de Coluna Vertebral do Complexo Hospitalar da Santa Casa de Misericórdia de Porto Alegre (CHSCMPA). *Fellowship* em Cirurgia de Coluna Vertebral no Leopoldina Krankenhaus, Alemanha.

PAULO RENAN LIMA TEIXEIRA

Graduação em Medicina pela Faculdade de Medicina da Univeridade Federal do Ceará (UFC). Residência em Ortopedia e Traumatologia pelo Hospital Universitário Walter Cantídio da Universidade Federal do Ceará (HUWC-UFC). Membro Titular da Sociedade Brasileira de Ortopedia e Traumatologia (SBOT). *Felow* em Cirurgia do Joelho pelo Grupo do Joelho do Hospital das Clínicas da Universidade de São Paulo (HC-USP).

PEDRO AUGUSTO PONTIN

Pós-Graduando do Departamento de Ortopedia e Traumatologia da Universidade de São Paulo (USP).

PEDRO NOGUEIRA GIGLIO

Complementação Especializada em Cirurgia do Joelho pelo Instituto de Ortopedia e Traumatologia do Hospital das Clínicas da Faculdade de Medicina da Universidade de São Paulo (IOT-HC-FMUSP). Preceptoria IOT-HCFMUSP.

PRISCILA ROSALBA DOMINGOS OLIVEIRA

Médica Infectologista, Assistente do Serviço de Infecção do Instituto de Ortopedia e Traumatologia do Hospital das Clínicas da Faculdade de Medicina da Universidade de São Paulo (HC-FMUSP).

RAFAEL BARBAN SPOSETO

Ortopedista e Traumatologista. Médico Assistente do Grupo de Pé e Tornozelo e do Grupo de Trauma do Instituto de Ortopedia e Traumatologia do Hospital das Clínicas da Faculdade de Medicina da Universidade de São Paulo (IOT-HC-FMUSP).

RAFAEL DE PAIVA LUCIANO

Médico Residente, R5 do Grupo da Coluna da Disciplina de Ortopedia do Departamento de Ortopedia e Traumatologia da Escola Paulista de Medicina da Universidade Federal de São Paulo (IOT-EPM-Unifesp).

RAFAEL TREVISAN ORTIZ

Médico Ortopedista do Grupo do Pé e Tornozelo do Instituto de Ortopedia e Traumatologia do Hospital das Clínicas da Faculdade de Medicina da Universidade de São Paulo (IOT--HC-FMUSP).

RAMIRO ZILLES GONÇALVES

Serviço de Ortopedia e Traumatologia do Complexo Hospitalar da Santa Casa de Misericórida de Porto Alegre (SCMPA), Cirurgia do Quadril.

RAPHAEL MARTUS MARCON

Médico Assistente do Grupo de Coluna Vertebral do Instituto de Ortopedia e Traumatologia do Hospital das Clínicas da Faculdade de Medicina da Universidade de São Paulo (IOT-HC-FMUSP).

RENATA GREGORIO PAULOS

Médica graduada pela Faculdade de Medicina da Universidade de São Paulo (FMUSP). Residência em Ortopedia e Traumatologia no Hospital das Clínicas da FMUSP. Residência de Cirurgia da Mão e Microcirurgia no HC-FMUSP. Diploma de Cirurgia da Mão e do Membro Superior pela Université Pierre et Marie Curie, Paris VI (Sorbonne Universités). Diploma de Técnicas Microcirúrgicas na École de Chirurgie du Fer à Moulin (Assitence Publique – Hopitaux de Paris). Preceptora dos Residentes de Cirurgia da Mão e Microcirurgia no Instituto de Ortopedia e Traumatologia do Hospital das Clínicas da Faculdade de Medicina da Universidade de São Paulo (IOT-HC-FMUSP).

RICARDO BASILE

Membro do Grupo de Patologias do Quadril Adulto da Escola Paulista de Medicina da Universidade Federal de São Paulo (EPM-Unifesp). Membro da Sociedade Brasileira de Quadril (SBQ).

RICARDO CARDENUTO FERREIRA

Chefe do Grupo de Cirurgia do Pé e Tornozelo do Departamento de Ortopedia e Traumatologia da Santa Casa de Misericórdia da São Paulo (SCMSP). Professor-Assistente da Faculdade de Ciências Médicas da SCMSP.

ROBERT MEVES

Chefe do Grupo de Coluna do Departamento de Ortopedia e Traumatologia da Faculdade de Ciências Médicas da Santa Casa de Misericórdia de São Paulo (FCMSCMSP).

RODRIGO GUIMARÃES

Graduação em Medicina pela Universidade Gama Filho (UGF). Mestrado em Medicina, Ortopedia e Traumatologia pela Faculdade de Ciências Médicas da Santa Casa de Misericórdia de São Paulo (FCMSCMSP). Doutor em Medicina pela FCMSCSP. Professor Instrutor da FCMSCSP.

ROMEU KRAUSE

Mestre em Ortopedia pela Universidade Federal de São Paulo (Unifesp). Presidente da Sociedade Brasileira de Ortopedia e Traumatologia (SBOT). Professor de Traumatologia e Ortopedia da Faculdade Maurício de Nassau (Uninassau-PE). Coordenador do Serviço de Aperfeiçoamento e Treinamento do Hostiptal Esperança do Instituto de Ortopedia e Traumatologia Romeu Krause (ITORK) credenciado pela Sociedade Brasileira de Ortopedia e Traumatologia (SBOT). Presidente da Sociedade Brasileira de Artroscopia (SBA), gestão 1999-2000.

RÔMULO BALLARIN ALBINO

Médico Ortopedista, Cirurgião do Pé e Tornozelo da Universidade Estadual Paulista (Unesp-Botucatu).

SERGIO LUIZ CHECCHIA

Professor Doutor Membro do Grupo de Ombro e Cotovelo do Departamento de Ortopedia e Traumatologia da Faculade de Ciências Médicas da Santa Casa de Misericórdia de São Paulo (FCMSCMSP).

SÉRGIO ZYLBERSZTEJN

Professor-Assistente da Disciplina de Ortopedia e Traumatologia da Universidade Federal de Ciências da Saúde de Porto Alegre (UFCSPA). Coordenador do Grupo de Coluna Vertebral Ortopédico do Complexo Hospitalar da Santa Casa de Misericórdia de Porto Alegre (CH-SCMPA).

TULIO DINIZ FERNANDES

Ortopedista e Traumatologista. Professor Doutor pela Faculdade de Medicina da Universidade de São Paulo (FMUSP). Chefe do Grupo de Pé e Tornozelo do Instituto de Ortopedia e Traumatologia do Hospital das Clínicas da Faculdade de Medicina da Universidade de São Paulo (IOT-HC-FMUSP). Mestre e Doutor em Ciências pela FMUSP.

VLADIMIR CORDEIRO DE CARVALHO

Doutorado em Medicina (Ortopedia, Traumatologia e Reabilitação) pela Universidade de São Paulo (USP). Experiência na Área de Medicina, com ênfase em Doenças Infectoparasitárias, Infecções Osteoarticulares e Controle de Infecção Hospitalar. Médico Infectologista do Instituto de Ortopedia e Traumatologia do Hospital das Clínicas da Faculdade de Medicina de São Paulo (IOT-HC-FMUSP).

YORITO KISAKI

Membro da Sociedade Brasileira de Coluna (SBC). Doutorado pela Universidade de Hokkaido, Japão. Instrutor na Área de Coluna Vertebral Ortopédica do Complexo Hospitalar da Santa Casa de Misericórdia de Porto Alegre (CH-SCMPA).

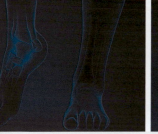
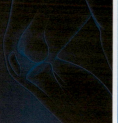
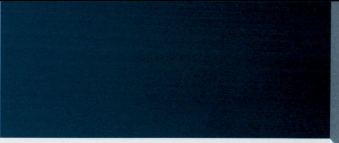

Prefácio

A prevalência das lesões musculoesqueléticas, tanto na urgência como na emergência, nas quais representam 60% a 70% dos casos, como nas milhares de consultas eletivas realizadas no dia a dia de consultórios e unidades de saúde espalhados pelo Brasil afora demonstra bem a importância do médico ortopedista e traumatologista para a sociedade. Alguns dados da Organização Mundial de Saúde (OMS) apontam as lombalgias como a segunda doença mais prevalente na população em geral, ficando atrás apenas da hipertensão arterial. Além disso, os traumas musculoesqueléticos ligados às diferentes formas de violência, a crescente indicação de reconstruções articulares em doenças degenerativas que aumentam na mesma proporção do aumento da sobrevida da população, as lesões causadas pela prática esportiva e a incidência constante das doenças ortopédicas na população pediátrica entre outras, que constituem um problema de saúde pública, constantemente referido na mídia, por impactarem negativamente a qualidade de vida e a capacidade laboral de milhares de brasileiros. Esse impacto negativo exige soluções que vão desde a formação do especialista em Ortopedia e Traumatologia com qualificação para fazer frente a demanda de problemas ortopédicos de complexidade crescente ao desenvolvimento de ações governamentais que promovam condições para a prática da especialidade e atendimento adequado da população.

A Sociedade Brasileira de Ortopedia e Traumatologia (SBOT) tem como missão e valores o aprimoramento das condições científicas do Ortopedista, o desenvolvimento de melhores condições de atendimento dos problemas ortopédicos para a população e também a formação, aperfeiçoamento e educação continuada na especialidade. A atualização deve abranger todos os níveis da formação da residência ao especialista já titulado.

Como formar um especialista de qualidade? Como acompanhar o desenvolvimento tecnológico e científico extremamente dinâmico da Ortopedia e Traumatologia se cada dia que passa nos deparamos com novos desafios que exigem uma atualização constante?

O convite formulado pelos editores da *Série Ortopedia e Traumatologia – Fundamentos e Prática* me permite apresentar à comunidade médica um livro que atende praticamente à necessidade de todos os profissionais que pretendem se atualizar em conceitos gerais que regem nossa especialidade.

Os professores Tarcísio Eloy Pessoa de Barros Filho, Cláudio Santilli e Fernando Baldy dos Reis, editores da *Série Ortopedia e Traumatologia – Fundamentos e Prática*, conseguem, nesta obra, consolidar e demonstrar a liderança que exercem dentro da comunidade ortopédica brasileira aliando capacidade profissional com experiência docente, que culminou na organização dos três volumes: Volume 1 – Ortopedia do Adulto; Volume 2 – Ortopedia e Traumatologia Pediátricas; e Volume 3 – Traumatologia do Adulto.

Os capítulos foram estrategicamente distribuídos pelos editores a colaboradores com reconhecida experiência na formação de especialistas em Ortopedia e Traumatologia. Na *Série Ortopedia e Traumatologia – Fundamentos e Prática*, se percebe o cuidado com que os especialistas, em diversas áreas do conhecimento ortopédico, organizam didaticamente textos que juntos compõem um livro com qualidade científica superior.

Enfim, é um livro completo, "generalista", aborda temas atuais e é uma leitura que não pode faltar ao médico que pretende se especializar em Ortopedia e Traumatologia e também ao já especialista que necessita de instrumentos de qualidade para a sua atualização profissional.

Luiz Antônio Munhoz da Cunha
Professor Titular de Ortopedia e Traumatologia – Departamento de Cirurgia da Universidade Federal do Paraná (UFPR).
Chefe do Serviço de Ortopedia e Traumatologia Hospital de Clínicas da Universidade Federal do Paraná (UFPR).
Chefe do Serviço de Ortopedia Pediátrica Hospital Pequeno Príncipe
Presidente da Sociedade Brasileira de Ortopedia e Traumatologia – gestão 2016

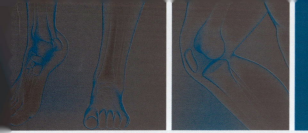

Apresentação

As atividades básicas dos serviços acadêmicos consistem em ensino, pesquisa e extensão de serviços à comunidade. A academia só se torna parte integrante da sociedade ao partilhar sua experiência adquirida intramuros. Com esse espírito, procuramos reunir colegas do mais elevado nível que tivessem experiência e compartilhassem da proposta de divulgar conhecimento.

Embora a ideia e elaboração do conteúdo tenha sido conjunta, para efeito de organização este texto foi dividido em três volumes. O Volume 1 é dedicado a temas de *ortopedia do adulto* e coordenado por Tarcísio Eloy Pessoa de Barros Filho (Departamento de Ortopedia e Traumatologia da Faculdade de Medicina da Universidade de São Paulo). O Volume 2 é dedicado à *ortopedia e traumatologia pediátricas*, com coordenação de Cláudio Santili (Departamento de Ortopedia e Traumatologia da Faculdade de Ciências Médicas da Santa Casa de São Paulo). O Volume 3 aborda temas de *traumatologia do adulto*, com coordenação de Fernando Baldy dos Reis (Departamento de Ortopedia e Traumatologia da Escola Paulista de Medicina da Universidade Federal de São Paulo).

Os autores e editores de cada volume se dedicaram a fazer deste livro uma fonte de conhecimento abrangente e procuraram, de forma clara e objetiva, transmitir o que existe na literatura médica estabelecido e baseado nas melhores evidências possíveis e, ao mesmo tempo, associando conhecimento e experiência acumulados ao longo das práticas no dia a dia.

Estar sempre atualizado é obrigatório para profissionais que zelam pela prática da medicina de qualidade e os editores acreditam que cada volume deste livro seja relevante para essa formação. Esperamos que este texto venha a contribuir para os alunos de graduação, residentes e colegas ortopedistas que estão exercendo a prática ortopédica nas mais diversas regiões de nosso país.

Agradecemos, em nosso nome em particular e em nome dos serviços que temos a honra de representar, à Editora Atheneu e a todos os colegas autores de capítulos que, de forma altruísta, colaboraram na execução deste projeto.

Tarcísio Eloy Pessoa de Barros Filho
(Professor Titular do Departamento de Ortopedia e
Traumatologia da Faculdade de Medicina da Universidade de São Paulo)

Fernando Baldy
(Professor Livre-Docente do Departamento de Ortopedia e
Traumatologia da Escola Paulista de Medicina da Unifesp)

Cláudio Santili
(Professor-Associado do Departamento de Ortopedia e
Traumatologia da Faculdade de Ciências Médicas da Santa Casa de São Paulo)

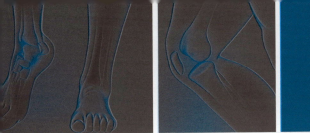

Sumário

Capítulo 1   Princípios Básicos do Diagnóstico por Imagem em Ortopedia 1
          Marcelo Bordalo Rodrigues

Capítulo 2   Infecções Osteoarticulares 13
          Ana Lucia Lei Munhoz Lima
          Priscila Rosalba Domingos Oliveira
          Vladimir Cordeiro de Carvalho

Capítulo 3   Cervicobraquialgias e Hérnia Discal Cervical 23
          Raphael Martus Marcon
          Alexandre Fogaça Cristante
          Marcelo Loquette Damasceno

Capítulo 4   Mielopatia Espondilótica Cervical 35
          Luiz Roberto Vialle
          Emiliano Vialle

Capítulo 5   Artrite Reumatoide na Coluna Cervical 41
          Alexandre Sadao Iutaka
          Ilustrações – Dr. Ivan Dias Rocha

Capítulo 6   Lombalgias 49
          Sérgio Zylbersztejn
          Pablo Mariotti Werlang
          Nilson Rodinei Rodrigues
          Yorito Kisaki
          Cesar Dall Bello
          Aldemar Roberto Mieres Rios

Capítulo 7   Espondilolistese 65
          Osmar Avanzi
          Robert Meves

Série Ortopedia e Traumatologia – Fundamentos e Prática

Capítulo 8 Estenose Lombar 75

Marcelo Wajchenberg
David Del Curto
Rafael de Paiva Luciano

Capítulo 9 Hérnia de Disco Lombar 83

Helton Luiz Aparecido Defino
Herton Rodrigo da Costa

Capítulo 10 Artroplastia do Ombro 97

Geraldo da Rocha Motta Filho
Marcus Vinicius Galvão Amaral

Capítulo 11 Síndrome do Impacto 119

Arnaldo Amado Ferreira Neto
Eduardo Angeli Malavolta

Capítulo 12 Lesão do Manguito Rotador 127

Guilherme do Val Sella
Alberto Naoki Miyazaki
Sergio Luis Checchia

Capítulo 13 Epicondilites 135

Eduardo Benegas
Jorge Henrique Assunção

Capítulo 14 Instabilidades do Ombro 147

Glaydson Gomes Godinho

Capítulo 15 Doença de Kienböck 165

Flavio Faloppa
João Baptista Gomes dos Santos
Gustavo Santiago de Lima Figueiredo

Capítulo 16 Doença de Dupuytren 173

Luís Carlos Angelini

Capítulo 17 Artrite Reumatoide na Mão 181

Álvaro Baik Cho
Renata Gregorio Paulos

Capítulo 18 Necrose Avascular da Cabeça Femoral 191

Edmilson Takehiro Takata
Ricardo Basile

xviii ORTOPEDIA DO ADULTO

VOLUME 1

Sumário

Capítulo 19 Osteotomia Periacetabular 199

Leandro Ejnisman
Helder de Souza Miyahara
Itiro Suzuki

Capítulo 20 Artroplastia do Quadril 205

Carlos Roberto Schwartsmann
Anthony Kerbes Yépez
Leandro de Freitas Spinelli
Leonardo Carbonera Boschin
Ramiro Zilles Gonçalves

Capítulo 21 Artroplastia de Revisão 229

Rodrigo Guimarães

Capítulo 22 Afecções Femoropatelares 235

Pedro Nogueira Giglio
Camilo Partezani Helito
José Ricardo Pécora

Capítulo 23 Lesões Condrais 243

Noel Oizerovici Foni
Camilo Partezani Helito
José Ricardo Pécora

Capítulo 24 Artroplastia Total de Joelho 247

Romeu Krause
Marcus Luzo
Marcelo Krause
Dilamar Pinto

Capítulo 25 Osteonecrose do Joelho 281

Paulo Renan Lima Teixeira
Camilo Partezani Helito
José Ricardo Pécora

Capítulo 26 Talalgias 289

Augusto César Monteiro
Marcelo Pires Prado

Capítulo 27 *Hallux Valgus* 301

Ricardo Cardenuto Ferreira

Capítulo 28 Pé Cavo e Metatarsalgias 315

Rafael Trevisan Ortiz
Rômulo Ballarin Albino

Série Ortopedia e Traumatologia – Fundamentos e Prática

Capítulo 29 Pé Insensível 323

Rafael Trevisan Ortiz
Rafael Barban Sposeto
Alexandre Leme Godoy dos Santos
Tulio Diniz Fernandes

Capítulo 30 Deformidades dos Dedos Menores do Pé 333

Alexandre Leme Godoy dos Santos
César de César Netto
Pedro Augusto Pontin

Capítulo 31 Doenças Osteometabólicas...339

Lindomar Guimarães Oliveira
Mara Lucia Rassi Guimarães Carneiro
Frederico Barra de Moraes

Capítulo 32 Tumores Ósseos Benignos 363

Maurício Etchebehere

Capítulo 33 Tumores Malignos no Aparelho Locomotor 383

André Ferrari de França Camargo
André Mathias Baptista
Olavo Pires de Camargo

Capítulo 34 Tumores Metastáticos do Aparelho Locomotor 401

Olavo Pires de Camargo

Capítulo 35 Instabilidade Ligamentar do Cotovelo..405

Geraldo da Rocha Motta Filho
Marcus Vinicius Galvão Amaral

Índice Remissivo 417

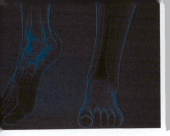

Princípios Básicos do Diagnóstico por Imagem em Ortopedia

Marcelo Bordalo Rodrigues

RADIOLOGIA CONVENCIONAL

O estudo por imagem dos ossos e articulações começa com a avaliação radiográfica. É essencial a realização de radiografias de alta qualidade com o apropriado posicionamento do paciente. Também é importante o exame clínico cuidadoso antes da solicitação de uma radiografia, com objetivo de se realizar as radiografias e incidências adequadas para aquele determinado caso, sem irradiar demasiada e desnecessariamente o paciente.[1]

O raio-X (RX) fornece informações sobre as estruturas ósseas, incluindo:

- morfologia óssea, para a avaliação de deformidades ósseas, sejam elas congênitas ou adquiridas.
- alinhamento articular e avaliação dos sinais relacionados a artrose, como redução da interlinha articular, cistos subcondrais, esclerose cortical e osteófitos marginais.
- presença de fraturas.
- presença de lesões ósseas focais, como tumores ou infecções.

Outra aplicação do RX é o controle evolutivo pós-tratamento das instrumentações metálicas, artroplastias, artrodeses e fraturas.

Apesar da avaliação de partes moles ser limitada através do RX, a presença de entesófitos, ossificações e calcificações patológicas pode ser observada, assim como sinais indiretos de processos expansivos e derrames articulares, pelo deslocamento das linhas gordurosas.

Existem diversas projeções radiográficas indicadas para os diferentes ossos, articulações e partes moles. Existem incidências padrões para uma avaliação global de um determinado segmento ou incidências com indicações mais específicas e limitadas.[2]

Durante os últimos anos, houve o advento da imagem digital em radiologia. A aquisição ou conversão digital da imagem e sua distribuição eletrônica apresenta diversas vantagens sobre a radiografia em filme, tais como:

- possibilidade de distribuição da imagem para diversos usuários em locais distintos e com rapidez;
- fácil localização e armazenamento das imagens;
- menor espaço físico necessário para armazenamento das imagens;
- possibilidade de aplicar técnicas de processamento de imagens.

As radiografias digitais no sistema musculoesquelético necessitam de uma alta resolução espacial para avaliar pequenos detalhes ósseos e a capacidade de avaliar tecidos com valores de atenuação muito diferentes (osso e partes moles). Os novos aparelhos de conversão digital (CR) ou aquisição digital (DR) produzem imagens com uma resolução igual ou superior aquelas obtidas de forma analógica, através de filmes radiográficos.[3,4]

ULTRASSOM

O desenvolvimento de transdutores de alta resolução possibilitou um avanço na avaliação ultrassonográfica das estruturas do sistema musculoesquelético, especialmente os tendões, músculos e nervos. O desenvolvimento nas técnicas de Doppler também possibilitou a avaliação de alterações do fluxo sanguíneo nas patologias inflamatórias, traumáticas e tumorais.

Apesar de a ultrassonografia (USG) apresentar uma avaliação limitada dos ossos, articulações e partes moles profundas, se comparada com a tomografia computadorizada e a ressonância magnética, as suas indicações têm aumentado, especialmente como alternativa de menor custo e menos risco. A sua capacidade de imagem em tempo real também pode ser uma vantagem, especialmente na identificação de estruturas sob a realização de manobras provocativas e durante a realização de procedimentos invasivos de partes moles.

As lesões são caracterizadas na ultrassonografia como sólidas ou císticas. Nas lesões císticas, é possível visibilizar conteúdo espesso ou septações (Figura 1.1). O osso reflete praticamente todo o feixe ultrassonográfico emitido pelo transdutor, não sendo possível a sua adequada avaliação (Figura 1.2). Pelo ultrassom, é possível apenas visibilizar alterações de contornos da superfície óssea de estruturas superficiais. Outras indicações ortopédicas para o uso da ultrassonografia são:

- avaliação de sinovite e/ou derrame articular;
- estudo de alterações de tendões e músculos;
- avaliação de cistos sinoviais periarticulares e cistos de Baker;
- avaliação de alterações de desenvolvimento do quadril em recém-natos;
- estudo de nervos periféricos;
- avaliação de hematomas e abscessos;
- pesquisa de corpos estranhos subcutâneos;
- guiar procedimentos invasivos em partes moles.

TOMOGRAFIA COMPUTADORIZADA

Assim como as radiografias convencionais, a tomografia computadorizada (TC) também utiliza radiação ionizante, porém, em quantidades mais altas.

No entanto, a TC apresenta grandes vantagens em relação às radiografias convencionais, pois elimina a superposição de estruturas nas imagens, tendo utilidade na avaliação de órgãos com uma anatomia complexa, difíceis de serem avaliados pelas radiografias simples. Além disso, a TC possibilita um contraste tecidual bem maior, que pode ser quantificado por uma escala em unidades Hounsfield.

Com o desenvolvimento tecnológico e o aparecimento dos novos aparelhos com multidetectores, imagens multiplanares e tridimensionais de alta resolução passaram a ser obtidas (Figura 1.3). Além de permitir um diagnóstico mais preciso, tais imagens também podem ajudar o cirurgião ortopédico a planejar o tratamento.

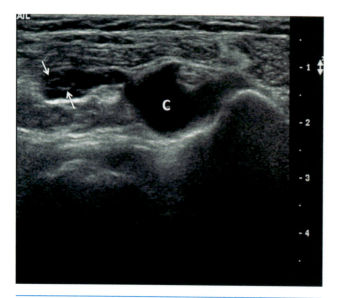

FIGURA 1.1 Lesão cística – ultrassom. Ultrassonografia do punho mostra cisto artro-sinovial (C), com conteúdo anecoico, indicando tratar-se de líquido. Notar as septações (setas) no interior do cisto.

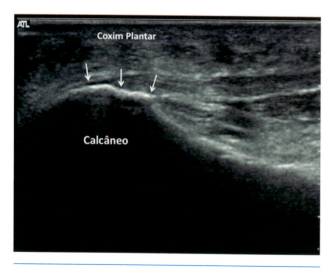

FIGURA 1.2 Cortical óssea – ultrassom. Ultrassonografia da região plantar demonstra a cortical óssea do calcâneo (setas). Reparar que não é possível a visibilização além da cortical óssea, pois todo o feixe de ultrassom é refletido (sombra acústica posterior).

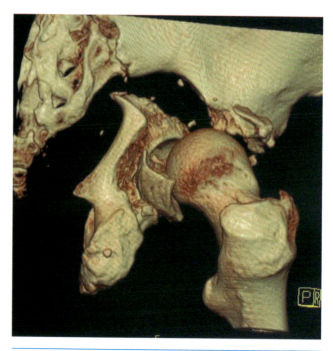

FIGURA 1.3 Reconstrução tridimensional de fratura do acetábulo – tomografia computadorizada. TC com reconstrução 3D do acetábulo demonstra fratura cominutiva com deslocamento dos fragmentos ósseos.

A TC multidetectores é hoje o método de escolha para o estadiamento das fraturas do esqueleto axial.[5] A capacidade de obtenção de imagens multiplanares permite a localização exata das fraturas, a pesquisa de fragmentos intra-articulares, luxações e uma mensuração precisa de desvios.

Também é o melhor método para avaliação de deformidades ósseas congênitas ou adquiridas.

Nos casos de tumores ósseos, permite o estudo das matrizes calcificadas (osteoide *versus* cartilaginosa) e o das matrizes corticais ósseas (Figuras 1.4 e 1.5).

Áreas de rotura ou afilamento cortical podem indicar maior agressividade do tumor.

Nos casos de tumores de partes moles, áreas teciduais com atenuação negativa indicam a presença de conteúdo gorduroso.

RESSONÂNCIA MAGNÉTICA

A ressonância magnética (RM) trouxe enormes avanços no diagnóstico das patologias do sistema musculoesquelético. A RM é o melhor método para:

- a avaliação das patologias medulares ósseas, sendo o exame de escolha para o diagnóstico de fraturas ocultas, de necroses avasculares e de lesões tumorais ou metastáticas;
- a avaliação das patologias intra-articulares, pela sua capacidade de visualização da cartilagem hialina, da fibrocartilagem (labrum, meniscos) e da sinóvia;
- o estudo das patologias musculares e tendíneas, pela sua capacidade de aquisição de imagens em qualquer plano anatômico e pelo elevado contraste tecidual.

Uma questão muito importante que define a qualidade dos exames de RM é a adequada indicação clínica da região ou estrutura anatômica a ser estudada, direcionando-se o exame para essa região e obtendo-se imagens de alta resolução da estrutura com suspeita de lesão.

Física

De forma bem simples, o princípio básico da RM baseia-se na excitação das moléculas de hidrogênio do corpo humano, com captação do sinal emitido por esses prótons através de bobinas específicas e posterior processamento do sinal e obtenção da imagem anatômica.[6]

A RM possui diversas sequências, obtidas através de diferentes técnicas de excitação dos prótons de hidrogênio e captação do seu sinal, que demonstram diferenças físicas entre os diversos tecidos avaliados.

As sequências mais importantes são (Figura 1.6):

- **Ponderada em T1:** útil para avaliar a anatomia das estruturas musculoesqueléticas (osso e partes moles) e da medula óssea. Permite uma ótima distinção entre as estruturas com e sem gordura na sua composição. Caracteristicamente, o líquido apresenta baixo sinal nessa sequência.

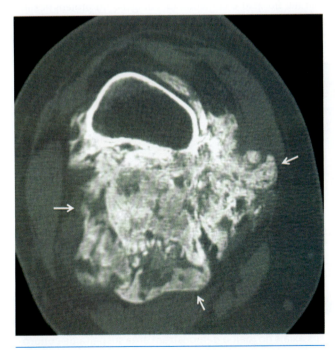

FIGURA 1.4 Matriz osteoide – tomografia computadorizada. Imagem axial de TC do terço distal do fêmur demonstra lesão parosteal altamente densa (setas), caracterizando uma lesão de matriz osteoide (osteossarcoma parosteal).

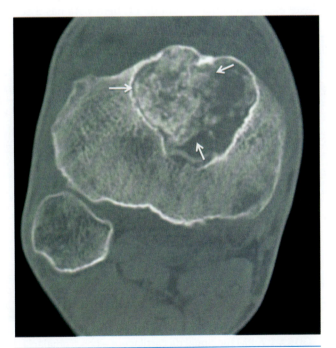

FIGURA 1.5 Matriz condroide – tomografia computadorizada. Imagem axial de TC do terço proximal da tíbia demonstra lesão lítica com calcificações com aspecto de "pipoca", caracterizando matriz condral (condroblastoma).

- **Ponderada em T2:** sua principal função baseia-se na detecção de processos patológicos, sejam eles inflamatórios, traumáticos ou tumorais. Esses processos geralmente apresentam uma maior concentração de moléculas de hidrogênio (hidratação), sendo possível sua caracterização nessa sequência. No sistema musculoesquelético, geralmente é realizada em conjunto com técnicas de saturação de gordura, para aumentar a sensibilidade na detecção desses processos. A gordura apresenta alto sinal nas sequências ponderadas em T1 e T2. Com a saturação do sinal da gordura, todos os tecidos com gordura na sua composição apresentarão uma queda do seu sinal. Dessa forma, torna-se possível a visibilização de processos patológicos, que também apresentam alto sinal.

O contraste utilizado na RM é o gadolínio, um contraste paramagnético que, devido a suas características físicas, permite ser identificado nas sequências ponderadas em T1. O uso de contraste paramagnético é indicado em casos de suspeita de condições inflamatório-infecciosas e tumorais, e em alguns casos de traumas.

O gadolínio deve ser utilizado em pacientes com uma adequada função renal, sendo contraindicado o seu uso em pacientes com uma taxa de filtração glomerular menor que 30 mL/min, podendo desencadear uma fibrose nefrogênica sistêmica, sendo letal em até 30% dos casos.[7]

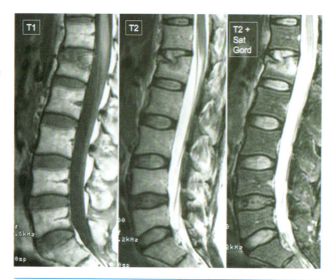

FIGURA 1.6 Sequências básicas – ressonância magnética. Imagens sagitais da coluna lombar ponderadas em T1, T2 e T2 com saturação de gordura. Na sequência ponderada em T1, o líquor apresenta-se em baixo sinal e nas demais, em alto sinal. Note que na sequência ponderada em T2 com saturação de gordura, há um baixo sinal da medula óssea e da gordura subcutânea, indicando a saturação de gordura. Neste exame, há uma fratura de L1, bem vista nas 3 sequências, porém o edema secundário a fratura só é visto na sequência ponderada em T2 com saturação de gordura.

Novas técnicas

O advento de novas técnicas em RM permite o estudo funcional de diversas estruturas, tais como os nervos periféricos (através da sequência de difusão) e da cartilagem hialina, no qual o conteúdo de colágeno ou proteoglicanos é quantificado e transformado em uma escala numérica e de cores (Figura 1.7). Essas sequências novas apresentam uma

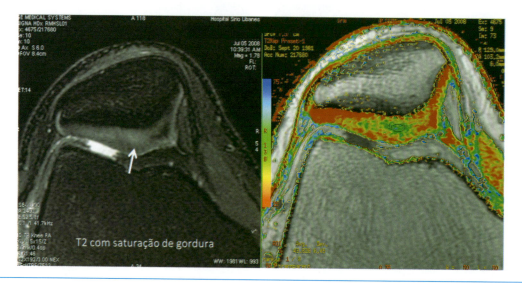

FIGURA 1.7 RM funcional da cartilagem – condromalácia. Imagens axiais do joelho demonstram área suspeita de condropatia na sequência ponderada em T2 com saturação de gordura, com discreto aumento do seu sinal, porém o aspecto macroscópico da cartilagem é normal (seta). Na avaliação funcional, através do mapa T2, é possível observar uma região com maior alteração na estrutura do colágeno (círculo verde), caracterizado pela coloração em verde e tempo T2 elevado (49,8 ms).

maior sensibilidade na detecção das lesões, pois permitem a avaliação microestrutural dos tecidos, antes de haver um dano anatômico macroscópico.[8-10]

MEDICINA NUCLEAR

Os materiais radioativos (radiofármacos) podem ser utilizados no diagnóstico das doenças musculoesqueléticas. O princípio de sua utilização baseia-se na impregnação óssea de substâncias radioativas, em áreas e condições de maior metabolismo ósseo. O radiofármaco mais utilizado hoje em dia para esse fim é o metil-difosfonato marcado com Tecnécio 99m (^{99m}Tc-MDP). Apresenta alta sensibilidade para detecção de processos tumorais, inflamatório-infecciosos e traumáticos, porém apresenta baixa especificidade (Figura 1.8). No caso de processos inflamatório-infecciosos, podem ser utilizados marcadores inflamatórios para aumentar essa especificidade, tais como o Gálio-67, leucócitos marcados ou anticorpos policlonais.

Atualmente, o uso do PET (tomografia por emissão de pósitrons) aumentou de forma significativa, especialmente no estadiamento sistêmico de tumores e avaliação de alguns processos infecciosos. O radiofármaco utilizado é o FDG (fluoro-deoxi-glicose), que irá ter impregnação aumentada em tecidos com alto consumo de glicose, especialmente os tumores e em alguns processos inflamatório-infecciosos (Figura 1.9).

IMAGEM DOS OSSOS

FRATURAS

Os métodos por imagem que podem ser utilizados na avaliação de um trauma agudo são o raio-X, a tomografia computadorizada e a ressonância magnética. Eventualmente, podem ser utilizadas a medicina nuclear e a ultrassonografia.

A maioria das fraturas são identificadas nas radiografias simples, sendo necessário, por vezes, uma "segunda olhada" após o exame clínico do paciente. Quando a radiografia tecnicamente aceitável é normal, porém ainda existe a suspeita clínica de fratura, os métodos por imagem seccionais são indicados quando a decisão de conduta é crítica. Em algumas situações, uma radiografia evolutiva de seguimento pode ser mais apropriada que métodos por imagem adicionais, especialmente quando a conduta seria imobilização simples de qualquer maneira. Após 1 ou 2 semanas, a presença de consolidação da fratura torna fraturas não deslocadas visíveis ao RX (Figura 1.10).

Em geral, a porcentagem de resultados positivos na radiografia simples de extremidades é de 20%.[11] Um outro estudo demonstrou que cerca de 70% das radiografias ósseas obtidas no pronto-socorro após um trauma eram normais.[12] Os exames com maior proporção de normalidade foram aqueles de coluna cervical (89% eram normais), coluna torácica (87%) e joelho (86%). A proporção de exames com achados alterados pode aumentar se o critério clínico para indicar uma radiografia for estreitado, reduzindo a porcentagem de pacientes indicados para realizar um RX. Existem critérios diagnósticos que podem ser utilizados para indicar racionalmente uma radiografia, baseados nos achados clínicos e em critérios funcionais. Como exemplo, temos as regras de Ottawa, para o pé, tornozelo e joelho; e as regras de Pittsburgh, para o joelho.[13-15] Também existem critérios diagnósticos para diversas situações clínicas, desenvolvidos pelo Colégio Americano de Radiologia (acessar <www.acr.org>).

A TC tem maior importância na avaliação do trauma do esqueleto axial (crânio, face, coluna e bacia), tendo papel limitado na avaliação inicial do trauma no esqueleto apendicular. No esqueleto apendicular, uma fratura observada na TC geralmente é visível no RX, porém com maiores detalhes na TC, também podendo ser utilizada no planejamento pré-operatório, devido a sua capacidade multiplanar (Figura 1.11). No paciente politraumatizado grave, a TC pode ser utilizada na avaliação do crânio, coluna total, tórax, abdome total e pelve, devido a sua rapidez e menor necessidade de manipulação do paciente em relação ao RX. Porém, essa indicação ainda está limitada aos serviços que possuem um aparelho de TC com multidetectores, devido a sua rapidez e capacidade diagnóstica.

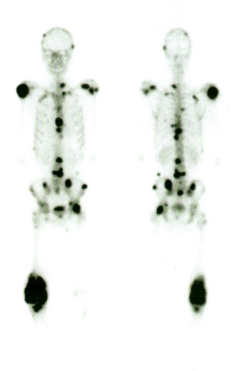

FIGURA 1.8 Cintilografia óssea – estadiamento de neoplasia de próstata. Cintilografia óssea com tecnécio marcado com MDP demonstra áreas de hipercaptação esparsas pelo esqueleto, indicando metástases.

Série Ortopedia e Traumatologia – Fundamentos e Prática

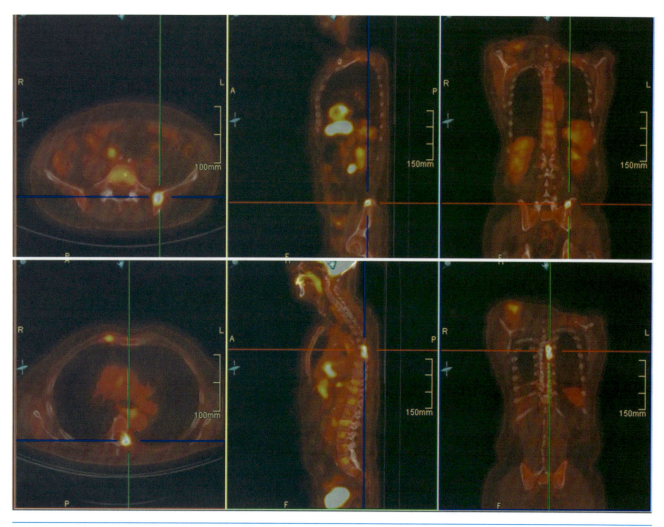

FIGURA 1.9 PET-CT – Estadiamento de neoplasia de intestino. PET-CT demonstra áreas de hipercaptação na coluna torácica e bacia, indicando metástases.

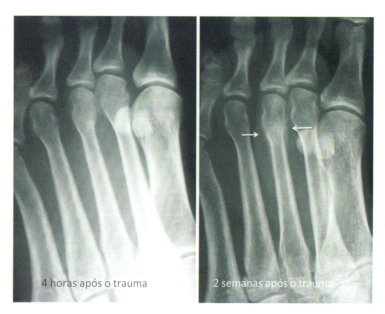

FIGURA 1.10 Fratura oculta – raio-X. Radiografias do pé após trauma demonstra radiografia normal 4 horas após o trauma. Depois de 2 semanas, foi repetido o raio-X, observando-se fratura com calo ósseo no colo distal do 3º metatarso (setas).

Princípios Básicos do Diagnóstico por Imagem em Ortopedia

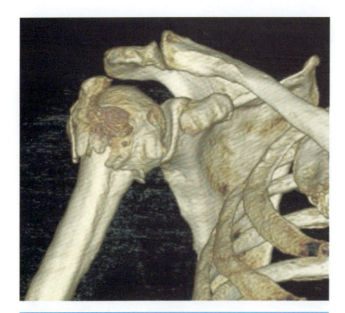

FIGURA 1.11 Fratura de úmero proximal – tomografia computadorizada. TC com reconstrução 3D do ombro demonstra fratura cominutiva do úmero com fragmentos deslocados.

na pesquisa de fraturas osteocondrais, sendo possível, inclusive, avaliar o deslocamento desse fragmento. Também é utilizada para avaliar a necrose pós-traumática de fragmentos ósseos, especialmente na cabeça femoral, dômus talar e escafoide proximal, sendo o método mais sensível para detectar estágios mais precoces de osteonecrose (Figura 1.14). O comprometimento da cartilagem (fise) de crescimento também é bem avaliado pela RM (Figura 1.15). Outras indicações são: avaliação de uma fratura patológica (Figura 1.16), com intuito de se verificar um tumor associado à fratura, e também na avaliação de achados extraósseos associados ao trauma (partes moles – cartilagem, ligamentos, labruns, meniscos etc.).

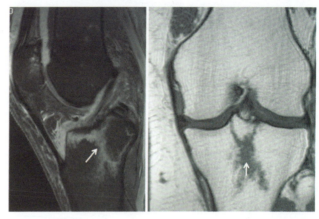

FIGURA 1.13 Fratura oculta – ressonância magnética. RM do joelho do mesmo paciente da Figura 1.12, realizada no mesmo dia da radiografia, evidencia fratura cominutiva do platô tibial, sem desalinhamentos.

A RM é capaz de detectar uma fratura, porém tem papel limitado no diagnóstico e na conduta, pois existem métodos mais simples e com menor custo para esse fim. A RM pode ser indicada quando o RX for normal, mas existir uma suspeita clínica de fratura (fraturas ocultas, fraturas de estresse e/ou insuficiência) (Figuras 1.12 e 1.13). Outra indicação é

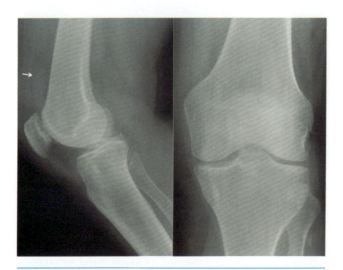

FIGURA 1.12 Fratura oculta – raio-X. Radiografia do joelho 1 dia após trauma motociclístico não evidencia fraturas, observando-se derrame articular (seta).

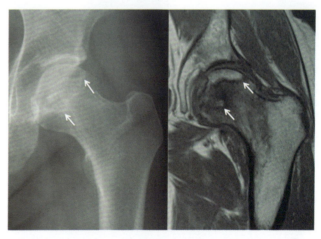

FIGURA 1.14 Osteonecrose – raio-X e ressonância magnética. Radiografia do quadril demonstra área esclerótica na cabeça femoral (setas), sugerindo osteonecrose. A RM deste quadril demonstra lesão geográfica (setas) com acentuado edema ao seu redor, indicando osteonecrose.

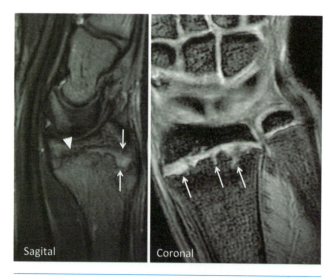

FIGURA 1.15 Lesão da fise de crescimento – ressonância magnética. Imagens sagital e coronal de RM do punho demonstram alargamento e hipersinal da fise de crescimento, indicando lesão (setas). Notar o aspecto normal da fise na imagem sagital (cabeça de seta).

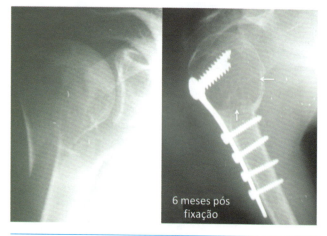

FIGURA 1.16 Fratura patológica – raio-X. Radiografia do ombro de fratura completa metadiafisária proximal do úmero em paciente jovem com queda da própria altura. Esta fratura foi fixada e, após 6 meses, observa-se uma lesão lítica arredondada insuflativa no úmero proximal, indicando tratar-se de uma fratura patológica (tumor de células gigantes).

Infecções

Na fase inicial da osteomielite, o RX não demonstra quaisquer alterações. Apenas após 10 a 14 dias, as alterações ósseas passam a ser visíveis (lesões líticas mal delimitadas e reação periosteal) (Figura 1.17). A cintilografia óssea é um exame de alta sensibilidade na detecção da osteomielite, porém pouco específico. Para aumentar a especificidade do diagnóstico, pode-se realizar uma cintilografia óssea com um marcador inflamatório, podendo-se utilizar o gálio-67, leucócitos marcados ou anticorpos policlonais, porém esses marcadores são pouco disponíveis em nosso meio. A RM é um exame sensível, observando-se alterações precoces desde os primeiros dias da infecção (Figura 1.18).

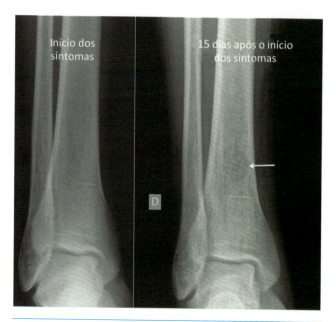

FIGURA 1.17 Osteomielite aguda – raio-X. Radiografias da perna distal de mulher de 68 anos obtidas 4 dias após o início de dor na perna e 15 dias após o início da dor. Na 1ª radiografia, não se observam alterações evidentes. Na 2ª radiografia, nota-se o aparecimento de lesão lítica mal definida (seta), indicando uma osteomielite aguda.

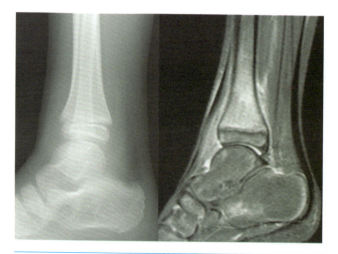

FIGURA 1.18 Osteomielite aguda – raio-X e ressonância magnética. Radiografia simples da perna distal de criança com 6 dias de história não demonstra alterações. A RM realizada no mesmo dia da radiografia demonstra um edema ósseo difuso no terço distal da tíbia, com edema de partes moles, sugerindo uma osteomielite inicial.

A especificidade da RM é maior que a da cintilografia óssea para o diagnóstico de infecção, porém é de suma importância a correlação clínica e laboratorial com os achados de imagem.[16,17]

IMAGEM DOS TENDÕES

Os tendões são avaliados por imagem através da ultrassonografia e da RM. Os demais métodos por imagem (RX e TC) possuem pouca aplicação na avaliação detalhada do tendão, podendo ser utilizados para detecção de uma calcificação intratendínea.

No USG, é possível observar o aspecto fibrilar dos tendões (Figura 1.19), assim como suas alterações (tendinopatias e roturas parciais ou totais) (Figuras 1.20 e 1.21).[18-20]

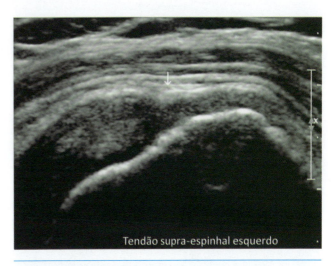

FIGURA 1.21 Rotura do manguito rotador – ultrassom. Ultrassonografia do ombro demonstra uma lesão transfixante do tendão supra-espinhal (seta).

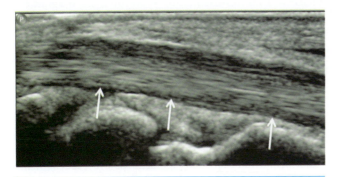

FIGURA 1.19 Tendão normal – ultrassom. Ultrassonografia do punho demonstra o aspecto fibrilar normal dos tendões flexores no interior do túnel do carpo (setas).

Na RM, o tendão normal aparece com baixo sinal nas sequências ponderadas em T1 e T2 (Figura 1.22). Uma elevação do seu sinal e espessamento caracteriza uma tendinopatia (Figura 1.23). A ausência parcial ou total de fibras tendíneas com líquido em sua topografia demonstra uma rotura do tendão (Figura 1.24).[21,22]

Em caso de tendões com bainha sinovial, é possível identificar a presença de líquido no seu interior, que pode representar uma comunicação normal com uma articulação ou até mesmo um processo inflamatório dessa bainha sinovial (tenossinovite). Nesse caso, é comum haver associado um espessamento sinovial, melhor identificado nas sequências pós-contraste (Figura 1.25).

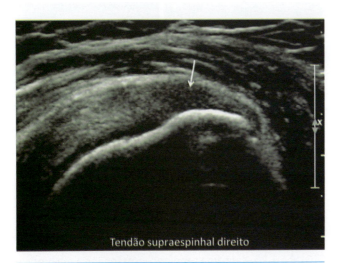

FIGURA 1.20 Tendinopatia do manguito rotador – ultrassom. Ultrassonografia do ombro demonstra área hipoecogência do tendão supraespinhal (seta), indicando uma tendinopatia.

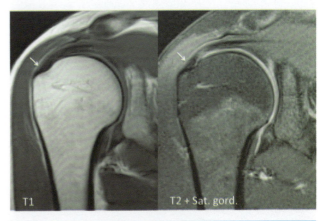

FIGURA 1.22 Tendão normal – ressonância magnética. Imagens coronais de RM do ombro ponderadas em T1 e T2 com saturação de gordura demonstram aspecto normal do tendão supraespinhal, com baixo sinal em ambas as sequências (setas).

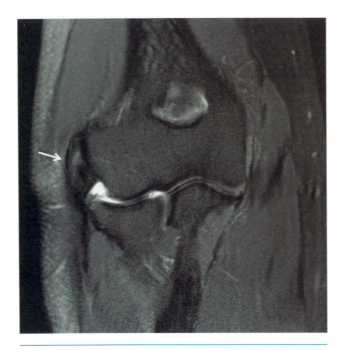

FIGURA 1.23 Tendinopatia – ressonância magnética. Imagem coronal de RM do cotovelo ponderada em T2 com saturação de gordura demonstra espessamento e elevação do sinal do tendão comum dos extensores (seta), indicando tendinopatia ("epicondilite lateral").

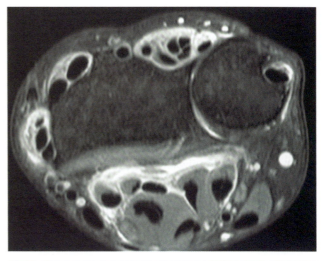

FIGURA 1.25 Tenossinovite – ressonância magnética. Imagem axial de RM do punho ponderada em T1 com saturação de gordura e pós-contraste demonstra espessamento e realce das bainhas sinoviais dos tendões flexores e extensores do punho, indicando uma tenossinovite (artrite reumatoide).

Uma alteração específica é a deposição de células de xantoma no tendão ou xantomatose, associada à hipercolesterolemia familiar. Essa situação ocorre especialmente nos tendões do pé e tornozelo, principalmente no tendão de Aquiles, e não deve ser confundida com uma tendinopatia ou rotura desse tendão (Figura 1.26).[23]

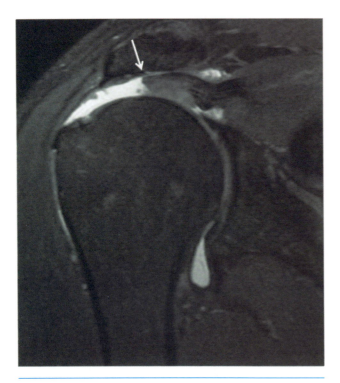

FIGURA 1.24 Rotura tendínea – ressonância magnética. Imagem coronal de RM do ombro ponderada em T2 com saturação de gordura demonstra rotura transfixante do tendão supraespinhal (seta).

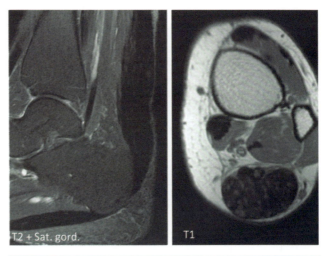

FIGURA 1.26 Xantoma tendíneo – ressonância magnética. Imagens sagital e axial de RM do tornozelo ponderadas em T2 com saturação de gordura e T1, respectivamente, demonstram acentuado espessamento do tendão calcâneo e da fáscia plantar, com discreta elevação do sinal de aspecto fascicular, indicando uma infiltração xantomatosa.

RESUMO

Os métodos de imagem fazem parte da rotina diária dos ortopedistas. A radiografia simples inicia a avaliação radiológica, fornecendo informações essenciais em relação às estruturas ósseas. O ultrassom trouxe avanços na avaliação das estruturas musculares e tendíneas. A tomografia, em especial aquelas feitas com os recentes aparelhos multidetectores, tornou-se o método de escolha para o estadiamento das fraturas, e as reconstruções tridimensionais já estão sendo utilizadas no planejamento cirúrgico. Por fim, a RM proporcionou um avanço enorme na área diagnóstica, permitindo uma compreensão maior de diversas patologias, tanto das afecções articulares como das extra-articulares.

REFERÊNCIAS BIBLIOGRÁFICAS

1. Resnick D. Diagnosis of Bone and Joint Disorders. 4.ed. Philadelphia: WB Saunders, 2002.
2. Meshan IFM RMF in Radiographic positioning and related anatomy. Philadelphia: WB Saunders, 1968.
3. O'Connor PJ, Davies AG, Fowler RC, et al. Reporting requirements for skeletal digital radiography: comparison of soft-copy and hard-copy presentation. Radiology. 1998;207(1):249-54.
4. Richmond BJ, Powers C, Piraino DW, et al. Diagnostic efficacy of digitized images vs plain films: a study of the joints of the fingers. AJR Am J Roentgenol. 1992;158(2):437-41.
5. Gilula LA, Murphy WA, Tailor CC, et al. Computed tomography of the osseous pelvis. Radiology. 1979;132:107-14.
6. Mitchell D. MRI Principles. 2.ed. New York: Elsevier, 2004.
7. Prince MR, Zhang H, Zou Z, et al. Incidence of immediate gadolinium contrast media reactions. AJR Am J Roentgenol. 2011;196(2):W138-43.
8. Braun HJ, Gold GE. Diagnosis of osteoarthritis: Imaging. Bone. 2012;51(2):278-88.
9. Chhabra A, Andreisek G, Soldatos T, et al. MR neurography: past, present, and future. AJR Am J Roentgenol. 2011;197:583-91.
10. Vijayanathan S, Butt S, Gnanasegaran G, et al. Advantages and limitations of imaging the musculoskeletal system by conventional radiological, radionuclide, and hybrid modalities. Semin Nucl Med. 2009;39:357-68.
11. Brand DA, Frazier WH, Kohlepp WC, et al. A protocol for selecting patients with injured extremities who need x-rays. N Engl J Med. 1982;306(6):333-9.
12. Lee SI, Chew FS. 1998 ARRS Executive Council Award. Radiology in the emergency department: technique for quantitative description of use and results. American Roentgen Ray Society. AJR Am J Roentgenol. 1998;171(3):559-64.
13. Stiell IG, Greenberg GH, McKnight RD, et al. Decision rules for the use of radiography in acute ankle injuries. Refinement and prospective validation. JAMA. 1993;269(9): 1127-32.
14. Stiell IG, Greenberg GH, McKnight RD, et al. A study to develop clinical decision rules for the use of radiography in acute ankle injuries. Ann Emerg Med. 1992;21(4):384-90.
15. Bauer SJ, Hollander JE, Fuchs SH, et al. A clinical decision rule in the evaluation of acute knee injuries. J Emerg Med. 1995;13(5):611-5.
16. McGuinness B, Wilson N, Doyle AJ. The "penumbra sign" on T1-weighted MRI for differentiating musculoskeletal infection from tumour. Skeletal Radiol. 2007;36:417-21.
17. Ranson M. Imaging of pediatric musculoskeletal infection. Semin Musculoskelet Radiol. 2009;13:277-99.
18. Smith TO, Back T, Toms AP, et al. Diagnostic accuracy of ultrasound for rotator cuff tears in adults: a systematic review and meta-analysis. Clin Radiol. 2011;66(11):1036-48..
19. Downey R, Jacobson JA, Fessell DP, et al. Sonography of partial-thickness tears of the distal triceps brachii tendon. J Ultrasound Med. 2011;30:1351-6.
20. Ahmed R, Nazarian LN. Overview of musculoskeletal sonography. Ultrasound Q. 2010;26:27-35.
21. Peduto AJ, Read JW. Imaging of ankle tendinopathy and tears. Top Magn Reson Imaging. 2010;21:25-36.
22. Gazzola S, Bleakney RR. Current imaging of the rotator cuff. Sports Med Arthrosc. 2011;19:300-9.
23. Dussault RG, Kaplan PA, Roederer G. MR imaging of Achilles tendon in patients with familial hyperlipidemia: comparison with plain films, physical examination, and patients with traumatic tendon lesions. AJR Am J Roentgenol. 1995;164:403-7.

CAPÍTULO 1

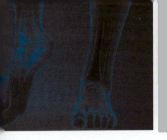

Infecções Osteoarticulares

Ana Lucia Lei Munhoz Lima
Priscila Rosalba Domingos Oliveira
Vladimir Cordeiro de Carvalho

INTRODUÇÃO

O termo "infecções osteoarticulares" abrange uma série de doenças infecciosas que podem acometer os ossos e articulações, apresentando, muitas vezes, variadas manifestações clínicas que dependem do local de acometimento e origem da infecção. São definidas como infecções comunitárias aquelas adquiridas fora do ambiente hospitalar, tendo como etiologia frequentemente microrganismos com baixa resistência aos antimicrobianos. As infecções hospitalares são definidas como as que ocorrem após 48 horas de internação hospitalar e em até 90 dias de pós-operatório, a depender do procedimento cirúrgico em questão. Nessas, o perfil de sensibilidade dos microrganismos aos antimicrobianos geralmente é restrito, o que é um dos dificultadores do tratamento.[1]

As infecções pós-operatórias em traumato-ortopedia podem assumir um papel devastador, tendo em vista as consequências muitas vezes definitivas para o osso ou a articulação já comprometidos. Portanto, deve-se ressaltar os cuidados com a abordagem inicial das fraturas expostas, tendo-se como objetivo reduzir a incidência de osteomielites pós-traumáticas, que cada vez são mais frequentes no nosso meio. Ainda, atenção especial deve ser dedicada à implantação das próteses articulares pela morbidade que a infecção gera em tal situação.[2,3]

De maneira geral, a antibioticoterapia em todas as infecções osteoarticulares deve seguir princípios gerais, como o uso de antibióticos bactericidas em dose máxima por quilo de peso e com boa penetração nos tecidos ósseo e articular. Para que isso seja realizado com segurança, são necessárias a busca e a identificação dos agentes etiológicos envolvidos no quadro infeccioso, que podem diferir em infecções comunitárias ou hospitalares. O uso abusivo de antimicrobianos tem gerado mundialmente aumento da resistência dos microrganismos, custos elevados de tratamento e efeitos colaterais deletérios. Essa prática deve ser coibida para que tais consequências sejam minimizadas.[2,4]

Nessa revisão procuramos, sinteticamente, caracterizar as infecções mais frequentemente encontradas na prática clínica diária envolvendo as partes moles, as articulações e os ossos. São abordadas também as infecções relacionadas a próteses articulares.

INFECÇÕES BACTERIANAS DE PARTES MOLES

O termo *infecções de partes moles* é utilizado para designar de forma generalizada uma série de processos infecciosos acometendo pele, tecido subcutâneo, fáscia muscular, músculo, tendão e bursa.[2,5] Dentre essas infecções, as mais importantes, tanto pela frequência quanto pela gravidade, são:

- celulites e erisipelas;
- piomiosites;
- bursites;
- tenossinovites;
- infecções necrotizantes;
- infecções em úlceras de pés de pacientes diabéticos.

CELULITES E ERISIPELAS

Staphylococcus aureus e *Streptococcus pyogenes* ainda são os agentes mais importantes nesses quadros, porém é cada vez mais significativa a presença dos bacilos Gram-negativos, particularmente no caso de pacientes imunocomprometidos, como os diabéticos e os usuários de medicamentos imunossupressores. Os casos relacionados a mordeduras de cão e gato ou humanas são frequentes, geralmente tendo etiologia microbiológica mista. Nesse caso, são importantes as espécies *Pasteurella*, *Streptococcus* e *Staphylococcus*, além de bactérias anaeróbias. Por isso, o esquema inicial de cobertura deve ser de amplo espectro. Também fazem parte da abordagem desses quadros as profilaxias antirrábicas.

Febre alta e outras manifestações de infecção sistêmica podem estar presentes, além de dor importante no local da lesão. A erisipela costuma aparecer como uma área de hiperemia bem delimitada na pele, com edema ao redor, podendo haver presença de bolhas. O tratamento deve ser iniciado rapidamente, com fármacos que atinjam os principais agentes, além das medidas gerais. No caso da celulite, há envolvimento de tecido subcutâneo, e não há delimitação típica da lesão da erisipela. Deve-se realizar exames de imagem para avaliar a profundidade da lesão e a existência de possíveis coleções fechadas.

São importantes para o diagnóstico a aspiração de material das coleções e/ou bolhas para envio para culturas e a coleta de hemoculturas. A cultura de secreções superficiais não tem valor diagnóstico fundamentado. Deve-se realizar exames de imagem para avaliar a profundidade da lesão.

O tratamento deve ser iniciado rapidamente, com fármacos que atinjam os dois principais agentes, *Staphylococcus aureus* e *Streptococcus pyogenes*, além das medidas gerais. Antes do diagnóstico etiológico definitivo, a antibioticoterapia voltada para bacilos Gram-negativos deve estar associada, particularmente nos casos associados a mordeduras. Nestes, também é muito importante a cobertura de bactérias anaeróbias. O tratamento deve sempre ser reavaliado frente aos resultados de culturas e antibiogramas.[5]

PIOMIOSITES

A maioria dos quadros são secundários a focos contíguos de infecção bacteriana, como celulites e abscessos de pele, ou secundários a disseminação hematogênica de bactérias de focos a distância. Os abscessos primários de músculos, as piomiosites, são raros e em sua maioria estão relacionados a fatores predisponentes como diabetes, alcoolismo, uso de imunossupressores, infecção pelo HIV e desnutrição. O abscesso do músculo psoas, em particular, pode estar relacionado a processos infecciosos em vísceras abdominais ou osteomielites vertebrais.

Staphylococcus aureus é o agente isolado na maioria dos casos. Nos abscessos relacionados ao músculo psoas, a etiologia pode ser polimicrobiana, com participação também de bacilos Gram-negativos e bactérias anaeróbias. As infecções por micobactérias também devem sempre ser lembradas, particularmente em nosso meio.

As piomiosites geralmente desenvolvem-se em três etapas: inicialmente há a infecção do músculo, que se torna edemaciado e doloroso. Ainda não há presença de coleção purulenta, mas o paciente pode já se apresentar febril. Após uma a três semanas da infecção do músculo, há a formação do abscesso e aparecimento de sinais inflamatórios na pele adjacente, além da tumoração característica. A maioria dos diagnósticos são feitos nessa fase. Se não houver tratamento, a infecção pode evoluir para sua terceira fase, com envolvimento sistêmico, abscessos multifocais e choque séptico.

O diagnóstico pode ser auxiliado por exames de imagem. Na fase inicial, a ressonância magnética detecta as alterações inflamatórias no músculo; é o recurso mais indicado.

Depois, a ultrassonografia e a tomografia computadorizada são úteis para detectar as coleções, guiando punções diagnósticas. O material obtido deve ser enviado para culturas.

O tratamento inclui a antibioticoterapia dirigida para os agentes mais frequentes e drenagem cirúrgica das coleções. A duração do uso dos antibióticos deve ser de no mínimo quatro semanas.[5]

BURSITES

São distúrbios inflamatórios das bursas, estruturas localizadas em algumas articulações e que visam diminuir o atrito entre estas e os músculos, tendões e pele adjacentes. A maioria das bursites são assépticas; apenas um terço delas estão relacionadas a processos infecciosos e são geralmente secundárias a traumas locais. O agente mais frequentemente isolado é o *Staphylococcus aureus*, responsável por cerca de 80% a 90% dos casos, e as articulações mais acometidas são ombros, cotovelos e joelhos.

Geralmente, o quadro manifesta-se com dor e hiperemia na articulação acometida, com a bursa tornando-se palpável. Pode haver febre em cerca de 60% dos pacientes. Os principais diagnósticos diferenciais são celulite e pioartrite. A realização de ultrassonografia da articulação acometida pode auxiliar na diferenciação entre esses quadros.

O diagnóstico definitivo é dado pela punção da bursa. A presença de número elevado de leucócitos no aspirado (acima de $1.000/mm^3$) com predomínio de neutrófilos é sugestiva de infecção bacteriana. O envio desse material para cultura é importante para o estabelecimento do diagnóstico etiológico.

O tratamento é baseado na administração de antibióticos com ação sobre o agente isolado, com duração de duas a quatro semanas conforme a gravidade do quadro. Geralmente, não é necessária a limpeza cirúrgica. Nos casos relacionados a trauma local, é necessário verificar a necessidade de profilaxia antitetânica.[5]

TENOSSINOVITES

São inflamações dos tendões e das bainhas protetoras que os revestem. Dentre os quadros de origem infecciosa, o mais comum é a tenossinovite dos flexores dos dedos das mãos, geralmente relacionada a traumas digitais.

Os pacientes geralmente apresentam quatro sinais clínicos, descritos por Kanavel:

- edema simétrico e uniforme dos dedos;
- dedos em flexão parcial ao repouso;
- edema em todo o percurso da bainha dos tendões flexores;
- dor à extensão passiva dos dedos.

O agente mais frequentemente isolado é *Staphylococcus aureus*, principalmente em casos relacionados a traumatismos locais, porém *Streptococcus* spp. e bacilos Gram-negativos também têm ocorrência significativa e devem ser

Infecções Osteoarticulares

levados em consideração. *Neisseria gonorrheae* é particularmente importante em adultos jovens e sexualmente ativos, sem antecedente de traumatismo.

O principal diagnóstico diferencial é o abscesso subcutâneo da região acometida, que geralmente não apresenta dor à extensão passiva dos dedos e nem edema no percurso da bainha dos tendões. A ultrassonografia pode ser útil na determinação do diagnóstico.

O tratamento cirúrgico deve ser considerado desde o início. O material obtido em cirurgia deve sempre ser enviado para cultura, para estabelecimento do diagnóstico etiológico definitivo.[5]

INFECÇÕES NECROTIZANTES

São quadros extremamente graves em que a rapidez no diagnóstico e no tratamento são fundamentais para um bom prognóstico. Vários termos podem ser utilizados para designar esses acometimentos, dentre eles: erisipela necrotizante, gangrena gasosa, celulite necrotizante e erisipela gangrenosa. Quando há acometimento do períneo e da região escrotal, é utilizada a denominação gangrena de Fournier.

O quadro se inicia com eritema e edema na região acometida, com rápida disseminação, acompanhados de crepitação e formação de bolhas e vesículas. A seguir, há perda de sensibilidade e surgimento de sinais de necrose tecidual. Pode haver rápida deterioração do estado clínico geral do paciente, com coagulopatia e choque séptico.

Os agentes mais importantes são os *Streptococcus* do grupo A, porém outros microrganismos podem estar envolvidos, particularmente *Staphylococcus aureus* e anaeróbios. Dentre estes, o mais importante é o *Clostridium perfringens.*

O diagnóstico é na maioria das vezes clínico e deve ser feito rapidamente. Radiografias simples dos membros acometidos podem mostrar a presença de gás.

A abordagem terapêutica deve ser rápida, com administração de antibioticoterapia de amplo espectro e reposição volêmica. É fundamental a abordagem cirúrgica dos segmentos acometidos, com envio de material para culturas. A oxigenioterapia hiperbárica é um adjuvante do tratamento, que deve sempre ser considerada.[2,5]

PIOARTRITE AGUDA/ARTRITE INFECCIOSA

A infecção articular pode ser hematogênica ou ocorrer após trauma local ou procedimentos invasivos. Em adultos, *Staphylococcus aureus* é causador importante, juntamente com *Neisseria gonorrhoeae.* Os sintomas mais importantes são edema e dor articular, podendo haver febre. Após apenas alguns dias de infecção, já pode haver destruição da articulação, sendo importante o diagnóstico precoce.[4]

O diagnóstico definitivo da artrite infecciosa é realizado pela demonstração da bactéria no fluido sinovial. O líquido articular infectado conta em média com mais de 100.000 células/mm^3, predominando as células polimorfonucleares, exceto em imunodeprimidos, nos quais o número de leucócitos pode ser menor.

As hemoculturas devem ser solicitadas antes do início da antibioticoterapia. As radiografias do local afetado são pouco úteis, mas podem revelar aumento da opacidade pelo edema articular, deslocamento muscular por distensão capsular e subluxação. Em crianças, pela usual demora no diagnóstico, pode-se observar evidências de erosão da epífise. A ultrassonografia é útil na detecção da efusão, em especial quando ocorre no quadril. Trata-se de exame simples, não invasivo, rápido, sem a necessidade de locomoção do paciente.

A escolha do antibiótico deve ser adequada quanto à dose, via de administração, duração e nível articular. Quando o diagnóstico é realizado, a possibilidade de se estabelecer o agente etiológico é de aproximadamente 60%. Após a coleta dos exames, deve-se iniciar a terapêutica segundo os agentes mais prováveis, considerando a faixa etária. O início da terapêutica deve ser por via venosa, podendo ser completada por via oral. Não há razão para o uso de antimicrobianos intra-articulares.[4]

OSTEOMIELITE

As osteomielites têm sido classificadas de várias formas, levando-se em consideração alguns critérios como a localização do processo, extensão do acometimento ósseo, estado imunológico do hospedeiro, comorbidades e tipo de agente etiológico causador.

Para sua classificação, mais recentemente Lima e Zumiotti (1999) sugeriram um modelo baseado na classificação de Waldvogel (1970), mas modificada para maior aplicabilidade clínica. As osteomielites são classificadas em: pós-traumáticas, de disseminação hematogênica ou por contiguidade, a depender do mecanismo de infecção óssea; e como agudas ou crônicas, de acordo com o tempo de evolução dos sintomas.[5,6]

Do ponto de vista microbiológico, *Staphylococcus aureus, Staphylococcus* coagulase-negativo e bacilos Gram-negativos aeróbios são, nessa ordem, os agentes mais frequentemente isolados, mas com percentual relativo variando de acordo com o estudo analisado. Nas osteomielites de disseminação hematogênica, é comum o achado de um único agente como causador da infecção, enquanto nas infecções por contiguidade é comum o achado de infecção polimicrobiana.[5-7]

Descreveremos a seguir, baseados na classificação de Lima e Zumiotti, os principais tipos de osteomielites, individualizando as osteomielites da coluna vertebral, por apresentarem aspectos muito particulares.

CAPÍTULO 2

15

Série Ortopedia e Traumatologia – Fundamentos e Prática

Osteomielite hematogênica aguda

A osteomielite hematogênica aguda é fundamentalmente uma doença infantil e, embora possa ocorrer em qualquer fase da vida e atingir qualquer osso do corpo, as metáfises de crescimento de ossos longos (tíbia e fêmur) são as mais envolvidas.

O *Staphylococcus aureus* é o patógeno responsável pelo maior número de casos. A maioria dos pacientes com bacteremia estafilocócica confirmada, excluídos os hospedeiros imunodeprimidos, apresenta infecções ósseas ou articulares. Vários focos infecciosos iniciais são relatados, incluindo cateterização venosa, onfalites, infecções de pele, tonsilites e otites médias. No entanto, não se identifica a porta de entrada do processo em cerca da metade dos pacientes com diagnóstico de osteomielite hematogênica, presumindo-se que portadores nasais de *Staphylococcus aureus* apresentem uma incidência maior de infecção óssea e articular. Essa bactéria adere ao osso através de proteínas do hospedeiro, como fibronectina, fibrinogênio e colágeno. As adesinas responsáveis por essas ligações têm sido demonstradas e denominadas de MSRAMM – *microbial surface componentes recognizing adhesive matrix molecules*. Sabemos também que determinadas cepas do *Staphylococcus aureus*, produtoras de tipos especiais de adesinas codificadas geneticamente, têm maior potencial de aderência ao osso e cartilagens articulares, contribuindo para gravidade de evolução do caso. Outras bactérias identificadas são *Streptococcus agalactiae, Escherichia coli, Streptococcus pyogenes* e *Haemophilus influenzae,* cuja maior ou menor incidência depende da faixa etária envolvida.

O quadro clínico em neonatais é caracterizado por sintomas e sinais pouco exuberantes, incluindo dor, febre de início abrupto, irritabilidade, letargia e sinais locais de inflamação. A efusão articular adjacente à infecção óssea está presente em 60% dos casos. Crianças maiores geralmente apresentam partes moles normais próximo à área óssea infectada e são capazes de uma eficiente resposta metabólica, grande reabsorção do sequestro e uma significante resposta periosteal. Adultos referem sintomas vagos, tais como dor não característica e poucos sintomas constitucionais, podendo ocorrer febre, calafrios, edema e eritema local.

Os abscessos iniciais na metáfise podem permanecer contidos pelos mecanismos de defesa do hospedeiro, mas eventualmente persistem na forma subaguda e crônica estendendo-se, em alguns casos, a estruturas adjacentes. Esses achados parecem confirmar que o grau e a duração da resposta inflamatória determinam a magnitude da destruição óssea. A rota de disseminação do processo infeccioso é controversa, podendo ocorrer da medula metafiseana ao espaço subperiosteal via canais de Volkmann.

O diagnóstico pode ser realizado pela história e exame clínico, a despeito da sofisticação atual dos métodos por imagem.

Muitas vezes, nas formas mais importantes da doença, a presença de edema e eritema em partes moles pode dificultar o diagnóstico diferencial entre osteomielite e celulite.

Se não há confirmação, na presença de características clínicas sugestivas de osteomielite hematogênica, o aspirado ósseo deve ser realizado, guiado por ultrassonografia ou tomografia computadorizada. A lavagem do local com 5 mL de solução salina pode ser útil, em especial se não houver secreção suficiente na fase inicial. O agente pode ser isolado através da aspiração em mais de 70% dos pacientes. Técnicas modernas de identificação de fragmentos de antígenos bacterianos aumentam a utilidade dessa técnica. As culturas de sangue e a dosagem da proteína C reativa auxiliam no diagnóstico. Na fase aguda da doença, a contagem global de leucócitos, a velocidade de hemossedimentação e a dosagem da alfa-glicoproteína ácida estão aumentadas.

O estudo radiológico convencional na fase inicial da doença não apresenta alterações, embora seja necessário para excluir outras hipóteses diagnósticas, como tumor de Ewing ou leucemia, e para estabelecer a base da interpretação das alterações subsequentes. As alterações radiológicas das periostites e da destruição óssea tornam-se aparentes entre o 10º e o 14º dia do início da doença. Essas alterações surgem mais rapidamente em neonatos.

A tomografia computadorizada e a ressonância magnética identificam as alterações que se seguem ao desenvolvimento da lesão inflamatória. A tomografia demonstra abscessos subperiosteais, enquanto a ressonância magnética pode ser útil na detecção precoce de alterações, como microabscessos intraósseos.

Embora os exames com substâncias radioativas, incluindo os leucócitos marcados, possam ser positivos na fase inicial da osteomielite hematogênica, o objetivo principal é identificar o agente infeccioso e determinar o esquema antimicrobiano mais apropriado, reiterando a indicação da aspiração com coleta de material.[5-8]

Osteomielites pós-traumáticas

A implantação de microrganismos no tecido ósseo pode ocorrer por via hematogênica, por via direta no momento de um trauma espontâneo ou cirúrgico – como nas fraturas expostas – ou por contiguidade, a partir de infecções das partes moles adjacentes. As osteomielites pós-traumáticas são devidas, na maioria das vezes, à implantação de bactérias por via direta no osso e classicamente representadas pela infecção na evolução das fraturas expostas ou pelas osteomielites pós-operatórias.[7-9]

Na maioria das vezes, os pacientes apresentam febre, sinais inflamatórios locais e drenagem de exsudato purulenta pela ferida cirúrgica ou ferimento ainda exposto. A exemplo das outras apresentações clínicas das osteomielites, é necessário o isolamento dos agentes etiológicos para realização de antibioticoterapia adequada. Sempre ao lado da antibioticoterapia correta, o desbridamento cirúrgico de todo o tecido mole e ósseo desvitalizado bem como a avaliação da retirada de materiais de síntese é de fundamental importância para o controle da infecção. Também, quanto mais rapidamente for restabelecida a cobertura cutânea desses ferimentos através de retalhos convencionais ou microcirúrgicos, melhor o prognóstico em relação às infecções ósseas crônicas.

As osteomielites agudas pós-operatórias não são citadas claramente na literatura mundial, mas devem ser abordadas de maneira diferenciada do ponto de vista clínico e ortopédico. Geralmente, essas infecções são complicações de cirurgias ortopédicas eletivas ou de urgência, em que houve a utilização de materiais de síntese. A apresentação clínica dessa entidade é, via de regra, aguda, precoce e toxêmica, com sinais locais evidentes. Com relação à etiologia, observamos ainda uma predominância discreta do *Staphylococcus aureus,* porém o crescente número de cirurgias ortopédicas com uso de implantes e o aumento nos casos de traumas de alta energia associados a fraturas expostas fazem com que as infecções por bacilos Gram-negativos ganhem uma importância cada vez maior. Embora representem uma parcela menor no total de osteomielites, sua importância clínica é grande pelas particularidades dos padrões de resistência antimicrobiana de tais agentes, pelo risco do surgimento de resistência durante o longo tratamento demandado e pelas comorbidades geralmente apresentadas pelos pacientes. Ainda mais recentemente, tem-se descrito a importância de bacilos Gram-negativos multirresistentes, principalmente os não fermentadores, como agentes causadores de osteomielite aguda pós-traumática em soldados com fraturas expostas dos membros inferiores.[7,8]

A partir da análise da sensibilidade das bactérias supostamente envolvidas na etiologia da infecção associada à fratura exposta, baseia-se a escolha empírica da antibioticoterapia imediata a ser instituída até que o desbridamento cirúrgico seja realizado com obtenção de fragmento ósseo para cultura e antibiograma.

Com relação à condução da antibioticoterapia, sugerimos seguir os princípios clássicos baseados no uso de fármacos bactericidas que tenham concentração óssea conhecida, em dose máxima para o peso do paciente, com espectro de ação adequado para a bactéria isolada no fragmento ósseo e manutenção por tempo adequado.

Além desse posicionamento, vale lembrar que a antibioticoterapia não substitui e nem exclui a necessidade dos desbridamentos cirúrgicos extensos, da retirada dos materiais de sínteses em algumas situações, das reparações ósseas e do revestimento cutâneo para a obtenção do controle da infecção.[7]

OSTEOMIELITE VERTEBRAL

A coluna espinal é o local mais comum de osteomielite em adultos. A apresentação clínica é muitas vezes indefinida, e o diagnóstico pode ser demorado. É, em geral, de origem hematogênica, e a rota arterial prevalece ao plexo venoso de Batson. A doença pode envolver duas vértebras próximas e um disco intervertebral.

Os fatores de risco incluem o diabetes *mellitus,* instrumentação do trato urinário e o uso de drogas ilícitas por via venosa. Outras situações menos frequentes abordadas pela literatura são: laminectomia prévia, inoculação direta após ferimentos por armas de fogo ou armas brancas, facadas e, ainda, fatores iatrogênicos – ocorridos durante punção lombar, mielograma e aortografias.

A tuberculose é a principal etiologia da espondilodiscite no mundo, particularmente nos países em desenvolvimento. Cerca de 1% a 3% dos pacientes com infecção pelo *Mycobacterium tuberculosis* desenvolvem acometimento osteoarticular e, dentre estes, 50% tem acometimento espinal.

Com relação às etiologias bacterianas, em hospedeiros imunocompetentes, o *Staphylococcus aureus* é a bactéria mais identificada, sendo o agente responsável por cerca de 50% dos casos. As espécies de *Staphylococcus* sp. coagulase-negativas são menos frequentes, sendo responsáveis por 5% a 16% dos casos. Sua ocorrência é mais relacionada a pacientes com infecções de cateteres vasculares e endocardite. As infecções por bactérias do gênero *Streptococcus* são também menos frequentes, porém assumem importância nos pacientes com antecedentes de pneumonia (*Streptococcus pneumoniae*) ou manipulação dentária ou da cavidade oral (*Streptococcus intermedius, Streptococcus constellatus* e *Streptococcus anginosus).*

As enterobactérias, principalmente *Escherichia coli, Proteus* sp., *Klebsiella* sp. e *Enterobacter* sp. são responsáveis por até 33% dos casos de espondilodiscite piogênica, sendo isoladas principalmente nos casos associados a idade avançada e presença de infecção do trato urinário. As infecções por *Salmonella* sp. são raras em geral, mas esse agente é importante nos casos de pacientes portadores de anemia falciforme. *Pseudomonas aeruginosa,* um bacilo Gram-negativo não fermentador, é um agente importante em casos de usuários de drogas. Em áreas endêmicas, um agente que deve ser sempre considerado é a *Brucella melitensis,* causadora da brucelose. A infecção é secundária ao consumo de laticínios não pasteurizados ou ao contato com animais infectados. A espondilodiscite é presente em até 30% dos casos de brucelose.

A apresentação clínica mais comum em adultos caracteriza-se por dor lombar, enquanto crianças apresentam dificuldade para andar, sentar ou permanecer em pé. Dor abdominal pode ocorrer pelo envolvimento dos segmentos nervosos do cordão espinal (torácico e lombar) ou até por extensão do processo infeccioso, levando à inflamação do retroperitônio.

Sinais meníngeos podem ser detectados, embora o fluido espinal seja normal. O envolvimento da região cervical ou torácica pode culminar em disfagia, dor de garganta e torácica.

A dor pode ser insidiosa, progredindo durante semanas ou até meses, A febre e a leucocitose estão presentes em 50% dos casos, enquanto a velocidade de hemossedimentação é geralmente elevada, podendo ser utilizada como guia prognóstico.

A complicação mais diagnosticada é o abscesso, que pode localizar-se na região epidural, subdural, meníngea, retrofaríngea, mediastinal, subfrênica e retroperitoneal.

O diagnóstico de osteomielite vertebral pode ser dificultado pela ausência de febre no início da evolução clínica em até 50% dos casos. A velocidade de hemossedimentação é a alteração laboratorial mais consistente pela sua extrema sensibilidade, embora baixa especificidade.

Em pacientes com osteoporose que apresentam fraturas compressivas vertebrais, febre inexplicada, dor severa e constante ou bacteremia sem um foco de infecção evidente, deve-se aventar a possibilidade do diagnóstico de osteomielite vertebral.

A frequência pela qual a radiografia simples é positiva na osteomielite vertebral é variável, sendo esse exame solicitado na maioria das vezes como *screening*. Na radiografia, as alterações levam duas a oito semanas para se tornarem aparentes. A tomografia computadorizada (TC), por sua vez, atinge índices de eficiência que oscilam entre 80% e 95%, e é considerada o melhor exame para delineação das alterações ósseas. A TC é também utilizada como guia para a realização de biópsias percutâneas das lesões. A ressonância magnética (RM) é, na atualidade, o melhor exame para esse tipo de afecção, pois permite estabelecer o diagnóstico precoce, além de ser extremamente sensível na detecção e melhor caracterização da infecção. Sua grande vantagem é sua capacidade superior de prover informações anatômicas, particularmente com relação ao espaço epidural e à medula espinal. Dentre as limitações da ressonância magnética, destacam-se a dificuldade em auxiliar a realização de biópsia dirigida e a baixa especificidade para distinguir a mielite granulomatosa da neoplasia intramedular.

As técnicas de mapeamento são úteis, mas limitadas no diagnóstico, pois, embora extremamente sensíveis, não são tão específicas, podendo confundir processos infecciosos com doenças neoplásicas e degenerativas. A tomografia por emissão de pósitrons FDG (PET-FDG) é uma modalidade promissora para o diagnóstico, parecendo ser bastante sensível até o momento. Estudos têm mostrado que esse exame seria capaz de distinguir alterações secundárias à infecção daquelas secundárias a processos degenerativos mesmo em quadros nos quais a RM mostra-se inconclusiva.

Os objetivos do tratamento na osteomielite vertebral são a eliminação da infecção, a restauração e preservação da função da coluna e o alívio da dor. O tratamento conservador inclui o uso de antimicrobianos associado a tratamentos não farmacológicos, como a fisioterapia e a imobilização. As indicações de intervenção cirúrgica incluem casos em que há compressão de estruturas nervosas, instabilidade, cifose grave e aqueles em que houve falha do tratamento conservador. Alguns autores também consideram a dor que não responde ao tratamento clínico e a presença de abscessos epidurais como critérios para indicação de abordagem cirúrgica.

A antibioticoterapia empírica deve cobrir os agentes mais frequentes, que são *Staphylococcus aureus* e os bacilos Gram-negativos. O tratamento antimicrobiano deve sempre ser revisto após os resultados de culturas e readequado conforme os resultados destas e dos antibiogramas.

O prognóstico é bom, com mortalidade inferior a 5%, e sequelas neurológicas em aproximadamente 6% dos pacientes.[10]

OSTEOMIELITE CRÔNICA

As osteomielites crônicas representam um grande problema de saúde, decorrentes da importante morbidade, embora baixa mortalidade.

Essa infecção ocorre em aproximadamente 5% a 50% das fraturas expostas, menos de 1% das fraturas fechadas com osteossíntese e em 5% dos casos de doença hematogênica aguda.

O *Staphylococcus aureus* é o agente mais isolado, mas outros organismos, em particular os Gram-negativos e anaeróbios, são cada vez mais relatados. Sendo que os bacilos Gram-negativos, em particular, representam um grande desafio terapêutico devido aos mecanismos de resistência antimicrobiana que costumam exibir.

A desnutrição crônica, o diabetes descompensado e a presença de outras comorbidades são frequentemente associadas ao processo infeccioso crônico. Alguns fatores locais, como alterações da pele e do tecido mole, a presença de escaras e de ulcerações crônicas, a falta de irrigação e oxigenação dos tecidos, favorecem a cronicidade do processo. Quando tais infecções crônicas estão relacionadas a implantes ortopédicos, geralmente são causadas por microrganismos relacionados à produção de biofilme, que representa um mecanismo de sobrevivência pelo qual aqueles conseguem resistir à ação do sistema imunológico e dos antimicrobianos. Nesse sistema, os microrganismos causadores da infecção se alojam em uma matriz extracelular altamente hidratada ligada à superfície do implante e ajustam o seu metabolismo para um estágio estacionário, o que os torna cerca de mil vezes mais resistentes à ação dos antimicrobianos em relação aos microrganismos circulantes na forma planctônica (não estacionária). Além dessa ação do biofilme, é importante salientar que a presença do material de síntese leva a um prejuízo da função dos granulócitos locais, que se acumulam ao redor do implante e são parcialmente degranulados, com diminuição na produção de superóxido desmutase e prejuízo na capacidade de defesa contra bactérias, particularmente contra *Staphylococcus aureus*. Assim, a presença do implante diminui em mais de 100 mil vezes o tamanho do inóculo bacteriano necessário para que ocorra infecção (ver item 2.4 Infecção em Próteses Articulares).

A maioria das alterações ósseas, como osteólise, periostite e sequestros, pode ser identificada em estudo radiológico simples, mas a extensão da doença e detalhes, particularmente com respeito ao sequestro e alterações ósseas, devem ser obtidos pela tomografia computadorizada ou ressonância magnética.

A importância da cintilografia no diagnóstico da osteomielite crônica ainda é discutível. Utilizando 99mTC-MOP, com três a quatro fases de estudos, obtém-se alta sensibilidade, mas baixa especificidade; gálio é amplamente usado, mas tem demonstrado resultados não específicos. Os resultados obtidos com a utilização de leucócitos marcados com TC ou lndio 111 parecem ser mais favoráveis. As técnicas cintilográficas, com imunoglobulinas e antibióticos marcados, encontram-se ainda em investigação. Mais recentemente, a tomografia computadorizada com emissão de pósitrons (PET-CT-SCAN) tem demonstrado alta sensibilidade e especificidade para detecção de atividade das infecções osteoarticulares, podendo auxiliar no diagnóstico pré-operatório de casos particularizados com a finalidade de melhorar o planejamento cirúrgico.

A despeito de alguns relatos otimistas, a experiência clínica e trabalhos experimentais têm confirmado que antimicrobianos empregados sem critérios preestabelecidos não produzem resultados definitivos. A antibioticoterapia empírica deve ser utilizada em condições especiais, quando, por exemplo, o paciente está gravemente doente ou é imunocomprometido.

A indicação concomitante de cirurgia objetiva a cura; se isso não é possível, há de se discutir alternativas de tratamento. Os princípios de terapêutica operatória incluem: extenso desbridamento do osso desvitalizado, bem como de todas as partcs moles comprometidas e pouco vascularizadas; obliteração do espaço morto, seguido por reparo de revestimento cutâneo; restauração óssea e funcional do segmento afetado. A amputação deve ser indicada em condições especiais, devendo trazer benefícios que superem as restrições da osteomielite crônica, ou quando for detectada degeneração neoplásica nas bordas das fístulas.[4]

INFECÇÃO EM PRÓTESES ARTICULARES

As revisões da literatura mundial revelam que 1% a 5% dessas próteses tornam-se infectadas, sendo importante lembrar que, conforme cresce o número de cirurgias para implantação dessas próteses, cresce também o número de casos desse tipo de infecção. Apesar de menos frequente que a perda mecânica, a infecção é considerada a mais devastadora das complicações, acarretando internações prolongadas, intervenções cirúrgicas repetidas e até a perda definitiva do implante, com encurtamento do membro afetado e deformidades importantes e permanentes.

Os principais fatores predisponentes para tal complicação citados na literatura são: idade avançada, desnutrição, obesidade, diabetes *mellitus*, presença de foco infeccioso a distância e antecedente de artroscopia ou infecção em artroplastia prévia. Pacientes portadores de artrite reumatoide ou psoriática também têm maiores riscos de infecção pós-operatória, estimados em três a oito vezes maiores que em outros pacientes. Tempo cirúrgico prolongado (superior a 150 minutos), transfusão sanguínea e realização de artroplastia bilateral num mesmo tempo cirúrgico são outros fatores relacionados a maior ocorrência de infecção. Qualquer fator que retarde a cicatrização da ferida cirúrgica, como necrose isquêmica, hematoma, celulite ou abscesso de ferida, aumenta o risco de infecção, uma vez que os tecidos profundos contíguos à prótese estão desprovidos das barreiras locais de defesa.[3,11,12]

As próteses articulares podem ser infectadas através de três vias distintas: implantação direta, hematogênica e reativação de infecção latente.

A penetração de microrganismos na ferida durante a cirurgia pode ocorrer a partir de fontes endógenas e exógenas. São exemplos a microbiota cutânea do paciente e dos membros da equipe cirúrgica, o ambiente e até implantes contaminados.

As bacteremias, a partir de focos a distância, podem gerar contaminação da prótese por via hematogênica. Os focos primários mais frequentemente relatados na literatura mundial são: trato respiratório, cutâneo, urinário, dentário e gastrintestinal.

As bactérias Gram-positivas são predominantes nas contaminações das próteses articulares, em especial o *Staphylococcus aureus* e o *Staphylococcus epidermidis*. As infecções causadas por bacilos Gram-negativos e fungos como *Candida* sp. vêm sendo relatadas com maior frequência em todo o mundo.[3,8,12]

As infecções de próteses articulares apresentam sinais característicos que podem ser divididos em manifestações agudas (dor severa, febre alta, toxemia, calor, rubor e secreção na ferida operatória) e crônicas (dor progressiva e formação de fístulas cutâneas, com drenagem de secreção purulenta e sem febre). A apresentação clínica depende da virulência do agente etiológico envolvido, da natureza do tecido infectado e da via de aquisição da infecção. Várias classificações foram propostas para definir o momento em que a contaminação ocorre e, com isso, estabelecer o provável agente etiológico envolvido e a melhor estratégia terapêutica.

Os exames laboratoriais inespecíficos como leucograma, velocidade de hemossedimentação, alfa-1-glicoproteína ácida e proteína C reativa podem auxiliar o diagnóstico.

As alterações radiográficas podem ser semelhantes àquelas encontradas nas perdas mecânicas, não contribuindo para o diagnóstico de infecção. A ultrassonografia pode ser útil na localização de coleções mais profundas e orientação para punção diagnóstica. Os métodos cintilográficos são considerados mais específicos no diagnóstico diferencial, principalmente quando utilizadas as técnicas de leucócitos ou imunoglobulinas marcadas com radioisótopos.

O diagnóstico definitivo da infecção deve ser realizado através do isolamento em cultura do microrganismo obtido a partir da punção do líquido articular, secreção da ferida cirúrgica e materiais colhidos durante o desbridamento cirúrgico.

O sucesso do tratamento das infecções das próteses articulares depende do extenso desbridamento cirúrgico e da antibioticoterapia adequada e efetiva. Os quadros infecciosos que se desenvolvem nos primeiros 90 dias de pós-operatório são considerados infecções hospitalares e devem ser tratados até que se obtenha os resultados das culturas colhidas em centro cirúrgico com antibióticos que tenham ação na microbiota hospitalar do serviço onde foi realizada a cirurgia. É recomendável o início da antibioticoterapia empírica na indução anestésica, o que evita riscos aos pacientes, decorrentes da manipulação cirúrgica do foco de infecção sem cobertura adequada, e não interfere na positividade das culturas colhidas no ato operatório. É fundamental a cobertura de *Staphylococcus aureus* meticilino-resistente, visto a importância epidemiológica desse agente nessas infecções. O tempo total da antibioticoterapia varia de seis semanas a seis meses, sendo que o tratamento deve ser readequado quando necessário, com base nos resultados das culturas colhidas.

Infecções em próteses articulares que se manifestem no período de duas a três semanas após a cirurgia de implantação do material podem ser tratadas inicialmente com limpeza cirúrgica extensa associada a antibioticoterapia com duração de seis semanas. Infecções que se manifestem após esse período, devido à formação de biofilme e aderência bacteriana ao material implantado, devem ser tratadas com limpeza cirúrgica extensa associada à remoção da prótese articular, que pode ser substituída em um ou dois tempos. Nesse caso, o tempo total de administração dos antibióticos pode variar de três a seis meses, de acordo com os agentes etiológicos isolados em cultura. Os fluxogramas a seguir sintetizam as recomendações atuais no manejo dessas infecções (Figuras 2.1 e 2.2).[12]

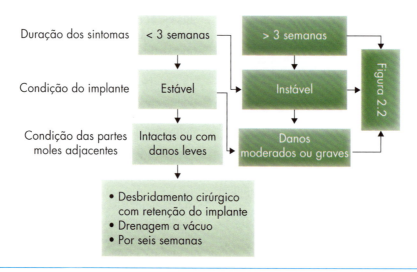

FIGURA 2.1 Conduta nas infecções pós-operatórias agudas em artroplastias.

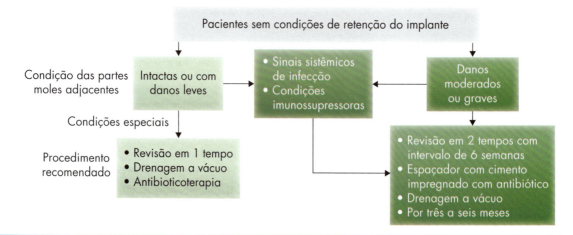

FIGURA 2.2 Conduta nas infecções pós-operatórias em artroplastias com indicação de remoção do implante.

Os maiores índices de sucesso terapêutico chegam a 93% e se referem à retirada da prótese infectada associada com antibioticoterapia prolongada, que deverá ser escolhida baseando-se no agente etiológico isolado na cirurgia de retirada, com posterior implante de nova prótese em segundo tempo cirúrgico, geralmente seis a oito semanas depois. O cimento de polimetilmetacrilato impregnado com vancomicina, gentamicina ou tobramicina pode ser empregado nos reimplantes de próteses após infecções.[12]

REFERÊNCIAS BIBLIOGRÁFICAS

1. Agência Nacional de Vigilância Sanitária. Critérios Diagnósticos de Infecção Relacionada à Assistência à Saúde. Série: Segurança do Paciente e Qualidade em Serviços de Saúde. Brasília: 2017.
2. Lima ALLM, Oliveira PRD. Uso de antimicrobianos em pacientes ortopédicos. In Melhorando o uso de antimicrobianos em hospitais – Associação Paulista de Estudos e Controle de Infecção Hospitalar. São Paulo, 2007.
3. Frommelt L. Principles of systemic antimicrobial therapy in foreign material associated infection in bone tissue, with special focus on periprosthetic infection. Injury. 2006;37:S87-S94.
4. Lima ALLM. Infecção de ossos e articulações. In: Focaccia R. Veronesi Tratado de Infectologia. São Paulo, 2005.
5. Leite OHM, Freitas AC, Oliveira PRD, et al. Estafilococcias e estreptococcias. In Martins HS, Damasceno MCT, Awada SB Pronto-Socorro. São Paulo: Manole, 2006.
6. Lew DP, Waldvogel FA. Osteomyelitis. Lancet. 2004;364:369-79.
7. Lima ALLM, Zumiotti AV. Aspectos atuais do diagnóstico e tratamento das osteomielites. Acta Ortop Bras. 1999;7(3): 135-41.
8. Carvalho VC, Oliveira PR, Dal-Paz K, et al. Gram-negative osteomyelitis: clinical and microbiological profile. Braz J Infect Dis. 2012;16:63-7.
9. Lima ALLM. Osteomielites. In: Martins HS, Damasceno MCT, Awada SB. Pronto-Socorro. São Paulo: Manole, 2008.
10. Gouliouris T, Aliyu SH, Brown NM. Spondilodiscitis: update on diagnosis and management. J Antimicrob Chemother. 2010;65 Suppl 3:iii11-24.
11. Trampuz A, Zimmerli W. Diagnosis and treatment of infections associated with fracture-fixation devices. Injury. 2006;37:S59-S66.
12. Lima ALLM, Oliveira PRD. Atualização em infecções em próteses articulares. Rev Bras Ortop. 2010;45(6):520-3.

Cervicobraquialgias e Hérnia Discal Cervical

Raphael Martus Marcon
Alexandre Fogaça Cristante
Marcelo Loquette Damasceno

INTRODUÇÃO

Dor cervical é uma das queixas mais comuns na prática médica, que acomete até 55% da população; destes, 12% das mulheres e 9% dos homens apresentarão dor cervical crônica ao longo da vida.[1]

Ao contrário do que ocorre na lombalgia (que acomete mais comumente pacientes envolvidos com atividades físicas em sua rotina diária), a prevalência de dor cervical é mais elevada em indivíduos com maior grau de instrução e naqueles com história de cefalcia c lumbago; acidentes prévios (como no movimento em chicote, em desacelerações súbitas) contribuem para instalação de cronicidade da queixa.[2]

O quadro clínico é diversificado, manifestando-se como dor cervical, cefaleia, dor em ombros, no tórax, no dorso ou parestesia e dor em membros superiores.[3,4] A dor pode ser fruto de alteração em diversas estruturas; por isso, seu diagnóstico diferencial é extenso.

Cervicobraquialgia consiste em dor cervical com irradiação para membros superiores, respeitando dermátomos específicos. Estudos divergem quanto ao sexo preferencialmente acometido, porém correlacionam o pico de incidência entre 50 e 59 anos, com decréscimo de incidência após os 60 anos de idade.[5,6]

A questão genética parece ter relação com o surgimento da patologia discal, tendo em vista que, em algumas famílias, observa-se o surgimento de alterações degenerativas dolorosas mais precocemente que em outros grupos familiares.

O tabagismo está bem documentado como um dos principais fatores de risco para dor cervical,[7] acelerando o processo de envelhecimento dos discos bem como dos tecidos conectivos da coluna.

A obesidade, outro fator de risco, parece estar relacionada com uma maior taxa de deterioração dos discos cervicais e lombares.

Ocupações profissionais que requeiram excesso de movimentação cervical ou que causem excesso de carga sobre os discos e facetas também podem apresentar relação com maior índice de problemas discais.[8] Efeito deletério também é observado em atividades com excesso de carga vibratória sobre a coluna.

Desempenham papel importante na gênese dos sintomas associados com a hérnia de disco cervical os fatores de cunho psicológico, tais como ansiedade e depressão. Também têm conexão direta com os sintomas, as características da personalidade de cada indivíduo: existem aqueles que desejam melhorar e participar de sua própria recuperação, enquanto outros agem de forma oposta.

É importante lembrar daqueles pacientes com disputas ou litígios trabalhistas, pois estes são fatores determinantes da evolução do quadro clínico, e o médico deve ser muito criterioso na escolha do tratamento, principalmente se a opção for cirúrgica.

Na maioria dos pacientes avaliados, não há sinais de comprometimento neurológico. Assim, o conhecimento das características anatômicas e biomecânicas da região cervical é fundamental para a compreensão do quadro clínico, diagnóstico e princípios de tratamento das afecções da coluna cervical.

FISIOPATOLOGIA

Os primeiros dois níveis (C1 e C2) possuem anatomia particular e raramente são envolvidos no processo degenerativo usual; por sua vez, são mais afetados por processos inflamatórios, como no caso da artrite reumatoide. Abaixo do áxis, a coluna se estende da terceira à sétima vértebra, que possuem características mais típicas e têm semelhanças significativas.

A coluna cervical apresenta uma conformação lordótica em seu plano sagital, devido ao formato e configuração dos discos intervertebrais: são mais espessos e altos na face anterior do espaço intervertebral (Figura 3.1).

As raízes nervosas saem do canal vertebral através dos forames, que são delimitados anteriormente pela face lateral do disco intervertebral e da articulação uncovertebral; superior e inferiormente pelos pedículos; e posteriormente pelas massas articulares.[9] Qualquer condição patológica que altere a harmonia dessa arquitetura encontrada pode levar a estenose foraminal e compressão da raiz nervosa (Figura 3.2).

Alterações na composição química do núcleo pulposo e do ânulo fibroso, relacionadas à idade, resultam em perda de suas propriedades viscoelásticas.

Fazem parte desse conjunto a perda ou diminuição do grupo de células responsáveis pela produção da matriz extracelular do disco, perda de proteoglicanos e consequentemente de água (diminuindo a hidratação discal), substituição do colágeno do tipo II pelo colágeno do tipo I, fissuras anulares, incompetência mecânica e alterações ósseas em resposta à sobrecarga.

A perda de altura é ocasionada pela desidratação discal; aos poucos, a lordose fisiológica vai dando espaço a uma coluna mais retificada no plano sagital, decorrente da perda de altura na região anterior do disco, visto que posteriormente a articulação uncovertebral resiste mais a esse processo.

Dessa forma, há uma alteração na biomecânica da coluna cervical, com aproximação dos corpos vertebrais, desenvolvimento de osteófitos, estiramento do ligamento amarelo e protusão discal posterior (Figura 3.3).

Nesse cenário, encontramos vários elementos que corroboram para a origem da dor cervical: a estenose foraminal causada pelas alterações prévias pode ocasionar o pinçamento da raiz nervosa, em sua saída; uma herniação posterolateral pode ocasionar dor irradiada para dermátomo em membro superior; a estenose do canal vertebral pode acarretar disfunção neurológica a partir da compressão da artéria espinal anterior, com isquemia ou deformação mecânica da medula espinal, causada por compressão direta ou dinâmica; ainda, a hiperextensão pode levar à protusão do ligamento amarelo frouxo e hipertrofiado, comprimindo a medula espinal contra barra espondilótica anterior.

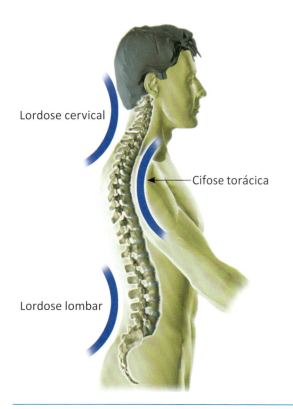

FIGURA 3.1 Vista de perfil da coluna vertebral.

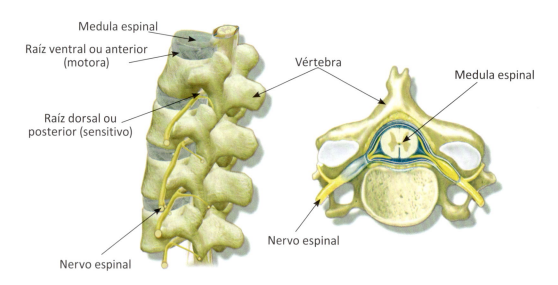

FIGURA 3.2 Relação da medula com a unidade vertebral.

Cervicobraquialgias e Hérnia Discal Cervical

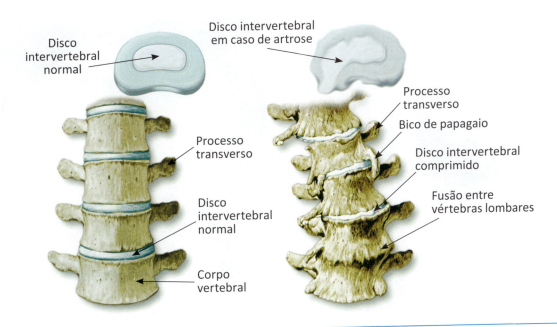

FIGURA 3.3 Processo degenerativo da coluna vertebral.

Com a compressão mecânica, ocorre uma resposta inflamatória, com aumento de permeabilidade vascular e edema da raiz; assim, dor, fraqueza motora e déficit sensitivo podem se instalar.

AVALIAÇÃO CLÍNICA

Interpretação das queixas do paciente, exame meticuloso e escolha apropriada dos testes diagnósticos são fundamentais. Deve-se determinar se o problema envolve dor cervical, dor no membro superior, mielopatia ou combinação de todos os componentes. Anamnese detalhada com exame físico pormenorizado é mister na avaliação clínica do paciente.

Cervicobraquialgia ou radiculopatia cervical indicam sintomas em dermátomos com distribuição específica no membro superior. Pacientes descrevem dor aguda, lancinante, formigamento ou queimação em determinado território do membro superior, havendo perda de força ou sensibilidade e diminuição da amplitude do arco reflexo correspondente à raiz envolvida.

Os pacientes tipicamente apresentam-se com a cabeça rodada para o lado oposto em relação ao membro afetado pela queixa, por vezes sustentando seu punho ou antebraço acima de sua cabeça, com ombro abduzido (situação em que há alívio dos sintomas).

Os sintomas podem ser exacerbados ou aliviados por meio de vários testes. Como manobras provocativas, podemos realizar:

- **Teste de *Spurling***: extensão e rotação da cabeça para o lado sintomático, com exacerbação da radiculopatia. Acarreta um estreitamento do forame neural (Figura 3.4).

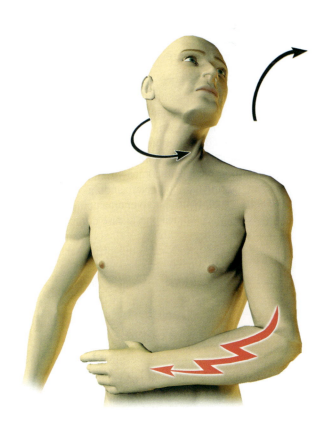

FIGURA 3.4 Teste de *Spurling*.

- **Teste da compressão axial**: compressão axial da cabeça diminui a altura do forame, podendo reproduzir sintomas (Figura 3.5).

CAPÍTULO 3

25

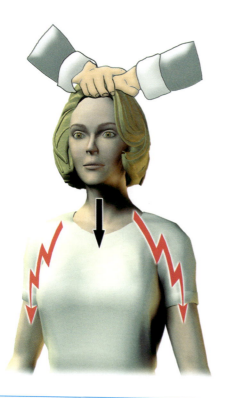

FIGURA 3.5 Teste da compressão axial.

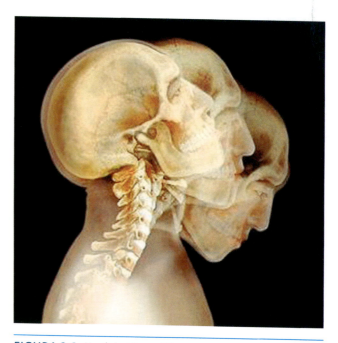

FIGURA 3.6 Sinal de Lhermitte.

- **Teste de Valsalva:** amplamente difundido, é realizado ao se exalar forçadamente o ar contra os lábios fechados e o nariz tapado, forçando o ar em direção ao ouvido médio, se a tuba auditiva estiver aberta. Essa manobra aumenta a pressão intratorácica, diminui o retorno venoso ao coração e aumenta a pressão arterial e intratecal, potencializando a queixa álgica em membro superior se houver uma compressão nervosa cervical. A técnica possui esse nome em homenagem a Antonio Maria Valsalva, médico de Bologna do século XVII, cujo principal interesse científico era o ouvido humano.
- **Sinal de Lhermitte:** é a sensação dolorosa, comumente descrita como choques que percorrem a coluna cervical e dorsal, com irradiação para os membros superiores e por vezes até os inferiores quando o paciente realiza a flexão da coluna cervical. É associado à compressão da medula espinal, sendo um teste provocativo inespecífico (Figura 3.6).

Manobras que aliviam a queixa no membro superior:
- **Teste da distração:** forças de distração podem aliviar a compressão das raízes nervosas, por aumento do espaço no forame neural (Figura 3.7).
- **Sinal de abdução do ombro:** por meio da diminuição do estiramento da raiz do nervo com a colocação da mão ipsilateral no topo da cabeça, os pacientes podem relatá-la como a única posição da extremidade superior que proporciona alívio ou conforto.

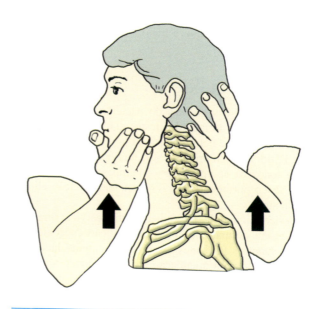

FIGURA 3.7 Teste da distração.

A avaliação das raízes cervicais se dá pelo exame sensitivo-motor dos dermátomos correspondentes.
- **C3:** é incomum a radiculopatia resultante de patologia discal no nível C2-C3; o ramo posterior de C3 inerva a região suboccipital, com dor nesse território quando da sua compressão.
- **C4:** radiculopatia resultante de patologia discal no nível C3-C4, pode ser uma causa de cervicalgia e dor em ombro.

- **C5:** radiculopatia resultante de patologia discal no nível C4-C5, seu território distribui-se do ombro até a face lateral do braço, sendo responsável pela inervação predominante do músculo deltoide; seu envolvimento pode também acarretar comprometimento de rotação externa (músculo supraespinal e infraespinal) e flexão do cotovelo (músculo bíceps braquial).
- **C6:** radiculopatia resultante de patologia discal no nível C5-C6, seu território é representado pela dor da região cervical inferior, face lateral do braço, antebraço, polegar e indicador; testamos a raiz correspondente através da extensão ativa do punho. Nesse nível, sintomas sensitivos podem mimetizar a síndrome do túnel do carpo.
- **C7:** radiculopatia mais comum, resultante de patologia discal no nível C6-C7, resulta em queixa álgica em região posterior do ombro, escápula, posterior do braço, dorsal no antebraço e terceiro dedo da mão; testamos a força motora através do tríceps, flexores do punho e extensores dos dedos.
- **C8:** radiculopatia resultante de patologia discal no nível C7-T1; pacientes queixam-se de dor ou parestesia ao longo da face medial do antebraço e braço, borda medial da mão e quarto e quinto dedos da mão. Teste motor realizado pela abdução do quinto dedo (Figura 3.8).

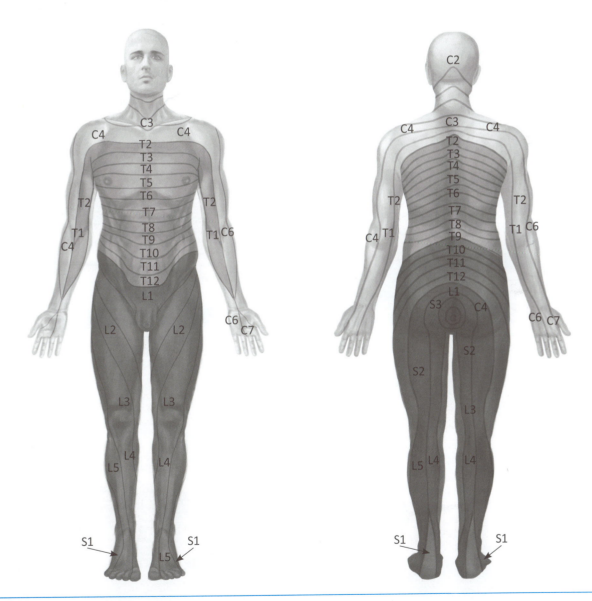

FIGURA 3.8 Distribuição em dermátomos das raízes nervosas.

Com relação aos reflexos e às raízes correspondentes, temos:

- **Bicipital (C5):** percutir o tendão do bíceps na sua inserção na região interna do cotovelo com interposição do dedo (fossa intercubital) e com o antebraço fletido em 90º em relação ao braço; a resposta se dará por contração do bíceps com flexão do antebraço (Figura 3.9).
- **Estilorradial (C6):** a posição do antebraço é a mesma do reflexo anterior, com percussão da cabeça distal do rádio, na inserção do tendão do músculo estilorradial com ou sem a interposição do dedo; a resposta se dará por contração do estilorradial e pela tendência à pronação da mão e do profundo comum dos dedos com flexão dos dedos da mão (Figura 3.10).
- **Tricipital (C7):** percutir o tendão do músculo tríceps no olecrano, sem interposição do dedo, com o cotovelo fletido e levemente abduzido; a resposta se dará com a extensão do antebraço (Figura 3.11).
- **Flexor dos dedos (C7-T1):** com a mão em supinação e os dedos semifletidos, coloca-se o dedo indicador do examinador transversalmente na palma da mão do paciente e percute-se; a resposta se dará por flexão dos dedos.
- **Peitoral (C8-T2):** percutir o tendão do músculo peitoral na sua inserção no úmero, ou seja, na borda anterior da axila com interposição do dedo, com o braço abduzido cerca de 20º e o antebraço fletido.[10]

O exame físico deve consistir de um exame neurológico completo: a presença de clônus na extremidade inferior e o sinal de Babinski devem ser verificados. O reflexo de Hoffmann (flexão interfalangeana do indicador e polegar quando ocorre flexão súbita da interfalangeana distal do terceiro dedo), especialmente quando assimétrico, é altamente sugestivo de mielopatia cervical (Figura 3.12).

TESTES DIAGNÓSTICOS

A avaliação radiográfica inicial se justifica pelo seu custo-benefício, capaz de avaliar deformidades (equilíbrio global, contornos, subluxação, instabilidade), alterações degenerativas (perda de altura discal, osteófitos, esclerose óssea), estenose de canal e malformações congênitas. São necessárias radiografias em anteroposterior, laterais e oblíquas (avaliam estreitamento dos forames). Quando se suspeita de instabilidade, pode-se lançar mão das incidências dinâmicas.

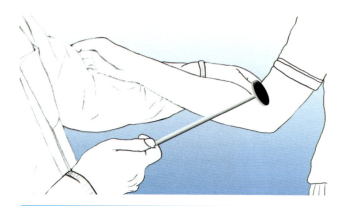

FIGURA 3.9 Reflexo bicipital.

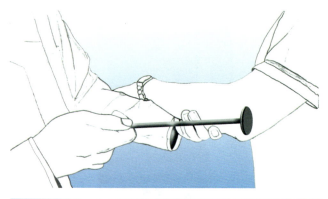

FIGURA 3.11 Reflexo tricipital.

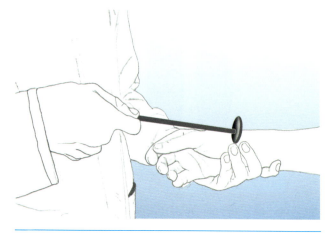

FIGURA 3.10 Reflexo estilorradial.

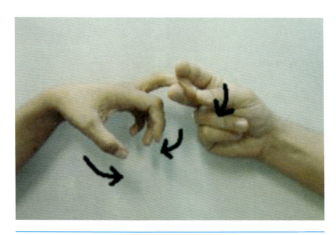

FIGURA 3.12 Teste de Hoffmann.

Tomografia e mielografia são excelentes exames para apresentar detalhes ósseos, como na osteofitose foraminal e na hiperosteose esquelética idiopática difusa (DISH). Esses exames podem avaliar a compressão de estruturas neurais; no entanto, não identificam a etiologia da compressão (Figura 3.13).

O estudo contrastado do canal vertebral foi, até a década de 1980, o exame de escolha para o diagnóstico da hérnia de disco. As frequentes manifestações neurotóxicas de cefaleias, náuseas, vômitos e mal-estar provocadas pelos contrastes não oleosos foram extremamente diminuídas com o advento dos contrastes não iônicos hidrossolúveis, na década de 1970. Mesmo com o advento da tomografia computadorizada e, posteriormente, da ressonância magnética, a mielografia continua tendo o seu espaço na elucidação das patologias que afetam o canal vertebral, pois revela uma sensibilidade superior a 70% dos casos em relação aos achados cirúrgicos (Figura 3.14).[11]

A ressonância magnética pode ser considerada o exame mais completo para a investigação das patologias da coluna vertebral. Embora não seja superior à tomografia no que diz respeito às estruturas ósseas, é excelente para mostrar partes moles, ou seja, as raízes, vasos sanguíneos, ligamentos, discos intervertebrais, medula espinal e principalmente na investigação de compressões nervosas, infecções da coluna vertebral e tumores (Figura 3.15).

A eletroneuromiografia pode ser utilizada para confirmar a suspeita de radiculopatia ou como modalidade adicional para melhor elucidação da causa dos sintomas nos pacientes com achados atípicos, podendo ser útil quando se tenta diferenciar compressão radicular de neuropatia periférica.

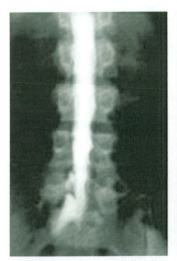

FIGURA 3.13 A tomografia é um excelente exame para visualização da anatomia óssea.

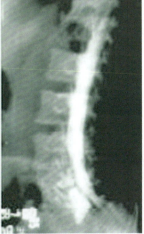

FIGURA 3.14 Mielografia.

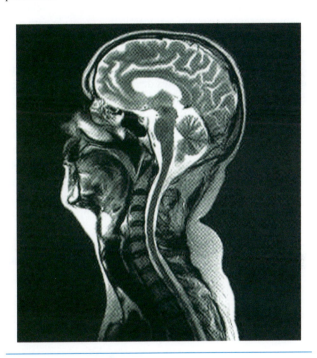

FIGURA 3.15 Estudo de RNM ponderada em T2.

DIAGNÓSTICOS DIFERENCIAIS

Lesões dolorosas do ombro, como tendinite, tenossinovite, lesões do manguito rotador e artrose acromioclavicular, podem apresentar-se em forma de dor cervical com irradiação para membro superior.

Compressões nervosas em diversos sítios podem ocorrer ao longo do membro superior, como observado no nervo mediano, proximalmente no ligamento de Struthers; no antebraço, com a hipertrofia do pronador redondo, ou no músculo flexor profundo dos dedos, comprimindo o ramo interósseo anterior. Pode haver síndrome do túnel do carpo em decorrência de compressão do mediano pelo ligamento carpal transverso, comumente em mulheres gestantes ou trabalhadores com atividades de movimento repetitivo em mão e punho. O sinal de Tinel ou teste de Phalen podem reproduzir os sintomas, orientando a investigação (Figura 3.16).

Compressão do ramo interósseo anterior em decorrência do flexor longo do polegar, flexor profundo dos dedos e pronador quadrado mimetiza radiculopatia de C8, com perda de sensibilidade na musculatura tenar e hipotenar.

O nervo ulnar pode ser comprimido no nível do epicôndilo medial, entre as duas cabeças do flexor ulnar do carpo, resultando em dor e parestesia na face medial do antebraço, mão e dedos.

Ligamentos da arcada de Frohse podem comprimir o ramo interósseo posterior, resultando em dor no compartimento extensor do antebraço e punho, mimetizando uma radiculopatia de C6 ou C7.

Tumor de ápice pulmonar (Pancoast) pode crescer a ponto de comprimir raízes de C8 e T1; radiografias podem revelar a patologia. Outros tumores, em corpos vertebrais, podem apresentar-se como cervicalgia que progride para dor que não cede a tratamentos convencionais, com crescimento resultando em radiculopatia ou mielopatia (Figura 3.17).

A síndrome do desfiladeiro torácico se define como sintomas em membros superiores devido à compressão do feixe neurológico e vascular, podendo se dar em três pontos:

- **Compressão no triângulo escalênico (síndrome dos escalenos):** nesse ponto do desfiladeiro, a compressão pode ser arterial ou nervosa pois a veia subclávia passa anteriormente aos músculos escalênicos.
- **Compressão entre a clavícula e primeira costela (síndrome costoclavicular):** a artéria subclávia, a veia subclávia e/ou nervos do plexo braquial podem ser comprimidos.
- **Compressão pelo tendão do músculo peitoral menor:** a artéria subclávia, a veia subclávia e/ou nervos do plexo braquial podem ser comprimidos.

Essa síndrome apresenta quadro clínico rico em sintomas, tais como dor e parestesia na face interna do braço e antebraço, bem como nas mãos. Esses sintomas podem piorar com esforço físico e principalmente à noite. Os exames eletrofisiológicos podem mostrar lesão nervosa estabelecida e crônica. O teste de Adson (palpação do pulso radial, abdução, extensão e rotação externa com membro superior, com rotação homolateral do pescoço; a diminuição da amplitude do pulso caracteriza um teste positivo) pode ser sugestivo da patologia.

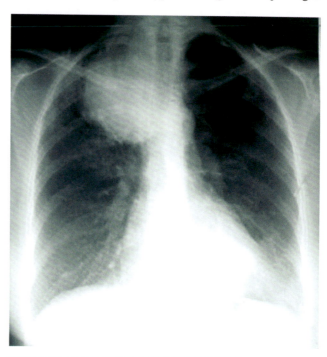

FIGURA 3.17 RX evidenciando massa no ápice pulmonar direito (tumor de Pancoast).

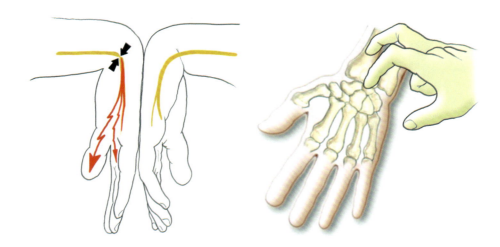

FIGURA 3.16 Sinal de Tinel, à direita, que consiste na percussão suave no trajeto de um tronco nervoso, com irradiação de choques distalmente. À esquerda, teste de Phalen, que consiste de flexão forçada do punho por um minuto, com aparecimento dos sintomas.

TRATAMENTO

Os principais objetivos do tratamento são ajudar o paciente no controle da dor e limitar ou eliminar os distúrbios ou inconveniências causadas na sua vida diária pela hérnia de disco. Educar o paciente com relação à patologia é fundamental, na medida em que o paciente entende e coopera melhor com o tratamento e se prepara melhor para a evolução da própria doença.

O tratamento inicial deve consistir de medidas conservadoras, como uso de órtese cervical (ajuda a diminuir uma eventual compressão dinâmica da raiz), fármacos anti-inflamatórios e analgésicos, relaxante muscular e modalidades de fisioterapia. O uso prolongado não é recomendado em virtude de atrofia dos músculos paravertebrais. Podemos empregar a restrição relativa de atividades, a fim de se evitar extensão do pescoço e levantamento de peso durante a fase aguda. Tração manual pode provocar alívio da dor, por meio da abertura do forame intervertebral.

As indicações para intervenção cirúrgica na radiculopatia cervical incluem:

- Fracasso dos métodos conservadores por um período de três meses em aliviar a dor radicular persistente ou recorrente no membro superior;
- Déficit neurológico progressivo.[12]

A via de acesso pode ser anterior, posterior ou combinada; evidentemente, utilizamos a via de acordo com a localização do agente compressivo.

Discectomia e corpectomia cervical são obtidas a partir de acesso anterior, realizado com o paciente em posição supina e visualização dos reparos anatômicos: osso hioide (C3), cartilagem tireoide (C4-C5) e cartilagem cricoide (C6). A partir da incisão da pele e do tecido subcutâneo, realiza-se a divisão do platisma, a separação da fáscia cervical profunda entre o esternocleidomastóideo lateralmente e as fibras musculares medialmente, e a seguir, dissecção romba através da fáscia pré-traqueal, afastando o feixe vascular lateralmente e a traqueia e esôfago medialmente, visualizando o músculo *longus coli* e realizando o descolamento deste até chegarmos no corpo vertebral e disco intervertebral (mais proeminente) (Figura 3.18).

A discectomia se dá a partir da remoção do ânulo fibroso anterior e remoção do disco com pinças e curetas, prosseguindo lateralmente até as articulações uncovertebrais e o ligamento longitudinal posterior; a descompressão da raiz é complementada com a pinça de Kerrinson delicada ou cureta, eliminando o elemento compressivo. A partir daí, é colocado substituto ósseo no local, a fim de preencher o espaço discal removido e garantir a artrodese do segmento (Figura 3.19).

A corpectomia é realizada a partir de uma discectomia cervical anterior acima e abaixo da vértebra-alvo; é feita a retirada do corpo vertebral com brocas de alta rotação e a colocação de substituto ósseo (enxerto estruturado ou gaiola com enxerto ósseo) para sustentação cervical. O conjunto é fixado com apoio de placa cervical anterior e parafusos, garantindo a artrodese do segmento (Figura 3.20).

As próteses de disco intervertebral foram desenvolvidas para manter a mobilidade no segmento após a discectomia realizada pela via anterior. É uma opção à artrodese nos

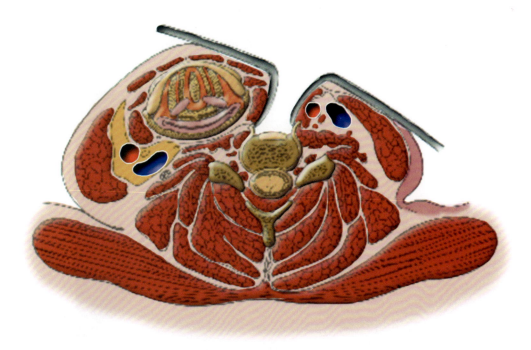

FIGURA 3.18 Acesso cervical anterior: feixe vascular afastado lateralmente, e traqueia e esôfago afastados medialmente.

doentes em que não há sinais radiográficos de doença degenerativa avançada ou hipermobilidade significativa. Teria como vantagem a redução da degeneração discal dos níveis adjacentes. Entretanto, há a necessidade de estudos de longo prazo que confirmem o benefício das próteses de disco em relação à artrodese cervical (Figura 3.21)

A complicação neurológica mais frequentemente observada na via cervical anterior é a lesão do nervo laríngeo recorrente, que causa paralisia da corda vocal do lado acometido (Figura 3.22).[13]

A via posterior é realizada quando se deseja realizar o tratamento cirúrgico de uma radiculopatia pura unilateral, através de uma foraminotomia.

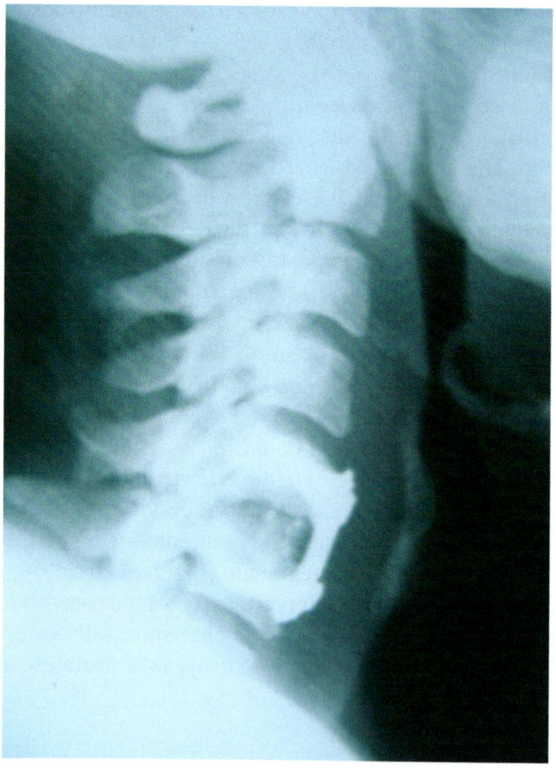

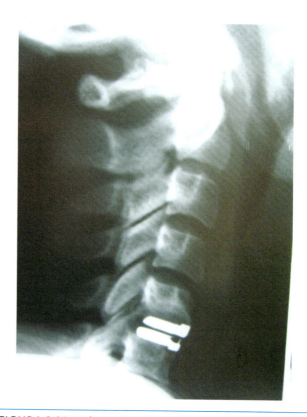

FIGURA 3.19 Cage de disco entre C5 e C6, com placa cervical anterior nesses segmentos.

FIGURA 3.21 Prótese discal entre C5 e C6.

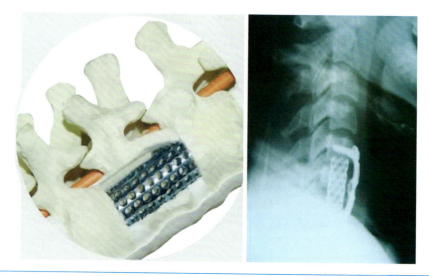

FIGURA 3.20 Cage de corpo e enxertia óssea substituindo C6, garantindo a artrodese entre C5 e C7, com placa cervical anterior.

Cervicobraquialgias e Hérnia Discal Cervical

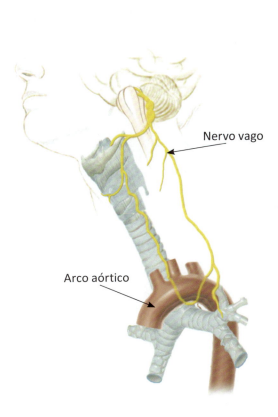

FIGURA 3.22 Anatomia cervical evidenciando nervo laríngeo recorrente esquerdo.

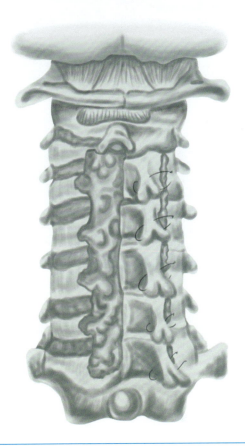

FIGURA 3.23 Laminoplastia do tipo "porta aberta".

Outra indicação pode ser a laminectomia, associada ou não à artrodese posterior da massa lateral, na presença de radiculopatia bilateral.

A laminoplastia pode ser indicada para tratamento de mielorradiculopatia ou radiculopatia de vários níveis.[14] A diferença principal entre a laminectomia e a laminoplastia reside no fato da preservação dos elementos ósseos posteriores, o que reduz significativamente a instabilidade e a deformidade no pós-operatório. Faz-se mister para sua realização a presença de lordose cervical, para que se produza descompressão eficaz (Figura 3.23).

REFERÊNCIAS BIBLIOGRÁFICAS

1. Teixeira MJ, Barros Filho TEP, Lin TY, et al. Cervicalgias. Rev Med. 2001;80:307-16.
2. Rothman-Simeone. The Spine. 5.ed. Philadelphia: Saunders, 2006. p.775-94.
3. Kriss TC, Kriss VM. Neck pain, primary care work-up of acute and chronic symptoms. Geriatrics. 2000;55(1):47-8.
4. Croft P. Diagnosing regional pain: the view from primary care. Ballieres Clin Rheumatol. 1999;13(2):231-42.
5. Salemi G, Savettieri G, Meneghini F, et al. Prevalence of cervical spondylotic radiculopathy: a door-to-door survey in a Sicilian municipality. Acta Neurol Scand. 1996;93:184-8.
6. Radhakrishnan K, Litchy WJ, O'Fallon M, et al. Epidemiology of cervical radiculopathy: a population based study from Rochester, Minnesota, 1976 through 1990. Brain. 1994;117:325-35.
7. Holmes S, Nachmson A. Nutrition of the intervertebral disc: Acute effects of cigarette smoking: An experimental animal study. Int J Microcirc Clin Exp. 1985;3:406.
8. Rannou F, Corvol M, Revel M, et al. Disk degeneration and disk herniation: the contribution of mechanical stress. Joint Bone Spine. 2001;68(6):543-6.
9. Hayashi K, Yabuki T. Origino f the uncus ando f Luschka's joint in the cervical spine. J Bone Joint Surg Am. 1985;67:788.
10. Speciali JG. Semiotécnica neurológica. Ribeirão Preto: Medicina, 1996. p.19-31.
11. Modic MT, Masari Tl. Lumbar herniated disc disease and canal stenosis: prospective evaluation by surface coil MR, CT and myelography. AJR Am J Roentgenol. 1986;7(4):709-11.
12. Chestnut R, Abitol J, Garfin S. Surgical management of cervical radiculopaty: indications, techniques, and results. Orthop Clin North Am. 1992;23:461-74.
13. Apfelbaum RI, Kriskovich MD, Haller JR. On the incidence, cause, and prevention of recurrent laryngeal nerve palsies during anterior cervical spine surgery. Spine. 2000;25:2906-12.
14. Hirabayashi K, Watanabe K, Wakano K, et al. Expansive open-door laminoplasty for cervical spinal stenotic myelopaty. Spine. 1983;8:693-9.

Mielopatia Espondilótica Cervical

Luiz Roberto Vialle
Emiliano Vialle

INTRODUÇÃO

O estreitamento do canal vertebral por osteófitos, ossificação do ligamento longitudinal posterior ou hérnia discal central pode comprimir a medula espinal e raízes nervosas, causando dor cervical e diferentes graus de sintomas neurológicos e incapacidade.[1,2] Em casos graves, com estenose (estreitamento) do canal cervical, pode haver sintomas do neurônio motor superior nos membros inferiores e sintomas do neurônio motor inferior nos membros superiores.

A mielopatia cervical espondilótica é a principal causa de disfunção medular na população adulta.[1,2]

A apresentação clínica inicial da mielopatia cervical dificulta o diagnóstico, assim como a realização de estudos sobre a verdadeira história natural da compressão medular cervical. Os pacientes percebem dificuldade progressiva para marcha e equilíbrio, que geralmente são atribuídos à idade avançada ou osteoartrose das articulações distais. Também pode haver relato de perda de coordenação e alterações de sensibilidade nas mãos, resultando em piora da caligrafia e dificuldades com atividades motoras delicadas.[1]

EXAME FÍSICO E AVALIAÇÃO CLÍNICA

O exame físico mostra exacerbação dos reflexos profundos, clônus, diminuição dos reflexos superficiais e aparecimento de alguns reflexos patológicos. Espasticidade, redução da força muscular e da propriocepção contribuem para a progressiva incapacidade desses pacientes para atividades simples.

Clarke e Robinson descreveram a progressão da mielopatia cervical num grupo de 120 pacientes (37 sem tratamento médico, 29 com tratamento conservador e 54 com tratamento cirúrgico), encontrando progressão rápida dos sintomas em 5% dos casos, progressão lenta e contínua em 20%, e progressão escalonada em 75%, com períodos de piora seguidos de fases variáveis sem manifestação clínica.[3]

ESCALA DE NURICK[4]

Um sistema para avaliar o acometimento neurológico numa escala de 0 a 5, onde 0 corresponde a nenhum sintoma radicular ou medular e 5 ao paciente acamado ou em cadeira de rodas, é a Escala de Nurick (Tabela 4.1).

Tabela 4.1 Escala de Nurick para gravidade da mielopatia.	
Grau	Achados clínicos
0	Sinais ou sintomas de acometimento radicular, porém sem evidência de mielopatia
1	Sinais de mielopatia sem dificuldade na marcha
2	Leve dificuldade de marcha que não impede atividades diárias
3	Dificuldade de marcha que limita atividades diárias
4	Caminha apenas com auxílio
5	Acamado ou em cadeira de rodas

ESCALA DA ASSOCIAÇÃO JAPONESA DE ORTOPEDIA (AJO) MODIFICADA

Essa escala consiste de quatro categorias (0 a 18 pontos): disfunção motora dos membros superiores, disfunção motora dos membros inferiores, déficit sensitivo e disfunção esfincteriana. Ela avalia a gravidade da mielopatia através de uma pontuação de incapacidade em cada categoria (Tabela 4.2). A confiabilidade intra e interobservador da escala da AJO é alta, com coeficientes de 0,81 e 0,84, respectivamente.[5] Além de avaliar a gravidade da mielopatia, a escala permite mensurar a taxa de recuperação (TR),[6] através da fórmula:

$$TR = [\text{pontos pós-cirurgia} - \text{pontos pré-cirurgia}] \times 100 \, [18 \, (\text{normal}) - \text{pontos pré-cirurgia}]$$

Série Ortopedia e Traumatologia – Fundamentos e Prática

Tabela 4.2 Escala modificada da Associação Japonesa de Ortopedia para avaliação da mielopatia cervical.
Função dos membros superiores
Não consegue comer com colher (0 pontos) Alimenta-se com colher, porém sem garfo e faca (1 ponto) Alimenta-se inadequadamente com garfo e faca (2 pontos) Alimenta-se com alguma dificuldade com garfo e faca (3 pontos) Normal (4 pontos)
Função dos membros inferiores
Não deambula (0 pontos) Utiliza auxílio para deambulação (1 ponto) Auxílio apenas para escadas (2 pontos) Caminha sem auxílio, porém devagar (3 pontos) Normal (4 pontos)
Sensibilidade
Extremidades superiores Perda aparente da sensibilidade (0 pontos) Perda mínima de sensibilidade (1 ponto) Normal (2 pontos) Extremidades inferiores Perda aparente da sensibilidade (0 pontos) Perda mínima de sensibilidade (1 ponto) Normal (2 pontos) Tronco Perda aparente da sensibilidade (0 pontos) Perda mínima de sensibilidade (1 ponto) Normal (2 pontos)
Função urinária
Retenção completa (0 pontos) Disfunção importante (1 ponto) Disfunção importante (2 pontos) Normal (3 pontos)
Escore normal máximo = 17 pontos

ÍNDICE DE INCAPACIDADE CERVICAL (*NECK DISABILITY INDEX* – NDI)

O NDI é uma ferramenta de avaliação de qualidade de vida específico para doenças da coluna cervical, que consiste de 10 itens sobre atividades diárias (cuidados pessoais, carregar peso, leitura, trabalho, dirigir, dormir, atividades esportivas), intensidade da dor, concentração e cefaleia.[7] Há seis respostas potenciais para cada item, descrevendo um grau maior de incapacidade (sem incapacidade = 0; ou incapaz = 5). Uma pontuação geral de 100 pontos é calculada pela soma dos itens, multiplicados por dois. Quanto maior a pontuação, maior a incapacidade. Esse índice tem se mostrado válido, confiável, e sensível a mudanças numa população de pacientes sofrendo de dor cervical, com elevada consistência interna.[7,8]

TESTE DE MARCHA EM 30 METROS

O paciente inicia o teste sentando-se numa cadeira e, após receber o comando ("ande o mais rápido que puder,

sem correr"), levanta-se, caminha numa superfície plana e regular, com distância previamente mensurada (15 metros, retornando ao ponto inicial com uma volta), e torna a sentar-se.[9] O tempo gasto é cronometrado, e o número de passos é contado. Os pacientes devem caminhar numa velocidade confortável (com qualquer auxílio de marcha que possuam). Esse método se mostrou confiável e válido na população de portadores de mielopatia cervical.[9]

AVALIAÇÃO RADIOLÓGICA

RADIOGRAFIAS

As alterações degenerativas encontradas na coluna cervical são de pouco ou nenhum valor diagnóstico ou prognóstico, porém algumas medidas auxiliam no diagnóstico e na decisão terapêutica de pacientes com mielopatia identificada clinicamente.

O índice de Torg/Pavlov é utilizado para identificar estreitamento congênito do canal vertebral cervical. Baseia-se na relação entre o diâmetro anteroposterior do corpo vertebral, com a medida do canal vertebral (da parede posterior do corpo vertebral ao início do processo espinhoso). Normalmente, esse índice é superior a um, e considera-se o caso como estenose de canal quando essa relação é inferior a 0,8.[10]

O alinhamento sagital pode ser avaliado pelo método da tangente posterior de Harrison.[11] O grau de lordose ou cifose cervical é mensurado pelo ângulo absoluto de rotação (AAR), formado pela intersecção das tangentes obtidas das margens posteriores dos corpos vertebrais de C2 e C7. Em outras palavras, uma linha paralela à superfície posterior do corpo de C2 e do corpo de C7, cuja intersecção gera um ângulo (AAR). Esse método demonstrou confiabilidade e menores desvios-padrão que o método de Cobb.[11] Esse alinhamento é importante não apenas para determinar variações da postura nomal, mas auxilia na decisão da abordagem cirúrgica.

A mobilidade no plano sagital é avaliada pelo método de Dvorak *et al.*[12] Cada paciente é examinado quanto à flexão e extensão passiva da coluna cervical: o examinador segura a cabeça do paciente com uma mão posterior e outra sob o queixo, e estende o pescoço até que se atinja o limite da mobilidade ou o paciente relate desconforto. Nessa posição, uma radiografia lateral é obtida, e o processo é repetido em flexão. Para determinar a mobilidade segmentar de um nível vertebral, as imagens em flexão e extensão são sobrepostas, e o deslocamento restante (em milímetros) entre as imagens da vértebra superior representam sua mobilidade em relação à posição estática da vértebra inferior (mobilidade segmentar do nível). Dessa maneira, áreas de hipermobilidade que podem estar associadas à gênese da compressão medular podem ser melhor identificadas.

A Ressonância Nuclear Magnética (RNM) tornou-se o exame padrão-ouro na detecção da mielopatia cervical espondilótica, e as alterações do sinal medular identificadas nesse exame também têm se mostrado de valor prognóstico.

A alteração de sinal medular pode indicar desmielinização, edema, gliose, isquemia ou mielomalácia. Imagens sagitais e axiais em T1 e T2 devem ser obtidas, para avaliação da intensidade de sinal medular. O nível discal onde houver tanto alteração do sinal medular como compressão máxima da medula espinal é geralmente considerado como o nível responsável pela mielopatia cervical. Três padrões de alteração de sinal podem ser detectados,[13] tanto nas aquisições em T1 como em T2: Normal/normal (N/N); Normal/hiperintensidade (N/Hi); hipointensidade/hiperintensidade (*Low/Hi*).

A RNM permite duas medidas de compressão medular: área (mm²) de compressão máxima na RNM[13] e o diâmetro médio da medula (mm) na ressonância em T2 na altura dos corpos vertebrais e dos discos intervertebrais. O diâmetro médio do canal vertebral é de 17 a 18 mm de C3 a C7, e com um diâmetro inferior a 13 mm considera-se o caso como estenose congênita ou do desenvolvimento.

Ainda, pode-se calcular o grau de descompressão medular através de dois métodos:

- A diferença entre a área basal (mm²) e a área após o tratamento (mm²) de compressão máxima na RNM;[13]
- A diferença entre o diâmetro basal da medula (mm) e o diâmetro pós-tratamento (mm) na RNM em T2;

Esses dados permitem graduar a descompressão em três graus conforme Suri:[14] Grau 1 (descompressão completa); Grau 2 (redução do espaço subaracnoide); Grau 3 (compressão medular residual).

Em pacientes com contraindicação clínica para RNM, deve-se solicitar uma mielotomografia, sendo possível avaliar a compressão e descompressão medular por área de compressão máxima (mm²) e diâmetro medular (mm). A avaliação qualitativa de Suri também deve ser estimada.

TRATAMENTO

O manejo conservador consiste de restrição de atividades de risco, uso de colar cervical e fisioterapia associada a tração, com resultados variáveis a curto prazo, porém sem intervir com a progressão natural da mielopatia. Deve ser considerado em casos nos quais há idade avançada ou contraindicação clínica para realização de cirurgia.

O manejo cirúrgico é o método de escolha em casos de mielopatia clinicamente evidente, em decorrência do risco de deterioração neurológica. Não existe um algoritmo de tratamento em decorrência da grande variabilidade na apresentação clínica inicial, mas já existem evidências favorecendo o tratamento cirúrgico precoce, mesmo em pacientes com sinais leves de mielopatia.

Existem vários procedimentos cirúrgicos disponíveis para tratar a mielopatia cervical, mas a melhor opção para cada caso permanece controversa. Todos os métodos têm como objetivo comum descomprimir a medula espinal, mas independentemente do método empregado, há uma porcentagem constante de pacientes que não melhora com o pro-

cedimento.[3] Ainda, as complicações potenciais variam, de acordo com o método cirúrgico utilizado.

O primeiro método empregado para tratar a mielopatia foi a laminectomia (cirurgia por via posterior), mas nos últimos 20 anos diversas publicações apresentaram resultados insatisfatórios, com instabilidade e deformidade cervical pós-cirúrgica. Alternativas à laminectomia podem ser a laminoplastia (cirurgia por via posterior que preserva os ligamentos e articulações) e a via anterior. Esta é atualmente o método mais utilizado no tratamento da mielopatia cervical.[6]

As opções de tratamento cirúrgico incluem abordagem por via anterior ou posterior, sendo que nesta as opções mais comuns são a laminoplastia e a laminectomia com artrodese.

A qualidade da literatura é fraca quanto ao fornecimento de evidências para o tratamento da mielopatia cervical, e os estudos avaliando ou revisando a mielopatia cervical incluem primariamente séries de casos. Uma pesquisa no MEDLINE identificou 1.200 estudos sobre mielopatia cervical espondilótica. Destes, apenas oito (menos que 1%) eram estudos comparando tratamentos, sendo que dois eram estudos randomizados. Esses dois estudos comparavam o manejo cirúrgico com o conservador, e os demais eram séries de casos (estudo de coorte) analisados retrospectivamente. Com relação ao tratamento cirúrgico, o método mais utilizado foi a laminoplastia (56%), seguida de descompressão anterior/posterior com artrodese (28%), e laminectomia com artrodese posterior (16%).

A primeira descrição de compressão medular por espondilose cervical data de 1911.[15] Em 1928, outro estudo relatou quadriplegia secundária à compressão espondilótica cervical,[16] e em 1952, o termo MCE tornou-se conhecido quando Brain *et al.*[17] descreveram o papel do comprometimento vascular na produção dos sintomas e sinais neurológicos associados. Desde então, diversos métodos de tratamento foram desenvolvidos para tratar a mielopatia cervical secundária a doença discal degenerativa.

O objetivo da cirurgia é aumentar o canal medular, aliviando a pressão sobre a medula espinal através de técnicas anteriores ou posteriores. A escolha da abordagem permanece controversa, e os proponentes de ambas as técnicas geralmente apresentam bons resultados.

TÉCNICAS CIRÚRGICAS

A laminoplastia cervical (Figura 4.1) foi desenvolvida após a identificação de complicações significativas com a realização de laminectomia em múltiplos níveis. Kirita *et al.* desenvolveram uma técnica de laminectomia que iniciou a era de desenvolvimento da laminoplastia. Subsequentemente, Oyama *et al.* descreveram uma laminoplastia em Z para alargamento do canal vertebral. Em 1977, a laminoplastia expansiva do tipo porta aberta foi desenvolvida por Hirabayashi para tratar MCE. Desde então, diversas modificações foram descritas, todas com o objetivo de simplificar o procedimento.[18]

CAPÍTULO 4

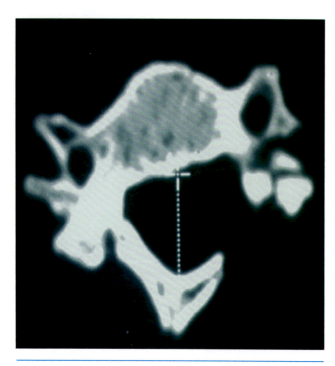

FIGURA 4.1 Tomografia pós-operatória que mostra a abertura do canal obtida com a laminoplastia.

Diversos estudos documentaram os resultados da laminoplastia para mielopatia cervical secundária a estenose do canal vertebral, MCE em vários níveis ou ossificação do ligamento longitudinal posterior (OLLP). Geralmente, a maioria dos estudos relata bons resultados clínicos e radiográficos, com poucas complicações. A melhora pós-operatória da força, dor, parestesias e marcha ocorreu em mais de 80% dos pacientes em dois estudos após laminoplastia. A melhora de um ou mais graus de Nurick após a cirurgia ocorreu em 62% dos pacientes após laminoplastia em porta aberta, enquanto a melhora média da escala de Nurick foi de 2,7 para 0,9 após laminoplastia com serra em T para MCE em múltiplos níveis. A laminoplastia parece aumentar, de modo eficaz, o diâmetro do canal vertebral; um estudo demonstrou aumento de 3,6 mm após laminoplastia com miniplacas de titânio 28 mm, e em outro, a área do canal aumentou em 36% após laminoplastia por divisão do processo espinhoso. Duas complicações, a dor cervical axial e a paralisia da raiz C5, parecem ser frequentes após laminoplastia. A incidência de dor axial pós-operatória é incerta, principalmente pela falta de avaliação desse sintoma na literatura. Quando se avaliou esse quesito, 40% a 60% dos pacientes relataram dor axial. Com relação à paralisia de C5, a incidência média chega a 8%, sendo transitória na maioria das vezes.[19]

Não há estudo randomizado controlado comparando a laminoplastia com outros métodos de manejo cirúrgico. Existem três estudos de coorte retrospectivos que comparam a laminoplastia com a corpectomia por via anterior, e seus resultados variam. Com respeito à perda de mobilidade, um estudo relata menor restrição com a laminoplastia (redução de 38%, comparada com 57% no grupo de corpectomia). Em outro estudo, o grupo de laminoplastia perdeu mais mobilidade após a cirurgia (redução de 71% contra 51% no grupo de corpectomia). Da mesma forma, a dor é relatada como menor e maior após laminoplastia, em comparação à corpectomia anterior. Geralmente, a melhora neurológica foi similar entre a laminoplastia e a corpectomia anterior nos três estudos. Existem dois estudos de coorte, retrospectivos, comparando laminoplastia e laminectomia. Um estudo mostrou leve vantagem na melhora clínica e radiográfica no grupo de laminoplastia, porém sem significância estatística. Em ambos os estudos, as complicações foram significativamente menores no grupo de laminoplastia. A melhora da função neurológica foi similar em ambos os grupos.[18,19]

Laminectomia

Em 1901, a laminectomia foi descrita para casos de trauma e subsequentemente utilizada para a descompressão de estenose secundária à espondilose cervical. Seu sucesso é limitado pela tendência a instabilidade segmentar e morbidade tardia em alguns pacientes, o que levou cirurgiões a associar artrodese posterior à laminectomia para mielopatia cervical em múltiplos níveis.[20]

Os resultados da laminectomia variam por estudo. No estudo realizado por Houten, 97% dos pacientes melhoraram na escala da AJO, sem alteração no alinhamento cervical sete meses após a cirurgia. Em outro estudo, 76% dos pacientes melhoraram nas escalas de mielopatia após laminectomia, artrodese e fixação com placas de massa lateral, enquanto 80% alcançaram bons resultados funcionais. Com um seguimento médio de quatro anos, uma função de 29% dos pacientes do estudo de Kaptain melhorou em relação aos níveis pré-operatórios, enquanto 42% não melhoraram e 29% pioraram. Em dois estudos comparativos entre laminectomia e laminoplastia, houve melhora similar em ambos os grupos para marcha, força, sensação e dor. Entretanto, aqueles submetidos à laminectomia apresentaram mais complicações tardias, incluindo instabilidade, subluxação C4C5 e cifose aumentada.[20]

A descompressão anterior (Figura 4.2) é uma abordagem lógica à MCE, uma vez que a causa é predominantemente anterior. O objetivo desse procedimento é descompressão máxima sem comprometer a estabilidade da coluna, com seu realinhamento sagital. Uma vez que as alterações degenerativas da MCE acometem uma área ampla da coluna, geralmente utiliza-se corpectomia seguida de enxerto.

Os resultados da descompressão anterior são obtidos primariamente de séries de casos. Diversos estudos apresentam melhora dos pacientes, variando de 50% a 87%,[21] com uma taxa média de morbidade de 30%. Quando comparados aos pacientes que receberam laminoplastia, os resultados clínicos dos pacientes submetidos a descompressão anterior são semelhantes; há, entretanto, mais complicações no grupo de pacientes recebendo corpectomia e artrodese. As taxas de consolidação variam com o número de segmentos operados; procedimentos monossegmentares resultam em pseudoartrose em 4% a 6% dos casos, taxas que aumentam de acordo com o número de níveis operados, assim como as taxas de complicação, que variam de 3% a 60%.[21]

Os autores preferem dividir o manejo cirúrgico da MCE da seguinte forma (Figura 4.3):

- em pacientes com compressão medular em um ou dois níveis, cirurgia por via anterior. Se a compressão ocorre na altura do disco intervertebral, a opção é de discectomia com espaçadores intersomáticos; se a compressão for na altura do corpo vertebral, opta-se por corpectomia com enxerto ósseo e placa anterior;
- em pacientes com compressão medular em três ou mais níveis, cirurgia por via posterior; a laminoplastia é o método mais utilizado. Em casos nos quais há história de dor cervical importante ou de perda da cifose cervical, opta-se por descompressão posterior com laminectomia e artrodese com instrumentação.

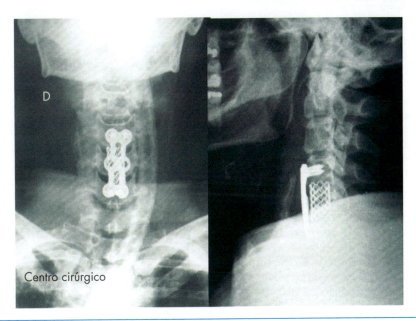

FIGURA 4.2 Radiografias pós-operatórias mostrando substituição do corpo vertebral com gaiola metálica e placa cervical anterior.

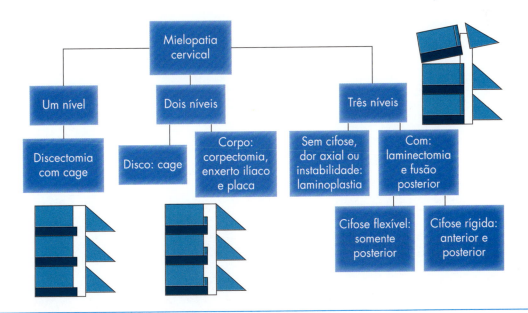

FIGURA 4.3 Algoritmo de tratamento cirúrgico da MCE.

REFERÊNCIAS BIBLIOGRÁFICAS

1. Rao R. Neck pain, cervical radiculopathy, and cervical myelopathy: pathophysiology, natural history, and clinical evaluation. J Bone Joint Surg Am. 2002;84:1872-81

2. Bertalanffy H, Eggert HR. Complications of anterior cervical discectomy without fusion in 450 consecutive patients. Acta Neurochir (Wien). 1989;99:41-50.

3. Clarke E, Robinson PK. Cervical myelopathy: a complication of cervical spondylosis. Brain. 1956;79:483-510.

4. Nurick S. The pathogenesis of the spinal cord disorder associated with cervical spondylosis. Brain. 1972;95:87-100.

5. Yonenobu K, Abumi K, Nagata K, et al. Interobserver and intraobserver reliability of the japanese orthopaedic association scoring system for evaluation of cervical compression myelopathy. Spine. 2001;26:1890-4.

6. Kadanka Z, Bednarik J, Vohanka S, et al. Conservative treatment versus surgery in spondylotic cervical myelopathy: a prospective randomised study. Eur Spine J. 2000;9:538-44.

7. Vernon H, Mior S. The Neck Disability Index: a study of reliability and validity. J Manipulative Physiol Ther. 1991;14:409-15.

8. Hains F, Waalen J, Mior S. Psychometric properties of the neck disability index. J Manipulative Physiol Ther. 1998;21:75-80.

9. Singh A, Crockard HA. Quantitative assessment of cervical spondylotic myelopathy by a simple walking test. Lancet. 1999;354:370-3.

10. Pavlov H, Torg JS, Robie B, Jahre C. Cervical spinal stenosis: determination with vertebral body ratio method. Radiology. 1987 Sep;164(3):771-5.

11. Harrison DE, Harrison DD, Cailliet R, et al. Cobb method or Harrison posterior tangent method: which to choose for lateral cervical radiographic analysis. Spine. 2000;25:2072-8.

12. Dvorak J, Panjabi MM, Grob D, et al. Clinical validation of functional flexion/extension radiographs of the cervical spine. Spine. 1993;18:120-7.

13. Morio Y, Teshima R, Nagashima H, et al. Correlation between operative outcomes of cervical compression myelopathy and MRI of the spinal cord. Spine. 2001;26:1238-45.

14. Suri A, Chabbra RP, Mehta VS, et al. Effect of intramedullary signal changes on the surgical outcome of patients with cervical spondylotic myelopathy. Spine J. 2003;3:33-45.

15. Bailey P, Casamajor L. Osteoarthritis of the spine as a cause of compression of spinal cord and its roots. J Nerve Ment Dis. 1911;38:588.

16. Stookey B. Compression of the spinal cord due to ventral extradural cervical chordomas. Arch Neurol Psychiatry. 1928;20:275-91.

17. Brain WR, Northfield D, Wilkinson M. The neurological manifestations of cervical spondylosis. Brain. 1952;75:187-225.

18. Hirabayashi K, Watanabe K, Wakano K, et al. Expansive open-door laminoplasty for cervical spinal stenotic myelopathy. Spine. 1983;8:693-9.

19. Wang MY, Shah S, Green BA. Clinical outcomes following cervical laminoplasty for 204 patients with cervical spondylotic myelopathy. Surg Neurol. 2004;62:487-92.

20. Kumar VG, Rea GL, Mervis LJ, et al. Cervical spondylotic myelopathy: functional and radiographic long-term outcome after laminectomy and posterior fusion. Neurosurgery. 1999;44:771-7; discussion 777-8.

21. Swank ML, Sutterlin CE 3rd, Bossons CR, et al. Rigid internal fixation with lateral mass plates in multilevel anterior and posterior reconstruction of the cervical spine. Spine. 1997;22:274-82.

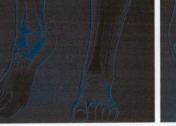
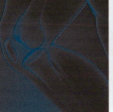

Artrite Reumatoide na Coluna Cervical

Alexandre Sadao Iutaka
Ivan Dias Rocha[1]

INTRODUÇÃO

A artrite reumatoide é uma doença inflamatória crônica e sistêmica, de etiologia desconhecida e caracterizada por sinovite erosiva, que afeta cerca de 1% da população. As mãos e pés são as regiões mais comumente acometidas, seguidas da coluna cervical. O acometimento da coluna cervical na artrite reumatoide é geralmente tardio, normalmente após cerca de 12 anos do diagnóstico da doença (3 a 26 anos), afetando aproximadamente um terço dos pacientes portadores da doença e variando de 17% a 86% nos estudos. Em geral, quando um paciente tem acometimento da coluna cervical, já apresenta alterações presentes em outras articulações.[1]

Na última década, o uso de anti-inflamatórios melhores e das novas medicações imunobiológicas parece ter diminuído a incidência de acometimento cervical e de sua evolução para casos mais graves.

O quadro clínico tem um espectro bastante amplo e varia de pacientes assintomáticos (maioria dos casos) a pacientes com grandes alterações clínicas e neurológicas. Os sintomas dolorosos estão associados com a atividade inflamatória da doença ou com a instabilidade articular decorrentes das lesões adquiridas.

As alterações encontradas na coluna cervical podem ser divididas em três formas principais de acometimento:[2,3]

1. Instabilidade C1-C2;
2. Invaginação basilar ou migração superior do processo odontoide;
3. Instabilidade subaxial.

Essas alterações aparecem normalmente nessa ordem e de maneira progressiva. São decorrentes das lesões causadas pela atividade inflamatória e pelo pannus, e serão descritas durante este capítulo.

ALTERAÇÕES NA COLUNA CERVICAL
INSTABILIDADE C1-C2

A característica da artrite reumatoide é o acometimento principal em articulações sinoviais. A articulação entre o processo odontoide e o ligamento transverso se comporta como uma articulação desse tipo – e é afetada pela doença.

A atividade da doença pode erodir essa região e tornar o ligamento insuficiente para a estabilidade local, assim como criar uma erosão do processo odontoide. Junto à lesão do ligamento transverso, as articulações sinoviais entre C1 e C2 também são acometidas e levam a uma instabilidade multidirecional.

Nessa fase da doença, os sintomas costumam ser frustos ou ausentes. Dessa forma, é fundamental uma busca ativa de sinais precoces dessa instabilidade através de radiografias dinâmicas da coluna cervical em flexão e extensão. A radiografia clássica nas incidências AP e perfil estática geralmente não apresentam alterações e não servem para diagnóstico de instabilidade.

Como a instabilidade costuma ser progressiva,[2,4] o diagnóstico precoce e seu tratamento adequado pode evitar a progressão da doença, bem como condições clínicas incapacitantes e com risco de morte súbita pela lesão medular.[2,5]

Consideramos instável a articulação C1-C2 que apresenta um intervalo atlanto-dental (IAD) maior que 3 mm ou que apresenta essa alteração durante as manobras de flexão e extensão. A presença da instabilidade não significa necessariamente a indicação de uma cirurgia de estabilização, mas a necessidade de um acompanhamento e de exames de controle mais frequentes (Figura 5.1A e B).

Com a progressão da doença, pode haver um processo erosivo das massas laterais, projeção superior do processo odontoide em direção ao forame magno e sinais de compressão do tronco cerebral (4% a 35% dos casos). O apa-

---
[1] Ilustrações – Dr. Ivan Dias Rocha

recimento dessa invaginação pode diminuir o IAD e ser incorretamente avaliada como uma estabilização da doença, quando, na verdade, significa uma progressão indesejada e perigosa, podendo levar à morte súbita do paciente por acometimento medular ou do tronco cerebral.

O diagnóstico desse acometimento é clínico, e o melhor exame de imagem para sua avaliação é a RM. O acometimento neurológico acontece em cerca de 15% a 36% dos pacientes e, quando ocorre, é normalmente progressivo e não regride com o tratamento conservador, com um mau prognóstico clínico. Metade dos pacientes morre em seis meses após o aparecimento de sintomas progressivos de mielopatia, e quase todos morrem em poucos anos após os primeiros sinais de mielopatia.

A indicação cirúrgica não foi completamente estabelecida e carece de novos estudos, mas é consenso indicar cirurgia para pacientes com sintomas de mielopatia. Por outro lado, não há orientações claras na condução de casos assintomáticos e com sinais radiológicos de instabilidade C1-C2.[2,3]

Quando o controle clínico da artrite reumatoide é difícil, a progressão da instabilidade C1-C2 para invaginação basilar e suas complicações é esperada. Dessa forma, alguns grupos de várias partes do mundo com experiência no tratamento da patologia defendiam a cirurgia precoce de artrodese C1-C2,[6] quando observados os primeiros sinais de instabilidade, sem necessidade da presença de déficit neurológico ou grande compressão medular (EPM menor que 14 mm) (Figura 5.1A e B).

O objetivo dessa abordagem era impedir a evolução da instabilidade para invaginação basilar, que era esperada pela manutenção da atividade inflamatória e consequente ação do pannus sobre os ligamentos e articulações. A cirurgia era mais fácil e menos limitante do que uma artrodese occipito-cervical, necessária na maioria dos casos com a presença de invaginação basilar.[2]

Atualmente, o controle clínico (medicamentoso) da artrite reumatoide é melhor, com remissão da doença por longos períodos, graças à utilização de novos medicamentos imunobiológicos e imunossupressores. Em comunicações pessoais durante congressos da especialidade, vários cirurgiões do mundo todo vêm relatando uma diminuição importante do número de pacientes operados na região cervical alta devido à artrite reumatoide.

Isso também mudou a indicação cirúrgica. Muitos serviços, incluindo o Departamento de Ortopedia do Hospital das Clínicas da Universidade de São Paulo, atualmente indicam a cirurgia somente com sinais claros de piora da instabilidade ou com acometimento neurológico, e não com os primeiros sinais de instabilidade.

A dor cervical parece ser causada principalmente pela atividade inflamatória e pode ser controlada, na maioria das vezes, com o controle clínico da doença.

Pacientes acompanhados com instabilidade C1-C2, com doença controlada, estão assintomáticos e sem progressão da instabilidade por dois ou três anos, com radiografias dinâmicas sem progressões. Passamos a avaliar mais o espaço para a medula (EPM – até 14 mm) e menos o IAD (até 3 mm). A explicação é que a simples presença da instabilidade deixou de ser uma indicação cirúrgica na nossa visão. Somente quando o EPM se torna crítico ou se temos um IAD progressivamente maior, mesmo com controle da doença, indicamos a artrodese C1-C2.

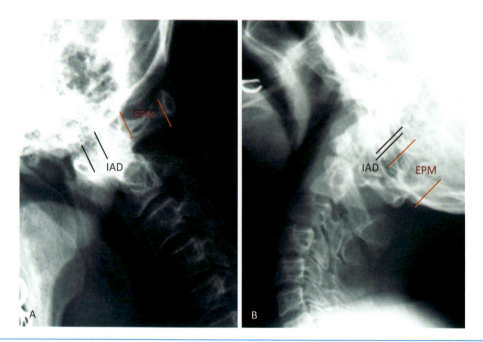

FIGURA 5.1 (A e B) Radiografias em flexão e extensão, mostrando aumento do IAD (intervalo atlanto-dental) (em negro) durante manobra de flexão e extensão da coluna e diminuição do EPM (espaço para medula) (em vermelho).

As vantagens da fixação precoce seriam evitar a evolução para migração superior do odontoide e manter a anatomia mais preservada, facilitando a cirurgia. A desvantagem seria a perda de mobilidade cervical.

Essas indicações ainda carecem de maior respaldo na literatura, na qual não encontramos estudos comparativos com grande casuística, que norteiem claramente a conduta.

No Brasil, ainda temos poucas pessoas com acesso pleno às novas medicações, pelo seu custo elevado. Assim, a abordagem e a filosofia de tratamento devem variar de acordo com as características regionais e particulares de cada paciente. Para pacientes sem acesso a essas medicações, ainda é esperado um perfil da doença mais progressivo, e nessa situação a cirurgia precoce pode ser melhor que a observação realizada nos centros, quando pacientes têm acesso aos imunobiológicos e imunossupressores.

TÉCNICA CIRÚRGICA

Existem diversas técnicas cirúrgicas para se obter uma fusão entre C1 e C2. Elas podem envolver um amarrilho entre C1 e C2, parafusos transarticulares, parafusos pediculares e de massa lateral. O uso do enxerto consiste em uma etapa comum a todas as técnicas.

Utilizar amarrilhos com fios de aço é uma técnica tradicional e segura. A técnica de Gallie[7] consiste em uma alça prendendo o arco posterior de C1 e passando pelo espinhoso de C2. Na técnica de Brooks e Jenkins,[8] dois fios duplos são passados tanto pelo arco de C1 quanto pelo arco de C2. Entretanto, as taxas de pseudartrose chegam a 25%, independentemente do método de imobilização externa associado à técnica de amarrilho. Além disso, a técnica com amarrilho não é indicada quando há lesão do arco posterior, pois ele está desconectado do restante da vértebra.

Magerl[9] foi o primeiro a descrever uma técnica usando parafusos transarticulares (Figura 5.3A). Os parafusos transarticulares proporcionam uma estabilidade muito superior à técnica com amarrilho, além de dispensarem a integridade do arco posterior.[9,10] As taxas de sucesso nas artrodeses chegam próximo a 100%. Entretanto, o posicionamento do parafuso é muito preocupante.

O próprio Magerl adverte que é uma técnica de difícil execução, pois o ponto de entrada e a trajetória são críticos. O ponto de entrada deve ser feito entre o 1/3 medial e central do processo articular do áxis. É passado um fio guia com 15° de angulação medial para evitar a artéria vertebral e atingir uma área segura da massa lateral de C1.

Essa fase da cirurgia é realizada com a dissecção do espaço C1-C2 e visualização da passagem do parafuso na articulação, permitindo também a retirada da cartilagem local.

A proteção do lado interno com um afastador tipo Penfield n. 2 ou similar, junto ao canal vertebral, evita o risco de penetração e lesão do saco dural.

A utilização de radioscopia é importante para determinar a angulação no plano sagital, sendo que o fio guia ou parafuso deve ser direcionado para a região superior do tubérculo anterior do atlas, na visão em perfil.

A redução entre C1 e C2 deve ser anatômica para permitir a passagem do parafuso, o que impede a utilização dessa técnica nos casos de subluxações posteriores fixas. As variações anatômicas devem ser excluídas, como uma artéria vertebral mais medial ou mais superior (*high riding*), com o uso de uma tomografia computadorizada de cortes finos. Essas variações levam a um estreitamento inferior e lateral da pars de C2, respectivamente, podendo chegar a até 20% dos casos[9,11] em algumas séries (Figura 5.2).

Dessa forma, a região superior e medial da pars de C2 é a mais segura para inserção desse parafuso na técnica de Magerl.[9] Alguns estudos mostraram taxas próximo a 6% de lesão da artéria vertebral.[11] Outras dificuldades dessa técnica acontecem quando há uma cifose torácica rígida e acentuada, devido ao ângulo de inserção dos parafusos e instrumentais. Além disso, pacientes com luxação ou subluxação rígida impedem a passagem do parafuso. A via de acesso também é maior que nas outras técnicas ou pode haver a necessidade de abertura distal, próximo ao processo espinhoso de C7, para a passagem percutânea das brocas até a região exposta de C1-C2.

Outra maneira de se obter estabilidade entre C1 e C2 é a utilização de parafusos nas massas laterais de C1 e no pedículo em C2, descritas por Goel e popularizadas por Harms (Figura 5.3B).[12] Essa técnica vem ganhando popularidade por ser mais versátil do que a técnica transarticular, com resultados clínicos e biomecânicos semelhantes aos parafusos transarticulares. Além disso, é uma técnica particularmente útil em pacientes com cifose cervical exagerada, obesos ou com variações anatômicas da artéria vertebral, condições que dificultam ou impossibilitam a utilização de parafusos transarticulares. A exposição das massas laterais de C1 deve ser cuidadosa e estritamente subperiosteal para evitar danos à artéria vertebral. Grandes sangramentos podem ocorrer nessa fase, pois há um grande plexo venoso local. Para diminuir esse sangramento, uma técnica subperiosteal cuidadosa associada ao uso de agente hemostático (Surgicel® ou similar) ajudará a agilizar o procedimento.

Mesmo sendo mais versátil, essa técnica ainda é arriscada nos pacientes com variações anatômicas da artéria vertebral. Outra opção, descrita por Wright,[13] em 2005, (Figura 5.3C), utiliza parafusos nas massas laterais de C1 associados a parafusos intralaminares em C2, permite a passagem de parafusos em quase todos os pacientes e elimina o risco de lesão da artéria vertebral em C2, tirando a necessidade de estudos mais complexos para avaliá-la. Sua desvantagem acontece nos casos em que há necessidade de expansão da artrodese para níveis caudais, pois em C2 o parafuso ficará desalinhado com os parafusos de massa lateral ou de pedículos cervicais (Figura 5.3C). No posicionamento dos parafusos, note que eles não ficam absolutamente simétricos pois devem ser colocados superiormente de um lado e inferiormente no outro. Se o primeiro parafuso for inserido no meio da lâmina, haverá dificuldade para inserção do segundo parafuso.

Técnicas de estabilização por via anterior com parafusos transarticulares C1-C2 foram descritas, porém não há como realizar uma artrodese utilizando a via anterior isolada, já

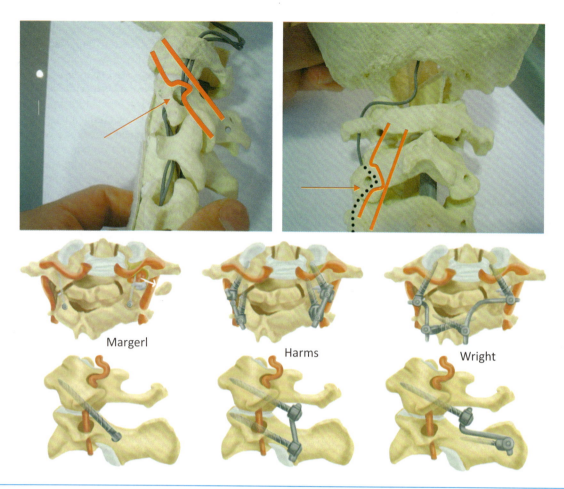

FIGURA 5.2 Pontos de risco para a lesão da artéria vertebral em C2, para a técnica de Magerl e a técnica de Harms. A avaliação pré-operatória com TC é fundamental, pois esses locais são intraósseos e não são visíveis durante a cirurgia.

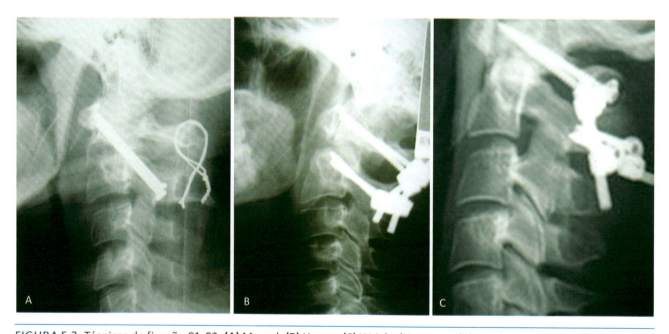

FIGURA 5.3 Técnicas de fixação C1-C2. **(A)** Magerl. **(B)** Harms. **(C)** Wright (Figuras cedidas pelo Dr. Ivan Dias Rocha).

que não há possibilidade de preparo dos platôs entre C1 e C2, bem como enxertia do local. Essa técnica funciona como uma estabilização provisória, ou deve ser associada com a artrodese posterior.

Manejo pós-operatório

Os pacientes submetidos à artrodese C1-C2 com parafusos necessitam apenas de uma imobilização para conforto e limitação de grandes amplitudes de movimento, como um colar tipo Philadelfia. Em geral, a artrodese leva cerca de três meses para acontecer e é esperada uma diminuição na amplitude de rotação.

Complicações

As complicações relacionadas à artrodese C1-C2 podem ser catastróficas, principalmente se ocorrerem lesões intraoperatórias da artéria vertebral. Nesse caso, a conduta é tentar controlar o sangramento, não tentar a inserção de parafusos no outro lado, se a lesão ocorrer no primeiro parafuso, e realizar uma arteriografia e embolização no pós-operatório, caso seja necessário. Outra complicação frequente é o sangramento do plexo venoso entre C1 e C2, que pode ser melhor controlado com a maior experiência e uso correto de hemostáticos no intraoperatório.

RESUMO

Em geral, cirurgias nessa região da coluna cervical dependem de um grande conhecimento anatômico e a capacidade de estudar o trajeto da artéria vertebral previamente para evitar complicações intraoperatórias. As novas técnicas de fixação melhoram os resultados clínicos, mas cobram uma necessidade de mais estudos e há riscos para sua realização. A imobilização do segmento diminui a formação e aumenta a reabsorção do pannus, e talvez possa mudar o curso de evolução progressiva para invaginação basilar. Essa evolução parece estar relacionada à piora da instabilidade e maior formação de pannus, aumentando a erosão óssea e criando uma cadeia de instabilidade, erosão progressiva das massas laterais e consequente migração superior do odontoide.

INVAGINAÇÃO BASILAR

Com a progressão da doença e erosão das articulações entre o atlas e o áxis e dos côndilos com o atlas, há uma migração indireta do odontoide em direção superior que, junto ao posicionamento anterior do atlas, levam a uma compressão da medula e do tronco dentro do forame magno pelo odontoide.[14]

Nessa situação, há a falsa impressão que a instabilidade anterior de C1-C2 diminuiu, quando na verdade houve uma progressão da doença e aumento do risco de lesão neurológica e de morte súbita.[15,16]

Os sintomas também variam bastante, mas o número de pacientes assintomáticos é menor, e muitos se apresentam com dor cervical e com sintomas e sinais neurológicos com um espectro muito amplo, desde alterações sensitivas até sinais claros de mielopatia, com alteração de marcha à dificuldade de realizar movimentos de precisão nas mãos.[3,15,16]

Esse quadro é grave e de indicação cirúrgica. Não há espaço para o tratamento conservador quando há quadro neurológico associado.[1,2,15,16]

Em geral, são pacientes mais debilitados e com a artrite reumatoide em estágio mais avançado. A implicação para o tratamento cirúrgico é que temos um paciente com mais comorbidades, sedentário pelas limitações impostas pelas deformidades articulares, com osteoporose pelo uso crônico de corticoides e pelo sedentarismo, com necessidade de uma cirurgia de alto risco.

Isso explica a indicação precoce utilizada por muitos serviços na vigência de instabilidade C1-C2, antes do advento das novas medicações para controle das doenças inflamatórias. Trata-se de uma cirurgia de alto risco e de grande dificuldade técnica, não somente pela execução, mas pelas condições clínicas e locais dos pacientes.

Localmente, temos uma grande instabilidade multidirecional entre C1 e C2, pela erosão do ligamento transverso e das articulações entre C1 e C2. Essa erosão leva a uma diminuição da massa óssea e da área necessária para inserção de parafusos na massa lateral de C1, e também parece haver uma taxa de impossibilidade de cruzar a articulação C1-C2 pela técnica de Magerl maior que 20% nos pacientes com artrite reumatoide.

Além dessas condições em C1-C2, o odontoide encontra-se dentro do forame magno, acima da linha de McRae, e a compressão em geral é mais anterior, causada justamente pela ponta do odontoide e pelo pannus local.

O osso é porótico e dificulta a fixação; as condições biológicas para uma artrodese são piores e não temos um sítio doador de enxerto autólogo bom, pois a medular óssea do ilíaco costuma ser menos celular e mais gordurosa.

Muitas vezes temos associada à invaginação basilar um acometimento subaxial, com erosão das massas laterais, dificultando sua utilização como pontos de ancoragem de parafusos. Outro fator que pode alterar a indicação dos níveis a serem incluídos na fixação é a presença de cifose torácica muito acentuada, que pode causar a necessidade de fixações longas, cruzando a transição cervicotorácica.

Todos esses fatores devem ser estudados previamente à cirurgia e considerados no planejamento, evitando grandes problemas e dificuldades intraoperatórias.

Técnica cirúrgica

Os objetivos a serem alcançados na cirurgia são remover a compressão anterior na medula ou tronco cerebral pelo odontoide e pannus, e estabilizar a região para evitar a progressão neurológica e diminuir o risco de morte súbita.[14]

A remoção da compressão anterior pode ser obtida de forma direta ou indireta. A direta é realizada com um acesso cirúrgico anterior, por via transoral ou por uma via transnasal endoscópica. Ambas necessitam de uma complementação cirúrgica por via posterior para um artrodese occipitocervical.[14]

A via transoral é bastante agressiva e com muita morbidade trans e perioperatória, sendo atualmente evitada quando possível. Disfagia, problemas com a incisão cirúrgica e infecção são as complicações mais comuns.[14,17]

O acesso é diretamente na mucosa, com acesso mediano até alcançar o arco anterior de C1. Deve-se evitar sair mais do que 3 cm da linha média, por risco de lesão da artéria carótida. Afastadores específicos para o acesso, como o afastador de Crockard, facilitam a exposição.[17]

É imperativo verificar se as articulações temporomandibulares permitem uma abertura suficiente para a cirurgia, visto que podem estar acometidas pela artrite reumatoide.

A técnica para ressecção do odontoide é variada, mas muitos indicam a ressecção de todo seu conteúdo interno com *drill* e depois a ressecção da cortical posterior com microcuretas, evitando ficar com um fragmento flutuante durante a fase final e descompressão.[17]

Outra opção é utilizar um parafuso de 3,5 mm, fixando-o no odontoide acima do colo, e utilizar esse parafuso para tracionar e movimentar o fragmento proximal após realizar uma osteotomia abaixo dele. O pannus deve ser retirado se for mais fibroso e endurecido, sendo o limite posterior da ressecção o ligamento transverso.

Uma forma alternativa de ressecção direta da compressão anterior é a forma endoscópica transnasal.[18] A vantagem é a menor agressão tecidual e menor morbidade.

O odontoide se apresenta numa posição relativamente mais alta do que em indivíduos normais, pela migração superior, e pode ser abordado pela via nasal. Inicialmente, a criação de um *flap* de mucosa local é importante para o fechamento posterior do acesso após a ressecção do odontoide.[18]

A via de acesso é similar para o acesso utilizado para a hipófise, somente voltada para a região frontal e inferior, sendo a região inferior do clivus a referência para se iniciar a ressecção. A ponta do odontoide normalmente está localizada inferiormente a essa estrutura, mas no caso da invaginação basilar pode estar acima desse ponto. O planejamento pré-operatório, identificando a relação das estruturas com exames subsidiários, facilita o acesso. Como o clivus é uma estrutura que não é acometida pela artrite reumatoide, é uma referência fixa e ajuda na localização durante a cirurgia.[18]

Após a identificação do odontoide, a ressecção é realizada com uso de *drill*, mas inicia-se na porção superior do odontoide e dirige-se para sua base. É possível realizar a mesma ressecção feita com um acesso transoral, com menor morbidade.

Após a descompressão anterior, deve ser planejada a estabilização posterior, no mesmo tempo cirúrgico ou em outro tempo, dependendo das condições clínicas do paciente.

Na retirada indireta do odontoide do forame magno, utilizamos alguma forma de tração e redução, seguida da estabilização occipitocervical. A simples estabilização do segmento parece ajudar a reabsorver o pannus com o tempo e melhorar

ainda mais a descompressão indireta. Atualmente, é a técnica de escolha da maioria dos cirurgiões, evitando um duplo acesso cirúrgico.

Uma das opções é utilizar lentamente uma tração esquelética craniana com baixo peso (até uma semana) e observar se houve mudança do quadro clínico, e também se foi possível retirar o odontoide de dentro do forame magno.

Se não houver mobilidade alguma, o paciente necessitará de uma dupla abordagem. Se houver redução, indicamos somente uma artrodese occipitocervical, com níveis distais utilizados de acordo com a resistência óssea, alinhamento sagital e implantes disponíveis. A preferência é parar distalmente em C2 quando possível.

Outra forma é a redução intraoperatória, que pode ser obtida utilizando os implantes e uma tração conseguida através do uso de materiais de apoio para distração. Deve ser utilizada se for comprovada alguma capacidade de redução com tração e mobilidade local (Figura 5.4).

Uma outra possibilidade é o ganho de altura nas articulações C1-C2, como descritas por Atul Goel.[19] Com a introdução de um espaçador (*cage*) entre as massas laterais de C1 e as facetas superiores de C2, o odontoide é retirado de dentro do forame magno, pela suspensão de todo o conjunto de C1 e crânio em relação a C2. Nessa situação, a morbidade está relacionada ao sangramento entre C1-C2 e a necessidade de ligar a raiz C2, causando parestesias na porção posterior da cabeça. É uma técnica difícil do ponto de vista de execução. Se não houver instabilidade entre o crânio e C1, podemos artrodesar somente C1-C2, o que é uma vantagem em relação à preservação de mobilidade.

Resumo

A invaginação basilar é uma situação clínica de alto risco para o paciente e, quando somada às condições clínicas e locais do paciente com artrite reumatoide avançada, é um grande desafio técnico para o cirurgião.

Atualmente, a abordagem de escolha é a redução indireta da invaginação, com o uso de alguma forma de tração pré ou intraoperatória, seguida de uma artrodese occipitocervical.

A dupla via de acesso deve ser utilizada nos casos em que a deformidade é fixa e não é possível conseguir uma redução indireta. Acrescenta grande morbidade para o paciente e riscos clínicos e cirúrgicos. Quando necessária, pode ser realizada por via aberta transoral ou por via endoscópica transnasal.

INSTABILIDADE SUBAXIAL

Em casos avançados de artrite reumatoide, encontramos instabilidade subaxial, relacionadas às erosões causadas pelas doenças nas articulações interapofisárias. Essa instabilidade pode levar a listeses degenerativas e consequentes quadros de radiculopatia e mielopatia.

Os critérios de instabilidade utilizados são os descritos por White e Panjabi, principalmente o de translação maior

Artrite Reumatoide na Coluna Cervical

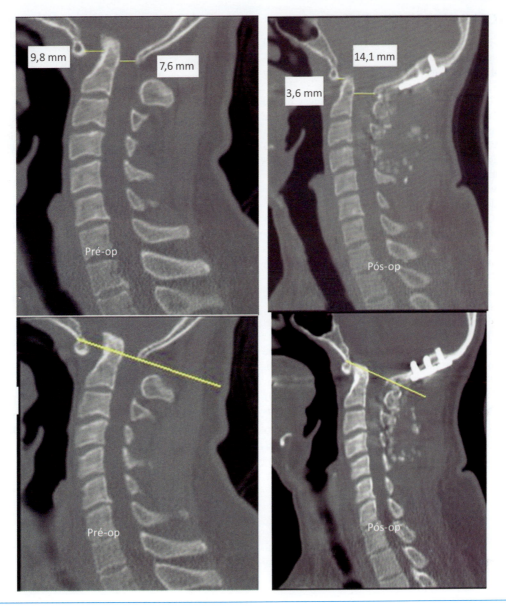

FIGURA 5.4 Redução indireta obtida no intraoperatório, evitando uma via anterior.

que 3,5 mm. Independentemente da translação, há indicação cirúrgica se houver sinais de comprometimento neurológico.

A grande dificuldade técnica na artrite reumatoide é relacionada à qualidade óssea das massas laterais, que podem ser menores a ponto de impedir a inserção de um parafuso de massa lateral, além da osteoporose, que diminui a resistência mecânica das fixações.

As indicações de via de acesso não são diferentes dos casos de mielopatia, devendo ser considerados no planejamento o alinhamento sagital (em lordose ou cifose), a região de maior compressão (nível disco, nível corpo, anterior ou posterior) e o número de níveis acometidos.

Talvez a maior diferença esteja relacionada à presença de instabilidade pela doença, o que praticamente impede a utilização das técnicas de descompressão sem artrodese, como a laminoplastia ou laminectomia.

Pelas dificuldades técnicas apresentadas, é mais comum aumentar o número de segmentos artrodesados, para aumentar a estabilidade da montagem, mesmo sacrificando segmentos móveis.

Resumo

A instabilidade subaxial tem indicação de cirurgia similar a outras patologias degenerativas da coluna cervical, com o agravante de pacientes com condições clínicas e locais piores.

REFERÊNCIAS BIBLIOGRÁFICAS

1. Moskovich R, Crockard HA, Shott S, et al. Occipitocervical stabilization for myelopathy in patients with rheumatoid arthritis. Implications of not bone-grafting. J Bone Joint Surg Am. 2000;82:349-65.
2. Casey AT, Crockard HA, Bland JM, et al. Surgery on the rheumatoid cervical spine for the non-ambulant myelopathic patient-too much, too late? Lancet. 1996;347:1004-7.
3. Nguyen HV, Ludwig SC, Silber J, et al. Contemporary Concepts Review Rheumatoid arthritis of the cervical spine. Spine J. 2004;4:329-34.
4. Oda T, Fujiwara K, Yonenobu K, et al. Natural course of cervical spine lesions in rheumatoid arthritis. Spine. 1995;20:1128-35
5. Casey AT, Crockard HA, Bland JM, et al. Predictors of outcome in the quadriparetic nonambulatory myelopathic patient with rheumatoid arthritis: a prospective study of 55 surgically treated Ranawat class IIIb patients. J Neurosurg. 1996;85:574-81.
6. Grob D. Atlantoaxial immobilization in rheumatoid arthritis: a prophylactic procedure? Eur Spine J. 2000;9:404-9.
7. Gallie WE. Fractures and dislocations of the cervical spine. Am J Surg. 1939;46:494-9.
8. Brooks AL, Jenkins EB. Atlanto-axial arthrodesis by the wedge compression method. J Bone Joint Surg Am. 1978;60:279-84.
9. Magerl FSCS. Stable posterior fusion of the atlas and axis by transarticular screw fixation. In: Kehr PW, Weidner A. Cervical spine. Berlin: Springer-Verlag, 1986. p.322-7.
10. Grob D, Crisco JJ 3rd, Panjabi MM, et al. Biomechanical evaluation of four different posterior atlantoaxial fixation techniques. Spine. 1992;17:480-0.
11. Wright NM, Lauryssen C. Vertebral artery injury in C1-C2 transarticular screw fixation: Results of a survey of the AANS/CNS section on disorders of the spine and peripheral nerves. American Association of Neurological Surgeons/Congress of Neurological Surgeons. J Neurosurg. 1998;88:634-40.
12. Harms J, Melcher RP. Posterior C1-C2 fusion with polyaxial screw and rod fixation. Spine. 2001;26:2467-71.
13. Wright NM. Posterior C2 fixation using bilateral, crossing c2 laminar screws: Case series and technical note. J Spinal Disord Tech. 2004;17:158-62.
14. Grob D, Schutz U, Plotz G. Occipitocervical fusion in patients with rheumatoid arthritis. Clin Orthop. 1999:46-53.
15. Yoshida K, Hanyu T, Takahashi HE. Progression of rheumatoid arthritis of the cervical spine: radiographic and clinical evaluation. J Orthop Sci. 1999;4:399-406.
16. Sunahara N, Matsunaga S, Mori T, et al. Clinical course of conservatively managed rheumatoid arthritis patients with myelopathy. Spine. 1997;15(22):2603-7.
17. Grob D, Wursch R, Grauer W, et al. Atlantoaxial fusion and retrodental pannus in rheumatoid arthritis. Spine. 1997;22:1580-3.
18. Nayak JV, Gardner PA, Vescan AD, et al. Experience with the expanded endonasal approach for resection of the odontoid process in rheumatoid disease. Am J Rhinol. 2007;21(5):601-6.
19. Goel A, Desai KI, Muzumdar DP. Atlantoaxial Fixation Using plate and screw method. Neurosurgery. 2002;51(6):1351-7.

Lombalgias

Sérgio Zylbersztejn
Pablo Mariotti Werlang
Nilson Rodinei Rodrigues
Yorito Kisaki
Cesar Dall Bello
Aldemar Roberto Mieres Rios

INTRODUÇÃO

Lombalgia é a denominação de qualquer dor localizada na região entre a 12ª costela e a linha glútea (Figura 6.1).

Lombalgia é a segunda maior queixa no consultório médico nos Estados Unidos.[1] Estima-se que 84% dos indivíduos apresentarão dor na região lombar no decorrer de suas vidas.[2,1] As patologias relacionadas à lombalgia são numerosas. Muitos indivíduos apresentarão episódios de lombalgia autolimitados sem necessidade de tratamento específico. Outros indivíduos serão portadores de lombalgia crônica, que interferirá na qualidade de vida.

A lombalgia pode ser de causa específica ou inespecífica. A dor lombar de causa específica pode ser atribuída a alguma doença sistêmica (Figura 6.2), infecção, lesões traumáticas, tumores (Figura 6.3) ou deformidades estruturais, entre outras.[3] A característica é que existe uma relação entre o diagnóstico e a dor do paciente. Isso ocorre, por exemplo, quando existe uma compressão nervosa que resulta em sintomas compatíveis aos esperados para aquela região anatômica. As lombalgias específicas representam em torno de 15% a 20% dos casos de dor lombar.

As lombalgias inespecíficas incluem diagnósticos comuns como síndrome miofascial, contraturas musculares, doenças mecanoposturais, distensão muscular, síndromes facetárias, doenças discais (Figura 6.4) e outras.[3] Essas condições que são vagas incluem dor na região lombar, que pode ou não irradiar para uma ou ambas as coxas.

CAUSAS

Embora existam várias causas de lombalgia, a grande maioria dos pacientes apresenta lombalgia mecânica e inespecífica (Tabela 6.1).

EPIDEMIOLOGIA

Nos Estados Unidos, de 1989 a 1990, a lombalgia representou 2,5% das consultas médicas, perfazendo 15 milhões de atendimentos.[4] Em 2002, esses dados foram semelhantes.[4]

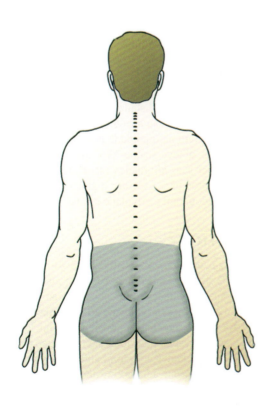

FIGURA 6.1 Lombalgia.

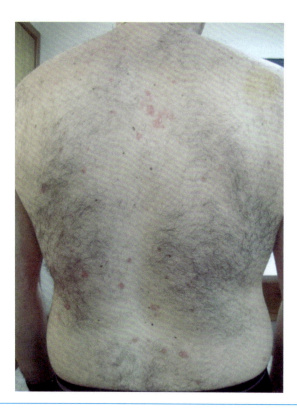

FIGURA 6.2 Paciente adulto, portador de lombalgia inflamatória relacionada a artrite facetaria psoriática.

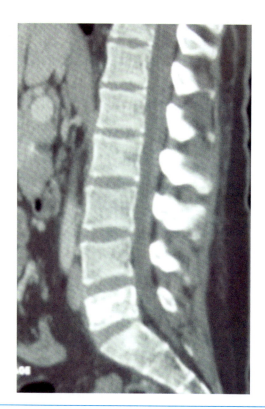

FIGURA 6.3 Paciente adulto portador de tumor de pulmão adenocarcinoma com queixa de lombalgia relacionada a metástase óssea no corpo de L5.

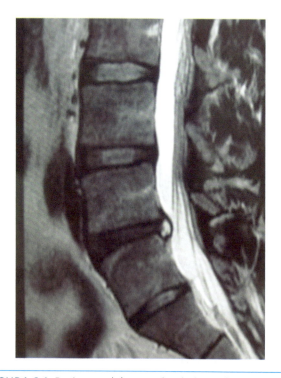

FIGURA 6.4 Paciente adulto com lombalgia crônica. Na ressonância magnética em T2, corte sagital, apresenta protusão discal em L4L5 e com o sinal de "*High Intensity Zone* (HIZ) ".

Em pesquisa com 30 mil pessoas, 26,4% referiram que sofreram de lombalgia nos últimos três meses.[5] No Canadá, outro estudo demonstrou que 50% dos entrevistados apresentaram lombalgia de curta duração, e 11% apresentaram lombalgia incapacitante nos últimos seis meses.[2] O custo anual com lombalgia nos Estados Unidos é de U$ 100 bilhões, e 75% dos gastos são atribuídos a apenas 5% dos pacientes.[6] Ela interfere na qualidade de vida dos indivíduos; em uma pesquisa, obteve-se que 72% dos indivíduos necessitam interromper suas atividades esportivas, 60% referem que ficaram inaptos para executar algumas atividades diárias e 46% abandonaram a atividade sexual.[7]

PROGNÓSTICO

A lombalgia, em geral, apresenta uma evolução benigna. Cerca de 80% dos pacientes que procuram auxílio médico retornam às suas atividades normais entre quatro e seis semanas. Em 12 semanas, a recuperação aumenta para 90%. Apenas 10% ou até menos dos pacientes com lombalgia inespecífica vão apresentar dor lombar crônica, ao passo que 35% a 40% dos pacientes com lombalgia específica desenvolvem lombalgia crônica.[3] Porém, devido à alta incidência de lombalgia inespecífica, apenas esses 10% dos casos que se tornam crônicos resultam em um grande problema de saúde pública. Um estudo australiano com 973 pacientes

Lombalgias

Tabela 6.1 Causas de lombalgia.[1]

Lombalgia mecânica (97%)	Lombalgia não mecânica (1%)	Doenças viscerais (2%)
1. Lombalgia idiopática (muscular) (70%) 2. Processo degenerativo do disco intervertebral e facetas (10%) 3. Hérnia de disco (4%) 4. Estenose de canal (3%) 5. Fratura osteoporótica (4%) 6. Espondilolistese (2%) 7. Fratura traumática (1%) 8. Doenças congênitas 9. Espondilólise 10. Dor discogênica 11. Instabilidade	1. Neoplasia (0,7%) 2. Infecção (0,01%) 3. Doença inflamatória 4. Doença de Scheuermann 5. Doença de Paget	1. Doença em órgão pélvico • Prostatite • Doença inflamatória pélvica • Endometriose 2. Doença renal • Nefrolitíase • Pielonefrite • Abscesso 3. Doença gastrintestinal • Úlcera • Pancreatite • Colecistite 4. Aneurisma de aorta

demonstrou que mais de 80% dos indivíduos melhoraram em um curto período de tempo, porém apenas 72% tiveram recuperação completa do quadro álgico.[8]

FATORES DE RISCO

Os mais frequentes são: fumo, obesidade (Figura 6.5), idade avançada, sexo feminino e gestação. Outros fatores relacionam-se com o trabalho pesado, sedentarismo e estresse, assim como baixo nível educacional, insatisfação no trabalho e fatores psicológicos como depressão e ansiedade.[3,9]

ANATOMIA

A *coluna vertebral* é formada por 33 vértebras, 23 discos intervertebrais, articulações facetárias, placas cartilaginosas terminais e ligamentos vertebrais. A unidade funcional da coluna vertebral é constituída por dois corpos vertebrais, com as articulações facetárias posteriores e um disco intervertebral interposto anteriormente.[10]

O *disco intervertebral* é um complexo fibrocartilaginoso que funciona como principal elo estrutural entre os corpos das vértebras adjacentes (Figuras 6.6 e 6.7). Cada disco intervertebral é constituído por um núcleo pulposo gelatinoso circundado por um anel fibroso laminado. O anel fibroso forma a parte externa do disco intervertebral. É formado por camadas concêntricas de tecido fibrocartilaginoso e por proteínas fibrosas que se dirigem obliquamente de uma vértebra para a outra. O núcleo pulposo está localizado na parte posterocentral do disco e ocupa cerca de 40% da área em corte transversal. Consiste de fibras colágenas que estão organizadas aleatoriamente numa matriz hidratada com proteoglicanos. Essa orga-

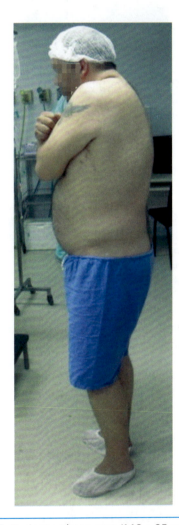

FIGURA 6.5 Paciente obeso com IMC = 35 apresenta discopatias degenerativas na coluna lombar e em especial uma hérnia de disco extrusa em L4L5 submetido a procedimento cirúrgico com técnica endoscópica.

---

[1] Deyo, RA, Weinstein, JN. Primary Care: Low back pain. N Engl J Med 2001; 344:363.

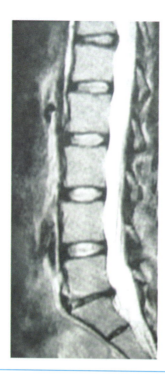

FIGURA 6.6 Disco intervertebral normal coluna lombo sacra L1L2, L2L3, L3L4, L4L5, paciente adulto, visto em ressonância magnética da coluna lombar T2 corte sagital.

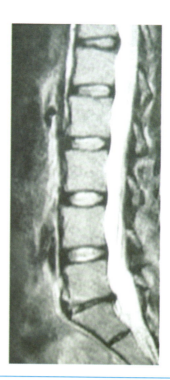

FIGURA 6.7 Disco intervertebral degenerativo coluna lombo sacra L5S1, paciente adulto, visto em ressonância magnética da coluna lombar T2 corte sagital.

nização estrutural confere ao núcleo a qualidade de um gel altamente viscoso. Com o envelhecimento, o núcleo torna-se mais fibrótico, menos capaz de absorver água e, portanto, menos funcional. Por ocasião do nascimento, a vascularidade do disco intervertebral é proeminente, com maior concentração dos vasos sanguíneos nas lamelas posteriores do anel fibroso. Com o passar do tempo, a vascularização diminui tão significativamente que, ao ser alcançada a maturidade esquelética, o disco normal não tem mais vasos sanguíneos, com exceção de sua extrema periferia. O disco intervertebral é a maior estrutura avascular do organismo. Essa perda da vascularidade pode demarcar o fato do início do processo degenerativo.[10] Outra questão importante é que o disco intervertebral apresenta terminações nociceptivas na superfície externa. Quando ocorre a degeneração do disco intervertebral, as terminações nervosas crescem para dentro do disco intervertebral (Figuras 6.8 e 6.9).

As *placas cartilaginosas* terminais são formadas, inicialmente, por cartilagem hialina e, posteriormente, por cartilagem calcificada. Constituem os limites superiores e inferiores do disco intervertebral em contato com o corpo vertebral. As fibras colágenas das lamelas externas fixam-se ao osso através das fibras de Sharpey. As fibras colágenas provenientes do anel fibroso interno fixam-se nas placas cartilaginosas terminais. Não existe conexão entre o núcleo pulposo e as placas terminais.[10]

As *articulações facetárias* resultam da junção dos pedículos com as lâminas. Existe tanto um processo articular superior que se articula com a vértebra acima quanto um processo articular inferior que se articula com a vértebra abaixo. São consideradas articulações diartrodiais, portanto, possuem líquido sinovial e são revestidas por cartilagem hialina, que recobre o osso subcondral. Cada articulação está envolta em uma cápsula fibrosa. As cápsulas articulares e as estruturas de partes moles que estão ao longo das superfícies anterolaterais do anel possuem terminações nervosas encapsuladas, capazes de produzir dor. A cartilagem articular é avascular e recebe nutrição por difusão, principalmente através do líquido sinovial. As cargas suportadas pela cartilagem, em virtude da atividade normal, proporcionam um mecanismo pelo qual o líquido é bombeado para dentro e para fora do tecido, que torna possível o fornecimento de nutrientes por difusão. Inversamente, as cargas excessivas ou a imobilização articular podem exercer um efeito deletério sobre a cartilagem articular (Figuras 6.10 e 6.11).[10]

Já os ligamentos da coluna vertebral, como as facetas articulares, funcionam limitando os extremos de movimento entre vértebras adjacentes. Eles estão sujeitos a cargas tensivas e contêm altas concentrações de elastina. Com o avançar da idade, as propriedades tensivas diminuem, aumentando a concentração relativa de colágeno.

Lombalgias

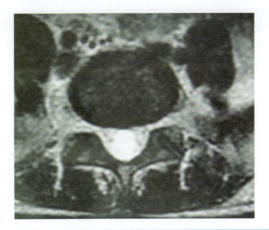

FIGURA 6.8 Paciente jovem com lombalgia crônica apresentando doença degenerativa do disco intervertebral. Na ressonância magnética observa-se as articulações facetarias preservadas em L5S1.

Os ligamentos mais importantes na região lombar são: ligamento longitudinal anterior, longitudinal posterior, amarelo, interespinhoso e supraespinhoso. Com relação à inervação, os ligamentos são estruturas ricas em terminações nociceptivas e proprioceptivas, auxiliando no equilíbrio de movimento da coluna vertebral.[10]

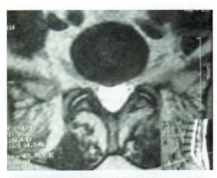

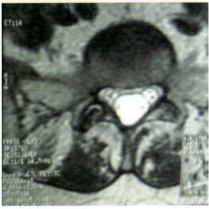

FIGURA 6.9 Paciente apresenta lombalgia crônica e escoliose degenerativa lomba. Observa-se na ressonância magnética corte axial T2 espondiloartrose facetaria hipertrófica nos niveisL4L5 e L5S1.

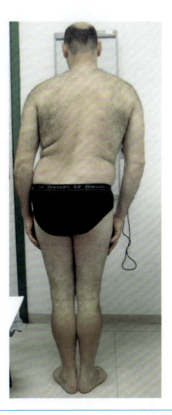

FIGURA 6.10 Paciente adulto com lombalgia aguda evidenciando uma escoliose antálgica.

AVALIAÇÃO CLÍNICA

A lombalgia mais frequente é de causa inespecífica. Nesses casos, não existe uma patologia específica geradora da dor, como traumatismo, neoplasia, infecção ou doença inflamatória sistêmica.[3,11] Na lombalgia inespecífica, é raro conhecer a origem. Mesmo nos pacientes com clínica de dor

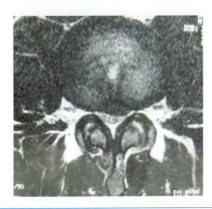

FIGURA 6.11 Paciente adulto com lombalgia aguda evidenciando uma escoliose antálgica e observando-se na ressonância magnética em corte axial T2 as seguintes alterações degenerativas: hérnia de disco extrusa L4L5, estenose do canal vertebral e espondiloartrose facetaria.

lombar e alterações nos exames de imagem, é incerto que a origem da dor relacione-se com o sintoma visto; são muito comuns as alterações nos exames de imagem, mesmo em indivíduos assintomáticos.[12,13,14] É fundamental identificar os sintomas perigosos (*red flags* – "bandeiras vermelhas") e os sintomas de risco para cronicidade (*yellow flags* – "bandeiras amarelas"). Essa orientação diagnóstica tem sustentação no *Clinical Guidelines for Management of Acute Low Back Pain – Royal College of General Practitioners* de 1999.[15] Cabe lembrar que os exames de imagem não se tornam importantes nesse momento da avaliação.[3,4]

As *red flags* são sinais e sintomas sugestivos de patologias graves da coluna vertebral; esses casos devem ser encaminhados de imediato ao especialista. A anamnese visa identificar história de trauma, doença sistêmica, neoplasia, infecção ou comprometimento neurológico. O exame físico deve incluir a avaliação da postura, da marcha (deambular sobre o calcanhar e na ponta dos dedos dos pés), palpação das estruturas, avaliação do arco de movimento do tronco, o efeito dos sintomas dolorosos com a mobilização e testes irritativos radiculares e medulares, bem como exame neurológico das extremidades. A presença de *red flags* e/ou sinais e sintomas de alteração neurológica como lombalgia com irradiação para o membro inferior (abaixo do joelho), ou alteração sensitiva e/ou motora, classifica a lombalgia como específica e, nesse caso, deve ser encaminhada ao especialista. Todos os outros casos podem ser enquadrados como lombalgia inespecífica (Tabelas 6.2, 6.3, 6.4 e 6.5).[3]

Tabela 6.2 *Red flags* (bandeiras vermelhas) para neoplasia.

- História de câncer
- Perda de peso inexplicada
- Idade acima de 50 anos ou abaixo de 17 anos
- Não melhora com tratamento
- Dor que persiste por mais de quatro a seis semanas
- Dor noturna ou dor em repouso

Tabela 6.3 *Red flags* (bandeiras vermelhas) para infecção.

Febre persistente
Uso de droga endovenosa
Infecção bacteriana recente

Imunossupressão

- Uso de corticosteroide
- Diabete *mellitus*
- SIDA (HIV)

Transplante

Dor em repouso

Tabela 6.4 *Red flags* para síndrome da cauda equina.

- Incontinência ou retenção urinária
- Anestesia em sela
- Diminuição do tônus anal ou incontinência fecal
- Fraqueza bilateral nas extremidades inferiores
- Déficit neurológico progressivo

Tabela 6.5 *Red flags* para fratura por osteoporose.

- Uso de corticosteroide
- Trauma leve acima de 50 anos
- Idade acima de 70 anos
- História de osteoporose
- Trauma severo em qualquer idade

Fatores físicos, pessoais, psicossociais e comportamentais, em geral, estão associados com o prognóstico nos casos de lombalgia inespecífica e são identificados como fatores de risco para cronicidade. Além desses, há os fatores físicos associados à demora em retornar ao trabalho após uma lombalgia aguda inespecífica (duração menor que quatro semanas), como alteração de marcha e dor abaixo do joelho, que não corresponde a dermátomo.[3] É possível que essas alterações possam refletir aspectos de receio a dor, para tentar transmitir para o médico que existe anormalidade física no momento do exame.[3] Fatores pessoais também podem ser avaliados numa fase aguda de lombalgia inespecífica, pois vários deles podem auxiliar no prognóstico para a lombalgia crônica. A idade afeta a recuperação. Indivíduos mais idosos apresentam dificuldade maior para retornar ao trabalho do que os mais jovens.[3] O retorno é retardado em até duas vezes em indivíduos entre 30 e 50 anos. Comorbidades também podem influenciar a incapacidade. Pacientes com comorbidades associadas tiveram o tempo de tratamento 1,3 vez maior para retornar ao trabalho.[3] A duração da dor também é importante, pois a chance de recuperação diminui bastante após quatro semanas.

Estudos clínicos têm demonstrado fatores de risco psicológicos.[3] A depressão está associada com cronificação da lombalgia aguda.[3] Outros fatores, como acreditar que a dor será muito prejudicial ou debilitante; não executar certos movimentos, por acreditar que eles desencadeiam os sintomas; sentir-se incapacitado para o retorno ao trabalho e acreditar que o tratamento passivo é melhor que a participação ativa podem ser considerados fatores de risco.[3]

Fatores relacionados ao trabalho, como satisfação, monotonia, estresse e demanda devem ser avaliados, pois também são causas de cronificação da lombalgia inespecífica aguda.[3]

Todos esses fatores psicossociais são considerados *yellow flags* (bandeiras amarelas) ou preditores precoces porque, embora não indiquem a mesma urgência do tratamento dos pacientes com bandeira vermelha, fornecem evidências suficientes para recomendar que esses pacientes recebam atenção especial.

HISTÓRIA

Na anamnese de um paciente com lombalgia, deve-se buscar três informações:

1. Existe evidência de doença sistêmica?
2. Existe evidência de comprometimento neurológico?
3. Existe algum fator não orgânico que pode tornar a lombalgia crônica?

Estar atento a dados que induzem a uma doença sistêmica:

a) Idade acima de 50 anos;
b) História prévia de neoplasia;
c) Perda de peso sem causa;
d) Presença de dor, sem alívio, após um mês de tratamento;
e) Dor noturna;
f) Dor que não alivia com medicação e com o repouso.

A anamnese é vital para o correto diagnóstico. Lombalgia inicial com irradiação posterior para um dos membros inferiores é característica de dor neuropática e em geral relacionada a uma hérnia de disco. Lombalgia associada a início dos movimentos (acordar ou levantar-se de uma cadeira) em conjunto com fraqueza e dor nos membros inferiores (região da panturrilha) e que alivia com o repouso e flexão do tronco é característica de estenose do canal lombar de natureza degenerativa. Lombalgia em pacientes que apresentam disfunção urinária ou fecal, associada à anestesia em sela com fraqueza em membros inferiores, relaciona-se à síndrome da cauda equina. Esses três cenários sinalizam que a anamnese é importante para um diagnóstico preciso.

EXAME FÍSICO

Pontos fortes do exame físico incluem:

a) Inspeção da região lombar e postura;
b) Arco de movimento lombar (flexão, extensão, lateralização e rotação do tronco);
c) Palpação das apófises espinhosas lombares;
d) Teste de elevação do membro inferior estendido (teste de Lasegue);
e) Exame neurológico;
f) Avaliação global, quando há suspeita de doença sistêmica.

A palpação de pulsos periféricos dos membros inferiores deve ser pesquisada em pacientes idosos que se queixam de dor durante o exercício.

A diminuição do arco de movimento pode estar relacionada a muitas patologias, como encurtamento muscular, espondilite anquilosante, espondiloartrose etc. Dor na flexão relaciona-se com patologias discais, enquanto na dor à extensão deve-se avaliar as estruturas posteriores, como pedículos, articulações facetárias etc.

O teste de elevação do membro inferior (teste de Lasegue) identifica a presença de uma radiculopatia. Ele é realizado com o paciente em posição supina, elevando o membro inferior com o joelho em extensão. Considera-se positivo quando existe dor entre 10° e 60° de elevação. Pode ser feita também a elevação do membro não acometido, que pode provocar dor que se irradia para o lado comprometido. O teste de Lasegue ipsilateral é sensível, mas não específico para hérnia de disco, e o teste de Lasegue contralateral é menos sensível, mas tem especificidade de 90% para hérnia discal lombar. Esse teste pode ser realizado com o paciente sentado, realizando a flexão do quadril com o joelho estendido (Figura 6.12).

Também deve ser feito o exame neurológico completo para patologia da coluna lombar, focando nas raízes L5 e S1 do plexo sacral, que é o mais acometido nessa região.

Já o teste de Wadell foi elaborado para avaliar patologia não orgânica na presença de lombalgia. São cinco testes:[16]

1. Dor ao toque superficial;
2. Lasegue positivo em posição supina, e negativo em posição sentada;
3. Reação exagerada do paciente durante o exame físico;
4. Falta de correlação dos dermátomos durante avaliação sensorial;
5. Dor relatada na região lombar, quando examinado outro segmento (como dor na lombar quando realizada a rotação do ombro ou do pescoço).

A positividade em três desses testes induz a uma doença não orgânica.

EXAME LABORATORIAL

Pacientes que não melhoram em quatro semanas podem necessitar de exames laboratoriais. O hemograma, a

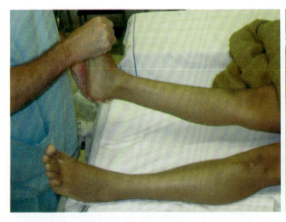
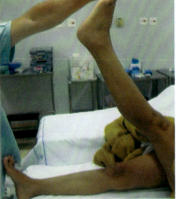

FIGURA 6.12 Teste de Lasegue positivo aos 30° na realização da manobra no MID.

hemossedimentação, a proteína C reativa e outros exames podem ser úteis para o diagnóstico de infecção e doenças neoplásicas. Exames de urina identificam pielonefrite ou outra patologia urinária. Quando houver suspeita de mieloma múltiplo, solicita-se eletroforese de proteína urinária e sérica. Os exames de prova reumática positivados podem induzir ao diagnóstico de doenças reumáticas.[14]

EXAMES DE IMAGEM

Mais de 90% dos casos de primeiro episódio de lombalgia aguda melhoram em menos de quatro semanas e não necessitam de exames de imagens, somente da história e do exame físico. A realização de exame radiográfico nesses pacientes aumenta o custo econômico e acrescenta radiação ionizante ao paciente sem gerar benefícios.[14] A quantidade de irradiação na região das gônadas nas incidências de frente e perfil da coluna lombossacral é comparável àquela de radiografias diárias de tórax por um ano. Com esse conhecimento, é contraindicado o exame radiográfico no primeiro episódio de dor, em especial nas mulheres jovens. Exame de imagem solicitado sem critérios pode mostrar alterações radiológicas irrelevantes que podem induzir a tratamentos desnecessários com aumento dos custos e até procedimentos cirúrgicos questionáveis.[14] Considerando que o exame de imagem da região pode identificar alterações, mesmo em indivíduos assintomáticos, há que se ter cuidado durante a avaliação. Uma pesquisa demonstrou que 23% dos indivíduos assintomáticos possuíam doença degenerativa associada à faixa etária.[17] Hérnias de disco são observadas em 22% a 40% de adultos assintomáticos, e a estenose do canal vertebral associada à degeneração do disco intervertebral está presente em 21% dos indivíduos assintomáticos acima de 60 anos.[14] Também são frequentes as alterações na tomografia computadorizada, sem sintomas clínicos.[14] Espondilólise lombar também é comum em indivíduos com ou sem lombalgia.[14]

Os itens a seguir são importantes para mapear a etiologia da lombalgia:

1. Déficit neurológico progressivo;
2. Sinais de doença sistêmica;
3. História de trauma;
4. História de neoplasia;
5. Idade inferior a 18 anos e superior a 50 anos;
6. Risco de doença infecciosa (imunossupressão, uso de droga endovenosa, uso prolongado de sonda vesical, uso crônico de corticoide, infecção de pele ou infecção urinária);
7. Osteoporose.

O Colégio Americano de Radiologia indica 10 critérios consideráveis para *red flags* (bandeiras vermelhas). Nesses casos, seria indicada a investigação com exames de imagem (Tabela 6.6):[18]

---

[2] Deyo, RA, Weinstein, JN. Primary Care: Low back pain. N Engl J Med 2001; 344:363.

Tabela 6.6 *Red flags* (bandeiras vermelhas)[2]

1. Trauma recente significativo ou trauma leve acima de 50 anos.
2. Perda de peso inexplicada.
3. Febre inexplicada.
4. Imunossupressão.
5. História de câncer.
6. Uso de droga endovenosa.
7. Osteoporose.
8. Idade maior que 70 anos.
9. Déficit neurológico progressivo ou incapacidade.
10. Lombalgia há mais de seis semanas.

RADIOGRAFIA

Nos pacientes sintomáticos acima de quatro a seis semanas é indicada a realização de exame radiográfico da coluna lombossacral. O objetivo é a identificação ou exclusão de doenças neoplásicas, infecção, instabilidade, espondiloartrose, espondilolistese, deformidades e degeneração discal. Em uma revisão sistemática, a radiografia simples mostrou 60% de sensibilidade e 95% de especificidade para doenças neoplásicas e 82% de sensibilidade e 57% de especificidade para doença infecciosa.[19] Em qualquer paciente com algum dos 10 critérios citados anteriormente deveria se iniciar a investigação com exame radiográfico, associado ou não a outros exames. Essa ação poderia facilitar o diagnóstico precoce de algumas patologias, como a neoplasia e a fratura.[20] De início, devemos solicitar apenas a incidência frontal (anteroposterior) e a de perfil. As incidências em posição oblíqua pouco acrescentam ao diagnóstico e causam um aumento de radiação no paciente.[20] Outros exames de imagens podem ser necessários em casos de suspeita de instabilidade na coluna vertebral, espondilólise e espondilolistese e, em casos de cirurgia prévia, de artrodese.

EXAMES ESPECIALIZADOS DE IMAGEM

Devem ser solicitados nas seguintes condições:[20]

a) Sinais clínicos e outros testes que indicam patologia grave da coluna, como síndrome da cauda equina, infecção, neoplasia, fratura com compressão neurológica ou outra massa e deformidade.
b) Sintomas radiculares compatíveis com diagnóstico de hérnia de disco ou sintomas com mais de quatro a seis semanas que sejam intensos e justifiquem tratamento cirúrgico.
c) História de claudicação neurogênica e outros achados que caracterizem estenose do canal lombar e sintomas de duração e gravidade que justifiquem intervenção cirúrgica.

- **Ressonância Magnética (RM):** é considerado o melhor exame de imagem na dor lombar.[20] As imagens axiais e sagitais identificam os discos intervertebrais, ligamentos, estruturas neurais, gordura epidural, estruturas ósseas e o formato e tamanho do canal vertebral e intervertebral. O uso do contraste com gadolínio nos auxilia a diferenciar casos de fibrose cicatricial de material do disco intervertebral em pacientes já operados. Esse exame é necessário na suspeita de hérnia de disco, estenose do canal lombar, osteomielite e espondilodiscite, abscesso epidural, metástase óssea, aracnoidite e defeitos do tubo neural. A sensibilidade da RM para metástase óssea é de 0,83 a 0,93, e a especificidade é de 0,9 a 0,97. Para a espondilodiscite observa-se uma sensibilidade de 0,96 e uma especificidade de 0,92.[21] Os resultados da RM necessitam ter relação com o quadro clínico do paciente, pois muitas alterações na coluna são frequentes em pacientes assintomáticos[20] e podem não estar associadas à etiologia dos sintomas (Figura 6.13).
- **Tomografia computadorizada:** pode ser superior à RM na demonstração de patologias ósseas, tais como a articulação sacroilíaca, fraturas, espondilólise e espondilolistese, pseudartrose após cirurgia de artrodese, anormalidade da articulação facetária e anomalias congênitas. É indicada em outras situações, quando existe contraindicação para a realização da RM.
- **Mielografia e mielotomografia:** podem ser indicados em casos de cirurgia lombar prévia.[20] Devemos limitar o uso de mielografia pelo fato de este ser um exame invasivo.
- **Eletroneuromiografia:** pode ser útil nos casos de radiculopatia com provável necessidade cirúrgica em que exista fraca correlação entre os exames de imagem e os sintomas clínicos, bem como nos casos de múltiplos níveis de compressão quando há dúvida sobre quais estão causando os sintomas. Nos pacientes em que o quadro clínico é compatível com os exames de imagem, a eletroneuromiografia se torna dispensável.
- **Cintilografia óssea:** tem valor limitado na investigação da causa da lombalgia. É sensível para o diagnóstico de infecção e neoplasia, porém, nesses casos, a RM é preferível por ter uma ótima especificidade.[20]
- **Discografia:** realizado através da colocação de contraste no interior do núcleo pulposo do disco intervertebral. É considerado positivo se houver a comprovação da ruptura do ânulo fibroso no exame fluoroscópico ou na tomografia computadorizada, e se o paciente apresentar dor similar àquela que vinha apresentando. Devido à controvérsia sobre a verdadeira eficácia desse método associado às possíveis complicações, ele deve ser utilizado em casos selecionados, em especial quando os outros métodos falham em identificar a verdadeira causa da dor.

Na consulta, os pacientes geralmente aguardam que sejam solicitados exames de imagem no momento inicial de um quadro de lombalgia, para identificar o real motivo de seus sintomas. Pacientes que recebem adequada explicação sobre a sua patologia ficam mais satisfeitos com a consulta médica, mesmo que não sejam solicitados outros exames, quando comparados aos pacientes que não recebem explicações.[20] Embora não seja possível ter um diagnóstico específico para a maioria das lombalgias, o médico deve explicar para os pacientes que não possuem *red flags*, que a origem da sintomatologia é inespecífica e que haverá a melhora dos sintomas num curto período de tempo, sem a necessidade de outros exames. Esses pacientes devem ser orientados de que:

1. Eles não possuem doença grave e que menos de 1% dos indivíduos que procuram atendimento médico apresentarão neoplasia, infecção ou síndrome da cauda equina.[14]
2. Muitos indivíduos assintomáticos possuem alterações nos exames de imagem e que a solicitação de forma generalizada gera procedimentos e intervenções cirúrgicas desnecessárias.
3. Exames de imagem serão necessários se não houver melhora com o tratamento indicado pelo médico.

TRATAMENTO

Vários *Guidelines*[3,13,15,22,23] foram elaborados para estabelecer métodos de tratamento para lombalgia aguda inespecífica visando a recuperação precoce do indivíduo. Baseando-se nisso, é fundamental diferenciar os casos de lombalgia específica e inespecífica. Abenhein *et al.* concluíram que pacientes com lombalgia inespecífica e dor ciática são os que apresentam altas taxas de cronicidade após o tratamento.[3] Outros pacientes apresentam a dor lombar não

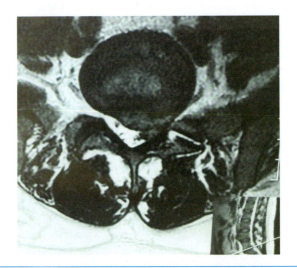

FIGURA 6.13 Imagem típica de hérnia extrusa L5S1 a esquerda visto na ressonância magnética corte axial T2.

orgânica, provocando um estresse psicológico maior; não há uma causa para a sua dor. O sucesso do tratamento para os casos de lombalgia inespecífica depende da realização de um tratamento aliado a explicações e compartilhamento da natureza da patologia e do prognóstico com o paciente. É importante que o paciente participe do tratamento de forma ativa. A avaliação dos fatores sociais e psicológicos do indivíduo é um fator determinante no resultado final. A avaliação periódica do paciente também se faz necessária para compreender a evolução do caso. Durante o tratamento, pode ocorrer a mudança de diagnóstico, sendo necessário o uso de uma terapêutica específica para a dor lombar.

É importante diferenciar a lombalgia pelo tempo dos sintomas. A mais aceitável classificação da lombalgia relacionada à duração da dor é a seguinte: dor com duração de até quatro semanas é considerada lombalgia aguda; dor com mais de 4 até 12 semanas é lombalgia subaguda; e dor após 12 semanas é lombalgia crônica.[4] Isso pode ser considerado uma simplificação, pois muitos indivíduos possuem dor intermitente. Portanto, há outra classificação, que é a lombalgia recidivante, que significa alívio dos sintomas por período de seis a oito semanas entre os quadros dolorosos. A lombalgia recidivante pode ser aguda ou subaguda, mas não crônica, pois essa não apresenta a remissão do quadro álgico.[4]

Na lombalgia aguda, é indicado o uso de pequena quantidade de intervenção medicamentosa.[4] É muito importante tranquilizar o paciente dizendo que o prognóstico é bom e que em poucos dias estará sem dor e apto a retornar às suas atividades laborais. Não há necessidade de prescrever repouso no leito. Orienta-se o paciente a permanecer ativo em suas atividades, sem a necessidade de exercícios específicos. Analgésicos devem ser utilizados, se necessário, para o alívio dos sintomas. Deve-se orientar e esclarecer o paciente a respeito da história natural da lombalgia aguda e que a própria ajuda do paciente durante o tratamento vai trazer melhores resultados. Pacientes que se conscientizam de que possuem controle sobre os sintomas e de que são partes importantes durante a recuperação têm melhor prognóstico.[4] Tratamento específico recomendado para lombalgia inespecífica aguda inclui medicação oral e rápido retorno às atividades físicas. Acetaminofeno (paracetamol) é o tratamento de escolha para iniciar. Essa medicação tem baixo potencial de efeitos colaterais.[4] Os anti-inflamatórios não esteroides podem ser considerados nos casos em que o paracetamol for ineficaz. Essas medicações possuem vários efeitos colaterais – em especial, gastrintestinais. Os inibidores seletivos da cicloxigenase-2 (COX-2) também podem causar esse tipo de complicação, porém com menor frequência.[4] Os relaxantes musculares e analgésicos opioides possuem também muitos efeitos colaterais e não têm eficácia superior ao paracetamol e anti-inflamatórios não esteroides, portanto, devem ser evitados. O repouso e a interrupção das atividades diárias foram indicados durante muito tempo, porém, podem causar no paciente: hipotrofia muscular, piora do condicionamento cardiorrespiratório, perda óssea mineral e a sensação de estar muito doente. Estudos atuais têm encorajado os pacientes a retornar às suas atividades no momento em que os sintomas permitirem.[4] O fortalecimento muscular na fase aguda não está indicado e pode inclusive ser prejudicial. Exercícios físicos ativos e reeducação devem ser evitados nas primeiras semanas após a lombalgia aguda.[4]

Na lombalgia subaguda, os pacientes não melhoram em quatro semanas de tratamento. Nesse momento, pode-se considerar que têm risco aumentado de incapacidade,[4,15] embora muitos retornam às suas atividades.

O exercício deve ser utilizado na fase subaguda da lombalgia. Várias formas de exercícios foram estudadas (flexo-extensão, exercícios dinâmicos, aeróbicos, fortalecimento, método de flexão de Williams, método McKenzie, exercícios isométricos e caminhadas ou corridas), porém, nenhuma mostrou ter superioridade em relação às outras.[4] Deve-se estimular o paciente a realizar a atividade de sua preferência. Programas que combinem atividade aeróbica com alongamento e reforço muscular parecem trazer bons resultados. Deve-se ter um controle para ver se o paciente vai aderir a esse tratamento.

Nas modalidades físicas, alguns tipos de tratamento como eletroterapia (TENS), terapia térmica (calor superficial), crioterapia (gelo), massagens e terapêutica magnética podem ser utilizados para a diminuição do quadro álgico. O paciente deve ter conhecimento que esses tipos de tratamento objetivam o controle da dor.[4,24]

Vários estudos também têm demonstrado a eficácia da terapia manual, porém muitos autores questionam a metodologia.[4,15] Muitos resultados que mostram a eficácia comparam a terapia manual com um placebo. Os trabalhos que comparam a terapia manual e exercício físico não mostraram diferença entre os dois.[4,15,23]

O programa de condicionamento para o retorno ao trabalho, auxiliando o paciente, é importante. Trabalhos mostram que programas multidisciplinares que utilizam fisioterapia, educação do paciente, interação do paciente com o ambiente de trabalho e a participação ergonômica fazem com que a chance de o indivíduo retornar ao trabalho seja alta.

Quanto à lombalgia crônica, o curso natural da lombalgia demonstra que, quanto mais tempo o paciente possui os sintomas, menor será sua chance de recuperação. Após seis meses de sintomas de lombalgia, a chance do retorno às suas atividades normais é de 40% a 55%, mas após dois anos é praticamente nula.[4]

TRATAMENTO CONSERVADOR

Os pacientes precisam ser orientados quanto à necessidade de retornar às suas atividades habituais o mais rápido possível após o quadro álgico. Mesmo pacientes com sintomas intensos de lombalgia devem evitar períodos prolongados de repouso. O uso de *Self Care Education books* ("livros de educação para o autocuidado"), como o *The Back Book* ("O Livro das Costas"), mostram ser efetivos para o paciente poder entender a sua patologia e a forma de retornar às suas atividades sem os sintomas.

Também existem alguns trabalhos que demonstram que o colchão de média densidade é o melhor para pacientes com lombalgia, quando comparado aos colchões de alta densidade.[25]

Quanto ao uso de imobilizadores lombares, não existem evidências suficientes para provar que seu uso é efetivo.

Terapia medicamentosa

1. **Analgésicos:**
   a) *Acetoaminofeno e anti-inflamatórios não esteroides (AINEs):* existem trabalhos que mostram a eficácia desses medicamentos na fase aguda da lombalgia subaguda e crônica; portanto, eles são considerados os fármacos de primeira linha. Os AINEs têm como principal efeito colateral alterações gástricas e renais; já os COX-2, as alterações cardíacas, como infarto do miocárdio. Devemos então usar a menor dose possível e num curto período de tempo.
   b) *Opioides:* podem ser usados nos casos de lombalgia severa e de preferência por um curto período de tempo. Nos pacientes em que se faz uso por período prolongado, deve-se tomar cuidado com o abuso e a dependência.
2. **Antidepressivos:** principalmente os antidepressivos tricíclicos têm sido usados para o tratamento de várias síndromes dolorosas crônicas. Nos estudos a respeito do uso desses medicamentos para o tratamento de lombalgia crônica, existem dados conflitantes. Alguns trabalhos comparam com o placebo, demonstrando que os antidepressivos tricíclicos são levemente superiores. Um outro estudo, mais recente, não mostrou diferença.[25] Os principais efeitos colaterais são boca seca, sonolência e tontura. Devido aos benefícios questionáveis, os antidepressivos tricíclicos devem ser considerados medicamentos de segunda linha para o tratamento de lombalgia crônica. Muitos dos pacientes com esse diagnóstico possuem depressão associada, e essa deve ser tratada adequadamente.
3. **Relaxante muscular:** existem poucas evidências da eficácia dessa classe de medicação. Pode ser usado em as-sociação com analgésicos para tratamento da fase aguda da lombalgia crônica. Deve-se evitar o uso por tempo prolongado, pois pode causar dependência.
4. **Benzodiazepínicos:** frequentemente usados como relaxante muscular, mesmo não sendo liberados pelo FDA para esse fim. Devido à baixa evidência de sua eficácia para o tratamento de lombalgia, devem ser usados apenas em casos bem selecionados e por curto período de tempo, principalmente em pacientes que possuem maior chance de ficarem dependentes.
5. **Antiepiléticos:**
   a) *Gabapentina*: nos casos de radiculopatia crônica, os estudos que existem têm um curto seguimento e mostram uma melhora leve em relação ao grupo-placebo.[7] Nos casos de estenose do canal lombar, existe um trabalho que mostra o benefício do uso dessa medicação na dose de 2.400 mg/dia. Os principais efeitos colaterais relatados nesse estudo foram sonolência, tontura e prostração.[25]
   b) *Topiramato*: mostrou-se efetivo em dois estudos, porém foi mal tolerado pelos pacientes.[25]
   Novos estudos devem ser realizados antes que os antiepiléticos sejam usados para o tratamento da lombalgia crônica (com ou sem radiculopatia) e para estenose do canal lombar.
6. **Antifator de necrose tumoral – alfa (Infliximab):** não existem estudos que comprovem o benefício dessa medicação nos casos de lombalgia crônica.

O resumo do tratamento medicamentoso está na Tabela 6.7, e os graus de recomendação são mostrados na Tabela 6.8.

Atividade física

Todos os pacientes com lombalgia subaguda e crônica devem ser estimulados a realizar atividade física.

1. *Exercício físico*: vários estudos têm mostrado o benefício na melhora da dor dos pacientes sem trazer melhora funcional.[25] A realização de exercício físico é segura, de fácil realização e traz benefício à saúde. Existem vários

Tabela 6.7 Medicações para lombalgia crônica ou subaguda.

Medicação	Benefício	Grau de recomendação	Comentários
Acetoaminofeno	Pequeno	Sugerido como primeira escolha (2B)	Elevação das provas hepáticas com doses terapêuticas
Antidepressivo	Pequeno	Sugerido como adjuvante (2B)	Apenas antidepressivos tricíclicos têm mostrado eficácia
Antiepilético	Não estimado	Sugerido não usar (2B)	
Anti-inflamatório não esteroide	Moderado	Sugerido como primeira escolha (2B)	Pode causar sérios problemas cardiovasculares e gastrintestinais
Opioides	Não estimado	Sugerido não usar como primeira escolha (2B)	Não avaliado o risco de dependência e abuso
Relaxantes musculares e benzodiazepínicos	Não estimado	Sugerido não usar (2C)	

Série Ortopedia e Traumatologia – Fundamentos e Prática

Tabela 6.8 Graus de recomendação do tratamento medicamentoso em estudos científicos.	
1A	Forte recomendação – evidência de alta qualidade. Forte recomendação para ser utilizado em vários pacientes, em muitas circunstâncias e sem reserva.
1B	Forte recomendação – evidência de moderada qualidade. Forte recomendação para ser utilizado em muitos pacientes.
1C	Forte recomendação – evidência de baixa qualidade. Relativamente forte recomendação. Pode mudar, quando melhores evidências surgirem.
2A	Fraca recomendação. Evidência de alta qualidade. Baixa recomendação, pois a ação pode diferir, dependendo da circunstância, do paciente ou de valores sociais.
2B	Fraca recomendação. Evidência de média qualidade. Baixa recomendação, pois procedimentos alternativos podem ser melhores para alguns pacientes em algumas circunstâncias.
2C	Fraca recomendação. Evidência de baixa qualidade. Muito baixa recomendação, pois alternativas podem ser igualmente razoáveis.

métodos, como academia, exercício aeróbico, exercício de alongamento e reforço muscular, exercícios de flexo--extensão, hidroterapia, método McKenzie e método de Alexander. Um estudo[25] indica que um tratamento individualizado, supervisionado por indivíduo capacitado, associando alongamento e reforço muscular, traz ótimos resultados.

2. *Ioga*: utiliza posicionamento corporal e técnicas de controle respiratório e mental. Existem vários métodos de ioga enfatizando diferentes métodos de postura e técnica. A maioria deles demonstra o benefício desse tratamento.[25]

3. *Back School*: é uma intervenção baseada na educação do paciente e na realização de exercícios. Normalmente é realizada em grupos e supervisionada por médico ou outro profissional da saúde. Um estudo de revisão sistemática concluiu que os resultados são inconsistentes para indicar esse método.[25] Outros estudos baseados nesse método sueco têm mostrado melhores resultados.[25]

4. *Manipulação lombar (quiropraxia):* terapia manual que envolve a movimentação articular da coluna vertebral realizada por quiropraxistas, osteopatas e fisioterapeutas. Vários estudos demonstram que esse tipo de tratamento pode trazer benefício aos pacientes com lombalgia crônica.[25]

5. *Acupuntura:* colocação de agulhas em pontos específicos. Trabalhos comparativos demonstram que pode ser um método efetivo, principalmente em pacientes que possuem boa expectativa de melhora.[25]

6. *Massagem:* é bastante difícil a conclusão da eficácia da massagem devido a diferentes métodos, duração, frequência e o tipo de avaliação. Estudos demonstram que a massagem pode trazer melhora importante aos pacientes, principalmente quando associada ao exercício e à educação.

Métodos fisioterápicos (terapia física)

Existe uma variedade enorme de métodos fisioterápicos que são utilizados para o tratamento de pacientes com lombalgia (Tabela 6.9). Os mais conhecidos são: (1) terapia interferencial; (2) tratamento com *laser*; (3) ultrassom; (4) diatermia de ondas curtas; (5) estimulação elétrica nervosa percutânea ou transcutânea. Para muitos desses métodos, existem poucas evidências através de estudos randomizados e controlados. Porém, na prática, existem bons resultados, que podem estar relacionados a vários fatores, entre eles, a expectativa do paciente e o efeito placebo, justificando o uso dessas técnicas.[25]

Resumo do tratamento conservador[25]

1. Recomendar aos pacientes que continuem ativos e indicando repouso quando necessário, por período curto de tempo (evidência grau 1A).

2. Explicar sobre a patologia e sobre os cuidados a serem adotados (evidência grau 2B).

3. Não recomendar o uso de colchões ou superfícies muito duras (evidência grau 2B).

4. Tentar evitar o uso de imobilizadores lombares (evidência grau 2C).

5. Usar analgésicos ou anti-inflamatórios durante período curto de tempo nas lombalgias agudas e subagudas (evidência grau 2B).

6. Usar opioides apenas nos quadros severos de lombalgia e por curto período de tempo, em pacientes sem risco de abuso (evidência grau 2B).

7. Avaliar problemas psicológicos, principalmente depressão. Os antidepressivos tricíclicos podem ser usados em pacientes com ou sem depressão identificada, quando eles não respondem ao tratamento inicial (evidência grau 2B).

8. Não se recomenda o uso de relaxantes musculares ou benzodiazepínicos no tratamento da lombalgia crônica (evidência grau 2C). Também é desaconselhável o uso de antiepiléticos no tratamento de lombalgia crônica (evidência grau 2B).

9. Recomendar exercício individualizado associado a alongamento e reforço muscular (evidência grau 2B). Encorajar o início de atividade aeróbica.

60   ORTOPEDIA DO ADULTO   VOLUME 1

Lombalgias

Tabela 6.9 Tratamento não medicamentoso para lombalgia subaguda e crônica.

Procedimento	Benefício	Grau de recomendação	Comentários
Acupuntura	Moderado	Sugerido (2B)	
Exercício	Moderado	Sugerido (2B)	
Restauração funcional	Moderado	Sugerido (2B)	
Reabilitação multidisciplinar	Moderado	Sugerido (2B)	
Corrente interferencial	Não estimado	Sugerido não usar (2B)	
Terapia a *laser*	Não estimado	Sugerido não usar (2B)	
Imobilizador lombar	Não estimado	Sugerido não usar (2C)	
Massagem	Moderado	Sugerido (2B)	
Estimulação elétrica nervosa percutânea	Não estimado	Sugerido não usar (2B)	
Tratamento psicológico	Moderado	Sugerido (2B)	
Diatermia de ondas curtas	Não efetivo	Sugerido não usar (2B)	
Manipulação Espinal	Moderado	Sugerido (2B)	
Tração	Não efetivo	Sugerido não usar (2B)	
Estimulação elétrica nervosa transcutânea	Não estimado	Sugerido não usar (2B)	
Ultrassom	Não estimado	Sugerido não usar (2B)	
Ioga	Moderado	Sugerido (2B)	

10. Várias outras modalidades terapêuticas podem ser recomendadas, como: 1. ioga; 2. terapia manual (quiropraxia); 3. massagem; 4. acupuntura; 5. fisioterapia (evidência grau 2B).

TRATAMENTO NÃO CIRÚRGICO

Infiltração de glicocorticoide

- **Infiltração (bloqueio) epidural:** envolve a administração de glicocorticoide através de um cateter (agulha) no espaço epidural. Pode ser realizada por acesso translaminar (interlaminar), transforaminal ou caudal (pelo hiato sacral). Pode ser utilizada em pacientes com radiculopatia, estenose do canal lombar ou lombalgia inespecífica. A eficácia desse procedimento permanece incerta devido a resultados conflitantes dos estudos controlados e randomizados.[26]

- **Infiltração intradiscal:** não existem evidências convincentes para o uso de glicocorticoide no interior do disco intervertebral.[26] Baseada em estudos científicos, a Sociedade Americana de Dor contraindica esse procedimento para lombalgia crônica.

- **Infiltração local ou nos "pontos gatilhos":** revisão sistemática da literatura não demonstrou diferença entre o uso desse procedimento e o grupo-controle com solução salina. Esse método pode trazer benefícios em pacientes selecionados com pontos doloro-

sos específicos lombares e nos quadros de dor miofascial ou fibromialgia.[26]

- **Infiltração facetária ou do ramo medial:** os melhores estudos comparativos entre placebo e bloqueio facetário com glicocorticoide,[26] anestésico ou ambos não mostraram diferença entre os procedimentos. Baseada nesses dados, a Sociedade Americana de Dor contraindica esse procedimento para lombalgia crônica. Não existe nenhum estudo comparando o bloqueio do ramo medial e o grupo-placebo.

- **Infiltração na articulação sacroilíaca:** não existem estudos randomizados para mostrar a eficácia desse método em pacientes sem espondiloartropatia. Um estudo com 24 pacientes com dor localizada na articulação sacroilíaca e espondiloartropatia[26] demonstrou melhora comparada com grupo-placebo.

- **Infiltração para síndrome do piriforme:** não existe nenhum estudo randomizado avaliando esse procedimento.

Quimionucleólise

Refere-se ao tratamento da hérnia de disco com uso de quimiopapaína injetada no espaço intradiscal. Não tem indicação em casos de lombalgia inespecífica crônica. Devido às complicações e ao sucesso do procedimento cirúrgico, a quimionucleólise está sendo cada vez menos indicada nos Estados Unidos.

Tratamento com radiofrequência e eletrotérmica

- *IDET (Terapia Eletrotérmica Intradiscal):* terapia com equipamento que, através de uma punção intradiscal, causa a destruição das terminações nervosas do disco com termocoagulação em pacientes com dor discogênica. Os trabalhos científicos são pouco efetivos em mostrar os benefícios desse método.

- *Denervação por radiofrequência:* envolve a destruição nervosa através do calor gerado pela corrente de radiofrequência. Foi usada para o tratamento de dor facetária (nervo medial do ramo primário dorsal), dor discogênica (nervos comunicantes) e dor radicular (gânglio da raiz dorsal). As evidências que suportam o uso da radiofrequência são limitadas.[14]

TRATAMENTO CIRÚRGICO

Apenas a minoria dos pacientes com lombalgia crônica necessita de tratamento cirúrgico. Porém, o número de cirurgias para o tratamento de lombalgia tem aumentado nos Estados Unidos, especialmente a fusão lombar.[27] Na ausência de déficit neurológico progressivo e síndrome da cauda equina, a indicação de cirurgia é uma opção para os pacientes que possuem perda importante da qualidade de vida e que não melhoraram com os outros métodos de tratamento menos invasivos. Não existem evidências para indicação de cirurgia precoce na ausência de déficit neurológico grave ou progressivo.[27] Além disso, muito se discute sobre a indicação cirúrgica para pacientes com lombalgia inespecífica.

Quanto à *fusão (artrodese) lombar*, vários estudos foram elaborados com resultados conflitantes.[27] A maioria dos autores sugere que essa cirurgia seja limitada a pacientes que possuem os sintomas há mais de um ano e que fizeram tratamento conservador adequado. Evita-se tratamento cirúrgico em pacientes psiquiátricos e com litígio trabalhista. Deve-se explicar que a cirurgia tem riscos e complicações e que em um número de pacientes, mesmo após o sucesso da artrodese, os sintomas não melhoram.

Já a *artroplastia (prótese) de disco lombar* é uma nova alternativa para a fusão lombar. A vantagem é evitar a artrodese lombar, o que poderia levar à degeneração dos discos adjacentes. A Sociedade Americana de Dor considera os estudos atuais insuficientes para indicar a prótese de disco em pacientes com lombalgia crônica.[27]

CONCLUSÃO

Praticamente todas as pessoas terão lombalgia no decorrer da vida. Porém, a maioria terá melhora dos sintomas em poucos dias. Porém, devido a essa alta incidência, essa pequena porcentagem de indivíduos que não tem recuperação e evoluem para lombalgia crônica representa milhões de pessoas. A avaliação inicial do paciente é fundamental. O médico necessita identificar através da história e do exame físico as bandeiras vermelhas (*red flags*) e as amarelas (*yellow flags*) para poder classificar a lombalgia em específica ou inespecífica. Pacientes que possuem lombalgia específica devem ser encaminhados ao especialista para que sua patologia seja tratada adequadamente. Os indivíduos que possuem lombalgia inespecífica devem ser tratados a fim de que não haja evolução para quadros de lombalgia crônica, em que a chance de recuperação e retorno ao trabalho é bem menor. Quando, mesmo com o tratamento adequado, não ocorre a recuperação, os pacientes devem ser tratados em um programa multidisciplinar, em que vários fatores devem ser avaliados para aliviar os sintomas, a fim de que o indivíduo possa retornar ao trabalho ou às suas atividades diárias.

REFERÊNCIAS BIBLIOGRÁFICAS

1. Deyo, RA. Descriptive epidemiology of low-back pain and its related medical care in the United States. Spine. 1987;12:264.
2. Cassidy JD, Carroll LJ, Cote P. The Saskatchewan health and back pain survey. The prevalence of low back pain and related disability in Saskatchewan adults. Spine. 1998;23:1860.
3. Frymoyer JW, Wiesel SW. The Adult and Pediatric Spine. 1.ed. Philadelphia: Lippincott Willams & Wilkins, 2004.
4. Hart LG, Cherkin DC. Physician office visits for low back pain. Spine. 1995;20:11.
5. Deyo RA, Mirza SK, Martin BI. Back pain prevalence and visit rates: estimates from U.S. National Surveys, 2002. Spine. 2006;31:2724.
6. Potter, NA, Rothstein, JM. Intertester reliability for selected clinical tests of the sacroiliac joint. Phys Ther. 1985;65:1671.
7. American Academy of Orthopedic Surgeons. In: Press Release. 2006. [Internet] [Acesso em 24 mar 2017]. Disponível em: http://www.aaos.org/
8. Henschke N, Maher CG, Refshauge KM, et al. Prognosis in patients with recent onset low back pain in Australian primary care: inception cohort study. BMJ. 2008;337:a171.
9. Croft PR, Papageorgiou AC, Ferry S, et al. Psychologic distress and low back pain. Evidence from a prospective study in the general population. Spine. 1995;20:2731.
10. Vaccaro AR, Betz RR, Zeidman SM. Cirurgia da Coluna. Princípios e prática. 1.ed. São Paulo: DiLivros, 2003.
11. Deyo RA, Weinstein JN. Low Back Pain. N Engl J Med. 2001;344:363.
12. Oland G, Hoff TG. Intraspinal cross-section areas measured on myelography— computed tomography. The relation to outcome in nonoperated lumbar disc herniation. Spine. 1996;21:1985.
13. Waddell G, Main CJ, Morris EW, et al. Normality and reliability in the clinical assessment of backache. Br Med J (Clin Res Ed). 1982;284:1519.
14. Wheeler SG, et al. Approach to the diagnosis and evaluation of low back pain in adults. [Internet] [Acesso em 24 mar 2017]. Disponível em: http://www.uptodate.com
15. Waddell G, McCulloch JA, Kummel E, et al. Nonorganic physical signs in low-back pain. Spine. 1980;5:117.
16. Wadell G, McIntosh A, Hutchinson A, et al. Low Back Pain evidence reviw. London: Royal College of general Practitioners, 1999.

17. Biering-Sorensen F, Hansen FR, Schroll M, et al. The relation of spinal x-ray to low-back pain and physical activity among 60-year-old men and women. Spine. 1985;10:445.

18. American College of Radiology. ACR Appropriateness Criteria. [Internet] [Acesso em 24 mar 2017]. Disponível em: www.acr.org/s_acr/bin.asp?TrackID= & SID=1 & DID=11801 & CID=1205 & VID=2 & DOC=File.PDF

19. Jarvik JG, Deyo RA. Diagnostic evaluation of low back pain with emphasis on imaging. Ann Intern Med. 2002;137:586.

20. Staiger OT. Diagnostic testing for low back pain. [Internet] [Acesso em 24 mar 2017]. Disponível em: http://www.uptodate.com

21. Oland G, Hoff TG. Intraspinal cross-section areas measured on myelography— computed tomography. The relation to outcome in nonoperated lumbar disc herniation. Spine. 1996;21:1985.

22. Abenheim L, Rossignol M, Valat JP, et al. The Role of activity in the therapeutic management of back pain: report of the International Paris Task Force on Back Pain. Spine. 2000;25:1S-33S.

23. Kendall NAS, Linton SJ, Main CJ. Guide to assessing psychosocial yellow flags in acute low back pain: risk factors for long-term disability work loss: Wellington, Accident Rehabilitation and Compensation Insurance Corporation of New Zealand and the National Health Committee, 1997.

24. Bigos SJ, Bowyer O, Braen G. Acute Low back problems in adults. Clinical Practice Guideline. Pp 1-160. Department of health and human Services, public Health Service, Agency for Health Care Policy and Research, 1994.

25. Chou R. Subacute and chronic low back pain: Pharmacologic and noninterventional treatment. [Internet] [Acesso em 24 mar 2017]. Disponível em: http://www.uptodate.com

26. Chou R. Subacute and chronic low back pain: Nonsurgical interventional treatment. [Internet] [Acesso em 24 mar 2017]. Disponível em: http://www.uptodate.com

27. Chou R. Subacute and chronic low back pain: Surgical treatment. [Internet] [Acesso em 24 mar 2017]. Disponível em: http://www.uptodate.com

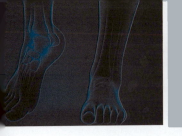
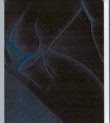

Espondilolistese

Osmar Avanzi
Robert Meves

INTRODUÇÃO

Dada a relevância da espondilolistese no contexto da lombalgia no adulto e na criança, decidimos focar a discussão dessa afecção na região lombar. Com efeito, a dor lombar atinge, de acordo com estudos epidemiológicos observacionais, em torno de 80% da população em algum momento da vida. Isso explica a importância socioeconômica dessa afecção.[1]

A etiologia pode envolver transtornos degenerativos, congênitos, miofasciais, tumorais, psicológicos ou simplesmente associados a ganho secundário, como o auxílio-doença governamental por afastamento das atividades ocupacionais. A vivência clínica indica a causa miofascial e autolimitada – quatro a cinco dias de história natural com resolução espontânea da dor lombossacral associada a limitação funcional aguda – como a principal responsável na maioria dos pacientes. As causas secundárias, contudo, não devem ser negligenciadas, em especial nos portadores de lombalgia crônica associada a sinais e sintomas sugestivos de radiculopatia sensitiva e/ou motora.[2-5]

Nesse cenário clínico real, cabe alto índice de suspeita sobre a possibilidade de se tratar da espondilolistese lombar. O objetivo dessa discussão foi enfatizar essa afecção no diagnóstico diferencial da dor lombar crônica. Vale ainda ressaltar o papel dessa afecção na faixa pediátrica, dado que existem particularidades nesse grupo de pacientes. Com esse intuito, discutiremos essa faixa etária de pacientes neste capítulo. O centro de gravidade do corpo é anterior à articulação lombossacral. Como resultado, as vértebras lombares tendem a escorregar sobre o sacro em função dessas forças de cisalhamento. Na coluna normal, a articulação lombossacral impede esse escorregamento.[1,4,6-9]

CONCEITO

A espondilolistese lombar, reconhecida em 1782 por Herbiniaux, um obstetra belga, significa escorregamento entre vértebras adjacentes na coluna lombossacral. Em 1854, Kilian usa o termo para descrever o escorregamento patológico entre a quinta vértebra lombar e a primeira vértebra do sacro, causado, segundo o autor, pela força do peso do corpo. O termo espondilolistese deriva do grego. *Spondylo* significa coluna; *listhesis*, escorregamento; e *lysis*, se dissolver. Em 1888, Neugebauer é o primeiro autor que classifica a espondilolistese em dois tipos: um causado pelo defeito da *pars interarticularis*, e outro, menos comum, pelo estreitamento e prolongamento da *pars interarticularis*. Ela ocorre em função da falha do arco vertebral posterior na região da *pars interarticularis* – região anatômica de relevância clínica prática onde há conexão entre a articulação facetária superior e inferior (Figura 7.1) –, secundária à série de afecções discutidas neste capítulo.[1]

Espondilólise, por sua vez, significa falha ou defeito na região da *pars interarticularis* sem escorregamento. Verifica-se que 50% dos pacientes portadores de falha na pars apresentam espondilólise e não espondilolistese.[10]

ETIOLOGIA

A falha na *pars interarticularis* pode ocorrer em 5% da população, em especial nos adolescentes do sexo masculino, dos 5 aos 15 anos de idade.[1,2]

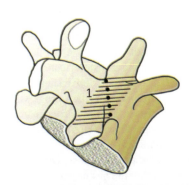

FIGURA 7.1 A área marcada (1) ilustra a *pars interarticularis*.
Fonte: Rothman-Simeone The Spine: 2-Volume Set (Herkowitz, Rothman-Simeone The Spine).

Debate-se a respeito da etiologia. Uma das hipóteses mais aceitas é a fratura por estresse em razão de forças de cisalhamento de repetição, mecanismo característico de praticantes de ginástica olímpica. Praticantes de outra modalidade, entretanto, como jogadores de futebol, podem ser acometidos com a mesma afecção pelo mesmo motivo. Um dos argumentos a favor dessa hipótese é a falta de observação dessas afecções em crianças não deambuladoras. Em 1971, Borkow e Kleiger reportam um caso em recém-nascido. A história familiar é positiva em 28% a 69% dos casos, sugerindo o papel genético dessa afecção.[1,4,6,9,11]

Outra hipótese é a presença de falha congênita; por isso, na grande parte dos casos, se trata de achado de exame de imagem, como na urografia excretora de crianças com coluna assintomática. Em síntese, a combinação de fatores hereditários e adquiridos – respectivamente, a displasia hereditária e estresse em extensão repetitivo – parece ser a causa da falha na *pars interarticularis*.[12]

PATOGENIA

Newman discute a patogenia da espondilolistese, em 1963, com base em uma série de 319 pacientes.[1]

A espondilolistese do tipo ístmica é a mais frequente e ocorre por alongamento, fratura ou fadiga da *pars interarticularis*, sendo mais frequente nos homens (2:1). Há três subtipos: fratura por *estresse,* prolongamento e fratura aguda da pars. Nesse escorregamento – em geral, de intensidade variável entre a quinta vértebra lombar e o sacro –, o arco vertebral posterior fica destacado do corpo vertebral (Figuras 7.2 a 7.4). O alongamento da *pars interarticularis* é geralmente reportado em crianças portadoras de frouxidão capsuloligamentar, idiopática ou associada a síndromes. As bases anatomopatológicas do defeito na pars são tecido fibroso, tecido ósseo esclerótico ou falsa articulação (pseudartrose). Quando há lise ou fratura, ocorre hipertrofia de tecido inflamatório e fibroso reacional, anatomia patológica que justifica radiculopatia após longa história natural de lombalgia nos indivíduos na quarta década da vida. O aspecto morfológico é similar à pseudartrose hipertrófica. Interessante notar que, nas crianças, pode ocorrer consolidação dessa falha após imobilização da coluna lombossacral, achado que corrobora a patogênese traumática da doença. O canal vertebral, por essa razão, não fica comprometido e não se observa estreitamento significativo da área do canal vertebral na região da cauda equina. No que se refere à história natural, cabe mencionar estudo de Fredrickson, com 500 pacientes acompanhados prospectivamente, que documenta a progressão da espondilolistese em pacientes na faixa pediátrica e do sexo feminino, com 50% de escorregamento. Após a maturidade esquelética, o risco de escorregamento é mínimo.[1,2,5,9,10,13]

A espondilolistese degenerativa ocorre em geral nas mulheres (8:1), especialmente nas negras, acima da sexta década de vida, por instabilidade da unidade funcional vertebral (vértebras adjacentes e disco intervertebral) secundária à frouxidão capsuloligamentar pelo processo degenerativo

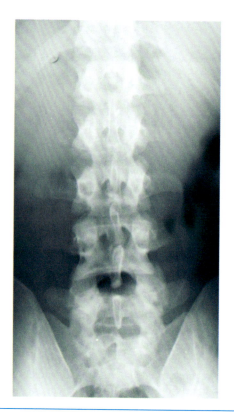

FIGURA 7.2 Observe que a espondilolise não é evidente nas radiografias anteroposterior e de perfil.

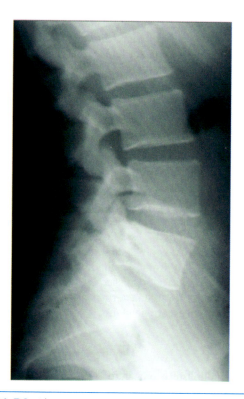

FIGURA 7.3 Observe que a espondilolise não é evidente nas radiografias anteroposterior e de perfil.

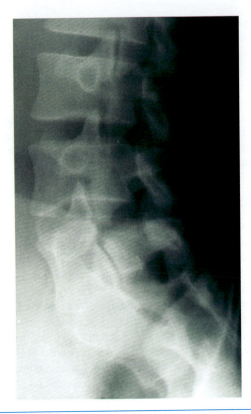

FIGURA 7.4 As radiografias oblíquas evidenciam a falha da pars (pescoço do *Scottish Terrier*).

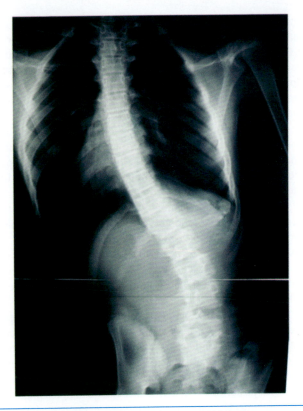

FIGURA 7.5 Escoliose antálgica a espondilolistese.

das articulações facetárias lombares e do disco intervertebral. Como o arco vertebral está íntegro, na doença do tipo degenerativa, verificamos escorregamento tipo "guilhotina" – menor do que 30% e que não progride durante o acompanhamento – entre a quarta e quinta vértebra lombar. O escorregamento entre a quinta vértebra lombar e o sacro é mais raro, em virtude da estabilidade maior inerente à transição lombossacral em função do tamanho maior das vértebras e dos ligamentos estabilizadores iliolombares. Pelo efeito guilhotina, ocorre comprometimento de toda a circunferência do canal vertebral que, associado à anatomia patológica da doença articular degenerativa da coluna vertebral – representada pela hipertrofia do ligamento amarelo, protusão ou hérnia do disco intervertebral degenerado e artrose hipertrófica da articulação facetária posterior –, justifica maior sofrimento dos nervos espinais lombares. Ademais, há o fato da piora do estreitamento durante os movimentos de extensão da coluna lombossacral. Esses achados são relevantes na patogenia dessa afecção.[7,8,10,12-14]

A espondilolistese do tipo displásica ocorre por disfunção congênita da coluna lombossacral, sendo mais frequente nas mulheres (2:1). De forma similar, a luxação congênita do quadril e as alterações displásicas da articulação predispõem à luxação articular (Figuras 7.5 e 7.6). Observa-se vértebra lombar displásica e trapezoidal associada a platô cupuliforme do sacro. Existem três subtipos: articulação facetária displásica axial, articulação facetária displásica sagital e outras

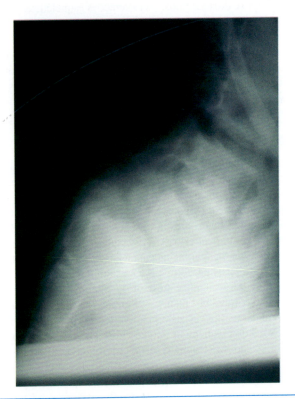

FIGURA 7.6 A quinta vértebra trapezoidal sugere a espondilolistese displásica.

anormalidades congênitas da coluna lombossacral. Essas alterações anatômicas explicam escorregamentos progressivos e de alto grau, sintomáticos na faixa etária pediátrica e com comprometimento do equilíbrio sagital. O comprometimento do forame vertebral e a instabilidade do segmento lombossacral justificam a patogênese da contratura de isquiotibiais e lombocialtalgia nesses pacientes.[2,9-15]

A espondilolistese lombar do tipo traumática está no contexto das fraturas maiores de traumas vinculados a alta energia. É afecção traumática rara porque a fratura no paciente vítima de múltiplos ferimentos ocorre na coluna toracolombar, segmento mais móvel entre duas regiões mais rígidas: a coluna torácica, em razão dos ligamentos costovertebrais; e a lombar, com vértebras mais estáveis (volumosas) pelos ligamentos ileolombares e músculo psoas. A lesão traumática atinge a região da *pars interarticularis* ou os elementos anatômicos estabilizadores da unidade funcional lombossacral, e são descritos casos com disfunção neurológica associada.[5,8,10]

A espondilolistese patológica acontece pelo comprometimento da *pars interarticularis* ou dos elementos anatômicos estabilizadores da unidade funcional lombossacral por determinada doença primária ou sistêmica. Atribui-se o escorregamento secundário pela destruição da pars, pedículo do arco vertebral posterior e articulação facetária; exemplos incluem, respectivamente, tumores, osteoporose e fluorose, levando a instabilidade e escorregamento entre vértebras adjacentes. A definição da doença de base é de essencial importância. Reportam-se dois subtipos: (A) alterações esqueléticas generalizadas, como na osteoporose, artrogripose e sífilis; (B) alteração esquelética localizada, como tumores e infecções.[1,8,10,16]

A espondilolistese iatrogênica ou adquirida ocorre em razão da retirada de estruturas esqueléticas estabilizadoras da unidade funcional vertebral (ligamentos, disco intervertebral ou do arco vertebral posterior).[1,5]

PROPEDÊUTICA

A propedêutica é variável de acordo com o tipo e a faixa etária do paciente. Podemos verificar pacientes assintomáticos ou com limitação funcional lombossacral dolorosa. Na inspeção estática, os portadores de espondilolistese de alto grau se apresentam com a atitude típica de Phalen-Dixon – representada pela cifose lombossacral, lordose acima do escorregamento, aparência de nádegas achatadas, contratura de isquiotibiais e descompensação sagital anterior.[1,8]

Outra deformidade é a escoliose antálgica com descompensação coronal nos pacientes lombálgicos por instabilidade lombossacral. O espasmo paravertebral e de isquiotibiais (até 80% dos pacientes) parece ocorrer como tentativa de estabilização do segmento instável lombossacral ou de rodar a pelve numa posição mais vertical com o objetivo de restabelecer o centro de gravidade do corpo. Interessante observar que as contraturas se resolvem após uma média de seis meses de cirurgia, período necessário para ocorrer a fusão posterolateral. Existe associação entre a porcentagem

de escorregamento e os achados da propedêutica. Com 33% de escorregamento, Wiltse descreve esses achados na maioria dos pacientes e em praticamente todos os pacientes com escorregamento superior a 50%.[10,17]

Afecções associadas são frequentes. Até 50% dos pacientes com cifose juvenil mostram espondilólise, e 70%, espinha bífida. A escoliose antálgica não estruturada pela instabilidade lombossacral ocorre em 5% a 7% dos pacientes. Frequentemente, a escoliose se corrige após a estabilização lombossacral.[18]

QUADRO CLÍNICO

Apesar da deformidade encontrada nos escorregamentos mais graves, como já descrita na semiologia, o cenário clínico mais frequente é o da lombalgia com ou sem sinais de radiculopatia. O sofrimento radicular é em geral sensitivo com ciatalgia ou cruralgia, dependendo do nível neurológico da espondilolistese. O tecido fibroso na região da falha da *pars interarticularis*, o estreitamento do forame vertebral, a presença de hipertrofia do ligamento amarelo, osteofitose periarticular e prolapso do disco intervertebral podem contribuir com a etiopatogenia da radiculopatia. Assim, o nervo espinal pode estar estreitado na região central do canal vertebral, bem como no recesso lateral, foraminal e extraforaminal. Paresia, diminuição dos reflexos osteotendinosos profundos e hipoestesia do nível neurológico acometido podem ser encontradas.[10,19-24]

Cabe lembrar que, na espondilolistese degenerativa, o efeito guilhotina (o arco vertebral está integro) leva ao estreitamento de toda a área do canal vertebral lombar onde se encontra a cauda equina. Além disso, existe o componente de estreitamento da articulação e do ligamento amarelo hipertrófico, que contribui para a anatomia patológica do comprometimento do canal vertebral. A tradução clínica para esse achado é a claudicação neurogênica. A queixa principal do paciente é a ciatalgia com disestesias nos membros inferiores após alguns metros de marcha, conforme a gravidade do estreitamento (Figuras 7.7 e 7.8). A característica mecânica, com piora à extensão do tronco, ajuda a diferenciar da claudicação de causa vascular. Outros achados da vascular, como a dermatite ocre e pulsos não palpáveis, podem auxiliar no diagnóstico diferencial. Em função desse estreitamento dinâmico relacionado à movimentação, o exame clínico estático no consultório pode ser normal. Nos pacientes sintomáticos, verificamos dor lombar insidiosa com exacerbações, piora com a deambulação e alívio com a flexão do tronco; há relatos raros de síndrome da cauda equina crônica associada.[5,8,12,19,20]

DIAGNÓSTICO

Para o diagnóstico da espondilolistese lombar, a radiografia simples anteroposterior e a de perfil ortostática evidenciam o escorregamento entre vértebras adjacentes. As radiografias oblíquas auxiliam a observar se há a falha da

Espondilolistese

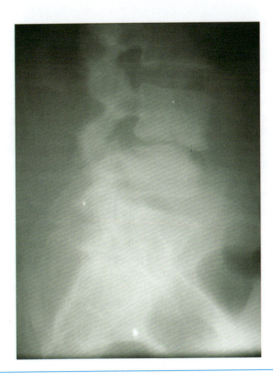

FIGURA 7.7 O escorregamento entre a quarta e quinta vértebra lombar sem falha do arco vertebral posterior é típica da espondilolistese degenerativa.

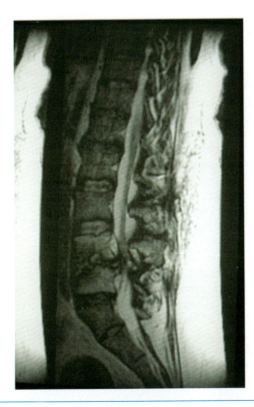

FIGURA 7.8 A ressonância lombar mostra o estreitamento do canal vertebral L4L5 no local do escorregamento e alterações degenerativas na coluna vertebral.

pars interarticularis (alongamento ou fratura) e, com isso, definir a etiopatogenia do escorregamento. Vale lembrar as estruturas anatômicas da vértebra lombar nessa visão radiográfica, que lembram o cão da raça *scottish terrier*: a articulação facetária superior lembra a orelha; a parte do pedículo do arco vertebral posterior, o olho; *a pars interarticularis*, o pescoço; o processo transverso, o focinho; a articulação facetária inferior, a parte inferior do corpo.[9,15,19]

Nos pacientes com escorregamento completo, ou proptose, a radiografia de frente mostra a quinta vértebra lombar como um chapéu de Napoleão invertido (Figura 7.9).[5]

Diferentemente da espondilolistese, a espondilólise não é evidente nas radiografias anteroposterior e na de perfil. As radiografias oblíquas, para o observador atento e com alto índice de suspeita, podem mostrar a falha da *pars interarticularis*. A inclinação do sacro em relação sagital, a lordose lombar e o equilíbrio sagital podem ser aferidos na rotina de acompanhamento dessa afecção.[2,5,10,18]

A classificação radiográfica de Meyerding se aplica a todos os tipos de espondilolistese e categoriza a gravidade do escorregamento segundo a porcentagem do escorregamento. Essa simplicidade de metodologia explica a sua frequente utilização na prática clínica. São cinco subtipos: grau zero – sem deslizamento; grau um – 1% a 25%; grau dois – 26% a 50%; grau três – 51% a 75%; e grau quatro – 76% a 100%. O baixo grau de deslizamento representa o grau um e dois; o alto, o grau três; e o quatro e o completo, a espondiloptose.[1,4,18]

A cintilografia óssea é exame inespecífico, porém é sensível para averiguar a falha na *pars interarticularis*. O papel desse exame no *screening* da lombalgia na faixa etária pediátrica é de grande auxílio para documentar o aumento de atividade óssea e, em consequência, do radiofármaco.[1,7]

A tomografia axial computadorizada com a ampola inclinada de forma invertida evidencia a falha ou fratura do arco vertebral posterior. Em alguns pacientes, a consolidação dessa falha após o tratamento conservador é reportada na faixa etária pediátrica.[1]

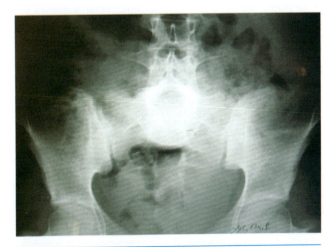

FIGURA 7.9 A figura do chapéu de Napoleão invertido ocorre na incidência anterior para espondiloptose.

CAPÍTULO 7

A mielografia dinâmica e mielotomografia mostram onde há estreitamento na dura-máter e nos nervos espinais, mas perdeu atualmente espaço após o advento da ressonância magnética, exame menos invasivo e menos sujeito a efeitos adversos do que a mielotomografia. São descritas complicações, como atopia ao contraste, choque anafilático, cefaleia após procedimento raquídeo e aracnoidites. Outra desvantagem é a radiação ionizante. A vantagem é a visão dinâmica do estreitamento após a mielografia (flexão, extensão e oblíquas) e a observação de estreitamentos de natureza óssea subarticular. Alguns autores ainda advogam esse exame para cirurgias de revisão.[2,10]

A ressonância magnética do segmento lombossacral é exame-padrão para análise do estreitamento do canal vertebral e planejamento do tratamento, ou cruralgia, dependendo do nível neurológico da espondilolistese. Primeiro, por não agregar efeitos adversos e altas doses de irradiação ionizante relatados na mielotomografia. Segundo, por demonstrar anatomia patológica do estreitamento do canal vertebral, incluindo o tecido fibroso na região da falha da *pars interarticularis*, o estreitamento do forame vertebral, a presença de hipertrofia do ligamento amarelo, a osteofitose periarticular e o prolapso do disco intervertebral. A análise dos discos intervertebrais adjacentes pode contribuir durante o planejamento da artrodese. É comum a presença de doença discal degenerativa e estenose do canal vertebral nos níveis adjacentes da espondilolistese degenerativa.[1-5]

A discografia para documentar a dor discogênica e planejar níveis de artrodese não é rotineira, e ainda é exame de utilização controversa. Os bloqueios espinais têm importância relativa, tanto no teste terapêutico diagnóstico como uma opção de tratamento não operatório.[5,9,12]

A eletroneuromiografia não é exame de rotina nesses pacientes. Esse exame não consegue documentar radiculopatia de natureza sensitiva ou dinâmica – que pode ocorrer durante a marcha e a extensão do tronco. Ademais, os achados são dependentes do examinador, o que pode justificar baixa reprodução dos achados entre examinadores com diferente vivência. Ela pode ser útil para diferenciar a doença da neuropatia periférica diabética, comorbidade não rara nos portadores de espondilolistese degenerativa.[1,5,10,17]

Existe um papel importante dos testes psicológicos nos portadores de espondilolistese degenerativa no contexto da queixa de lombalgia, em especial quando há suspeita de ganhos econômicos secundários. A despeito do diagnóstico de espondilolistese no adulto, vale notar que muitos pacientes são assintomáticos.[3,5-7]

PROGNÓSTICO

A história natural dessa afecção varia conforme a etiologia da espondilolistese. Na faixa etária pediátrica, ou nos pacientes esqueleticamente imaturos (sinal de Risser menor ou igual a III), descreve-se risco de progressão da espondilolistese. Os tipos inerentes à criança e ao adolescente são a do tipo ístmica – falha ou alongamento da *pars interarti-*

cularis – e a do tipo displásica. Isso explica o porquê da necessidade de acompanhamento periódico (a cada seis meses, quando há sinais de risco de progressão) dessas crianças, mesmo nas assintomáticas. Os sinais de risco clínico de progressão do escorregamento das vértebras adjacentes são a imaturidade esquelética (sinais de Tunner característicos de imaturidade esquelética, como caracteres sexuais secundários não desenvolvidos), ausência da menarca e sexo feminino. A imaturidade esquelética é facilmente documentada mediante presença das placas epifisárias abertas. O sinal de Risser, ossificação da crista ilíaca, é de relevância clínica, dado que a incidência anteroposterior, exame rotineiro nessa afecção, mostra indiretamente a maturidade esquelética. O sinal de Risser III (entre 50% e 75% de ossificação) ou menor, é indicativo de risco de progressão. Ao contrário das crianças e adolescentes, a espondilolistese no adulto, independentemente do tipo, geralmente não progride. A presença de frouxidão capsuloligamentar, histórico familiar e lordose aumentada são fatores descritos como de risco para a progressão da espondilolistese.[1-9]

Achados radiográficos clássicos de risco de progressão são a quinta vértebra trapezoidal e o platô do sacro cupuliforme e sinal de Risser de 0 a III. Escorregamentos superiores a 50%, mesmo em crianças assintomáticas, também é um fator de risco para o escorregamento progressivo.[2,8,10]

TRATAMENTO

A terapêutica não operatória é a primeira opção de tratamento na maioria dos pacientes.[1]

Nas crianças e adolescentes portadores de espondilolistese, a observação periódica – em função do risco de progressão – é considerada o tratamento de escolha. Na criança com queixa de lombalgia, opta-se pelo repouso, orientações posturais, anti-inflamatórios na fase aguda e imobilização com colete de Putti curto por quatro a seis meses. Na espondilólise, 82% dos casos são resolvidos com o tratamento clínico, e na espondilolistese, 40%. A falha de resposta ou a piora do escorregamento entre vértebras adjacentes documentada por intermédio de radiografias de perfil ortostáticas autorizam a realização de artrodese ou fusão. Na faixa pediátrica e nos adolescentes, se considera cirurgia na persistência dos sintomas (até 12 meses, de acordo com alguns autores), progressão radiográfica do escorregamento, contratura de isquiotibiais, marcha de Phalen-Dixon, escoliose antálgica, disfunção neurológica progressiva e escorregamento entre 25% e 50% com Risser aberto (até III). Nas crianças, considera-se a artrodese *in situ* posterolateral de Wiltse com a cruentização dos processos transversos e colocação de enxerto homólogo. Nos adolescentes, se discute a necessidade de instrumentação com uso de parafusos pediculares. A presença de radiculopatia e contratura dos isquiotibiais associada a estenose do forame indica a descompressão ou recalibragem cirúrgica por meio da foraminectomia seletiva. Nas assintomáticas, com escorregamento acima de 50% na classificação de Meyerding e com fatores clínicos ou radiográficos de risco de progressão (já comentados no item Prognóstico deste capítulo), a artrodese deve ser considerada.[4-10]

A espondilólise, como anteriormente comentado, pode ser achado de exame em crianças assintomáticas; entretanto, nas crianças sintomáticas (portadoras de lombalgia), a imobilização (colete ortopédico de Putti) e a observação são opções de tratamento. O acompanhamento dessas crianças pode demonstrar a consolidação da falha da fratura da *pars interarticularis*. Na falha do tratamento conservador, a reparação e fixação da *pars interarticularis* sem artrodese pode ser considerada. São descritas várias técnicas para essa reparação na literatura. Optamos por fixação híbrida sem artrodese na fratura da *pars interarticularis*. O papel da ressonância magnética para análise da doença discal degenerativa nos adolescentes, especialmente nos praticantes de esportes competitivos de impacto, auxilia na indicação de fusão nos pacientes portadores de doença discal degenerativa. Na falha do arco vertebral posterior nesses esportistas, a associação de fraturas, apesar de raras, é descrita, como a fratura de lâmina do arco vertebral posterior contralateral e da *pars interarticularis*.[10-22]

No adulto, a espondilolistese do tipo ístmica é a mais frequente. A hipertrofia encontrada na *pars interarticularis* e a instabilidade lombossacral justificam a história natural da lombalgia crônica complicada com radiculopatia. O tratamento clínico deve ser recomendado por quatro a seis meses e inclui medidas fisioterápicas analgésicas e anti-inflamatórias, como o ultrassom e a eletroterapia. Ainda no arsenal do tratamento não operatório, a acupuntura e os bloqueios espinais, como o epidural, são sugeridos por alguns autores. Após o alívio dos sintomas, a fisioterapia postural e a hidroterapia podem auxiliar os pacientes na reabilitação após a fase dolorosa e evitar a recidiva da lombociatalgia. No caso do insucesso do tratamento não operatório, são realizadas a descompressão cirúrgica mediante ressecção do arco vertebral posterior (procedimento de Gill) e a artrodese posterolateral. A instrumentação com parafusos pediculares permite indiretamente a redução das espondilolisteses de baixo grau e flexíveis por via de acesso posterior. Nos casos com listese maior e rígida, há risco de disfunção neurológica em até 40% dos casos em que se utiliza essa técnica, sendo irreversível em 15% dos casos. Nesses casos mais graves, a perda de redução e falha do implante ocorre em até 10% dos pacientes, e a pseudartrose, em 15% dos pacientes.[4,9,24,20-24]

As espondilolisteses do tipo ístmica e displásicas podem resultar em escorregamento de alto grau (acima do grau III de Meyerding). Esse grupo de pacientes é foco de intenso debate na literatura.[8]

Há autores que advogam a artrodese *in situ*, e outros, a redução e fusão. A fusão *in situ* é a mais utilizada. Está associada à pseudartrose em até 19% dos pacientes e pode requerer a fusão até a quarta vértebra lombar. A ressecção da quinta vértebra lombar é advogada por poucos cirurgiões.[1]

A redução e fusão apresentam até 8% de pseudartrose e maior risco de complicações, especialmente no que concerne à disfunção neurológica. A possibilidade de perda da redução e o tratamento mais prolongado são outras desvantagens na comparação com a fusão *in situ*. A vantagem é o maior controle do desequilíbrio sagital.[6,14,23]

Interessante considerar que não foi possível observar diferença nos desfechos mais relevantes centrados nos pacientes quando comparamos a fusão *in situ* com a redução e fusão. Esse achado leva alguns autores a questionar a necessidade de assumir o maior risco de disfunção neurológica inerente à redução cirúrgica da espondilolistese.[8]

O tratamento da espondilolistese degenerativa entra no cenário das doenças degenerativas da coluna vertebral. Como toda doença degenerativa, observa-se aumento da prevalência dessa afecção no consultório. O período de quatro a seis meses de tratamento conservador mediante as opções conservadoras discutidas deve ser respeitado, pelo simples fato de a história natural resultar na resolução dos sinais e sintomas da grande maioria dos pacientes, a despeito da manutenção dos achados nos exames de imagem. Após esse período e nos pacientes portadores de disfunção neurológica progressiva, como a claudicação neurogênica em distância cada vez menor, devemos recomendar o tratamento operatório. Os bloqueios espinais em geral não são indicados, dada a natureza degenerativa do estreitamento do canal vertebral. Na fase mais adiantada da história natural das alterações degenerativas na coluna, é rara a presença de hérnias isoladas do disco intervertebral responsáveis pela radiculopatia sensitiva e autolimitada. Por isso, os bloqueios na espondilolistese degenerativa não são recomendados por muitos autores.[1-6,17,20]

Cumpre notar que as alterações degenerativas, na teoria, são progressivas e, assim, a tentativa de tratamento conservador por vários meses não é recomendada, especialmente no grupo de pacientes com disfunções neurológicas, mesmo que dinâmicas (claudicação neurogênica). Como muitos desses pacientes são idosos e portadores de comorbidades, há a possibilidade de piora da condição clínica geral quando protelamos por muitos meses a cirurgia de grande porte na coluna.[5,10]

O controle de comorbidades inerentes a esses pacientes, como hipertensão, osteoporose, cardiomiopatias isquêmicas e diabetes, é de essencial importância para diminuir o risco de complicações operatórias. Especial atenção deve ser dada aos diabéticos, pelo risco de neuropatia periférica e insuficiência vascular periférica – que muitas vezes mimetizam, respectivamente, a radiculopatia sensitiva por estenose lombar e a claudicação neurogênica. Parestesias em bota, diminuição do pulso pedioso e alterações distróficas nos membros inferiores (dermatite ocre) alertam para essa possibilidade no diagnóstico diferencial. A instabilidade no segmento da espondilolistese se associa à miopatia degenerativa e, em alguns pacientes, à escoliose lombar degenerativa – deformidade de aparecimento no adulto (idade acima de 35 anos de idade).[2,6,19,20-23]

CAPÍTULO 7

71

As queixas desses pacientes são aferidas por questionários específicos e validados no nosso meio, como a dor axial (Owestry) e a dor neurogênica (escala visual de dor, disfunção neurológica). Dessa forma, as opções de tratamento podem ser comparadas de forma mais objetiva. O padrão-ouro de tratamento cirúrgico é a descompressão lombar por meio da laminectomia e a artrodese posterolateral, por ser esse o tratamento mais consagrado e ainda utilizado com resultados satisfatórios em 83% a 96% dos pacientes. A instrumentação com uso de parafusos pediculares está associada a melhores resultados clínicos e radiográficos, principalmente ao se considerar o nível entre a quarta e quinta vértebra lombar, onde a espondilolistese do tipo degenerativa geralmente ocorre. Um método de fusão alternativo inclui os espaçadores intercorporais – posteriores (PLIF) e transforaminais (TLIF) –, com a vantagem de indiretamente abrir o forame intervertebral acometido, aumentar a área de fusão e melhorar o equilíbrio sagital. Os espaçadores posteriores apresentam a desvantagem da maior necessidade de manipulação da dura-máter bilateralmente, fato associado à maior aderência da dura-máter e o risco de lesão do nervo espinal. Estudos clínicos são realizados com a finalidade de comprovar essas vantagens em termos de melhores resultados funcionais. O papel da descompressão seletiva sem artrodese é limitado, dado que o quadro álgico axial e da instabilidade requer a fusão associada à descompressão dos nervos espinais.[8,20-23]

A espondilolistese lombar traumática é de indicação cirúrgica absoluta por se tratar de fratura com luxação instável na coluna lombossacral. Conforme o mecanismo do trauma, a fratura ocorre em qualquer segmento anatômico da unidade funcional vertebral (disco intervertebral e as duas vértebras adjacentes). Essa lesão é rara na vítima de múltiplos ferimentos no contexto do politraumatizado, porque a região lombossacral é mais rígida do que a toracolombar. O mecanismo principal é a extensão com lesão na *pars interarticularis*. O tratamento consiste na redução, quando necessária, na fixação e na artrodese.[5,12]

O tratamento da espondilolistese patológica é descrito de acordo com a etiologia e a doença de base associadas ao escorregamento. Para exemplificar, nas lesões metastáticas, há a estabilização e a descompressão da cauda equina, bem como o tratamento coadjuvante com quimioterapia e radioterapia conforme o tipo histológico diagnosticado. Na osteoporose e fluorose, recomenda-se o tratamento clínico da doença de base.[1]

O uso de enxertia autóloga ainda é o padrão-ouro para a realização da artrodese. Esse tipo de enxertia ainda é utilizado como base de comparação para o uso dos substitutos ósseos, enxertia homóloga e novas tecnologias, como a proteína morfogenética humana.[19-22]

A artrodese e a descompressão do canal vertebral, princípios do tratamento dessa afecção, com uso de tecnologia menos invasiva por intermédio de vias de acesso menos agressivas realizadas por tubos ou expansores e uso de algum tipo de instrumento óptico de magnificação, são hoje avaliadas na comparação com o tratamento convencional a fim de demonstrar benefícios clínicos reais e de longa duração por meio de metodologia científica consistente.[2,6,10]

As complicações precoces descritas após o tratamento cirúrgico incluem intercorrências clínicas, como tromboembolismo pulmonar, cardiomiopatia isquêmica intraoperatória e hemorragia. Essas complicações são evitadas com a avaliação pré-anestésica e com o controle clínico das comorbidades associadas. Existe correlação direta entre essas comorbidades e as complicações clínicas perioperatórias nos portadores de espondilolistese degenerativa. Complicações cirúrgicas precoces incluem posicionamento inadequado dos implantes (parafuso posicionado no interior do canal vertebral). Essa complicação pode ser evitada com o treinamento adequado com cirurgião experiente e uso de estudos diagnósticos durante a cirurgia, como a monitoração neurofisiológica (potencial evocado sensitivo, potencial evocado motor e estimulação eletroneuromiográfica direta do parafuso), neuronavegador, perfurador de pedículo com uso de impedância sonora em tempo real e controle tomográfico no ato operatório. Desses estudos diagnósticos, merece destaque a monitoração neurofisiológica por fornecer *feedback* ao cirurgião em tempo real, documentando a presença do implante próximo ao nervo espinal lombar mediante estimulação direta do implante. A limitação do método é que a falta de resposta não é garantia do adequado posicionamento do implante, porque o parafuso pedicular pode estar posicionado do lado externo do pedículo do arco vertebral. O conhecimento da anatomia, treinamento adequado e imagem radiográfica no ato operatório ainda são a chave para se evitar esse tipo de complicação precoce. Outra complicação precoce são as infecções, divididas em superficiais e profundas. Um fator de risco associado à infecção é o diabetes *mellitus*, em função da disfunção da imunidade característica desses pacientes. Estudos clínicos sugerem melhores resultados clínicos após o desbridamento precoce, limpeza cirúrgica, manutenção da instrumentação e antibioticoterapia específica endovenosa em longo prazo. A lesão da dura-máter com fistula liquórica é complicação precoce mais incidente nas cirurgias de revisão. Sutura e drenagem liquórica são descritas como métodos de tratamento.[2,8,20-24]

A falta de consolidação após quatro a seis meses de cirurgia e a consequente falha da instrumentação são as principais complicações tardias. Há clara associação entre tabagismo e pseudartrose nesses pacientes. Outros fatores de risco descritos são fusões acima de três níveis, obesidade, osteoporose e diabetes. A pseudartrose – é interessante notar – não está associada obrigatoriamente com pior resultado clínico, principalmente nos pacientes da faixa etária pediátrica. Nos casos sintomáticos e com falha do implante, a revisão e a necessidade de abordagem associada – intercorporal anterior (ALIF) ou posterior (PLIF e TLIF) – são consideradas pela maioria dos autores. A morbidade com dor na retirada do enxerto autólogo é complicação tardia descrita nesses pacientes. O conhecimento da anatomia para evitar o comprometimento da articulação sacroilíaca é de essencial importância.[19,20,21-23].

Em longo prazo, outra complicação descrita e rara é a discoartrose e a instabilidade degenerativa segmentar adjacentes à área de fusão sintomática. Quando ocorre estenose lombar degenerativa com disfunção neurológica progressiva nesse nível (claudicação, dor axial e radiculopatia), resistente ao tratamento clínico, opta-se pela revisão cirúrgica e prolongamento da artrodese.[22-24]

REFERÊNCIAS BIBLIOGRÁFICAS

1. Hu SS, Tribus CB, Diab M, et al. Spondylolisthesis and spondylolysis. J Bone Joint Surg Am. 2008 Mar;90(3):656-71.
2. Lonstein JE. Spondylolisthesis in children. Cause, natural history, and management. Spine (Phila Pa 1976). 1999 Dec 15;24(24):2640-8.
3. Allen RT, Rihn JA, Glassman SD, et al. An evidence-based approach to spine surgery. Am J Med Qual. 2009 Nov-Dec;24(6 Suppl):15S-24S.
4. Jones TR, Rao RD. Adult isthmic spondylolisthesis. J Am Acad Orthop Surg. 2009 Oct;17(10):609-17.
5. Talangbayan LE. The inverted Napoleon's hat sign. Radiology. 2007 May;243(2):603-4.
6. Watters WC 3rd, Bono CM, Gilbert TJ, et al. An evidence-based clinical guideline for the diagnosis and treatment of degenerative lumbar spondylolisthesis. Spine J. 2009 Jul;9(7):609-14.
7. Martin S, Raup G, Hunter S, et al. Surgical management of traumatic L2-L3 spondyloptosis. AORN J. 2009 Apr;89(4):657-76; quiz 673-6.
8. Hakało J, Wroński J. The role of reduction in operative treatment of spondylolytic spondylolisthesis. Neurol Neurochir Pol. 2008 Jul-Aug;42(4):345-52.
9. Majid K, Fischgrund JS. Degenerative lumbar spondylolisthesis: trends in management. J Am Acad Orthop Surg. 2008 Apr;16(4):208-15.
10. DiPaola CP, Molinari RW. Posterior lumbar interbody fusion. J Am Acad Orthop Surg. 2008 Mar;16(3):130-9.
11. Carreon LY, Glassman SD, Howard J. Fusion and nonsurgical treatment for symptomatic lumbar degenerative disease: a systematic review of Oswestry Disability Index and MOS Short Form-36 outcomes. Spine J. 2008 Sep-Oct;8(5):747-55.
12. Kalichman L, Hunter DJ. Diagnosis and conservative management of degenerative lumbar spondylolisthesis. Eur Spine J. 2008 Mar;17(3):327-35.
13. Acosta FL Jr, Ames CP, Chou D. Operative management of adult high-grade lumbosacral spondylolisthesis. Neurosurg Clin N Am. 2007 Apr;18(2):249-54.
14. Levin DA, Hale JJ, Bendo JA. Adjacent segment degeneration following spinal fusion for degenerative disc disease. Bull NYU Hosp Jt Dis. 2007;65(1):29-36.
15. Herkowitz HN. Spine update. Degenerative lumbar spondylolisthesis. Spine (Phila Pa 1976). 1995 May 1;20(9):1084-90.
16. Hart RA, Prendergast MA. Spine surgery for lumbar degenerative disease in elderly and osteoporotic patients. Instr Course Lect. 2007;56:257-72.
17. Bridwell KH. Surgical treatment of high-grade spondylolisthesis. Neurosurg Clin N Am. 2006 Jul;17(3):331-8.
18. Mac-Thiong JM, Labelle H. A proposal for a surgical classification of pediatric lumbosacral spondylolisthesis based on current literature. Eur Spine J. 2006 Oct;15(10):1425-35.
19. Ploumis A, Hantzidis P, Dimitriou C. High-grade dysplastic spondylolisthesis and spondyloptosis: report of three cases with surgical treatment and review of the literature. Acta Orthop Belg. 2005 Dec;71(6):750-7. Review
20. Ogilvie JW. Complications in spondylolisthesis surgery. Spine (Phila Pa 1976). 2005 Mar 15;30(6 Suppl):S97-101.
21. McNeely ML, Torrance G, Magee DJ. A systematic review of physiotherapy for spondylolysis and spondylolisthesis. Man Ther. 2003 May;8(2):80-91.
22. McTimoney CA, Micheli LJ. Current evaluation and management of spondylolysis and spondylolisthesis. Curr Sports Med Rep. 2003;2(1):41-6.
23. Gong K, Wang Z, Luo Z. Reduction and transforaminal lumbar interbody fusion with posterior fixation versus transsacral cage fusion in situ with posterior fixation in the treatment of Grade 2 adult isthmic spondylolisthesis in the lumbosacral spine. J Neurosurg Spine. 2010 Sep;13(3):394-400.
24. Brown CA, Eismont FJ. Complications in spinal fusion. Orthop Clin North Am. 1998 Oct;29(4):679-99.

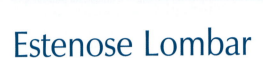

Estenose Lombar

Marcelo Wajchenberg
David Del Curto
Rafael de Paiva Luciano

CARACTERÍSTICAS

A estenose do canal vertebral é caracterizada por um estreitamento circunferencial de seu diâmetro e, na coluna lombar, pode causar compressão de uma ou mais raízes da cauda equina. Na estenose dos forames intervertebrais, pode haver compressão radicular, em qualquer nível da coluna vertebral. Por definição, considera-se estenose lombar quando a área do canal vertebral é menor do que 1,5 cm^2 ou há um diâmetro anteroposterior menor que 11,5 mm.[1]

Quanto às causas da estenose do canal vertebral, Arnoldi as dividiu em três tipos:[2]

- **Estenose congênita:** em pacientes com acondroplasia, ou de causa idiopática (desenvolvimento).
- **Estenose adquirida:** causada principalmente por degeneração discal e óssea, associada ou não a espondilolistese. Outras causas são as lesões iatrogênicas, pós-traumáticas, metabólicas e tumorais.
- Associação entre as formas citadas.

A principal causa da estenose de canal vertebral é degenerativa, secundária ao desgaste das estruturas responsáveis pela sustentação e movimentação da coluna vertebral.

Para compreender os fenômenos causadores desse distúrbio, devemos observar as estruturas envolvidas. Cada segmento da coluna vertebral é formado por unidades funcionais, compostas pelas vértebras cranial (superior) e caudal (inferior), pelas facetas articulares, pelos ligamentos e pelo disco intervertebral. Essas estruturas funcionam de forma sinérgica. O disco intervertebral distribui e suporta a carga na região anterior da coluna vertebral, poupando as facetas articulares na região posterior, com auxílio dos músculos paravertebrais e dos ligamentos.

Com o envelhecimento e a degeneração, o disco intervertebral perde a sua característica viscoelástica, podendo ocorrer lacerações no ânulo fibroso, fragmentação do núcleo pulposo e, consequentemente, perda da altura discal. O desgaste discal permite o aumento da mobilidade local, enquanto o estreitamento do espaço intersomático aproxima os corpos vertebrais e reduz a altura dos forames, proporcionando uma distribuição assimétrica da carga axial. Esse transtorno propicia o aumento de mobilidade nas facetas articulares, com desgaste precoce e consequente osteoartrose. O desgaste discal e das facetas articulares pode proporcionar retrolistese ou espondilolistese que, associadas à formação de osteófitos, podem determinar estenose do canal vertebral. Quando ocorre estreitamento central e lateral do canal vertebral em múltiplos níveis, a nutrição neural pode ser prejudicada pela compressão vascular.

Outra estrutura anatômica que frequentemente está envolvida na fisiopatologia da estenose vertebral é o ligamento amarelo. A microinstabilidade decorrente da degeneração do disco associada à redução da altura intervertebral resultam respectivamente na hipertrofia e no empenamento do ligamento amarelo.[3]

O aparecimento dos osteófitos também está ligado à instabilidade provocada pelos processos degenerativos da coluna. No entanto, com a evolução do tempo, pode invadir o canal vertebral ou os espaços foraminais, contribuindo dessa forma com a mecânica da compressão. Esse processo de alteração no disco-aumento da mobilidade-estabilização foi proposto por Kirkaldy-Willis *et al.* para descrição da degeneração da unidade funcional vertebral.[4]

Os processos degenerativos podem ocorrer em indivíduos a partir da terceira década de vida, podendo também acometer precocemente indivíduos com sequela de trauma, doença inflamatória degenerativa ou malformações congênitas. As características da estenose do canal vertebral cervical e lombar são diferentes, em virtude de aspectos anatômicos e da presença da medula espinal na região cervical.

A estenose vertebral lombar é o diagnóstico mais comum nas cirurgias da coluna em pacientes acima de 65 anos de idade.[5] O envelhecimento da população, o surgimento de exames de imagem mais acurados e melhores técnicas cirúrgicas têm sido citados como causas do crescente número de cirurgias.

A incidência aumenta na quinta década de vida e chega a acometer entre 1,7% e 8% da população geral.[6] Não existe predominância de gênero, mas a estenose lombar associada a espondilolistese degenerativa é mais comum em mulheres. Os níveis mais comprometidos são L3-L4 e L4-L5. Entre 5% e 15% dos pacientes com estenose do canal lombar podem ter estenose do canal cervical associada.

O quadro clínico é variável nessa doença e depende da raiz ou das raízes acometidas. Não é raro haver uma dissociação entre os dados de exame clínico e os de exames por imagem. Apesar de a queixa mais precoce ser a dor lombar axial, o sintoma mais comum é a dor no membro inferior, relatada em torno de 80% dos pacientes.[7] Essa dor pode adquirir tanto um padrão de claudicação neurogênica quanto radicular.

A principal característica da estenose do canal vertebral lombar é a claudicação neurogênica. Pode estar associada a crises de lombalgia, com rigidez matinal e piora após repouso prolongado, em razão da osteoartrose das facetas articulares.

Na claudicação neurogênica, bem como na claudicação vascular, o paciente pode apresentar dor irradiada para as pernas, com adormecimento e possível irradiação precisa. Nessa situação, o paciente anda curvado para a frente (ampliando o diâmetro do canal vertebral), caminha pequenos trechos e senta-se para amenizar os sintomas, necessitando de algum tempo para retomar a caminhada. Esses sintomas não ocorrem quando esses pacientes pedalam em bicicletas estacionárias. Os pacientes com claudicação vascular apresentam os sintomas independentemente da posição do tronco. Os sintomas são agravados com a utilização de bicicleta estacionária, havendo alterações vasculares e diminuição dos pulsos arteriais distais. Os sintomas são revertidos com rapidez após cessar a atividade.

O segundo tipo de dor no membro inferior que pode se manifestar é o da radiculopatia clássica que ocorre diante da presença de estenose do recesso lateral ou do forame. Ela pode ser uni ou bilateral. Múltiplas raízes são acometidas em até 65% dos pacientes.[8] Sua distribuição é mais claramente restrita a um dermátomo específico. Pode vir acompanhada de parestesia no mesmo dermátomo ou fraqueza muscular correspondente ao nível comprometido. A raiz mais acometida é a de L5, o que resulta em dor na face lateral da perna e fraqueza do extensor longo do hálux ou do tibial anterior. Tanto a claudicação neurogênica quanto a radiculopatia podem se apresentar no mesmo paciente com estenose central e lateral. Em revisão de 350 pacientes submetidos a cirurgia por estenose do canal lombar, Louis e Nazarian observaram que 67% tinham claudicação neurogênica, 57% tinham radiculopatia unilateral e 43% tinham radiculopatia bilateral.[9]

Outros sintomas possíveis na estenose de canal lombar são as alterações urinárias, intestinais e sexuais, que podem ser sutis ou graves. Em geral, essas alterações aparecem lentamente, e o paciente acaba se adaptando aos sintomas. Porém, em compressões agudas da cauda equina, causadas por hérnias discais extrusas e volumosas, em um canal estreito, pode ocorrer síndrome da cauda equina. Essa síndrome é rara, mas caracteriza uma situação de urgência. As suas características clínicas são: anestesia em sela (região perineal), retenção urinária, obstipação, ciatalgia e anestesia plantar, podendo ocorrer paralisia flácida dos membros inferiores.

Os sintomas urinários são relatados entre 50% e 80% dos pacientes com estenose do canal lombar.[10] No entanto, a maioria desses sintomas pode ser atribuída a outras causas não relacionadas à cauda equina, como hipertrofia prostática e estenose uretral.

Mesmo em pacientes com sintomas graves, são encontradas poucas alterações no exame físico. Pode haver alterações da postura com inclinação anterior do tronco, como forma de aumentar o diâmetro sagital do canal vertebral, além da diminuição da lordose lombar fisiológica ou até mesmo sua inversão. O arco de movimento lombar, particularmente para extensão, também pode estar diminuído. O exame neurológico geralmente é normal, apesar das queixas frequentes de fraqueza pelos pacientes. Não obstante, algumas alterações podem ser detectadas realizando-se um teste de estresse prévio, como caminhada até o início dos sintomas. Déficits sensitivos são mais comuns na distribuição de L4 e L5, enquanto a fraqueza motora, se presente, afeta tipicamente a musculatura inervada por L5 e S1. Déficits neurológicos motores e sensitivos focais são mais comuns nas estenoses do recesso lateral ou foraminais, enquanto reflexos assimétricos nos membros inferiores são mais comuns na estenose central. O teste de elevação do membro inferior é geralmente negativo, mesmo em pacientes com dor radicular. Entre os diagnósticos diferenciais, deve-se considerar osteoartrose dos quadris, neuropatia periférica, insuficiência vascular e metástase.

DIAGNÓSTICO POR IMAGEM E AVALIAÇÃO NEUROFISIOLÓGICA

A anamnese é fundamental para o diagnóstico, juntamente com o exame físico ortopédico e neurológico. Vale lembrar que é frequente a dissociação entre os achados clínicos e os exames subsidiários. Os exames por imagem permitem a compreensão e avaliação da estenose do canal vertebral, possibilitando o planejamento terapêutico, valorizando-se sempre o quadro clínico em relação aos achados dos exames complementares.

As *radiografias simples de frente e perfil* permitem a observação direta das estruturas ósseas, mostrando osteófitos, degeneração das facetas articulares, desalinhamentos no plano frontal (escoliose e laterolistese) e lateralmente (espondilolistese e retrolistese). A perda do alinhamento vertebral sugere a presença de instabilidade local, que pode ser confirmada na radiografia em perfil na posição neutra, em hiperflexão e na hiperextensão, o que permite a avaliação da mobilidade da unidade vertebral. A análise do disco intervertebral é precária, pois somente demonstra a altura dessa estrutura. No entanto, ela tem uma grande vantagem, permitindo a ortostase sob o efeito da força da gravidade.

A *mielografia* era o exame de escolha até a introdução da mielotomografia computadorizada e da ressonância magnética. Esse exame permite observar a compressão sobre o tecido neural e avaliar de forma completa o segmento estudado na porção central do canal e mesmo a emergência das raízes nervosas. A vantagem desse exame é permitir a avaliação dinâmica da coluna vertebral, inclusive nas manobras de flexão e extensão.

A *tomografia computadorizada* possibilita avaliar a forma do canal vertebral, principalmente das estruturas ósseas responsáveis pelo estreitamento. Também permite observar o disco intervertebral e as estruturas neurais. Além disso, com a mielotomografia computadorizada, há melhor visualização das áreas de estenose e sua etiologia (Figura 8.1).

A *ressonância magnética* é o método de escolha para avaliação das estenoses vertebrais, em cortes sagitais, coronais e axiais. Ela tem as vantagens de não submeter o paciente à irradiação e principalmente demonstrar as estruturas nervosas e o disco intervertebral com muito melhor definição do que os demais métodos. No entanto, esse exame pode ter sua interpretação dificultada em pacientes com escoliose degenerativa (Figuras 8.2 e 8.3).

A *eletroneuromiografia* é um exame que dá informações sobre quais são as raízes nervosas afetadas e qual seu grau de acometimento. Esse dado é importante em pacientes com estenose de múltiplos níveis. O exame também possibilita determinar se a compressão é aguda ou crônica e se há

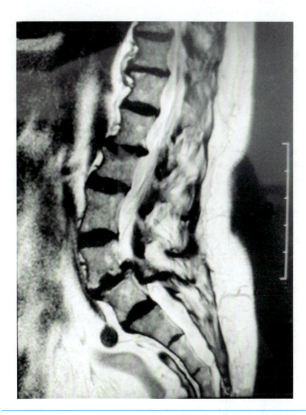

FIGURA 8.2 Ressonância magnética ponderada em T2 com corte sagital da coluna lombossacral de paciente com estenose em múltiplos níveis e espondilolistese degenerativa L4-L5.

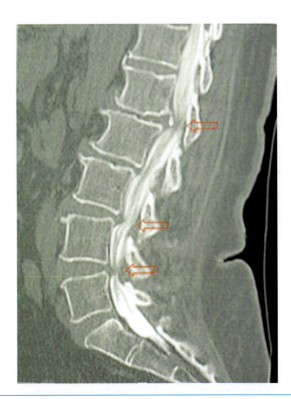

FIGURA 8.1 Mielotomografia computadorizada, corte sagital da coluna lombar de paciente com estenose de canal vertebral (afilamento do contraste) em múltiplos níveis.

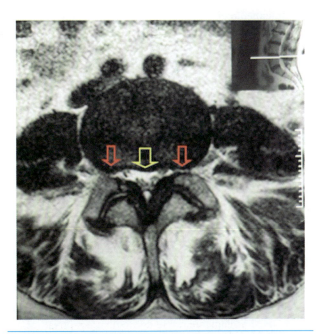

FIGURA 8.3 Ressonância magnética ponderada em T2 com corte axial da coluna lombossacral de paciente com estenose central (seta amarela) e lateral (seta vermelha) graves.

Série Ortopedia e Traumatologia – Fundamentos e Prática

denervação, auxiliando ainda no diagnóstico diferencial de doenças que afetam o sistema nervoso periférico, como diabetes e alcoolismo. Para a avaliação da função medular, pode-se utilizar o potencial evocado somatossensitivo.

TRATAMENTO CONSERVADOR

O tratamento inicial da estenose lombar consiste em orientar o paciente em relação às atividades cotidianas, explicando-lhe noções de postura e ergonomia e solicitando que evite carregar peso. O emagrecimento auxilia a diminuir a carga sobre a região lombar. Durante a fase aguda, na presença de dor intensa, o repouso pode ser indicado, mas não é obrigatório e nem interfere sobre o resultado. Anti-inflamatórios não esteroides, miorrelaxantes, manutenção da atividade física e reabilitação têm efeitos comprovados na fase aguda. O uso de corticosteroide tem evidência limitada nessa fase. Não há comprovação da evidência do uso de antidepressivos, injeções em pontos-gatilho, injeções facetárias e de técnicas manipulativas. Medicamentos analgésicos e anti-inflamatórios não hormonais são os fármacos de escolha para iniciar o tratamento, sempre observando os possíveis efeitos adversos, levando em consideração que esses pacientes são, em sua maioria, idosos, suscetíveis a complicações gastrintestinais e renais. Os analgésicos narcóticos podem ser utilizados em pacientes com dor intensa, sendo necessário cuidado com a dependência, obstipação e retenção urinária.

TRATAMENTO CIRÚRGICO

O tratamento cirúrgico é indicado quando houver déficit neurológico progressivo, resistente ao tratamento conservador e com prejuízo da qualidade de vida do paciente. No entanto, na literatura há uma ampla variação nas indicações do tratamento cirúrgico dependendo da região onde é realizado o estudo.[11] A cirurgia é feita em caráter eletivo, após uma completa avaliação clínica do paciente. A única justificativa para urgência é a presença de síndrome aguda da cauda equina.

Weinstein et al.,[12] após um estudo multicêntrico comparando o tratamento conservador com o cirúrgico em pacientes com no mínimo 12 semanas de sintomas, concluíram que os pacientes submetidos ao tratamento cirúrgico tiveram uma melhora estatisticamente significativa da dor, da qualidade de vida e da satisfação, quando comparados ao grupo não cirúrgico.[12] No entanto, conforme a revisão sistemática realizada pela Cochrane em 2010, não há evidências consistentes na literatura sobre a vantagem de um tratamento em relação ao outro, apesar de haver uma discreta melhora na avaliação dos pacientes cirúrgicos.

Os princípios básicos do tratamento cirúrgico são:

- Descompressão completa da cauda equina e das raízes nervosas, abrindo não somente a região central do canal vertebral mas também os recessos laterais.
- Estabilização da coluna vertebral no local da descompressão, que pode ser realizada por meio de artrodese do segmento abordado, com a utilização de enxerto ósseo e implantes metálicos, quando houver evidência de instabilidade vertebral.

Atualmente, há uma tendência ao uso exagerado de implantes metálicos nas abordagens da coluna vertebral. Em 2006, nos Estados Unidos, 65% das cirurgias de coluna incluíram instrumentação. Chen et al.[13] demonstraram que a cirurgia com artrodese é em média 50% mais cara do que a descompressão simples.[13] Além do custo, o tempo cirúrgico e as complicações são maiores quando a descompressão vertebral é associada a fusão instrumentada. A artrodese com instrumentação somente deve ser realizada quando houver evidência da perda da estabilidade no segmento vertebral.

Os resultados do tratamento cirúrgico estão relacionados a um diagnóstico preciso e abordagem no momento adequado, pois as lesões neurológicas motoras graves podem ser irreversíveis. Uma metanálise realizada por Turner[5] mostrou taxa de sucesso de 64% para os procedimentos cirúrgicos tradicionais. Alguns autores, como Kleeman,[14] preferem utilizar técnicas menos invasivas, preservando estruturas articulares e ligamentares, com objetivo de descomprimir setores com maior estenose, sem causar instabilidades.[14] No entanto, os resultados obtidos com a cirurgia podem apresentar piora com o tempo, conforme observado em trabalho retrospectivo realizado por Katz, que observou a deterioração dos resultados cirúrgicos em 45% dos pacientes em sua série. Portanto, deve-se manter o tratamento clínico e fisioterápico mesmo após o tratamento cirúrgico.[15]

CASO CLÍNICO

- **ID:** A. D. L., 73 anos, sexo feminino
- **QP:** Dor lombar com irradiação p/ MMIIs há um ano
- **HMA**: Paciente refere dor lombar com irradiação para MMIIs após caminhadas curtas, melhora com repouso e após flexão do tronco. Evoluiu com limitação severa das atividades diárias. Nega alteração dos esfíncteres. Realizado tratamento conservador sem sucesso.

Estenose Lombar

Exame físico

Inspeção
- Obesidade
- Flexão do tronco
- Limitação e dor à extensão

Palpação
- Dor na coluna lombar

Exame neurológico

Sem alteração

Exames de imagem

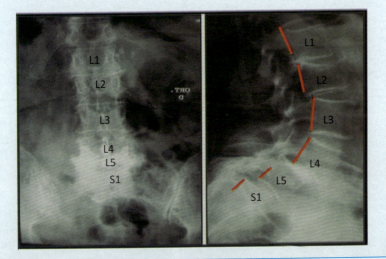

FIGURA 8.4 A. D. L., 73 anos, sexo feminino: radiografia AP e perfil da coluna lombossacral.

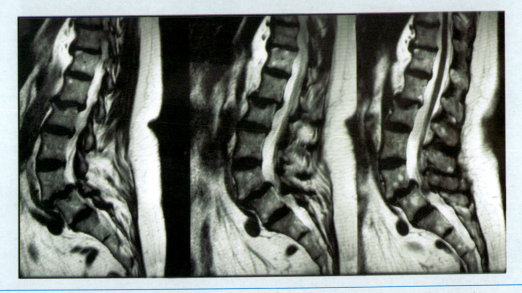

FIGURA 8.5 A. D. L., 73 anos, sexo feminino: ressonância magnética ponderada em T2, corte sagital.

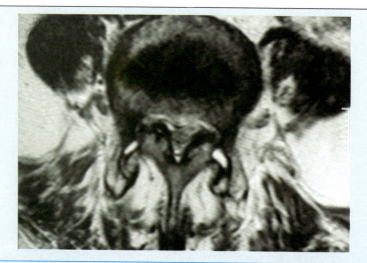

FIGURA 8.6 A. D. L., 73 anos, sexo feminino: ressonância magnética ponderada em T2, corte axial no nível L4/L5.

Conduta

- Descompressão L4-L5-S1 + Artrodese L1-S1

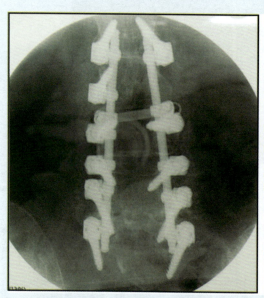
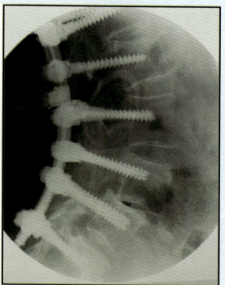

FIGURA 8.7 Pós-operatório imediato AP, perfil da artrodese L1-S1 e descompressão L4-L5-S1.

REFERÊNCIAS BIBLIOGRÁFICAS

1. Ullrich CG, Binet EF, Sanecki MG, et al. Quantitative assessment of the lumbar spinal canal by computed tomography. Radiology. 1980 Jan;134(1):137-43.
2. Arnoldi CC. Lumbar spinal stenosis and nerve root entrapment syndrome. Definition and classification. Clin Orthop Rel Res. 1976;115:4-5.
3. Yoshida M, Shima K, Taniguchi Y, et al. Hypertrophied ligamentum flavum in lumbar spinal canal stenosis. Pathogenesis and morphologic and immunohistochemical observation. Spine (Phila Pa 1976). 1992;17(11):1353-60.
4. Kirkaldy-Willis WH, Wedge JH, Yong-Hing K, et al. Pathology and pathogenesis of lumbar spondylosis and stenosis. Spine (Phila Pa 1976). 1978;3(4):319-28.
5. Turner JA, Ersek M, Herron L, et al. Surgery for lumbar spinal stenosis: attempted meta-analysis of the literature. Spine. 1992;17:1-8.
6. De Villiers PD, Booysen EL. Fibrous spinal stenosis: a report of 850 myelograms with a water-soluble contrast medium. Clin Orthop. 1976;115:140-4.

7. Arbit E, Pannullo S. Lumbar stenosis: a clinical review. Clin Orthop Rel Res. 2001;384:137-43.

8. Amundsen T, Weber H, Lilleas F, et al. Lumbar spinal stenosis: clinical and radiologic features. Spine. 1995;20:1178-86.

9. Louis R, Nazarian S. Lumbar stenosis surgery: the experience of the orthopaedic surgeon. Chir Organi Mov. 1992;77:23-9.

10. Hellstrom PA, Tammela TL, Niinimaki TJ. Voiding dysfunction and urodynamic findings in patients with lumbar spinal stenosis and the effect of decompressive laminectomy. Scand J Urol Nephrol. 1995;29:167-71.

11. Weinstein JN, Lurie JD, Olson PR, et al. United States trends and regional variation in lumbar spine surgery : 1992-2003. Spine. 2006;31:2707-14.

12. Weinstein JN, Tosteson TD, Lurie JD, et al. Surgical versus nonsurgical therapy for lumbar spinal stenosis. N Engl J Med. 2008 Feb 21;358(8):794-810.

13. Chen E, Tong KB, Laouri M. Surgical treatment patterns among Medicare beneficiaries newly diagnosed with lumbar spinal stenosis. Spine J. 2010 Jul;10(7):588-94.

14. Kleeman TJ, Hiscoe AC, Berg, EE. Patient outcomes after minimally destabilizing lumbar stenosis decompression. Spine. 2000;25:865-70.

15. Katz JN. Lumbar spinal fusions: surgical rates, costs, complications. Spine. 1995;20 suppl:S78-83.

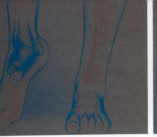
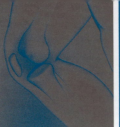

Hérnia de Disco Lombar

Helton Luiz Aparecido Defino
Herton Rodrigo da Costa

A hérnia de disco lombar é a causa mais frequente da ciática, que tem sido definida como a dor no membro inferior devido à irritação do nervo ciático. Embora a dor ciática seja conhecida desde a antiguidade, a sua relação com a hérnia de disco lombar foi descrita no começo do século XX. Em 1929, Dandy e Schmorl descreveram praticamente ao mesmo tempo e independentemente a existência de condromas ou tumores cartilaginosos oriundos do disco intervertebral, que comprimiam as raízes nervosas com consequente dor ciática. Cinco anos mais tarde, Mixter e Barr relataram a correlação entre a ciática e a presença da hérnia da porção central e mole do disco intervertebral. Esse relato representou um marco histórico no estabelecimento da correlação da compressão da raiz nervosa pelo material herniado do disco intervertebral e a dor ciática.[1]

A hérnia de disco era considerada como sinônimo de herniação do núcleo pulposo. No entanto, a definição moderna é mais abrangente e a considera como o deslocamento focal do conteúdo do núcleo pulposo, ânulo fibroso ou placa vertebral terminal além da margem do corpo vertebral adjacente.[2]

EPIDEMIOLOGIA

A incidência absoluta da hérnia de disco lombar não é conhecida devido à grande porcentagem de pacientes assintomáticos que apresentam hérnia de disco nas imagens da ressonância magnética.[3] A incidência anual tem sido estimada em 0,1% a 0,5%, e a prevalência, em 3% a 5%.[4] A incidência anual da ciática é de cerca de 5% a 10%, e dentre os pacientes que apresentam dor lombar, somente 1% apresentam sintomas de compressão radicular.[5,6] A prevalência durante a vida é de aproximadamente 2%. A maior ocorrência tem sido observada próximo aos 40 anos de idade, em ambos os sexos.[4]

PATOGÊNESE

O início da rotura do ânulo fibroso geralmente representa o evento final das alterações degenerativas do disco intervertebral. A distribuição das cargas sobre o disco intervertebral migra da porção central para a periferia como consequência das alterações degenerativas do disco intervertebral, aumentando as forças de compressão e cisalhamento sobre o ânulo fibroso, o que pode resultar na sua fissura ou rotura completa. A concentração de estresse na região posterolateral do disco intervertebral conduz a fissuras e roturas, por meio das quais o conteúdo do disco intervertebral migra para a periferia (Figuras 9.1 e 9.2). A etiologia da hérnia de disco lombar não é totalmente esclarecida, e os fatores genéticos, mais que os mecânicos, têm sido evidenciados.[7] Hábitos sedentários, levantamento de pesos, exposição frequente à vibração, torção e flexão são apontados como fatores de risco.[4,8]

A sintomatologia causada pela hérnia de disco está relacionada com a compressão mecânica das raízes nervosas lombares[7,9] e pelo processo inflamatório provocado pelos componentes do núcleo pulposo (Figura 9.3). A compressão das raízes nervosas ocorre pelo extravasamento do conteúdo do disco intervertebral lesado para o interior do canal vertebral, que é um espaço rígido e limitado. O processo inflamatório relacionado com a hérnia de disco lombar é causado pelo contato dos componentes bioquímicos do núcleo pulposo com o tecido nervoso.[10,11,12] O núcleo pulposo é uma estrutura gelatinosa presente no interior do disco intervertebral, circundada pelo anel fibroso, praticamente acelular, não vascularizado, desprovido de vasos linfáticos e composto por proteoglicanas e água. Uma vez que não tem contato com a circulação sistêmica após a embriogênese, é reconhecido como corpo estranho quando exposto ao sistema imune, desencadeando resposta inflamatória caracterizada por infiltrado de neutrófilos, macrófagos e células T e B ao redor do disco intervertebral herniado.[12,13] Corroborando os estudos que evidenciaram o componente inflamatório na fisiopatologia dos sintomas da hérnia de disco, foi também demonstrada a presença de citocinas pró-inflamatórias, como interleucina-1β (IL-1β), interleucina-6 (IL-6), interleucina-8 (IL-8) e fator de necrose tumoral-α (TNFα) nos pacientes com hérnia de disco lombar.[14] O núcleo pulposo possui a capacidade de provocar alterações na estrutura do

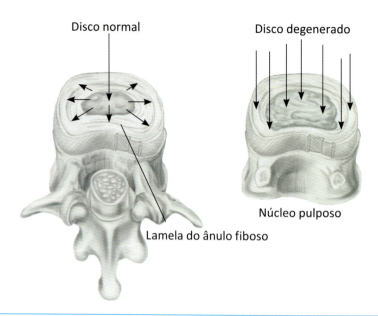

FIGURA 9.1 A distribuição das cargas axiais no disco intervertebral degenerado (B) migra da porção central – como normalmente ocorre no disco normal (A) – para a periferia, aumentando as forças de compressão e cisalhamento sobre o ânulo fibroso.

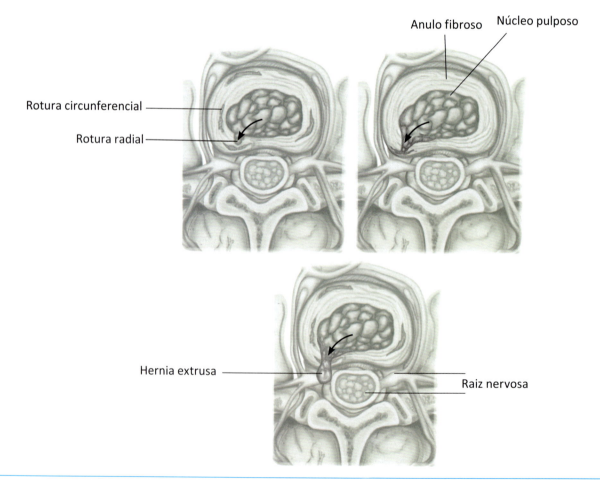

FIGURA 9.2 Etapas da progressão da hérnia de disco, desde a ocorrência da rotura anular radial, com a protrusão do disco intervertebral e a migração do conteúdo do disco intervertebral com a rotura do ânulo fibroso.

gânglio da raiz dorsal, caracterizadas por processo inflamatório e apoptose celular.[15,16]

A hérnia de disco é denominada contida quando a camada mais externa do ânulo fibroso ainda permanece íntegra e não ocorre a rotura do ligamento longitudinal posterior. Quando ocorre a rotura do ânulo fibroso na sua parte externa, a hérnia é denominada extrusa, sendo subdividida em livre (rotura do ligamento longitudinal posterior) e sequestrada (ligamento longitudinal posterior íntegro) (Figura 9.4).

De acordo com a localização, a hérnia de disco pode ser classificada como mediana, posterolateral e lateral (intra ou extraforaminal). A localização mais frequente é a posterolateral; devido à ausência ou fraqueza do ligamento longitudinal posterior, as hérnias laterais são as menos frequentes (Figura 9.5).

Cerca de 80% das hérnias de disco ocorrem na coluna lombar, e os segmentos L4-L5 e L5-S1 são os mais acometidos (Figura 9.6).

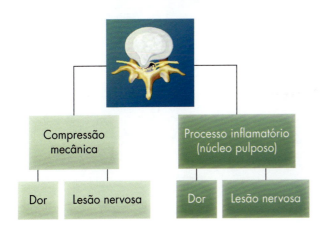

FIGURA 9.3 Desenho ilustrando o componente mecânico e inflamatório da hérnia de disco.

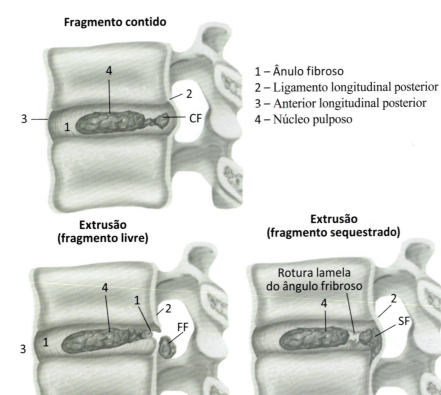

FIGURA 9.4 Desenho ilustrando o corte sagital da coluna lombar e ilustrando a hérnia contida, a hérnia extrusa com fragmento livre do disco intervertebral e a hérnia extrusa com fragmento sequestrado do disco intervertebral.

CAPÍTULO 9

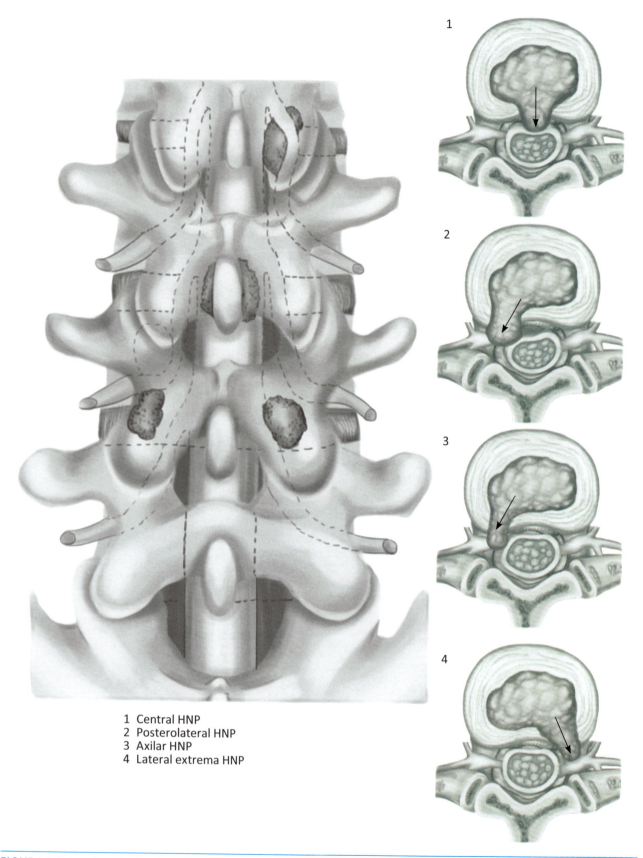

FIGURA 9.5 Localização da hérnia de disco: 1 – central; 2 – posterolateral; 3 – axilar; e 4 – lateral extrema.

Hérnia de Disco Lombar

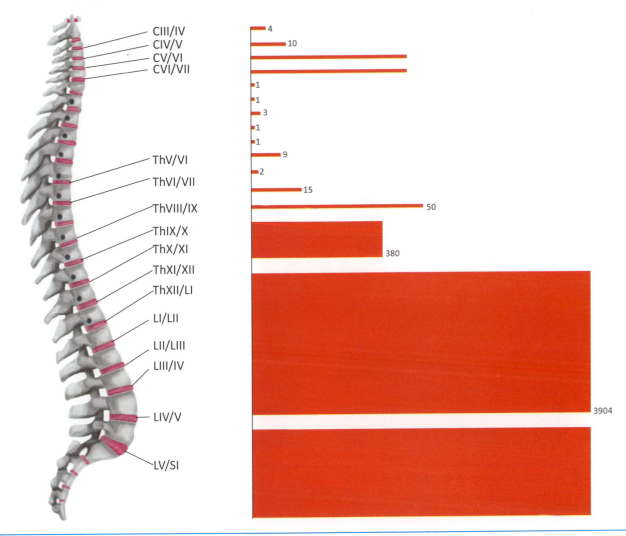

FIGURA 9.6 Gráfico ilustrando a frequência da hérnia de disco nos diferentes segmentos da coluna vertebral.
(Fonte: Brügger 1977)

QUADRO CLÍNICO

A hérnia de disco lombar acomete com maior frequência os adultos na faixa etária dos 30 aos 50 anos. Os sinais e sintomas clínicos apresentam grande espectro de variação e estão diretamente relacionados com a raiz nervosa acometida. Os sintomas radiculares podem ser precedidos de dor lombar, cuja intensidade diminui com o aparecimento dos sintomas radiculares. Os sintomas radiculares são mais intensos que a dor lombar. A dor radicular pode ser acompanhada de alteração da sensibilidade e força motora no território da raiz nervosa acometida. A dor geralmente piora na posição sentada, ao esforço, ao espirrar ou tossir, e melhora na posição ereta ou repouso no leito.

Os sinais de tensão da raiz nervosa apresentam alta sensibilidade (72% a 97%), mas menor especificidade (11% a 66%). No entanto, o teste de tensão contralateral da raiz apresenta menor sensibilidade (23% a 42%) e maior especificidade (85% a 100%).[17] O teste de elevação do membro inferior e suas variantes aumentam a tensão sobre o nervo ciático e são utilizados para avaliar a raiz de L5 e S1 (Figura 9.7). O teste de estiramento do nervo femoral é utilizado para avaliar as raízes L2, L3 e L4 (Figura 9.8).

As raízes nervosas lombares mais afetadas pela hérnia de disco lombar são as raízes L4, L5 e S1 (Figuras 9.9, 9.10 e 9.11). A raiz L4 é responsável pela sensibilidade da face medial da perna e do pé, pela dorsiflexão do tornozelo (músculo tibial anterior) e pelo reflexo patelar. A raiz de L5 é responsável pela sensibilidade da face lateral da perna, do dorso do pé e da extensão do hálux (músculo extensor longo do hálux). A raiz de S1 é responsável pela sensibilidade da face dorsal da perna, da face lateral do pé e da eversão do pé (músculo fibular longo), além de ser responsável pelo reflexo aquileu.

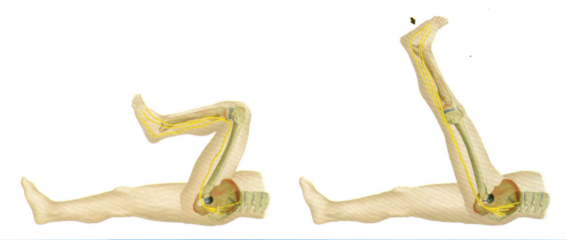

FIGURA 9.7 Teste de elevação do membro inferior.

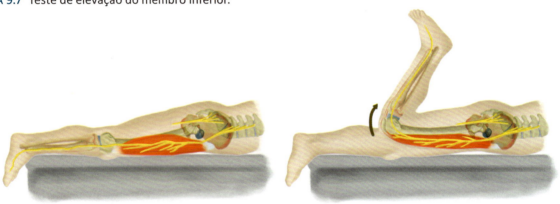

FIGURA 9.8 Teste de estiramento do nervo femoral.

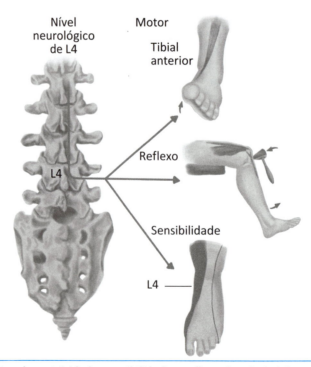

FIGURA 9.9 Principais elementos da motricidade, sensibilidade e reflexo da raiz de L4.

Hérnia de Disco Lombar

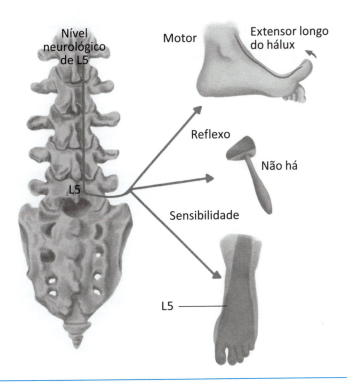

FIGURA 9.10 Principais elementos da motricidade, sensibilidade e reflexo da raiz de L5.

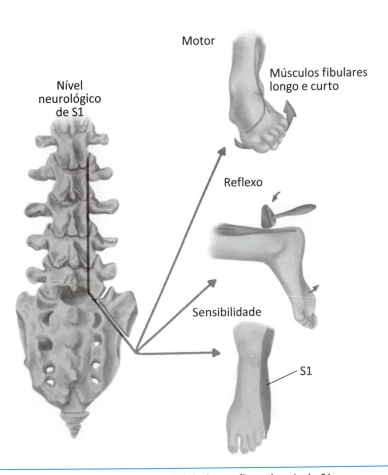

FIGURA 9.11 Principais elementos da motricidade, sensibilidade e reflexo da raiz de S1.

CAPÍTULO 9

A síndrome da cauda equina é rara (1 em 33.000 a 100.000 pacientes)[16,18] e pode ser causada por uma grande hérnia posterocentral ou posterolateral que comprima a cauda equina ou o cone medular. Essa síndrome é caracterizada por sintomas radiculares bilaterais, anestesia em sela e alteração das funções da bexiga e intestino.

EXAMES DE IMAGEM

A confirmação do diagnóstico da hérnia de disco lombar requer a realização de exames complementares que permitam a visualização do fragmento deslocado do disco intervertebral e a sua relação com as estruturas nervosas adjacentes. A ressonância magnética, a tomografia computadorizada e a mielotomografia são os exames de escolha para a realização do diagnóstico. A ressonância magnética apresenta a vantagem da melhor visualização das estruturas nervosas, do grau de degeneração dos discos intervertebrais e da não exposição do paciente à radiação, sendo por isso o exame de escolha (Figuras 9.12 e 9.13). Considerando a porcentagem de pacientes assintomáticos que apresentam alteração dos exames de imagem, o diagnóstico deve ser realizado em conjunto com o quadro clínico.

Os exames neurofisiológicos não contribuem para o diagnóstico nos pacientes com sintomas radiculares típicos e que apresentam correlação com as alterações dos exames de imagem. Essa modalidade de exame complementar deve ser reservada para as situações em que haja a necessidade da realização do diagnóstico diferencial com a compressão dos nervos periféricos ou doença neuropática.

DIAGNÓSTICO DIFERENCIAL

Embora a hérnia de disco seja a causa mais frequente de ciática, a compressão das raízes nervosas pode ocorrer devido a outras patologias localizadas no interior ou fora do canal vertebral (Figura 9.14). A compressão das raízes nervosas devido à estenose do recesso lateral (Figura 9.15), cisto sinovial da faceta articular (Figura 9.16), tumores ou processo infeccioso são as causas mais frequentes. O nervo ciático pode ser comprimido em todo o seu trajeto fora do canal vertebral (Figura 9.14), sendo rara essa modalidade de compressão.

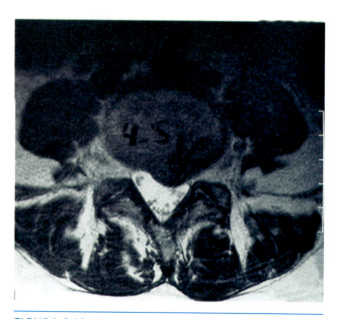

FIGURA 9.13 Ressonância magnética da coluna lombar evidenciando hérnia do disco lombar à esquerda.

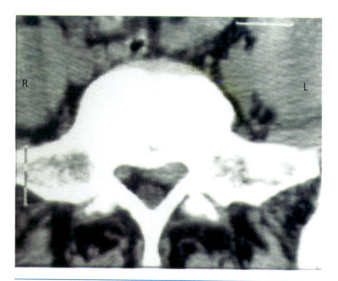

FIGURA 9.12 Tomografia computadorizada da coluna lombar evidenciando hérnia do disco lombar à esquerda.

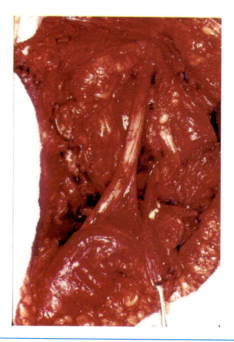

FIGURA 9.14 Compressão do nervo na face posterior da coxa por neurofibroma, cuja manifestação clínica era ciática.

Hérnia de Disco Lombar

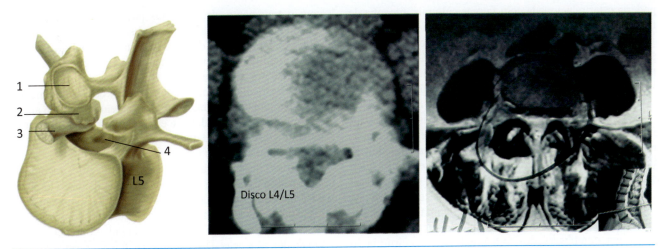

FIGURA 9.15 Desenho, tomografia computadorizada e ressonância magnética ilustrando a compressão da raiz nervosa no interior do recesso lateral.

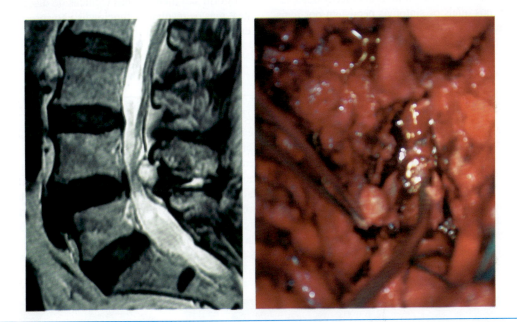

FIGURA 9.16 Ressonância magnética e fotografia intraoperatória de paciente com cisto sinovial.

TRATAMENTO

A história natural da ciática apresenta evolução benigna; na maioria dos pacientes, o episódio de dor aguda apresenta remissão. A maioria dos pacientes com hérnia de disco apresenta bom resultado por meio do tratamento conservador. A melhora dos sintomas ocorre em cerca de 6 semanas após o início dos sintomas em 80% dos pacientes e após 12 semanas em 90% deles.[19] A maioria das hérnias apresenta redução do tamanho, e 80% delas diminuem cerca de 50% ou mais em relação ao tamanho inicial (Figura 9.17).[20]

O tratamento conservador é realizado por meio de anti-inflamatórios hormonais e não hormonais, analgésicos, relaxantes musculares, terapia física e injeções epidurais de esteroides. O objetivo do tratamento conservador abrange a educação e orientação dos pacientes para o alívio da dor, melhora da função e prevenção da cronificação do problema. Não ocorrendo melhora do tratamento conservador num período de quatro a seis semanas, o paciente deve ser avaliado. O período ideal para a realização do tratamento conservador deve ser de no mínimo quatro semanas e no máximo seis meses.[21]

Apesar dos bons resultados do tratamento conservador da hérnia de disco lombar, essa é a doença da coluna vertebral em que o tratamento cirúrgico tem sido mais empregado. Considerando-se a prevalência da hérnia de disco lombar durante a vida, menos de 0,5% da população deveria ser submetida ao tratamento cirúrgico, cujas taxas atingem 3% a 4% em alguns países, existindo grande variação regional.[21,22] A explicação absoluta para esse fato não é clara e poderia estar relacionada com fatores culturais, filosofia de tratamento do cirurgião e gestão do sistema de saúde.

As indicações absolutas para o tratamento cirúrgico são para os pacientes com a síndrome da cauda equina e para aqueles com paresia grave (< 3). As indicações relativas são representadas pelos pacientes que não apresentam bom resultado após quatro a oito semanas de tratamento conservador, pacientes que apresentam persistência da dor radicular associada com estenose do canal vertebral ou paresia moderada (> 3) e ciática após seis semanas de tratamento conservador. O objetivo do tratamento cirúrgico é a descompressão das estruturas nervosas, e deve existir correlação entre os sintomas clínicos de compressão da raiz nervosa e os achados dos exames de imagem. Nos pacientes com síndrome da cauda equina, os melhores resultados têm sido observados com a realização da cirurgia no período de 48 horas após o início dos sintomas.[9]

Nos pacientes que apresentam quadro clínico de hérnia de disco lombar com correlação com as alterações dos exames de imagem, nos quais os sintomas persistem por mais de seis semanas, o alívio dos sintomas tem sido superior com o tratamento cirúrgico. Os pacientes submetidos ao tratamento cirúrgico da hérnia de disco lombar apresentam alívio mais rápido da dor radicular, mas a melhora clínica e funcional não resulta em maior porcentagem de retorno dos pacientes ao trabalho.[23,24] De modo geral, os estudos que comparam o tratamento conservador com o tratamento cirúrgico têm demonstrado que o tratamento cirúrgico apresenta melhores resultados – e em menor tempo – que o tratamento conservador, e que a ciática melhora nos pacientes tratados com ambos os métodos.[4,25]

A microdiscectomia aberta tem sido a técnica recomendada para o tratamento cirúrgico da hérnia de disco lombar, e técnicas que apresentam menor morbidade, como a microdiscectomia, discectomia percutânea ou endoscópica foram desenvolvidas.[22,26] Não tem sido observada diferença no alívio da dor, alteração da sensibilidade, força motora, reflexos e satisfação dos pacientes na comparação entre as diferentes técnicas.[27,28] O tempo de internação e o sangramento intraoperatório são menores nas técnicas de discectomia percutânea, mas os resultados funcionais não apresentam diferença em relação à discectomia aberta.[22,23,26,29,30]

APRESENTAÇÃO DE CASOS CLÍNICOS

CASO CLÍNICO 1

Paciente do sexo masculino com 42 anos de idade e empregado como corretor de imóveis. Referia que, após sentir intensa dor lombar ao realizar esforço de média intensidade, ocorreu alívio da dor lombar e aparecimento de dor irradiada para o membro inferior direito, acompanhada de alteração da sensibilidade na parte posterior da coxa e alteração da força do pé direito. Referia que a dor piorava na posição sentada e aos movimentos da coluna lombar, e melhorava durante a deambulação. O exame físico do paciente mostrava atitude antálgica (escoliose) da coluna lombar e discreto desvio para o lado esquerdo. Os movimentos da coluna lombar eram dolorosos e limitados pela dor. A sensibilidade na face lateral do pé direito estava diminuída, acompanhada da redução da força de eversão do pé direito e reflexo aquileu, indicando o comprometimento da raiz de S1 à direita. O teste de elevação da perna direita era positivo.

A ressonância magnética revelou hérnia do disco lombar L5-S1 à direita com a presença de grande fragmento extruso no interior do canal vertebral (Figura 9.17).

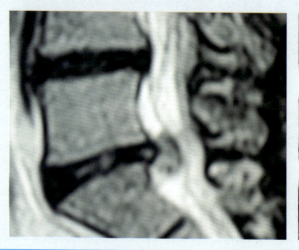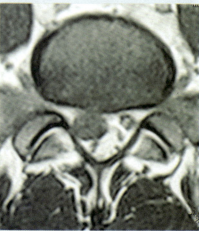

FIGURA 9.17 Corte sagital e axial da ressonância magnética evidenciando a hérnia de disco extrusa no interior e à direita no canal vertebral.

Hérnia de Disco Lombar

O tratamento conservador foi iniciado com o repouso na posição de Folley e a administração de medicação anti-inflamatória e analgésica para o alívio dos sintomas. Os sintomas foram progressivamente regredindo, e após três meses o paciente apresentava considerável regressão da ciática e alteração da sensibilidade e força da raiz de S1 à direita. Exercícios físicos foram iniciados à medida que os sintomas da ciática foram regredindo. O paciente apresentou melhora dos sintomas da compressão da raiz de S1 à direita e retornou às suas atividades profissionais. Após um ano de seguimento, o paciente não apresentava sintomas de compressão da raiz inicialmente acometida, realizava as suas funções profissionais sem limitação e referia dor lombar esporádica de leve intensidade. A ressonância magnética após um ano do aparecimento dos sintomas da compressão da raiz de S1 mostrava a reabsorção completa do fragmento extruso da hérnia de disco (Figura 9.18).

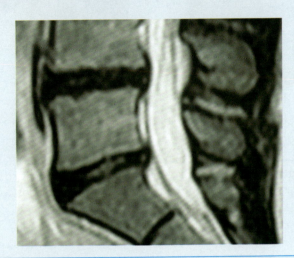
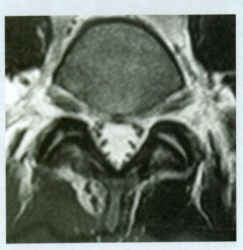

FIGURA 9.18 Corte sagital e axial da ressonância magnética da coluna lombar mostrando a reabsorção do fragmento extruso da hérnia de disco.

Discussão

O quadro clínico apresentado pelo paciente é característico da hérnia de disco lombar, no qual o paciente refere intensa dor lombar. Após seu alívio, seguem-se a dor ciática e alterações sensitivas e motoras da raiz nervosa afetada. A história e o exame físico permitem apenas a realização do diagnóstico sindrômico de compressão da raiz nervosa afetada. Os exames de imagem complementam a realização do diagnóstico, sendo a ressonância magnética e a tomografia computadorizada os exames de escolha. A ressonância magnética oferece mais informações que a tomografia computadorizada, mas deve ser de boa qualidade. A eletromiografia não possui utilidade e não deve ser realizada para o diagnóstico da hérnia de disco na fase aguda. O tratamento conservador apresenta 90% de bons resultados nos pacientes portadores de hérnia de disco e deve ser a primeira opção na ausência de sintomas de síndrome da cauda equina, dor incontrolável ou alteração motora significativa da raiz nervosa acometida. O tratamento conservador deve ser realizado por um período mínimo de 6 semanas e máximo de 12 semanas, a partir do qual o tratamento cirúrgico pode ser indicado. O desfecho clínico desse caso representa o caso da maioria dos pacientes com hérnia de disco lombar que temos acompanhado, nos quais ocorre a remissão dos sintomas da fase aguda, a melhora gradativa dos sintomas com o passar do tempo e o retorno às atividades profissionais.

CASO CLÍNICO 2

Paciente do sexo feminino com 32 anos de idade e dentista. A paciente apresentou intensa dor ciática no membro inferior esquerdo acompanhada de perda da sensibilidade e força motora no território da raiz de S1 à esquerda. Ao exame clínico, a paciente apresentava redução significativa da sensibilidade da raiz nervosa afetada, acompanhada de importante alteração motora da raiz afetada e abolição do reflexo aquileu do lado esquerdo. A ressonância magnética evidenciava hérnia de disco L5-S1, extrusa e à esquerda do canal vertebral (Figura 9.19). Devido à grave redução da força motora da raiz nervosa afetada associada à dor de grande intensidade e difícil controle com os analgésicos utilizados, foi indicado o tratamento cirúrgico por meio da discectomia aberta. No período pós-operatório, houve melhora significativa dos sintomas dolorosos, e a força motora foi gradativamente apresentando melhora durante o seguimento da paciente, que apresentou remissão completa dos sintomas no seguimento tardio e retorno às atividades profissionais.

Série Ortopedia e Traumatologia – Fundamentos e Prática

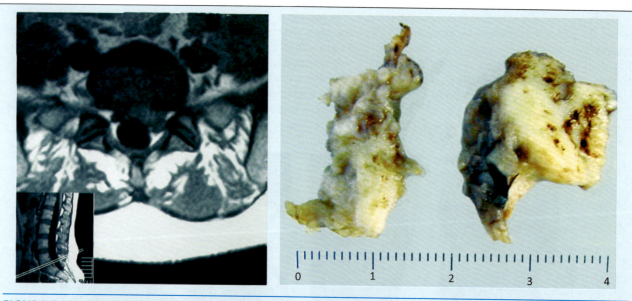

FIGURA 9.19 Corte sagital e axial da ressonância magnética da coluna lombar, evidenciando a hérnia de disco extrusa no interior do canal vertebral à esquerda de L5-S1. Fotografia dos fragmentos da hérnia de disco removidos durante a discectomia aberta.

Discussão

O caso clínico apresentado caracteriza a indicação do tratamento cirúrgico da hérnia de disco, no qual a intensidade dos sintomas relacionados com a fraqueza da musculatura inervada pela raiz acometida, associada à intensa e incontrolável dor, têm sido os principais parâmetros na tomada da decisão terapêutica. A discectomia aberta tem sido a técnica rotineiramente utilizada para o tratamento cirúrgico das hérnias de disco lombar. A cirurgia é realizada por meio de incisão de cerca de 2,5 a 3 cm sobre a pele do segmento vertebral afetado, e somente a musculatura paravertebral do lado acometido é descolada. Esse tipo de procedimento pode ser também realizado com o auxílio de microscópio ou com a utilização de técnicas modernas mais sofisticadas e menos invasivas. Após a realização da discectomia aberta, o paciente é orientado para não se sentar durante longos períodos (duas a três horas) nas primeiras duas semanas do pós-operatório, e os pacientes que exercem atividades profissionais que requerem esforço físico devem ser recondicionados e não retornar às atividades após três a quatro meses da cirurgia.

REFERÊNCIAS BIBLIOGRÁFICAS

1. Ahn UM, Ahn NU, Buchowski JM, et al. Cauda equina syndrome secondary to lumbar disc herniation: a meta-analysis of surgical outcomes. Spine (Phila Pa 1976). 2000;25:1515-22.
2. Andersson GB, Deyo RA. History and physical examination in patients with herniated lumbar discs. Spine (Phila Pa 1976). 1996;21:10S-18S.
3. Battie MC, Videman T, Gibbons LE, et al. Determinants of lumbar disc degeneration. A study relating lifetime exposures and magnetic resonance imaging findings in identical twins. Spine (Phila Pa 1976). 1995;20:2601-12.
4. Boden SD, Davis DO, Dina TS, et al. Abnormal magnetic-resonance scans of the lumbar spine in asymptomatic subjects. A prospective investigation. J Bone Joint Surg Am. 1990;72:403-8.
5. Botelho RV, Canto FT, Carvalho MV, et al. Hérnia de disco lombar no adulto: tratamento cirúrgico. 2010. p.1-8.
6. Ferreira Jr, Porto Filho M, Falcon RS, et al. Avaliação clínica e funcional de pacientes submetidos a tratamento cirúrgico de cistos sinoviais intra-raquidianos da coluna. COLUNA/COLUMNA. 2008;17:209-216.
7. Findlay G, Macfarlane R. Cauda equina syndrome. J Neurosurg Spine. 2009;11:90-1.
8. Frymoyer JW. Back pain and sciatica. N Engl J Med. 1988;318:291-300.
9. Frymoyer JW, Pope MH, Clements JH, et al. Risk factors in low-back pain. An epidemiological survey. J Bone Joint Surg Am. 1983;65:213-8.
10. Gibson JN, Waddell G. Surgical interventions for lumbar disc prolapse. Cochrane Database Syst Rev. 2007;(2): CD001350.
11. Gotfryd A, Avanzi O. A systematic review of randomised clinical trials using posterior discectomy to treat lumbar disc herniations. Int Orthop. 2009;33:11-7.

12. Hermantin FU, Peters T, Quartararo L, et al. A prospective, randomized study comparing the results of open discectomy with those of video-assisted arthroscopic microdiscectomy. J Bone Joint Surg Am. 1999;81:958-65.

13. Herzog RJ. The radiologic assessment for a lumbar disc herniation. Spine (Phila Pa 1976). 1996;21:19S-38S.

14. Katayama Y, Matsuyama Y, Yoshihara H, et al. Comparison of surgical outcomes between macro discectomy and micro discectomy for lumbar disc herniation: a prospective randomized study with surgery performed by the same spine surgeon. J Spinal Disord Tech. 2006;19:344-7.

15. Kawakami M, Tamaki T, Hayashi N, et al. Possible mechanism of painful radiculopathy in lumbar disc herniation. Clin Orthop Relat Res. 1998;241-51.

16. Kayama S, Konno S, Olmarker K, et al. Incision of the anulus fibrosus induces nerve root morphologic, vascular, and functional changes. An experimental study. Spine. 1996;21:2539-43.

17. Kelsey JL. An epidemiological study of acute herniated lumbar intervertebral discs. Rheumatol Rehabil. 1975;14:144-59.

18. Kelsey JL, White AA. Epidemiology and impact of low-back pain. Spine (Phila Pa 1976). 1980;5:133-42.

19. Kuribara H, Higuchi Y, Tadokoro S. Effects of central depressants on rota-rod and traction performances in mice. Jpn J Pharmacol. 1977;27:117-26.

20. Luyten FAA, Kusabara R, Bastos Jr JOC, et al. Discectomia simples: ainda há espaço para a técnica? Coluna/Columna. 2010;19:68-71.

21. Mixter WJ. Rupture of the lumbar intervertebral disk: an etiologic factor for so-called "sciatic" pain. Ann Surg. 1937;106:777-87.

22. Möller KA, Johansson B, Berg OG. Assessing mechanical allodynia in the rat paw with a new electronic algometer. J Neurosc |Meth. 1998;84:41-7.

23. Olmarker K, Iwabuchi M, Larsson K, et al. Walking analysis of rats subjected to experimental disc herniation. Eur Spine J. 1998;7:394-9.

24. Olmarker K, Storkson R, Berge OG. Pathogenesis of sciatic pain: a study of spontaneous behavior in rats exposed to experimental disc herniation. Spine. 2002;27:1312-7.

25. Otani K, Arai I, Mao GP, et al. Experimental disc herniation: evaluation of the natural course. Spine. 1997;22:2894-9.

26. Peul WC, Van Houwelingen HC, Van den Hout WB, et al. Surgery versus prolonged conservative treatment for sciatica. N Engl J Med. 2007;356:2245-56.

27. Rhee JM, Schaufele M, Abdu WA. Radiculopathy and the herniated lumbar disc. Controversies regarding pathophysiology and management. J Bone Joint Surg Am. 2006;88:2070-80.

28. Righesso O, Falavigna A, Avanzi O. Correlation between persistent neurological impairment and clinical outcome following microdiscectomy for treatment of lumbar disc herniation. Neurosurgery. 2011.

29. Saal JA, Saal JS, Herzog RJ. The natural history of lumbar intervertebral disc extrusions treated nonoperatively. Spine (Phila Pa 1976). 1990;15:683-6.

30. Weinstein JN, Lurie JD, Tosteson TD, et al. Surgical versus nonoperative treatment for lumbar disc herniation: four-year results for the Spine Patient Outcomes Research Trial (SPORT). Spine (Phila Pa 1976). 2008.33:2789-800.

Artroplastia do Ombro

Geraldo da Rocha Motta Filho
Marcus Vinicius Galvão Amaral

INTRODUÇÃO

Em 1893, o cirurgião francês Péan realizou a primeira substituição da articulação do ombro.[1] Nos anos 1950, a partir de relatos de Neer, as artroplastias do ombro adquiriram novo ânimo com aumento das indicações e melhores resultados clínicos, em virtude de um maior entendimento biomecânico do ombro, evolução do desenho das próteses e da técnica cirúrgica.[2-5]

A melhora dos resultados clínicos das artroplastias, associada ao envelhecimento da população e ao aumento da procura por uma melhor qualidade de vida, tem tornado a artroplastia do ombro um procedimento mais frequente na prática ortopédica.[6]

HISTÓRICO

Em 1893, o cirurgião francês Péan realizou a primeira substituição da articulação do ombro.[1] Em 1952, Neer apresentou a opção de substituição da cabeça umeral fraturada por uma prótese de vitalium.[4] Nos anos 1970, Neer descreveu os resultados do uso desse implante para substituição da extremidade proximal do úmero em pacientes portadores de artrite reumatoide e osteoartrose, e também descreveu o uso de um componente para substituição da glenoide de polietileno de alta densidade.[7] Ainda nos anos 1970, Steffe e Moore relataram o primeiro procedimento de recobrimento da cabeça do úmero utilizando um implante de superfície do quadril.[8] Esse tipo de implante evoluiu com mudanças no raio de curvatura e da superfície de fixação do implante, até que Copeland desenvolveu e popularizou um implante para recobrimento da cabeça do úmero que consistia de um componente revestido de hidroxiapatita para permitir fixação biológica. Atualmente, a maioria dos implantes de recobrimento umeral são de cromo-cobalto com fixação biológica.[8]

Dessa forma, os implantes podem ser classificados como: de superfície, anatômicos, semiconstritos ou constritos.[9]

Nos anos 1980, os novos desenhos tentaram reproduzir as variações anatômicas do úmero através de implantes modulares, além de melhorar a fixação do componente da glenoide.[9] Nos anos 1990, maior ênfase foi dada à tentativa de restaurar a cinemática da articulação do ombro com posicionamento e orientação anatômica das superfícies articulares e técnicas de balanço de partes moles.[9] Desde então, uma série de implantes com diferentes conceitos biomecânicos está disponível no mercado, desde próteses anatômicas até próteses reversas, que provêm uma opção terapêutica para situações de exceção, para as quais previamente não havia opções terapêuticas satisfatórias.

Neer e Cofield expandiram as indicações e definiram como desafios na reconstrução do ombro a restauração da versão, a cimentação do componente da glenoide e o manejo das perdas ósseas e balanço das partes moles.[9]

BIOMECÂNICA

As características mecânicas básicas essenciais ao funcionamento do ombro e consequentemente da artroplastia são: movimento, estabilidade, força e uniformidade de movimento. Nos processos degenerativos da articulação do ombro, essas características estão comprometidas.[9]

MOVIMENTO

Algum grau de frouxidão capsular é necessário para existir uma boa amplitude de movimentos. Nos limites do arco de movimentos, a tensão capsuloligamentar aumenta e restringe o movimento rotacional.[9] A degeneração articular está associada à contratura capsuloligamentar difusa. Daí a necessidade de realizar amplas liberações associadas a artroplastia, a fim de evitar que a substituição da articulação degenerada e colapsada por uma prótese relativamente maior cause uma tensão excessiva na cápsula articular, proporcionando uma articulação com mobilidade restrita.[7] Harryman *et al.* demonstraram que a mobilidade articular fica restrita quando utiliza-se uma prótese grande.[10]

O dimensionamento do espaço ocupado pela prótese na articulação é determinado pela soma do componente da glenoide com a diferença entre a cabeça umeral protética e a cabeça umeral ressecada.[9] Assim, o espaço ocupado pelo componente da glenoide relaciona-se com a espessura do componente e a espessura do manto de cimento na interface osso-cimento. Já o espaço ocupado pelo componente umeral depende da geometria do componente (raio, forma, altura do colo) e do seu posicionamento.[9]

Dessa forma, tanto o balanço de partes moles quanto a seleção dos componentes são variáveis sob controle do cirurgião. O julgamento perioperatório da frouxidão articular adequada pode ser feito observando uma translação posterior da cabeça umeral de 15 mm, rotação medial de 70° com o ombro em abdução de 90° e rotação lateral de 40° com o braço ao lado do corpo.[9]

Superfícies articulares do úmero que não apresentem um raio de curvatura proporcional à glenoide limitam os movimentos rotacionais predispondo impacto das tuberosidades umerais com os rebordos da glenoide.[11] Da mesma forma, o componente da glenoide deve ser proporcionalmente menor que o raio de curvatura da cabeça umeral, evitando impacto com o colo umeral e com as tuberosidades.[11]

De outra forma, bloqueio mecânico ao movimento ocorre pela presença de osteófitos (Figura 10.1A, B e C) em ambas as superfícies articulares, os quais devem ser ressecados no ato operatório.[12]

Além disso, aderências nas interfaces osso-manguito rotador e deltoide-arco coracoacromial-extremidade proximal do úmero também têm um papel relevante na limitação dos movimentos.[9]

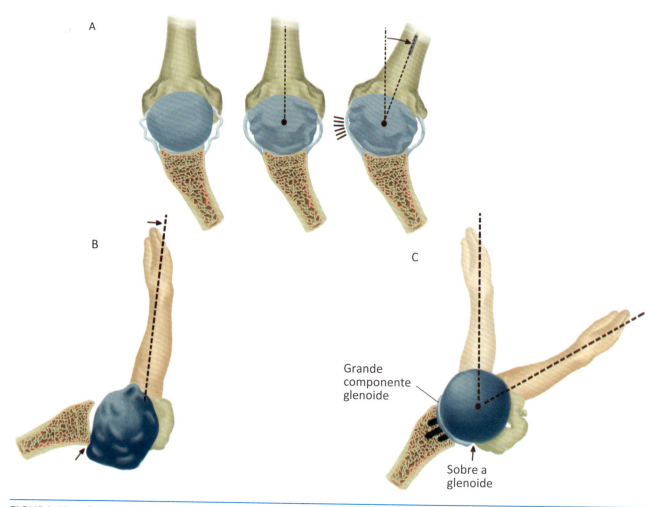

FIGURA 10.1 Ilustrações demonstrando o efeito da tensão capsuloligamentar **(A)**, da presença de osteófitos periarticulares **(B)**, e de componentes protéticos grandes **(C)** na restrição de movimentos do ombro artrítico (A e B) e no ombro após artroplastia do ombro **(C)**.

ESTABILIDADE

A geometria articular do ombro é importante fator relacionado à estabilidade. A superfície articular da cabeça do úmero tem um ângulo em valgo de 130° com a diáfise umeral e apresenta uma retroversão de 30° em relação ao eixo de flexão do cotovelo.[13] Porém, diversos estudos demonstram que a retroversão umeral tem ampla variação angular.[14] Além da geometria umeral, a versão e inclinação da superfície da glenoide comumente estão comprometidas nos processos degenerativos, favorecendo a incongruência e a instabilidade articular.[15]

Outro fator importante é a dimensão da superfície articular do úmero, que pode estar comprometida em articulações que apresentam processos degenerativos ou pós-traumáticos. Perdas ósseas acometendo as superfícies articulares da glenoide ou do úmero são importantes na gênese de instabilidade, assim como a seleção inadequada do tamanho dos componentes protéticos.[15]

O manguito rotador e os músculos escapulares geram forças de reação articular, moduladas pelo controle neuromuscular, o que determina a resultante de forças de reação sobre a articulação. Doenças que modificam o plano escapular, que alteram a estrutura musculotendínea e que comprometem as tuberosidades alteram a resultante das forças que atuam na articulação.[9] Ao realizarmos uma artroplastia do ombro, a resultante de forças de reação articular deve estar centralizada na fossa da glenoide, apresentada na Figura 10.2, pois uma resultante excêntrica de forças pode proporcionar afrouxamento precoce do componente da glenoide conhecido como *rocking Horse*.[15] Além disso, estudos mecânicos demonstraram que alguma desproporção nos raios de curvatura entre os componentes umeral e da glenoide é necessária para que a resultante das forças articulares não sobrecarregue o implante e cause soltura precoce, uma vez que altos graus de conformidade entre as superfícies aumentam o torque de forças translacionais e friccionais.[16] Porém, graus exagerados de desproporção entre as superfícies protéticas podem causar eventos adversos sobre a área de contato articular e consequentemente sobre o polietileno.[9]

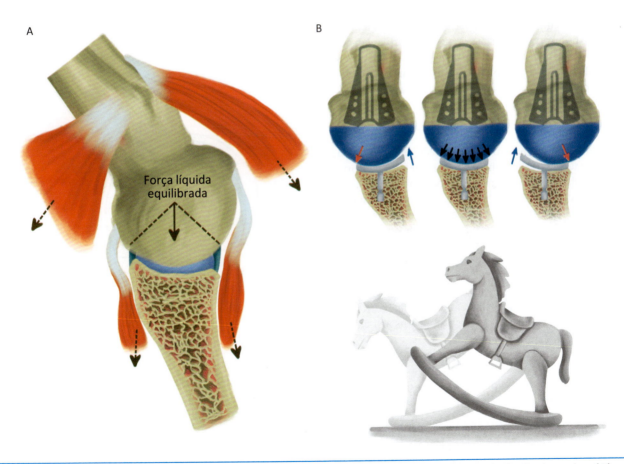

FIGURA 10.2 Ilustrações demonstrando o equilíbrio de forças musculares atuantes na articulação do ombro **(A)**, e as consequências de um desequilíbrio de forças musculares sobre o componente da glenoide, caracterizando o *"Rocking horse"* **(B)**.

Força

Processos articulares degenerativos causam alterações musculares deteriorando a função do deltoide e do manguito rotador, seja pelo dano à unidade musculotendínea ou por alteração na relação entre comprimento muscular e origem-inserção. O cirurgião deve ser capaz de corrigir esse déficit de força atuando sobre esses fatores por meio do balanço de partes moles, reparos tendinosos, reinserção anatômica de tuberosidades e finalmente reabilitação adequada.[9]

O tamanho dos componentes influencia a força muscular do ombro (Figura 10.3). Componentes pequenos proporcionam um braço de alavanca horizontal curto no manguito rotador, reduzindo o torque de força e prejudicando a elevação do membro. Já se os componentes forem muito grandes, o momento de força torna-se excessivamente grande, podendo causar rigidez articular.[17]

Uniformidade do movimento

As superfícies articulares das próteses conseguem restaurar o movimento uniforme e suave entre a cabeça umeral e a glenoide, que estão danificadas nos processos degenerativos e pós-traumáticos, onde o atrito osso-osso é muito intenso. Cabe lembrar que as superfícies protéticas têm um coeficiente de atrito 10 vezes maior que uma cartilagem normal.[9] Além disso, o úmero e o manguito rotador devem se movimentar suavemente no espaço subacromial, subdeltoide e subcoracóideo.[9]

INDICAÇÕES

A artroplastia do ombro é um procedimento de grande dificuldade técnica, sendo uma importante ferramenta cirúrgica para o alívio da dor e a melhora funcional. Está indicada na presença de dor e da incapacidade funcional relacionada a doença articular, quando a anatomia articular permitir a reconstrução e existir compreensão e vontade do paciente a respeito do procedimento e da reabilitação, além da capacidade técnica do cirurgião em realizar o procedimento.[9]

Os objetivos da artroplastia do ombro são restaurar a mecânica e a função articular. Isso é possível através de um balanço adequado de partes moles, da escolha correta do implante e do restabelecimento dos parâmetros anatômicos ósseos.[9]

As principais indicações para artroplastia do ombro são: osteoartrose do ombro, sequelas de fratura da extremidade proximal do úmero, fraturas complexas da extremidade proximal do úmero, artropatia degenerativa do manguito rotador, artrites inflamatórias e tumores. De acordo com a etiologia, diferentes sistemas com diferentes conceitos biomecânicos podem ser utilizados. Nos dias de hoje, estão disponíveis os seguintes tipos de artroplastia do ombro: prótese de recobrimento, hemiartroplastia anatômica, artroplastia total anatômica, hemiartroplastia não anatômica e artroplastia reversa.

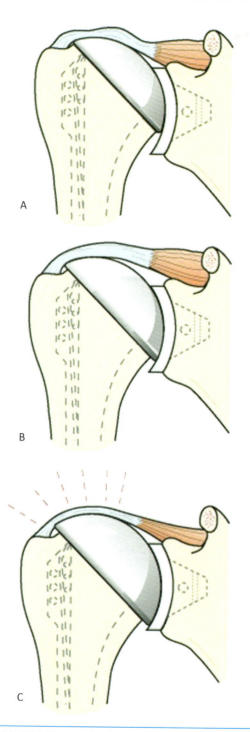

FIGURA 10.3 Ilustração demonstrando o efeito do tamanho dos componentes da prótese do ombro sobre a tensão nas estruturas musculotendíneas. **(A)** componentes pequenos, **(B)** componentes adequados, **(C)** componentes grandes.

São pré-requisitos: a hemiartroplastia do ombro e a existência de um arco coracoacromial e tendão do músculo subescapular íntegros. Para uma artroplastia total, são necessários a integridade do manguito rotador, um adequado estoque ósseo da glenoide e a integridade do músculo deltoide.[18] História prévia de infecção, neuroartropatia e paralisia da musculatura escapular são contraindicações.[9,18]

ARTROPLASTIA ANATÔMICA

A artroplastia anatômica pode ser parcial ou total. A artroplastia parcial ou hemiartroplastia do ombro consiste na substituição protética isolada da cabeça umeral, utilizando um componente umeral, enquanto a artroplastia total consiste na associação da substituição protética da superfície articular da cabeça do úmero e da glenoide. O componente umeral pode ser de superfície ou com haste.

São fatores prognósticos relacionados à artroplastia anatômica do ombro: integridade do manguito rotador, presença de doença do tendão da cabeça longa da porção do bíceps, degeneração dos músculos da escápula, deformidades ósseas da glenoide, diagnóstico etiológico, técnica cirúrgica e experiência do cirurgião.[19]

ARTROPLASTIA PARCIAL

Wirth e Rockwood afirmam que o uso de um implante na glenoide raramente é necessário.[20] Em teoria, pacientes submetidos a hemiartroplastia evitam as complicações relacionadas ao implante da glenoide.[21] As artroplastias parciais podem ser de superfície ou utilizar um componente umeral com haste.

ARTROPLASTIA DE RECOBRIMENTO

A artroplastia de recobrimento da cabeça umeral é um tipo de substituição da cabeça umeral e, assim como os implantes com haste, pode ser utilizada em associação com os componentes da glenoide. Esse tipo de implante pode ser utilizado em casos de necrose avascular, osteoartrose e artrite reumatoide.[19] Também tem sido utilizado nas artropatias do manguito rotador, artropatia por instabilidade e sequelas de fratura com deformidades extra-articulares.[22] Contraindicações à artroplastia de recobrimento incluem fraturas da extremidade proximal do úmero e estoque ósseo inadequado, que comprometam a anatomia da cabeça do úmero.[23] Um dos precursores das artroplastias de recobrimento da cabeça do úmero, Copeland, afirma que para realizar uma artroplastia de recobrimento é necessário um estoque ósseo mínimo de 60% da cabeça umeral.[23]

As maiores vantagens dos implantes de recobrimento em relação aos implantes com haste são a preservação do estoque ósseo, menor tempo cirúrgico, facilidade na cirurgia de revisão e menor risco de fraturas do úmero. Teoricamente, esse tipo de implante recria com alta acurácia a anatomia, respeitando o *off-set*, a retroversão e a inclinação da superfície articular do úmero.[22]

A artroplastia de recobrimento do úmero (ver Figura 10.4A, B, C e D) pode ser realizada por acesso anterossuperior ou deltopeitoral. O acesso à exposição da glenoide é o ponto crítico desse procedimento em relação à artroplastia convencional, uma vez que a cabeça umeral não é ressecada.[19] Como em outras artroplastias, são fundamentais: o balanço de partes moles, a ressecção completa dos osteófitos e a seleção e posicionamento adequados do implante, o que muitas vezes é de difícil execução.

Diversas séries apresentam resultados equivalentes aos obtidos pelas artroplastias convencionais com haste,[22-24] restabelecendo o *off-set* umeral e o braço de alavanca do músculo deltoide e do manguito rotador,[25] porém isso aparentemente não se reproduz nos dados de registros de artroplastias, em que a incidência desse tipo de artroplastia representa somente 7% de todos os tipos de artroplastias de ombro realizadas.[26]

ARTROPLASTIA PARCIAL COM HASTE

INDICAÇÕES PARA ARTROPLASTIA PARCIAL

Artroplastias parciais do ombro, que utilizam componente umeral com haste associada a uma cabeça umeral anatômica, classicamente vêm sendo utilizadas desde os anos 1950. Atualmente, é indicada em casos de fraturas complexas da extremidade proximal do úmero, osteoartrose primária e secundária, em que o estoque ósseo da glenoide é inadequado ao uso do componente glenóideo ou quando não existe acometimento da glenoide.[27]

Atualmente, persiste na literatura a controvérsia quanto à melhor opção de artroplastia,[18] havendo progressivamente um menor número de indicações para hemiartroplastias, apesar de existirem apenas poucos estudos randomizados demonstrando resultados superiores com o uso da artroplastia total, tanto em relação ao alívio da dor e à amplitude de movimentos como aos escores funcionais.[28-30]

Porém, ainda existem indicações precisas de hemiartroplastia do ombro. É procedimento de escolha nas situações: em que a glenoide está intacta, como fraturas da extremidade proximal do úmero e estágios iniciais de necrose avascular; em que o componente da glenoide não pode ser inserido por razões técnicas, tais como glenoide displásica e glenoides com defeitos ósseos não contidos; e em que o risco de desgaste e soltura do componente da glenoide é grande, como em indivíduos jovens e trabalhadores braçais com osteoartrose.[18]

COMPONENTE UMERAL ANATÔMICO

Neer acreditava que os implantes deveriam possuir um desenho que reproduzisse a anatomia normal, propiciando melhor função e durabilidade.[19] Porém, a primeira geração de próteses possuía um número limitado de tamanhos impedindo a reprodução da cinemática correta do ombro.[19]

A segunda geração de componentes umerais foi desenvolvida com novas dimensões da cabeça umeral e das hastes medulares, porém não conseguiu obter resultados semelhantes à primeira geração devido a dois fatores:

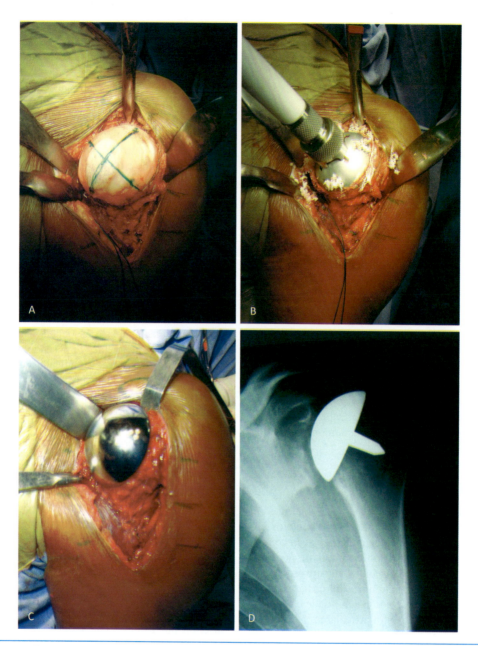

FIGURA 10.4 Fotografias do procedimento cirúrgico de artroplastia de recobrimento do ombro. **(A)** Determinação do centro da cabeça do úmero, **(B)** Fresagem da superfície articular, **(C)** prótese de recobrimento posicionada, **(D)** Radiogradia em anteroposterior do ombro demonstrando a prótese de recobrimento do ombro.

posicionamento inadequado e hiperdimensão das cabeças das próteses, proporcionando uma cabeça sobretensionada, com centro de rotação não anatômico e cinemática inadequada, além da consequente limitação de mobilidade.[19] Além disso, esses fatores intensificaram a ocorrência dos dois principais problemas da hemiartroplastia: erosão óssea da glenoide e ruptura do manguito rotador.[19]

O maior problema das artroplastias parciais é o desenvolvimento de desgaste articular no lado da glenoide que proporciona dor e disfunção, necessitando-se de cirurgia para conversão para artroplastia total.[21,31] A incidência de erosão da glenoide (Figura 10.5) após hemiartroplastia é de 76%, e a incidência de perda da cartilagem da glenoide é de 84%.[32] Essa ocorrência é mais frequente em jovens, com alta demanda funcional e com manguito rotador íntegro.[31] O desenvolvimento desse desgaste é atribuído a modificações nos mecanismos de transferência da carga articular em consequência das diferenças entre a articulação nativa e a protética em relação ao *off-set*, inclinação, tamanho da cabeça umeral e versão.[31]

Artroplastia do Ombro

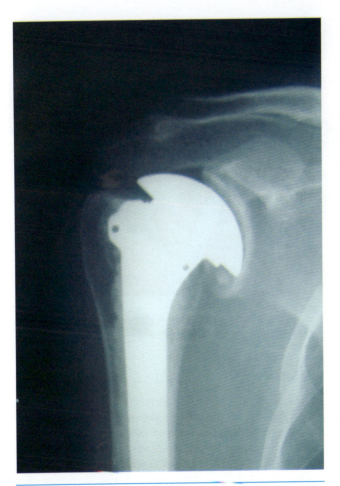

FIGURA 10.5 Radiografia em anteroposterior do ombro demonstrando artroplastia parcial do ombro com erosão óssea da glenoide.

dualizada da anatomia de cada paciente, a terceira geração de implantes do ombro permite que o cirurgião manipule tanto o diâmetro quanto a espessura da cabeça umeral, além do ângulo cervicodiafisário, versão, inclinação e *off-set* medial e posterior, restaurando o braço de alavanca do manguito rotador e deltoide.[19] Sem dúvida, a terceira geração de próteses anatômicas do ombro reconstrói a geometria anatômica de cada paciente, sendo uma grande evolução em relação à segunda geração, concretizando os princípios de Neer para as artroplastias do ombro.[19]

GLENOIDE NA ARTROPLASTIA PARCIAL

Copeland advoga que mesmo nas situações em que a hemiartroplastia do ombro é indicada, a glenoide não deve ser ignorada. Ele recomenda a utilização da técnica de microfratura nas pequenas lesões condrais para estimular a formação de fibrocartilagem.[23] Já Burkhead,[33] assim como Yamaguchi,[34] propõe a realização de recobrimento biológico da superfície articular naqueles pacientes em que a colocação do componente da glenoide não está indicada e existe comprometimento extenso da cartilagem articular. Outra opção de procedimento na glenoide sem a inserção do implante é a realização da técnica de *ream and run*, demonstrada na Figura 10.6A e B, preconizada por Matsen[35] para correção da versão e inclinação do componente da glenoide. Essa técnica apresenta resultados limitados, tanto na correção de grandes inclinações posteriores da glenoide quanto na manutenção dos resultados em médio e longo prazos.[36,37]

HEMIARTROPLASTIA COM CABEÇA CTA[R]

Nos casos de artropatia do manguito rotador, existe a incapacidade de manter a cabeça umeral centrada na glenoide, levando à migração proximal do úmero, que irá articular-se com o acrômio e levará à femuralização da cabeça umeral e acetabularização do arco coracoacromial. Isso permitirá o contato entre a tuberosidade maior do úmero com o acrômio, causando dor, que não é eliminada com o uso de próteses umerais com cabeça anatômica.[38] Em virtude disso, desenvolveu-se o conceito de uma cabeça não anatômica com extensão lateral, chamada cabeça CTA[R], que aumenta a superfície de contato articular do úmero (Figura 10.7), diminuindo o impacto da tuberosidade maior do úmero contra o acrômio.[38] Hemiartroplastia com cabeça CTA[R] pode ser considerada em pacientes com artropatia do manguito rotador em que a cabeça encontra-se contida superiormente pelo ligamento coracoacromial, ou seja, com cinemática estável, apresentando amplitude de movimentos de ao menos 90º de elevação e ausência de história de infecção.[38] Naque-

Da mesma forma, as rupturas do manguito rotador em virtude do uso de cabeça protética inadequada relacionam-se ao hiperdimensionamento e determinação equivocada do centro de rotação e *off-set*, reproduzindo a geometria da extremidade proximal do úmero.[19] Esses fatores causam sobretensionamento dos tendões e modificações do braço de alavanca do manguito rotador, transformando os tendões do subescapular e o infraespinal de abdutores em adutores do ombro, sobrecarregando assim a transferência de carga através do tendão supraespinal durante a elevação e a abdução.[19]

A partir desses resultados e com uma melhor compreensão da anatomia da extremidade proximal do úmero, tanto o desenho das próteses como a técnica cirúrgica foram modificadas. Daí surgiu a terceira geração de próteses de ombro, as modulares, cujo princípio baseia-se no posicionamento correto da cabeça umeral reproduzindo a anatomia de cada paciente, em um conceito chamado "adaptabilidade".[19] Para realizar a reprodução indivi-

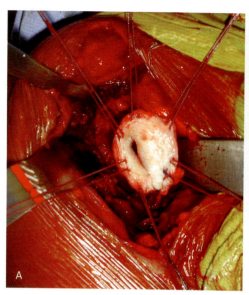
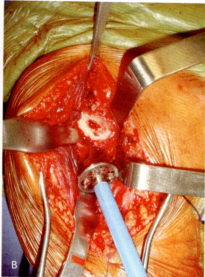

FIGURA 10.6 Fotografias demonstrando técnicas de tratamento da osteoartrose da superfície glenoide sem utilização do componente protético. **(A)** Interposição com menisco homólogo, **(B)** fresagem "ream and run".

les pacientes que não apresentam cinemática instável ou lesão do arco coracoacromial, a artroplastia reversa deve ser considerada.[38]

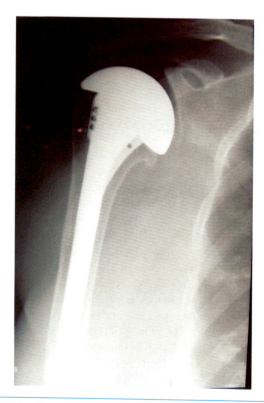

FIGURA 10.7 Radiografias em anteroposterior do ombro demonstrando artroplastia parcial do ombro com cabeça CTA[R].

ARTROPLASTIA PARCIAL EM FRATURAS

Desde os relatos iniciais de Neer na década de 1970,[39] a substituição da extremidade proximal do úmero no tratamento de fraturas complexas dessa articulação é bem aceita.[19] Porém, os resultados funcionais muitas vezes são imprevisíveis e inferiores aos obtidos em pacientes com doenças degenerativas, sendo a artroplastia do ombro para fraturas um procedimento tecnicamente desafiador.[19,40]

INDICAÇÕES PARA ARTROPLASTIAS DO OMBRO EM FRATURAS

A hemiartroplastia anatômica da extremidade proximal do úmero é indicada para a maioria das fraturas cominutivas em três e quatro partes da extremidade proximal do úmero, fraturas-luxações e fraturas tipo *head-split*, especialmente em indivíduos idosos com baixa ou moderada demanda funcional. Qualidade óssea não é uma contraindicação à implantação da prótese, embora o osso osteoporótico aumente a dificuldade na reconstrução da tuberosidade. Contraindicações às artroplastias do ombro para fraturas envolvem comorbidades médicas, em que o procedimento cirúrgico em si não possa ser realizado.[41]

PLANEJAMENTO PRÉ-OPERATÓRIO NAS ARTROPLASTIAS PARA FRATURAS

Após a seleção apropriada do paciente, deve-se realizar uma avaliação clínica quanto ao *status* neurovascular do membro superior acometido, com especial atenção ao nervo axilar. Porém, é questionável postergar o procedimento artroplástico até a recuperação funcional motora nos casos em que existe lesão do nervo axilar.[42] O procedimento deve ser realizado na primeira semana após o trauma, especialmente em idosos, evitando complicações clínicas e relacionadas ao ato cirúrgico. Porém, períodos longos, superiores a três semanas, aumentam a dificuldade técnica de mobilização das tuberosidades no ato operatório, elevando a necessidade de dissecção extensa óssea e de partes moles, influenciando negativamente o prognóstico de cicatrização das tuberosidades.[42]

Além disso, as radiografias pré-operatórias adequadas são indispensáveis. Imagens em anteroposterior e perfil do úmero permitem a determinação do comprimento ósseo. Esse planejamento permite a seleção apropriada do implante, favorecendo a reconstrução anatômica da extremidade proximal do úmero.[42]

TÉCNICA CIRÚRGICA DE HEMIARTROPLASTIA ANATÔMICA PARA FRATURA

Com o paciente anestesiado posicionado na mesa cirúrgica em cadeira de praia, sob bloqueio do plexo braquial e anestesia geral, realiza-se uma incisão cutânea deltopeitoral de aproximadamente 10 cm. Através do intervalo deltopeitoral, posicionando o deltoide lateralmente e o tendão conjunto medialmente, identifica-se a fratura. A seguir, identificamos o tendão da cabeça longa do bíceps, dissecamos até o intervalo rotador e o utilizamos como marco na determinação dos tubérculos maior e menor do úmero. Rotineiramente, realizamos a sua tenotomia e tenodese junto ao tendão do peitoral maior. Nesse momento, utilizando fios de sutura resistentes, manipulamos os tubérculos, com o mínimo de dissecção, evitando dano ao estoque ósseo. Dessa forma, identificamos e retiramos a cabeça umeral. A cabeça umeral removida deve ser utilizada para medirmos e determinarmos o tamanho correto do implante que será usado, e também para a retirada de osso esponjoso, que será utilizado na osteossíntese dos tubérculos. Após a ressecção da cabeça umeral, torna-se possível visualizar a superfície glenoide – à procura de fragmentos ósseos livres –, o *status* da cartilagem articular e a presença de fraturas que não tenham sido identificadas nos exames de imagem.

Dessa forma, o canal medular é preparado utilizando fresas cilíndricas manuais até o tamanho estabelecido no planejamento prévio. Então, seleciona-se o teste, e através do uso do dispositivo diafisário específico se estabelece a versão e a altura da prótese. Equívocos quanto à altura e a retroversão do componente umeral ocorrem devido à perda dos marcos anatômicos normais. Um cuidadoso planejamento pré-operatório com radiografias do úmero contralateral e o uso de um dispositivo de colocação da prótese durante o ato cirúrgico para determinação da altura e versão do implante minimizam o risco.[42] Por se tratar de implante anatômico, utilizamos uma retroversão de 20° em relação ao eixo transepicondilar do úmero. A altura da prótese pode ser determinada utilizando como parâmetro o "calcar" medial do úmero – e consequentemente restaurando o arco gótico do ombro.[42] O "calcar" medial geralmente encontra-se ínte-

gro ou, quando fraturado, trata-se de um fragmento grande o suficiente para ser reduzido e fixado à diáfise; anatomicamente, serve de apoio medial à cabeça do úmero (Figura 10.8A), logo abaixo do colo anatômico do úmero.[42] Outro método de determinação da correta altura da prótese baseia-se na distância de 6 cm da inserção umeral do tendão do peitoral maior ao topo da cabeça do úmero.[43]

A seguir, realiza-se o teste da haste e cabeça, reduzindo o ombro e confirmando a altura e versão da prótese através da avaliação da estabilidade e mobilidade articular. Com o ombro reduzido, o componente umeral deve estar posicionado em direção à superfície glenoide com o membro em rotação neutra. Deve existir translação anteroposterior e superoinferior de 50% da cabeça umeral em relação à superfície glenoide. Além disso, com o ombro em 90° de abdução, não deve haver contato da cabeça do úmero com o acrômio.[44]

Uma vez que os componentes e parâmetros de redução estejam determinados, prepara-se a implantação final do componente umeral. Antes da cimentação do componente, três orifícios com broca 2,0 mm são confeccionados na diáfise umeral, e por cada um são transportados fios de sutura resistentes, onde futuramente serão fixados os tubérculos. Uma técnica de cimentação moderna de terceira geração é fundamental ao sucesso do procedimento. Por isso, utilizamos de rotina um restritor de canal medular, e depois fazemos a lavagem sob pressão do canal medular do úmero e a cimentação sob pressão; por fim, há a colocação do componente umeral, controlado pelo dispositivo diafisário de versão e altura, conforme demonstrado na Figura 10.8B, C, D e E, que possibilitará o posicionamento correto do implante. O excesso de cimento deve ser removido.

Após a implantação do componente umeral, se estabelece a redução dos tubérculos, ponto-chave do procedimento. O principal problema relacionado aos resultados funcionais insatisfatórios são a redução inadequada ou perda de fixação dos tubérculos maiores do úmero e a consequente consolidação viciosa ou pseudoartrose.[41] Diversos fatores estão envolvidos nessa ocorrência: posicionamento inadequado da prótese, má redução dos tubérculos, ausência de enxertia óssea, fixação e reabilitação inadequada.[19] O objetivo é unir os fragmentos tuberositários entre si, a diáfise e a prótese, associando enxerto ósseo esponjoso autólogo proveniente da cabeça umeral ressecada.[39,42,45] Componentes umerais específicos propiciam a enxertia óssea adequada, favorecendo a redução dos tubérculos e sua consolidação.[19] A redução anatômica dos tubérculos tem correlação direta com a altura e a versão adequadas da prótese umeral, além da dimensão da cabeça da prótese. Equívocos no posicionamento do implante levam a erro da redução dos tubérculos e a um consequente mau resultado funcional.[42] São descritas diversas técnicas de fixação dos tubérculos nas artroplastias parciais do ombro para fraturas, todas propiciando fixação nos planos vertical e horizontal,[46] sendo recomendado o uso de imagem do intensificador de imagens (Figura 10.8F) para verificação da correta posição dos fragmentos ósseos.[42] Nos orifícios realizados na diáfise antes da colocação do compo-

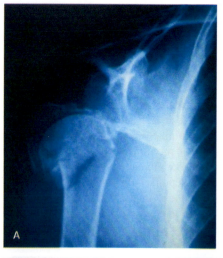
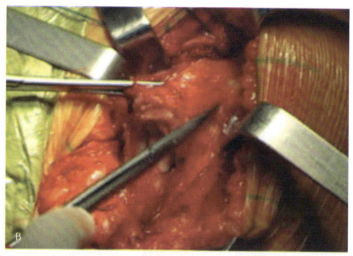
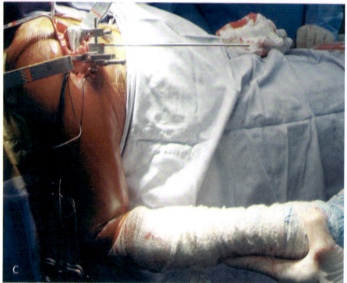
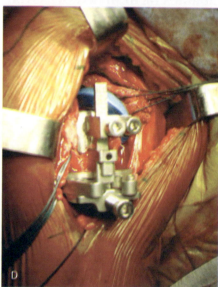
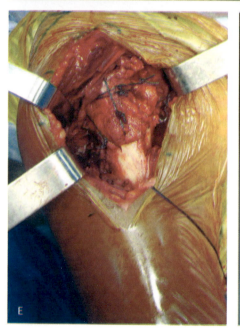
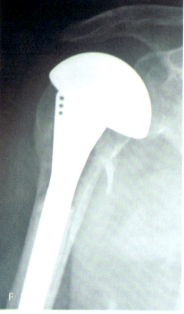

FIGURA 10.8 Radiografia em anteroposterior do ombro demonstrando fratura em 4 partes da extremidade proximal do úmero **(A)**. Fotografias demonstrando a dissecção cirúrgica das tuberosidade **(B)**, a determinação da versão **(C)** e altura **(D)** do componente umeral, aspecto final da prótese colocada com a amarrilha das tuberosidades em posição anatômica **(E)**, radiografia em anteroposterior do ombro demonstrando a prótese parcial do ombro reproduzindo a anatômica da extremidade proximal do úmero **(F)**.

nente umeral cimentado, são passados fios de sutura resistentes. Essas suturas proporcionarão a estabilidade vertical dos tubérculos, e os fios de sutura passados no orifício lateral e no orifício da goteira bicipital estabilizarão o tubérculo menor. Quanto à estabilidade horizontal, passamos dois fios de sutura resistentes na junção tendão-osso da tuberosidade maior, através do orifício da haste protética e na junção tendão-osso do tubérculo menor, solidarizando os tubérculos entre si, e contra a prótese. Além disso, uma sutura "volta ao mundo" é passada através dos tubérculos maior e menor, ao redor do colo e no orifício na face medial da prótese, agregando estabilidade à osteossíntese, conforme descrita por Frankle.[47] Em geral, não fechamos o intervalo rotador.

Antes do fechamento da ferida operatória, realiza-se a avaliação da artroplastia, confirmando os parâmetros de mobilidade articular estabelecidos no teste.[44] Além disso, é considerado adequado um movimento passivo intraoperatório de 160° de elevação, 40° de rotação externa e 70° de rotação interna.[42]

No pós-operatório, o alongamento passivo é estimulado de forma assistida nas primeiras seis semanas até que ocorra a consolidação dos tubérculos.[44] Após a consolidação dos tubérculos, dispensa-se o uso da tipoia e inicia-se programa de mobilização ativa e reforço muscular.[44] Excessivo movimento passivo e ativo no pós-operatório pode resultar em falha de fixação e consequente consolidação viciosa ou pseudoartrose dos tubérculos, sendo recomendada a imobilização por um período de quatro a seis semanas até que a união óssea ocorra.[19]

Resultados da hemiartroplastia para fratura

Os resultados funcionais das artroplastias parciais do ombro para fraturas são inconsistentes. Isso se relaciona aos complexos fatores técnicos relacionados à reconstrução, ao momento da cirurgia, às características da população e aos diferentes métodos de aferição dos resultados.[48] Porém, os resultados revelam uma taxa de alívio da dor de 73% a 97% e um percentual de satisfação subjetiva dos pacientes em 70% a 92% dos casos.[48]

Um posicionamento preciso da hemiartroplastia anatômica em uma fratura em quatro partes da extremidade proximal do úmero, com uma redução anatômica e fixação rígida dos tubérculos, é essencial para um resultado clínico satisfatório do tratamento. Por isso, uma artroplastia do ombro para tratamento de fratura deve ser considerada um procedimento de reconstrução da morfologia da extremidade proximal do úmero, com a implantação precisa da prótese umeral associada com a reconstrução anatômica dos tubérculos.[42]

As séries de casos que avaliam esse procedimento, publicadas na literatura, demonstram que os resultados funcionais correlacionam-se diretamente com a consolidação anatômica dos tubérculos.[40,41,46,47,49,50] No plano vertical, uma medida com valor prognóstico é a distância cabeça-tuberosidade (DCT), que trata-se de uma medida objetiva da altura da tuberosidade maior em relação à superfície articular da cabeça umeral da prótese.[50] Usualmente essa distância média é de 8 mm, com variação de +/– 3 mm.[50] Distâncias superiores a 15 mm sugerem alto risco de complicações e maus resultados funcionais.[50] No plano horizontal, deve-se evitar o posicionamento do tubérculo maior posteriorizado (Figura 10.9), o que aumenta o risco de falha da osteossíntese e consequentemente de limitação de mobilidade.[50]

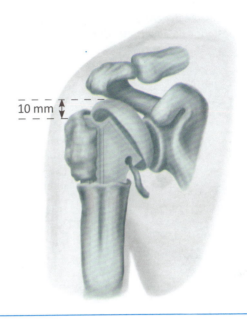

FIGURA 10.9 Ilustração demonstrando o posicionamento anatômico da tuberosidade maior do úmero nas artroplastias parcial para o tratamento das fraturas da extremidade proximal do úmero.

Complicações da hemiartroplastia anatômica para fraturas

As principais complicações relacionadas às hemiartroplastias anatômicas do ombro para tratamento de fraturas incluem: infecção, lesão neurológica, fraturas peroperatórias, instabilidade, pseudoartrose ou consolidação viciosa dos tubérculos, lesão do manguito rotador, mau posicionamento do implante, ossificação heterotópica, erosão da glenoide e rigidez articular.[48]

ARTROPLASTIA TOTAL

Indicações para substituição da glenoide

As indicações para artroplastia total do ombro são: osteoartrose; artrites inflamatórias; osteonecroses avançadas e sequelas pós-traumáticas (em que exista incongruência entre as superfícies do úmero e da glenoide refratária a medidas incruentas); pacientes com adequado estoque ósseo, baixo risco cirúrgico e ausência de infecção articular ativa, paralisia motora e insuficiência do manguito rotador e deltoide.[37]

Parâmetros anatômicos relevantes à substituição da superfície da glenoide (Figura 10.10) incluem: altura da glenoide, espessura, área, inclinação, forma, concavidade e versão.[18]

O acometimento da glenoide e as consequentes modificações dos parâmetros anatômicos variam conforme a doença. Walch *et al.*[51] desenvolveram um sistema de classificação descrevendo os diferentes tipos de desgaste da glenoide, apresentados na Figura 10.11. Ombros que apresentam processos degenerativos tendem a evoluir com desgaste posterior da superfície articular da glenoide, proporcionando acentuada contratura progressiva em rotação medial e consequentemente causando instabilidade posterior do ombro.[18,51] Como explicado por Iannotti *et al.*, o desgaste posterior da glenoide diminui a altura da sua parede posterior e causa translação posterior das forças de reação articulares, as quais criam um desvio do eixo axial e uma força de cisalhamento de sentido posterior através da superfície da glenoide.[52] Ombros com processos inflamatórios associam-se com desgastes centrais, podendo associar-se a cistos ósseos subcondrais. Desgastes anteriores também podem ocorrer.[18,53] Raramente a glenoide apresenta-se cons-

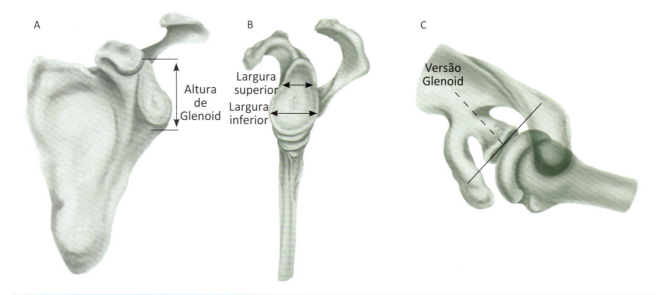

FIGURA 10.10 Ilustração demonstrando os parâmetros anatômicos da glenoide.

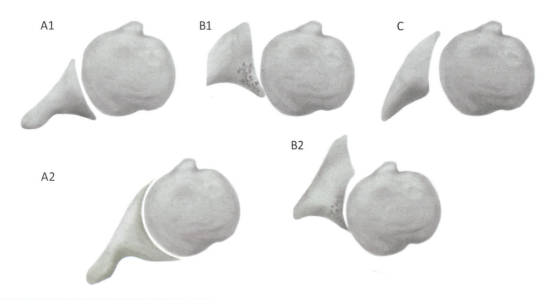

FIGURA 10.11 Ilustração demonstrando a classificação descrita por Walch e cols. para os tipos de desgaste da superfície glenoide nas doenças degenerativas do ombro. A1: Desgaste concêntrico moderado. A2: Concêntrico grave. B1: Excêntrico moderado, B2: Excêntrico grave, C: Glenoide displásica.

titucionalmente displásica. Nessas situações, ocorrem defeitos posteriores e inferiores, proporcionando instabilidade posteroinferior.[18,53] A extensão e localização do desgaste da superfície da glenoide sempre devem ser avaliadas através de radiografias do ombro na incidência axilar e complementadas por cortes axiais ou reconstruções tridimensionais de tomografia computadorizada.[18] Defeitos ósseos não concêntricos geralmente são corrigidos com fresagem excêntrica da glenoide ou enxertia óssea, corrigindo a versão e otimizando a fixação do implante.[18] O limite para uma correção adequada da versão através de fresagem excêntrica é de 10°. Correções de 15° ou mais inviabilizam o posicionamento adequado do implante, devendo ser corrigidas através de enxerto ósseo.[18]

COMPONENTE DA GLENOIDE

A falha do componente da glenoide é a principal causa de complicação nas artroplastias totais.[54] Apesar de novos desenhos dos componentes umerais surgirem com frequência, há pouco progresso no desenvolvimento de estratégias que minimizem o risco de falha do componente da glenoide. Os mecanismos de falha do componente glenóideo são diferentes daqueles envolvidos na soltura de componentes tibial e acetabulares nas artroplastias de joelho e quadril respectivamente. A falha ocorre porque o componente glenóideo é exposto a sobrecarga excêntrica; assim, sua concavidade precisa prover estabilidade articular, e o estoque ósseo da escápula para fixação do implante é naturalmente limitado.[54]

A dificuldade em conseguir fixação adequada do componente da glenoide (Figura 10.12A, B, C e D) depende do estoque ósseo existente na glenoide.[18] Componentes cimentados tipo *pegged* ou *keeled* são os mais utilizados e com fixação mais eficiente. Componentes não cimentados utilizam integração biológica associada com interdigitação mecânica, usualmente através do uso de parafusos, com ou sem impacção de *pegs*, estimulando a osteointegração.[18,55] Embora os componentes não cimentados apresentem vantagens teóricas, historicamente são associados a um maior índice de complicações.[54,55] Atualmente, estão disponíveis no mercado componentes de fixação híbrida, que apresentam um poste central de fixação não cimentada, e os *pegs* periféricos, que utilizam mínima quantidade de cimento. Esses implantes de fixação híbrida são atraentes porque permitem revisões do componente da glenoide com pequena perda do estoque ósseo da glenoide, além de eliminarem o risco de necrose óssea térmica pelo uso excessivo de cimento, o que favoreceria o risco de afrouxamento do componente.[18]

Radiograficamente, os componentes *pegged* têm menor incidência de radioluscência que os componentes *keeled*. Esse fato possivelmente relaciona-se à menor ressecção óssea e volume de cimento utilizados no tipo *pegged*.[56,57] Já quando se compara os componentes curvos e planos, os curvos demonstram melhor índice de posicionamento adequado e menor incidência de radioluscência que os planos. O posicionamento equivocado aumenta as forças de tensão articular e, dessa forma, o percentual de escorregamento da cabeça umeral.[51,58]

Diversos estudos têm demonstrado os efeitos na espessura do manto de cimento e técnicas de cimentação com a presença de linhas de radioluscência e a correlação com a soltura do implante.[59,60] O manto de cimento de 1,0 mm de espessura é considerado ideal.[18] Klepps *et al.* demonstraram que técnicas de cimentação com pressurização reduziram a incidência de radioluscência,[59] porém ainda não está estabelecida uma padronização quanto ao que seria uma técnica moderna de cimentação, que otimiza a fixação e minimiza o risco de soltura.[60] Os implantes não cimentados tipo *metal-back*, apesar de apresentarem menor incidência de linhas de radioluscência no pós-operatório imediato, apresentaram uma incidência extremamente mais alta de soltura com 20% de revisões em três anos.[20] O rápido desgaste do polietileno com esse tipo de implante correlacionou-se a quatro fatores: polietileno espesso, componente glenóideo muito fino, rigidez excessiva associada ao *metal-back* e recorrência da subluxação umeral posterior, apesar da reorientação da glenoide e o adequado balanço de partes moles.[19,54] Dessa forma, o seguimento de curto prazo provou que os resultados associados a componentes da glenoide não cimentados, com *metal-back*, mostraram-se insatisfatórios, com alta taxa de falha clínica e radiográfica.[20]

A incidência de soltura do componente glenóideo de polietileno varia consideravelmente na literatura.[18,20] Acredita-se que o mecanismo de afrouxamento consiste de sobrecarga excêntrica repetitiva sobre o componente, fenômeno conhecido como *rocking horse*, produzindo um torque excessivo sobre a superfície de fixação e induzindo estresse tênsil nas interfaces implante-osso ou implante-cimento-osso.[18] A sobrecarga excêntrica pode resultar do posicionamento inadequado do implante glenóideo ou umeral, o que não permite que a cabeça umeral fique centrada na glenoide com o ombro em neutro. Esse mecanismo é mais comum em situações nas quais há disfunção do manguito rotador.[18,19,20]

Estudos recentes enfatizam que a congruência entre os implantes protéticos simula a cinemática nativa do ombro, minimizando o efeito da sobrecarga excêntrica.[18] Essa congruência articular chama-se *radial mismatch*, e é definida como a diferença de curvatura entre a cabeça umeral e a glenoide.[61] Quanto maior a congruência no desenho dos implantes, maior o nível de constrição *radial mismatch* pequeno e limitação da translação da cabeça umeral durante o movimento, provocando forças de cisalhamento ou cargas periféricas que danificam a fixação.[18] De forma oposta, implantes com desenhos menos congruentes *radial mismatch* grande permitem maior translação, porém em uma menor área de contato; portanto, esses desenhos estão sob risco de desgaste excessivo, de fratura do polietileno e de instabilidade.[61] Walch *et al.* demonstraram clinicamente que o *radial mismatch* ideal é de 6 mm para qualquer tamanho de cabeça umeral, e que esse valor correlaciona-se com uma menor incidência de radioluscência ao redor do componente da glenoide.[61] Atualmente, os implantes disponíveis na prá-

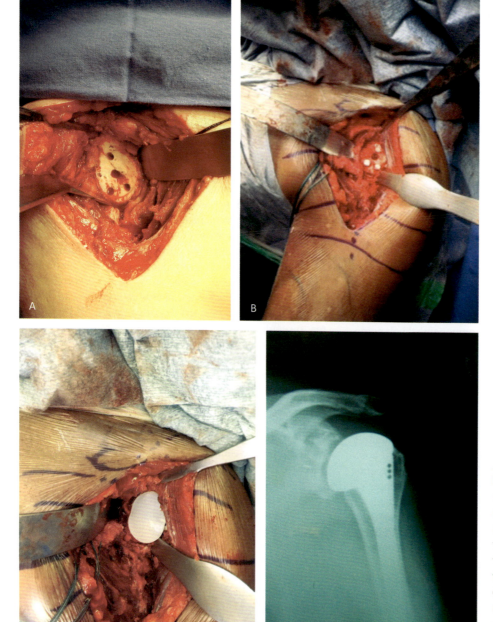

FIGURA 10.12 Fotografias demonstrando a técnica de preparo e colocação do componente da glenoide. **(A)** Posicionamento do orifício central e dos periféricos. **(B)** Cimentação dos orifícios dos pinos periféricos. **(C)** Colocação do componente. **(D)** Radiografia pós-operatória do ombro na incidência em anteroposterior demonstrando a prótese total do ombro.

tica clínica já contêm essa configuração de 6 mm de *radial mismatch* nos desenhos dos componentes da cabeça umeral e da glenoide.

Outro fator relevante aos resultados de longo prazo do componente da glenoide é o posicionamento adequado. O posicionamento inadequado aumenta o torque sobre o implante, favorecendo o afrouxamento precoce e os maus resultados clínicos.[18] Estudos ressaltam que estoque ósseo inadequado e retroversão da glenoide são fatores de mau prognóstico para um posicionamento adequado do componente.[62,63]

A importância da discussão envolvendo o componente da glenoide deve-se à grande dificuldade técnica das revisões desse componente. A possibilidade de revisão do componente glenóideo depende do estoque ósseo residual após a retirada do componente que falhou.[18] Os pacientes que apresentam condições para a colocação de novo componente no mesmo tempo cirúrgico apresentam melhores resultados funcionais que os pacientes que necessitam de dois tempos cirúrgicos, após enxertia óssea no defeito ósseo da glenoide.[63]

Resultados de artroplastias anatômicas

Infelizmente, somente 5% do total das artroplastias do ombro realizadas no mundo tiveram seus resultados publicados – e a maioria, em grandes centros. Dessa forma, 95% dos procedimentos realizados não apresentam qualquer documentação científica.[9]

Hasan *et al.* estudaram a distribuição de artroplastias de ombro entre cirurgiões e observou que a maioria dessas cirurgias nos Estados Unidos são realizadas por cirurgiões que fazem poucos procedimentos ao ano, e que a maioria dos resultados na literatura especializada derivam da prática de cirurgiões experientes, sendo impossível saber os verdadeiros resultados da artroplastia de ombro no seu principal contexto, que é a prática ortopédica na comunidade, fora dos grandes centros.[64]

Flatow *et al.* afirmam não haver correlação entre o número de especialistas em cirurgias do ombro com o volume de cirurgias em determinada área geográfica, e que não é possível determinar a proporção de procedimentos cirúrgicos realizados por profissionais realmente capacitados para realizá-los.[65] Marx *et al.* afirmam que os melhores resultados das artroplastias de ombro estão associados com maiores volumes cirúrgicos.[66] Hammond *et al.* confirmam esses dados e concluem que cirurgiões que realizam muitas artroplastias de ombro anualmente apresentam melhores resultados e menor número de complicações quando comparados a cirurgiões com baixo número de procedimentos.[67]

Complicações da artroplastia anatômica

As complicações relacionadas às artroplastias anatômicas podem ser divididas em três grandes grupos: aquelas que envolvem partes moles e osso (instabilidade, rigidez, pseudoartrose ou consolidação viciosa das tuberosidades e falência do manguito rotador), aquelas que envolvam o componente da glenoide,ou aquelas que envolvam o componente do úmero. Porém, pode-se afirmar que a maioria das falhas das artroplastias anatômicas do ombro são multifatoriais.[20] Em ordem decrescente, as complicações mais frequentes são: afrouxamento, instabilidade, fratura periprotética, falência do manguito rotador, lesão neurológica, infecção e disfunção do músculo deltoide.[20]

Afrouxamento

O afrouxamento dos componentes umeral e glenóideo é a complicação mais frequente, com incidência estimada de 39%.[20] Quanto ao componente glenóideo, existem alternativas técnicas para diminuir o afrouxamento precoce: preservação do osso subcondral, fresagem concêntrica da glenoide, seleção adequada do implante e técnica de cimentação.[20,51,60,61,62] Por outro lado, o afrouxamento do componente umeral (Figura 10.13A) tem uma incidência significativamente menor que o da glenoide. Linhas de radioluscência ao redor do componente umeral são mais comuns com implantes não cimentados, mas na maioria das vezes não se relacionam com afrouxamento.[20] Considera-se que os componentes umerais estão em risco quando: há afundamento ou inclinação com expressão radiográfica do componente umeral e há linhas de radioluscência maiores que 2 mm.[68,69] Apesar de parecer não haver diferenças entre a incidência de afrouxamento dos componentes umerais quando se compara hemiartroplastias e artroplastias totais, as mudanças na interface periprotética umeral na presença do componente da glenoide devem causar preocupação quando há ocorrência de osteólise e potencial risco de afrouxamento sintomático, necessitando de acompanhamento em virtude da possibilidade de indicação de revisão do implante.[68,69,70]

Instabilidade

A prevalência de instabilidade das artroplastias do ombro é de 4%.[20] São fatores relacionados à instabilidade: a tensão de partes moles e o posicionamento do implante.[20] Instabilidade anterior e superior são as mais comuns.[20] A instabilidade anterior, conforme demonstrado na Figura 10.13B, associa-se à versão inadequada do componente umeral, deficiência óssea na glenoide anterior, disfunção do deltoide e falência do músculo subescapular.[8,20,71]

As instabilidades relacionadas à falência do tendão do subescapular relacionam-se a técnica operatória, qualidade tecidual, fisioterapia inapropriada e uso de componentes grandes.[8,20] Como forma de minimizar o risco de instabilidade anterior por falência do tendão subescapular, a exposição articular do ombro pode ser realizada através de osteotomia do tubérculo menor do úmero juntamente com a inserção do tendão subescapular, permitindo uma cicatrização osso-osso no pós-operatório, além de monitoramento radiográfico da cicatrização.[72] A instabilidade superior se relaciona com a deficiência do manguito rotador e do arco coracoacromial.[20] Nos indivíduos com artroplastia total do ombro que apresentam instabilidade superior, existe um desequilíbrio do balanço de forças entre o manguito rotador e o deltoide, gerando sobrecarga excêntrica sobre o componente da glenoide e favorecendo o desgaste e a soltura do implante.[20] Já a instabilidade posterior é multifatorial, resultando de desequilíbrio de partes moles, inclinação posterior da glenoide e mau posicionamento do implante umeral.[20] A instabilidade inferior é mais comum em fraturas e tumores, e relaciona-se à incapacidade de restaurar corretamente o comprimento umeral.[20]

Fraturas periprotéticas

Fraturas periprotéticas do úmero têm uma prevalência relatada na literatura entre 1,5% e 3%.[8,20,73] Fraturas intraoperatórias do úmero ou da glenoide geralmente resultam de erros de técnica, tais como: fresagem inadequada, impacção de implante de diâmetro incorreto ou manipulação inadvertida do úmero durante a exposição da glenoide.[20] Fraturas proximais podem ser tratadas com cerclagem.[73] Já fraturas distais à ponta da haste devem ser tratadas com hastes umerais longas, que devem se estender distalmente ao traço de fratura por uma distância de ao menos duas vezes o diâmetro do úmero.[20,73] As fraturas intraoperatórias da glenoide, se proporcionarem instabilidade ao implante, devem ser tratadas com a retirada da prótese. A reconstrução depende da extensão da fratura. Pequenos fragmentos permitem enxer-

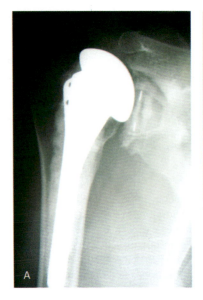
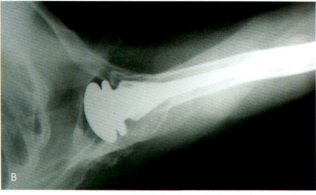

FIGURA 10.13 Radiografias do ombro demonstrando sinais de falha de artroplastia total do ombro. **(A)** Afrouxamento do componente glenoide caracterizado pela presença das linhas de radioluscência. **(B)** Instabilidade anterior da prótese.

tia óssea e implantação do componente no mesmo momento cirúrgico. Já fragmentos maiores impedem a reconstrução no mesmo ato operatório, devendo ser tratados com enxertia óssea que deverá preencher o defeito; após a consolidação óssea, a implantação em um segundo tempo deve ser avaliada. Componentes de revisão da glenoide com cunha para preenchimento do defeito encontram-se em desenvolvimento, porém ainda não estão disponíveis em nosso meio.[20]

Fraturas periprotéticas do úmero pós-operatórias devem ser tratadas de forma incruenta, quando proximais à ponta da haste, e com bom alinhamento, nas distais à ponta, em que a haste umeral esteja estável. Redução aberta e fixação interna devem ser indicadas em fraturas distais com desvio, em que a haste encontra-se fixa.[28,73] Revisão do componente umeral está indicada nas fraturas com sinais de soltura.[28,73]

Lesão neurológica

A lesão nervosa apresenta incidência semelhante à infecção, sendo a maioria relacionada ao nervo axilar; porém, o risco de acometimento do plexo braquial não é desprezível. A maioria dessas lesões são neuropraxias e apresentam recuperação espontânea. Síndrome complexa regional também é uma complicação neurológica frequente, que também apresenta recuperação espontânea na maioria dos casos.[20]

Infecção

A prevalência relatada de infecção após artroplastia do ombro é de 0,7%, sendo uma complicação devastadora. São fatores de risco: imunossupressão, cirurgias prévias e infiltrações articulares prévias.[20] Podem ser classificadas em agudas (até três meses após a artroplastia), subagudas (ocorrendo entre três meses e um ano após a cirurgia) e tardias (após um ano).[74,75] A apresentação clinica é inespecífica, sendo dor o sintoma mais comum. Exames laboratoriais, como dosagem de proteína C-reativa, velocidade de hemossedimentação e leucograma são marcadores úteis.[20,74] O germe mais comum é *Staphylococcus aureus*, mas a incidência de *Staphylococcus* coagulase negativo e *Propionibacterium acnes* não é desprezível.[20] Os protocolos de tratamento seguem os estabelecidos nas artroplastias de quadril e joelho. Em casos agudos, a tentativa de salvamento do implante pode ser tentada, mas na maioria dos casos é necessária a retirada do implante associada ao uso de espaçadores de cimento impregnados com antibióticos, além de antibioticoterapia venosa específica ao germe isolado na cultura.[20,74,75]

ARTROPLASTIA TOTAL REVERSA

Apesar das artroplastias anatômicas apresentarem resultados clínicos consistentes, existem situações em que a lesão do manguito rotador inviabiliza a realização desse procedimento, sendo necessária a utilização da artroplastia reversa do ombro.[76,77] Apesar dos resultados desfavoráveis do passado das próteses constritas, Paul Grammont, nos anos 1980, redesenhou esse modelo de prótese do ombro, com modificações biomecânicas, melhorando os resultados, reduzindo o número de complicações e, finalmente, popularizando esse tipo de implante para doenças previamente sem opções terapêuticas.[76,77]

BIOMECÂNICA DA PRÓTESE REVERSA

Os princípios biomecânicos envolvidos nas próteses reversas atuais são: uso de uma esfera que oferece amplitude de movimentos e estabilidade intrínseca; pequeno *off-set* lateral posicionando o centro de rotação junto à superfície articular da glenoide, reduzindo dessa forma o torque sobre a área de fixação na escápula. A medialização do centro de rotação otimiza o recrutamento do deltoide para elevação e abdução, e a inferiorização do úmero aumenta o braço de alavanca do deltoide.[76,77]

Os componentes da artroplastia reversa não apresentam *radial mismatch* como as próteses anatômicas. Os raios de curvatura da glenoide e do úmero são iguais, propiciando movimento concêntrico. O ângulo cervicodiafisário de 155° impede a luxação superior do úmero e, associado ao centro de rotação medializado, também favorece a melhora do braço de alavanca do deltoide. A estabilidade intrínseca entre os componentes depende da razão entre a profundidade e o diâmetro dos componentes. Os componentes mais profundos e maiores são mais estáveis.[76]

A medialização do centro de rotação do ombro com eliminação do colo do componente da glenoide transforma o torque em forças de compressão na interface osso-prótese, evitando o problema de soltura do implante colocado nessa superfície óssea.[77] Além disso, em um ângulo de abdução de 60°, uma medialização do centro de rotação de 10 mm aumenta o momento de força do deltoide em 20%, e a inferiorização do centro de rotação em 10 mm aumenta o momento de força em 30%; logo, o momento de força do deltoide dobra com a prótese reversa.[78] Isso ocorre em virtude do melhor recrutamento das fibras anteriores e posteriores do deltoide para elevação e abdução, porém às custas de perda do momento rotacional que essas fibras possuem. Isso ajuda na compreensão do porquê há um déficit da rotação externa com a prótese reversa.[77,78] Além disso, nas artroplastias reversas (Figura 10.14), a inferiorização do úmero proporciona aos tubérculos um grande arco de excursão durante o movimento, favorecendo a ocorrência de conflitos mecânicos contra o acrômio em abdução, a espinha da escápula em rotação lateral e o processo coracoide em rotação medial, limitando a amplitude de movimentos e podendo ter um papel relevante em casos de instabilidade da prótese.[77]

Porém, a associação da horizontalização do ângulo cervicodiafisário e da ausência do colo, mais a medialização do centro de rotação, favorecem a ocorrência de impacto do polietileno com a borda inferior do colo, chamado de *notch* escapular inferior.[77,78,79] Atualmente, diversos novos desenhos de componentes têm tentado minimizar a ocorrência desse fenômeno, seja lateralizando o centro de rotação, preservando o máximo de estoque ósseo na glenoide ou utilizando uma metaglena convexa. Todas reduzem o impacto, mas aumentam as forças de inclinação sobre a interface osso-prótese. O *notch* escapular inferior também é influenciado pela razão entre a profundidade do polietileno umeral e o seu diâmetro. O desenho perfeito dos implantes ainda é desconhecido e possivelmente deverá ser diferente de acordo a situação clínica.[77,80]

INDICAÇÕES PARA ARTROPLASTIAS REVERSAS

A artroplastia reversa do ombro deve ser considerada em pacientes que apresentam lesões irreparáveis do manguito rotador sintomáticas associadas a pseudoparalisia. A função e estrutura do deltoide necessitam estar preservadas para a indicação do procedimento. Deltoide hipotrofiado, mas com a inervação preservada, não é um impedimento para a realização do procedimento. Já a presença da paralisia completa do nervo axilar é contraindicação pelo alto risco de instabilidade e potencial de melhora funcional. Estrutura e estoque ósseos adequados na glenoide, permitindo fixação segura do componente, são condições essenciais para a realização do procedimento. Nas situações em que exista erosão ou perda da massa óssea da glenoide, a decisão deve ser baseada em imagens de tomografia computadorizada tridimensional. São contraindicações absolutas: infecção, neuroartropatia e grave perda óssea na glenoide. Pacientes com osteopenia intensa, como usuários crônicos de corticoesteroides, têm contraindicação relativa.[77] Pseudoparalisia da rotação lateral não pode ser tratada com a prótese reversa.[77] Esses pacientes devem ser avaliados quanto ao *status* do músculo redondo menor, clinicamente e através da imagem de ressonância magnética; caso exista degeneração gordurosa grau III ou IV de acordo com a classificação de Goutallier, a artroplastia reversa deve ser combinada com a transferência lateral dos tendões do grande dorsal e do redondo maior.[81]

Pacientes com idade superior a 70 anos, apresentando fraturas em três e quatro partes, ainda são um desafio técnico. Os resultados das hemiartroplastias são inconsistentes. Nesses casos, a artroplastia reversa tem se revelado uma ferramenta útil.

Outra indicação é para os pacientes submetidos a revisões de cirurgias prévias, sejam artroplastias anatômicas ou falências de osteossínteses; a prótese reversa é opção terapêutica para pacientes que, no passado recente, não apresentavam opção técnica satisfatória.

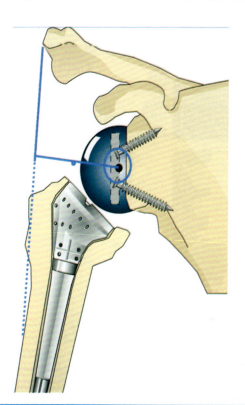

FIGURA 10.14 Ilustração demonstrando os princípios biomecânicos da artroplastia reversa do ombro.

Resultados das artroplastias reversas

Os resultados clínicos das artroplastias reversas em um seguimento de 2 a 10 anos é extremamente encorajador, porém dependente da correta indicação.[79,82-87] O paciente deve ser informado que a taxa de complicações é aproximadamente três vezes maior que a taxa da artroplastia anatômica. Os achados radiográficos (Figura 15A, B, C e D) apresentam deterioração após aproximadamente seis anos, e os achados clínicos, após oito. Por isso, é recomendável que a artroplastia reversa seja reservada preferencialmente para pacientes com mais de 70 anos de idade.[76]

Fatores associados a um bom resultado foram: componentes protéticos grandes, componente umeral com versão neutra e ausência pré-operatória de infiltração gordurosa do redondo menor.[77] Em indivíduos com artrite reumatoide, os resultados são igualmente entusiasmantes, porém a piora clínica e radiográfica é mais acelerada em pacientes com artropatia do manguito rotador. Geralmente, essa piora consiste de soltura do componente da glenoide e falência da musculatura escapular. Por essa razão, a determinação pré-operatória da qualidade do estoque ósseo da glenoide é fundamental para uma indicação precisa e um resultado satisfatório.[83,85] A artroplastia reversa tem se demonstrado uma ferramenta útil, proporcionando recuperação mais rápida e preditiva do que a hemiartroplastia, dependendo menos da cicatrização dos tubérculos e com menor necessidade de proteção pós-operatória. Embora esses pacientes recuperem bem a elevação, a amplitude de rotação externa é relativamente limitada.[86]

Já pacientes submetidos a revisões de cirurgias prévias com a prótese reversa, apesar de também apresentarem melhora funcional, têm uma incidência relevante de complicações, chegando em algumas séries a 40%.[87,88]

Complicações da artroplastia reversa

Embora a artroplastia reversa seja uma poderosa ferramenta na cirurgia reconstrutiva do ombro, ela é associada a um número relevante de complicações.[77]

Infecção profunda ocorre em 5% dos casos primários, possivelmente relacionados ao espaço morto subacromial criado e consequente formação de hematoma. Em revisões cirúrgicas, essa incidência é um pouco maior. O diagnóstico precoce é fundamental, pois permite a realização de desbridamento cirúrgico e antibioticoterapia venosa, viabilizando a manutenção do implante. Cabe ressaltar que as infecções tardias necessitam de retirada do implante, espaçador de cimento e antibioticoterapia venosa.[76,83]

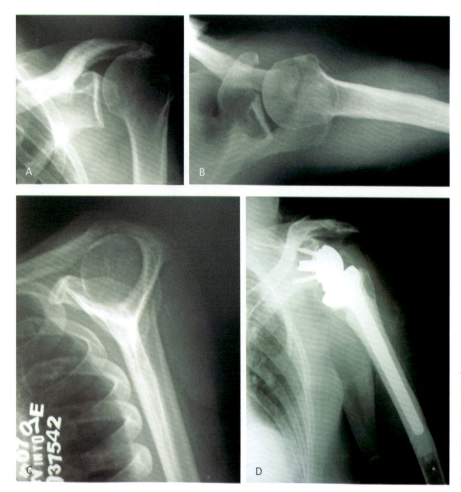

FIGURA 10.15 Caso clínico: **(A)** Radiografia em anteroposterior do ombro demonstrando uma artropatia do manguito rotador **(B)** Radiografia em axilar **(C)** Radiografia em perfil da escápula **(D)** Radiografia pós-operatória.

Notch escapular inferior e posterior ocorre em 50% a 96% dos casos. É uma complicação precoce, surgindo geralmente nos primeiros seis meses após a cirurgia, e aparentemente não é progressiva.[77,80,83] Apesar de alguns estudos não demonstrarem efeito significativo na dor e no escore de Constant, outros correlacionaram a presença do *notch* a resultados clínicos insatisfatórios.[80] Nyffeler *et al.* demonstraram a importância de posicionar a metaglena o mais inferiormente possível como uma medida para prevenir a ocorrência do *notch*.[76,89]

Instabilidade ocorre em 3% dos casos primários de artroplastia reversa.[76] Sempre ocorre na direção anterior com o membro em extensão e rotação medial.[76] As causas são mal compreendidas. São medidas preventivas: utilizar acesso superolateral, evitar retroversão do componente umeral, evitar anteversão do componente glenóideo e estabelecer um comprimento umeral o mais próximo possível do normal. Casos agudos geralmente são causados por erros técnicos, e a redução incruenta frequentemente é malsucedida. Ao contrário, luxações tardias podem ser tratadas de forma incruenta com maior percentual de sucesso.[76]

A tensão passiva exagerada do músculo deltoide pode causar fratura por estresse do acrômio. Por outro lado, estabelecer a tensão adequada e, dessa forma, prevenir esse tipo de lesão é difícil; é algo mais relacionado à experiência do cirurgião do que a um parâmetro específico. As fraturas do acrômio devem ser tratadas incruentamente. A fratura da espinha da escápula causa disfunção e deve ser tratada com redução cruenta e fixação interna.[76]

REFERÊNCIAS BIBLIOGRÁFICAS

1. Lugli T. The facts of an exceptional intervencion and the prosthetic method. Clin Orthop Rel Res. 1893;133:215-8.
2. Krueger FJ. Vitallium replica arthroplasty on the shoulder: A case report of asseptic necrosis of the proximal end of the humerus. Surgery. 1951;30:1005-11.
3. Neer CS II. Articular replacement of the humeral head. J Bone Joint Surg Am. 1955;37:215-28.
4. Neer CS II, Brown TH Jr, Mclaughlin HL. Fracture of the neck of the humerus with dislocation of the head fragment. Am J Surg. 1953;85:252-8.
5. Richard A, Judet R, Reneá L. Acrylic prosthetic reconstruction of the upper end of the humerus for fracture-luxations. J Chir. 1952;68:537-47.
6. Jain NB, Higgins LD, Guller U, et al. Trends in the epidemiology of total shoulder arthroplasty in the United States from 1990-2000. Arthritis Reum. 2006;55(4):591-7.
7. Neer CS II. Replacement arthroplasty for glenohumeral arthritis. J Bone Joint Surg Am. 1974;56:1-13.
8. Burgess DL, McGrath MS, Bonutti PM, et al. Shoulder resurfacing. J Bone Joint Surg Am. 2009;91:1228-38.
9. Matsen FA III, Rockwood CA, Wirth MA, et al. Glenohumeral arthritis and its management. In: Rockwood CA, Matsen FA III, Wirth MA, et al. The Shoulder. 3.ed. Philadelphia: Saunders, 2004. p.879-1008.
10. Harryman DT, Sidles JA, Harris SL, et al. The effect of articular conformity and the size of the humeral head component on laxity and motion after glenohumeral arthroplasty. J Bone Joint Surg Am. 1995;77:555-63.
11. Ballmer FT, Lippitt SB, Romeo AA, et al. Total shoulder arthroplasty: some considerations related to glenoid surface contact. J Shoulder Elbow Surg. 1994;3:299-306.
12. De Pearl ML, Lippitt SB. Shoulder arthroplasty with modular prothesis. Tech Orthop. 1994;8(3):151-62.
13. Cofield RH. Uncemented total shoulder arthroplasty: A review. Clin Orthop. 1994;66(A):899-906.
14. Pearl ML, Volk AG. Retroversion of the proximal humerus in relationship to prosthetic replacement arthroplasty. J Shoulder Elbow Surg. 1995;4:286-9.
15. Matsen FA III, Lippitt SB, Sidles JA, et al. Practical evaluation and management of the shoulder. Philadelphia: WB Saunders, 1994.
16. Severt R, Thomas BJ, Tsenter MJ, et al. The influence of comformity and constrain on translational forces and friccional torque in total shoulder arthroplasty. Clin Orthop. 1993;292:151-8.
17. Hsu HC, Wu II, Chen TH, et al. The influence of abductor lever arm changes after shoulder arthroplasty. J Shoulder Elbow Surg. 1993;2:134-40.
18. Strauss EJ, Roche C, Flurin PH, et al. The glenoid in shoulder arthroplasty. J Shoulder Elbow Surg. 2009;18:819-33.
19. Boileau P, Sinnerton RJ, Chuinard C, et al. Arthroplasty of the shoulder. J Bone Joint Surg Br. 2006;88:562-75.
20. Bohsall KI, Wirth MA, Rockwood CA Jr. Complications of total shoulder replacement arthroplasty. J Bone Joint Surg Am. 2006;88:2279-92.
21. Denard PJ, Wirth MA, Orfaly RM. Management of glenohumeral arthritis in the young patients. J Bone Joint Surg Am. 2011;93:885-92.
22. Scalise JJ, Miniaci A, Iannotti JP. Resurfacing arthroplasty of the humerus: indications, surgical techiniques and clinical results. Tech Shoulder Elbow Surg. 2007;8:152-60.
23. Copeland SA. Cementless total shoulder replacement. In: Post M, Morrey BF, Hawkins RJ. Surgery of the Shoulder. St Louis: Mosby Year Book, 1990. p.289-93.
24. Bailie DS, Linas PJ, Ellenbecker TS. Cementless humeral resurfacing arthroplasty in active patients less than fifty-five years of age. J Bone Joint Surg Am. 2009;90:110-7.
25. Thomas SR, Sforza G, Levy O, et al. Geometrical analysis of Copeland surface replacement shoulder arthroplasty in relation to normal anatomy. J Shoulder Elbow Surg. 2005;14:186-92.
26. Australia orthopaedica Association Demographics of shoulder, elbow and wrist arthroplasty. Supplementary report 2010.
27. Wiater JM, Fabing MH. Shoulder arthroplasty: Prosthetic options and indications. J Am Acad Orthop Surg. 2009;17:415-25.
28. Edwards TB, Kadakia NR, Boulahia A, et al. A comparison of hemiartroplasty and total shoulder arthroplasty in the treatment of primary glenohumeral osteoarthritis: results of a multicentric study. J Shoulder Elbow Surg. 2003;12:207-14.
29. Garstman GM, Roddey TS, Hammerman SM. Shoulder arthroplasty with or without resurfacing of the glenoide in patients who have osteoarthritis. J Bone Joint Surg Am. 2000;82:26-34.

30. Matsen FA III, Clinton J, Lynch J, et al. Glenoid component failure in total shoulder arthroplasty. J Bone Joint Surg Am. 2008;90:885-96.

31. Parsons IM, Millett OJ, Warner JP. Glenoid wear after shoulder hemiarthroplasty. Clin Orthop Rel Res. 2004;421:120-5.

32. Sperling JW, Cofield RH, Rowland CM. Neer hemiartrhoplasty and Neer total shoulder arthroplasty in patients fifty years old or less: long term results. J Bone Joint Surg Am. 1998;80:464-73.

33. Krishnan SG, Nowinski RJ, Harrison D, et al. Humeral hemiarthroplasty with biologic resurfacing of the glenoid for glenohumeral arthritis: Two to fifteen-year outcome. J Bone Joint Surg. 2007;89:727-34.

34. Ball CM, Galatz LM, Yamaguchi K. Meniscal allograft interposition arthroplasty for the arthritic sholuder: Description of a new techinique. Tech Shoulder Elbow Surg. 2001;2:247-54.

35. Weldon EJ III, Boorman RS, Parsons IM IV, et al. "Ream and Run": the principles and procedures of non-prosthetic glenoid arthroplasty with prosthetic humeral hemiartrhoplasty. Tech Shoulder Elbow Surg. 2004;5:76-89.

36. Clavert P, Millet PJ, Warner JP. Glenoid resurfacing: What are the limits to asymmetric reaming for posteior erosion. J Shoulder Elbow Surg. 2007;16:843-9.

37. Rodosky MW, Bigliani LU. Indications for glenoid resurfacing in shoulder arthroplasty. J Shoulder Elbow Surg. 1996;5:231-48.

38. Visotsky JL, Basamania C, Seebauer L, et al. Cuff tear arthropathy: pathogenesis, classification and algorithm for treatment. J Bone Joint Surg Am. 2004;86(Suppl 2):35-40.

39. Neer CS. Displaced proximal humeral fractures II: treatment of three-part and four part displacement. J Bone Joint Surg Am. 1970;52:1090-103.

40. Boileau P, Krishnan SG, Tinsi L, et al. Tuberosity malposition and migration: reasons for poor outcomes after hemiarthroplasty for displaced fractures of the proximal humerus. J Shoulder Elbow Surg. 2002;11:401-12.

41. Robinson CM, Page RS, Hill RM, et al. Primary arthroplasty for treatment of proximal humeral fractures. J Bone Joint Surg Am. 2003;85:1215-23.

42. Krishnan SG, Pennington SD, Burkhead WZ, et al. Shoulder arthroplasty for fracture: restoration of the "Gothic Arch". Tech Shoulder Elbow Surg. 2005;6:57-66.

43. Murachovski J, Ikemoto RY, Nascimento LG, et al. Pectoralis major tendon reference (PMT): a new method for accurate restoration of the humeral lenght with hemiarthroplasty for fracture. J Shoulder ELbow Surg. 2006;15:675-8.

44. Dines DM, Warren RF, Craig EV, et al. Intrmedullary fracture positioning sleeve for proper placement of hemiarthroplasty in fractures of the proximal humerus. Tech Shoulder Elbow Surg. 2007;8:69-74.

45. Boileau P, Walch G. Three dimensional geometry of the proximal humerus: implications for the surgical technique and prosthetic design. J Bone Joint Surg Br. 1997;79:857-65.

46. Abu-Rajab RB, Stansfield BW, Nunn T, et al. Re-attachment of the tuberosities of the humerus following hemiarthropasty for four-part fracture. J Bone Joint Surg Br. 2006;89:1539-44.

47. Frankle MA, Greenwald DP, Markee BA, et al. Stabillity of tuberosity reattachment in proximal humeral hemiarthroplasty. J Shoulder Elbow Surg. 2002;11:413-20.

48. Plausinis DP, Kwon YW, Zuckerman JD. Complications of humeral head replacement for proximal humeral fractures. J Bone Joint Surg Am. 2005;87:204-13.

49. Goldman RT, Kpval KJ, Cuomo F, et al. Functional outcome after humeral head replacement for acute three and four proximal humeral fractures. J Shoulder Elbow Surg. 1995;4:81-6.

50. Mighell MA, Kolm GP, Collinge CA, et al. Outcome if hemiarthroplasty for fractures of the proximal humerus. J Shoulder Elbow Surg. 2003;12:569-77.

51. Walch G, Badet R, Boulahia A, et al. Morphologic study of the glenoid in primary glenohumeral osteoarthritis. J Arthroplasty. 1999;14:756-60.

52. Iannotti JP, Spencer EE, Winter U, et al. Prosthetic positioning in total shoulder arthroplasty. J Shoulder Elbow Surg. 2005;14(1 suppl S):111-21.

53. Cofield RH. Bone grafting for the glenoid deficient in shoulder arthritis: a review. J Shoulder ELbow Surg. 2007;16(5 suppl):273-81.

54. Garstman GM, Elkousy HA, Warnock KM, et al. Radiographic comparison of pegged and keeled glenoid components. J Shoulder Elbow Surg. 2005;14:252-7.

55. Boileau P, Avidor C, Krischnan SG, et al. Cemented polyethylene versus uncemented metal-backed glenoid components in total shoulder arthroplasty: a prospective, double-blind, randomized study. J Shoulder Elbow Surg. 2002;11:351-9.

56. Lazarus MD, Jensen KL, Southworth C, et al. The radiographic evaluation of keeled and pegged glenoid component insertion. J Bone Joint Surg Am. 2002;84:1174-82.

57. Szabo I, Buscayret F, Edwards TB, et al. Radiographic comparison of flat-back and convex-back glenoid components in total shoulder arthroplasty. J Shoulder Elbow Surg. 2005;14:636-42.

58. Klepps S, Chiang AS, Miller S, et al. Incidence of early radiolucent glenoid lines in patients having total shoulder replacement. Clin Orthop Rel Res. 2005;118-25.

59. Young AA, Walch G. Fixation of the glenoid component in total shoulder arthroplasty: What is "modern cementing techique"? J Shoulder Elbow Surg. 2010;19:1129-36.

60. Walch G, Edwards TB, Bouhalia A, et al. The influence of glenohumeral prosthetic mismatch on glenoid radiolucent lines: results of a multicenter study. J Bone Joint Surg Am. 2002;84:2186-91.

61. Farron A, Terrier A, Buckler P. Risks of loosening of a prosthetic glenoid implant in retroversion. J Shoulder Elbow Surg. 2006;15:521-6.

62. Hopkins AR, Hansen UN, Amis AA, et al. The effects of the glenoid component alignment variations on cement mantle stresses in total shoulder arthroplasty. J Shoulder Elbow Surg. 2004;13:668-75.

63. Cheung EV, Sperling JW, Cofield RH. Revision shoulder arthroplsty for glenoid component loosening. J Shouder Elbow Surg. 2008;17:371-5.

64. Hasan SS, Leita J, Smith KL, et al. The distribution of shoulder replacement among surgeons and hospitals is significantly different than hips and knees replacements. J Shoulder Elbow Surg. 2003;12:164-9.

65. Vitale MG, Krant JJ, Gelijns AC, et al. Geographic variations in the rates of operative procedures involving the shoulder,

including total shoulder replacement, humeral head replacement and rotator cuff repair. J Bone Joint Surg Am. 1999;81-A:761-72.

66. Lyman S, Jones EC, Bach PB, et al. The association between hospital volume and total shoulder arthroplasty outcomes. Clin Orthop. 2005;432:132-7.

67. Hammond JW, Quale WS, Kim TK, et al. Surgeon experience and clinical and economic outcomes for shoulder arthroplasty. J Bone Joint Surg Am. 2003;85-A:2318-24.

68. Sperling JW, Cofield RH, O'Driscoll, et al. Radiographic assessment of ingrowth total shoulder arthropasty. J Shoulder Elbow Surg. 2002;9:507-13.

69. Matsen FA III, Iannotti JP, Rockwood CA Jr. Humeral fixation by press-fitting of a tapered metaphyseal stem: a prosthetic radiographic study. J Bone Joint Surg Am. 2003;85:304-8.

70. Sanchez-Sotelo J, O'Driscoll SW, Torchia ME, et al. Radiographic assessment of cemented humeral components in shoulder arthroplasty. J Shoulder Elbow Surg. 2001;10:526-31.

71. Warren RF, Coleman SH, Dines JS. Instability after shoulder arthroplasty. J Arthroplasty. 2002;17(4 suppl 1):28-31.

72. Gerber C, Yian EH, Pfirmann CA, et al. Subscapularis muscle function and structure after total shoulder replacement with lesser tuberosity osteotomy and repair. J Bone Joint Surg Am. 2005;87:1739-45.

73. Kumar S, Sperling JW, Haldukewych GH, et al. Periprosthetic humeral fractures after shoulder arthroplasty. J Bone Joint Surg Am. 2004;86:680-9.

74. Coste JS, Reig S, Trojani C, et al. The management of infection in arthroplasty of the shoulder. J Bone Joint Surg Br. 2004;86:65-9.

75. Sperling JW, Kozac TK, Hanssen AD, et al. Infection after shoulder arthroplasty. Clin Orthop Rel Res. 2001;382:206-16.

76. Gerber C, Pennington SD, Nyffeler RW. Reverse total shoulder Artrhoplasty. J Am Acad Orthop Surg. 2009;17:284-95.

77. Boileau P, Watkinsn DJ, Hatzidakis AM, et al. Grammont reverse prosthesis: Design, rationale and biomechanics. J Shouder Elbow Surg. 2005;14:147S-161S.

78. Grammont P, Trouilloud P, Laffay JP, et al. Concept study and realization of a new total shoulder prosthesis. Rheumatology. 1987;39:407-18.

79. Werner CM, Steinmann PA, Gilbert M, et al. Treatment of painful pseudoparesis due to irreparable rotator cuff dys-

function with Delta III reverse-ball-socket total shoulder prosthesis. J Bone Joint Surg Am. 2005;87:1476-86.

80. Simovitch RW, Zumstein MA, Lohri E, et al. Predictors of scapular notching in patients managed with Delta III reverse total shoulder replacement. J Bone Joint Surg Am. 2007;89:588-600.

81. Simovitch RW, Helmy N, Zumstein MA, et al. Impacto de fatty infiltraton of the teres minor muscle on the outcome of reverse total shoulder arthroplasty. J Bone Joint Surg Am. 2007;89:934-9.

82. Bufquin T, Hasan A, Hupert L, et al. Reverse shoulder arthroplasty for the treatment of three and four part fracture of the proximal humerus in the eldery: A prospective review of 43 cases with short-term follow-up. J Bone Joint Surg Br. 2007;89:516-20.

83. Sirveaux F, Favard L, Oudet D, et al. Grammont inverted total shoulder artroplasty in the treatment of glenohumeral osteoarthritis with massive rupture of the cuff: Results of a multicenter study of 80 shoulders. J Bone Joint Surg Br. 2004;86:388-95.

84. Wall B, Nové-Josserand L, O'Connor DP, et al. Reverse total shoulder arthroplasty: a review of results according to etiologiy. J Bone Joint Surg Am. 2007;89:1476-85.

85. Guery J, Favard L, Sirveaux F, et al. Reverse total shoulder arthroplasty: Survivorship analysis of eight replacements followed or five to ten years. J Bone Joint Surg Am. 2006;88:1742-7.

86. Lévigne C, Boileau P, Favard L, et al. Reverse shoulder arthroplasty in rheumatoid arthritis. In: Walch G, Boileau P, Mole D, et al. Reverse shoulder arthroplasty: clinical results, complications, revisions. Montpellier, France: Sauramps Médical, 2006. p.165-78.

87. Jouve F, Wall B, Walch G. Revision of shoulder hemiarthroplasty with reverse prosthesis. In: Walch G, Boileau P, Mole D, et al. Reverse shoulder arthroplasty: clinical results, complications, revisions. Montpellier, France: Sauramps Médical, 2006. p.217-28.

88. Wall B, Walch G, Jouve F, et al. The reverse shoulder prosthesis for revision of failed total shoulder arthroplasty. In: Walch G, Boileau P, Mole D, et al. Reverse shoulder arthroplasty: clinical results, complications, revisions. Montpellier, France: Sauramps Médical, 2006. p.231-42.

89. Nyffeler RW, Werner CM, Gerber C. Biomechanical relevance of glenoid component positioning in the reverse Delta III total shoulder prosthesis. J Shoulder Elbow Surg. 2005;14:524-8.

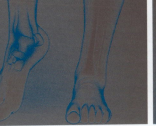
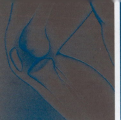

Síndrome do Impacto

Arnaldo Amado Ferreira Neto
Eduardo Angeli Malavolta

INTRODUÇÃO

Em 1972, Neer[1-4] publicou seu clássico trabalho *Anterior Acromioplasty for Chronic Impingement Syndrome of the Shoulder*, no qual demonstrou a evolução das lesões do manguito rotador provocadas pelo choque entre o ápice do tubérculo maior do úmero e as suas inserções tendinosas contra o arco coracoacromial. Neer mostrou com precisão como tratar essas lesões, derrubando por terra, por serem destituídas de fundamento, as acromiectomias totais e as laterais de vários níveis até então utilizadas. No seu trabalho, enfatizou a presença de um esporão em 100 escápulas dissecadas, na superfície inferior do acrômio, formado aparentemente pelos impactos repetidos do manguito rotador e da cabeça do úmero, com tração do ligamento coracoacromial. Ele também consagrou o termo *impingement* – na língua inglesa, dentre as suas várias conceituações, *to impinge* significa "causar impacto, atingir, bater em ou contra algo" – para definir, com muita propriedade, o fenômeno mecânico desencadeador do processo. A partir de então, a denominação *Impingement Syndrome of the Shoulder* substituiu na literatura médica de língua inglesa a *Supraspinatus Syndrome*,[5] definindo com clareza a patogenia das lesões que logo depois seriam incluídas na chamada *Painful Arc Syndrome*.[6]

Entre nós, a denominação síndrome do impacto começou a ser usada a partir de 1986, quando a empregamos para traduzir *impingement syndrome*, para respeitar a sutileza da conceituação original de Neer. Ela é hoje aceita pela grande maioria dos que estudam as doenças do ombro, ainda que uns poucos prefiram os termos pinçamento e atrito que, embora aceitáveis, não são os mais precisos para caracterizar o desencadear do processo.

ASPECTOS ANATÔMICOS E BIOMECÂNICOS

A articulação glenoumeral é, por sua própria natureza, uma articulação instável. Grande parte da sua estabilidade é devida às estruturas capsuloligamentares e tendíneas que a envolvem, particularmente o ligamento glenoumeral inferior e o manguito rotador (MR), que é formado pela confluência dos tendões dos músculos rotadores (supraespinal – SE; infraespinal – IE; redondo menor – Rm; e subescapular – SUBE). O MR abraça 2/3 da cabeça do úmero como se fosse uma coifa e, além de reforçar a cápsula articular aderente a ele, mantém a cabeça do úmero dinamicamente aposta à rasa cavidade glenoide (Figura 11.1).[1,2,3]

Os músculos rotadores são também depressores da cabeça do úmero e desaceleradores do membro superior e, juntamente com a subjacente cabeça longa do bíceps (CLB), importante estabilizadora anterior, evitam a excursão exagerada da cabeça do úmero durante a ação dos potentes músculos motores primários do ombro (deltoide,

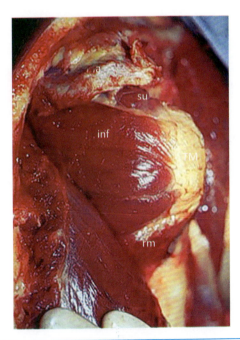

FIGURA 11.1 Manguito rotador (a – acrômio; su – tendão do supraespinal; inf – infraespinal; rm – tendão do redondo menor; TM – tuberosidade maior).

peitoral maior, redondo maior e grande dorsal). Dessa forma, os músculos do MR e da CLB podem ser excessivamente solicitados não só nas atividades da vida diária mas principalmente nos esportes (esportes de raquete e de arremesso em geral, natação, voleibol e outros).[1,2,3]

O movimento de elevação do braço (flexoabdução no plano da escápula), importantíssimo na mecânica corporal, é anterolateral. Para executá-lo, a cabeça do úmero, juntamente com os tendões que nela se inserem e as bolsas serosas que a envolvem, deve deslizar harmonicamente sob o arco coracoacromial (ACA). Ele é formado pela superfície inferior do acrômio, pelo ligamento coracoacromial (LCA) e pela superfície inferior da articulação acromioclavicular (AAC), constituindo um verdadeiro teto para o úmero. Esse perfeito mecanismo de deslizamento dos tendões do MR é considerado por alguns autores como a "5ª articulação do ombro" (Figura 11.2).[1,2,3]

Recentemente, alguns autores descreveram a importância do ACA como superfície de contato e consequentemente como local de transmissão de forças entre o MR e o próprio ACA, constituindo um importante mecanismo de estabilização anterossuperior do ombro. Destacaram também o conceito das "esferas concêntricas" nesse mecanismo de estabilização. A primeira é a esfera glenoumeral (cabeça do úmero), e a segunda, mais externa, é representada pela "articulação" entre o ACA e a superfície superior da cabeça do úmero (MR). Essas duas esferas juntas aumentam a estabilidade do ombro permitindo melhor transmissão de forças entre a escápula e a cabeça do úmero. Os autores ainda enfatizam que o MR funciona como um espaçador entre a cabeça do úmero e o ACA (espaço subacromial), e a sua manutenção é vital pela concentricidade entre as esferas. Também relatam que qualquer alteração na sua morfologia poderá acarretar alterações biomecânicas locais levando à migração e à instabilidade anterossuperior da cabeça do úmero (Figura 11.3).[2]

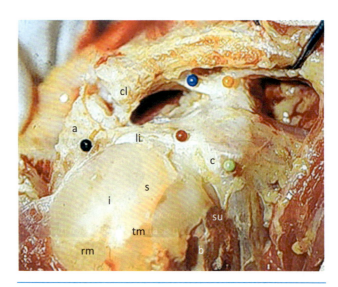

FIGURA 11.2 Arco coracoacromial (a – acrômio; cl – clavícula; c – processo coracoide; li – ligamento coracoacromial; s – tendão do supraespinal; i – tendão do infraespinal; rm – tendão do redondo menor; tm – tuberosidade menor; b – tendão da cabeça longa do bíceps; su – tendão do subescapular).

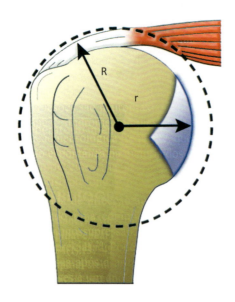
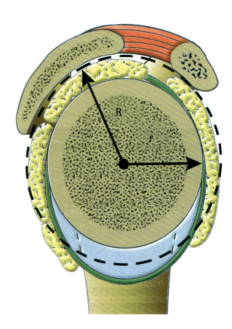

FIGURA 11.3 Conceito das esferas concêntricas (r – raio da esfera da articulação glenoumeral; R – raio da esfera do arco coracoacromial).

SÍNDROME DO IMPACTO E A ROTURA DO MANGUITO ROTADOR

Neer[1,2,3,4] acreditava que as roturas do MR eram causadas pela síndrome do impacto (SI), descrevendo três diferentes estádios:

- **Estádio 1:** caracterizado pela presença de edema e hemorragia junto ao MR, sendo esse um quadro reversível. É mais comum em pacientes abaixo dos 25 anos de idade.
- **Estádio 2:** presença de tendinite e fibrose do MR, incidindo em pacientes entre os 25 e 40 anos de idade. A dor nesses casos é desencadeada pela atividade do paciente.
- **Estádio 3:** é mais comum nos pacientes acima dos 40 anos de idade, ocorrendo a presença do esporão subacromial e roturas do MR.

Neer enfatizava a importância dos **fatores extrínsecos** como as principais causas das roturas do MR, representados pela morfologia do desfiladeiro do supraespinal e o excesso de uso do membro superior. Mais recentemente, diversos autores sugeriram maior importância dos **fatores intrínsecos** (referentes ao envelhecimento biológico do tendão e características vasculares locais) como causadores dessas lesões.[1-4]

FATORES EXTRÍNSECOS

MORFOLOGIA DO DESFILADEIRO DO SUPRAESPINAL

Para efetuar o movimento de elevação do braço, importantíssimo na mecânica corporal, a cabeça do úmero, juntamente com os tendões que nela se inserem e as bolsas serosas que a envolvem, deve deslizar harmonicamente sob o arco coracoacromial (acrômio e ligamento coracoacromial) e sob a articulação acromioclavicular, que formam um verdadeiro teto para o úmero.[3]

O contorno e o diâmetro vertical do desfiladeiro dependem do formato e da inclinação do acrômio e do formato da superfície inferior da articulação acromioclavicular. Estudos anatômicos demonstraram que o acrômio pode ser do tipo I ou plano (32%), do tipo II ou curvo (42%) e do tipo III ou ganchoso (26%), e que seu ângulo de inclinação pode ser menor do que o habitual, de forma que ambos, isto é, acrômios do tipo II, do tipo III e ângulos de inclinação mais agudos, diminuem a luz do desfiladeiro (Figura 11.4).[7]

Por outro lado, osteófitos presentes na borda inferior da articulação acromioclavicular e na área de inserção do ligamento coracoacromial no acrômio – verdadeiras entesopatias dessas estruturas –, projetando-se em direção ao desfiladeiro, concorrem também para o seu estreitamento. Nessas situações, criam-se outras condições para que a área crítica do supraespinal e as estruturas subjacentes se choquem contra o teto rígido que as cobre, em atividades que exijam a utilização da mão acima do plano horizontal do ombro.[3]

O *os acromiale*, que é a ausência de fusão entre os núcleos de ossificação do acrômio, pode também ser causa do

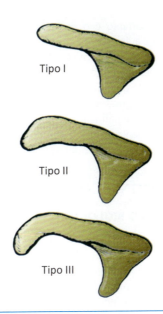

FIGURA 11.4 Tipos de acrômio (Tipo I – plano; Tipo II – curvo; Tipo III – ganchoso).

impacto subacromial. Ele está presente em cerca de 6% da população e é devidamente diagnosticado no exame radiográfico na incidência perfil axilar. O *os acromiale* que provoca essa condição é o meta-acrômio que tem a linha de não fusão dos núcleos de crescimento junto à articulação acromioclavicular. Devido a essa peculiaridade anatômica, ele pode se tornar hipermóvel pela tração do músculo deltoide numa determinada fase da vida do paciente, levando ao impacto no tendão SE.[2]

EXCESSO DE USO DO MEMBRO SUPERIOR

As doenças causadas pelo uso excessivo dos sistemas articular e muscular constituem hoje um importante capítulo das patologias do aparelho locomotor. O uso forçado das articulações e dos músculos provoca normalmente alterações fisiológicas e estruturais que o próprio organismo tem condições de corrigir, se houver tempo e repouso suficientes.

Várias causas são invocadas para explicar os distúrbios musculares decorrentes da sobrecarga funcional. Sejam essas causas lesões inflamatórias por perturbação do metabolismo do cálcio muscular, alterações por hipóxia e acúmulo de ácido lático, sobrecarga das fibras musculares do tipo I ou alteração do padrão de estimulação gama do músculo, o resultado final será perturbação da força e do sincronismo musculares e, consequentemente, falência dos mecanismos motores e estabilizadores dinâmicos do ombro. Observa-se esse fenômeno na SI, principalmente em atletas, não só pela fadiga dos músculos do MR que movem e estabilizam dinamicamente o úmero mas também dos músculos toracoescapulares que devem mover e estabilizar firmemente a escápula junto ao tórax, posicionando-a adequadamente, como verdadeira plataforma móvel que é.

Série Ortopedia e Traumatologia – Fundamentos e Prática

Outro fator importante é o estiramento excessivo do MR, dos ligamentos e da cápsula articular aos esforços exagerados e prolongados, que provoca deformações plásticas irreversíveis e lesões estruturais microtraumáticas (microrroturas). É o que pode ocorrer nos ombros de esportistas de alto nível (nadadores, ginastas, tenistas e atletas arremessadores em geral) e principalmente de esportistas amadores, quase sempre fisicamente menos preparados, que frequentemente não respeitam as suas limitações.[3,8,9]

FATORES INTRÍNSECOS

ENVELHECIMENTO BIOLÓGICO

O envelhecimento dos tendões é outro aspecto importante quando se estuda as roturas do MR. O envelhecimento provoca alterações morfológicas e bioquímicas nos tendões caracterizadas pela diminuição dos tenoblastos, adelgaçamento dos tenócitos e diminuição das organelas citoplasmáticas, além de alteração da matriz colágena, diminuição dos mucopolissacarídeos e do teor aquoso.[3]

VASCULARIZAÇÃO DO MR

Rathbun e Macnab[10] demonstraram que, quando o braço está em abdução, os vasos do tendão do SE, da parte superior do tendão do IE e da CLB estão livres e cheios de sangue, enquanto, com o braço ao lado do corpo, quando os referidos tendões além de tracionados ficam comprimidos contra a cabeça do úmero, há neles uma área de constante hipovascularidade. Essa área, centrada no SE e junto ao tubérculo maior – área crítica – mede cerca de 1 cm de largura e é justamente o local vulnerável onde acontece a degeneração tendínea, enquanto a área hipovascular do tendão da CLB abrange o seu segmento que cursa sobre a cabeça do úmero.[3]

Ainda existe controvérsia sobre a patogênese da rotura do MR, e acredita-se que tanto fatores intrínsecos como extrínsecos são responsáveis pela sua ocorrência. Wolff et al.,[11] em recente artigo de revisão sobre as roturas parciais do MR, relatam que a frequência de roturas na superfície articular é de duas a três vezes superior àquelas na face bursal. Tanto em idosos como em esportistas, a maioria das roturas se inicia na superfície articular e parecem ser primariamente de origem degenerativa. Estudos como os de Lohr e Uhthoff[12] demonstraram que a zona crítica de menor vascularização ocorre predominantemente na superfície articular, sendo a superfície bursal melhor irrigada. Também em relação às características histológicas e mecânicas, Nakajima et al.[13] demonstraram existir diferenças entre as duas superfícies. A superfície bursal é composta principalmente de fibras tendíneas, e a articular é formada por um complexo constituído de tendão, cápsula e ligamentos, com menor resistência tênsil e menor capacidade de deformação. Esse conjunto de fatores pode explicar a maior incidência de roturas na face articular. Por outro lado, Ozaki et al.[14] e Burkhead et al.[15] demonstraram que o impacto subacromial existe e causa roturas exclusivamente no folheto superficial

do MR conforme a teoria defendida por Neer. Dessa maneira, o conceito atual é que, apesar da etiopatogenia ser multifatorial, o principal responsável pelas roturas do MR é a degeneração tendínea (por envelhecimento biológico ou microtraumas de repetição). A causa extrínseca defendida por Neer seria a responsável por uma minoria dos casos.

As faixas etárias típicas, expostas por Neer, também não se aplicam a todos os casos, especialmente em se tratando de atletas arremessadores profissionais ou semiprofissionais. Nestes, devido à alta carga de microtraumatismos sofrida pelo ombro, as roturas podem se desenvolver em idade muito mais precoce.[9]

Também devemos salientar as roturas traumáticas puras que podem ocorrer sem patologia prévia do tendão. Nesses casos, é frequente a associação com a luxação traumática, sendo o tendão subescapular o mais acometido.[16]

AVALIAÇÃO CLÍNICA

Na anamnese, interroga-se sobre a atividade profissional, prática esportiva ou recreacional, tempo da sintomatologia, padrão de dor e limitação funcional. Episódios prévios de luxação merecem atenção especial.[2,9] É frequente a queixa de dor com piora noturna e irradiação para a face lateral do braço.

O exame físico se inicia com a inspeção estática, quando possíveis atrofias musculares podem ser detectadas, especialmente do SE e do IE nas roturas crônicas.[17]

Na inspeção dinâmica, é importante observar tanto a amplitude de movimento como o movimento escapulotorácico. O arco de movimento pode estar diminuído globalmente, quando estiver presente o componente doloroso (síndrome do impacto) ou existir capsulite adesiva secundária. Alterações geram desequilíbrios biomecânicos no ombro, propiciando sobrecarga aos músculos do MR e eventualmente desencadeando roturas secundárias.[2,9]

A manobra clínica que caracteriza a síndrome do impacto é o teste de Neer, descrito no seu artigo em 1972. O teste consiste no arco doloroso de 70° a 120° quando se realiza a elevação passiva do membro superior no plano da escápula. A presença da dor mostra a existência de patologia subacromial de causa extrínseca (impacto subacromial), porém sem diferenciar e quantificar qual estrutura está acometida (desde quadros inflamatórios bursais até roturas parciais ou totais do MR). A contraprova pode ser realizada com a injeção de pequena quantidade de xilocaína no espaço subacromial com a remissão da dor.[1,2,3,4]

Outros testes mais específicos para a avaliação dos tendões do MR podem ser realizados, mas serão abordados com maiores detalhes no capítulo sobre as roturas do MR.

AVALIAÇÃO POR IMAGEM

EXAME RADIOGRÁFICO

O exame radiográfico tem como objetivo avaliar sinais sugestivos de impacto e rotura do MR (esclerose, cistos e irregularidades no tubérculo maior; esclerose e presença de osteófito no acrômio). O formato e espessura do acrômio, a presença de *os acromiale*, assim como de artrose acromioclavicular, também podem ser avaliados. As incidências utilizadas são: anteroposterior verdadeira, em rotação interna e externa; anteroposterior com 30° de inclinação caudal, túnel do supraespinal (ou *outlet view*, um perfil escapular com 10° de inclinação caudal) e perfil axilar (Figura 11.5).[2]

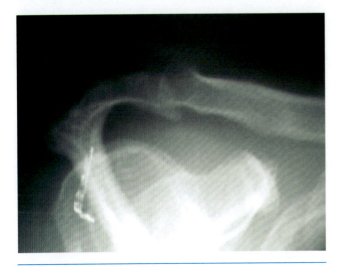

FIGURA 11.5 Incidência radiográfica para o túnel do supraespinal (*"Outlet view"*).

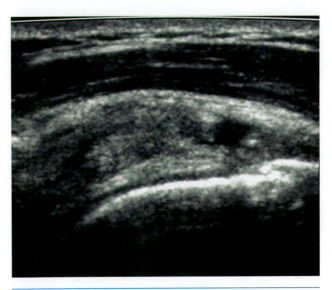

FIGURA 11.6 Exame de ultrassom. Corte coronal do tendão do supraespinal com rotura parcial intramural.

Exame de ressonância magnética

A ressonância magnética (RMG) é o exame de escolha para avaliação de possível rotura do MR com altos índices de especificidade e sensibilidade. Com sua análise, podemos mensurar a lesão (espessura, retração, número de tendões acometidos) e obter informações sobre a qualidade dos ventres musculares do MR (presença de infiltração gordurosa). A ressonância tem como vantagem adicional avaliar possíveis lesões intra-articulares associadas (SLAP, lesões labiais).[2]

Exame de ultrassom

Embora apresente especificidade e sensibilidade comparáveis à RMG, as desvantagens são o fato de o ultrassom ser operador-dependente e não poder avaliar as patologias concomitantes intra-articulares. Como vantagem, tem menor custo e melhor aceitação pelo paciente (Figura 11.6).[2]

TRATAMENTO

O tratamento da SI – e de suas consequências – dependerá do seu estádio, da extensão das lesões, da idade, do tipo de atividade do paciente e do seu compromisso em aceitar o programa de reabilitação, não esquecendo que as pendências trabalhistas podem interferir nos resultados.

Tratamento conservador

O tratamento conservador[1,2,3,4] é indicado como primeira opção em pacientes nos estádios I e II e nos pacientes do estádio III que, por alguma razão, não são elegíveis para outros procedimentos. O tratamento conservador tem três objetivos: (a) combater a dor, (b) restabelecer a amplitude dos movimentos e (c) fortalecer a musculatura estabilizadora e depressora da cabeça do úmero. Consiste em:

1. suspender as atividades de risco;
2. combater a dor (medicação analgésica e meios fisioterápicos);
3. combater a inflamação (medicação anti-inflamatória hormonal e não hormonal por via sistêmica ou local; salientamos que as infiltrações subacromiais com corticoide devem ser usadas com parcimônia e quando forem absolutamente necessárias, mormente nas lesões do **estádio III**, devido à sua ação deletéria sobre a estrutura colágena dos tendões – os piores casos que operamos foram aqueles repetidamente infiltrados);
4. restabelecer a amplitude dos movimentos articulares (exercícios passivos assistidos);
5. fortalecer a musculatura estabilizadora e depressora da cabeça do úmero (exercícios ativos isométricos, isotônicos e isocinéticos).

O tratamento conservador deverá mostrar sua eficiência dentro de quatro a oito semanas; caso contrário, outras medidas estarão indicadas.

Tratamento cirúrgico

O tratamento cirúrgico poderá ser realizado por via aberta e por via artroscópica, consistindo basicamente: (1) no desbridamento intra-articular e subacromial; (2) na secção do ligamento coracoacromial, (3) na acromioplastia anteroinferior; (4) na simples exérese de osteófitos acromioclaviculares ou associada com exérese da extremidade da clavícula quando houver alteração degenerativa sintomática da AAC; (5) na reparação dos tendões rotos.

O resultado final de ambas as formas de tratamento é semelhante ao longo do tempo; porém, há nítida superioridade dos procedimentos artroscópicos pela sua menor morbidade e mais rápida reabilitação pós-operatória, visto serem menos invasivos e respeitarem a inserção do deltoide.[18,19]

A descompressão subacromial baseia-se no desbridamento e retirada do tecido bursal hipertrofiado e inflamado e na planificação das pequenas lesões superficiais dos tendões. Deve-se ressecar cerca de 2 cm do ligamento coracoacromial para evitar aderências com as estruturas vizinhas.

A acromioplastia é a exérese do segmento anteroinferior do acrômio – local do impacto ósseo –, de forma a permitir que a cabeça do úmero passe livremente sob o acrômio sem se chocar contra ele (Figura 11.7).[20,21]

Os osteófitos acromioclaviculares devem ser simplesmente ressecados (planificação das bordas inferiores da ACA) se a articulação, como um todo, não participar do quadro doloroso. Nas lesões sintomáticas da ACA, deve-se ressecar de 10 mm a 15 mm da extremidade lateral da clavícula sem lesar a inserção capsuloligamentar articular superior e posterior – lembrando que nas ressecções maiores corremos esse risco e, assim, a estabilidade acromioclavicular pode ficar comprometida. O tratamento das lesões da ACA faz parte tanto dos procedimentos abertos como artroscópicos.

Nas reparações dos tendões por via artroscópica, a sutura pode ser feita tendão/tendão ou tendão/osso, desde que os tendões possam ser liberados de forma a permitir a sua fixação, sem tensão, no local apropriado. A fixação no osso é feita em leito adequadamente preparado, por meio de âncoras ou miniparafusos inseridos com angulação correta para que resistam às trações que serão submetidos. Frequentemente associa-se o procedimento artroscópico subacromial (desbridamento e acromioplastia) com a fixação, por via aberta, do tendão ao osso, através de pequena exposição da área de sutura (mini-incisão ou *mini-open*). Nessa situação, pode-se usar tanto a sutura direta como as âncoras e os miniparafusos. Sempre que possível, fazemos as suturas diretas no osso por considerarmos procedimento de menor morbidez (Figura 11.8A e B).

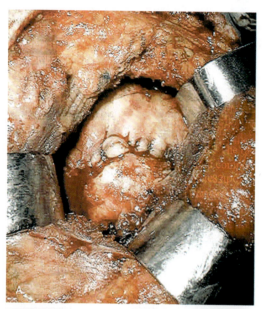

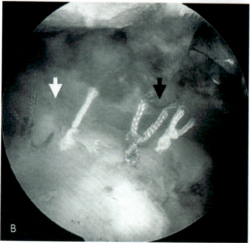

FIGURA 11.8 (A) Reinserção do manguito rotador (tendão do supraespinal) com pontos intraósseos. (B) Reinserção do manguito rotador (tendão do supraespinal) com âncoras de fixação óssea.

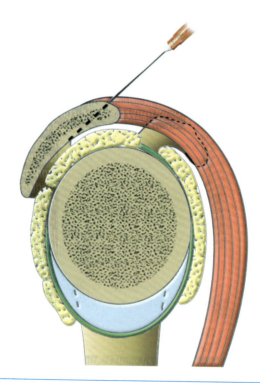

FIGURA 11.7 Acromioplastia com a exérese do segmento anteroinferior do acrômio.

Reparação do MR associada ou não à descompressão subacromial

Indicada no reparo do MR, a DSA tem como objetivo aumentar o espaço subacromial, eliminando o fator extrínseco da rotura do MR e consequentemente protegendo a sutura. Usada inicialmente na cirurgia aberta e posteriormente adaptada para utilização por via artroscópica, o seu emprego de rotina vem sendo ultimamente questionado na literatura.

Em recente estudo, Gartsman e O'Connor[20] constataram, após avaliação prospectiva e randomizada de 93 pacientes, que não houve benefício na realização da DSA associada à reparação do MR.

Alguns autores indicam a reparação do MR sem DSA nos casos em que não existem evidências de sinais de impacto subacromial, seja nos exames de imagem, na avaliação clínica ou na inspeção artroscópica (ligamento coracoacromial sem franjeamento).[15,16]

Realizamos de rotina a DSA nas reparações do MR. Acreditamos que o fator extrínseco também está presente como etiopatogenia dessas roturas.[14,15] Convém salientar que, embora os fatores intrínsecos (processos degenerativos dos tendões) sejam a principal causa primária na etiopatogenia das roturas do MR, o impacto subacromial pode ocorrer nesses casos também de maneira secundária, devido ao desequilíbrio biomecânico causado por essas alterações degenerativas.[9] Dessa forma, acreditamos também que a DSA deva ser feita com os mesmos objetivos já mencionados anteriormente.

A reabilitação pós-operatória é passo tão importante no protocolo de tratamento cirúrgico da SI e de suas consequências que a recusa do paciente em aceitá-la de boa vontade, como já foi dito, o faz inelegível para o tratamento. Os seus princípios básicos são: (1) crioterapia pós-operatória imediata para diminuir os fenômenos inflamatórios locais; (2) aplicações quentes somente após a primeira semana de pós-operatório para evitar sangramento do tecido cicatricial imaturo; (3) proteção das suturas dos tendões durante quatro a seis semanas usando tipoias e permitindo somente exercícios passivos; (4) mobilização articular passiva precoce assistida e progressiva, a partir do segundo dia de pós-operatório, para evitar bridas cicatriciais e manter livres as interfaces de deslizamento; (5) exercícios de alongamento e mobilização articular ativa progressiva, lembrando que é fundamental conseguir boa amplitude de movimento articular antes de iniciar os exercícios de fortalecimento muscular; (6) exercícios progressivos de fortalecimento muscular compatíveis com a magnitude das operações realizadas e com a idade do paciente; (7) retorno progressivo às atividades esportivas, dependendo da magnitude do procedimento executado e das peculiaridades de cada paciente e do esporte que pratica. Quando houver sutura de tendões, os esportes de contato físico, de arremesso e de raquete devem ser reiniciados somente seis meses após a operação.[3,21]

Afirmamos que o perfeito conhecimento da anatomia normal e patológica do ombro, bem como o conhecimento clínico e o domínio da técnica semiológica, são a base do diagnóstico, que é apenas completado pelos exames subsidiários.

Queremos salientar também que, além de saber como usar seus conhecimentos técnicos, o cirurgião deve, com paciência, procurar compreender o psiquismo do paciente, esclarecer-lhe quanto aos objetivos do tratamento, conhecer sua motivação e vontade em aceitar o que lhe é proposto, lembrando-se sempre da sábia advertência de Randelli: *The results of surgery are made before surgery* (os resultados da cirurgia são obtidos antes da cirurgia).

REFERÊNCIAS BIBLIOGRÁFICAS

1. Zoppi Filho A, Kakuda CMS, Vieira LAG. Síndrome do impacto/Lesão do manguito rotador. In: Franco JS. Ombro e cotovelo. Rio de Janeiro: Revinter, 2005. p.197-205.
2. Matsen III FA, Titelman RM, Lippitt SB, et al. Rotator Cuff. In: Rockwood Jr CA, Matsen III FA, Wirth MA, et al. The Shoulder. Philadelphia: Saunders, 2004. p.795-878.
3. Ferreira Filho AA. Síndrome do Impacto e Lesão do Manguito Rotador. In: Pardini Jr, Souza JMG. Clínica Ortopédica: Atualização em cirurgia do ombro. Rio de Janeiro: Medsi, 2000. p.117-27
4. Neer CSII. Anterior acromioplasty for the chronic impingement syndrome in the shoulder: A preliminary report. J Bone Joint Surg Am. 1972;54:41-50.
5. Armstrong Jr. Excision of the acromion in treatment of the supraspinatus syndrome; report of 95 excisions. J Bone Joint Surg Br. 1949 Aug;31B(3):436-42
6. Kessel L, Watson M. The painful arc syndrome. Clinical classification as a guide to management. J Bone Joint Surg Br. 1977 May;59(2):166-72.
7. Bigliani LU, Morrison DS, April EW. The morphology of the acromium and its relationship to rotator cuff tears. Orthop Trans. 1986;10:228.
8. Andrews JR, Sutherland TB. Arthroscopy for Rotator Cuff Disorders. In: Hawkins RJ, Misamore GW. Shoulder Injuries in the Athlete. New York: Churchill Livingstone, 1996. p.123-8.
9. Miniaci A, Dowdy PA. Rotator Cuff Disorders. In: Hawkins RJ, Misamore GW. Shoulder Injuries in the Athlete. New York: Churchill Livingstone, 1996. p.103-12.
10. Rathbun JB, Macnab I. The microvascular pattern of the rotator cuff. J Bone Joint Surg Br. 1970;52:540-53.
11. Wolff AB, Sethi P, Sutton KM, et al. Partial-Thickness Rotator Cuff Tears. J Am Acad Orthop Surg. 2006;14(13): 715-25.
12. Lohr JF, Uhthoff HK. The microvascular pattern of the supraspinatus tendon. Clin Orthop Relat Res. 1990;254:35-8.
13. Nakajima T, Rokuuma N, Hamada K, et al. Histologic and biomechanical characteristics of the supraspinatus tendon: Reference to rotator cuff tearing. J Shoulder Elbow Surg. 1994;3:79-87.
14. Ozaki J, Fujimoto S, Nakagawa Y, et al. Tears of the rotator cuff of the shoulder associated with pathological changes in the acromion: A study in cadavera. J Bone Joint Surg Am. 1988;70:1224-30.
15. Burkhead Jr WZ, Burkhart SS, Gerber C, et al. Symposium: The rotator cuff. Debridement versus repair: Part I. Contemp Orthop. 1995;31:262-71.

16. Burkhart SS, Klein JR. Arthroscopic Treatment of Full-Thickness Rotator Cuff Tears in the Athlete. Oper Tech Sports Med. 2004;12:122-5.

17. Ferreira Filho AA, Lech O, Ferreira Neto AA, et al. Ombro. In: Barros Filho TEP, Lech O. Exame físico em ortopedia. 2.ed. São Paulo: Sarvier, 2002.

18. Warner JJ, Tetreault P, Lehtinen J, et al. Arthroscopic versus mini-open rotator cuff repair: a cohort comparison study. Arthroscopy. 2005 Mar;21(3):328-32

19. Youm T, Murray DH, Kubiak EN, et al. Arthroscopic versus mini-open rotator cuff repair: a comparison of clinical outcomes and patient satisfaction. J Shoulder Elbow Surg. 2005 Sep-Oct; 14(5):455-9

20. Gartsman GM, O'Connor DP. Arthroscopic rotator cuff repair with and without arthroscopic subacromial decompression: A prospective, randomized study of one-year outcomes. J Shoulder Elbow Surg. 2004;13:424-6.

21. Ferreira Neto AA, Malavolta EA. Novas tendências no tratamento das lesões completas do manguito rotador. In: Cohen M, Ejnisman B. Lesões do ombro no esporte. Rio de Janeiro: Guanabara Koogan, 2008. p.149-55.

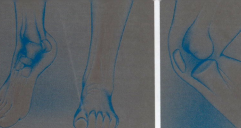

Lesão do Manguito Rotador

Guilherme do Val Sella
Alberto Naoki Miyazaki
Sergio Luis Checchia

INTRODUÇÃO

A lesão do manguito rotador (LMR) foi primeiramente descrita por Smith (1834), anatomista inglês, que identifica e descreve uma lesão do manguito rotador através de estudos anatomopatológicos em sete ombros, que representavam 18% dos cadáveres analisados de pessoas com história prévia de dor no ombro.[1] Codman (1911) relata pela primeira vez uma reparação cirúrgica da LMR, realizada em dois pacientes com lesão completa do tendão do supraespinal, obtendo bons resultados em ambos os casos.[2] Keyes (1933) reporta a incidência de 19,1% de LMR ao estudar 73 cadáveres.[3] A lesão do manguito rotador é comum na prática ortopédica, tendo prevalência que varia entre 5% e 33% da população.

ANATOMIA

O manguito rotador é o conjunto de quatro músculos e seus respectivos tendões que se originam na escápula e se inserem na região proximal do úmero, tendo como funções ajudar na estabilização dinâmica da cabeça umeral, equilibrando as forças aplicadas pelos músculos deltoide e peitoral maior, e realizar movimentos da articulação do ombro.

O músculo subescapular é amplo e triangular; se origina na face anterior da escápula e se insere no tubérculo menor do úmero, tendo como função realizar a rotação medial do ombro, sendo inervado pelos nervos subescapulares superior e inferior (raízes cervicais de C5 e C6). O músculo supraespinal se origina na fossa supraespinal e se insere na face superior do tubérculo maior do úmero, tendo como função a elevação do ombro. Sua inervação se dá pelo nervo supraescapular (raiz cervical C5), após este passar pela incisura da escápula, e sua porção lateral situa-se inferiormente à articulação acromioclavicular e ao acrômio. O músculo infraespinal se origina na fossa infraespinal e se insere na face posterolateral do tubérculo maior do úmero, tendo como função a realização da rotação lateral. Sua inervação ocorre pelo nervo supraescapular logo após sua passagem pela incisura espinoglenoidal. O músculo redondo menor é cilíndrico e alongado, e se origina na superfície dorsal da borda axilar da escápula, abaixo do músculo infraespinal. Ele se insere na face posteroinferior do tubérculo maior do úmero e tem como função realizar a rotação lateral do ombro auxiliando o músculo infraespinal. É inervado pelo nervo axilar, que contém fibras da raiz cervical de C5.

ETIOLOGIA

Meyer (1924), em seu artigo que estuda o atrito de algumas estruturas do corpo humano como causa de algumas doenças, propõe que a lesão do tendão supraespinal é causada pelo atrito da aponeurose do tendão contra o acrômio.[3] Codman (1934) sugere uma etiologia traumática para essa lesão, observando uma zona avascular sobre o tendão do supraespinal e indicando a reparação precoce da lesão.[4]

Lindblom descreve ainda uma área de relativa avascularidade no tendão do supraespinal, próximo à sua inserção, e uma área similar na cabeça longa do bíceps, próximo à sua origem.[2] Mosely e Goldie (1963) também notam uma zona avascular próxima à inserção do tendão do supraespinal; chamam essa área de "zona crítica" e acreditam que ela representa uma área de anastomose entre os vasos derivados do osso, no ponto de inserção do tendão, e os vasos longitudinais derivados das arteríolas musculares.[2] Rathbun e MacNab reportam que o aparecimento da zona avascular do tendão do supraespinal precede as alterações degenerativas e surge devido à constante pressão exercida pela cabeça umeral, principalmente com o braço em adução.[2]

Neer introduz o conceito do impacto da porção tendinosa do supraespinal e cabeça longa do bíceps contra o chamado arco coracoacromial (ligamento coracoacromial e terço anteroinferior do acrômio, processo coracoide e articulação acromioclavicular). Esse mecanismo é o responsável pela característica síndrome incapacitante do ombro, a qual Neer denomina *impingement syndrome* (Figuras 12.1 e 12.2). O autor ainda afirma que a LMR é causada por um fator extrínseco, sendo necessário, no momento da reparação cirúrgica da lesão, sua correção através de acromioplastia anteroinferior e ressecção do ligamento coracoacromial (acompanhada ou não de ressecção do extremo distal da clavícula, nos casos em que ela está comprometida). Esse conceito foi obtido através da observação cirúrgica e do estudo de 100 ombros dissecados. Neer verificou alterações no arco coracoacromial que suportam a hipótese de que a área crítica da LMR é centrada no supraespinal, estendendo-se com o tempo para a cabeça longa do bíceps e parte anterior do músculo infraespinal.[5]

Em seu trabalho, Morrison e Bigliani mostram que a morfologia do acrômio pode interferir na lesão do manguito rotador.[6] Segundo os autores, existem três tipos de formato de acrômio, o plano – tipo I; o curvo – tipo II; e o ganchoso – tipo III, sendo o mais prevalente o do tipo II. Essa proeminência acromial é localizada na região anteroinferior e provoca um pinçamento na região do supraespinal, causando a lesão descrita (Figura 12.3).[6]

Outro motivo que pode estar associado a essa enfermidade é a presença do *os acromiale*. A placa epifisária do acrômio costuma fechar-se em torno dos 25 anos, porém em 7% a 8% dos indivíduos ela permanece aberta, determinando o que chamamos de *os*. A denominação *acromiale* se aplica nesse caso porque a falha da ossificação está no acrômio; de acordo com a sua localização, ela pode ser definida como pré, meso, meta ou basoacrômio. A presença da linha fisária nessa proeminência óssea, que é origem do músculo deltoide, permite que o *os* se incline para baixo de acordo com a tração muscular, o que resulta no impacto sobre o manguito rotador, levando a lesões frequentes.

Porém, não somente as alterações no arco coracoacromial podem resultar em lesões no manguito rotador. Como relatado anteriormente, a síndrome do impacto é causada pela compressão do arco contra o tubérculo maior do úmero, que consequentemente leva ao pinçamento dos tendões. Sendo assim, algumas alterações no tubérculo maior também são responsáveis por tais consequências. A causa mais comum é a consolidação viciosa de fraturas do tubérculo maior que, nessa situação, sofre desvios para a parte superior (tração do músculo supraespinal) e a parte posterior (tração do músculo infraespinal e redondo menor).

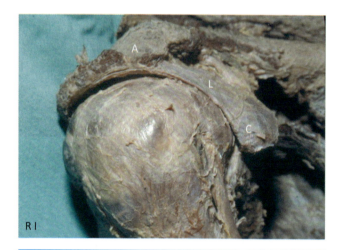

FIGURA 12.1 Vista do ombro direito (foto de cadáver) evidenciando o arco coracoacromial.

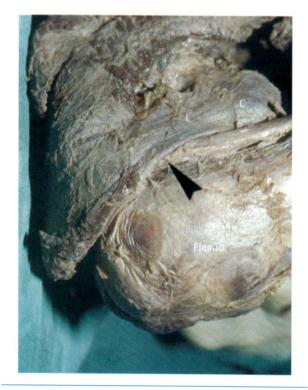

FIGURA 12.2 Vista do ombro direito (foto de cadáver), evidenciando o pinçamento do arco coracoacromial sobre o manguito rotador em flexão.

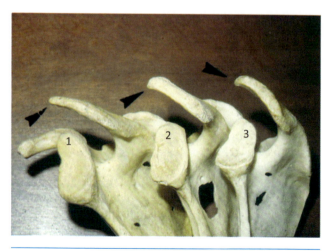

FIGURA 12.3 Formatos anatômicos do acrômio. Tipo I – plano; tipo II – curvo; tipo III – ganchoso.

FISIOPATOLOGIA

Neer estabeleceu três fases evolutivas da síndrome do impacto, sendo a primeira fase caracterizada por edema e hemorragia do tendão, ou seja, uma tendinite aguda cuja dor aparece apenas durante a atividade física e que se inicia em pacientes com idade menor que 25 anos (Figura 12.4); na segunda fase, já aparece a fibrose do tendão, com a dor manifestando-se durante e após a atividade física, persistindo à noite e acometendo pacientes com idade entre 25 e 40 anos (Figura 12.5); na terceira fase, de rotura do tendão do manguito rotador, encontraremos, além da dor, uma disfunção progressiva e pacientes com idade superior a 40 anos (Figura 12.6).[7,8,9]

A articulação glenoumeral é a que possui a maior capacidade de mobilidade angular do corpo humano e, dessa forma, deve ser a que menos depende de partes ósseas para manter estabilidade. Portanto, é uma articulação que depende grandemente das partes moles – entre elas, o manguito rotador. Por isso, o manguito rotador exerce importante função fazendo com que a cabeça umeral seja centrada na cavidade

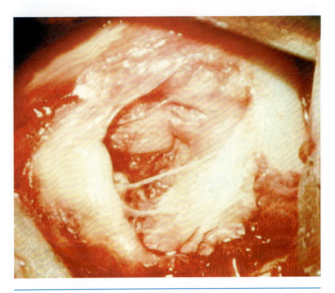

FIGURA 12.6 Fase III de Neer (rotura tendinosa do manguito rotador).

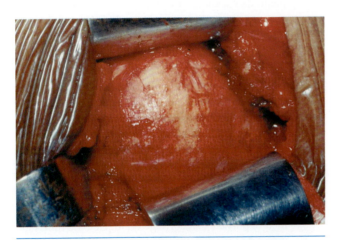

FIGURA 12.4 Fase I de Neer (edema e hemorragia).

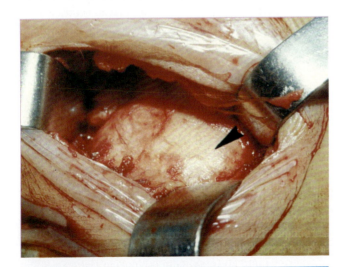

FIGURA 12.5 Fase II de Neer (fibrose tendinosa).

glenoide através de seu tônus muscular. O músculo deltoide traciona o úmero para cima, enquanto o manguito rotador o traciona para baixo, dessa forma ocorrendo um equilíbrio muscular. Quando há um desequilíbrio muscular, pode-se desenvolver uma situação que chamamos de artropatia.

Artropatia do manguito é uma situação de desequilíbrio biomecânico que ocorre em 4% das lesões extensas do manguito rotador.[8] A ausência dos tendões permite que, por tração do músculo deltoide, o úmero se desloque para cima, ocorrendo um choque entre a cabeça umeral e o arco coracoacromial, desenvolvendo uma destruição da cartilagem nesses casos.

Muito se explica por essa teoria descrita por Neer em meados da década de 1980, porém nem todas as LMR são ocasionadas por esse processo. Elas também podem ser decorrentes de trauma de alta energia, principalmente em pacientes mais idosos, nos quais os sintomas se iniciam após tal fato. Em pacientes atletas jovens, que realizam esportes de arremesso, o movimento de abdução e rotação lateral que é realizado de forma repetitiva leva ao impacto posterointerno, ou seja, a inserção do supraespinal se choca na margem posterossuperior da glenoide, causando lesões e degeneração da face articular do tendão. Isso pode ocorrer em esportes que se utilizam do membro superior, como a natação, o beisebol e o voleibol.

CLASSIFICAÇÃO

As lesões do manguito rotador podem ser classificadas segundo a duração (aguda ou crônica), quanto à etiologia (traumática ou degenerativa) e quanto à extensão (parcial ou total).

Considerando a duração, só podemos determinar se uma lesão é aguda ou crônica se tivermos um ponto de referência, ou seja, um evento no qual sabemos exatamente quando hou-

Série Ortopedia e Traumatologia – Fundamentos e Prática

ve a rotura tendinosa. Normalmente, esse evento se resume em um trauma, o que também classifica a lesão como traumática. Dessa forma, nos casos de pacientes que referem dor aguda após o trauma, sem dores pregressas e consequente dificuldade à mobilização do ombro acometido a partir de então, considera-se a etiologia como aguda e traumática.

Quando a queixa principal de dor não está associada a nenhum evento de referência e mantém-se uma duração de alguns meses ou anos com dificuldade progressiva na movimentação, classificamos a etiologia como crônica ou degenerativa.

Com relação à extensão, necessitamos de exames complementares, como a ressonância magnética, para visibilizarmos a lesão e determinarmos o seu tamanho. Consegue-se identificar lesões completas com facilidade e, com o advento de exames cada vez mais precisos, até identificar lesões tendinosas pàrciais.

Segundo Hawkins, as lesões que possuem extensão de até 1 cm são consideradas pequenas; as lesões de 1 a 3 cm são consideradas médias; as lesões de 3 a 5 cm são as grandes; e as superiores a 5 cm ou as que acometem dois ou mais tendões são consideradas extensas. Com relação às lesões parciais, Ellman e Gartsman determinaram que, quando a rotura se caracteriza por menos de 25% de sua espessura e tem profundidade menor que 3 mm, a lesão é considerada do tipo I; rotura menor que 50% de sua espessura e entre 3 e 6 mm de profundidade é considerada lesão do tipo II; e rotura maior que 50% de sua espessura com mais de 6 mm de profundidade é considerada lesão do tipo III.

QUADRO CLÍNICO

Em geral, os sinais e sintomas das lesões do manguito rotador se iniciam na quinta década de vida, com sua maior frequência entre os 60 e 70 anos de idade. Ao se avaliar um paciente com suspeita diagnóstica de LMR, deve-se pesquisar dor, força muscular e arco de movimento. A dor é o sintoma mais importante, o que mais incomoda e limita as atividades do paciente. Normalmente é noturna, piora à elevação do ombro e mantém-se em períodos de remissão e de piora dependendo da atividade exercida pelo paciente. Sua localização é referida tipicamente na face lateral do ombro (região do deltoide), podendo se irradiar para o cotovelo ou região posterior (escápula).

Na inspeção estática e dinâmica do ombro, deve-se observar as fossas supra e infraespinais da escápula, a topografia do músculo trapézio, a musculatura estabilizadora da escápula e o músculo deltoide, à procura de atrofias ou hipertrofias e qualquer tipo de alteração na pele, como manchas, nódulos, abaulamentos ou retrações. Devemos nos ater também à clavícula e à articulação acromioclavicular. Podemos encontrar nos pacientes com LMR uma atrofia muscular das fossas supra e infraespinais, assim como aumento de volume da articulação acromioclavicular.

A palpação deve ser realizada na intenção de descobrir pontos dolorosos, alteração da temperatura e crepitações.

Na palpação de partes moles, deve-se palpar a musculatura do deltoide, do supra e infraespinais, do redondo menor, do trapézio e do peitoral. Na palpação das partes ósseas, devemos estar atentos à articulação acromioclavicular e avaliarmos se o paciente sofre de dor local. Essa avaliação é de extrema importância, pois isso nos orienta quanto ao tipo de tratamento a ser realizado.

A mobilidade dessa articulação é mensurada através da mobilidade ativa (o próprio paciente realiza o movimento) e passiva (o examinador realiza o movimento) de acordo com os três movimentos básicos: elevação (realizado no plano da escápula), rotação lateral (realizado com o membro superior junto ao corpo) e rotação medial (medindo-se a vértebra em que o polegar atinge). Normalmente, a mobilidade passiva se encontra dentro dos padrões da normalidade, e a mobilidade ativa está diminuída devido à perda de força ou à dor, que pode ser intensa.

Existem diversos testes específicos para o auxílio no diagnóstico das lesões do manguito rotador:

- **Sinal de *Neer*:** dor à elevação passiva (realizado no plano da escápula) do membro superior examinado, que se encontra em rotação medial. O teste é considerado positivo quando ocorre dor ao final da elevação. É decorrente do impacto do tubérculo maior do úmero contra o arco coracoacromial.

- **Contraprova de *Neer*:** realiza-se a injeção de anestésico no espaço subacromial e repete-se a manobra do sinal de Neer. O teste é considerado positivo quando a dor sentida antes desaparece após a aplicação do anestésico.

- **Teste de *Yocum*:** coloca-se a mão do membro a ser examinado sobre o ombro contralateral e realiza-se a flexão passiva desse membro. O teste é considerado positivo quando o paciente refere dor a esse movimento, pois ela é decorrente do impacto do tubérculo maior do úmero contra o arco coracoacromial.

- **Teste de *Hawkins-Kennedy*:** coloca-se o membro superior a ser examinado em rotação neutra e a 90º de elevação, realizando a rotação medial do ombro. O teste é considerado positivo quando o paciente refere dor a esse movimento, pois ela é decorrente do impacto do tubérculo maior do úmero contra o arco coracoacromial.

- **Manobra de *Jobe*:** com o membro superior a ser examinado elevado a 90º no plano da escápula e em rotação medial (polegares apontando para baixo), pede-se para que o paciente realize a elevação ativamente contra a resistência da mão do examinador. O teste será considerado positivo quando o paciente referir dor ou diminuição de força muscular. Sua função é avaliar o funcionamento do músculo supraespinal.

- **Teste do Infraespinal:** coloca-se o membro superior junto ao tórax, com o cotovelo fletido a 90º, e pede-se para que o paciente realize a rotação lateral ativamente contra a resistência. O teste será considerado positivo quando o paciente não conseguir realizar tal movimento.

- **Teste de *Patte*:** coloca-se o membro superior abduzido a 90° e pede-se para que o paciente realize a rotação lateral contra resistência. Sua função é avaliar o funcionamento do músculo infraespinal.
- **Sinal da Cancela:** nos testes de Patte e do Infraespinal, quando o membro superior é posicionado e os rotadores laterais forem insuficientes, o paciente não conseguirá manter a posição e o membro cairá com a gravidade, como se fosse uma cancela.
- **Manobra de *Gerber*:** pede-se para que o paciente coloque a mão na região lombar e a afaste das costas. O teste será considerado positivo se o paciente não conseguir afastar a mão das costas. Sua função é avaliar o funcionamento do músculo subescapular.
- **Teste *Abdominal Press*:** pede-se para que o paciente coloque e pressione com as mãos espalmadas a região abdominal. Sua função é avaliar o músculo subescapular. Quando o paciente tem insuficiência nesse músculo, realizará o teste utilizando o músculo deltoide posterior; portanto, será notado que o cotovelo desse lado é deslocado para a parte posterior.
- **Teste de *Speed* ou *Palm-up*:** pede-se para que o paciente realize a elevação do ombro em rotação lateral no plano da escápula. Sua função é avaliar o tendão do cabo longo do bíceps braquial.
- **Teste de *Yergason*:** é realizado com o cotovelo fletido a 90° junto ao tronco. Realiza-se a supinação contra resistência com o paciente referindo dor no trajeto do tendão do cabo longo do bíceps braquial, se este estiver comprometido com algum tipo de lesão.

Além das manobras especiais, deve-se realizar o exame neurovascular completo avaliando a sensibilidade e força muscular do membro superior – segundo os dermátomos e miótomos respectivamente –, bem como a presença de pulsos arteriais.

EXAMES COMPLEMENTARES

A utilização dos exames complementares na avaliação do ombro com suspeita diagnóstica de lesão do manguito rotador tem como objetivo a análise das partes ósseas e das partes moles dessa articulação. Para tanto, utilizamos de métodos específicos para cada um deles. A radiografia é o método de escolha para a avaliação das partes ósseas.

Radiograficamente, podemos avaliar a cintura escapular através de cinco incidências; a primeira é o AP com correção da anteversão da cavidade glenoidal com o membro em rotação neutra, que avalia a cintura escapular de forma global. A segunda é chamada de céfalo-caudal e é feita com um AP de ombro simples, com a ampola inclinada 30° no sentido caudal; ela nos mostra o chamado "esporão do acrômio", ou seja, o excesso de acrômio anteroinferior (também chamada de incidência de Rockwood). A terceira incidência é a inclinação cranial de 20° (Zanka), quando em posição de frente simples do ombro a ampola é inclinada 20° em sentido cranial centrada na articulação acromioclavicular. A quarta incidência é o perfil axilar, incidência muito importante, utilizada em todas as afecções da cintura escapular. É feita com o paciente sentado ou deitado, com a placa colocada sobre o ombro e a ampola na direção da axila. A última incidência é a de Neer, chamada de "túnel do supraespinal". É feita como um perfil da escápula, com a ampola inclinada de 15 a 25° no sentido caudal, e mostra bem o formato do acrômio.[10]

Com relação às partes moles, Oberholtzer introduz a artrografia do ombro (utilizando ar como meio de contraste) em 1933, como importante exame subsidiário na avaliação da LMR.[3] Lindblom, em 1939, utilizando um meio de contraste radiopaco, consegue identificar lesões parciais, completas e extensas do manguito rotador.[2] Por serem muito invasivos, esses exames foram logo substituídos pela ultrassonografia, introduzida em 1977 por Mayer, que foi o primeiro a utilizá-la como método diagnóstico para estudo dos tendões do ombro. É um método não invasivo, de baixo custo e seguro, que possibilita a visibilização da bursa, de tendões e, portanto, de suas roturas parciais ou totais. Tem como desvantagem ser um método operador-dependente, ou seja, necessita de profissional treinado que reconheça as lesões e as interprete de forma correta.

A ressonância magnética é hoje o padrão ouro para a avaliação das partes moles da cintura escapular. É realizada em cortes sequenciais segundo os planos sagital, coronal e axial. Esse método possui alta sensibilidade e especificidade, detectando em detalhes qualquer alteração ligamentar ou tendinosa, o que permite demonstrar o tamanho da laceração, o grau de retração da lesão, a qualidade do tendão e o grau de degeneração gordurosa da musculatura (Figura 12.7). Quando há uma lesão tendinosa completa e o músculo correspondente se torna sem função, ocorre uma substituição das fibras musculares em tecido gorduroso no intuito de o organismo ter uma reserva de energia. Essa lipossubs-

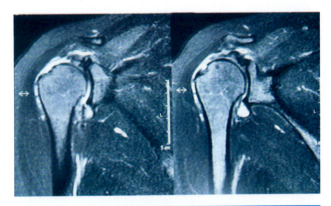

FIGURA 12.7 Ressonância magnética do ombro direito, sequência T2, corte coronal, indicando a lesão e retração do tendão do músculo supraespinal.

Série Ortopedia e Traumatologia – Fundamentos e Prática

tituição ocorre de maneira gradual e lenta, porém é irreversível. Quando ocorre uma grande degeneração gordurosa de um músculo, mesmo que o tendão correspondente possa ser reparado de forma anatômica, dificilmente terá força para permitir uma função normal.

DIAGNÓSTICO DIFERENCIAL

Algumas afecções podem mimetizar o quadro clínico das lesões do manguito rotador, que inclui dor e diminuição da mobilidade e força do ombro, como a cervicobraquialgia, as fraturas e luxações, a artrose glenoumeral e a capsulite adesiva.

A cervicobraquialgia tem como sintomatologia a dor irradiada pelo membro superior com origem na região cervical associada a sintomas como parestesia em determinada região, que normalmente acomete o dermátomo correspondente. Pode estar associada à perda de força e mobilidade, e o diagnóstico se faz através de um exame neurológico completo, associado à ressonância magnética da coluna cervical.

As fraturas e/ou luxações são decorrentes de trauma direto ou indireto, e no quadro clínico podem estar presentes sinais como edema, hematoma e creptação à mobilização, além de dor e diminuição da mobilidade.

A artrose glenoumeral normalmente acomete pacientes mais velhos. A dor e a diminuição de movimento e força ocorrem de forma gradual, e a radiografia simples faz o diagnóstico, pois se observa a destruição da articulação com diminuição do espaço articular e presença de osteófitos.

A capsulite adesiva também se caracteriza por dor, diminuição de força e mobilidade, porém a principal diferença é que tanto a mobilidade ativa quanto passiva estão diminuídas, ocasionada por aderências e retrações capsulares. Na ressonância magnética, é possível observar a diminuição do volume articular associado a edema do recesso axilar.

TRATAMENTO

CONSERVADOR

O tratamento dessa patologia tem como primordial objetivo o alívio da dor e, se possível, a recuperação do arco de movimento (alongamento capsular) e reforço muscular; é indicada nas fases I e II de Neer.

Para o alívio da dor, podem ser realizados diversos métodos, como o uso de anti-inflamatórios não hormonais (AINH), analgésicos, substituição de movimentos que utilizem o ombro em angulação superior a 90º, suspensão de atividades repetitivas, crioterapia, imobilização com tipoia simples etc. São métodos possíveis que devem contar com o total entendimento do paciente a fim de termos a melhor probabilidade de sucesso. A aplicação de corticoide no espaço subacromial só é indicada para pacientes idosos ou para aqueles que não melhorarem com pelo menos 10 dias de tratamento com os métodos propostos anteriormente. O corticoide a longo prazo provoca lesões irreversíveis aos tendões.

Muitas vezes, o alongamento capsular é eficaz, pois sabemos que pequenas retrações capsulares ocorrem e levam ao desequilíbrio biomecânico local da articulação. Esse desequilíbrio provoca um aumento do impacto entre o tubérculo maior do úmero e o arco coracoacromial, exacerbando os sintomas.

O reforço muscular – também chamado de cinesioterapia (exercícios isométricos e de contrarresistência) – da musculatura que se encontra abaixo do centro de rotação da articulação deve ser iniciado após obtermos uma articulação indolor e com mobilidade articular completa. Esse grupo muscular são os rotadores mediais, os rotadores laterais e os estabilizadores da escápula (músculo serrátil anterior, romboides, elevador da escápula e grande dorsal). Esse preparo muscular permite que a cabeça umeral se afaste do arco coracoacromial, evitando o impacto.

O tratamento correto da síndrome do impacto deve estender-se por três a seis meses antes de o tratamento cirúrgico ser indicado.

CIRÚRGICO

A indicação de tratamento cirúrgico ocorre toda vez que se diagnostica a ruptura total do manguito rotador, salvo exceções em que o paciente não tem condições clínicas ou em que a sintomatologia não é tão importante para as atividades da vida diária, como pode acontecer com pacientes muito idosos. Não há indícios de cicatrização espontânea do tendão visto que a retração muscular aumenta cada vez mais as dimensões da lesão, e a perda gradual da função motora ocorre invariavelmente. Com o desuso dessa musculatura, cujo tendão se encontra rompido, ocorre a substituição das fibras musculares em gordura (degeneração gordurosa), como já foi explicado no item sobre exames complementares. Esse é o único fator comprovado de que, quanto maior a degeneração, pior o prognóstico – e vice-versa.

Historicamente, atribui-se a Codman a primeira reparação do manguito rotador, em 1909, embora a literatura europeia atribua a cirurgiões alemães o primeiro relato desse procedimento. Nas décadas de 1930 a 1960, autores como Watson Jones e Smith Petersen indicavam a ressecção radical, total ou lateral do acrômio, juntamente com a reparação tendinosa. A evolução funcional desses pacientes normalmente era muito ruim, principalmente devido à desinserção do músculo deltoide, que determinava a ausência de fulcro na elevação do ombro.

Foi Charles Neer que, em 1972, nos mostrou uma solução para o que deveria ser feito nas situações de lesão do manguito rotador. Deveria ser realizada apenas a ressecção da porção anterior e inferior do acrômio, aumentando assim o espaço subacromial e aliviando o impacto do tubérculo maior com o arco coracoacromial, permitindo ainda a reparação tendinosa e com uma menor desinserção do músculo deltoide. Na descrição clássica descrita por Neer, deve-se também ressecar o ligamento coracoacromial e realizar a bursectomia subacromial no mesmo ato cirúrgico.[8] A ci-

132 ORTOPEDIA DO ADULTO

VOLUME 1

rurgia era realizada através de técnica por via aberta, na qual a incisão na pele de ±6 cm ocorre de acordo com as linhas de Langer na região anterolateral do ombro no sentido superolateral para inferomedial. Realiza-se a desinserção do músculo deltoide no acrômio e resseca-se tanto a bursa subacromial quanto a região anteroinferior do acrômio e o ligamento coracoacromial, assim como também é possível fazer a reparação da lesão tendinosa (fase III de Neer) através de sutura transóssea com pontos inabsorvíveis. A articulação acromioclavicular pode estar envolvida no processo de lesão do manguito rotador, e a indicação da ressecção da extremidade lateral da clavícula só é feita se o paciente apresentar sintomatologia dolorosa à palpação no exame físico, independentemente da aparência radiográfica. Em nossa casuística,[7] a cirurgia mostrou bastante eficácia no controle da dor e no retorno funcional em 71,6% dos pacientes, sendo que esse resultado relaciona-se com o grau de acometimento tendinoso, ou seja, quanto mais degenerados estiverem os tendões, mais difícil será a obtenção da força muscular normal, o que irá se refletir na capacidade do paciente de realizar suas atividades habituais, especialmente com o braço acima da cabeça.

Esse tipo de procedimento por via aberta era o único realizado desde 1972, até que, em 1985, Ellman introduziu o conceito de realização da acromioplastia artroscópica.[11] Inicialmente, por essa técnica somente era possível a ressecção anteroinferior do acrômio e a ressecção do ligamento coracoacromial; ela não era indicada em situações que envolviam lesões tendinosas. Com a melhora tecnológica e a audácia dos cirurgiões, iniciou-se a reparação tendinosa, inicialmente através de uma incisão lateral de 3 a 4 cm como prolongamento do portal lateral da artroscopia após a realização da acromioplastia artroscópica. Essa técnica é chamada de mini-incisão ou *mini-open* e trouxe melhores resultados, pois não era mais necessária a desinserção do músculo deltoide da borda lateral e anterior do acrômio, devido ao acesso ser realizado através das fibras do deltoide lateral.

Liu e Baker, em 1994, obtiveram 93% de resultados satisfatórios na reparação do manguito rotador pela técnica de mini-incisão; Gartsman, em 1995, obteve com esse mesmo método 88% de resultados considerados bons e excelentes. Blevins *et al.* publicaram os resultados de 78 pacientes operados com essa técnica, com 83% de resultados satisfatórios.[12] Na nossa casuística, tivemos resultados considerados satisfatórios em 85,7% dos casos, sendo 13 resultados excelentes e 5 bons,[13] enquanto por via aberta nossos resultados bons foram de 71,6%, denotando uma melhora considerável.

Snyder foi o primeiro a descrever a técnica totalmente artroscópica de reparação do manguito rotador, utilizando-se dos portais predeterminados por Ellman e portais acessórios nas regiões anterior e lateral do ombro, com o auxílio de pinças especiais.[14] A realização da sutura tendinosa ocorre com um dispositivo que chamamos de âncora; esse nome se dá devido à sua semelhança, em termos de função, à âncora utilizada em navios. Ela é posicionada no tubérculo maior e se fixa no osso esponjoso subcortical existente nessa região. Dela estão presos fios não absorvíveis que são utilizados para a sutura do tendão contra o osso no qual a âncora está posicionada. Sua técnica inicial foi descrita utilizando-se de pontos simples. Tauro, em 1998, utilizando-se de mesma técnica, afirma que a cirurgia artroscópica é a melhor alternativa em casos selecionados. Norberg, em 2000, diz que o procedimento totalmente artroscópico será rotina no futuro. Em nossa experiência, o tratamento artroscópico das lesões do manguito rotador traz 93,7% de resultados satisfatórios.[15]

Apreleva *et al.*, em seu trabalho clássico, estudaram a área de aposição do tendão sobre o tubérculo maior (área esta chamada de *foot print*, "pegada" do tendão) e compararam quatro técnicas diferentes de sutura.[16] Os autores determinaram com esse estudo que a sutura transóssea simples reparou 85% do *foot print*, e as outras técnicas, apenas 67%. Dessa forma, pensando em aumentar a área de contato entre tendão e osso, Burkhart desenvolveu o ponto artroscópico de dupla fileira (*double row*) e, com isso, aumentou a área de cicatrização – portanto, contendo um potencial maior para melhores resultados clínicos.[17] Entretanto, trabalhos de revisão sistemática com metanálise mostraram que, apesar de o ponto de dupla fileira ser biomecanicamente superior ao ponto simples,[18] clinicamente não há diferença estatística[19] entre os dois.

Tibone[20] descreve uma sutura artroscópica que mimetiza o ponto transósseo que foi comprovadamente superior na área restaurada do *foot print*, utilizando-se de âncoras mediais e pinos laterais ao tubérculo maior (*push-lock*). Esse tipo de sutura propicia maior pressão e melhor resistência quando comparado com a técnica de dupla fileira, e é chamado de *suture bridge*.

REFERÊNCIAS BIBLIOGRÁFICAS

1. Bigliani LU, Cordasco FA, McIlveen SJ, et al. Operative repair of massive rotador cuff tears: long term results. J Shoulder Elbow Surg. 1992;1:120-30.
2. Rathbun JB, MacNab I. The microvascular pattern of the rotator cuff. J Bone Joint Surg [Br]. 1970;52:540-53.
3. Matsen FA III, Arntz CT. Rotator cuff tendon failure. In: The Shoulder. 3.ed. Philadelphia: Saunders, 1990. p.647-77.
4. McLaughlin HL. Lesions of the musculotendinous cuff of the shoulder. The exposure and treatment of tears with retraction. J Bone Joint Surg. 1944;26:31-51.
5. Neer CS II. Anterior acromioplasty for the chronic impingement syndrome in the shoulder. A preliminary report. J Bone Joint Surg [Am]. 1972;54:41-50.
6. Morrison DS, Bigliani LU. The clinical significance of variation in acromial morphology. Orthop Trans. 1987;11:234.
7. Checchia SL, Doneux P, Neto FV, et al. Tratamento cirúrgico das lesões completas do manguito rotador. Rev Bras Ortop. 1994;29:827-36.
8. Neer CS II. Impingement lesions. Clin Orthop. 1983;70:173.
9. Checchia SL, Doneux PS. Síndrome do impacto: tratamento cirúrgico. Rev Bras Ortop. 1992;27:65-70.

Série Ortopedia e Traumatologia – Fundamentos e Prática

10. Checchia SL, Doneux OS, Miyazaki NA. Padronização do estudo radiográfico da cintura escapular. Rev Bras Ortop. 1998;33(11):883-8.
11. Ellman H. Arthroscopic subacromial decompression: a preliminary report. Orthop Trans. 1985;9:49.
12. Blevins FT, Warren RF, Cavo C, et al. Arthroscopic assisted rotator cuff repair: results using a mini-open deltoid splitting approach. Arthroscopy. 1996;12:59.
13. Checchia SL, Doneux P, Miyazaki AN, et al. Acromioplastia artroscópica e reparo das lesões do manguito rotador por "miniincisão". Rev Bras Ortop. 1999;31(7):415-20.
14. Snyder SJ. Arthroscopy evaluation and treatment of the rotator cuff.Shoulder Athroscopy. New York: McGraw-Hill, 1994.
15. Checchia SL, Doneux SP, Miyazaki AN, et al. Avaliação dos resultados obtidos na reparação artroscópica das lesões do manguito rotador. Rev Bras Ortop. 2005;40(5):229-38.
16. Apreleva M, Ozbaydar M, Fitzgibbons PG, et al. Rotator cuff tears: the effect of the reconstruction method on three-dimensional repair site area. Arthroscopy. 2002;18:519-26.
17. Lo IKY, Burkhart SS. Double-row arthroscopic rotator cuff repair: re-establishing the footprint of the rotator cuff. Arthroscopy. 2003;19:1035-42.
18. Lindley BW, Keener JD, Brophy RH. Double-row vs single-row rotator cuff repair: A review of the biomechanical evidence. J Shoulder Elbow Surg. 2009;18:933-41.
19. Park JY, Lhee SH, Choi JH, et al. Comparison of the clinical outcomes of single and double – row repairs in rotator cuff tears. Am J Sports Med. 2008;36:1310-6.
20. Park MC, ElAttrache NS, Ahmad CS, et al. Transosseous--equivalent rotator cuff repair technique. Arthroscopy. 2006;22:1360e1-1360e5.

Epicondilites

Eduardo Benegas
Jorge Henrique Assunção

INTRODUÇÃO

Epicondilites são as causas mais comuns de dor no cotovelo dos adultos. Desde sua descrição por Morris em 1882[1] e Major e O'Sullivan em 1883 como *lawn-tennis elbow* ("cotovelo de tenista"),[2] as epicondilites têm sido estudadas exaustivamente. Embora muitos artigos científicos sejam publicados sobre o assunto, ainda existem controvérsias sobre a fisiopatologia da doença e as modalidades de tratamento. Originalmente foi descrita como um processo inflamatório acometendo a origem musculotendínea dos flexores e/ou extensores do antebraço, mas recentemente estudos histológicos têm mostrado ausência de células inflamatórias na doença.[3,4] Nirschl introduziu o termo "tendinose angiofibroblástica"[5] para representar as alterações histológicas das epicondilites.

EPICONDILITE LATERAL

FISIOPATOLOGIA

A etiologia da epicondilite lateral é desconhecida. Mas há certo consenso de que a origem tendínea do músculo extensor radial curto do carpo (ERCC) tem um papel central no seu desenvolvimento.[6] Esse tendão está acometido em até 97% dos casos. Em aproximadamente 35% dos pacientes também há o acometimento do tendão extensor comum dos dedos ou da aponeurose extensora.[7]

O tecido normal do tendão do ERCC é invadido por fibroblastos imaturos, e então há um aumento da vascularização local formando um tecido desorganizado e hipercelular. Não há a presença de células inflamatórias no local, aspecto histológico descrito por Nirschl como "tendinose angiofibroblástica".[5]

A origem extensora está submetida a forças excêntricas e concêntricas que podem levar a microrrupturas. Estudos recentes têm mostrado duas zonas hipovasculares na região do epicôndilo lateral, uma no próprio epicôndilo lateral e outra 2 a 3 cm distalmente à origem dos extensores, o que pode sugerir que elas sejam áreas com poder de cicatrização menor.[1] Além disso, estudos da inervação autonômica dos vasos sanguíneos do tendão do ERCC sugerem haver um desbalanço entre as inervações vasoconstritora e vasodilatadora, bem como a produção de neurotransmissores pelos fibroblastos, como catecolaminas e substância P, que levam a uma alteração na reatividade dos vasos sanguíneos e exacerbam a dificuldade de cicatrização dessa área afetada, evoluindo com a formação da tendinose angiofibroblástica.[1,8,9] Ainda existem evidências de que esses neurotransmissores estariam envolvidos na modulação da dor.

A microscopia eletrônica mostra que, no tecido acometido pela epicondilite, o tenócito está alongado, sem projeções estreladas do citoplasma, com núcleo excêntrico e cromatina condensada, em oposição ao tenócito normal, que é estrelado, tem núcleo centrado e cromatina condensada. No tendão acometido, a matriz colágena está desorganizada e não remodelada; na substância fundamental, detritos estão presentes. Na área vascular, há muitos fibroblastos contendo granulação hipóxica, e a matriz é desorganizada. Postula-se que esses vasos sejam formados no local e não resultem de uma invasão de capilares funcionantes.[10]

DIAGNÓSTICO

A epicondilite lateral é o diagnóstico mais comum das doenças do cotovelo; aproximadamente 2% da população sofrerá dessa patologia em alguma fase da vida, tendo seu pico de incidência entre os 30 e 50 anos de idade.[1] A doença tem relação com a prática esportiva e com atividades ocupacionais. Apesar do termo "cotovelo de tenista", esse esporte contribui com apenas 5% a 10% dos casos. Entretanto, 40% a 50% dos tenistas sofrerão de dor no cotovelo decorrente da epicondilite lateral.[11] Outros esportes, como beisebol, natação e esportes de arremesso também causam epicondilites. Muitos casos estão associados a atividades ocupacionais, como aquelas praticadas por digitadores, motoristas, operários de linha de produção, cozinheiros, entre outros.[12]

Os pacientes com epicondilite lateral queixam-se de dor na região lateral do cotovelo, que se irradia para a região distal do antebraço. Podem referir também fraqueza para agarrar e carregar objetos com o membro envolvido. Geralmente, a dor tem início gradual e insidioso, e raramente há um evento inicial traumático que inicia o quadro álgico.

O exame físico deve ser iniciado pelo exame da coluna cervical, para ser excluída uma possível cervicobraquialgia como causa da dor. Também deve ser examinado o ombro, pois alguns pacientes com contratura da cápsula posterior do ombro apresentam dor no cotovelo.

No exame do cotovelo, verifica-se que o paciente tipicamente apresenta dor à palpação anteriormente e distalmente ao epicôndilo lateral (Figura 13.1), bem como dor com os movimentos de flexão passiva do punho (Figura 13.2) e de extensão contra resistência do punho (Figura 13.3). Nirschl criou um sistema de classificação que separa a epicondilite lateral em fases, no qual os sintomas são estratificados conforme interferência sobre a função do paciente (Tabela 13.1).[13]

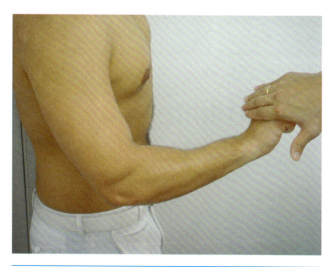

FIGURA 13.3 Extensão do punho contra resistência.

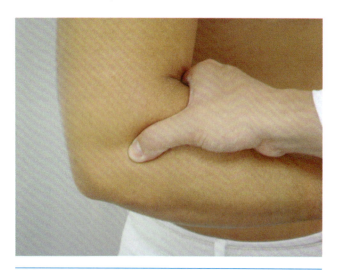

FIGURA 13.1 Palpação da origem extensora, distalmente e anteriormente ao epicôndilo lateral.

Tabela 13.1 Classificação de Nirschl para epicondilite lateral.	
Fase	Descrição do nível da dor
I	Dor leve após exercício, dura menos de 24 horas.
II	Dor após exercício, dura mais de 48 horas, melhora com aquecimento.
III	Dor durante exercício, não altera a capacidade de realizá-lo.
IV	Dor durante exercício, altera a capacidade de realizá-lo.
V	Dor causada por atividades pesadas da vida diária.
VI	Dor causada por atividades leves da vida diária, dor intermitente ao repouso, não interfere no sono.
VII	Dor constante ao repouso, interfere no sono.

A epicondilite lateral é a causa mais comum de dor lateral no cotovelo, contudo outras causas de dor no cotovelo e antebraço devem ser excluídas. É importante palpar a articulação radiocapitelar, pois uma plica sinovial ou artrose radiocapitelar podem ser causas de dor lateral no cotovelo. A síndrome do túnel radial e síndrome do nervo interósseo posterior são importantes diagnósticos diferenciais da epicondilite lateral, e em 5% dos casos ambas podem ocorrer concomitantemente. Dor à supinação contra resistência e dor à extensão do terceiro quirodáctilo contra resistência são sugestivas de compressão do nervo radial no túnel radial e no ERCC, respectivamente.[1]

O exame radiográfico geralmente é o primeiro exame a ser solicitado. Em aproximadamente 7% dos casos, encontra-se uma calcificação na região do epicôndilo lateral (Figura 13.4), que não altera o tratamento ou o prognóstico.[14] A radiografia do cotovelo é importante para descartar os diagnósticos diferenciais. Para confirmar o diagnóstico,

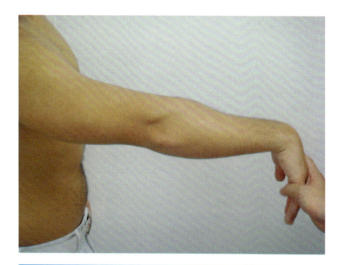

FIGURA 13.2 Flexão passiva do punho, paciente com epicondilite lateral refere dor na origem extensora.

Epicondilites

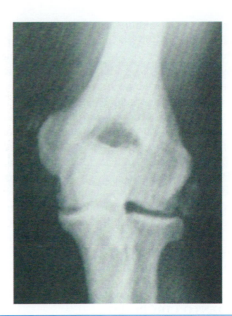

FIGURA 13.4 Radiografia do cotovelo esquerdo demonstrando calcificação na região próxima ao epicôndilo lateral.

é solicitado exame de ultrassonografia que, apesar de ser operador-dependente, tem ótima sensibilidade e especificidade. Os achados ultrassonográficos mais encontrados são regiões focais hipoecogênicas no tendão, calcificações na aponeurose extensora e roturas tendíneas parciais ou completas. Recentemente, a ultrassonografia Doppler colorida também tem sido utilizada no diagnóstico da epicondilite lateral, na qual se notam múltiplos vasos sanguíneos na origem extensora do cotovelo dos pacientes.[15]

A ressonância magnética pode ser utilizada para o diagnóstico da epicondilite lateral, com estudos demonstrando sensibilidade do exame de 90% a 100%.[16] As alterações encontradas são aumento de sinal nas imagens pesadas em T1 e T2 na origem extensora do epicôndilo lateral, bem como aumento da espessura tendínea nos cotovelos sintomáticos (Figura 13.5). Mudanças de sinais consistentes com microrrupturas das fibras colágenas e com proliferação fibrovascular também têm sido relatadas. Como é um exame de alto custo, utilizamos a ressonância magnética apenas quando o paciente será submetido a um procedimento cirúrgico.

Lech *et al.* indicam rotineiramente a eletroneuromiografia dinâmica para descartar comprometimento do nervo interósseo posterior.[17]

Tratamento não cirúrgico

O tratamento não cirúrgico envolve diversas modalidades, entre elas: observação e orientação; tratamento fisioterápico; uso de órteses; infiltrações com corticoide ou polidocanol; medicamentos orais, como anti-inflamatórios; medicamentos tópicos; terapia por onda de choque; acupuntura, entre outros. Não há consenso na literatura se há algum método mais efetivo que o outro.

É importante explicar ao paciente quais são as causas da patologia e orientá-lo a evitar atividades que produzam ou agravem os sintomas. Se os sintomas são decorrentes de alguma prática desportiva, deve-se também orientar o paciente e seu treinador para verificar possíveis erros de técnica no gesto esportivo ou uso inadequado dos equipamentos (empunhadura da raquete no tênis, por exemplo).

O tratamento fisioterápico envolve, inicialmente, um protocolo de analgesia, que pode incluir a utilização de crioterapia, calor local com a utilização de ultrassom, ondas curtas ou outros meios físicos. Posteriormente, são seguidos protocolos de alongamento e fortalecimento da musculatura do antebraço.

Podem ser utilizadas órteses no punho do paciente ou na região proximal do antebraço. Esta última órtese é uma cinta elástica que comprime a musculatura extensora, limitando a excursão dos músculos e diminuindo a força sobre a origem dos extensores. As órteses utilizadas no punho têm como finalidade limitar a extensão dessa articulação, também diminuindo a força sobre a origem dos extensores. Um estudo com 180 pacientes randomizados em três grupos de tratamento – fisioterápico, uso de cinta elástica no antebraço ou combinação de ambos – não mostrou diferença significante nos resultados.[18] Também em estudo prospectivo com 185 pacientes, comparando aqueles submetidos a um programa fisioterápico de alongamento com um grupo que utilizou apenas órtese de antebraço, mostrou melhor função nos pacientes do programa fisioterápico.[19]

Infiltrações podem ser realizadas com diversas substâncias, entre elas: corticoide, anestésicos locais, polidocanol, toxina botulínica, sangue autólogo e plasma rico em plaquetas (PRP). Em uma revisão sistemática com metanálise, foram encontrados resultados de curto prazo (seis semanas)

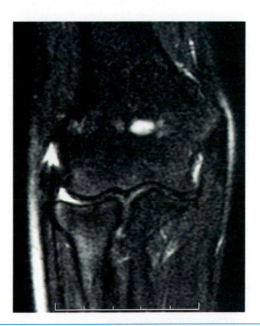

FIGURA 13.5 Ressonância nuclear magnética do cotovelo direito (imagem T2) – demonstrando hipersinal na origem dos extensores do antebraço.

Série Ortopedia e Traumatologia – Fundamentos e Prática

estatisticamente significantes e clinicamente relevantes em relação à melhora da dor e da função após infiltração com corticoide, comparados com os resultados do uso de placebo, anestésico local ou outros tratamentos conservadores. Para resultados de médio (seis semanas a seis meses) e longo prazo (mais de seis meses), não são encontrados dados estatisticamente significantes a favor do uso dos corticoides.[20]

Alguns estudos têm sugerido que a infiltração com sangue autólogo pode fornecer mediadores celulares e humorais que induzem a cascata de cicatrização e modificam a fisiopatologia da epicondilite lateral. Edwards *et al.* trataram 28 pacientes com epicondilite lateral com infiltração de 2 mL de sangue autólogo no ERCC. Com um média de nove meses de seguimento, 79% dos pacientes tiveram alívio completo dos sintomas.[21] Também alguns estudos têm sugerido que infiltrações com toxina botulínica promoveriam paralisia temporária da origem extensora comum e reverteriam o processo patológico. Em um estudo prospectivo, controlado e duplo cego com 130 pacientes, encontrou-se que os pacientes que foram submetidos à infiltração com toxina botulínica tiveram melhores resultados clínicos no final de duas e seis semanas e após 18 meses em relação ao grupo controle (p = 0,003).[22] Em outro estudo com 40 pacientes, metade deles recebeu 50 unidades de toxina botulínica e metade recebeu infiltração com solução salina. Três meses após a infiltração, não foi notada diferença em relação à dor, qualidade de vida e força muscular entre os dois grupos.[23]

Entre as diversas alterações estruturais que ocorrem na epicondilite lateral, notam-se múltiplos vasos sanguíneos na origem extensora do cotovelo dos pacientes. Alguns trabalhos recentes têm utilizado, com auxílio de um ultrassom Doppler colorido, infiltrações com polidocanol ou anestésico local com vasoconstritor para tratamento da epicondilite lateral. Em um trabalho com 32 pacientes, após 12 meses de seguimento, os autores obtiveram uma taxa de sucesso de 78% para infiltração com polidocanol e 81% para infiltração com anestésico local e vasoconstritor, valores não muito diferentes de outras modalidades do tratamento conservador.[24]

Recentemente, alguns autores têm utilizado infiltração com PRP no tratamento da epicondilite lateral, com resultados promissores, cujo objetivo é melhorar o aporte de células plaquetárias e portadoras de fatores de crescimento no tecido degenerado, visando o reparo e a regeneração das células tendíneas.[25]

Com exceção da infiltração com corticoide, faltam estudos na literatura que apontem uma melhora efetiva no tratamento da epicondilite lateral com as diversas modalidades de infiltração.

Diversos medicamentos anti-inflamatórios e analgésicos orais podem ser utilizados no tratamento da epicondilite lateral, sobretudo na fase inicial. Medicações tópicas com diclofenaco sódico ou óxido nítrico podem ser utilizadas com objetivo de diminuir a dor do paciente e permitir um tratamento fisioterápico adequado.

Outras modalidades de tratamento são: terapia por ondas de choque, aplicação de *laser* e acupuntura. Foi sugerido que a terapia por ondas de choque estimularia a revascularização e cicatrização na epicondilite lateral por destruição tecidual e liberação local de fatores de crescimento. Porém, os estudos clínicos têm resultados inconsistentes. Uma metanálise envolvendo ensaios clínicos com um grupo de pacientes tratados com terapia por ondas de choque e grupos-controle tratados com placebo concluiu não haver nenhum efeito consistente no uso da terapia com ondas de choque.[26] Os efeitos colaterais do tratamento são hematomas locais, dor local, cefaleia e síncope. O *laser* de baixa intensidade tem sido utilizado como adjuvante no tratamento da epicondilite lateral. Basford *et al.* realizaram um ensaio clínico randomizado duplo cego com 52 pacientes e concluíram que a terapia com *laser* de baixa intensidade é segura, mas ineficaz no tratamento da epicondilite lateral.[27] Por sua vez, Trinh *et al.*, avaliando seis estudos clínicos sobre os efeitos da acupuntura no tratamento da epicondilite, concluíram que a acupuntura é efetiva no alívio da dor a curto prazo.[28]

TRATAMENTO CIRÚRGICO

Raramente o tratamento cirúrgico é indicado, sendo recomendado apenas quando houver falha do tratamento conservador num período mínimo de nove meses. Várias técnicas cirúrgicas foram descritas, como epicondilectomia; osteotomia do epicôndilo lateral; desnervação do epicôndilo lateral; liberação do nervo interósseo posterior; incisão da origem do músculo extensor radial curto do carpo e alongamento do extensor radial curto do carpo. Atualmente, com o conhecimento da fisiopatologia da epicondilite lateral, os tratamentos cirúrgicos preconizados envolvem a identificação e a remoção de todo tecido angiofibroblástico descrito por Nirschl e a criação de leito vascularizado no epicôndilo lateral para cicatrização adequada dos extensores do antebraço, podendo ser realizados por cirurgia aberta, artroscópica ou percutânea.

Cirurgia aberta

Uma incisão longitudinal na pele e tecido subcutâneo é realizada 2 cm proximalmente ao epicôndilo lateral até distalmente à articulação radiocapitelar. É identificado o intervalo entre o extensor radial longo do carpo (ERLC) e a aponeurose extensora. O ERLC é afastado anteriormente, expondo a face mais superficial do extensor radial curto do carpo (ERCC), que pode apresentar-se normal ou com tecido de granulação friável. Todo tecido da degeneração angiofibroblática é excisado com auxílio de uma cureta ou goiva de Cobb. Pode ser realizada uma pequena incisão na cápsula articular, se o cirurgião desejar inspecionar a articulação radiocapitelar. É realizada uma decorticação do epicôndilo lateral com múltiplas perfurações, para promover um leito adequado para a reparação da origem do ERCC. O ERCL é reaproximado, sem tensão, da aponeurose extensora, com fios de sutura. No período pós-operatório, o paciente fica em torno de uma semana com imobilização axilopalmar. Posteriormente, são iniciados exercícios ativo-assistidos e ativos para ganho de amplitude de movimento, durante três semanas. Após o desaparecimento da dor, podem ser iniciados exercícios contra resistência.

Cirurgia percutânea

Um garrote pneumático é insuflado no braço do paciente. Uma incisão transversal de aproximadamente 1 cm é feita distalmente ao epicôndilo lateral. A aponeurose extensora é incisada distalmente ao epicôndilo lateral, com uma lâmina de bisturi. No final do procedimento, os tendões extensores podem ser palpados aproximadamente 1 cm distalmente ao epicôndilo lateral. O garrote é desinsuflado, é realizada a hemostasia e são suturados o tecido subcutâneo e pele.

Cirurgia artroscópica

A epicondilite lateral também pode ser tratada por via artroscópica. Essa técnica tem como vantagem a possibilidade de se examinar a porção intra-articular da articulação do cotovelo.

Com o paciente sob anestesia geral, o procedimento pode ser realizado nas posições em decúbito lateral, supinada ou pronada. Deve ser utilizado um garrote pneumático no braço. A articulação é distendida com 20 a 30 mL de soro fisiológico por meio de uma agulha inserida através do portal lateral direito. É realizado o portal superomedial, que se localiza cerca de 2 cm proximalmente ao epicôndilo medial e 1 cm anteriormente ao septo intermuscular. O trocater é então introduzido, mantendo sempre contato com a superfície anterior do úmero e direcionado para cabeça do rádio. Um artroscópio de 30° é inserido, e é realizada a inspeção do compartimento anterior da articulação do cotovelo. Posteriormente, é realizado o portal superolateral, localizado 2 cm proximalmente e 1 cm anteriormente ao epicôndilo lateral, pela técnica *outside-in*. Com o artroscópio pelo portal superomedial e com auxílio de um *shaver* motorizado pelo portal superolateral, é desbridada a cápsula articular e realiza-se a inscrção patológica do extensor radial curto do carpo, até a visualização do epicôndilo lateral. Para evitar lesão do ligamento colateral ulnar, a área a ser desbridada da cápsula articular e a origem extensora devem estar localizadas anteriormente à linha média da cabeça do rádio.

Posteriormente, o compartimento posterior é inspecionado. Depois que todo tecido afetado é removido e o artroscópio é retirado, realiza-se a flexão máxima do punho para eliminar possíveis aderências residuais, e os portais são suturados.

Exercícios ativo-assistidos para manutenção da amplitude de movimento podem ser realizados a partir do primeiro dia do pós-operatório, e o paciente pode retornar para suas atividades habituais em duas a quatro semanas.

Outros procedimentos cirúrgicos

Outra técnica aberta descrita com bons resultados é a microtenotomia do ERCC, utilizando um *probe* de radiofrequência, através de uma incisão de 3 cm sobre a origem extensora do epicôndilo lateral.[29]

A transposição do músculo ancôneo tem sido descrita para o tratamento dos pacientes com sintomas persistentes após o tratamento cirúrgico da epicondilite lateral. Almquist descreveu a ressecção do epicôndilo lateral e da origem comum do ERCC, bem como da aponeurose superficial do supinador e a realização da transferência do músculo ancôneo, com 94% de bons resultados.[30]

COMPLICAÇÕES

As complicações dependem do tratamento empregado. Alterações cutâneas, como atrofia do tecido celular subcutâneo e alteração na coloração da pele podem ocorrer como complicações das infiltrações com corticoide. Para infiltrações com toxina botulínica, complicações como paresia e fraqueza para a extensão dos dedos são possíveis.

Constituem complicações do tratamento cirúrgico: infecção pós-operatória, complicações anestésicas, lesão do ligamento colateral ulnar, rigidez do cotovelo – naqueles casos em que não foram instituídos precocemente exercícios para liberação da movimentação do cotovelo – e lesões dos nervos ulnar ou cutâneo medial do antebraço nos casos de tratamento artroscópico.

RESULTADOS

O tratamento conservador é efetivo em até 90% dos casos. Em um estudo com 185 pacientes randomizados para tratamento fisioterápico, observação e infiltração com corticoide, após um ano de seguimento, as taxas de sucesso do tratamento foram de 69% para infiltração, 83% para observação e 91% para tratamento fisioterápico.[31] Com relação às diferentes formas de tratamento cirúrgico (aberta, percutânea e artroscópica), todas apresentam resultados semelhantes. A cirurgia aberta tem alta porcentagem (91% a 97%) de resultados bons e excelentes em estudos com seguimento de longo prazo (dois a cinco anos).[32] Por sua vez, Baumgard e Schwartz relataram resultados excelentes em 32 de 35 cotovelos tratados com liberação percutânea do ERCC. Dos três casos de falha, dois foram submetidos à cirurgia de revisão pelo mesmo procedimento com resolução completa dos sintomas.[33] Quanto ao tratamento artroscópico, estudos mostram 90% de bons resultados com retorno mais rápido ao trabalho (média de 15 dias).[34,35]

EPICONDILITE MEDIAL

FISIOPATOLOGIA

Vários estudos apontam que os esforços repetitivos ou a sobrecarga da musculatura flexopronadora junto ao epicôndilo medial sejam a etiologia primária da epicondilite medial.[36] As mesmas alterações degenerativas da epicondilite lateral – tendinose angiofibroblástica – ocorrem aqui, sendo o resultado da ação de forças excêntricas e concêntricas causando microrrupturas na estrutura desses tendões, levando a uma resposta reparativa incompleta. Frequentemente, essas alterações são no flexor radial do carpo e no pronador redondo, mas podem ocorrer, em alguns casos, no palmar longo, no flexor superficial dos dedos e no flexor ulnar do carpo. Eventualmente, um evento traumático único pode ser o fator desencadeante, como um trauma direto ou uma contração excêntrica súbita dos músculos flexores.

Diagnóstico

A epicondilite medial tem uma incidência seis a dez vezes menor do que a lateral. Em alguns casos, ambas podem estar combinadas. A epicondilite medial também ocorre, preferencialmente, na quarta e na quinta décadas de vida, e acomete o membro dominante em 60% dos casos. Em 30% dos casos, são lesões agudas (traumatismo direto ou indireto), enquanto os 70% restantes têm início insidioso. Está associada diretamente a atividades ocupacionais e esportivas e é conhecida como "cotovelo de golfista".[37,38]

A queixa principal do paciente é dor sobre a região medial do cotovelo de caráter insidioso. No exame físico, nota-se dor à palpação da origem da massa flexopronadora do antebraço, localizada 10 mm anterior e distalmente ao epicôndilo medial (Figura 13.6). Edema e calor local podem também ser encontrados. Manobras clínicas provocativas da dor são realizadas mediante movimentos de flexão do punho ou pronação do antebraço contra resistência.[37]

É essencial também a avaliação de uma possível instabilidade do cotovelo, bem como dos sinais e sintomas de uma síndrome compressiva do nervo ulnar, que são entidades importantes no diagnóstico diferencial ou podem até mesmo estar associadas à epicondilite medial.

Os sintomas das síndromes compressivas do nervo ulnar são diminuição da força de preensão nas mãos e parestesias no quarto e no quinto dedos. No exame físico, deve-se examinar a sensibilidade no território de inervação do nervo ulnar, pesquisar o sinal de Tinel na região medial do cotovelo, realizar o teste da flexão do cotovelo (Figura 13.7) e verificar se há subluxação do nervo ulnar durante a flexão do cotovelo. O teste da flexão do cotovelo é realizado pedindo-se para o paciente ficar em torno de 60 segundos com o cotovelo em posição de flexão máxima, o antebraço pronado e o punho em extensão. Se o paciente estiver acometido de uma síndrome compressiva do nervo ulnar, ele deve referir parestesias na face volar do quarto e do quinto quirodáctilos.

Uma lesão do complexo medial do cotovelo pode ser avaliada com manobra de estresse em valgo (Figura 13.8), mantendo-se 30° de flexão do cotovelo.

Devem ser realizadas radiografias do cotovelo para descartar lesões associadas e, se houver instabilidade medial, podem ser realizadas radiografias com estresse em valgo para confirmar o diagnóstico. Em 20% dos pacientes, podem ser encontradas calcificações nas partes moles próximas ao epicôndilo medial, que não têm valor prognóstico.

A ressonância magnética e a ultrassonografia podem ser úteis para confirmar o diagnóstico e possuem também grande sensibilidade na detecção das lesões do ligamento colateral medial.

A eletroneuromiografia deve ser realizada nos casos em que se encontram alterações no exame físico neurológico. Contudo, em muitos casos de neuropatia incipiente, não são notadas alterações nesse exame.

Os diagnósticos diferenciais da epicondilite medial incluem cervicobraquialgias, síndrome do desfiladeiro torácico, osteoartrose do cotovelo, neuropatia do nervo cutâneo medial do antebraço, instabilidade medial do cotovelo e neuropatia compressiva do nervo ulnar.

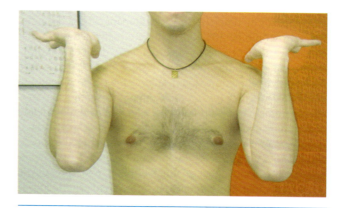

FIGURA 13.7 Teste da flexão do cotovelo.

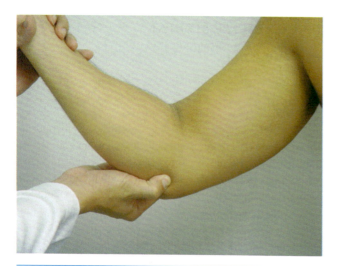

FIGURA 13.6 Palpação da origem flexo-pronadora, anterior e distal ao epicôndilo medial.

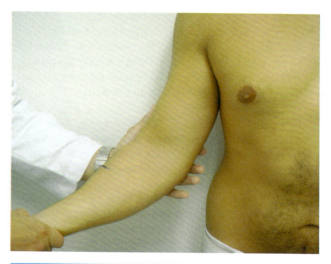

FIGURA 13.8 Teste de "estresse em valgo" em 30 graus de flexão do cotovelo.

Tratamento não cirúrgico

Como na epicondilite lateral, o tratamento não cirúrgico envolve diversas modalidades, entre elas: observação e orientação; tratamento fisioterápico; órteses; infiltrações com corticoide; medicamentos orais, como anti-inflamatórios; medicamentos tópicos; acupuntura, entre outros.

Na fase inicial do tratamento, deve-se orientar o paciente quanto às causas da patologia, e este deve evitar atividades que produzam ou agravem os sintomas. Pode-se aliviar a dor do paciente com uso de anti-inflamatórios orais e infiltração com corticoide, que, em muitos estudos, provou ser efetiva na resolução dos sintomas no curto prazo.[20] Pode-se também utilizar a crioterapia e outros métodos fisioterápicos para alívio da dor. Quanto à utilização de terapia de ondas de choque, Krishek *et al.* demonstraram apenas 28% de sucesso com esse tratamento na epicondilite medial.[39]

Uma órtese para o punho para repouso dos músculos flexores do antebraço ou uma cinta elástica colocada na porção anteromedial sobre a massa flexopronadora do antebraço podem ser prescritas, mas lembrando-se de que, se o paciente possuir sintomas de compressão do nervo ulnar e esses sintomas piorarem com o uso da cinta elástica, seu uso deve ser interrompido.

Tão logo a fase álgica desapareça, deve ser instituído um programa de alongamento da musculatura flexopronadora do antebraço e, em seguida, exercícios de fortalecimento.

Tratamento cirúrgico

O tratamento cirúrgico deve ser recomendado quando ocorrer falha do tratamento conservador por nove meses.[37]

O tratamento cirúrgico consiste nos seguintes princípios: (1) excisão das porções patológicas do tendão; (2) melhora da vascularização local para estimular a cicatrização; (3) reinserção das origens tendíneas que forem desinseridas do epicôndilo durante o tratamento; (4) tratamento concomitante de qualquer neuropatia do nervo ulnar ou lesão do ligamento colateral ulnar.

A técnica cirúrgica envolve uma incisão longitudinal de 5 cm anteriormente ao epicôndilo medial. O cirurgião deve identificar os ramos do nervo cutâneo medial do antebraço durante a dissecção no tecido subcutâneo, e este deve ser protegido. São identificados o tendão conjunto medial e o nervo ulnar em seu sulco no epicôndilo, devendo este ser protegido. Pode ser realizada uma incisão longitudinal ou transversal na origem dos tendões dos músculos flexor radial do carpo e pronador redondo, dependendo da extensão e da localização do tecido patológico a ser excisado. Posteriormente, são realizadas múltiplas perfurações no epicôndilo medial para fornecer um leito vascularizado adequado para reinserção do tendão conjunto medial.

Se o paciente apresentar neuropatia do nervo ulnar, ele deve ser avaliado quanto aos possíveis sítios de compressão. Se a neuropatia for de grau leve, pode-se apenas liberar o nervo ulnar do túnel cubital. Entretanto, em casos moderados ou graves, é necessária a transposição do nervo ulnar.

Durante a excisão do tecido patológico, deve ser avaliado e protegido o ligamento oblíquo anterior do complexo ligamentar ulnar do cotovelo.

O tratamento artroscópico para epicondilite lateral está bem estabelecido, mas, na epicondilite medial, não deve ser indicado devido à proximidade da origem flexopronadora com o nervo ulnar e o ligamento colateral ulnar.[40]

Baumgard[33] relatou excelentes resultados com uma pequena série de seis pacientes com uma técnica percutânea de liberação da origem comum flexopronadora, mas acreditamos que ela deva ser evitada pela possível lesão iatrogênica dos nervos ulnar e cutâneo medial do antebraço e do ligamento anterior oblíquo.

Pelo risco de lesão do ligamento colateral ulnar e possível instabilidade residual em valgo do cotovelo, não é recomendada a epicondilectomia medial.

No período pós-operatório, o paciente deve ficar duas semanas imobilizado com uma tala axilopalmar. Após esse período, são iniciados exercícios ativo-assistidos para o cotovelo, o punho e a mão. Exercícios isométricos são iniciados em quatro semanas de pós-operatório, e exercícios contra resistência após melhora completa da dor.

Complicações

Complicações do tratamento não cirúrgico são raras. Podem ocorrer lesões do nervo ulnar durante a infiltração com corticoides, mas elas podem ser evitadas realizando-se o procedimento com o cotovelo em extensão e não realizando esse procedimento em indivíduos com transposição prévia do nervo ulnar.

Como complicações do tratamento cirúrgico, citam-se: lesões do nervo ulnar ou do nervo cutâneo medial do antebraço; rigidez do cotovelo, nos casos em que não foi instituída a movimentação precoce do cotovelo; e instabilidade em valgo, nos casos em que ocorreu lesão iatrogênica do ligamento colateral ulnar.

Resultados

A maioria dos pacientes com epicondilite medial são tratados com sucesso com medidas não cirúrgicas. Apesar de haver estudos[41] relatando que até 26% dos pacientes têm sintomas recorrentes após o tratamento não cirúrgico, na maior parte deles, a reabilitação fora incompleta. Apenas 5% a 10% dos pacientes são submetidos ao tratamento cirúrgico, com resultados bons e excelentes em 95% dos casos.[42] Mas, os casos de epicondilite medial associada à neuropatia do nervo ulnar de intensidade moderada ou grave apresentam pior prognóstico, principalmente devido à falta de resposta da neuropatia ulnar ao tratamento cirúrgico.

TRATAMENTOS PREFERIDOS DO AUTOR

Tratamento não cirúrgico

É o tratamento de eleição para as epicondilites. Na fase aguda, são administrados analgésicos e anti-inflamatórios não hormonais por cinco a sete dias, orientando o paciente quanto às causas da doença e aos fatores agravantes que devem ser evitados. Não são utilizadas órteses ou imobilizações. Nessa fase inicial, também pode-se indicar o tratamento fisioterápico, que emprega meios físicos, como, por exemplo, gelo na fase aguda, para analgesia. Com melhora da dor, é mantido o tratamento do paciente, que envolve exercícios de alongamento e fortalecimento do grupo muscular acometido.

Eventualmente, quando a dor é causada até mesmo por atividades leves da vida diária ou a dor é constante ao repouso (Classificação VI e VII de Nirschl), utiliza-se infiltração com 1 mL de triancinolona combinada com 1 mL de lidocaína para melhora mais rápida dos sintomas álgicos, possibilitando a realização dos exercícios fisioterápicos. Entretanto, a infiltração é um procedimento pouco utilizado. Deve-se ter um cuidado extremo para que o paciente não volte a sobrecarregar o tecido lesado com o alívio sintomático.

Quando o paciente atingir níveis de força muscular superiores ao do período pré-lesão, é dada a alta; se ele realiza esportes que envolvam esforços sobre o cotovelo, seu treinador deve modificar possíveis erros de técnica e/ou equipamento.

Tratamento cirúrgico

O tratamento cirúrgico raramente é empregado. Ele está indicado apenas quando um tratamento não cirúrgico bem realizado, depois de pelo menos nove meses, falha. Outra possível indicação do tratamento cirúrgico nas epicondilites mediais são sinais graves de neuropatia compressiva do nervo ulnar.

Tanto para a epicondilite lateral como na medial realizamos o tratamento cirúrgico aberto, porque acreditamos que se trata de uma patologia extra-articular. Com uma pequena incisão, o tratamento pode ser realizado, sem riscos de lesões iatrogênicas neurológicas ou vasculares. Os custos, também, são menores com esta modalidade de tratamento.

Os princípios do tratamento cirúrgico envolvem a identificação e a remoção de todo tecido envolvido pela tendinose e a criação de leito vascularizado para cicatrização adequada da origem muscular acometida. Nos casos de epicondilite medial, o tratamento concomitante de qualquer neuropatia do nervo ulnar ou lesão do ligamento colateral ulnar também deve ser contemplado. Nos casos de neuropatia do nervo ulnar leve, apenas a descompressão do nervo ulnar é suficiente, mas, nos casos moderados ou graves, o nervo deve ser transposto (Figura 13.9).

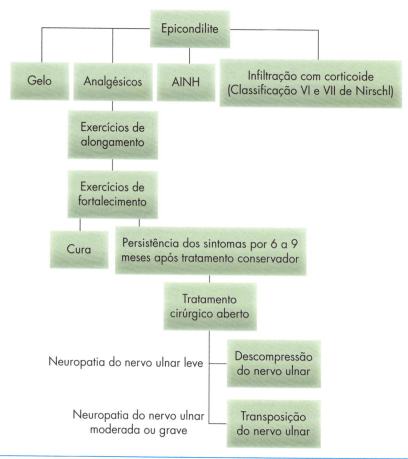

FIGURA 13.9 Algoritmo.

Epicondilites

CASO CLÍNICO

M.V.S.G., 67 ANOS DE IDADE, SEXO FEMININO, DO LAR.

Paciente há um ano com dor na região lateral do cotovelo direito, diária, com piora nas atividades domésticas como cozinhar e varrer a casa. Realizou 90 sessões de fisioterapia, com analgesia e exercícios de alongamento e fortalecimento do antebraço. Também foi submetida a infiltração com corticoide na região lateral do cotovelo há seis meses, com melhora apenas temporária dos sintomas.

EF

- Dor e leve edema na região da origem dos extensores do antebraço.
- Amplitude de movimento do cotovelo normal.
- Dor à extensão contra resistência do punho.
- Sem sinais de compressão do nervo ulnar ou ramos do nervo radial.

EXAMES SUBSIDIÁRIOS

- Radiografia do cotovelo: sem sinais de artrose ou lesões ósseas focais, ausência de calcificações em partes moles.
- Ultrassom do cotovelo: extensor radial curto do carpo heterogêneo com áreas hipoecogênicas.

Como a paciente realizou um ano de tratamento não cirúrgico sem sucesso, foi indicado o tratamento cirúrgico aberto (Figuras 13.10 a 13.14).

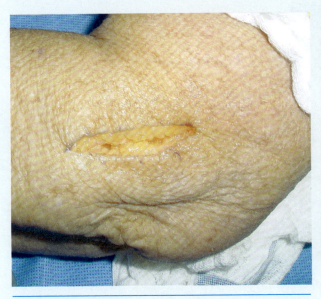

FIGURA 13.10 Incisão longitudinal na pele e tecido subcutâneo realizada 2 cm proximalmente ao epicôndilo lateral até distalmente à articulação radiocapitelar.

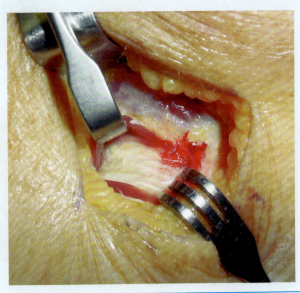

FIGURA 13.11 Músculo extensor radial longo do carpo, afastado anteriormente expondo músculo o extensor radial curto do carpo.

CAPÍTULO 13

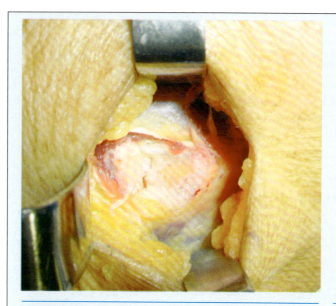 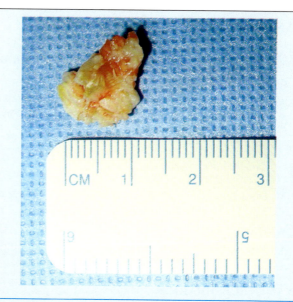

FIGURA 13.12 Tecido de granulação friável acometendo a origem do músculo extensor radial curto do carpo.

FIGURA 13.13 Tecido com degeneração angiofibroblástica excisado.

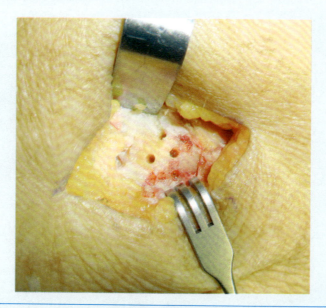

FIGURA 13.14 Múltiplas perfurações realizadas no epicôndilo lateral, para criar um leito ósseo vascularizado para cicatrização da origem extensora.

A paciente permaneceu por uma semana após o tratamento cirúrgico com tala axilopalmar, retirou os pontos e iniciou tratamento fisioterápico. Com cinco semanas de pós-operatório, encontrava-se com amplitude de movimento total e sem dor, tendo iniciado exercícios de fortalecimento contra resistência. Após 10 semanas do tratamento cirúrgico, foi dada a alta para a paciente, que encontrava-se sem dor e exercendo suas atividades habituais.

REFERÊNCIAS BIBLIOGRÁFICAS

1. Faro F, Wolf JM. Lateral epicondylitis: review and current concepts. J Hand Surg Am. 2007;32A:1271-9.
2. Mayor HP. Lawntennis elbow. BMJ. 1883;2:557.
3. Alfredson H, Ljung BO, Thorsen K, et al. In vivo investigation of ECRB tendons with microdialysis technique— no signs of inflammation but high amounts of glutamate in tennis elbow. Acta Orthop Scand. 2000;71:475-9.
4. Galliani I, Burattini S, Mariani AR, et al. Morpho-functional changes in human tendon tissue. Eur J Histochem. 2002;46:3-12.
5. Nirschl RP. Elbow tendinosis/tennis elbow. Clin Sports Med. 1992;11:851-70.
6. Coonrad RW, Hooper WR. Tennis elbow: its course, natural history, conservative and surgical management. J Bone Joint Surg. 1973;55A:1177-82.
7. Nirschl RP. Lateral and medial epycondylitis. In: Morrey B. Master Techniques in orthopedic surgery: The Elbow. New York: Raven Press, 1994. p.129-48.
8. Smith RW, Papadopolous E, Mani R, et al. Abnormal microvascular responses in a lateral epicondylitis. Br J Rheumatol. 1994;33:1166-8.
9. Zeisig E, Ljung BO, Alfredson H, et al. Immunohistochemical evidence of a local production of catecholamines in cells of the muscle origins at the lateral and medial humeral epicondyles: of importance for the development of tennis and golfer's elbow? Br J Sports Med [Internet]. [Internet] [Acesso em 01 mar 2017]. Disponível em: http://bjsm.bmj.com/cgi/content/bjsm.2008.054619v1
10. Kraushar BR, Nirschl RP. Current review: tendinosis of the elbow (tennis elbow). Clinical features and findings of histological, immunohistochemical and electron microscopy studies. J Bone J Surg. 1999;81:259-78.
11. Gruchow HW, Pelletier D. An epidemiologic study of tennis elbow. Incidence, recurrence, and effectiveness of prevention strategies. Am J Sports Med. 1979;7:234-8.
12. Dimberg L. The prevalence and causation of tennis elbow (lateral humeral epicondylitis) in a population of workers in an engineering industry. Ergonomics. 1987;30:573-9.
13. Nirschl RP, Ashman ES. Elbow tendinopathy: tennis elbow. Clin Sports Med. 2003;22:813-36.
14. Pomerance J. Radiographic analysis of lateral epicondylitis. J Shoulder Elbow Surg. 2002;11(2):156-7.
15. Zeisig E, Ohberg L, Alfredson H. Extensor origin vascularity related to pain in patients with Tennis elbow. Knee Surg Sports Traumatol Arthrosc. 2006;14:659-63.
16. Miller TT, Shapiro MA, Schultz E, et al. Comparison of sonography and MRI for diagnosing epicondylitis. J Clin Ultrasound. 2002;30:193-202.
17. Lech O, Piluski PC, Severo AL. Epicondilite lateral do cotovelo. Rev Bras Ortoped. 2003;38:421-36.
18. Struijs PA, Kerkhoffs GM, Assendelft WJ, et al. Conservative treatment of lateral epicondylitis: brace versus physical therapy or a combination of both—a randomized clinical trial. Am J Sports Med. 2004;32:462-9.
19. Van De Streek MD, Van Der Schans CP, De Greef MH, et al. The effect of a forearm/hand splint compared with an elbow band as a treatment for lateral epicondylitis. Prosthet Orthot Int. 2004;28:183-9.

20. Smidt N, Assendelft WJJ, Danielle AWM, et al. Corticosteroid injections for lateral epicondylitis: a systematic review. Pain. 2002;96:23-40.
21. Edwards SG, Calandruccio JH. Autologous blood injections for refractory lateral epicondylitis. J Hand Surg. 2003;28A:272-8.
22. Placzek R, Drescher W, Deuretzbacher G, et al. Treatment of chronic radial epicondylitis with botulinum toxin A. A double-blind, placebo-controlled, randomized multicenter study. J Bone Joint Surg. 2007;89A:255-60.
23. Hayton MJ, Santini AJ, Hughes PJ, et al. Botulinum toxin injection in the treatment of tennis elbow. A double-blind, randomized, controlled, pilot study. J Bone Joint Surg. 2005;87A:503-7.
24. Zeisig E, Fahlström M, Öhberg L, et al. Pain relief after intratendinous injections in patients with tennis elbow: results of a randomised study. Br J Sports Med. 2008;42:267-71.
25. Silva RT. Lesões do membro superior no esporte. Rev Bras Ortop. 2010;45:122-31.
26. Buchbinder R, Green SE, Youd JM, et al. Shock wave therapy for lateral elbow pain. Cochrane Database Syst Rev. 2005(4):CD003524.
27. Basford JR, Sheffield CG, Cieslak KR. Laser therapy: a randomized, controlled trial of the effects of low intensity Nd:YAG laser irradiation on lateral epicondylitis. Arch Phys Med Rehabil. 2000;81:1504-10.
28. Trinh KV, Phillips SD, Ho E, et al. Acupuncture for the alleviation of lateral epicondyle pain: a systematic review. Rheumatology (Oxford). 2004;43:1085-90.
29. Tasto JP, Cummings J, Medlock V, et al. Microtenotomy using a radiofrequency probe to treat lateral epicondylitis. Arthoscopy. 2005;21:851-60.
30. Almquist EE, Necking L, Bach AW. Epicondylar resection with anconeus muscle transfer for chronic lateral epicondylitis. J Hand Surg. 1998;23A:723-31.
31. Smidt N, van der Windt DA, Assendelft WJ, et al. Corticosteroid injections, physiotherapy, or a wait-and-see policy for lateral epicondylitis: a randomised controlled trial. Lancet. 2002;359:657-62.
32. Nirschl RP, Pettrone FA. Tennis elbow. The surgical treatment of lateral epicondylitis. J Bone Joint Surg. 1979;61A:832-9.
33. Baumgard SH, Schwartz DR. Percutaneous release of epicondylar muscles for humeral epicondylitis. Am J Sports Med. 1982;10:233-6.
34. Peart RE, Strickler SS, Schweitzer KM Jr. Lateral epicondylitis: a comparative study of open and arthroscopic lateral release. Am J Orthop. 2004;33:565-7.
35. Zoppi Filho A, Vieira LAG, Ferreira Neto AA, et al. Tratamento artroscópico da epicondilite lateral do cotovelo. Rev Bras Ortoped. 2004;39:93-101.
36. Leach RE, Miller JK. Lateral and medial epicondylitis of the elbow. Clin Sports Med. 1987;6:259-72.
37. Eygendaal D, Safran MR. Postero-medial elbow problems in the adult athlete. Br J Sports Med. 2006;40:430-4.
38. Gabel GT, Morrey BF. Medial Epicondylitis. In: Morrey BF. The Elbow and its Disorders. 3.ed Philadelphia: W.B. Saunders Co., 2000. p.537-42.

Série Ortopedia e Traumatologia – Fundamentos e Prática

39. Krishek O, Hopf C, Nafe B, et al. Shock-wave therapy for tennis and golfer's elbow—1 year follow-up. Arch Orthop Trauma Surg. 1999;119:62-6.

40. Ciccotti MC, Schwartz MA, Ciccotti MG. Diagnosis and treatment of medial epicondylitis of the elbow. Clin Sports Med. 2004;23:693-705.

41. Jobe FW, Ciccotti MG. Lateral and medial epicondylitis of the elbow. J Am Acad Orthop Surg. 1994;2:1-8.

42. Gabel GT, Morrey BF. Operative treatment of medial epicondylitis. Influence of concomitant ulnar neuropathy at the elbow. J Bone Joint Surg. 1995;77A:1065-69.

Instabilidades do Ombro

Glaydson Gomes Godinho

INTRODUÇÃO

Entre as grandes articulações, o ombro é a sede mais comum de luxações. A luxação primária anterior do ombro ocorre comumente durante esportes de contato nos jovens e após trauma de baixa energia em idosos.

A definição clássica de instabilidade glenoumeral é "subluxação ou luxação da cabeça umeral sobre a borda da glenoide", e a definição biomecânica é "a perda do controle do centro de rotação glenoumeral".[1]

Em uma das extremidades do espectro da instabilidade, está a típica instabilidade traumática, cujo principal aspecto clínico é a apreensão na posição de abdução-rotação lateral do ombro que se segue a um episódio traumático. Na extremidade oposta, está a instabilidade atraumática, cuja característica é a dor, desconforto ou mesmo apreensão quando o membro é posto em posição crítica de abdução-rotação lateral, sem uma história de trauma precedente. Entre os dois extremos, existe uma infinidade de variações intermediárias, destacando-se a forma microtraumática típica dos atletas arremessadores, cujas lesões se desenvolvem progressivamente pelo uso excessivo e com alto grau de esforços de repetição da aceleração e desaceleração do membro superior.[2]

O típico paciente com alto risco de desenvolver instabilidade recidivante é do sexo masculino, adolescente ou com pouco mais de 20 anos, que sofre a luxação primária praticando esportes de contato. A lesão ocorre usualmente com o braço na posição "de risco" em abdução e rotação lateral, ou através de um impacto direto no ombro. Os sintomas da instabilidade crônica se desenvolvem geralmente durante os primeiros dois anos seguintes à luxação original.

De acordo com Hovelius,[3] luxações agudas, primárias da articulação glenoumeral, ocorreram em 1,7% da população sueca. Kroner, Lind e Jensen[4] encontraram uma incidência geral de 17/100.000 habitantes por ano. Simonet[5] relatou uma incidência de luxação traumática inicial na população norte-americana de 8,2/100.000 habitantes por ano. Segundo seu estudo, foram estimadas em mais de 25.000 o total de luxações anteriores por ano nos Estados Unidos, das quais 19.000 representaram primeiros episódios.

Numa criteriosa avaliação de risco de instabilidade recidivante na população geral, a incidência é de 75% a 80% entre indivíduos com idade variando de 13 a 20 anos e de 50% naqueles com idade entre 20 e 30 anos. O alto grau de recidivas na adolescência parece não depender de quando a fise proximal está aberta ou não. O risco começa a declinar quando os indivíduos se aproximam dos 30 anos, embora a instabilidade recidivante não seja incomum na meia-idade ou em idosos.

O mais consistente e significante fator influenciando o prognóstico da luxação do ombro é a idade no momento do primeiro episódio. Rowe[6] estudou 324 ombros após luxação com seguimento mínimo de 10 anos. Em pacientes com menos de 20 anos de idade, 94% dos ombros tiveram recidiva, e em pacientes com mais de 40 anos, 14% tiveram recidiva.

Enquanto a luxação recidivante é a complicação mais frequente na população jovem, naqueles com mais de 40 anos de idade ocorrem outras complicações além das recidivas, como a rotura do manguito rotador, fratura do tubérculo maior do úmero ou lesões nervosas.

Embora a idade no momento da luxação primária seja o fator prognóstico mais importante na determinação do risco de recidivas, a juventude é também um símbolo de outros importantes fatores de risco. Estes incluem o retorno precoce aos esportes de contato em nível de competição, pouca colaboração nos programas de reabilitação e uma maior tendência a avulsões extensas do complexo capsulolabial na luxação inicial. Muitos outros fatores de aumento do risco têm sido sugeridos, como história familiar de instabilidade recidivante, fratura-luxação da borda da glenoide visível radiograficamente e lesão extensa de Hill-Sachs.[7]

Recidivas são raras se o tubérculo maior é fraturado na luxação inicial, mas esses pacientes têm uma recuperação mais lenta, como resultado da disfunção secundária do manguito rotador. O risco de recidivas pode ser alterado pelo tratamento inicial.

BIOMECÂNICA

Muitas estruturas anatômicas contribuem para a estabilidade biomecânica do ombro. A forma aplainada da glenoide produz muito pouca estabilidade por contenção óssea. O lábio contribui para aumentar a profundidade da glenoide cerca de 2 a 4 mm (50%), ao mesmo tempo em que aumenta a superfície articular em 1,0 cm. Enquanto a cápsula é relativamente frouxa durante as amplitudes médias dos movimentos, o lábio aumenta significativamente a estabilidade nessas amplitudes, centrando a cabeça umeral na glenoide. A remoção do lábio anteroinferior reduz a altura da glenoide em cerca de 80% e diminui a estabilidade em uma média de 65%.

Os ligamentos glenoumerais funcionam como limitadores em várias amplitudes de movimentos, permanecendo relativamente relaxados durante os movimentos médios para promoverem a translação normal. O ligamento glenoumeral inferior (LGI) estabiliza primariamente a translação anterior em 90º de abdução e 90º de rotação lateral. Quando a abdução do ombro é reduzida para 45º com rotação lateral, o ligamento glenoumeral médio (LGM) torna-se o estabilizador primário da translação anterior, enquanto o ligamento glenoumeral superior (LGS), o ligamento coracoumeral (LCU) e o intervalo rotador (IR) estabilizam a translação anterior em 0º de abdução e rotação lateral.[1,8,9]

Os músculos supraespinal, infraespinal, redondo menor e subescapular compreendem a musculatura do manguito rotador, cuja função é centrar a cabeça umeral dinamicamente na glenoide resistindo às forças de translação durante a movimentação ativa do ombro. A rotura do manguito rotador habitualmente não contribui para a instabilidade anterior até uma idade em torno de 30 anos, enquanto em mais de 40% das luxações primárias em indivíduos com mais de 40 anos ocorrem lesões significativas do manguito rotador.[10,11]

A integridade da margem da glenoide é anatomicamente muito importante quando uma lesão óssea de Bankart ou uma fratura ocorre no local. Havendo envolvimento de 25% ou mais da superfície articular, ocorre instabilidade, cuja correção requer reparação do defeito ósseo. Da mesma forma, a lesão por impactação na cabeça umeral (lesão de Hill-Sachs), envolvendo 30% ou mais de perda óssea, provavelmente irá evoluir com recidivas, requerendo algum tipo de intervenção cirúrgica.[7]

ANATOMIA PATOLÓGICA

As lesões ósseas podem ser divididas em (1) defeito ósseo na glenoide (lesão de Bankart), (2) lesão na face posterolateral da cabeça umeral (lesão de Hill-Sachs), (3) lesão na face anteromedial da cabeça umeral (lesão de McLaughlin ou "Hill-Sachs invertida").[7,12]

Muitas estruturas têm sido associadas à instabilidade traumática do ombro. A clássica lesão de Bankart, definida como avulsão do complexo capsulolabial no local onde se situa o ligamento glenoumeral inferior (LGI), tem sido responsabilizada por desenvolver um importante papel nas recidivas da instabilidade após uma luxação aguda. Alguns autores têm documentado artroscopicamente sua incidência, variando de 85% a 100% após uma luxação anterior aguda do ombro.[1,2,6,8]

Entretanto, estudos em cadáveres têm demonstrado que, quando se cria uma lesão isolada de Bankart, sem lesão capsular, não se observa translação anterior suficiente para luxar o ombro.[13] Observa-se que a lesão de Bankart está associada com uma quantidade variada de alongamento dos ligamentos e cápsula. Uma significante distensão capsular ocorre antes que a desinserção osso-LGI-osso ocorra.

Outras lesões de partes moles também contribuem para a instabilidade do ombro, incluindo a extensão anterossuperior-posterior da lesão labial (lesão SLAP V), distensão isolada capsuloligamentar, avulsão umeral dos ligamentos glenoumerais (HAGL) e lesões do intervalo rotador. Essas lesões podem se apresentar isoladas ou associadas com lesões ósseas.

Stevens (1926) e Codman (1934) foram os primeiros a descrever a luxação glenoumeral como causa de rotura do manguito rotador. Desde então, vários estudos têm mostrado a existência de correlação entre idade, rotura do manguito rotador e luxação do ombro.[10,14,15]

A incidência de lesões do nervo axilar após o primeiro episódio de luxação glenoumeral tem sido descrita como sendo de 9% a 64%.[15]

A lesão do nervo axilar pode mascarar um quadro clínico de rotura do manguito rotador e vice-versa. Deve-se lembrar sempre da possibilidade de ocorrência simultânea dessas lesões em pacientes idosos.[11]

DEFINIÇÕES E CLASSIFICAÇÃO

A elasticidade do ombro, a qual permite a translação normal da cabeça umeral sobre a superfície da glenoide, deve ser distinguida da instabilidade, a qual ocorre quando o grau de translação se torna excessivo, levando aos sintomas. A instabilidade pode variar em graus (subluxação, luxação ou microinstabilidade), direção (anterior, posterior, inferior e multidirecional), etiologia (traumática ou atraumática) e volição (voluntária ou involuntária).

Classicamente, são descritos dois grupos de indivíduos que apresentam instabilidade.[1] Aqueles que sofrem um trauma inicial (TUBS ou origem Traumática, tipicamente Unidirecional, apresentando lesão de Bankart e habitualmente requerendo tratamento cirúrgico para estabilizar o ombro) e aqueles em quem a instabilidade se desenvolve insidiosamente como resultado de uma hiperelasticidade ligamentar constitucional predisponente (AMBRII ou Atraumática, Multidirecional, comumente Bilateral, tratamento por Reabilitação e *Inferior capsular shift* associado a encurtamento do Intervalo rotador, nos casos refratários ao tratamento conservador). Há de se lembrar que o termo "instabilidade" diz respeito a uma doença; portanto, o sinal clínico que distingue uma doença da condição normal (hiperelasticidade) é a dor, em uma ou mais direções da translação glenoumeral. Daí, para melhor definição, seria conveniente acrescentarmos a letra "P", de *pain*, já que a sigla original é em inglês, modificando-se para PAMBRII (condição dolorosa, atraumática, multidirecional, bilateral, tratamento por reabilitação, quando cirúrgico requerendo *inferior capsular shift* e encurtamento do intervalo rotador).

Portanto, instabilidade do ombro compreende um largo espectro de condições que podem ser distinguidas por fatores etiológicos, gravidade, fatores constitucionais e volição, determinando uma infinidade de formas intermediárias entre as típicas formas traumática e atraumática.

Por essa razão, não há um sistema de classificação universalmente aceito, e um algoritmo ou avaliação individual do diagnóstico e tratamento deve ser sempre tomado em consideração.

HISTÓRIA E EXAME FÍSICO

Uma detalhada história clínica associada ao exame físico fundamentado no conhecimento da fisiopatologia são as peças fundamentais para que se estabeleça o diagnóstico e classificação da instabilidade. A história se inicia com a investigação sobre as características do início da doença, ou seja, ocorreu um trauma ou não? Se positivo, foi um trauma de maior ou menor energia? Ocorreu durante uma crise convulsiva ou acidente por choque elétrico? Houve necessidade de redução, e esta foi feita sob anestesia? Essas questões vão levar à classificação de instabilidade traumática ou atraumática, e mais: se o trauma foi de baixa energia ou se a redução foi realizada facilmente e com pouca dor, poderemos prever um fator predisponente anatômico como uma elasticidade capsuloligamentar aumentada. Ou, ainda, se ocorreu um acidente por eletrochoque ou crise convulsiva, há de se preocupar com a possibilidade de luxação do ombro, que, nessas condições, pode ser caracterizada clinicamente apenas pelo relato de dor após o episódio agudo, significando que ocorreu a luxação ou subluxação, e que esta foi reduzida involuntariamente ou espontaneamente após a crise.

Particularmente nos atletas, o relato de dor na posição do arremesso, ou seja, em abdução-rotação lateral, com perda progressiva de desempenho no mesmo gesto, pode ser a indicação de uma microinstabilidade glenoumeral, sem que o paciente jamais descreva essa sensação como de apreensão ou insegurança, típicas da instabilidade traumática.

Não se admite a falta do exame neurológico, mesmo o mais simples, como a avaliação da sensibilidade na área do nervo axilar (lateral superior do braço) e a força muscular no membro superior.

O exame físico (ver figuras do caso clínico, ao final do capítulo) deve incluir a investigação da hiperelasticidade capsuloligamentar através do sinal do sulco umeroacromial, além da avaliação das demais articulações, como a hiperextensão do cotovelo e joelhos e flexão do tronco. Deve-se lembrar que a hiperelasticidade é uma característica de indivíduos normais, só se permitindo falar em instabilidade quando se associa a queixa de dor. Associa-se o teste da gaveta anteroposterior com o teste da apreensão, os mais usados. Biomecanicamente, o teste do sulco põe sob estresse o intervalo dos rotadores, o ligamento coracoumeral e o ligamento glenoumeral superior (LGUS),[9] motivo pelo qual deve ser feito com o membro superior em posição neutra de abdução/adução, com o cotovelo fletido em 90° e em rotação externa de aproximadamente 45°.

O teste da apreensão, de todos o mais largamente utilizado, pode ser realizado com o paciente em ortostatismo, sentado ou em posição supina. Esse teste põe o ramo anterior do ligamento glenoumeral inferior (LGUI) e a cápsula anterior sob tensão.[16]

Gagey e Gagey[17] descreveram o teste da hiperabdução como um teste para investigação da insuficiência do ligamento glenoumeral inferior (LGUI). Segundo os autores, se mais de 105° de abdução passiva são obtidos, com a escápula fixada, o teste será positivo. Boileau e Coste avaliaram esse teste e concluíram que são necessários pelo menos 30° de diferença em relação ao ombro normal para que se considere o teste positivo.[16] Esse parâmetro é muito significativo, pois respeita as diferenças fenotípicas e morfométricas entre os pacientes.

O teste da gaveta anteroposterior mostra uma translação anterior ou posterior da cabeça umeral que será proeminente na instabilidade atraumática e mínima ou ausente na traumática.

AVALIAÇÃO POR IMAGENS

A avaliação radiográfica (ver imagens do caso clínico, ao final do capítulo) com a "série trauma" é realizada, como proposta por Neer,[18] tomando-se as incidências em anteroposterior (AP) com membro superior em rotação neutra, inclinação do tronco de 30° sobre o lado a ser examinado (AP verdadeiro), perfil (P) axilar simples e perfil (P) da escápula. Assim, poderemos obter uma visão ortogonal do ombro. Um dos mais graves equívocos no atendimento inicial é negligenciar a radiografia em perfil axilar devido à dificuldade de mobilizar o paciente em situação de estresse e dor, o que pode levar ao não reconhecimento de uma luxação, principalmente a luxação posterior do ombro.

Ademais, as radiografias devem ter qualidade suficiente para permitir o diagnóstico de fraturas eventualmente associadas.

Deve-se acrescentar a incidência de perfil de Bernageau,[19] que proporciona uma visão em perfil estrito da glenoide, permitindo o diagnóstico de 95% das lesões ósseas de Bankart. Essa incidência é de realização inviável na fase aguda, porque necessita de completa abdução e flexão do ombro. Já na fase crônica da instabilidade, ela é de grande valia.

Para avaliação das lesões de partes moles, os exames com contraste (artrografia, tomografia computadorizada com contraste/Artro-TC e ressonância magnética com contraste/ARM), além da ressonância magnética (RM), podem ser utilizados.

A RM sem contraste tem sido advogada como método de precisão.[20] É especialmente eficaz se realizada no período agudo ou subagudo, quando a hemartrose causada pela lesão ou o próprio aumento reacional do líquido sinovial podem funcionar como meios de contraste. ARM (artro--ressonância) é descrita como padrão ouro para avaliação de partes moles antes da artroscopia.[16] Esse método é particularmente importante na investigação do ombro do atleta, onde geralmente encontramos uma associação de lesões.

LUXAÇÃO GLENOUMERAL ANTERIOR

História clínica detalhada, avaliação radiográfica e cuidadoso exame físico são mandatórios na avaliação de todo paciente apresentando uma luxação primária, com cuidadosa documentação acerca de danos neurovasculares. Embora a paralisia do nervo axilar seja a mais comum das lesões nervosas, muitos tipos de lesões do plexo braquial – além de lesões nervosas isoladas – são descritas. Esse cuidado é essencial também quando se toma em conta os aspectos médico-legais, evitando-se o diagnóstico de lesão iatrogênica seguindo-se a uma manipulação do ombro. Portanto, não se pode prescindir da avaliação da sensibilidade no terço proximal do braço (a face lateral corresponde à área cuja sensibilidade é dada pelo nervo axilar) e da avaliação da força muscular em todo o membro superior.

As radiografias devem ter qualidade suficiente para permitir o diagnóstico de fraturas eventualmente associadas.

TRATAMENTO NA FASE AGUDA

Realiza-se a redução sob sedação e adequado relaxamento muscular, habitualmente utilizando o método de Kocher,[21] que consiste na aplicação de tração com o braço em flexão, rotação lateral com abdução e cuidadosa adução com rotação medial. Essa continua sendo a técnica mais utilizada, embora muitas outras técnicas sejam aplicadas com sucesso. A técnica de Spaso (tração vertical e rotação externa) tem se mostrado de fácil reprodutibilidade e rápida aplicação, sendo alternativa viável para a redução incruenta da luxação glenoumeral anterior aguda.[22]

Após a manipulação, a realização de exame radiográfico é obrigatória para confirmar a congruência da redução e para avaliar a posição dos fragmentos em uma eventual fratura associada.

Habitualmente, as radiografias simples são suficientes para o diagnóstico por imagens. Contudo, as lesões marginais da glenoide são indicações para realização da tomografia computadorizada (TC) ou ressonância magnética (RM).

TRATAMENTO CIRÚRGICO *VERSUS* CONSERVADOR, APÓS INSTABILIDADE AGUDA E PRIMÁRIA

A opção do tratamento deve se iniciar necessariamente por uma adequada avaliação clínica, pelas imagens e por um diagnóstico seguro. Deve-se definir adequadamente o tipo de paciente, seus objetivos, o tipo de sua prática desportiva e sua capacidade para entender e cumprir adequadamente os protocolos de tratamento, além de se avaliar sua capacidade intelectual. O tratamento cirúrgico após a primeira luxação permanece ainda controverso, muito embora recentes estudos de Nível I com médios-longos seguimentos tenham encontrado vantagens no tratamento cirúrgico na população ativa jovem.[16]

Arciero et al.,[23] da Academia Militar dos Estados Unidos, em West Point, conduziram um estudo prospectivo com tratamento não cirúrgico *versus* reparo da lesão de Bankart por via artroscópica, após luxação inicial aguda. Foram incluídos 36 pacientes, apresentando média de idade de 20 anos e seguimento de 32 meses. Quinze pacientes foram submetidos ao tratamento conservador, que consistiu de imobilização por um mês seguida de reabilitação. Dos pacientes no grupo tratado conservadoramente, 80% desenvolveram recidivas. O grupo operado pela técnica de sutura translabial-transglenoide foi de 21 pacientes, dos quais apenas 14% desenvolveram recidivas. Essa técnica de sutura utilizada pelos autores foi empregada nos primórdios da evolução da artroscopia, como método de tratamento da luxação do ombro. Esse método apresentava índices de recidiva muito maiores do que aqueles presentes atualmente.

DeBernardino *et al.*,[24] também da Academia West Point, apresentaram um estudo similar, com seguimento médio de 37 meses. Tratou-se 49 ombros com estabilização artroscópica, através de âncoras absorvíveis, após episódio inicial agudo de luxação. Desses, 43 ombros permaneceram estáveis. As recidivas estavam associadas com instabilidade bilateral, sinal do sulco positivo ou tecido capsulolabial pouco desenvolvido – portanto, características de uma configuração anatômica predisponente à instabilidade e também a recidivas pós-cirúrgicas mais frequentes.

Kirkley *et al.*[25] realizaram estudo semelhante e observaram índice de recidivas de 15,9% no grupo operado com fixação translabial-transglenoide, o qual foi de 47% no grupo tratado conservadoramente.

Um estudo randomizado de resultados clínicos comparativos entre cirurgia primária *versus* imobilização evidencia os achados de Jabcobsen *et al.*,[26] com 3% de recidivas pós-cirúrgicas e 56% de recidivas no tratamento conservador. Kirkley *et al.*[25] encontraram 19% de recidivas pós--cirúrgicas e 60% de recidivas no tratamento conservador. Bottoni *et al.*[27] observaram 11% de recidivas no tratamento cirúrgico e 75% de recidivas no tratamento conservador.

O alto índice de recidivas após o episódio inicial em jovens, mesmo naqueles não atletas, nos permite indicar a cirurgia como procedimento preferencial, evitando-se recidivas e lesões secundárias.

Apenas um programa de reabilitação fisioterápica não será suficiente para restabelecer a estabilidade no ombro de um atleta, permitindo que ele retorne aos esportes de contato físico. A indicação é de tratamento cirúrgico nesses casos.

Essa regra, contudo, não deve ser aplicada aos indivíduos sedentários, àqueles com sintomas ocasionais de instabilidade ou aos idosos. Nesses indivíduos, o tratamento não cirúrgico inicial é recomendado, o qual inclui fortalecimento do manguito rotador e propriocepção.

Tratamento conservador

Após a redução, o membro é imobilizado em tipoia tipo velpeau, na qual é mantido por um período de quatro semanas, se o indivíduo tem menos de 40 anos de idade, e por apenas 15 dias, se for maior de 40 anos, devido ao risco de rigidez pós-trauma.

Durante o período de imobilização, recomendamos exercícios para punho, mão e cotovelo – e este apenas em dois períodos de exercícios diários, sem realizar rotação medial ou lateral do braço.

Ao final do período de imobilização, inicia-se a fisioterapia através de reabilitação passiva e autopassiva das amplitudes dos movimentos e propriocepção.

O fortalecimento, inicialmente isométrico e em seguida isotônico, só terá início após completa recuperação das amplitudes dos movimentos, e nunca antes de 60 dias após o episódio inicial.

A volta aos esportes sem contato físico, a musculação sem exercícios supinos ou qualquer modalidade que ponha o ombro em posição de abdução/rotação lateral máxima são permitidas com 12 semanas após o trauma.

Esportes de contato e alto risco devem ser retomados após seis meses. Recomendamos a continuidade dos exercícios de fortalecimento dos rotadores em domicílio, por um período de um ano.

Para Rowe[6] e Hovelius,[3] não há benefício em termos de redução da porcentagem de recidivas com a utilização da imobilização convencional em rotação medial.

Itoi[28] comprovou através de imagens de ressonância magnética que a imobilização em rotação lateral produz melhor coaptação entre o lábio desinserido e a glenoide. Em estudo comparativo com 40 pacientes, publicado em 2003, o autor observou recidivas em 6 de 20 pacientes tratados com imobilização em rotação medial, enquanto nenhuma recidiva foi observada nos 20 outros casos, tratados com imobilização em rotação lateral. Contudo, o tempo de seguimento médio nesse estudo foi muito curto (14 meses).

Esse autor[29] observou ainda uma média geral de 42% de recidivas em um grupo tratado com imobilização em rotação medial e de 26% em um grupo tratado com imobilização em rotação lateral. Quando analisados pacientes com menos de 30 anos, o índice de recidivas subiu para 59,5% no grupo tratado com imobilização em rotação medial e para 32,1% naquele grupo tratado com imobilização em rotação lateral. O autor tem chamado a atenção para o fato de que esse não é um método estabelecido de tratamento, o qual ainda se encontra em desenvolvimento.

Tratamento cirúrgico por via aberta

A cirurgia aberta para estabilização do ombro é um procedimento de sucesso para o tratamento de pacientes que desenvolvem a instabilidade crônica e recidivante.

Outra indicação é a presença de lesões ósseas extensas da borda glenoidal quando essas comprometem mais de 25% a 30% da superfície articular (Figuras 14.1A e B), caracterizando a chamada imagem de "pera invertida".[7]

Nessas circunstâncias, está indicada a cirurgia de Latarjet-Patte,[30,31,32] na qual fazemos a recomposição óssea da glenoide através de enxerto ósseo do processo coracoide. Esse é fixado através de dois parafusos de pequenos fragmentos junto à borda anteroinferior da glenoide (Figuras 14.2A, B e C). Acrescenta-se a transferência do ligamento coracoacromial desinserido do acrômio e fixado à cápsula articular externa e anteroinferiormente.

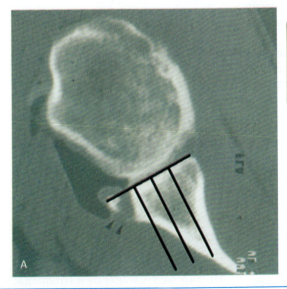 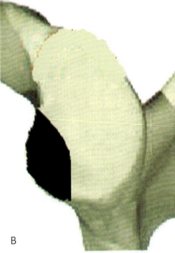

FIGURA 14.1 (A) lesão óssea de Bankart com envolvimento de 25% da superfície da glenoide ("pêra invertida") (B) representação esquemática da lesão.

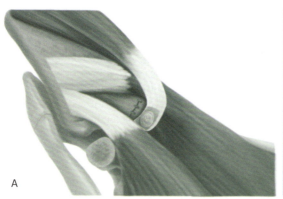
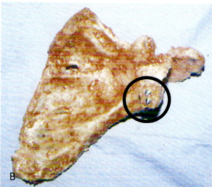
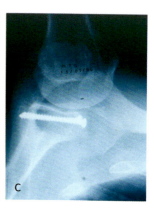

FIGURA 14.2 (A) Esquema representativo da posição do enxerto ósseo na borda da glenoide (Cirurgia de Latarjet-Patte). (B) Peça anatômica representando a posição do enxerto ósseo na cirurgia de Latarjet-Patte (círculo negro). (C) Controle radiográfico evidenciando a posição adequada do enxerto, promovendo a recuperação da superfície óssea anterior da glenoide.

A escolha pela cirurgia aberta ou artroscópica parece atualmente menos importante, já que os resultados são semelhantes. O que se deve ter em mente é o objetivo do tratamento cirúrgico, que é a reparação das lesões com a maior perfeição possível e com o mínimo de – ou nenhuma – perda funcional.

Técnica cirúrgica artroscópica[33]

A estabilização do ombro por via artroscópica[33] oferece vantagens atrativas sobre as cirurgias abertas, como melhor aspecto cosmético, menos dor pós-operatória, redução da rigidez após cirurgia e reabilitação mais rápida. Como consequência, essa técnica tem se tornado a opção principal para a luxação inicial, numa tentativa de se prevenir recidivas. A estabilização anterior do ombro por via artroscópica com uso das técnicas atuais e efetivas tem um índice de sucesso semelhante ao da cirurgia aberta, em revisão com seguimento mínimo de dois anos.[33,34]

O procedimento é realizado com o paciente sob anestesia geral e posicionado em decúbito contralateral. Anestesia de bloqueio do plexo braquial é usada como complemento, visando a analgesia prolongada no pós-operatório imediato.

São aplicadas trações vertical e longitudinal, mantendo-se o membro superior em abdução de aproximadamente 30°, flexão de 15° e inclinação dorsal do tronco de 30°.

Utiliza-se um portal posterior para irrigação e instrumentação, localizado 2,0 cm distalmente e 2,0 cm medialmente ao ângulo posterolateral do acrômio, correspondendo ao espaço entre os músculos infraespinal e redondo menor. Um portal para artroscopia é demarcado por visão intra-articular no intervalo dos rotadores, junto ao tendão bicipital, correspondendo topograficamente a 1,0 cm à frente do ângulo anterolateral do acrômio (portal anterossuperior). Um segundo portal anterior é demarcado por visão intra-articular no intervalo dos rotadores, junto à borda superior do tendão subescapular (portal anteroinferior). Pelo portal posterior, inserimos uma cânula de 6,0 mm de diâmetro, e nos portais anteriores, utilizamos cânulas de 8,25 mm (Figura 14.3).

O procedimento se inicia sempre com a realização do inventário articular, com o artroscópio introduzido através do portal posterior. Em seguida, transferimos o artroscópio para o portal anterossuperior. A instrumentação cirúrgica é realizada através do portal anteroinferior, e a irrigação passa a ser feita através do portal posterior.

Posteriormente, realizamos desbridamento na área da lesão de Bankart, com decorticação da borda anterior da glenoide e colo da escápula adjacente (Figura 14.4).

Demarcamos os pontos de inserção das âncoras tipo miniparafusos metálicos ou absorvíveis de 2,7 × 5,0 mm,

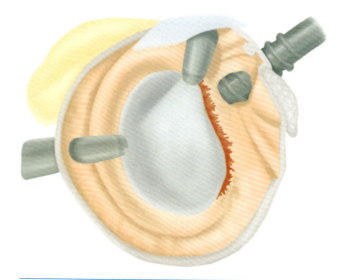

FIGURA 14.3 Cânulas de instrumentação cirúrgica situadas anterossuperior e anteroinferiormente. Cânula de artroscopia situada posteriormente.

Instabilidades do Ombro

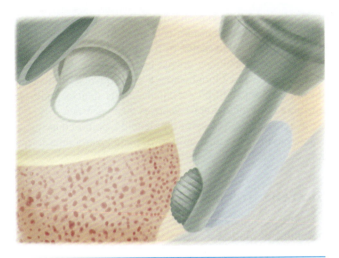

FIGURA 14.4 Desbridamento da borda da glenoide e colo da escápula.

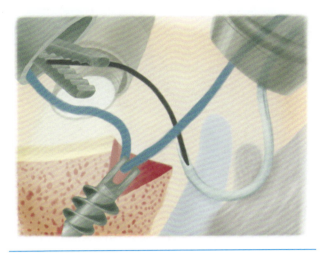

FIGURA 14.6 Passagem da sutura através do complexo labioligamentar anteroinferior.

fixados a fios de sutura não absorvíveis de número 2 ou fios de alta resistência (Hi-Fi, ConMed-Linvatec, Largo, Fl; Fiber Wire, Arthrex, Napples, Fl), posicionados com uma inclinação de 45° em relação à superfície da glenoide e separados entre eles por aproximadamente 1,0 cm. Empregamos, preferencialmente, um número mínimo de três âncoras (Figuras 14.5 A e B). Cuidado especial deve ser tomado para não permitir exposição da extremidade das âncoras, o que acarreta danos severos à cartilagem articular e artrose.

Uma pinça tipo *Caspari* ou do tipo *suture hook* (Figura 14.6), com fio monofilamentar número 1, é inserida através da cânula anteroinferior. Transfixamos o lábio com a cânula em um ponto situado aproximadamente 1,0 cm em relação à âncora mais distal, no sentido podálico, com a finalidade de produzir um efeito *capsular shift,* com retensionamento do ramo anterior do ligamento glenoumeral inferior no momento da sutura.

Nesse momento, a pinça conduz o fio monofilamentar (fio condutor), cuja extremidade será exteriorizada através do portal posterior, por onde será também exteriorizada uma das extremidades do fio não absorvível preso à âncora. Os dois fios são atados um ao outro, e o fio condutor é então tracionado através da sua extremidade que permaneceu no interior da cânula do portal anteroinferior, até que este conduza o fio não absorvível através do lábio. São dados cinco nós intercalados, ou nós deslizantes, de acordo com a preferência e experiência do cirurgião. Repetimos o mesmo procedimento nas demais âncoras (Figura 14.7).

A imobilização em tipoia tipo velpeau é mantida por 21 dias. Um programa de reabilitação das amplitudes dos movimentos passivos e autopassivos, em elevação anterior, rotação medial e lateral é iniciado depois da retirada da imobilização. Recomenda-se manter a rotação lateral máxima em 30° nos primeiros 30 dias após a cirurgia, realizando-se a seguir o trabalho de recuperação total da rotação.

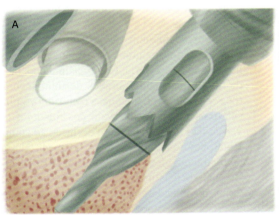
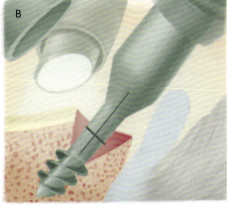

FIGURA 14.5 (A) preparo da zona de fixação da âncora que deve se situar ligeiramente na superfície articular, "avançando" o lábio sobre a superfície articular, ou exatamente na borda da glenoide. (B) posicionamento das âncoras. Deve-se aprofundar a extremidade das mesmas, evitando-se exposição com danos à cartilagem da cabeça umeral.

CAPÍTULO 14

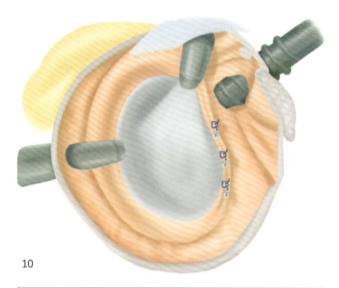

FIGURA 14.7 Aspecto final da fixação labioligamentar.

Reabilitação proprioceptiva com treinamento sensoriomotor através de exercícios proprioceptivos leves (estabilização rítmica) é realizada desde o início do programa de reabilitação pós-cirúrgica. Em seguida, evolui-se para exercícios proprioceptivos moderados e, finalmente, exercícios avançados (pliométricos).

O trabalho de fortalecimento só tem início após completa recuperação das amplitudes de movimentos, e nunca antes de 60 dias após a cirurgia; inicia-se por exercícios isométricos. Após 90 dias da cirurgia, iniciam-se os exercícios ativos-resistidos com faixas de *thera band* ou equivalente.

O retorno aos esportes de contato é permitido após 180 dias. Para os esportes de alto risco, como capoeira, alpinismo e paraquedismo, o retorno é permitido somente após oito meses.

LUXAÇÃO GLENOUMERAL POSTERIOR

Embora mais frequentemente observada como parte da instabilidade multidirecional, a instabilidade posterior tem uma incidência que corresponde a 5% do total de casos das instabilidades do ombro.

Ocorre principalmente em jovens atletas, como consequência de lesões de repetição ou secundária a um trauma direto na face anterior do ombro.

Existem várias lesões de partes moles que podem causar esse tipo de problema, citando-se a avulsão capsulolabial, a hiperelasticidade capsular e as lesões localizadas no intervalo dos rotadores.[1,2]

Kim[35] descreveu a desinserção parcial oculta do lábio posteroinferior, de grande significado na patogênese da instabilidade posterior. Sua correção requer transformá-la em desinserção completa e posterior fixação.

Em pacientes com história de acidente por eletrochoque e crises convulsivas, é absolutamente necessária a investigação da instabilidade posterior, muitas vezes ocorrendo na forma de luxações causadas pela força maior de contração dos rotadores mediais sobre os rotadores laterais do ombro.

Pacientes diabéticos graves podem apresentar convulsões noturnas por hipoglicemia e consequente subluxação do ombro com redução espontânea, cuja queixa pode ser apenas a dor articular após as crises ou ao acordar.

A retroversão excessiva da glenoide, como consequência da paralisia braquial obstétrica, pode levar a uma forma rara de instabilidade posterior crônica.

TRATAMENTO CONSERVADOR

Dois princípios são muito relevantes na abordagem da instabilidade posterior: (1) o tratamento conservador é o eletivo inicialmente; (2) o paciente que apresentar instabilidade voluntária deve se submeter ao tratamento psiquiátrico, em especial se adolescente ou adulto jovem, não se decidindo pelo tratamento ortopédico como princípio.[2]

O tratamento conservador pode ser eficaz em 65% a 80% dos casos. Recomenda-se o fortalecimento do deltoide posterior, estabilizadores da escápula e dos rotadores laterais do ombro. A propriocepção e *biofeedback* devem ter destaque no programa de reabilitação. É imprópria a realização de exercícios de alongamento da cápsula posterior. O tempo mínimo de tratamento deve ser de seis meses.

Na luxação posterior com até três semanas de evolução, a conduta recomendada é a redução sob sedação e imobilização em órtese com ombro em posição neutra de rotação.

TRATAMENTO CIRÚRGICO

A decisão pela cirurgia aberta ou artroscópica vai depender do quadro anatomopatológico: lesões ósseas comprometendo mais de 25% da superfície da glenoide ou da cabeça umeral são contraindicações para reparos de partes moles apenas. Vários fatores etiológicos, como a história de crises convulsivas, se tornam contraindicações absolutas para cirurgia artroscópica ou qualquer procedimento em partes moles apenas.

A artroscopia tem vantagens teóricas sobre os procedimentos abertos, incluindo o melhor aspecto cosmético e menos dor pós-operatória. Os procedimentos incluem o reparo da desinserção labial através de mini-âncoras absorvíveis (de preferência) ou metálicas com suturas; plicatura da cápsula posterior e do intervalo dos rotadores (sempre), conversão da Lesão de Kim em desinserção completa e fixação labial, com meticuloso retensionamento do ramo posterior do ligamento glenoumeral inferior (RPLGUI).

Quando existirem grandes lesões ósseas na glenoide posterior, recomendamos o emprego de enxerto ósseo autólogo de crista ilíaca (aproximadamente 2,0 cm) (Figura 14.8).

Nas luxações inveteradas com mais de três semanas de evolução, a redução aberta pode ser necessária, adicionando-se a transposição do tendão subescapular e sua reinserção na lesão da cabeça umeral (Lesão de McLaughlin

Instabilidades do Ombro

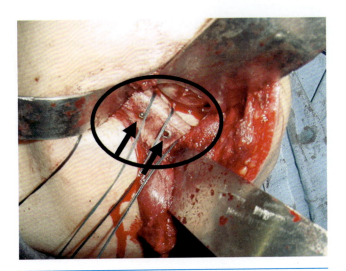

FIGURA 14.8 Enxerto de crista ilíaca fixado por meio de 2 parafusos (setas) na borda posterior da glenoide.

ou "Hill-Sachs invertida"),[36] podendo esta ser feita com adição do tubérculo menor, que é o procedimento de McLaughlin modificado por Neer.[37] A via de acesso recomendada é a anterior (deltopeitoral), tomando-se o sulco intertubercular e o tendão bicipital como referência.

Nos raros casos de retroversão exagerada da glenoide, a técnica recomendada é a osteotomia com cunha de adição, posterior no colo da escápula.

INSTABILIDADE MULTIDIRECIONAL

Por definição, dizemos que existe instabilidade multidirecional quando há translação glenoumeral excessiva, involuntária; anterior, posterior e inferior, manifestando-se clinicamente como subluxações ou luxações sintomáticas.

A etiologia é multifatorial e o aspecto anatômico predisponente é a presença de uma cápsula com recesso axilar inferior grande e frouxo, com elasticidade aumentada e um intervalo rotador deficiente.[38]

Outros fatores descritos são os traumas repetidos causando lesões labioligamentares combinadas ou não com a hiperelasticidade congênita, característica especialmente encontrada na instabilidade do ombro do atleta. Acrescentam-se as anormalidades estruturais dos ligamentos glenoumerais médio e inferior, além da cápsula posterior e anomalias intrínsecas, bioquímicas e morfológicas do colágeno. Citam-se ainda a retroversão aumentada e perda da altura do lábio posterior, distúrbios da propriocepção e desequilíbrio do controle muscular estabilizador do ombro.[39]

O diagnóstico diferencial deve ser cuidadosamente avaliado, já que a sintomatologia da instabilidade multidirecional pode ser vaga, manifestando-se apenas como dor de localização imprecisa na região do ombro.

As principais condições a serem diferenciadas são a síndrome do impacto, hérnia de disco cervical, plexite braquial, dores miofaciais e distúrbios psicogênicos com manifestações de dor.

TRATAMENTO CONSERVADOR

Resultados satisfatórios são esperados em 80% dos pacientes tratados por um período mínimo de seis meses.[40, 41] São recomendados exercícios ativo-resistidos (uso de *thera band*) para fortalecimento do manguito rotador e estabilizadores da escápula.

É de grande importância a reabilitação proprioceptiva. Não são indicados os exercícios de alongamentos, já que estamos trabalhando em ombros com hiperelasticidade.

TRATAMENTO CIRÚRGICO

A cirurgia clássica, aberta, também conhecida como "*inferior capsular shift*",[38] objetiva a redução do volume capsular (Figuras 14.9 A e B).

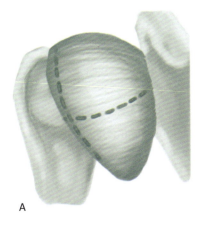
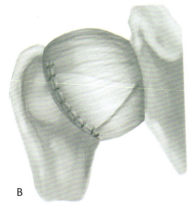

A   B

FIGURA 14.9 **(A)** Recesso axilar frouxo, característico da instabilidade multidirecional (reproduzido com permissão de Nicole Walch). **(B)** Cirurgia aberta, com correção do recesso axilar *("inferior capsular shift")*. (reproduzido com permissão de Nicole Walch).

Quando se trata de procedimento artroscópico,[42] há a vantagem de se permitir uma melhor avaliação das lesões associadas como, por exemplo, as lesões do manguito rotador, lesões labiais e do complexo labioligamentar superior (Lesões SLAP), possibilitando também, uma abordagem anatomicamente mais definida dos ligamentos, importante na correção das disfunções do intervalo rotador (Figuras 14.10 A e B).

RESUMO

A instabilidade do ombro varia em um grande espectro de formas clínicas que vão da típica instabilidade atraumática, característica de um indivíduo com estrutura capsuloligamentar muito elástica, até a típica forma traumática em que é necessário um trauma de alta energia para causar a desinserção capsulolabial. Dentro desta grande variedade de formas, existem numerosas variáveis a serem avaliadas para a escolha do tratamento mais adequado. Assim, a forma atraumática apresenta bom prognóstico para o tratamento conservador que, sempre deve ser conduzido inicialmente. Já a forma traumática tem prognóstico não-cirúrgico ruim, especialmente se se trata de indivíduo de baixa idade e desportista de contato ou arremesso. Atualmente não cabe mais discutir-se quanto à eficiência maior da cirurgia aberta sobre a artroscópica, já que o desenvolvimento material, o nível de experiência dos centros especializados e o conhecimento dos limites de cada uma, tornaram seus resultados semelhantes.

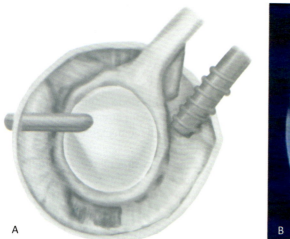
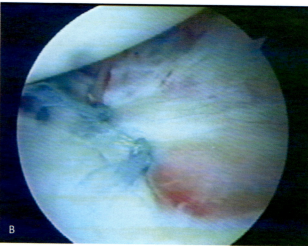

FIGURA 14.10 (A) Esquema representativo da capsuloplastia por via artroscópica, na correção da instabilidade multidirecional. **(B)** Imagem da cirurgia artroscópica, com detalhe da capsuloplastia posterior.

CASO CLÍNICO

Gsa, masc, 18 anos, destro/queixas localizadas no ombro direito, praticante de natação.

HISTÓRIA

Há três anos, episódios repetidos de subluxações anteriores nos dois ombros, mais frequentes à direita. Episódios ocorrem em gestos simples com movimento de abdução-rotação lateral. Nega trauma inicial. Nenhum episódio de luxação.

Tratamento fisioterápico, através de fortalecimento dos rotadores mediais e laterais do ombro, associando-se exercícios de propriocepção, durante seis meses, sem sucesso.

HISTÓRIA PREGRESSA

Nega diabetes, nega passado de crise convulsiva ou de acidente por choque elétrico.

Exame físico (Figuras 14.11 e 14.12)

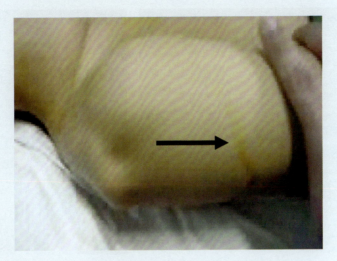

FIGURA 14.11 Sinal da decoaptação umeroacromial (sulco subacromial) positivo. Paciente em decúbito dorsal, seta apontando sentido podálico da migração da cabeça umeral.

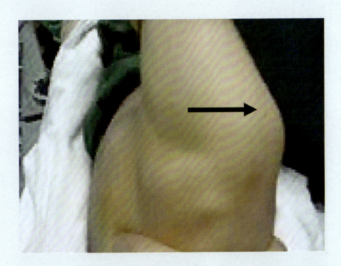

FIGURA 14.12 Sinal da gaveta anterior positivo. Paciente em decúbito lateral direito, seta apontando deslocamento anterior da cabeça umeral.

- Amplitudes normais dos movimentos;
- Sinal do sulco subacromial positivo;
- Gaveta anteroposterior positiva;
- Apreensão positiva em abdução-rotação lateral;
- Teste de recolocação positivo em abdução-rotação lateral.
- Forças normais.

EXAME RADIOGRÁFICO (FIGURAS 14.13A E B)

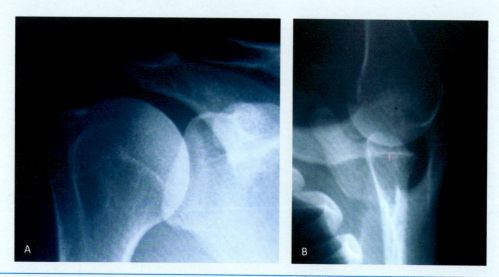

FIGURA 14.13 **(A)** Imagem em ap neutro, normal. **(B)** Imagem em perfil de *bernageau*, normal.

- Radiografias em anteroposterior (ap) em neutro, rotação medial e lateral, normais. Perfil de Bernageau normal.

ARTRO-RESSONÂNCIA MAGNÉTICA (FIGURAS 14.14)

- Grande capacidade volumétrica articular, recesso axilar volumoso. Ausência de lesões ósseas de Bankart, ou de *hill-sachs*.

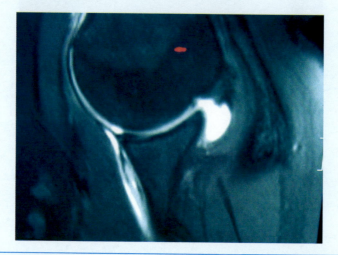

FIGURA 14.14 Imagem de artro-ressonância magnética, mostrando ausência de lesão labial e cápsula distendida.

DIAGNÓSTICO

- Instabilidade anterior atraumática do ombro.

TRATAMENTO

- Capsuloplastia por via artroscópica, incluíndo o retensionamento do intervalo dos rotadores.

Instabilidades do Ombro

QUESTÕES

1. O quadro clínico apresentado sugere a presença de instabilidade do tipo:

a) traumática anterior;
b) traumática posterior;
c) multidirecional;
d) atraumática anterior.

Resposta correta: d.

Comentários:

- Não se trata de instabilidade traumática típica porque não há história de trauma iniciando os sintomas.
- Também não se trata de instabilidade multidirecional porque os sintomas são dirigidos para a direção anterior apenas (apreensão anterior positiva).

2. O exame físico evidenciando "sinal do sulco subacromial " positivo tem o seguinte significado:

a) indica necessariamente que se trata de instabilidade multidirecional;
b) indica que existe elasticidade aumentada da cápsula, exceto do intervalo dos rotadores;
c) indica elasticidade aumentada de toda a cápsula, especialmente do intervalo dos rotadores e ligamento glenoumeral superior.
d) só tem sentido se associado a dor.

Resposta: c.

Comentário:

- O sinal do sulco positivo indica que existe uma "hiperelasticidade capsuloligamentar glenoumeral". Esta poderá ser uma característica de um indivíduo normal, se não existir o quadro de dor. O lgus e o ligamento coracoumeral tem importante papel estabilizador na migração distal da cabeça umeral e o sinal do sulco positivo indica falência desta estabilização.
- Na existência da dor, está caracterizada a instabilidadse.

3. Quanto ao quadro radiográfico, é correto afirmar-se que:

a) as radiografias são exames ultrapassados e não devem ser realizadas na avaliação do ombro instável.
b) as radigrafias somente terão valor quando realizadas com contraste articular (artrografias).
c) nos casos de instabilidade atraumática os exames radiográficos não apresentam geralmente imagens de lesões ósseas (Bankart e *hill-sachs*).
d) a incidência em perfil de Bernageau é empregada exclusivamente para investigação de síndrome do impacto.

Resposta: c.

Comentários:

- O exame radiográfico continua sendo de importância na avaliação das lesões ósseas. Nos casos de instabilidade atraumática, tipicamente há a ausência de lesões ósseas que caracterizam a forma traumática (lesões de Bankart e *hill-sachs*).
- A incidência em perfil de Bernageau é de grande utilidade no estudo do ombro instável porque é capaz de evidenciar até lesões ósseas muito pequenas (5%) na borda da glenóide.

4. Com respeito ao exame de ressonância magnética, podemos afirmar que:

a) não é indicado na avaliação do ombro instável;
b) só é capaz de evidenciar as lesões de partes ósseas;
c) não é suficiente para mostrar as lesões associadas de partes moles, como as lesões do manguito rotador;
d) preferencialmente deve ser realizado com uso de contraste (gadolínio), quando na avaliação do ombro instável.

Resposta: d.

Comentários:

- A avaliação por RM deve ser feita sempre que possível e, preferencialmente com adição de contraste (artro-rm com uso de gadolínio), o que aumenta a eficiência do método para o diagnóstico das lesões labiais e tendíneas. É de indicação essencial no ombro do atleta, pois, este é um paciente que geralmente apresenta uma combinação de lesões ligamentares e tendíneas, principalmente lesões parciais do manguito rotador e lesões slap.

CAPÍTULO 14

159

Série Ortopedia e Traumatologia – Fundamentos e Prática

5. Quanto à fisiopatologia da instabilidade atraumática, podemos afirmar que:

a) tem como base anatômica uma cápsula muito elástica e frouxa, com recesso axilar volumoso.
b) geralmente se associa a lesões ósseas de Bankart ou *hill-sachs*.
c) somente se apresenta como subluxação.
d) as alterações se restringem apenas à elasticidade da cápsula.

Resposta: a.

Comentários:

- Embora tenha como base anatômica uma cápsula muito elástica e frouxa, existem outros fatores associados, como alterações histoquímicas dos componentes teciduais do colágeno na forma de desproporção dos componentes de elastina e, alterações no mecanismo de propriocepção, com resposta retardada e desordenada aos estímulos captados nos neuroreceptores localizados nos ligamentos e cápsula.
- Podem se apresentar tanto na forma de subluxações quanto de luxações.

6. No tratamento da instabilidade é correto afirmar que:

a) as possibilidades de sucesso no tratamento conservador da luxação recidivante de natureza traumática do ombro, são de 80%;
b) o tratamento conservador é capaz de resultar em sucesso, até cerca de 80% dos casos de instabilidade atraumática;
c) a propriocepção não tem valor quando utilizada no tratamento da instabilidade do ombro.
d) a instabilidade atraumática tem sempre etiologia ligada ao distúrbio do comportamento.

Resposta: b.

Comentários:

- Enquanto o sucesso no tratamento conservador, fisioterápico, do ombro com instabilidade traumática é de aproximadamente 20% dos casos, na instabilidade de natureza atraumática é de 80%. A propriocepção é de indicação formal, já que alterações deste mecanismo estabilizador estão ligadas à etiopatogenia.
- Em casos de instabilidade voluntária na infância e pré-adolescência, a presença de distúrbios de natureza psíquica, superpondo a uma base anatômica de hiperelasticidade poderá ser causa e, assim sendo o tratamento deve ser basicamente psiquiátrico.

7. Com respeito ao tratamento cirúrgico:

a) deve ser a indicação inicial, dispensando o tratamento conservador;
b) deve ser feito sempre com estabilização ósteo-articular (bristol, patte, latarget);
c) somente estão indicadas as técnicas artroscópicas;
d) tanto por artroscopia, quanto por via aberta, o procedimento deve ser conduzido principalmente para a correção da redundância capsuloligamentar glenoumeral.

Resposta: d.

Comentários:

- O tratamento conservador deve ser sempre o inicial, face aos seus resultados favoráveis nestes casos.
- Quando indicada a cirurgia, diferentemente da instabilidade traumática, a técnica deve ser de correção capsuloligamentar e não óssea, exceto naqueles casos mais incomuns nos quais pode haver um quadro de instabilidade traumática se superpondo a um quadro de instabilidade atraumática.

8. A técnica cirúrgica aberta:

a) não deve ser indicada em instabilidade atraumática;
b) por se tratar de uma técnica agressiva, dispensa correções em nível do intervalo dos rotadores;
c) deve incluír sempre a "remplissage";
d) deve corrigir a redundância capsular ("*inferior capsular shift*" e retensionar o intervalo dos rotadores.

Resposta: d.

Comentários:

- Tanto na instabilidade traumática, quanto na atraumática, a cirurgia aberta e a artroscópica estão indicadas. Ambas as técnicas tem resultados semelhantes, desde que obedecidos os limites de indicação da cirurgia artroscópica (extensão das lesões ósseas de Bankart e *hill-sachs*). O objetivo da cirurgia é a correção da redundância capsular

Instabilidades do Ombro

(*"inferior capsular shift"*) e retensionamento do intervalo dos rotadores. A técnica *"remplissage"* (preenchimento da lesão de *hill-sachs* pela cápsula articular) é utilizada geralmente na instabilidade traumática, na evidência de lesão de *hill-sachs* extensa.

9. Quanto ao prognóstico do tratamento cirúrgico da instabilidade crônica do ombro, é correto afirmar que:

a) os sintomas surgidos muito precocemente, na infância e pré-adolescência, indicam prognóstico reservado quanto ao sucesso do tratamento cirúrgico.

b) paciente com idade inferior a 18 anos e prática intensiva de esportes de arremesso tem o mesmo prognóstico que aquele não desportista.

c) a cirurgia artroscópica tem melhor efeito cosmético e seu prognóstico é de retorno precoce à prática esportiva.

d) a lesão de nervos periféricos e a rotura completa do manguito rotador, associados à luxação do ombro, são complicações raras em pacientes com idade acima de 40 anos.

Resposta: a.

Comentários:

- As recidivas após o primeiro episódio de luxação são inversamente proporcionais à idade do paciente, e diretamente proporcionais à prática esportiva. A cirurgia artroscópica para correção da instabilidade crônica, tem como desvantagem em relação às cirurgias abertas, mais agressivas, como a cirurgia de patte, *latarget* ou *bristow* porque estas últimas permitem a volta ao esporte mais precocemente, enquanto a artroscópica exige um afastamento médio de oito meses dos esportes de contato e alto risco (judô, karatê, capoeira, paraquedismo, etc) e seis meses nos esportes de contato.

- As roturas completas do manguito rotador e, menos frequentes, as lesões de nervos periféricos (nervo axilar, plexo braquial) são complicações típicas em pacientes com luxação em idade superior a 40 anos.

10. Na reabilitação pós-cirúrgica do ombro instável, pode-se dizer que:

a) a reabilitação pós-cirúrgica deve seguir sempre o princípio da reabilitação acelerada.

b) o fortalecimento muscular dos rotadores mediais e laterais deverá ser instituído imediatamente após a cirurgia.

c) deve-se sempre respeitar a fase de cicatrização inicial dos tecidos. Reabilitar as amplitudes normais dos movimentos (adm) somente após o período de imobilização em tipoia. A propriocepção deve ser feita desde o início da reabilitação.

d) no tratamento conservador do ombro com instabilidade atraumática, é fundamental que se faça alongamentos capsulares.

Resposta: c.

Comentários:

- A chamada reabilitação acelerada, com início de recuperação de adm de maneira intensiva e o fortalecimento precoce, põe em risco as suturas de partes moles. Além do mais, no ombro, todo processo irritativo pode causar capsulite adesiva secundária que retarda e compromete a recuperação.

- O protocolo deve dar primazia à cicatrização inicial (03 a 04 semanas em tipóia); seguindo-se fisioterapia com reabilitação passiva e autopassiva de adm e, finalmente, após recuperação de adm, iniciar fortalecimento dos rotadores. A propriocepção deve ser trabalhada desde o início da reabilitação.

CAPÍTULO 14

REFERÊNCIAS BIBLIOGRÁFICAS

1. Matsen FA, Harryman DT, Sidles JA. Mechanics of glenohumeral instability. Clin Sports Med. 1991;10:783-8.
2. Rockwood CA. Subluxation of the shoulder: The classification, diagnosis and treatment. Orthop Trans. 1979;4:306-9.
3. Hovelius L. Incidence of shoulder dislocation in Sweden. Clin Orthop. 1992;166:127-31.
4. Kroner K, Lind T, Jensen J. The epidemiology of shoulder dislocations. Acta Orthop Trauma Surg. 1989;10:288-90.
5. Simonet WT, Cofield RH. Prognosis in anterior shoulder dislocation. Am J Sports Med. 1984;12:19-24.
6. Rowe CR. Prognosis in dislocations of the shoulder. J Bone Joint Surg (Am). 1956;38-A:957-77.
7. Burkhart SS, De Beer JF. Traumatic glenohumeral bone defects and their relationship to failure of arthroscopic Bankart repairs: significance of the inverted-pear glenoid and the humeral engaging Hill-Sachs lesion. Arthroscopy. 2000;16(7):677-94.
8. Gerber CH, Ganz R. Clinical assessment of instability of the shoulder with special reference to anterior and posterior draw tests. J Bone Joint Surg Br. 1984;66:551-6.
9. Harryman DT, Sidles JA, Harris SL, et al. The role of the rotator interval capsule in passive motion and stability of the shoulder. J Bone Joint Surg Am. 1992;74:53-66.
10. Porcellini G. Shoulder instability and related rotator cuff tears: Arthroscopic findings and treatment in patients aged 40 to 60 years. Arthroscopy. 2006;22:270-6.
11. Toolanen G. Early complications after anterior dislocation of the shoulder in patients over 40 years (An ultrasonographic and electromyographic study). Acta Orthop Scand. 1993;64:549-52.
12. Lo IK, Parten PM, Burkhart SS. The inverted pear glenoid: An indicator of significant glenoid bone loss. Arthroscopy. 2004;20:169-74.
13. Rowe C. The Bankart procedure: a long term end result study. J Bone Joint Surg Am. 1978;60:1-16.
14. Berbig R, Weishaupt D, Prim J, Shahin O. Primary anterior shoulder dislocation and rotator cuff tears. J Shoulder Elbow Surg. 1999;8:220-5.
15. Gumina S. Anterior dislocation of the shoulder in elderly patients. J Bone Joint Surg Br. 1997;79:540-3.
16. Klaus B, Ethan RW, Gary GP. Consensus Statement on Shoulder Instability. Arthoscopy. 2010;26(2):249-57.
17. Gagey OJ, Gagey N. The hyperabduction test (An assessment of the laxity of the inferior glenohumeral ligament). J Bone Joint Surg Br. 2000;82:69-74.
18. Rockwood Jr CA, Slazay EA, Curtis RJ, et al. X-Ray evaluation of shoulder problems. In: Rockwood Jr CA, Matsen FA. The Shoulder. Philadelphia: W.B. Saunders, 1990. p.178-200.
19. Bernageau J. Le bourrelet glenoidien. The labrum glenoidale. Ann Radiol (Paris). 1995;38:266-7.
20. Takubo Y, Horii M, Kurokawa M, et al. Magnetic resonance imaging evaluation of the inferior glenohumeral ligament: Non-arthrographic imaging in abduction and external rotation. J Shoulder Elbow Surg. 2005;14:511-5.
21. Kocher T. Eine neue reductionsmethode fur shulterverrenkung. Berlin Klin. 1870;7:101-5.
22. Almeida Fo IA, Leitão ICS, Castro L, et al. Luxação glenoumeral anterior aguda: estudo comparativo entre métodos de redução incruenta. Rev Bras Ortop. 2006;41(11/12):455-60.
23. Arciero RA, Wheeler JH, Ryan JB, et al. Arthroscopic Bankart repair versus nonoperative treatment for acute, initial anterior shoulder dislocations. Am J Sports Med. 1994;22:589-94.
24. DeBernardino TM, Arciero RA, Taylor DC, et al. Prospective evaluation of arthroscopic stabilization of acute, initial anterior shoulder dislocation in yong athletes. Two-to five-year follow-up. Am J Sports Med. 2001;29:586-92.
25. Kirkley A, Griffin S, Richards C, et al. Prospective randomized clinical trial comparing effectiveness of immediate arthroscopic stabilization versus immobilization and rehabilitation in first traumatic anterior dislocations of the shoulder. Arthroscopy. 1999;15:507-14.
26. Jakobsen BW, Johannsen HV, Suder P, et al. Primary repair versus conservative treatment of first-time traumatic anterior dislocation of the shoulder: A randomized study with 10-year follow-up. Arthroscopy. 2007;23:118-23.
27. Bottoni CR, Wilckens JH, DeBerardino TM, et al. A prospective, randomized evaluation of arthroscopic stabilization versus nonoperative treatment in patients with acute, traumatic, first-time shoulder dislocations. Am J Sports Med. 2002;30:576-80.
28. Itoi E, Sashi R, Minagawa H, et al. Position of immobilization after dislocation of the glenohumeral joint (A study with use of magnetic resonance imaging). J Bone Joint Surg Am. 2001;83:661-7.
29. Itoi E, Hatakeyama Y, Sato T, et al. Immobilization in external rotation after shoulder dislocation reduces the risk of recurrence (A randomized controlled trial). J Bone Joint Surg Am. 2007;89:2124-31.
30. Godinho GG, Monteiro PCVF. Tratamento cirúrgico da instabilidade anterior do ombro pela técnica de Didier Patte. Rev Bras Ortop. 1993;28:640-4.
31. Godinho GG. Cirurgia de Latarjet, modificada por Patte, para o tratamento da luxação recidivante anterior do ombro. Técnica e resultados [tese]. São Paulo: Universidade Federal de São Paulo. Escola Paulista de Medicina; 1999.
32. Patte D, Debeyre J. Luxations récidivantes de l'épaule. Eneyel Med Chir Tech Chirurg Orthop. 1982:44:256.
33. Godinho GG, França FO, Freitas JMA, et al. Tratamento artroscópico da instabilidade anterior traumática do ombro: resultados a longo prazo e fatores de risco. Rev Bras Ortop. 2008;43(5):157-66.
34. Hobby J, Griffin D, Dunbar M, et al. Is arthroscopic surgery for stabilisation of chronic shoulder instability as effective as open surgery? (A systematic review and meta-analysis of 62 studies including 3,044 arthroscopic operations). J Bone Joint Surg Br. 2007;89:1188-96.
35. Kim SH, Há KI, Park JH, et al. Arthroscopic posterior labral repair and capsular shift for traumatic unidirectional recurrent posterior subluxation of the shoulder. J Bone Joint Surg Am. 2003;85:1479-87.
36. McLaughlin HL. Posterior dislocation of the shoulder. J Bone Joint Surg. 1952;34A:584.

37. Rockwood CA. Part 2: Dislocations about the shoulder. In: Rockwood CA, Green DP. Fractures. 2.ed. Philadelphia: Lippicont, 1984.

38. Neer CS, Foster CR. Inferior capsular shift for involuntary inferior and multidirectional instability of the shoulder. A preliminary report. J Bone Joint Surg Am. 1980;62:897-908.

39. Schenk TJ, Brens JJ. Multidirectional instability of the shoulder: Pathophysiology, diagnosis, and management. J Am Acad Orthop Surg. 1998;6(1):65-72.

40. Burkhead WZ Jr, Rockwood CA Jr. Treatment of instability of the shoulder with an exercice program. J Bone Joint Surg Am. 1992;74:890-6.

41. Yoneda B, Welsh RP, MacIntosh DL. Conservative treatment of shoulder dislocation in young athletes. Arthroscopy. 1989;5:213-7.

42. Duncan R, Savoie FH III. Arthroscopic inferior capsular shift for multidirectional instability of the shoulder: A preliminary report. Arthroscopy. 1993;9:24-27.

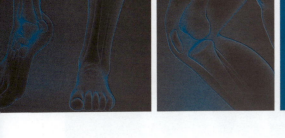

Doença de Kienböck

Flavio Faloppa
João Baptista Gomes dos Santos
Gustavo Santiago de Lima Figueiredo

INTRODUÇÃO

A doença de Kienböck se caracteriza pela necrose asséptica do semilunar, também denominada lunotomalácia, necrose pós-traumática e osteíte crônica por diferentes autores.[1] Peste, em 1834,[2] foi quem primeiramente relatou alterações do formato do semilunar em dissecções de cadáveres, entretanto essa patologia foi definida como uma doença após a descrição realizada pelo radiologista vienense Robert Kienböck em 1910[3] – e, por isso, recebeu seu epônimo (Figura 15.1).

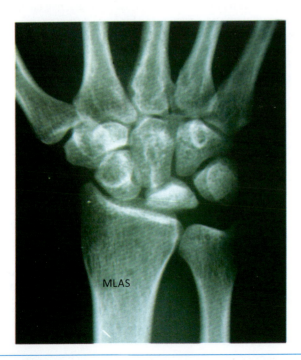

FIGURA 15.1 Semilunar com aumento da densidade e alteração da sua forma e tamanho, característica da doença de Kienböck.

Devido a suas características clínicas e fisiopatológicas, o tratamento da necrose asséptica do semilunar continua um tema polêmico; mais de 30 técnicas de tratamento são descritas, desde o não cirúrgico[4] até a artrodese total do punho.[5]

A doença de Kienböck, assim como a necrose de outros ossos, tem a etiologia desconhecida, sendo relatados na literatura alguns fatores de risco ou de progressão da necrose.

FATORES DE RISCO

Várias teorias são relatadas na tentativa de explicar a necrose asséptica do semilunar, no entanto, nenhuma delas é aceita como o fator causal da doença. Dentre elas, estão fatores anatômicos, pessoais e ambientais. Apesar da divergência, elas são utilizadas para guiar o tratamento.

Morfologia

A morfologia do semilunar faz parte de algumas teorias que tentam explicar a etiopatogenia da doença de Kienböck. Num trabalho anatômico, Antuna-Zapico descreveu três tipos de semilunar baseando-se na sua morfologia proximal. Alguns dos semilunares possuíam uma convergência da borda proximal e medial (tipo I), outros possuíam essa convergência menor lembrando um quadrado (tipo II) ou um retângulo (tipo III). Esse autor observou que o tipo 1 era comum em punhos que apresentavam a variância ulnar negativa, e os tipos II e III estavam presentes quando a variância era neutra ou positiva. Nessa teoria, o tipo 1 possui um maior potencial para fratura ou fragmentação pela disposição de suas trabéculas.

Vascularização

A vascularização do semilunar também é um tema muito estudado e faz parte de algumas teorias relacionadas à doença de Kienböck.[6-10] Lee[6] avaliou 53 ossos normais e encontrou três padrões de circulação óssea:

- Um único vaso volar ou dorsal (26%);
- Vasos volares e dorsais sem anastomose (7,5%);
- Vasos volares e dorsais com anastomose (66,5%).

Esses vasos são ramos do plexo volar e dorsal (circulação extraóssea), e posteriormente foram classificados e representados pelas letras Y (dois vasos em um polo, e um no outro), I (um vaso em cada polo) e X (dois vasos em cada extremidade), com a frequência de 59%, 31% e 10% respectivamente.[7,8]

Estudos anatômicos mais recentes[10] descreveram a anatomia vascular volar e dorsal constante em todos os punhos. Esses vasos seguem o caminho dos ligamentos volares (radioescafo-semilunar e radiossemiluno-piramidal) até entrarem no semilunar; dorsalmente, os ramos vasculares saem diretamente dos plexos dorsais sobre o semilunar. Também foram avaliadas associações do tipo vascular com a morfologia, porém nenhuma correlação foi encontrada.

VARIÂNCIA ULNAR

A variância ulnar é a diferença de comprimento entre o rádio e a ulna distal (Figuras 15.2 e 15.3). Desde o trabalho publicado por Hultèn[11] em 1928, no qual observou que 74% dos pacientes avaliados com a doença de Kienböck apresentavam a variância ulnar negativa, vários estudos foram conduzidos na tentativa de correlacionar esse achado anatômico com a patologia.

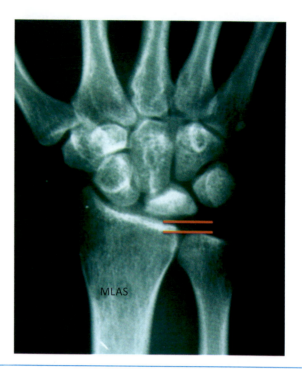

FIGURA 15.3 Necrose do semilunar associada à variação ulnar negativa.

Apesar da grande quantidade de publicações sobre o assunto, existem alguns problemas metodológicos, e poucos deles podem ser utilizados para avaliação. Portanto, mesmo com base nas melhores evidências disponíveis, não há informação suficiente para sustentar a hipótese de que a variância ulnar negativa é causa da doença de Kienböck, apesar da associação com ela.[12,13] Acreditamos que a variante ulnar negativa é um fator agravante para a evolução da necrose pelo maior impacto do semilunar com a borda ulnar do rádio.

FATORES PESSOAIS

O paciente com maior predisposição à necrose asséptica do semilunar é do sexo masculino (3:1 a 7:1), jovem (segunda e terceira década de vida) e trabalhador braçal.[14]

Apesar da descrição clássica, casos de crianças e adolescentes são relatados na literatura e apresentam melhor prognóstico e melhor resposta ao tratamento conservador quando diagnosticados precocemente.[15]

Também não é incomum a apresentação mais tardia da doença, e o colapso do carpo é mais frequente nesses casos; no entanto, os resultados são semelhantes àqueles dos pacientes mais jovens.[16]

DOENÇAS ASSOCIADAS

Existem algumas descrições de doenças associadas à doença de Kienböck, como anemia falciforme,[17] gota, lupus eritematoso sistêmico, espasticidade e coalisão carpal;[18] no

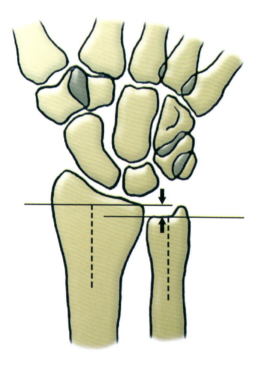

FIGURA 15.2 Esquema de mensuração da variação ulnar.

entanto, esses achados não são frequentes. Mais comumente, a doença é diagnosticada em pacientes que fazem uso crônico de corticoesteroides.[19]

Causa traumática/ocupacional

Duas teorias foram descritas:

- **Trauma único:** alguns autores defendem essa teoria pois não é incomum o paciente iniciar a queixa após um episódio traumático. Radiograficamente, em certos casos, também é possível a visualização de um traço de fratura no semilunar.[1,20-21]
- **Microtraumática:** descrita inicialmente por Müller, que acreditava que os microtraumatismos de repetição causariam fratura por fadiga do semilunar, desencadeando assim a necrose asséptica do osso.[22,23] A luxação perilunar pode causar uma alteração radiográfica no semilunar semelhante ao Kienböck, porém trata-se de um estado transitório.

Mais recentemente, as causas biológicas têm sido valorizadas como as responsáveis pela doença através de uma alteração vascular, ainda não identificada; o infarto ósseo se instala e há aumento da reabsorção com consequente tentativa de reparo. As causas microtráumaticas e traumáticas não parecem ser a causa da doença, e sim um fator desencadeante e/ou agravante do quadro clínico.[24]

QUADRO CLÍNICO E DIAGNÓSTICO

O semilunar ocupa a posição no ápice da convexidade dos ossos do carpo na articulação radiocárpica, por isso qualquer alteração de sua arquitetura compromete a função do punho. A queixa inicial é dor insidiosa que evoluiu progressivamente com diminuição da mobilidade. O edema dorsal pode ocorrer devido à sinovite causada pela lesão condral do semilunar. O comprometimento frequentemente é unilateral, apesar de algumas descrições de casos bilaterais.

Com a progressão da doença, os sintomas pioram e a força de preensão diminui, gerando incapacidade funcional e laboral. Em casos mais avançados, rupturas tendíneas foram relatadas, causadas por fragmentos do semilunar projetados através de lesão na cápsula articular.

A doença de Kienböck acomete mais frequentemente adultos jovens na segunda ou terceira décadas de vida, portanto indivíduos em fase economicamente ativa. Comumente é relacionada com algum trauma desencadeante ou microtraumas de repetição.

EXAMES DE IMAGEM

A radiografia é o exame de escolha inicial na suspeita da necrose óssea, apesar de apresentar falso negativo nos casos iniciais. As radiografias devem ser solicitadas nas incidências frente e perfil:

- **Alterações no semilunar:** no estágio inicial da doença, as alterações radiográficas podem não ser observadas. Nos estágios subsequentes, há alteração no sinal do semilunar ou sua fratura, sendo a transversa a mais comum. Com a evolução da doença, o osso sofre fragmentação, diminui de tamanho e ocorre alteração da sua anatomia.
- **Alterações carpais:** a instabilidade se instala quando o semilunar se encontra fragmentado e deformado. Essa instabilidade é traduzida radiograficamente pelo colapso carpal, diminuição da altura de carpo, flexão do escafoide e aparecimento do sinal do anel.
- **Índices e angulações:** o índice mais usado para avaliação da altura carpal foi descrito por Youm. Realizado na incidência anteroposterior, consiste na relação entre a altura do capitato (AC) e a altura do 3º metacarpo (AMTC), onde AC/AMTC = 0,54 (DP 0,03) (Figura 15.4).[25]

A avaliação da flexão do escafoide é realizada através do ângulo radioescafoide. Na radiografia AP, são traçadas duas linhas, uma no longo eixo do rádio e outra tangenciando as bordas volares proximal e distal do escafoide. Esse ângulo é considerado anormal quando maior que 60°. Segundo Goldfarb, essa medida possui uma melhor concordância intraobservador na diferenciação dos estágio III: (A) Esclerose e fragmentação do semilunar; (B) Colapso do carpo/flexão do semilunar.

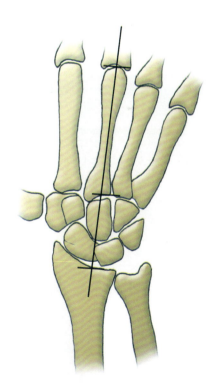

FIGURA 15.4 Método de Youm para mensuração da altura do carpo.

A tomografia computadorizada é um bom exame para avaliação da morfologia óssea, pois pode mostrar algumas alterações antes da radiografia e revelar alguma fratura do semilunar não visualizada no exame radiográfico. No entanto, é um exame não específico e pode causar falso-positivo e falso-negativo.

A ressonância magnética com contraste é o melhor exame para avaliação da vascularização óssea e possui maior sensibilidade que a radiografia e a cintilografia óssea na detecção de estágios mais precoces da doença.

No estágio inicial, há um padrão de edema no semilunar, isto é, diminuição uniforme de sinal no T1 e aumento no T2 com uma perfusão intacta (Figura 15.5).

A artroscopia foi utilizada primeiramente na doença de Kienböck para avaliação das articulações do semilunar[26] e recentemente vem sendo utilizada como tratamento, além de ser diagnóstica; técnicas de descompressão e sinovectomia foram descritas na literatura.

Pillukat *et al.* (2010) descreveram achados em pacientes com Kienböck: em 81% dos casos, havia pelo menos uma superfície acometida, e em 61%, no mínimo duas. O estudo concluiu também que as lesões articulares são subestimadas quando avaliadas pela radiografia.[27]

HISTÓRIA NATURAL E CLASSIFICAÇÃO

São poucos os estudos que descrevem a história natural da doença. Alguns descrevem pacientes tratados não cirurgicamente ou alguns poucos casos acompanhados por longos períodos sem intervenção.

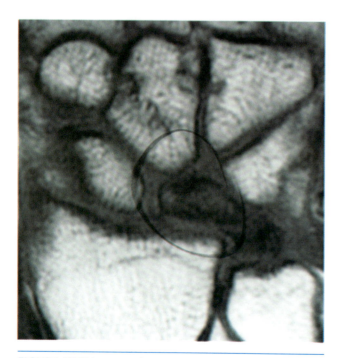

FIGURA 15.5 Imagem de ressonância magnética com redução do sinal do semilunar, característica da necrose óssea.

- Em 33 pacientes tratados não cirurgicamente, foi observado 40% de perda da força de preensão, piores valores no escore DASH e arco de movimento menor quando os pacientes evoluíam do estágio II para o estágio IV.[28]
- 80 pacientes diagnosticados com a doença foram avaliados, e todos eles evoluíram para estágios mais avançados da doença a cada cinco anos. Osteoartrose se instalou após 10 anos do diagnóstico, acompanhada de perda de metade do arco de movimento.[29]
- A remissão é possível em estágios muito iniciais, porém a doença nunca regride para um estágio anterior.[30]

CLASSIFICAÇÃO

Entre as várias classificações, a mais utilizada é a proposta por Lichtman *et al.* (1977):[31]

- **Estágio I:** Sem alterações/fratura linear no semilunar
- **Estágio II:** Semilunar torna-se radiodenso
- **Estágio III:** (A) Esclerose e fragmentação do semilunar; (B) Colapso do carpo/flexão do semilunar
- **Estágio IV:** Osteoartrose

TRATAMENTO

O tratamento da doença de Kienböck talvez seja a parte mais controversa; são vários os tipos de tratamentos propostos, e em uma grande parte deles há pouca comprovação científica de melhora clínica ou radiográfica.

Das várias opções e algoritmos de tratamentos, podemos criar didaticamente quatro grupos principais: (1) procedimentos para diminuir a pressão no semilunar; (2) procedimentos de revascularização do osso necrótico; (3) cirurgias de salvação, utilizadas em pacientes com estágios mais avançados; (4) outros procedimentos.

PROCEDIMENTOS PARA DIMINUIÇÃO DA CARGA NO SEMILUNAR

Encurtamento do rádio

Indicado em pacientes com a variante ulnar *minus* ou neutra, é um tratamento muito utilizado e consiste no encurtamento radial em 2 a 3 mm, visando descomprimir o semilunar (Figuras 15.6 e 15.7).

Essa técnica é bem descrita na literatura e possui uma quantidade grande de publicações com pacientes submetidos a essa cirurgia. Os resultados a longo prazo são bons, com melhora nos escores funcionais quando comparados ao pré-cirúrgico,[32] melhora da dor e na força de preensão em comparação a pacientes não operados.[33]

Alguns estudos revelaram também uma diminuição da velocidade da degeneração para estágios mais avançados e melhora radiológica com aumento do sinal na ressonância magnética e manutenção da forma do semilunar em mais da metade dos pacientes.[34]

Doença de Kienböck

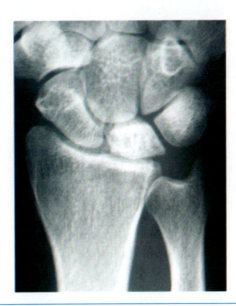

FIGURA 15.6 Radiografia pré-operatória de necrose do semilunar associada a variante ulnar minus.

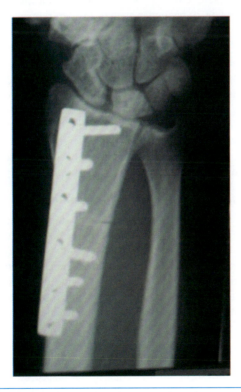

FIGURA 15.7 Radiografia pós-operatória de encurtamento do rádio onde observamos a equalização da relação radioulnar.

Alongamento da ulna

Inicialmente descrita através de uma osteotomia oblíqua na ulna distal e fixação com fios de cerclagem,[35,36] sofreu algumas modificações com o passar do tempo. Estudos mais recentes descrevem a técnica com uma osteotomia transversa, utilização de enxerto e fixação com placa. Outra opção, também com resultados semelhantes, é o alongamento ósseo com a utilização de fixador externo.

Esse procedimento possui as mesmas indicações do encurtamento radial, no entanto, apresenta uma maior morbidade pela necessidade de enxertia óssea e complicações como pseudartrose (mais comum) e impacto ulnocarpal.[37,38]

Osteotomia do capitato

É uma opção de descompressão do semilunar indicada em pacientes com ulna *plus* ou neutra, podendo ser associada ou não à artrodese capitato-hamato[39] ou artrodese capitato do 3º metacarpo.[40]

Estudos biomecânicos sobre o encurtamento e fusão capitato-hamato concluíram que há uma diminuição da carga transmitida pelo semilunar com um consequente aumento na radioescafoide. No entanto, esse procedimento não altera a carga total que é transmitida através do rádio e da ulna.[41]

Apesar dos resultados encorajadores descritos inicialmente, estudos mais recentes relatam resultados semelhantes ou piores quando comparados ao encurtamento do rádio.

Diminuição do ângulo de inclinação radial

A diminuição do ângulo de inclinação radial, com cunha lateral, é indicada em pacientes com a ulna neutra e *plus*.

Apesar de estudos biomecânicos mais recentes contradizerem essa teoria,[42] clinicamente é um procedimento que apresenta resultados satisfatórios apesar da pouca casuística na literatura.[43]

PROCEDIMENTOS DE REVASCULARIZAÇÃO DO OSSO NECRÓTICO

Implantação de pedículo vascular

Consiste na implantação de um pedículo vascular no semilunar após realização da descompressão e enxertia óssea. A artéria utilizada é a segunda artéria intermetacarpal dorsal, que possui um bom alcance para atingir os ossos do carpo. Pela descompressão realizada e enfraquecimento da estrutura óssea, geralmente algum procedimento de descompressão – como os listados anteriormente – é associado.

Enxerto ósseo vascularizado pediculado

Várias técnicas e tipos de enxertos foram descritos:

- 4º e 5º compartimentos;
- 1º e 2º compartimentos;
- 2º e 3º compartimentos;
- Pronador quadrado;
- Cabeça do 2º ou 3º metacárpicos.

Independentemente da técnica utilizada, a função do enxerto ósseo vascularizado é a mesma: melhorar a qualidade óssea e a vascularização do osso necrótico.

Como na implantação pedicular, na maioria das publicações algum procedimento de nivelamento articular é realizado concomitantemente, gerando um viés na avaliação dos resultados.

Um estudo recente comparou o enxerto vascularizado dorsal com o encurtamento do rádio nos pacientes classificados como estágio III e concluiu que não houve diferença estatística nos critérios: dor, satisfação, força de preensão e arco de movimento.[43] Estudos a curto e longo prazo descrevem alto índice de satisfação dos pacientes submetidos ao enxerto vascularizado.[44]

Enxerto ósseo vascularizado livre

Enxertos microcirúrgicos também são opções, no entanto, tecnicamente mais difíceis e mórbidas. Um estudo recente descreveu os resultados com transplante vascularizado osteocondral do côndilo femoral medial, e apesar do pequeno número de pacientes e seguimento de apenas um ano, relatou bons resultados.[45]

PROCEDIMENTOS DE SALVAÇÃO

Artrodeses parciais

As artrodeses parciais são indicadas em estágios mais avançados da doença e têm como objetivos diminuir a carga transmitida ao semilunar e evitar o colapso do carpo. No entanto, além da diminuição do arco de movimento consequente dessas fusões, acredita-se que a sobrecarga nas articulações adjacentes pode desencadear um processo degenerativo mais precoce. As mais comumente utilizadas são:

- **Artrodese escafotrapézio-trapezoide (triescafoide):** Watson, em sua série de pacientes tratados com artrodese triescafoide nos estágios avançados, registrou bons e ótimos resultados em 76% com manutenção da altura carpal em 35 de 36 casos.[46] Lee *et al.*, em 2012, publicaram uma série de 16 pacientes tratados com essa técnica associada à ressecção de semilunar e observaram a médio prazo uma tendência à migração do escafoide para a fossa do semilunar, desencadeando um desgaste precoce nesta articulação.[47]

- **Artrodese escafocapitato:** apresenta limitação do arco de movimento semelhante à artrodese triescafoide,[48] no entanto, possui como vantagem a facilidade técnica no controle da angulação do escafoide no procedimento cirúrgico da fusão. Estudos mostram aumento na força de preensão e satisfação, porém, a médio e longo prazo, o aumento da carga transmitida na articulação radioescafoide pode gerar seu desgaste precoce, deteriorando os resultados iniciais.[49]

Carpectomia proximal

A carpectomia é um procedimento muito utilizado na doença de Kienböck e em outras patologias, como o SNAC

e SLAC. Alguns estudos relatam resultados semelhantes às artrodeses parciais, com melhora da dor e altos índices de satisfação, porém com pouca melhora de arco de movimento. Esta talvez seja explicada pela indicação desse procedimento em casos mais avançados da doença, quando já existe maior condropatia radiocárpica[50] (Figura 15.8).

Artrodese total do punho

Procedimento conhecido e bem descrito na literatura, é reservado para o estágio IV e falhas em outros tratamentos. Considerada como cirurgia de salvação, a artrodese total do punho proporciona melhora da dor às custas do bloqueio total da mobilidade da articulação radiocárpica.

OUTROS TRATAMENTOS

Descompressão do semilunar

Procedimento simples em que é realizada descompressão do semilunar com perfurações no osso doente, com o uso de uma broca, sem a retirada do osso esponjoso. Os autores descrevem resultados satisfatórios a médio prazo, sendo que de 20 pacientes apenas 2 foram reoperados.[51]

Descompressão do capitato e do rádio distal

Alguns autores acreditam na teoria de que as osteotomias, mais do que diminuir a carga sobre o semilunar, causam aumento na vascularização local, e essa é a causa da melhora dos sintomas.

Tendo em vista essa teoria, técnicas de tratamento como a perfuração do capitato e descompressão com curetagem do rádio distal foram descritas, com poucos resultados relatados na literatura.[52]

Artroplastia de substituição do semilunar

As artroplastias tiveram um grande impacto e causaram uma euforia inicial; modelos de prótese feitos em vitalium, acrílico e silicone foram utilizados. No entanto, devido aos resultados não muito favoráveis, altos índices de complicações e reoperações, esse método tem sido descartado entre as opções de tratamento na doença de Kienböck pela maioria dos cirurgiões, e poucas são as publicações recentes com essas técnicas.

Artrodese de Graner

A artrodese de Graner consiste na ressecção do semilunar, osteotomia transversa do capitato e transposição do fragmento proximal do capitato para proximal articulando com o rádio e artrodese da mediocárpica. Avaliações a longo prazo revelam baixo índice de bons resultados com altos índices de complicação como pseudartrose, necrose do polo proximal do capitato e osteoartrose pela incongruência articular.[53] Entretanto, é uma opção à artrodese do punho.

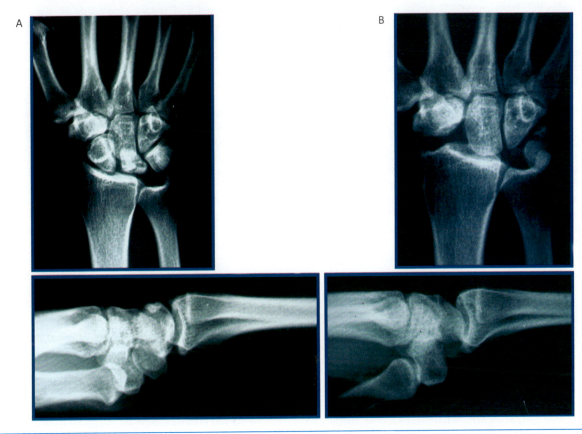

FIGURA 15.8 (A) Necrose do semilunar grau III. Radiografias: Frente e perfil. (B) Radiografias: Frente e perfil, após a ressecção da fileira proximal do carpo.

REFERÊNCIAS BIBLIOGRÁFICAS

1. Ståhl F. On lunatomalacia. Acta Chir Scand. 1947;95:1-133.
2. Peste JL. Discussion. Bull Soc Anat. 1843;18:169.
3. Kienböck R. Über traumatische Malazie des Mondbeins und ihre Folgezustände: Entartungsformen und Kompressionsfrakturem. Fortschr Geb Röntgenstr. 1910;16:78-103.
4. Blencke A. Die lunatumnekrose der hand ihre bazichungen zum unfall. Acta Chir Scand. 1930;67:91-134.
5. Razemon JP, Mestdagh JA. Vascularization du semilunaire. Rev Chir Orthop. 1973;59:94-7.
6. Lee MLH. The intraosseus arterial pattern of the carpal lunate bone and its relation to avascular necrosis. Acta Orthop Scand. 1963;33:43-55.
7. Gelberman RH, Bauman TD, Menon J, et al. The vascularity of the lunate bone and Kienböck's disease. J Hand Surg. 1980;5:272-8.
8. Gelberman RH, Panagis JS, Taleisnik J, et al. The arterial anathomy of the human carpus. Part I: The extraosseuos vascularity. J Hand Surg. 1983;8(4):367-74.
9. Dubey PP, Chauhan NK, Siddiqui MS, et al. Study of vascular supply of lunate and consideration applied to Kienböck disease. Hand Surg. 2011;16(1):9-13.
10. Lamas C, Carrera A, Proubasta I, et al. The anatomy and vascularity of the lunate: considerations applied to Kienböck's disease. Chir Main. 2007 Feb;26(1):13-20.
11. Hultén O. Über anatomische Variationen der Hand- gelenkknochen. Ein Beitrag zur Kenntnis der Genese zwei verschiedener Mondbeinveränderungen. Acad Radiol. 1928;155-68.
12. Stahl S, Stahl AS, Meisner C, et al. A systematic review of the etiopathogenesis of Kienböck's disease and a critical appraisal of its recognition as an occupational disease related to hand-arm vibration. BMC Musculoskelet Disord. 2012 Nov 21;13:225.
13. Chung KC, Spilson MS, Kim MH. Is negative ulnar variance a risk factor for Kienböck's disease? A meta-analysis. Ann Plast Surg. 2001 Nov;47(5):494-9.
14. Sencan A, Akcay S. Prospective case-control study on the etiopathology of Kienböck disease. Plast Reconstr Surg. 2014 Dec;134(6):990e.
15. Cvitanich M, Solomons M. Juvenile lunatomalacia is this Kienböck's disease? J Hand Surg Br. 2004 Jun;29(3):288-92.
16. Taniguchi Y, Yoshida M, Iwasaki H, et al. Kienböck's disease in elderly patients. J Hand Surg Am. 2003 Sep;28(5):779-83.
17. Lanzer W, Szabo R, Gelberman R. Avascular Necrosis of the Lunate and Sieckle Cell Anemia. Clin Orthop Relat Reseach. 1984;187:169-71.
18. Macnicol MF. Kienböck's disease in association with carpal coalition. Hand. 1982;14:185-7.
19. Culp RW, Schaffer JL, Osterman AL, et al. Kienböck's disease in a patient with Crohn's enteritis treated with corticosteroids. J Hand Surg Am. 1989 Mar;14(2 Pt 1):294-6.

20. Amadio PC, Hanssen AD, Berquist TH. The genesis of Kienböck's disease: Evalution of a case by magnetic resonance imaging. J Hand Surg. 1987;12-A(6):1044-8.

21. Kashiwagi D, Fukiwara A, Inoue T, et al. An experimental and clinical study on lunatomalacia. Orthop Transaction. 1977;1:7.

22. Therkelsen F, Andersen K. Lunatomalacia. Acta Chir Scand. 1949;97:503-26.

23. Nakamura R, Tsuge S, Watanabe K, et al. Radial Wedge osteotomy for Kienböck disease. J Bone Jt Surg. 1991;73-A(9):1391-6.

24. Fontaine C.Kienböck's disease. Chir Main. 2015 Feb;34(1):4-17.

25. Borisch N, Lerch K, Grifka J, et al. A comparison of two indices for ulnar translation and carpal height in the rheumatoid wrist. J Hand Surg Br. 2004 Apr;29(2):144-7.

26. Menth-Chiari WA, Poehling GG, Wiesler ER, et al. Arthroscopic debridement for the treatment of Kien- bock's disease. Arthroscopy. 1999;15(1):12-9.

27. Pillukat T, Kalb K, van Schoonhoven J, et al. The value of wrist arthroscopy in Kienböck's disease. Handchir Mikrochir Plast Chir. 2010;42:204-11.

28. Keith PP, Nuttall D, Trail I. Long-term outcome of nonsurgically managed Kienböck's disease. J Hand Surg Am. 2004;29:63-7.

29. Evans G, Burke FD, Barton NJ. A comparison of conservative treatment and silicone replacement arthroplasty in Kienböck's disease. J Hand Surg Br. 1986;11:98-102.

30. Martini AK. The spontaneous course of lunate malacia. Handchir Mikrochir Plast Chir. 1990;22:14-9.

31. Lichtman DM, Mack GR, MacDonald RI, et al. Kienbock's disease: the role of silicone replacement arthroplasty. J Bone Joint Surg Am. 1977;59:899.

32. Viljakka T, Tallroth K, Vastamäki M. Long-term outcome (20 to 33 years) of radial shortening osteotomy for Kienböck's lunatomalacia. J Hand Surg Eur Vol. 2014 Sep;39(7):761-9.

33. Salmon J, Stanley JK, Trail IA. Kienböck's disease: conservative management versus radial shortening. J Bone Joint Surg Br. 2000 Aug;82(6):820-3.

34. Matsui Y, Funakoshi T, Motomiya M, et al. Radial shortening osteotomy for Kienböck disease: minimum 10-year follow-up. J Hand Surg Am. 2014 Apr;39(4):679-85.

35. Persson M. Pathogense und behanglung der Kienböckshen lunatommalazie. Acta Chir Scand. 1945;29:3-98. Suplement 98.

36. Persson M. Causal treatment of lunatomalacia. Acta Chir Scand. 1950;99:531-44.

37. Armistead RB, Linscheid RL, Dobyns JH, et al. Ulnar lengthening in the treatment of Kienböck's disease. J Bone Joint Surg Am. 1982 Feb;64(2):170-8.

38. Lichtman DM, Degnan GG. Staging and its use in the determination of treatment modalities for Kienböck's disease. Hand Clin. 1993 Aug;9(3):409-16

39. Almquist EE. Capitate shortening in the treatment of Kienböck's disease. Hand Clin. 1993 Aug;9(3):505-12.

40. Fouly EH, Sadek AF, Amin MF. Distal capitate shortening with capitometacarpal fusion for management of the early stages of Kienböck's disease with neutral ulnar variance: case series. J Orthop Surg Res. 2014 Oct 11;9:86.

41. Afshar A, Mehdizadeh M, Khalkhali H. Short-Term Clinical Outcomes of Radial Shortening Osteotomy and Capitates Shortening Osteotomy in Kienböck Disease. Arch Bone Jt Surg. 2015 Jul;3(3):207-11.

42. Miura H, Sugioka Y. Radial closing wedge osteotomy for Kienböck's disease. J Hand Surg Am. 1996 Nov;21(6):1029-34.

43. Afshar A, Eivaziatashbeik K. Long-term clinical and radiological outcomes of radial shortening osteotomy and vascularized bone graft in Kienböck disease. J Hand Surg Am. 2013 Feb;38(2):289-96.

44. Fujiwara H, Oda R, Morisaki S, et al. Long-term results of vascularized bone graft for stage III Kienböck disease. J Hand Surg Am. 2013 May;38(5):904-8.

45. Bürger HK, Windhofer C, Gaggl AJ, et al. Vascularized medial femoral trochlea osteochondral flap reconstruction of advanced Kienböck disease. J Hand Surg Am. 2014 Jul;39(7):1313-22.

46. Watson HK, Ryu J, DiBella A. An approach to Kienbock's disease: triscaphe arthrodesis. J Hand Surg [Am]. 1985;10:179-87.

47. Lee JS, Park MJ, Kang HJ. Scaphotrapeziotrapezoid arthrodesis and lunate excision for advanced Kienböck disease. J Hand Surg Am. 2012 Nov;37(11):2226-32.

48. Iwasaki N, Genda E, Barrance PJ, et al. Biomechanical analysis of limited intercarpal fusion for the treatment of Kienböck's disease: a three-dimensional theoretical study. J Orthop Res. 1998 Mar;16(2):256-63.

49. Luegmair M, Saffar P. Scaphocapitate arthrodesis for treatment of late stage Kienbock disease. J Hand Surg Eur Vol. 2014 May;39(4):416-22.

50. Begley BW, Engber WD. Proximal row carpectomy in advanced Kienböck's disease. J Hand Surg Am. 1994 Nov;19(6):1016-8.

51. Mehrpour SR, Kamrani RS, Aghamirsalim MR, et al. Treatment of Kienböck disease by lunate core decompression. J Hand Surg Am. 2011 Oct;36(10):1675-7.

52. Bekler HI, Erdag Y, Gumustas SA, et al. The Proposal and Early Results of Capitate Forage as a New Treatment Method for Kienböck's Disease. J Hand Microsurg. 2013 Dec;5(2):58-62.

53. Facca S, Gondrand I, Naito K, et al. Graner's procedure in Kienböck disease: a series of four cases with 25years of follow-up. Chir Main. 2013 Oct;32(5):305-9.

Doença de Dupuytren

Luís Carlos Angelini

INTRODUÇÃO

A doença de Dupuytren é uma enfermidade caracterizada pela contratura da fáscia palmar e suas prolongações digitais. Inicialmente manifesta-se com pequenas depressões na pele palmar que evoluem, em período variável, para nodulações e contratura da fáscia, a qual chamamos de corda.[1]

Em 1614, Plater fez a primeira referência à contratura em flexão na palma da mão, mas foi em 1832 que o barão Guillaume Dupuytren descreveu a enfermidade e seu tratamento.[2,3]

EPIDEMIOLOGIA

Atualmente, a teoria mais aceita é a multifatorial. A doença de Dupuytren trata-se de uma afecção hereditária, com dominância autossômica e penetrância variável,[4] incidindo mais frequentemente em diabéticos, alcoólatras, epiléticos, acamados e naqueles submetidos a traumatismos locais. Encontramos citações do seu envolvimento com neurossífilis, tuberculose, HIV e vibração.[1,5,6]

Os homens são de três a dez vezes mais acometidos que as mulheres, entre a quinta e a sétima década de vida, principalmente os descendentes de europeus.[2,5] McFarlane[7] cita uma grande porcentagem da doença em germânicos e celtas que migraram através do norte da Europa e se estabeleceram na Escandinávia e nas Ilhas Britânicas. Em um estudo com 9.938 pacientes, 91% eram brancos; 4%, negros; 2,5%, hispânicos; 0,8%, asiáticos; e 0,1%, índios.[2] A bilateralidade era mais frequente em brancos (50%) do que em negros (14%),[7,8] e houve maior acometimento (59%) entre os homens.[9,10]

O dedo anular é o mais afetado, seguido do mínimo, polegar, médio e indicador.[7,9,10]

O termo diátese é utilizado para descrever indivíduos com forte predisposição para o desenvolvimento da doença, geralmente jovens, caucasianos com forte história familiar, tendência à bilateralidade e doença ectópica.[2,4,11]

ANATOMIA

O esqueleto ósseo é complementado por um esqueleto fibroso que reforça, protege e ao mesmo tempo permite a realização de movimentos delicados. São constituídos pelas aponeuroses, ligamentos e bainhas fibrosas fixadas aos ossos e à pele (Figura 16.1A e B).

O retináculo flexor é a origem proximal da fáscia palmar superficial formada a partir da inserção do tendão palmar longo e fáscia antebraquial, sendo a base dos dedos o seu limite distal.

A fáscia mediopalmar forma um triângulo de ápice proximal, considerada a mais importante, cobrindo os tendões flexores e os feixes neurovasculares. É formada por fibras longitudinais, transversais e sagitais. As longitudinais formam as cinco bandas pré-tendinosas, sendo a primeira a menos definida. Terminam no nível da prega palmar distal, inserindo-se na camada profunda da derme, nas articulações metacarpofalângicas, no espaço interdigital e lateralmente nos dedos, misturando-se com a fáscia palmar profunda. As formações transversas, uma proximal e outra distal, envolvem a articulação metacarpofalângica (Figura 16.2).

O ligamento superficial transverso localiza-se na camada profunda das bandas pré-tendinosas e prossegue em direção ao primeiro espaço interdigital para formar o ligamento comissural proximal. Entre a borda proximal desse ligamento e as bordas divergentes das bandas pré-tendinosas, existem espaços de formato triangular, onde se localizam os músculos lumbricais e os feixes neurovasculares.

A formação transversa distal cruza a base dos dedos longos superficialmente e forma o esqueleto fibroso das dobras interdigitais e o ligamento interdigital ou natatório. Esse ligamento também apresenta fibras longitudinais de ambos os lados dos dedos, que se estendem profundamente aos feixes neurovasculares até as falanges distais e, juntamente com as fibras profundas, formam um quiasma comissural que adere à pele das pregas interdigitais.

Existem oito septos verticais palmares limitando os compartimentos longitudinais que contém os tendões flexores, os músculos lumbricais e os feixes neurovasculares digitais.

A fáscia digital é formada pelos seguintes ligamentos: Grayson, Cleland, natatório, transverso superficial e banda

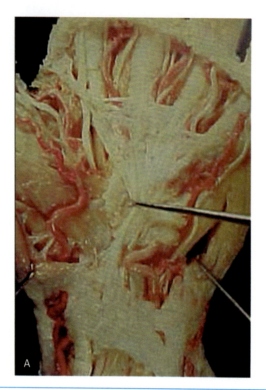
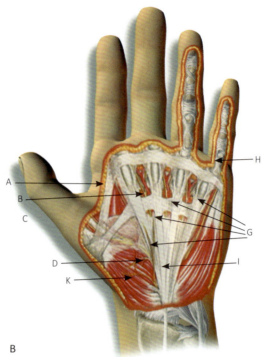

FIGURA 16.1 (A) Fáscia palmar e sua relação com vasos e nervos (peça anatômica). **(B)** Esquema da fáscia palmar: A – Ligamento comissural distal. B – Ligamento transverso superficial. C – Ligamento comissural. D – Ramo cutâneo palmar do nervo mediano. E – Inserção radial do tendão palmar longo. F – Ligamento natatório. G – Bandas pré-tendíneas. H – Inserção ulnar do tendão palmar longo.

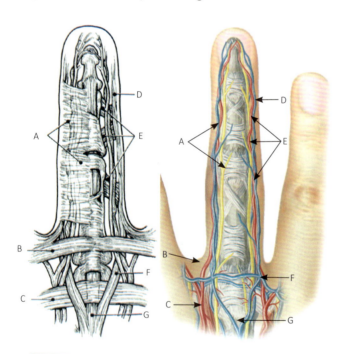

FIGURA 16.2 A – Ligamento de Grayson. B – Ligamento natatório. C – Fibras transversas. D – Banda digital lateral. E – Ligamento de Cleland. F – Banda espiral. G – Banda pré-tendínea.

pré-tendínea. A fáscia circunda os feixes neurovasculares formando uma divisão fibrosa entre as falanges e a derme dorsalmente aos feixes (ligamento de Cleland), e outra estrutura volar ao feixe que representa a camada anterior da bainha fibrosa que circunda os feixes (ligamento de Grayson) (Figura 16.3).

A aponeurose palmar profunda reveste a parte anterior dos músculos interósseos e os metacarpianos, e está conectada a cada um deles. Proximalmente é fina e fraca, porém distalmente funde-se com o ligamento intermetacárpico profundo e aponeurose palmar superficial por septos fasciais que dividem o espaço mediopalmar.[4,12]

A fáscia comprometida na doença de Dupuytren é chamada de corda, sendo a pré-tendínea a mais frequentemente vista e a que causa contratura em flexão da articulação metacarpofalângica.

A corda espiral é formada devido ao acometimento das bandas pré-tendínea, espiral, digital lateral e do ligamento de Grayson. Origina-se da corda pré-tendínea na palma da mão, passando profundamente ao feixe vasculonervoso, prosseguindo lateral e distalmente à articulação metacarpofalângica, envolvendo a banda digital lateral, e seguindo superficialmente para se fundir ao ligamento de Grayson. Contribui para a contratura da articulação interfalângica proximal, em especial no lado ulnar do dedo anular, deslocando o feixe vasculonervoso para a linha média do dedo (Figura 16.4).

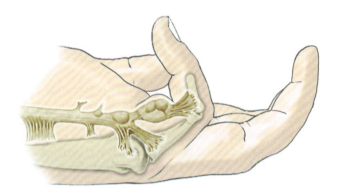

FIGURA 16.3 Esquema. Perfil das cordas pré-tendínea e digital.

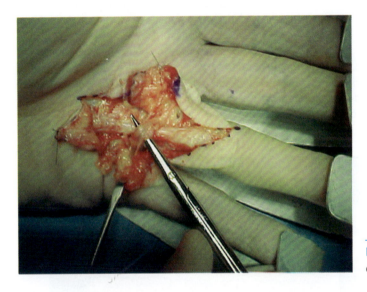

FIGURA 16.4 Intraoperatório – Corda espiral tracionando o feixe vasculonervoso medialmente.

A corda natatória compromete o espaço interdigital e a abdução dos dedos. A corda retrovascular causa contratura da articulação interfalângica distal, e a corda lateral, flexão da articulação interfalângica proximal. Devemos desconfiar de sua existência quando há contratura da articulação interfalângica proximal e aumento de volume de partes moles no espaço interdigital.[2,5]

MICROANATOMIA

Os miofibroblastos estão envolvidos em todas as fases da doença. A fase inicial caracterizada pela formação de nódulos tem acentuada atividade fibrinolítica levando à diferenciação dos fibroblastos em miofibroblastos, que progressivamente vão tornando-se menores e alinhados longitudinalmente em direção aos dedos, à medida que a tensão aumenta. Na fase residual, há deposição de colágeno dos tipos I e III com diminuição do número de miofibroblastos.

A causa da proliferação de miofibroblastos é desconhecida. Acredita-se na hipótese de ruptura de fibras fasciais, isquemia, liberação de radicais livres em virtude da obliteração de pequenos vasos e consequente adesão entre as estruturas ligamentares e a pele.[7]

Luck[13] classificou a doença em três fases: proliferativa, caracterizada por proliferação celular; involutiva, em que os miofibroblastos permanecem alinhados pela tensão; e residual, em que o tecido é hipocelular.

Pan et al.[14] foram os primeiros autores a pesquisar a expressão genética do Dupuytren; demonstraram uma superregulação em 30 genes e baixa regulação em 6 – dentre estes, a fibronectina e a tenascina C, que estão relacionadas com a formação de colágeno. Um fator denominado oncogene musculoaponeurótico fibrossarcoma homólogo B (MafB) foi encontrado em alta expressão no tecido das cordas.[15]

DIAGNÓSTICO

O diagnóstico é clínico. Inicialmente são percebidas depressões na palma da mão, evoluindo para nodulações, que gradualmente aumentam de tamanho, amadurecem, regridem e tornam-se endurecidas e aderidas aos planos profundos. Formam-se cordas lineares que evoluem com retração e deformidade em flexão dos dedos.

A presença de doença ectópica é mais frequentemente encontrada no dorso da mão, formando nódulos conhecidos como nódulos de Garrot ou *knuckle pads*. São conhecidas ainda a doença de Lederhose, que acomete a fáscia plantar, e a doença de Peyronie, que compromete o pênis.[2]

Tubiana[12] estadiou a doença de Dupuytren tendo em vista o grau somatório de flexão das articulações metacarpofalângicas e interfalângicas proximal e distal (Figura 16.5A, B, C e D).

1. Sem deformidade
2. Deformidade em flexão de 0 a 45°
3. 45 a 90°
4. 90 a 135°
5. Maior que 135°

TRATAMENTO

No estágio inicial, o paciente é acompanhado clinicamente. Existem vários artigos relatando resultados iniciais com infiltração com corticosteroide, em especial a triancinolona[15] e a colagenase, liberadas pelo FDA para o uso específico em 2009 e que vêm apresentando resultados promissores,[13,14,15] tendendo a ser a primeira escolha de Hurst,[4] por sua eficácia e baixo índice de complicações. Outras formas de tratamento não operatório citadas são: ultrassom, massagem, radioterapia e órtese.[5,16,17]

A indicação do tratamento cirúrgico apresenta uma pequena divergência na literatura. A maioria dos autores indica procedimento cirúrgico quando há 30° de flexão da metacarpofalângica ou 20° de flexão da interfalângica proximal.[2,4,16] Já outros indicam-no quando se inicia a contratura em flexão do dedo.[5] Swartz e Lalonde[1] sugerem um teste no qual solicitam ao paciente que apoie a mão espalmada sobre uma mesa; se não for possível um pleno contato entre a palma da mão e a mesa, indica-se cirurgia.

Na escolha do tratamento cirúrgico, devemos levar em consideração: idade, sexo, grau de deformidade, lado dominante e doenças preexistentes.

Existem múltiplas incisões da pele que visam uma abordagem ampla, a preservação da vascularização dos retalhos e o ganho relativo de pele durante a extensão. As mais comumente utilizadas são a zetaplastia[18] e "ziguezague" de Bruner[1,4,5] (Figura 16.6A e B).

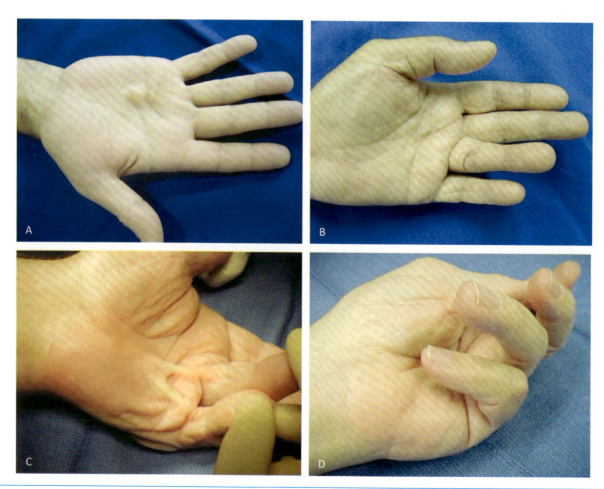

FIGURA 16.5 (A) Estágio 1 de Tubiana. **(B)** Estágio 2 de Tubiana. **(C)** Estágio 3 de Tubiana. **(D)** Tubiana 4 de Tubiana.[12]

Doença de Dupuytren

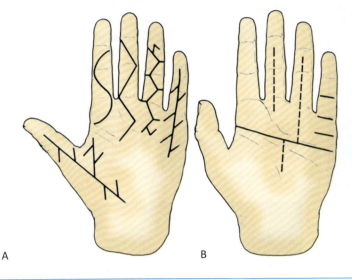
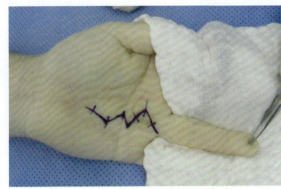

FIGURA 16.6 **(A)** Incisões. **(B)** Incisão em ziguezague de Bruner.[4,5]

Os procedimentos cirúrgicos clássicos podem ser divididos em: fasciotomia e fasciectomia local, regional e radical.

A fasciotomia ou aponeurotomia consiste na secção simples do cordão fibroso, que pode ser realizada com bisturi através de pequenas incisões ou via percutânea com agulha.[19,20] Essa técnica é indicada para pacientes com deformidade severa, única, que necessitam de um procedimento preliminar para melhora da condição da pele – tal como as infecções fúngicas – e para aqueles que apresentam contraindicação clínica para realização de procedimentos mais agressivos. Apresenta o óbvio risco de lesão do feixe vasculonervoso, principalmente se realizado distalmente à articulação metacarpofalângica.[20]

A fasciectomia ou aponeurectomia consiste na ressecção dos cordões fibrosos, que pode ser local, ou seja, restrita a um pequeno segmento de 1 a 1,5 centímetro que estiver mais comprometido e restrito à corda pré-tendínea; total, quando retira-se a totalidade da fáscia palmar;[1,2] e regional, quando retira-se a corda apenas dos raios acometidos, sendo esta a mais citada na literatura[2,5,10,16,20] e a utilizada em nosso serviço (Figura 16.7).

MacCash e outros autores[21-23] descreveram a chamada técnica de palma aberta, na qual as incisões transversais permanecem abertas para cicatrizarem por segunda intenção com a função de facilitar a drenagem do hematoma e ganhar extensão dos dedos (Figura 16.8).

Hueston[11] descreveu a dermofasciectomia, na qual a fáscia é retirada junto com a pele acometida e a área cruenta é coberta com enxerto de pele total. É indicada em casos graves e recidivas[4,5] (Figura 16.9).

A contratura da metacarpofalângica é facilmente corrigida devido às características de seus ligamentos, que permitem imobilização em flexão por períodos prolongados. Em relação à interfalângica proximal, uma deformidade em

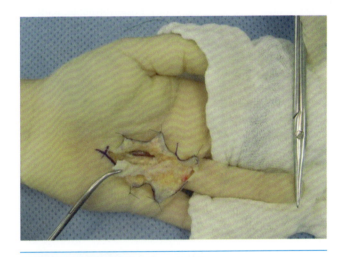

FIGURA 16.7 Fascietomia regional.

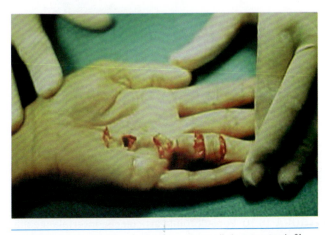

FIGURA 16.8 Técnica da "palma aberta" de MacCash.[21]

CAPÍTULO 16

177

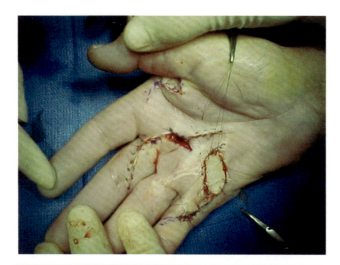

FIGURA 16.9 Técnica da dermofasciectomia de Hueston.[11]

flexão de 30° pode levar à contratura articular, que exigirá a liberação ligamentar. Inicia-se com a secção dos ligamentos *check-rein* proximalmente ao ramo arterial para a víncula longa (o qual deve ser preservado). Posteriormente, realiza-se a secção do ligamento colateral acessório – e, se necessário, o colateral também é secionado[1] (Figura 16.10).

Com relação aos cuidados pós-operatórios, um dreno de Penrose pode ser utilizado por dois dias para prevenção de hematoma e diminuição da tensão dos pontos de sutura. Os curativos são realizados inicialmente a cada três dias, e a retirada de pontos, em aproximadamente duas a três semanas. Utiliza-se uma órtese de termoplástico removível com extensão em 20° do punho e extensão das articulações metacarpofalângicas e interfalângicas, de uso contínuo nas duas primeiras semanas e, depois, por três meses, à noite. A terapia ocupacional é iniciada com drenagem do hematoma e movimentos ativos e passivos suaves logo na primeira semana. Na literatura, encontramos o uso de órteses em períodos que variam de três meses até dois anos de pós-operatório[2,4,5,16,20,24] (Figura 16.11).

As principais complicações cirúrgicas são a formação de hematoma; lesão do nervo, da artéria e da veia digital; infecção; rigidez e necrose de pele, principalmente em tabagistas e em indivíduos com síndrome dolorosa complexa regional.[1,2,8]

Em casos de múltiplas recorrências com contraturas articulares acentuadas, prejuízo da higienização e infecções de repetição com envolvimento do feixe vasculonervoso, devemos considerar a possibilidade da realização de artrodese e até mesmo amputação do dedo acometido.[4,5]

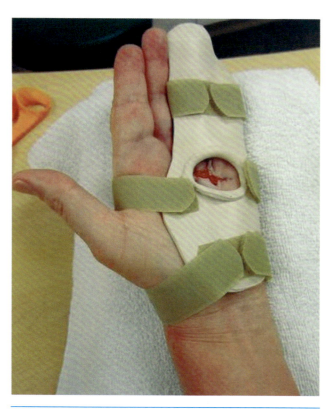

FIGURA 16.11 Órtese.

REFERÊNCIAS BIBLIOGRÁFICAS

1. Swartz WM, Lalonde DH. Dupuytren's disease. Plast Reconst Surg. 2008;121:1- 10.
2. Elliot D. Pre-1900 literature on Dupuytren's disease. Hand Clin. 1999;15:175.
3. Dupuytren G. De la retraction des doigts par suite d'une affection de l'aponeurose palmaire. J Universal de Hebdomedaise de medicine et de chirurgie, 1831. p.349.
4. Hurst L. Dupuytren's Contracture. In: Green DP. Operative Hand Surgery. 6.ed. New York: Churchill Livingstone, 2010. p.141-58.
5. McGrouther DA. Dupuytren`s contracture. In: Green DP, Pederson WC, Hotchkiss RN, et al. Green`s operative hand surgery. London: Elsevier Churchill Livingstone, 2005. p.159-86.

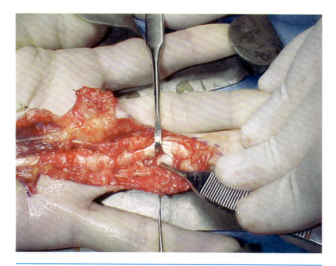

FIGURA 16.10 Capsulotomia articulação interfalangeana proximal.

6. Barros F, et al. Enfermidade de Dupuytren: avaliação de 100 casos. RBO, 1997.

7. McFarlane RM. Clinical perspective on the origin and spread of Dupuytren's disease. J Hand Surg (Am). 2002;27:385.

8. Saboeiro AP, Porkorn JJ, Shehadi SI, et al. Racial distribution of Dupuytren's disease in Department of Veteran's Affairs patients. Plast Reconst Surg. 2000;106:71.

9. Mikkelsen OA. The prevalence of Dupuytren's disease in Norway: a study in a representative population sample of the municipality of Haugesund. Acta Chir Scand. 1972;138:695.

10. Anwar MU, Al Ghazal SK, Boome RS. Results of surgical treatment of Dupuytren's disease in Women: a review of 109 consecutive patients. J Hand Surg Am. 2007;32 A:1423-8.

11. Hueston JT. Dermofasciectomy for Dupuytren's disease. Bull Hosp Jt Dis Orthop Inst. 1984;44:224.

12. Tubiana R, et al. Diagnóstico clínico da mão e do punho. Interlivros, 1996.

13. Luck JV. Dupuytren's contracture: a new conception of the pathogenesis corrected with surgical management. J Bone Joint Surg (Am). 1959;41:635-64.

14. Pan D, Watson HK, Swigart C, et al. Microarray gene analysis and expression profiles of Dupuytren's contracture. Ann Plast Surg. 2003;50:618-22.

15. Ketchum LD, Donohue TK. The injection of Dupuytren's disease with triancinolone acetonide. J Hand Surg (Am). 2000;25:629.

16. Shaw Jr RB, Chong AK, Zhang A, et al. Dupuytren's disease: history, diagnosis and treatment. Plast Reconst Surg. 2007;120:44e-54e.

17. Larson D, Jerosch-Herold C. Clinical effectiveness of post-operative splinting after surgical release of Dupuytren's contracture: a systematic review. Musc Skel Dis. 2008;9:104-11.

18. Galbiatti JA, et al. Tratamento da moléstia de Dupuytren pela técnica de incisão longitudinal reta complementada por Z-plastia. RBO, 2005.

19. Moraes Neto GP, et al. Fasciotomia percutânea na correção da deformidade da angulação metacarpofalângica na contratura de Dupuytren. RBO, 1996.

20. Reilly RM, Stern PJ, Goldfarb CA. A retrospective review of the management of Dupuytren's nodule. J Hand Surg (Am). 2005;30:1014.

21. Mac Cash CR. The open palm technique in Dupuytren`s contracture. Br J Plast Surg. 1964;17:271.

22. Freitas AD, et al. Contratura de Dupuytren: Tratamento pela técnica da palma aberta. RBO, 1997.

23. Silva JB, et al. A técnica da palma aberta na contratura grave de Dupuytren. RBO, 1999.

24. Jerosch-Herold C, et al. Splinting after contracture release for Dupuytren's contracture (SCoRD): protocol of a pragmatic, multi-centre, randomized controlled trial. BMC Musculoskelet Disord. 2008;9:62.

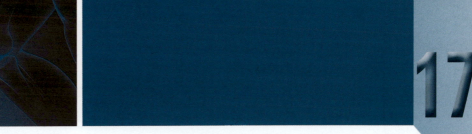

Artrite Reumatoide na Mão

Álvaro Baik Cho
Renata Gregorio Paulos

INTRODUÇÃO

Artrite reumatoide é uma doença autoimune da membrana sinovial ou sinovium, caracterizada por uma sinovite proliferativa hipertrófica. Trata-se do tipo mais comum de artrite inflamatória crônica e é a doença sistêmica inflamatória mais comum.[1]

A doença surge, na maior parte dos casos, entre 30 e 60 anos, sendo duas a três vezes mais frequente em mulheres. Nas mãos, as deformidades são geralmente bilaterais e simétricas.

No seguimento de pacientes com tal patologia, a presença de uma equipe multidisciplinar é indispensável. A cooperação entre o reumatologista e o cirurgião é fundamental para fornecer o melhor tratamento para cada indivíduo. Terapeutas ocupacionais são indispensáveis na confecção de órteses e na reabilitação pós-operatória, e o acompanhamento psicológico é muito útil para o paciente que apresenta deformidades graves, dolorosas e muitas vezes incapacitantes.

DIAGNÓSTICO

Para o seu diagnóstico, o *American College of Rheumatologists* (ACR), estabeleceu, em 1987, sete critérios, sendo a presença de quatro deles necessária para se afirmar a presença da patologia (Tabela 17.1).

Um trabalho conjunto do ACR e da *European League Against Rheumatism* (EULAR), em 2010, estabeleceu um novo método diagnóstico, com o propósito de reconhecer de forma mais eficaz os casos iniciais, nos quais as radiografias-padrão são normais (8 casos em 10), visando a introdução mais precoce de um tratamento de base. Para se confirmar o diagnóstico, são necessários dois pré-requisitos (paciente com ao menos uma articulação com sinovite clínica definida; edema e sinovite que não seja melhor explicada por outra doença), associados a um escore maior ou igual a 6, obtido com a soma dos pontos dos itens listados (Tabela 17.2).

Tabela 17.1 Critérios do ACR (1987) para classificação da artrite reumatoide.	
Critério	Definição
1. Rigidez matinal	Rigidez matinal com duração de pelo menos 1 hora até a melhora máxima.
2. Artrite de três ou mais áreas articulares	Ao menos três áreas articulares simultaneamente afetadas, observadas pelo médico (interfalangeanas próximas, metacarpofalangeanas, punhos, cotovelos, joelhos, tornozelos e metatarsofalangeanas)
3. Artrite das articulações das mãos	Artrite em punhos ou metacarpofalangeanas ou interfalangeanas próximais.
4. Artrite simétrica	Envolvimento simultâneo de áreas de ambos os lados do corpo.
5. Nódulos reumatoides	Nódulos subcutâneos sobre proeminências ósseas, superfícies extensoras ou em regiões justa-articulares.
6. Fator reumatoide sérico positivo	Presença de quantidades anormais de fator reumatoide
7. Arterações radiográficas	Radiografias posteroanteriores de mãos e punhos demonstrando rarefação óssea justa-articular ou erosões

Para a classificação como artrite reumatoide, o paciente deve satisfazer a pelo menos 4 dos 7 critérios. Os critérios 1 até 4 devem estar presentes por, no mínimo, 6 semanas. Modificado a partir de Armett *et al.*

Série Ortopedia e Traumatologia – Fundamentos e Prática

Tabela 17.2 Critério de classificação para AR (algoritmo baseado em pontuação: soma da pontuação das categorias A-D). Pontuação maior ou igual a 6 é necessária para classificação definitiva de um paciente como portador de AR.	
Envolvimento articular	
1 grande articulação	0
2-10 grandes articulações	1
1-3 pequenas articulações (com ou sem envolvimento de grandes articulações)	2
4-10 pequenas articulações (com ou sem envolvimento de grandes articulações)	3
Mais que 10 articulações (pelo menos uma pequena articulação)	5
Sorologia (pelo menos o resultado de um teste é necessário para a classificação)	
FR negativo e AAPC negativo	0
FR positivo em título baixo ou AAPC positivo em título baixo	2
FR positivo em título alto ou AAPC positivo em título alto	3
Provas de fase aguda (pelo menos o resultado de um teste é necessário para a classificação)	
PCR normal e VHS normal	0
PCR anormal ou VHS anormal	1
Duração dos sintomas	
Menos que 6 semanas	0
6 ou mais semanas	1

CONSIDERAÇÕES CIRÚRGICAS

Os objetivos primários da cirurgia da mão nessa patologia são o alívio da dor e a melhora funcional. Retardar a progressão da doença, prevenir a perda de função e melhorar a aparência são considerados metas secundárias.[2,3] Logo, devemos ressaltar que a simples presença de deformidade não constitui uma indicação cirúrgica, e pacientes com função adequada, apesar da deformidade aparente nas mãos ou punhos, podem não ter benefício com a cirurgia.[4]

Os procedimentos cirúrgicos mais indicados na mão e punho reumatoides são: sinovectomia, tenossinovectomia, reparo ou realinhamento tendíneo, artrodese e artroplastia. Há também cirurgias para descompressão nervosa, sendo que essas geralmente são realizadas em conjunto com algum dos procedimentos anteriores.

Souter dividiu os procedimentos cirúrgicos comumente realizados em cinco grupos; os que apresentam melhores resultados estão no grupo I; e as cirurgias com resultados menos previsíveis estão no grupo V (Tabela 17.3). Ele sugere começar com as intervenções que possuem as maiores chances de sucesso, o que deixaria o paciente mais confiante e motivado e reforçaria a relação médico/paciente.[5]

É importante orientar o paciente quanto às limitações cirúrgicas. Não há cirurgias que restaurem a destreza, devolvam função normal ou melhorem de forma importante a força. Intervenções em articulações podem colocar o arco de movimento em uma posição mais funcional, mas é improvável que alcancem uma amplitude de movimento maior ou próximo do normal.

Tabela 17.3 *Ranking* dos procedimentos, segundo Souter.	
Grupo I	• Artrodese MF polegar • Tenossinovectomia t. extensor e ressecção da cabeça da ulna
Grupo II	• Tenossinovectomia flexores • Artroplastia MF
Grupo III	• Artrodese IFP • Estabilização do punho
Grupo IV	• Correção de deformidade em pescoço de cisne • Sinovectomia MF e IFP • Artrodese IF polegar
Grupo V	• Artroplastia IFP • Correção de deformidade em botoeira

TENOSSINOVITE

TENOSSINOVITE DOS TENDÕES EXTENSORES

É caracterizada por edema no aspecto dorsal do punho e pode ser o primeiro sinal da artrite reumatoide. Geralmente é indolor, podendo afetar desde um tendão isolado até todos os compartimentos extensores. Em pacientes com queixas álgicas, deve-se averiguar envolvimento das articulações radiocárpica e radioulnar.

O tratamento medicamentoso pode levar a resolução da tenossinovite, mas devido ao risco de ruptura tendínea, a tenossinovectomia dorsal estará indicada caso não haja melhora após quatro a seis meses de tratamento conservador adequado.

O estudo de Ryu et al.[6] apontou como fatores de risco para as rupturas tendíneas: luxação dorsal da cabeça da ulna, sinal de Freiberg ou *scallop sign* (aprofundamento da incisura ulnar do rádio) e uma sinovite persistente há mais de seis meses. Os autores aconselham uma tenossinovectomia se dois dos três fatores estiverem presentes.

TENOSSINOVECTOMIA DORSAL

A via de acesso é realizada através de uma incisão longitudinal reta ou levemente curvilínea no aspecto dorsal do punho. A pele e o tecido subcutâneo são afastados, expondo o retináculo dos extensores.

O retináculo é então aberto com uma incisão em "Z" sobre o quarto compartimento, e os septos que dividem os compartimentos são abertos de acordo com a localização da tenossinovite. A sinovectomia é realizada tendão por tendão, removendo-se a maior quantidade possível de tecido patológico.

Por fim, o retináculo deve ser fechado e a revisão da hemostasia deve ser feita; um dreno pode ser utilizado.

RUPTURA DOS TENDÕES EXTENSORES

A ruptura tendínea geralmente é indolor e caracterizada pela perda súbita da capacidade de estender ativamente o(s) dedo(s).

A tenossinovite associada ao atrito em superfícies ósseas irregulares é a causa principal. A ruptura do extensor do quinto dedo, frequentemente associada à ruptura do extensor do quarto dedo (o terceiro dedo também pode estar acometido) é resultado geralmente do atrito com a cabeça da ulna subluxada dorsalmente (*caput ulna*). A ruptura do extensor longo do polegar geralmente ocorre devido ao atrito com o tubérculo de Lister.

A perda da extensão ativa dos dedos também pode ter outras causas, sendo importante, portanto, conhecer seus diagnósticos diferenciais. São eles:

- **Luxação da articulação metacarpofalangeana (MF):** ocorre luxação volar, resultando numa posição fletida dos dedos. Nesse caso, a extensão passiva da articulação não é possível.
- **Luxação do aparelho extensor (Figura 17.1):** os tendões se deslocam para ulnar, permanecendo entre as cabeças dos metacarpos (ou na borda ulnar, no caso do quinto dedo). O paciente é capaz de manter a extensão dos dedos se estes forem passivamente estendidos. Se houvesse ruptura tendínea, isso não seria possível.
- **Compressão do nervo interósseo posterior:** resultante de sinovite na topografia do cotovelo. Nessa situação, o efeito tenodese permanece mantido, assim, quando se realiza flexão passiva do punho, as articulações MFs se estendem. Na ruptura tendínea, a flexão passiva do punho não gera extensão do dedo.

No tratamento das rupturas tendíneas, a solidarização dos tendões é muito utilizada. A técnica é simples e consiste na sutura do coto distal do tendão rompido no tendão extensor íntegro do dedo vizinho (tenorrafia tipo Pulvertaft), sem ultrapassar, de preferência, um "motor" para dois dedos (Figura 17.2).

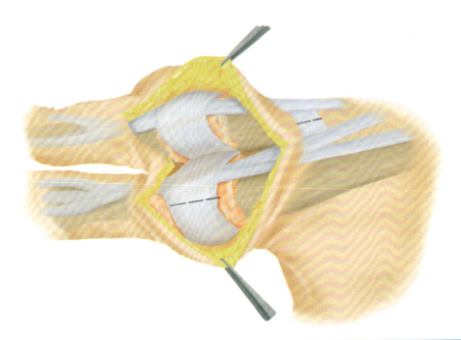

FIGURA 17.1 Luxação dos tendões extensores entre as cabeças dos metacarpos.

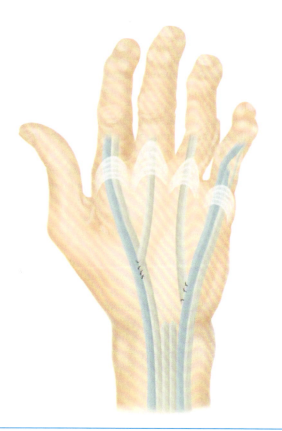 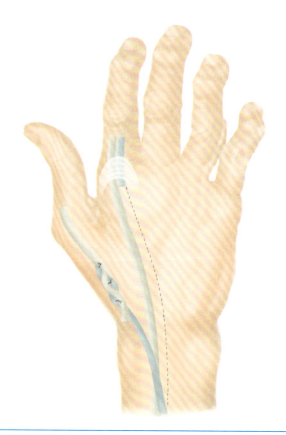

FIGURA 17.2 Exemplo de solidarização tendínea. Tendão extensor comum dos dedos para o quarto dedo lesado e suturado ao tendão extensor comum para o quinto dedo mais tendão do extensor comum do terceiro dedo solidarizado para o extensor comum dos dedos do indicador.

FIGURA 17.3 Exemplo de transferência tendínea do extensor próprio do indicador para o extensor longo do polegar.

Outra técnica utilizada é a transferência tendínea, como no caso do extensor próprio do indicador, que é, com frequência, transferido para reanimação do extensor longo do polegar (Figura 17.3).

Nesses casos, a sutura primária, de forma geral, não é indicada devido à má qualidade dos cotos comprometidos pela sinovite.

Tenossinovite dos tendões flexores

A tenossinovite dos tendões flexores é comum na artrite reumatoide, e sua manifestação clínica mais frequente é a síndrome do túnel do carpo. Difere da tenossinovite dorsal por ser menos evidente clinicamente, já que no aspecto volar, ao contrário da fina pele que recobre os tendões extensores, os tendões flexores estão num plano mais profundo.

Nos dedos, a excursão tendínea fica comprometida e ocorre perda progressiva da amplitude de flexão ativa dos dedos. Pode ocorrer gatilho dos dedos, que, nos casos de artrite reumatoide, possui um tratamento diferenciado. Ao contrário do tratamento convencional, a polia A1 não deve ser aberta, e o procedimento de escolha é a tenossinovectomia associada à excisão de uma das bandas do flexor superficial.

Ruptura dos tendões flexores

O tendão flexor que mais sofre rupturas é o flexor longo do polegar. Tal lesão pode ocorrer devido ao atrito do tendão com um osteófito volar da tuberosidade do escafoide e é conhecida como lesão de Mannerfelt.[7]

As lesões dos tendões flexores profundos e superficiais dos dedos também não são incomuns.

Para a escolha do procedimento mais adequado, é importante identificar onde ocorreu a ruptura (no dedo, na palma ou no punho). Entre as opções de tratamento, temos o reparo com uso de enxerto, a solidarização, a transferência tendínea ou até a artrodese.

DEFORMIDADE NOS DEDOS

Swan neck ou pescoço de cisne

Trata-se de uma deformidade em flexão da interfalangeana distal (IFD) e hiperextensão da interfalangeana proximal (IFP).

Tal deformidade pode ter origem nas articulações IFD, IFP ou MF.

Quando começa na IFD, há ruptura ou atenuação da banda terminal do tendão extensor, causando o chamado dedo em martelo. A atitude em flexão da IFD aumenta a tensão na banda central do extensor, gerando hiperextensão da IFP (Figura 17.4).

Já quando a deformidade se inicia na IFP, a sinovite nessa articulação abaula a cápsula, tensionando a banda central do tendão extensor e suas bandas laterais. As bandas laterais podem se aderir e assumir uma posição dorsal fixa, tornando-se incompetentes para estender a IFD, causando, assim, uma flexão secundária de tal articulação.

Por último, a luxação volar das articulações MFs, característica da AR, pode causar uma tensão na musculatura intrínseca e aumentar a força de extensão sobre a articulação IFP, gerando uma hiperextensão dessa articulação e uma flexão secundária da IFD.

Considerando as deformidades que comprometem a articulação IFP, observamos que o pescoço de cisne é o que mais interfere na função, já que a preensão é muito limitada.

Nalebuff, Feldon e Millender classificaram as deformidades em pescoço de cisne em quatro tipos:

- **Tipo I:** interfalangeana proximal flexível.
- **Tipo II:** presença de contratura dos intrínsecos. Flexão da interfalangeana proximal limitada em certas posições.
- **Tipo III:** rigidez da IFP sem destruição articular no RX.
- **Tipo IV:** destruição articular da IFP presente no RX.

Tratamento (por tipo):

- **Tipo I:** dermotenodese (Brooks-Granner), tenodese do flexor superficial, reconstrução do ligamento retinacular ou artrodese da IFD.
- **Tipo II:** liberação dos intrínsecos (pode ser necessário associar algum dos procedimentos citados para o tipo I).
- **Tipo III:** manipulação da IFP, liberação da pele dorsal ou mobilização das bandas laterais.
- **Tipo IV:** artrodese ou artroplastia da IFP.

BOUTONNIÈRE OU BOTOEIRA

Deformidade vista com frequência em pacientes com artrite reumatoide, é caracterizada por flexão da IFP e hiperextensão da IFD (Figura 17.5):

Diferentemente do pescoço de cisne, que pode ter início nas articulações MF, IFP ou IFD, a deformidade em botoeira começa na articulação IFP, com proliferação sinovial que distende e alonga (podendo ou não romper) a banda central do tendão extensor, tornando-a incapaz de realizar extensão ativa completa dessa articulação. As bandas laterais desviam-se volarmente

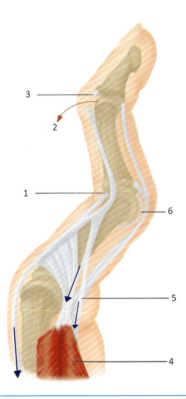

FIGURA 17.4 Deformidade em pescoço de cisne, com origem na IFD. Alongamento ou ruptura da banda terminal do tendão extensor (1) provoca flexão da falange distal pela ação do flexor profundo (2). A ação conjugada da banda central do tendão extensor (3), da expansão dos interósseos (4) e do lumbrical (5) leva à hiperextensão da articulação interfalangeana proximal, com distensão progressiva da placa volar (6).

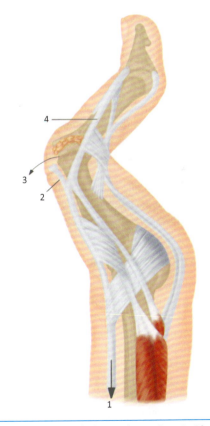

FIGURA 17.5 Deformidade em botoeira. 1: Alongamento ou ruptura da banda central do tendão extensor; 2: bandas laterais deslocadas volarmente; 3: ligamento retinacular oblíquo; 4: ligamento retinacular transverso.

e acabam colaborando para a flexão da IFP. Com o aumento da tensão dessas bandas, há ainda hiperextensão secundária da IFD, com contratura do ligamento retinacular oblíquo.

Nalebuff e Millender classificaram as deformidades em botoeira em três tipos:

- **Estágio I (leve):** déficit de extensão de aproximadamente 15º da IFP, sendo que a deformidade pode ser passivamente reduzida.
- **Estágio II (moderada):** contratura em flexão da IFP de aproximadamente 30º a 40º, que é parcialmente redutível de forma passiva. Os pacientes tendem a compensar essa deformidade com hiperextensão da articulação MF.
- **Estágio III (severa):** há rigidez da IFP e a deformidade é fixa e não redutível.

Tratamento (por estágio):

- **Estágio I:** tenotomia do tendão extensor no dorso da falange média, próximo à sua inserção na falange distal. Pode ser realizada transversalmente, como descrito por Dolphin,[8] ou em "V", como preconizado por Tubiana.[9]
- **Estágio II:** reconstrução do mecanismo extensor, que pode ser feito encurtando-se a banda central e trazendo as bandas laterais dorsalmente. Tal procedimento deve ser associado à tenotomia descrita para o estágio anterior.
- **Estágio III:** o tratamento de escolha geralmente é artrodese da IFP.

Quando não há destruição articular, um procedimento de liberação de partes moles (para restaurar extensão passiva) associado à reconstrução do aparelho extensor é possível. Trata-se, entretanto, de uma cirurgia extensa e pouco indicada na prática.

Outro procedimento que pode ser indicado é a artroplastia da IFP. Nesses casos, também é necessária a reconstrução do mecanismo extensor.

Deformidade no polegar

O polegar é frequentemente acometido pelas deformidades geradas na artrite reumatoide. Swanson[10] refere que 57% dos casos apresentam deformidades no polegar, e Nalebuff[11] as encontrou em 60% dos seus casos. Em geral, as deformidades do polegar são bem toleradas pelos pacientes, em relação à função.

Nalebuff, na sua classificação para deformidades do polegar, incluiu quatro grupos.[12] Essa classificação foi revisada e foram acrescentados o quinto e sexto tipos:

- **Tipo I (*boutonnière* ou botoeira) (Figura 17.6):** trata-se do tipo mais comum. É caracterizada pela flexão da articulação MF e hiperextensão da articulação interfalangeana (IF).

Geralmente é causada por uma sinovite na articulação MF, que abaula a cápsula e gera alongamento/atenuação do tendão do músculo extensor curto do polegar, próximo à sua inserção.

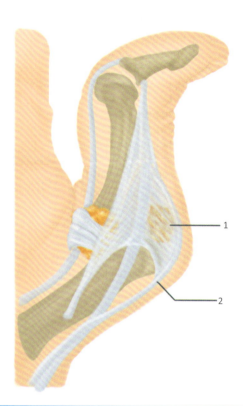

FIGURA 17.6 Deformidade em botoeira do polegar. 1: tendão do músculo extensor curto do polegar; 2: tendão do músculo extensor longo do polegar.

O tratamento varia desde a sinovectomia para casos iniciais até a artrodese para casos severos.

- **Tipo II:** trata-se de uma deformidade rara, caracterizada pela flexão da articulação MF, hiperextensão da IF e subluxação/luxação da articulação carpometacárpica (CMC).

Considerada uma associação das deformidades em botoeira e pescoço de cisne (tipos I e III).

- **Tipo III (*swan neck* ou pescoço de cisne) (Figura 17.7):** é a segunda deformidade mais comum no polegar reumatoide. É caracterizada pela hiperextensão da articulação MF, flexão da articulação IF e adução do metacarpo, secundária à subluxação/luxação da articulação CMC.

A deformidade tem início com sinovite na primeira CMC, que distende a cápsula e provoca uma subluxação dorsal e radial do primeiro metacarpo. Essa subluxação gera deformidade em adução do metacarpo que, secundariamente, ocasiona hiperextensão da articulação MF.

colaterais, o que ocasiona seu alongamento ou destruição, gerando instabilidade da articulação.

Alguns fatores anatômicos influenciam na instabilidade da articulação MF, contribuindo para a sua subluxação/luxação volar e desvio ulnar:

Assimetria da cabeça do metacarpo: a cabeça do metacarpo possui um tubérculo palmar radial, que faz com que o ligamento colateral radial seja mais longo que o colateral ulnar.

Assimetria dos ligamentos colaterais: o fato de o ligamento colateral radial ser mais longo, faz com que, quando há uma distensão capsuloligamentar gerada pela sinovite, o dedo se desvie naturalmente em inclinação ulnar e semiflexão.

- **Força dos tendões extensores:** na artrite reumatoide, a banda sagital radial sofre atenuação e o tendão extensor desvia/luxa para ulnar, o que contribui para agravar a inclinação ulnar dos dedos.
- **Força dos tendões flexores e musculatura intrínseca:** durante a pinça, existe um vetor de força palmar e ulnar no segundo e terceiro dedos, e um vetor de força palmar no quarto e no quinto dedos.[13]
- **Posição do punho:** o colapso carpal leva ao desvio radial dos metacarpos, aumentando a tendência de desvio ulnar das MFs.[14] A manutenção de uma correção de deformidade da MF é pouco provável caso a deformidade no punho não seja corrigida.

Tratamento cirúrgico das articulações metacarpofalangeanas

A deformidade das articulações metacarpofalangeanas é geralmente bem tolerada por um longo período, uma vez que os pacientes não apresentam muita dor e mantêm uma boa função das mãos.

Nesses casos, as intervenções cirúrgicas não devem ser indicadas, e o paciente deve ser observado. Se houver progressão da deformidade com piora da função ou dor, o tratamento cirúrgico deverá ser considerado.

Como procedimentos cirúrgicos, podemos citar:

- **Sinovectomia:** em teoria, o único procedimento que seria profilático. Entretanto, não há estudos que mostrem que esse procedimento altera a história natural da doença na articulação MF.
- **Retensionamento de partes moles:** tem como princípio tensionar as estruturas radiais alongadas e liberar as estruturas lunares, que se encontram retraídas. Alguns dos principais gestos cirúrgicos realizados são:
  - liberação do ligamento colateral ulnar, se este estiver retraído,
  - tensionamento do ligamento colateral radial, através de plicatura ou reinserção;
  - liberação dos intrínsecos ulnares;

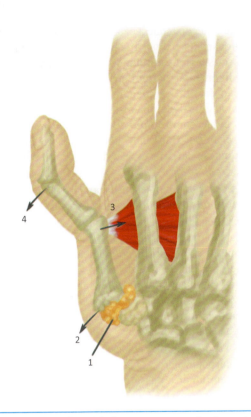

FIGURA 17.7 Deformidade em pescoço de cisne do polegar. 1: subluxação da base do primeiro metacarpo; 2: metacarpo aduzido; 3: hiperextensão da articulação metacarpofalangeana; 4: flexão da articulação interfalangeana.

- Tipo IV (*gamekeeper*): deformidade caracterizada por desvio radial da articulação MF, secundária à adução do primeiro metacarpo, ou seja, trata-se de uma deformidade em abdução da articulação MF.

Ocorre devido à sinovite na metacarpofalangeana, que distende o ligamento colateral ulnar e gera instabilidade.

- Tipo V: deformidade em hiperextensão da articulação MF, associada à flexão da articulação IF. Diferentemente do tipo III, não há adução do metacarpo.
- Tipo VI: ocorre destruição articular e colapso em todo o primeiro raio.

ARTICULAÇÃO METACARPOFALANGEANA

O envolvimento das articulações MFs é responsável por uma das deformidades mais típicas e visíveis da AR: desvio ulnar dos dedos com uma aparente deformidade em flexão das MFs (que encontram-se luxadas volarmente).

Fisiopatologia da deformidade

O evento desencadeador para o início da deformidade é a distensão capsuloligamentar gerada pela sinovite proliferativa na articulação. O recesso em que ocorre a proliferação sinovial é localizado próximo à inserção dos ligamentos

- transferência dos intrínsecos: os intrínsecos são liberados do lado ulnar do segundo, terceiro e quarto dedos e são transferidos para o lado radial dos dedos vizinhos;
- relocação do tendão extensor: pode ser feita plicatura da banda sagital radial (maior chance de recidiva); reconstrução da banda sagital com "filete" do tendão extensor; sutura do tendão extensor na cápsula articular ou fixação do tendão extensor na falange proximal através de ponto transósseo ou uso de âncora.

- **Artroplastias:** classicamente feitas com o uso de próteses de silicone (também chamadas espaçadores de silicone). Implantes em pirocarbono também têm sido utilizados, entretanto há pouca descrição de seus resultados a médio prazo.[15,16]

PUNHO

O punho deve receber uma atenção especial no tratamento dos pacientes com artrite reumatoide. A função da mão é comprometida na presença de um punho doloroso e, como já mencionado anteriormente, a deformidade do punho é uma causa importante de deformidade na articulação MF, ocasionando desvio dos dedos.

Analisando o RX, podemos observar desde algumas lesões "elementares", que podem ser discretas no início da patologia, a deformidades típicas que influenciarão na indicação do melhor tratamento.

LESÕES ELEMENTARES

- **Osteoporose:** de forma precoce, há diminuição da densidade óssea epifisária.
- **Geodos:** erosões ósseas de pequeno tamanho, arredondadas, observadas nos ossos cárpicos (algumas vezes, difícil de diferenciar dos geodos fisiológicos).
- **Erosões periarticulares:** ocorrem primeiramente na articulação radioulnar distal, ocasionando perda do contorno ósseo normal. Responsável pelo aparecimento do *scallop sign*, que se trata de uma erosão profunda da incisura ulnar do rádio (erosão da cortical medial).
- **Diminuição dos espaços articulares:** gerados pela destruição da cartilagem, podem evoluir até o desaparecimento completo de tais espaços, com fusão das articulações.

DEFORMIDADES QUE PODEM SER ENCONTRADAS NO PUNHO REUMATOIDE

- **Subluxação dorsal da cabeça da ulna:** normalmente, é a primeira deformidade que surge. É provocada por uma sinovite na articulação radioulnar

distal, que distende a cápsula, alonga os ligamentos ulnocarpais, causa luxação volar do tendão do músculo extensor ulnar do carpo, destrói o complexo ligamentar radioulnar distal, incluindo o complexo da fibrocartilagem triangular, ocasionando desvio dorsal da ulna distal. Tais alterações são conhecidas como *caput ulna syndrome,* conforme descrito por Backdahl. Pode ser acompanhada de supinação carpal e erosão da cortical medial do rádio (*scallop sign*).

- **Dissociação escafossemilunar:** provocada pela atenuação ou ruptura do ligamento escafossemilunar;
- **Translocação ulnar do carpo:** pode ser provocada pela subluxação/luxação da cabeça da ulna, pela inclinação radial do carpo/metacarpo e pela própria orientação da epífise do rádio. Taleisnik descreve, como causa da deformidade, o alongamento ou ruptura dos ligamentos radiocarpais volares ou do ligamento escafossemilunar, classificando o problema em questão em dois tipos:[17]
  - **Tipo I:** gerado pela lesão dos ligamentos radiocarpais volares. O escafoide desvia junto com o semilunar e passa a ocupar uma posição mais ulnar no carpo. Observamos um aumento da distância entre o escafoide e o estiloide do rádio.
  - **Tipo II:** há ruptura do ligamento escafossemilunar. O escafoide permanece no seu local habitual e há aumento da sua distância com o semilunar.
- **Subluxação volar da articulação radiocárpica:** provocada pelo alongamento/ruptura dos ligamentos radiocarpais volares e pela erosão da epífise distal do rádio.
- **Colapso carpal:** ocorre uma diminuição da altura do carpo, devido à destruição óssea e articular. Pode ser medido através do índice de Youm (McMurtry e Youm), utilizando-se um RX AP do punho que inclua todo o comprimento dos metacarpos. A medida é feita dividindo-se a altura do carpo pelo comprimento do terceiro metacarpo. O valor normal é $0,54 \pm 0,03$.
- **Desvio radial do carpo:** Gerado pela ação dos músculos extensores radiais do carpo após a luxação volar do tendão extensor ulnar do carpo. Caracterizado pela inclinação radial do carpo e metacarpos.

TRATAMENTO CIRÚRGICO DO PUNHO REUMATOIDE

Entre os principais procedimentos, temos:

- **Sinovectomia radioulnar e radiocarpal:** não há comprovação de que a sinovectomia altere o curso natural da doença. Por esse motivo, como procedimento isolado, ela é raramente realizada, mas pode ser indicada em casos em que outro procedimento no punho é planejado.

- Ressecção da cabeça da ulna: procedimento conhecido como Darrach, é muito utilizado no tratamento de pacientes com artrite reumatoide, sobretudo nos mais idosos que possuem menor demanda funcional (Figura 17.8).

- **Artrodeses:** nos casos mais avançados ou como salvação de procedimentos prévios, indica-se a artrodese total do punho. As artrodeses parciais podem ser realizadas nos casos em que a articulação mediocárpica ainda está preservada, com destruição da radiocárpica e translocação ulnar dos ossos carpais.

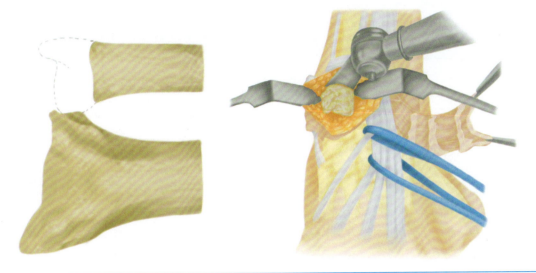

FIGURA 17.8 Cirurgia de Darrach (ressecção da cabeça da ulna).

REFERÊNCIAS BIBLIOGRÁFICAS

1. Harris ED. Clinical features of rheumatoid arthritis. In: Kelley WN, Harris ED, Ruddy S, et al. Textbook of rheumatology. 5.ed. Philadelphia: WB Sanders, 1997. p.898-932.
2. Feldon P, Terrono AL, Nalebugff EA, et al. Rheumatoid arthritis and other connective tissue diseases. In: Wolf SW, Hotchkiss RN, Pederson WC, et al. Green's Operative Hand Surgery. 6.ed. Amsterdã: Elsevier, 2011. p.1993-2065.
3. Wright II PE. Arthritic Hand. In: Canale ST, Beaty JH. Campbell's Operative Orthopaedics. 11.ed. 2008. p.4195-258.
4. O´Brien ET. Surgical principles and planning for the rheumatoid hand and wrist. Clin Plast Surg. 1996;23:407-20.
5. Souter WA. Planning treatment of the rheumatoid hand. Hand. 1979;11:3-16.
6. Ryu J, Saito S, Honda T, et al. Risk factors and prophylactic tenosynovectomy for extensor tendon ruptures in the rheumatoid hand. J Hand Surg Br. 1998;23:658-61.
7. Mannerfelt LG, Norman O. Attrition ruptures of flexor tendons in rheumatoid arthritis caused by bone spurs in the carpal tunnel: a clinical and radiologic study. J Bone Joint Surg Br. 1969;51:270-7.
8. Dolphin JA. Extensor tenotomy for chronic boutonnière deformity of the finger; Report of two cases. J Bone Joint Surg Am. 1965;47:161-4.
9. Tubiana R, Valenti P. Les déformations en boutonière des doigts. Rev Chir Othop. 1969;55:111-24.
10. Swanson A, Swanson de Groot, Watermeiere JJ. Trapezium implant arthroplasty, long term evauation of 150 cases. J Hand Surg. 1981;61:125-41.
11. Nalebuff EA. The rheumatoid thumb. Clin Rheum Dis. 1984;10:589-609.
12. Nalebuff EA. Diagnosis, classification and management of rheumatoid thumb deformities. Bull Hosp Jt Dis. 1968;29:119-37.
13. Smith EM, Juvinall RC, Bender LF, et al. Flexor forces and rheumatoid matacarpophalangeal deformities clinical implications. JAMA. 1966;198:130-13.
14. Shapiro JS. The etiology of ulnar drift. A new factor J Bone Joint Surg. 1968;50:634.
15. Cook SD, Beckenbaugh RD, Redondo J, et al. Long term follow up of pyrolytic carbon metacarpophalangeal implants. J Bone Joint Surg. 1999;81:635-48.
16. Parker WL, Rizzo M, Moran SL, et al. Preliminary results of nonconstrained pyrolytic carbon arthroplasty for metacarpophalangeal joint arthritis. J Hand Surg. 2007;32:1496-505.
17. Taleisnik J. Rheumatoid arthritis of the wrist. Hand Clin. 1989;5:257-78.

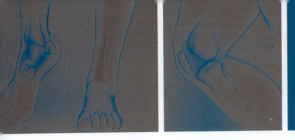

Necrose Avascular da Cabeça Femoral

Edmilson Takehiro Takata
Ricardo Basile

HISTÓRIA

A necrose avascular da cabeça femoral (NACF), necrose asséptica ou osteonecrose, trata-se de uma patologia caracterizada pela morte do osso da cabeça femoral, causando dor e impotência funcional ao paciente (Figura 18.1). Em 1738, Alexander Munro a descreveu pela primeira vez e, por volta de 1800, Cruveihier relacionou a NACF à alteração da circulação na cabeça do fêmur.

EPIDEMIOLOGIA

Ocorrência mais comum nos indivíduos do sexo masculino, ocorrendo na proporção de quatro homens para cada mulher, geralmente entre a quarta e quinta década de vida.

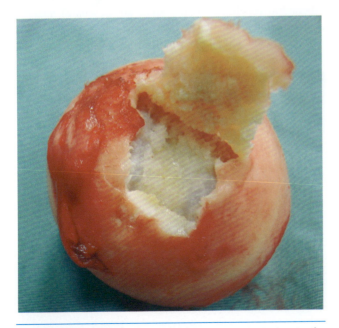

FIGURA 18.1 Cabeça femoral com necrose. O osso subcondral é marmóreo, sem sangue, a cartilagem está destacada.

Inexiste relação com raça, excluída a hipótese de ocorrência ocasionada pela anemia falciforme e pela hemoglobinopatia S e SC, típicas do povo da África e do Mediterrâneo.

Estima-se o aparecimento de 10 a 20 mil casos novos anualmente nos Estados Unidos.

ETIOLOGIA

a) *Primária* ou *idiopática*.
b) *Secundária*: causada ou não por trauma.
- **Trauma:** fratura de colo, transtrocantérica, da cabeça femoral, acetábulo ou luxação do quadril.
- **Não traumática:** uso de corticosteroide sistêmico; uso abusivo de álcool; lúpus; hemoglobinopatias (anemia falciforme, talassemia); dislipidemias (gota, doença de Gaucher, antirretrovirais utilizados no tratamento da SIDA); transplante renal; radioterapia; disbarismo (mergulhadores de águas profundas).

A fratura do colo femoral é a patologia que mais frequentemente leva à necrose da cabeça femoral. Em algumas séries, pode apresentar valores próximos a 50%, havendo relação direta com a gravidade e instabilidade da fratura, além do tempo decorrido entre o momento da fratura e a cirurgia.

A fratura transtrocantérica também pode levar à necrose avascular da cabeça e ocorre em apenas 0,5% a 1% dos casos[1] (Figura 18.2).

Dentre as causas não traumáticas, a principal é o uso de corticoides, que quando cronicamente utilizados, causam a osteonecrose do quadril em 25% dos pacientes.

Essa necrose é bilateral em 50% dos casos, porém, quando a causa é o uso de corticoide, a bilateralidade chega a atingir 80%.

Wakaba *et al.* avaliaram, no Japão, 1.502 pacientes com necrose da cabeça do fêmur com média etária de 40 anos: 51% dos casos foram relacionados ao uso de corticoides, e 31% ao uso abusivo de álcool.[2]

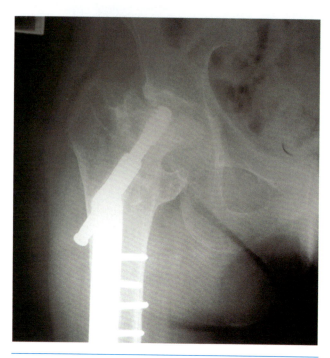

FIGURA 18.2 Necrose avascular da cabeça femoral em fratura transtrocantérica.

QUADRO CLÍNICO

A doença pode ocasionalmente ser encontrada em radiografias do quadril assintomático.

Quando sintomática, apresenta dor típica articular do quadril, na região inguinal, podendo irradiar para o joelho pela face medial da coxa. Pode ainda irradiar para face lateral do quadril ou apresentar-se com irradiação lombar.

É importante ressaltar que não existe relação direta entre o estágio evolutivo da doença e a dor referida pelos pacientes. Algumas vezes, observa-se queixas importantes em estágios iniciais e, em determinadas situações, surgem casos já evoluídos com dor discreta.

O quadro clínico é semelhante a outras patologias inflamatórias (por exemplo: artrite reumatoide, sinovites), degenerativas (osteoartrose) ou infecciosas do quadril (tuberculose articular). A anamnese detalhada e a idade do paciente fornecem subsídios à hipótese diagnóstica de necrose.

DIAGNÓSTICO POR IMAGEM

RADIOGRAFIA

A radiografia não revela alterações precoces.

O paciente com radiografias normais e suspeita de necrose deve ser submetido a outros exames de imagem para a detecção do início da doença.

No surgimento de alterações radiográficas em um dos quadris, o uso da cintilografia ou ressonância magnética (RM) auxilia na avaliação da bilateralidade da necrose.

Como ressaltado, inicialmente não há alterações apreciáveis à radiografia. Com a evolução da doença, aparecem áreas com alteração da densidade óssea. A fratura da região subcondral (conhecida como sinal do crescente) aparece como prenúncio do colapso que culmina, finalmente, com a artrose articular (Figura 18.3).

HISTÓRIA NATURAL

Apesar de observarmos a evolução progressiva em praticamente todos os casos de necrose, culminando invariavelmente com a artrose coxo femoral, há, na literatura, a estimativa de 80% que evoluem para estágios avançados.[3]

Pacientes com necrose devido à anemia falciforme, lúpus eritematoso sistêmico e transplantados renais parecem ter resultados piores em seu tratamento.[4]

FISIOPATOLOGIA

A necrose avascular da cabeça femoral possui causas multifatoriais. A saber:

- **Oclusão vascular:** ocorre na microcirculação venosa e arterial, interrompendo a irrigação óssea e diminuindo o fluxo, com estase e aumento de pressão intraóssea.
- **Ruptura de vasos responsáveis pela nutrição da cabeça:** principalmente nas fraturas do colo femoral, particularmente com desvio.
- **Hiperlipidemia:** há aumento dos níveis de gordura sanguínea e depósito na microcirculação, levando ao aumento de pressão e à isquemia.
- **Morte celular primária:** evidencia-se a morte do osteócito sem outras características típicas da necrose. Ocorre em pacientes transplantados renais, etilistas e no uso crônico de corticoide.

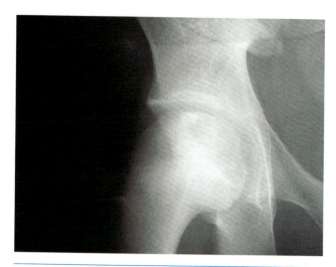

FIGURA 18.3 Radiografia evidenciando a perda da esfericidade da cabeça, após fratura subcondral. Não há artrose articular (*Ficat* III).

Cintilografia

Apesar de ser um método de diagnóstico precoce, não deve ser o método de escolha, uma vez que a RM faz diagnóstico ainda mais cedo, não é invasiva e não tem radiação. Esse exame tende a ficar, portanto, reservado aos casos em que não há disponibilidade do aparelho de RM.

A cintilografia óssea é realizada com Tecnécio 99, mostrando um aumento de concentração decorrente do aumento da atividade metabólica (Figura 18.4).

Tomografia computadorizada

Não é um bom exame para detecção precoce e para avaliar os estágios iniciais da doença. É útil em fases avançadas, onde já existe o colapso da cabeça femoral, com o objetivo de se avaliar a extensão da área necrótica. Isso é particularmente interessante no caso de planejamento de osteotomias como forma de tratamento (Figura 18.5).

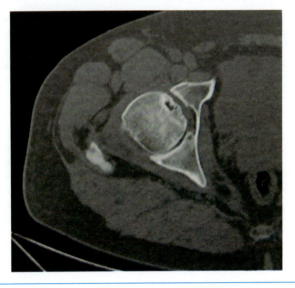

FIGURA 18.5 Tomografia evidenciado área de necrose.

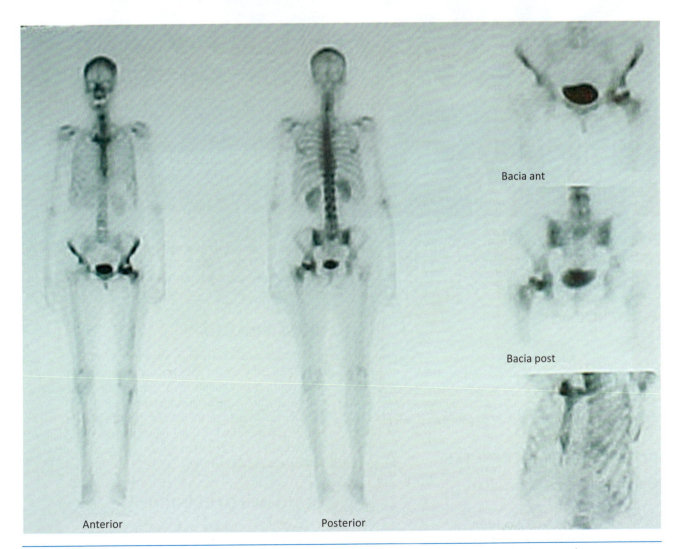

FIGURA 18.4 Cintilografia óssea evidenciando concentração do radiofármaco na cabeça femoral esquerda.

Pode ser útil também para avaliar a vitalidade da cabeça femoral que possui material de síntese no seu interior (caso de osteossíntese pós-fratura do colo femoral). A tomografia gera muito menos artefato que a RM e, muitas vezes, possibilita a visualização de áreas de osteólise não visíveis à radiografia.

RESSONÂNCIA NUCLEAR MAGNÉTICA

É o padrão-ouro para o diagnóstico da necrose da cabeça femoral. Não tem radiação, não é invasiva e faz o diagnóstico mais precoce dentre todos os exames disponíveis atualmente. Em algumas séries, chega a ter sensibilidade de 97% e especificidade de 98%.[5]

Deve-se sempre avaliar o quadril contralateral, pois, mesmo assintomático, pode estar no início da doença e parecer normal à radiografia (Figura 18.6).

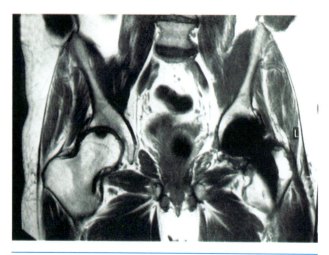

FIGURA 18.6 Ressonância da bacia. Há a presença de prótese total de quadril no lado esquerdo e região de necrose na cabeça direita, acometendo área de carga.

PET/SPECT SCANS

PET scans (*Positron Emission Tomography*) e SPECT scans (*Single Photon Emission Computed Tomography*) foram utilizados pela primeira vez nos anos 1970.

Capazes de avaliar o fluxo sanguíneo através da injeção de radioisótopos, ainda estão em fase de estudo para utilização como ferramenta diagnóstica para essa patologia.[6,7]

DIAGNÓSTICO DIFERENCIAL

Osteoporose transitória

Sem etiologia definida, apresenta sintomas semelhantes à NACF. É mais frequente em mulheres, mas pode acometer homens de meia-idade. Ocorre ainda em mulheres grávidas normalmente no terceiro trimestre de gestação. Com dor insidiosa tipicamente na região inguinal, difere da necrose avascular quanto ao prognóstico e imagens radiológicas.

A osteoporose transitória tem normalmente bom prognóstico, já que é autolimitada. Pode evoluir para NACF, apesar de isso ocorrer raramente.[8]

Radiograficamente, observamos osteopenia do fêmur proximal.

À RM, apresenta acometimento em extensão maior que a necrose, observando-se claramente, em t2, aumento de sinal da cabeça estendendo-se até a região do colo femoral e/ou trocânteres. Pode haver aumento de líquido articular e, menos frequentemente, edema do osso acetabular[9] (Figura 18.7).

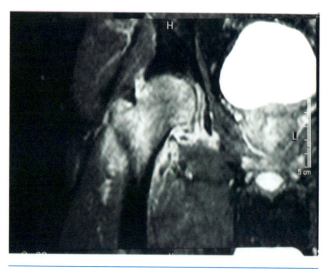

FIGURA 18.7 Ressonância de paciente com osteoporose transitória.

Outros diagnósticos diferenciais que cursam com quadro clínico e radiológico semelhantes são: osteoporose migratória, tuberculose óssea, osteomielite, anemia falciforme, leucemia linfocítica, fraturas de estresse do colo femoral e neoplasias.[10]

CLASSIFICAÇÃO

A classificação mais utilizada é a de Ficat e Arlet. O estágio 0 foi definido em paciente com patologia definida em um quadril, mas assintomático, com exames de radiografia e cintilografia – no quadril contralateral.

É detectada necrose inicial com biópsia e ainda a medida invasiva da pressão da cabeça femoral. Com o surgimento e aplicação da ressonância magnética, somou-se esse exame à classificação (Tabela 18.1).

TRATAMENTO CLÍNICO

O uso de analgésicos e anti-inflamatórios aliados à fisioterapia têm pouco efeito sobre os sintomas, que acabam evoluindo e exigem, rotineiramente, outro tipo de tratamento.

Necrose Avascular da Cabeça Femoral

Tabela 18.1 Classificação de Ficat e Arlet modificada

Estágio	Sintoma	Rx	Cintilografia	Biópsia + medida de pressão na cabeça	Rnm
0	–	–	–	+	na
I	+	–	+	na	+
IIa	+	+ (alteração da densidade óssea)	+	na	+
IIIb	+	+ (sinal do crescente)	+	na	+
III	+	+ (colapso da cabeça)	+	na	+
IV	+	+ (artrose)	+	na	+

na: não se aplica

ONDAS DE CHOQUE

Embora alguns artigos evidenciem bons resultados, em 2009, foi realizada revisão sistemática por Alves *et al.*, que não conseguiram comprovar a efetividade do tratamento devido ao pequeno número de estudos sem a metodologia necessária.[11]

BIFOSFONATOS

Apesar de algumas publicações apresentarem bons resultados, a revisão sistemática realizada por Cardozo *et al.*, em 2008, não concluiu pela efetividade do uso de bifosfonatos, devido ao pequeno número de estudos sem a metodologia necessária.[12]

ONDAS ELETROMAGNÉTICAS

Massari *et al.* referem 94% de sucesso no tratamento das necroses em estágio inicial (Ficat I e IIa). Segundo os autores, o campo eletromagnético pulsado produz a curto prazo um estímulo que protege a cartilagem do catabolismo e do edema do osso esponjoso. A longo prazo, acaba por promover a osteogênese na área necrótica, prevenindo a fratura subcondral e, consequentemente, o colapso da cabeça femoral.[13]

TRATAMENTO CIRÚRGICO

OSTEOTOMIAS

As osteotomias têm como objetivo mudar a posição da cabeça femoral, retirando a parte necrosada da região de carga do teto acetabular. A osteotomia transtrocantérica rotacional popularizada por Sugioka[14] é tecnicamente difícil de ser realizada e tem resultados controversos. Hisatome *et al.* relatam 80% de bons resultados com essa técnica em pouco mais de seis anos de acompanhamento. Porém, em 40% dos casos, observaram o colapso da área necrótica, e em 70%, o estreitamento progressivo do espaço articular.[15]

Hiranuma *et al.* alertam para a instabilidade articular, com translação da cabeça dentro do acetábulo, que em sua série chegou a 40%.[16]

A osteotomia, com sua alta morbidade e resultados incertos, têm pouco espaço no arsenal terapêutico do tratamento da necrose. A indicação em estágios iniciais esbarra em cirurgias menores e menos agressivas, como a descompressão simples. Nos estágios avançados, apresenta piores resultados, não demonstrando ser melhor que uma artroplastia total do quadril.

DESCOMPRESSÃO

É uma cirurgia rápida, percutânea e de baixa morbidade. É indicada em estágios iniciais da necrose. Não interrompe sua evolução, mas pode melhorar o quadro álgico por meses ou anos, postergando a artroplastia. Apesar de poder ser realizada em todos os estágios, só apresenta bons resultados até o estágio IIA de Ficat e Arlet.[17]

DESCOMPRESSÃO ASSOCIADA COM ENXERTO ÓSSEO VASCULARIZADO

Cirurgia tecnicamente de difícil execução, com morbidade da área doadora e resultados inconstantes. Com relatos isolados de bons resultados, inclusive evitando (ao menos temporariamente) a progressão da doença, parece ser melhor indicada em estágios iniciais.[18,19]

DESCOMPRESSÃO ASSOCIADA COM ENXERTO ÓSSEO NÃO VASCULARIZADO

A enxertia simples pós-descompressão pode ser uma alternativa no tratamento da necrose. Steinberg relata sucesso e observa, em seu estudo, que os pacientes operados com essa técnica apresentaram taxa de conversão de 35% para a prótese de quadril, contra 77% do grupo que não foi submetido à cirurgia.[20]

Necessita de área doadora e, portanto, apresenta maior morbidade do que a simples descompressão. Tem melhor resultado nos quadros iniciais da necrose,[21] portanto não parece ter vantagens sobre a descompressão da cabeça femoral isolada, sem enxertia.

PINOS DE TÂNTALO

O tântalo é um metal de transição de número atômico 73 da tabela periódica. Com porosidade de 80%, tem estrutura similar ao osso trabecular. É utilizado para dar sustentação ao osso subcondral após a descompressão. Veillete *et al.* realizaram 60 cirurgias com descompressão e colocação do pino de tântalo. Relatam 91,8% de sucesso em um ano, e 68,1% em quatro anos. Quando o paciente não apresentava doença crônica sistêmica, esse valor subia para 92% em 48 meses.[22]

A fratura na base do parafuso é uma complicação e, apesar de estar comumente associada à progressão da doença, pode ocorrer também durante o período estável.[3] Liu G. *et al.* exibem falha de 16% entre os 49 quadris operados em dois anos. Concluem que essa é uma técnica melhor indicada em estágios iniciais e intermediários.[23]

Varitidimis *et al.* relatam falha de 30% em seis anos e observam que, apesar de melhora clínica, houve progressão de estágio em todos os casos operados.[24]

ARTROPLASTIA

A artroplastia parcial do quadril do tipo bipolar não é boa opção para o tratamento de pacientes com necrose. Além de a patologia acometer pacientes ativos (já uma contraindicação para hemiartroplastia), vários estudos mostram má evolução, mesmo em pacientes mais velhos e com estágios menos avançados, apresentando dor e erosão acetabular com o decorrer do tempo.[25,26]

O estudo do *Danish Hip Register* com 80.756 artroplastias primárias demonstrou uma maior taxa de infecção em pacientes operados por NACF não traumática,[27] provavelmente decorrente de patologias associadas e do uso crônico de corticoides.

Há vários relatos de falha precoce da artroplastia total do quadril indicada em necrose avascular da cabeça, relacionando o insucesso à patologia.[28] Há outros autores que não encontraram diferença na evolução, quando comparada à evolução de artroplastias por outras patologias. O principal fato é que a doença acomete um grande número de indivíduos jovens, com altíssima demanda e, certamente, maior risco de falha da cirurgia a médio e longo prazo.

RESURFACE

O sucesso da *resurface* está diretamente ligado a alguns fatores: (1) experiência do cirurgião; (2) desenho do implante; e (3) indicação (sexo, idade, compleição física e patologia ortopédica).

Akbar M. *et al.* realizaram artroplastias de *resurface* em pacientes com necrose e relataram 8% de falha em menos de cinco anos.[29] Mont *et al.* referem 7% de falha em menos de quatro anos em pacientes com NACF, taxa muito superior à falha de 2% em casos de artrose.[30] Bose *et al.* observaram falha de 4,6% em 5,4 anos.[31]

Mesmo respeitando as contraindicações formais de *resurface* (área acometida superior a 50%, cistos maiores que 1,5 cm, colapso superior da cabeça maior que 8 mm), não há garantia de uma cirurgia com resultados seguros. É frequente a mudança de conduta intraoperatória, com realização do componente femoral *standard* em vez do *resurface* pela inexistência de relação entre imagem pré-operatória e diagnóstico macroscópico cirúrgico.[32]

Calder *et al.* sugerem que a soltura precoce, descrita em algumas séries dos componentes femorais em artroplastias de pacientes com NACF, é causada por qualidade óssea anormal no fêmur proximal, desde o trocânter até a diáfise.

Apesar do uso de RM contrastada, não se conseguiu identificar essas regiões necróticas fora da cabeça, mas que foram confirmadas histologicamente. Isso pode explicar a soltura de componentes femorais do tipo *resurface*, colocados em cabeças com necrose aparentemente pequena, porém com extensões invisíveis à ressonância.[33]

TERAPIA CELULAR

Recentemente, vários autores têm publicado resultados promissores sobre o tratamento com injeção de células mesenquimais e células-tronco, no intuito de regenerar o osso da região necrótica.[34,35,36] Essas técnicas merecem aprimoramento e devem acompanhar a evolução da terapia celular em toda a medicina.

REFERÊNCIAS BIBLIOGRÁFICAS

1. Bartoníček J, Fric V, Skála-Rosenbaum J, *et al.* Avascular necrosis of the femoral head in pertrochanteric fractures: a report of 8 cases and a review of the literature. J Orthop Trauma. 2007 Apr;21(4):229-36.
2. Fukushima W, Fujioka M, Kubo T, et al. Nationwide Epidemiologic Survey of Idiopathic Osteonecrosis of the Femoral Head. Clin Orthop Relat Res. 2010 October;468(10):2715-24.
3. Oh KJ, Pandher DS. A new mode of clinical failure of porous tantalum rod. Indian J Orthop. 2010 Oct;44(4):464-7.
4. Seyler TM, Cui Q, Mihalko WM, et al. Advances in hip arthroplasty in the treatment of osteonecrosis. Instr Course Lect. 2007;56:221-33.
5. Glickstein MF, Burk DL Jr, Schiebler ML, et al. Avascular necrosis versus other diseases of the hip: sensitivity of MR imaging. Radiology. 1988 Oct;169(1):213-5.
6. Luk WH, Au-Yeung AW, Yang MK. Diagnostic value of SPECT versus SPECT/CT in femoral avascular necrosis: preliminary results. Nucl Med Commun. 2010 Aug 16. [Epub ahead of print]
7. Ryu JS, Kim JS, Moon DH, et al. Bone SPECT is more sensitive than MRI in the detection of early osteonecrosis of the

femoral head after renal transplantation. J Nucl Med. 2002 Aug;43(8):1006-11.

8. Bilgici A, Sakarya S, Bekir Selçuk M, et al. Transient bone marrow oedema syndrome: a report of two cases. Hip Int. 2010 Jul-Sep;20(3):335-7.

9. Malizos KN, Zibis AH, Dailiana Z, et al. MR imaging findings in transient osteoporosis of the hip. Eur J Radiol. 2004 Jun;50(3):238-44.

10. Ragab Y, Emad Y, Abou-Zeid A. Bone marrow edema syndromes of the hip: MRI features in different hip disorders. Clin Rheumatol. 2008 Apr;27(4):475-82.

11. Alves EM, Angrisani AT, Santiago MB. The use of extracorporeal shock waves in the treatment of osteonecrosis of the femoral head: a systematic review. Clin Rheumatol. 2009 Nov;28(11):1247-51

12. Cardozo JB, Andrade DM, Santiago MB. The use of bisphosphonate in the treatment of avascular necrosis: a systematic review. Clin Rheumatol. 2008 Jun;27(6):685-8. Epub 2008 Feb 13.

13. Massari L, Fini M, Cadossi R, et al. Biophysical stimulation with pulsed electromagnetic fields in osteonecrosis of the femoral head. J Bone Joint Surg Am. 2006 Nov;88 Suppl 3:56-60.

14. Sugioka Y. Transtrochanteric anterior rotational osteotomy of the femoral head in the treatment of osteonecrosis affecting the hip: a new osteotomy operation. Clin Orthop Relat Res. 1978 Jan-Feb;(130):191-201.

15. Hisatome T, Yasunaga Y, Takahashi K, et al. Progressive collapse of transposed necrotic area after transtrochanteric rotational osteotomy for osteonecrosis of the femoral head induces osteoarthritic change. Mid-term results of transtrochanteric rotational osteotomy for osteonecrosis of the femoral head. Arch Orthop Trauma Surg. 2004 Mar;124(2):77-81. Epub 2003 Dec 5.

16. Hiranuma Y, Atsumi T, Kajiwara T, et al. Evaluation of instability after transtrochanteric anterior rotational osteotomy for nontraumatic osteonecrosis of the femoral head. J Orthop Sci. 2009 Sep;14(5):535-42. Epub 2009 Oct 3.

17. Mont MA, Marulanda GA, Seyler TM, et al. Core decompression and nonvascularized bone grafting for the treatment of early stage osteonecrosis of the femoral head. Instr Course Lect. 2007;56:213-20.

18. Zhao D, Wang B, Guo L, et al. Will a vascularized greater trochanter graft preserve the necrotic femoral head? Clin Orthop Relat Res. 2010 May;468(5):1316-24.

19. Korompilias AV, Beris AE, Lykissas MG, et al. Femoral head osteonecrosis: Why choose free vascularized fibula grafting. Microsurgery. 2010 Oct 25. [Epub ahead of print]

20. Steinberg ME. Core decompression of the femoral head for avascular necrosis: indications and results. Can J Surg. 1995 Feb;38 Suppl 1:S18-24.

21. Steinberg ME, Larcom PG, Strafford B, et al. Core decompression with bone grafting for osteonecrosis of the femoral head. Clin Orthop Relat Res. 2001 May;(386):71-8.

22. Veillette CJ, Mehdian H, Schemitsch EH, et al. Survivorship analysis and radiographic outcome following tantalum rod insertion for osteonecrosis of the femoral head. J Bone Joint Surg Am. 2006 Nov;88 Suppl 3:48-55.

23. Liu G, Wang J, Yang S, et al. Effect of a porous tantalum rod on early and intermediate stages of necrosis of the femoral head. Biomed Mater. 2010 Oct 6;5(6):065003. [Epub ahead of print]

24. Varitimidis SE, Dimitroulias AP, Karachalios TS, et al. Outcome after tantalum rod implantation for treatment of femoral head osteonecrosis: 26 hips followed for an average of 3 years. Acta Orthop. 2009 Feb;80(1):20-5.

25. Ito H, Matsuno T, Kaneda K. Bipolar hemiarthroplasty for osteonecrosis of the femoral head. A 7- to 18-year followup. Clin Orthop Relat Res. 2000 May;(374):201-11.

26. Lee SB, Sugano N, Nakata K, et al. Comparison between bipolar hemiarthroplasty and THA for osteonecrosis of the femoral head. Clin Orthop Relat Res. 2004 Jul;(424):161-5.

27. Pedersen AB, Svendsson JE, Johnsen SP, et al. Risk factors for revision due to infection after primary total hip arthroplasty. A population-based study of 80,756 primary procedures in the Danish Hip Arthroplasty Registry. Acta Orthop. 2010 Oct;81(5):542-7.

28. Hungerford MW, Hungerford DS, Khanuja HS, et al. Survivorship of femoral revision hip arthroplasty in patients with osteonecrosis. J Bone Joint Surg Am. 2006 Nov;88 Suppl 3:126-30.

29. Akbar M, Mont MA, Heisel C, et al. [Resurfacing for osteonecrosis of the femoral head]. Orthopade. 2008 Jul;37(7):672-8.

30. Mont MA, Seyler TM, Marker DR, et al. Use of metal-on-metal total hip resurfacing for the treatment of osteonecrosis of the femoral head. J Bone Joint Surg Am. 2006 Nov;88 Suppl 3:90-7.

31. Bose VC, Baruah BD. Resurfacing arthroplasty of the hip for avascular necrosis of the femoral head: a minimum follow-up of four years. J Bone Joint Surg Br. 2010 Jul;92(7):922-8.

32. Larbpaiboonpong V, Turajane T, Sisayanarane T. Reliability and clinical outcomes of preoperative evaluations in modern total hip resurfacing and total hip arthroplasty in patients with osteonecrosis of the femoral head. J Med Assoc Thai. 2009 Dec;92 Suppl 6:S120-7.

33. Calder JD, Hine AL, Pearse MF, et al. The relationship between osteonecrosis of the proximal femur identified by MRI and lesions proven by histological examination. J Bone Joint Surg Br. 2008 Feb;90(2):154-8.

34. Hernigou P, Poignard A, Zilber S, et al. Cell therapy of hip osteonecrosis with autologous bone marrow grafting. Indian J Orthop. 2009 Jan;43(1):40-5.

35. Gangji V, Hauzeur JP. Treatment of osteonecrosis of the femoral head with implantation of autologous bone-marrow cells. Surgical technique. J Bone Joint Surg Am. 2005 Mar;87 Suppl 1(Pt 1):106-12.

36. Gangji V, Toungouz M, Hauzeur JP. Stem cell therapy for osteonecrosis of the femoral head. Expert Opin Biol Ther. 2005 Apr;5(4):437-42.

Osteotomia Periacetabular

Leandro Ejnisman
Helder de Souza Miyahara
Itiro Suzuki

INTRODUÇÃO

O século XX foi marcado na história da cirurgia do quadril pela evolução das artroplastias. A prótese total de quadril foi considerada a cirurgia do século, devido a suas altas taxas de sucesso e grande melhora da qualidade de vida obtida pelos pacientes.[1] Frente a esse imenso sucesso, as osteotomias do quadril foram deixadas em segundo plano por diversos ortopedistas, que acreditavam que a osteotomia do quadril no adulto não possuiria mais espaço no arsenal terapêutico das afecções dessa articulação.

Entretanto, a artroplastia total do quadril possui resultados inferiores em pacientes jovens, especialmente abaixo de 40 anos. Com o passar do tempo, a presença de debris predispõe à osteólise e soltura asséptica.[2-4] Portanto, uma solução biológica é necessária nos pacientes jovens. Nos últimos 20 anos, o melhor entendimento da fisiopatologia do quadril proporcionou o ressurgimento das osteotomias com técnicas mais sofisticadas e indicações mais precisas.

As osteotomias do quadril têm como principal indicação atual o tratamento da displasia do quadril. A displasia é uma das principais causas de osteoartrose do quadril, sendo responsável por 40% dos casos nos Estados Unidos e mais de 80% dos casos no Japão.[5] Outras indicações de osteotomias são osteoartrose, osteonecrose, sequelas de doenças da infância (principalmente epifisiolistese e doença de Perthes) e retroversão acetabular.

O objetivo deste capítulo é expor ao leitor uma introdução às osteotomias, com foco principal na osteotomia periacetabular, utilizada no tratamento da displasia do quadril no adulto.

QUADRO CLÍNICO

A displasia do quadril é muito mais frequente no sexo feminino (90% dos casos). A queixa mais comum dos pacientes com displasia é dor inguinal. Essa dor normalmente denota acometimento articular, que pode estar relacionado à lesão do lábio acetabular, lesão condral ou artrose já estabelecida. É comum a queixa de dor na face lateral do quadril, que por vezes é tratada de maneira errônea como bursite trocantérica. A dor na face lateral está relacionada com fraqueza e/ou fadiga do mecanismo abdutor, principalmente do músculo glúteo médio, e pode ser irradiada para toda a face lateral da coxa, chegando ao joelho. O paciente pode também referir dor lombar, muitas vezes relacionada à sobrecarga da articulação sacroilíaca ou relacionada ao excesso de lordose lombar. A hiperlordose lombar é uma tentativa do corpo de aumentar a cobertura anterior da cabeça femoral por meio da anteversão da pelve. A dor frequentemente tem início insidioso, mas pode aparecer agudamente após um trauma leve.

Outras queixas habituais são claudicação e dismetria dos membros inferiores. Esses sintomas costumam aparecer em pacientes com um quadro mais grave, nos quais o quadril displásico já pode estar subluxado ou mesmo luxado. O paciente pode apresentar episódios de estalidos e bloqueio articular. Pacientes com displasia também podem se queixar de sensação de instabilidade, referindo que seu quadril "sai do lugar" ou "desencaixa".

O exame físico deve ser minucioso e detalhado. Limitações de amplitude de movimentos e contraturas devem ser detectadas, pois podem mudar a indicação cirúrgica. O exame é iniciado pelo exame da marcha. Em casos mais leves, a marcha pode estar normal. Em casos nos quais o mecanismo abdutor é insuficiente, observamos a marcha em Trendelenburg, caracterizada pela queda da pelve no momento do apoio unipodálico. O exame prossegue com a pesquisa do sinal de Trendelenburg estático. O paciente realiza apoio monopodálico, e caso a pelve apresente uma queda para o lado contralateral, o exame será considerado positivo.

A seguir, o paciente deita-se, e o comprimento dos membros é avaliado em busca de possíveis dismetrias. A amplitude de movimentos passiva do quadril é averiguada em duas posições: quadril a 90º com o paciente em decúbito dorsal, e quadril a 0º com o paciente em decúbito ventral. Diferenças na rotação com o quadril a 0° e 90°, principalmente na rotação medial, sugerem impacto femoroacetabular. A força muscular deve ser avaliada, e em quadros unilaterais é importante a comparação entre os lados.

O sinal do impacto anterior é caracterizado por dor na região anterior do quadril durante manobra passiva de adução, flexão e rotação medial.[6] É um exame sugestivo de lesão do lábio acetabular, apresentando alta sensibilidade, mas baixa especificidade. Outro teste importante é o teste da apreensão anterior do quadril. O paciente permanece em posição supina, com o membro contralateral fletido. O examinador realiza uma extensão máxima do membro, associada à rotação externa e abdução, causando dor ou sensação de apreensão. Esse sinal é sugestivo de instabilidade anterior do quadril, tendo a displasia como principal causa.

EXAMES DE IMAGEM

O primeiro exame a ser solicitado na investigação diagnóstica do quadril doloroso é a radiografia simples. Devemos solicitar uma radiografia de bacia anteroposterior (AP), um falso perfil de Lequesne e um perfil do fêmur proximal.[7] A literatura não é clara quanto à melhor posição do paciente durante a radiografia de bacia, decúbito dorsal horizontal ou ortostática. Há diferenças nos valores dos ângulos medidos nas radiografias nessas duas posições. Tipicamente, a posição ortostática leva a um *tilt* pélvico posterior, diminuindo a cobertura acetabular.[8] É conduta no nosso grupo a realização da radiografia de bacia nas duas posições.

É importante solicitar uma radiografia de bacia AP, e não um exame de quadril, mesmo em quadros unilaterais, para comparação entre os lados. O exame da bacia permite avaliação da obliquidade pélvica e de encurtamentos. O exame deve ser realizado com muita atenção à técnica adequada, pois pequenas variações no posicionamento do paciente podem alterar os resultados obtidos.[9] A radiografia adequada da bacia é realizada com os pés rodados internamente a 15° e o raio centrado na sínfise púbica. Os forames obturatórios devem estar simétricos, e a distância da sínfise púbica à ponta do cóccix deve ser de 1 a 3 cm.[7]

A presença de sinais de osteoartrose, como diminuição de espaço articular, cistos subcondrais e osteófitos acetabulares e femorais é avaliada. A seguir, a cobertura acetabular é estudada por meio de dois ângulos principais: centro-borda de Wiberg e o ângulo de inclinação do teto acetabular. O ângulo centro-borda lateral de Wiberg é o ângulo mais importante na avaliação da displasia do quadril.[10] Esse ângulo é obtido através de uma linha vertical que passa pelo centro da cabeça femoral, e uma linha que passa pelo centro da cabeça femoral e a borda lateral do acetábulo (Figura 19.1). O quadril possui uma faixa estreita de normalidade. Valores entre 25° e 40° são considerados normais. Valores acima de 40° são indicativos de sobrecobertura acetabular, que predispõem ao impacto femoroacetabular do tipo *pincer*. Valores abaixo de 20° caracterizam displasia, enquanto valores entre 20° e 25° são considerados limítrofes.

O ângulo de inclinação do teto acetabular (Figura 19.2), também conhecido como ângulo de Tonnis, é obtido através de três linhas: uma linha conectando as duas lágrimas, uma linha paralela a essa, passando pela porção mais medial do *sourcil* (porção esclerótica do teto acetabular), e uma terceira linha conectando a porção mais medial e mais lateral do *sourcil*. O ângulo de Tonnis é o ângulo entre a segunda e a terceira linhas. Valores entre 0° e 10° são considerados normais. Valores acima de 10° predispõem à instabilidade do quadril, e valores negativos predispõem ao impacto do tipo *pincer*.

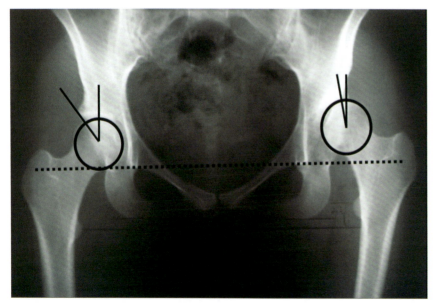

FIGURA 19.1 Exemplo de medida do ângulo centro-borda. O lado direito apresenta um ângulo de 30° (normal), enquanto o lado esquerdo apresenta um ângulo de −9°, sendo considerado displásico. Podemos observar no lado esquerdo subluxação lateral do quadril e migração proximal do fêmur.

Osteotomia Periacetabular

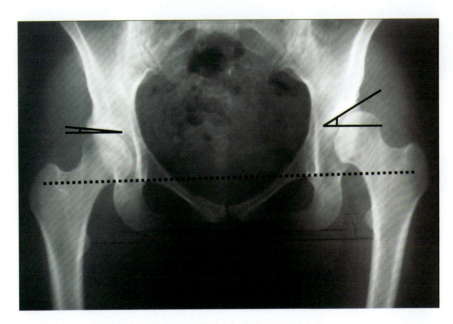

FIGURA 19.2 Exemplo de medida do ângulo de inclinação do teto acetabular. O ângulo mede 8° no lado direito e 29° no lado esquerdo (normal de 0° a 10°).

A avaliação das paredes acetabulares também é realizada na radiografia AP de bacia. As paredes anterior e posterior do acetábulo devem se cruzar apenas na sua porção mais lateral. Casos em que a parede anterior e posterior cruzam-se antes da porção mais lateral do acetábulo são sugestivos de retroversão acetabular (sinal do cruzamento).[11] Outro sinal sugestivo de retroversão acetabular é a presença de uma espinha isquiática proeminente.[12]

A radiografia em falso perfil de Lequesne é realizada com o paciente em pé (Figura 19.3). O quadril acometido permanece próximo ao filme de raio-X com o corpo rodado a 65°.[7] O pé deve estar paralelo ao filme. Essa incidência radiográfica permite a mensuração do ângulo centro-borda anterior, calculado de maneira similar ao ângulo centro-borda lateral. Da mesma forma, valores abaixo de 20° sugerem instabilidade do quadril. O falso perfil de Lequesne também permite a avaliação do espaço articular da região posteroinferior da articulação do quadril.

Existem diversas incidências de perfil do fêmur proximal, como o Lowenstein (conhecido também como "posição de rã"), Ducroquet, *cross-table* e Dunn (Figura 19.4). Essas incidências têm como objetivo a visualização adequada da transição entre o colo e a cabeça femoral. É nessa região que encontramos a deformidade causadora do impacto femoroacetabular tipo *came*. O principal ângulo relacionado ao *came* é o ângulo alfa.[13] O valor normal do ângulo alfa é controverso na literatura, variando de 50° a 55°.[14]

A tomografia computadorizada (TC) pode ser utilizada na investigação do quadril doloroso. É sempre importante lembrar que esse exame produz uma grande quantidade de radiação e deve ser usado com parcimônia, especialmente em pacientes jovens. A TC possui como função principal a avaliação do grau de versão femoral e acetabular. A presença de retroversão acetabular pode ser suspeitada na radiografia de bacia, porém a TC possibilita uma medida objetiva do grau de retroversão.

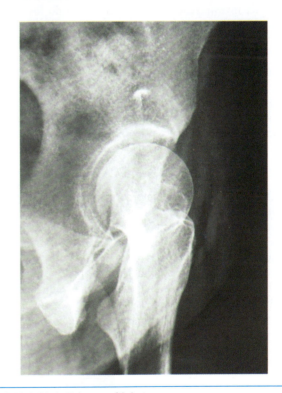

FIGURA 19.3 Falso perfil de Lequesne.

Na TC, além da versão acetabular, podemos medir a versão femoral. Para tanto, é necessário acrescentar cortes axiais do fêmur distalmente ao exame de bacia. A versão femoral é medida por meio de um ângulo entre o colo femoral e a porção posterior dos epicôndilos femorais. O valor normal da versão femoral não apresenta consenso na literatura, porém valores entre 0° e 15° são mais frequentemente utilizados.[15]

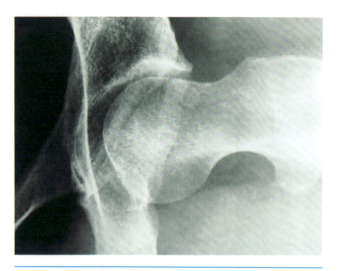

FIGURA 19.4 Incidência de Dunn.

A ressonância magnética (RM) também deve ser solicitada na investigação do quadril doloroso do jovem. Ao contrário da radiografia, devemos solicitar a RM do quadril, pois o exame da bacia não possui definição adequada. Na RM, avaliamos: lesões do lábio acetabular, condição da cartilagem femoral e acetabular, lesões do ligamento redondo, lesões musculares e tendinopatias. Também descartamos diagnósticos diferenciais, como doenças sinoviais (principalmente sinovite vilonodular e condromatose sinovial), tumores pélvicos e do fêmur proximal, e fraturas por estresse.

OSTEOTOMIA PERIACETABULAR

O princípio do tratamento da displasia do quadril é o realinhamento da pelve ou da região periacetabular. Historicamente, diversas osteotomias foram descritas desde o trabalho de Salter na década de 1950.[16] Outros autores desenvolveram osteotomias com poder maior de correção, como a osteotomia dupla de Sutherland[17] e a tripla de Steel.[18] Entretanto, essas duas osteotomias têm sua correção limitada pelo ligamento sacroespinhoso e pelo grande tamanho do fragmento. Wagner,[19] na Europa, e Nishio e Tagawa,[20] no Japão, desenvolveram osteotomias rotacionais. Nestas, o poder de correção é grande, porém a fixação obtida não é robusta devido ao pequeno tamanho do fragmento, e não é possível realizar a capsulotomia concomitantemente à osteotomia devido à possibilidade de osteonecrose acetabular.

A osteotomia periacetabular *bernese* foi descrita originalmente em 1988.[21] Possui algumas vantagens em relação às demais: a coluna posterior do acetábulo permanece íntegra, determinando uma osteotomia mais estável; o fragmento é grande, permitindo uma fixação adequada; e a vascularização do acetábulo é vigorosa possibilitando capsulotomia simultânea. Além disso, a anatomia pélvica é preservada, permitindo parto vaginal pós-osteotomia e a realização de uma possível futura artroplastia de quadril sem muitas dificuldades técnicas.[22]

Na osteotomia periacetabular *bernese*, cinco cortes (Figura 19.5) são realizados ao redor do acetábulo por meio de incisão única. O primeiro corte, o isquiático, é tecnicamente o mais difícil, realizado às "cegas". Por esse motivo, alternativas à técnica *bernese* foram desenvolvidas. Foram descritas técnicas com via combinada posterior[23] e medial.[24] A vantagem dessas técnicas seria a visualização direta do corte isquiático, diminuindo as complicações relacionadas a esse corte. Nosso grupo vem utilizando o duplo acesso, com via medial, para realização da PAO.

TÉCNICA CIRÚRGICA

Descreveremos a técnica cirúrgica da PAO por via dupla com acesso medial, conforme descrita por Nejad *et al.*[24] O paciente é operado em decúbito dorsal horizontal com todo o membro inferior no campo operatório e livre para movimentação, em mesa radiotransparente. Devido ao tempo cirúrgico prolongado (especialmente no início da curva de aprendizado), possibilidade de sangramento e necessidade de relaxamento muscular completo, utilizamos a anestesia geral associada à raquianestesia, além da sondagem vesical de demora. A técnica consiste nos seguintes passos:

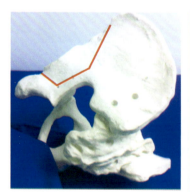
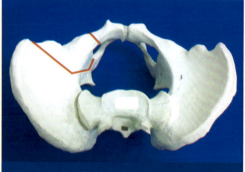
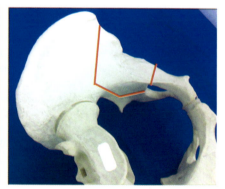

FIGURA 19.5 Os cortes realizados ao redor do acetábulo são apresentados nesse modelo plástico.

- Primeiramente, uma incisão medial de aproximadamente 5 cm é realizada na coxa proximal. Utilizamos como parâmetro o tendão do adutor longo. A dissecção prossegue posteriormente ao tendão do adutor longo sobre o adutor breve, onde identificamos os vasos obturatórios e o ramo anterior do nervo obturatório. Através de dissecção romba, o ísquio é visualizado.
- O músculo obturador externo é encontrado recobrindo o ísquio, e este deve ser descolado do osso. Duas alavancas são colocadas no ísquio, uma medial dentro do forame obturatório e uma lateral, protegendo o nervo ciático. A posição das alavancas é confirmada por radioscopia.
- Um formão reto é colocado na fossa infracotilar em sua porção lateral e deve cortar 1 cm de osso. O formão então é recolocado na porção medial do ísquio e também deve cortar 1 cm de osso.
- Utiliza-se um formão de Ganz, que deve ser direcionado superiormente para a coluna posterior. Nesse momento, checa-se a posição correta do formão com uma radioscopia oblíqua tipo alar. O formão deve alcançar ou mesmo ultrapassar a espinha isquiática, o que facilita a osteotomia da coluna posterior.
- Uma segunda incisão é feita sobre a crista ilíaca. A aponeurose do oblíquo externo é elevada, de maneira que possa ser reinserida no fim do procedimento. O músculo ilíaco é descolado da tábua interna subperiostalmente.
- O quadril é fletido e aduzido para facilitar a osteotomia do púbis. Uma alavanca é colocada medialmente à eminência púbica. Após dissecção do periósteo do púbis, uma osteotomia curva do púbis é realizada sob radioscopia (incidência oblíqua tipo obturatória).
- A osteotomia ilíaca é obtida com auxílio de uma serra oscilatória. O corte do ilíaco é iniciado entre as espinhas anterossuperior e anteroinferior. Em outra variação da técnica, o corte é iniciado 2 cm acima da espinha ilíaca anterossuperior. A osteotomia progride até 1 cm lateralmente à linha iliopectínea (*pelvic brim*). Nesse momento, um formão é utilizado para completar a osteotomia da coluna posterior, juntando a osteotomia ilíaca com a osteotomia realizada na coluna posterior pela via medial. Assim, a osteotomia periacetabular está completa.
- Um pino de Schanz é colocado no fragmento osteotomizado para auxiliar na correção da deformidade. A correção da deformidade é difícil e desafiadora. O fragmento é rodado para correção da cobertura superoanterior e depois medializado. Uma alavanca com ponta pode auxiliar na medialização, empurrando o fragmento. Deve-se tomar cuidado para evitar retroversão acetabular.
- A osteotomia é fixada temporariamente com fios de Kirschner, e a posição da correção é checada, idealmente com uma radiografia AP de bacia ou com a radioscopia. Se a radioscopia for utilizada, o aparelho deve primeiro visualizar a sínfise púbica e sua relação com o cóccix, assim como a simetria dos forames obturatórios para garantir uma incidência AP verdadeira. São avaliados: ângulo centro-borda, inclinação acetabular, centro de rotação do quadril, posição da lágrima e versão acetabular (utilizando as paredes acetabulares como parâmetro).
- A movimentação do quadril é avaliada. No mínimo, 90° de flexão do quadril devem ser obtidos, sendo 100° o ideal. A rotação interna a 90° de flexão deve ser de no mínimo 10°.
- Após o posicionamento adequado, a osteotomia é fixada com 3 a 4 parafusos corticais de 4,5 mm. Após a fixação, a osteotomia é averiguada novamente na radioscopia para nova checagem do posicionamento correto e verificação de possíveis parafusos intra-articulares.
- É importante a avaliação de deformidades associadas do fêmur proximal. Em casos nos quais encontramos uma deformidade tipo came, a cápsula é aberta e uma osteoplastia femoral é realizada. Casos com deformidade em valgo excessiva podem necessitar de uma osteotomia femoral varizante.
- Após limpeza abundante da ferida com soro fisiológico, drenos aspirativos são colocados, e as incisões são fechadas de maneira habitual.

No pós-operatório, o paciente é mantido com carga parcial de aproximadamente 10 kg por seis semanas. Após esse período, pode-se progredir a carga, dependendo da dor do paciente e da consolidação das osteotomias (Figura 19.6).

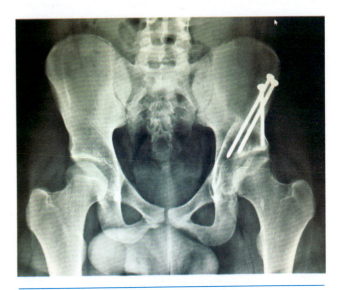

FIGURA 19.6 Radiografia pós-operatória do paciente das Figuras 19.1 e 19.2. Nota-se uma boa cobertura acetabular e consolidação de todas as osteotomias.

RESULTADOS CLÍNICOS

Os resultados clínicos são bons, com importante melhora da dor e função dos pacientes, inclusive no seguimento de longo prazo.[25-27] Fatores de mau prognóstico incluem: grau de osteoartrose inicial, idade mais avançada e presença de impacto anterior do quadril.[28]

As seguintes complicações foram relatadas após a PAO: relacionadas à osteotomia (extensão intra-articular e fratura da coluna posterior), relacionadas à correção (tanto insuficiente quanto exagerada), neuropraxias (femorais, ciáticas e do cutâneo lateral), osteonecrose (do fragmento acetabular e da cabeça femoral), pseudartrose (púbica, isquiática e ilíaca) e sangramento excessivo.[29,30] Outra complicação frequente, porém de baixa morbidade, é a necessidade de retirada dos parafusos. A PAO apresenta uma longa curva de aprendizado, e as complicações são mais frequentes nos primeiros casos de um cirurgião.[25,30]

CONCLUSÕES

A displasia do quadril é uma causa importante de dor no quadril do adulto. A osteotomia periacetabular demanda técnica cirúrgica apurada e longa curva de aprendizado. Porém, é uma excelente opção no tratamento cirúrgico dessa afecção.

REFERÊNCIAS BIBLIOGRÁFICAS

1. Learmonth ID, Young C, Rorabeck C. The operation of the century: total hip replacement. Lancet. 2007;370:1508-19.
2. Berry DJ, Harmsen WS, Cabanela ME, et al. Twenty-five- -year survivorship of two thousand consecutive primary Charnley total hip replacements: factors affecting survivorship of acetabular and femoral components. J Bone Joint Surg Am. 2002;84-A:171-7.
3. Keener JD, Callaghan JJ, Goetz DD, et al. Twenty-five-year results after Charnley total hip arthroplasty in patients less than fifty years old: a concise follow-up of a previous report. J Bone Joint Surg Am. 2003;85-A:1066-72.
4. Maloney WJ, Galante JO, Anderson M, et al. Fixation, polyethylene wear, and pelvic osteolysis in primary total hip replacement. Clin Orthop Relat Res. 1999:157-64.
5. Nakamura S, Ninomiya S, Nakamura T. Primary osteoarthritis of the hip joint in Japan. Clin Orthop Relat Res. 1989:190-6.
6. Ejnisman L, Philippon MJ, Lertwanich P. Acetabular labral tears: diagnosis, repair, and a method for labral reconstruction. Clin Sports Med. 2011;30:317-29.
7. Clohisy JC, Carlisle JC, Beaulé PE, et al. A systematic approach to the plain radiographic evaluation of the young adult hip. J Bone Joint Surg Am. 2008;90 Suppl 4:47-66.
8. Pullen WM, Henebry A, Gaskill T. Variability of acetabular coverage between supine and weightbearing pelvic radiographs. Am J Sports Med. 2014;42:2643-8.
9. Siebenrock KA, Kalbermatten DF, Ganz R. Effect of pelvic tilt on acetabular retroversion: a study of pelves from cadavers. Clin Orthop Relat Res. 2003:241-8.
10. Wiberg G. Studies on dysplastic acetabula and congenital subluxation of the hip joint: with special reference to the complication of osteoarthritis. Acta Chir Scand. 1939.
11. Jamali AA, Mladenov K, Meyer DC, et al. Anteroposterior pelvic radiographs to assess acetabular retroversion: high validity of the "cross-over-sign." J Orthop Res. 2007;25:758-65.
12. Kalberer F, Sierra RJ, Madan SS, et al. Ischial spine projection into the pelvis: a new sign for acetabular retroversion. Clin Orthop Relat Res. 2008;466:677-83.
13. Nötzli HP, Wyss TF, Stoecklin CH, et al. The contour of the femoral head-neck junction as a predictor for the risk of anterior impingement. J Bone Joint Surg Br. 2002;84:556-60.
14. De Sa D, Urquhart N, Philippon M, et al. Alpha angle correction in femoroacetabular impingement. Knee Surg Sports Traumatol Arthrosc. 2014;22:812-21.
15. Ejnisman L, Philippon MJ, Lertwanich P, et al. Relationship between femoral anteversion and findings in hips with femoroacetabular impingement. Orthopedics. 2013;36:e293-300.
16. Salter RB. Role of innominate osteotomy in the treatment of congenital dislocation and subluxation of the hip in the older child. J Bone Joint Surg Am. 1966;48:1413-39.
17. Sutherland DH, Greenfield R. Double innominate osteotomy. J Bone Joint Surg Am. 1977;59:1082-91.
18. Steel HH. Triple osteotomy of the innominate bone. J Bone Joint Surg Am. 1973;55:343-50.
19. Schramm M, Hohmann D, Radespiel-Troger M, et al. Treatment of the dysplastic acetabulum with Wagner spherical osteotomy. A study of patients followed for a minimum of twenty years. J Bone Joint Surg Am. 2003;85-A:808-14.
20. Ninomiya S, Tagawa H. Rotational acetabular osteotomy for the dysplastic hip. J Bone Joint Surg Am. 1984;66:430-6.
21. Ganz R, Klaue K, Vinh TS, et al. A new periacetabular osteotomy for the treatment of hip dysplasias. Technique and preliminary results. Clin Orthop Relat Res. 1988:26-36.
22. Valenzuela RG, Cabanela ME, Trousdale RT. Sexual activity, pregnancy, and childbirth after periacetabular osteotomy. Clin Orthop Relat Res. 2004:146-52.
23. Kim HT, Woo SH, Lee JS, et al. A dual anteroposterior approach to the Bernese periacetabular osteotomy. J Bone Joint Surg– Br. 2009;91-B:877-82.
24. Whittingham-Jones P, Kirit Patel N, Hashemi-Nejad A. The Bernese peri-acetabular osteotomy through a modified approach. A technical note. J Child Orthop. 2013;7:107-10.
25. Dagher F, Ghanem I, Abiad R, et al. [Bernese periacetabular osteotomy for the treatment of the degenerative dysplasic hip]. Rev Chir Orthop Reparatrice Appar Mot. 2003;89:125-33.
26. Steppacher SD, Tannast M, Ganz R, et al. Mean 20-year followup of Bernese periacetabular osteotomy. Clin Orthop Relat Res. 2008;466:1633-44.
27. Mechlenburg I, Nyengaard JR, Gelineck J, et al. Cartilage Thickness and Cyst Volume Are Unchanged 10 Years After Periacetabular Osteotomy in Patients Without Hip Symptoms. Clin Orthop Relat Res. 2015. doi:10.1007/s11999-015-4273-2.
28. Albers CE, Steppacher SD, Ganz R, et al. Impingement adversely affects 10-year survivorship after periacetabular osteotomy for DDH. Clin Orthop Relat Res. 2013;471:1602-14.
29. Thawrani D, Sucato DJ, Podeszwa DA, et al. Complications associated with the Bernese periacetabular osteotomy for hip dysplasia in adolescents. J Bone Joint Surg Am. 2010;92:1707-14.
30. Hussell JG, Rodriguez JA, Ganz R. Technical complications of the Bernese periacetabular osteotomy. Clin Orthop Relat Res. 1999:81-92.

Artroplastia do Quadril

Carlos Roberto Schwartsmann
Anthony Kerbes Yépez
Leandro de Freitas Spinelli
Leonardo Carbonera Boschin
Ramiro Zilles Gonçalves

INTRODUÇÃO

A artroplastia total de quadril é o procedimento cirúrgico do quadril mais realizado e provavelmente o que mais traz satisfação ao paciente.[1,2] Devido ao aumento da expectativa de vida da população, espera-se que a cirurgia de artroplastia se torne ainda mais frequente nas próximas décadas. Conforme um levantamento do IBGE, a população com 65 anos ou mais aumentará em pelo menos 3,7 vezes até 2050.[3]

A cirurgia de reconstrução do quadril como conhecemos hoje foi iniciada por volta de 1800, embora existam relatos anteriores propondo os mais diversos tratamentos. Schmaltz, em 1817, e White, em 1821, relataram casos de ressecção artroplástica do quadril para o tratamento de tuberculose em crianças.[4] A técnica também é conhecida como cirurgia de Girdlestone, que relatou o procedimento em detalhes em 1943.[5] Posteriormente, diversos autores sugeriram a substituição da artroplastia ressecional simples pela interposicional. A proposta agora era interpor substâncias entre as superfícies ressecadas, podendo estas serem cápsula articular, músculo, tecido adiposo, fáscia lata e pele.[4] Como a nova técnica não produzia resultados duradouros, Smith-Petersen, na década de 1940, desenvolveu a artroplastia interposicional do quadril com uma taça feita em Vitálio (liga fundida de cobalto-cromo-molibdênio).[4,6,7] A partir desse momento, diversos autores propuseram os mais variados tipos de endopróteses. Entretanto, foram os implantes de Thompson e de Austin-Moore que se tornaram reconhecidos (Figura 20.1A), havendo variações ainda hoje (Figura 20.1B). Nesse meio tempo, surgiram os implantes de metal sobre metal desenvolvidos por Urist,[8] Ring[9,10] e McKee-Farrar[11] (Figura 20.1C). Nessa época, observaram-se resultados pouco satisfatórios, pois o atrito e o desgaste do material resultavam em uma incidência inaceitavelmente alta de afrouxamento e dor.[4,7]

Apesar de esses implantes terem proporcionado uma melhora da função, nenhuma dessas hemiartroplastias promoveu o alívio da dor por tempo prolongado, buscado pelos pacientes com articulações artrósicas. Então, desenvolveu-se as substituições articulares totais de quadril.[4,7] Em 1958, Sir John Charnley iniciou o desenvolvimento de uma prótese que consistia em uma haste com cabeça femoral metálica que se articulava com um componente acetabular de polietileno, ambos fixados com cimento ósseo de polimetilmetacrilato[12-14] (Figura 20.1D). Os aperfeiçoamentos do modelo, dos materiais e das técnicas cirúrgicas evoluíram muito até os dias de hoje, porém muitos dos conceitos básicos de Charnley continuam válidos.[4,7]

Na década de 1970, observou-se que os problemas associados com a artroplastia total de quadril cimentada estavam relacionados com o afrouxamento asséptico dos componentes. Iniciou-se uma corrida pela mudança do design dos componentes que pudessem propiciar resultados mais duradouros. Charnley, em 1975, estudou histologicamente a membrana da interface cimento-osso e observou que esta possuía um grande número de células gigantes do tipo corpo estranho e histiócitos com acrílico no interior de seu citoplasma.[14] Goldring *et al.*, em 1983, observaram que, nessa mesma membrana, havia um grande número de macrófagos e de células semelhantes às da membrana sinovial da artrite reumatoide. Essas membranas apresentam uma grande capacidade de produzir prostaglandinas E2 e colagenases protagonistas da gênese de lise óssea. O autor considerou o cimento como causador definitivo do afrouxamento e denominou a "doença do cimento".[15]

Nessa época, iniciou-se a procura de uma fixação mais adequada e duradoura sem o uso de metilmetacrilato. Apesar de Sivash,[16] Ring[9,10] e Mittelmeier[17] já utilizarem as próteses sem cimento, a ideia de "fixação biológica", em que a fixação da prótese é obtida pelo crescimento ósseo para

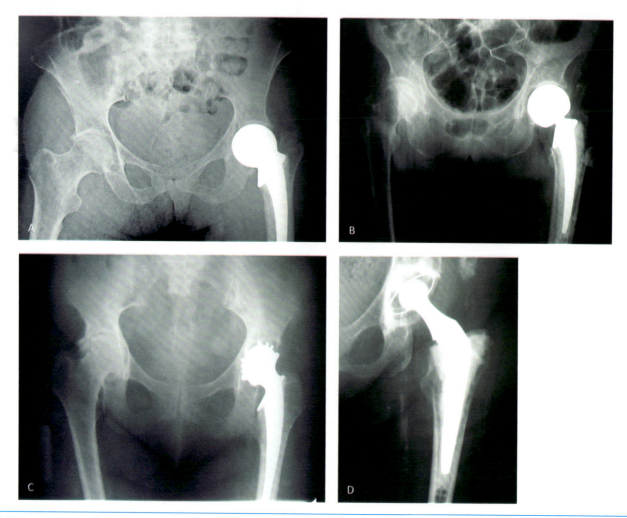

FIGURA 20.1 História da artroplastia. (A) Prótese de Thompson; (B) uma variação com cabeça intercambiável; (C) prótese de McKee-Farrar; (D) prótese total de Charnley.

o interior das porosidades dos componentes metálicos,[4,7] iniciou-se quando Bobyn *et al.*, em 1980, relacionaram o tamanho das porosidades com a capacidade óssea de crescimento.[18] O crescimento ósseo e a fixação ocorrem para uma faixa de porosidade entre 50 e 400 micrometros, com máxima eficácia entre 100 a 400 micrometros. Para outros tamanhos, ocorre crescimento de tecido fibroso. O revestimento poroso pode ser obtido por malhas, porosidades do próprio material, pó metálico incrustado ou hidroxiapatita. A era das próteses não cimentadas estava surgindo.[4,7,19]

Exemplos de artroplastia cimentada e não cimentada podem ser vistos na Figura 20.2A, B, C e D, através das radiografias. A figura ainda mostra exemplos radiográficos de artroplastia híbrida (haste femoral cimentada e componente acetabular não cimentado) e híbrida-reversa (haste femoral não cimentada e componente acetabular cimentado). O sucesso da artroplastia total de quadril depende basicamente de três fatores críticos: escolha do paciente, do implante e da técnica cirúrgica. Provavelmente, o determinante isolado mais importante seja a escolha apropriada do paciente. A escolha de um paciente inadequado pode comprometer o design mais avançado ou mesmo o cirurgião mais experiente.[1,2,7]

BIOMECÂNICA

A biomecânica da artroplastia total do quadril é diferente daquela dos parafusos e placas usados em fraturas, em que o material permite o suporte até a consolidação óssea. Os componentes da artroplastia resistem por muitos anos ao carregamento cíclico de até oito vezes o peso corporal, podendo muitas vezes ainda haver um incremento dessas forças. Durante sua vida útil, uma prótese pode ser carregada ciclicamente por 5 milhões a 10 milhões de ciclos.[2,4,7,20,21]

O peso corporal pode ser representado como uma carga aplicada com um braço de alavanca que se estende do centro de gravidade do corpo ao centro da cabeça femoral. O centro de gravidade corporal é variável em função do ortos-

Artroplastia do Quadril

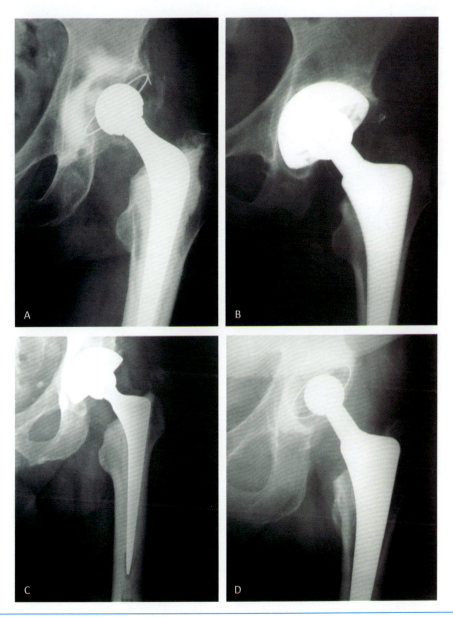

FIGURA 20.2 (A) Exemplos de próteses cimentadas, não cimentadas (B), híbridas (C) e híbridas reversas (D) vistas em radiografias.

tatismo, decúbito, posição sentada, entre outras, conforme a posição da pelve. Geralmente, o centro de gravidade em ortostatismo fica ligeiramente anterior a S2 (Figura 20.3).[7]

A musculatura abdutora, atuando sobre um braço de alavanca que se estende da face lateral do grande trocânter ao centro da cabeça femoral, tem que exercer um momento igual para manter a pelve na horizontal, quando em apoio sobre uma perna somente (2,5 vezes o peso corporal), e um momento maior ainda para inclinar a pelve para o mesmo lado quando em marcha ou correndo. A carga sobre a cabeça femoral é em torno de 3,5 a 5 vezes o peso corporal em marcha e pode atingir até 10 vezes ao correr ou saltar. O posicionamento cirúrgico pode alterar esses braços de alavanca através da modificação de offsets e osteotomias do grande trocânter e sua posterior fixação (Figura 20.4).[2,7]

A reconstrução ideal do quadril reproduz o centro normal de rotação da cabeça femoral, sendo essa determinada pela altura vertical (offset vertical), offset horizontal (ou simplesmente offset) e a anteversão do colo femoral (offset anterior) (Figura 20.5). Os offsets vertical e horizontal aumentam com o alongamento do colo da haste femoral. O comprimento do colo pode ser modificado através do uso de cabeças femorais modulares que se encaixam em um cone Morse no colo da haste. A haste com colo variável oferece

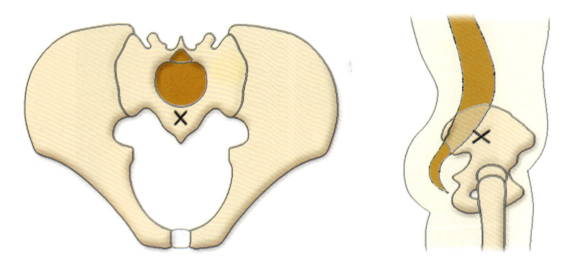

FIGURA 20.3 Centro de gravidade do corpo, na posição "X", em ortostatismo e estático.

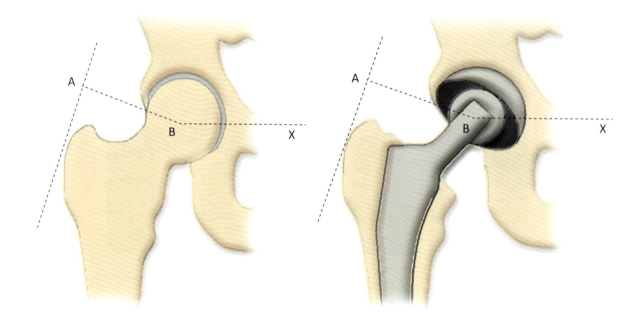

FIGURA 20.4 Braços de alavanca sobre o quadril sem prótese à esquerda e com prótese à direita. Observar que o sistema mantém o mesmo braço de alavanca após o procedimento cirúrgico.

uma oportunidade para correção da altura vertical da cabeça, que pode ser medida, por exemplo, entre o centro da cabeça e o trocânter menor. Um offset horizontal restaurado inadequadamente para um tamanho menor pode resultar em aumento da força necessária da musculatura abdutora, acarretando em claudicação, impacto ósseo e luxação. O inverso causa aumento de tensões na haste e no manto de cimento, com possível fratura ou soltura da haste.[2,4,7]

Durante a marcha, a resultante das forças sobre a cabeça femoral atua em um ângulo de 15° a 25° anterior, considerando-se o plano sagital da prótese. Quando se sobe uma escada, por exemplo, essa força resultante é aplicada ainda mais anteriormente. As forças atuantes causam deflexão posterior ou retroversão do componente femoral. A implantação da haste com retroversão pode acarretar em luxação posterior, e a anteversão excessiva, em luxação anterior.[2,7]

Artroplastia do Quadril

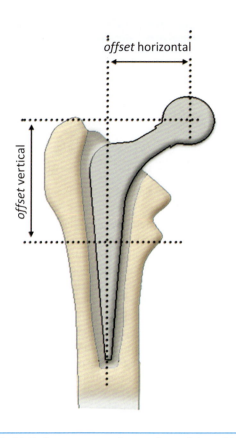

FIGURA 20.5 Componente femoral genérico. Observar *offsets*.

O tamanho da cabeça femoral é outro fator que interfere no resultado final do procedimento. Nos casos de artroplastias que utilizam cabeças maiores, estas possibilitam maior amplitude de movimento. O sistema de Charnley com cabeça de 22 mm proporciona um arco de movimento de 90°, comparado com um arco de 118° no sistema Amstutz com uma cabeça de 28 mm. As cabeças maiores também apresentam maior estabilidade, já que os deslocamentos verticais e horizontais necessários para que haja luxação são maiores (Figura 20.6).[7]

TRIBOLOGIA

A tribologia é definida pelo termo grego tribos (fricção, atrito) e é a ciência que estuda a interação de superfícies em movimento relativo entre elas, incorporando o estudo do atrito, lubrificação e desgaste. Quando consideramos a articulação natural do quadril, queremos baixa fricção e baixo desgaste, bem como um bom lubrificante para que ocorra um movimento sem intercorrências. Da mesma forma, o baixo coeficiente de atrito é essencial para o bom desempenho de uma articulação artificial, podendo variar de acordo com o material utilizado e as combinações de contato (metal-polietileno, metal-metal, cerâmica-polietileno, cerâmica-cerâmica), o acabamento das superfícies, o lubrificante, a carga aplicada, a pressão e a temperatura de uso. O coeficiente de atrito de articulações normais varia de 0,005 a 0,02. A Tabela 20.1 apresenta valores médios de coeficiente de atrito para diferentes associações de materiais. Observa-

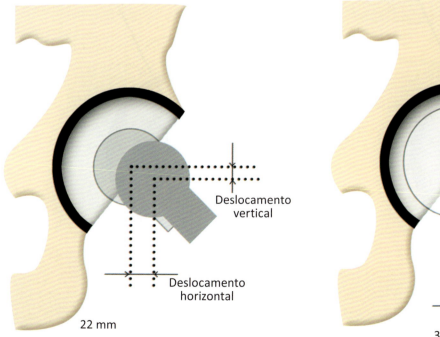
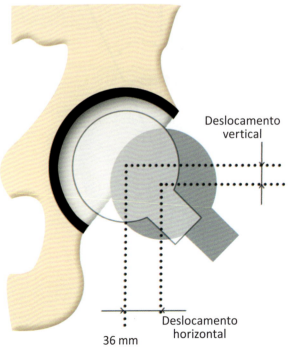

FIGURA 20.6 Comparação entre os deslocamentos das cabeças femorais de 22 mm e 36 mm durante uma luxação.

-se que a articulação natural ainda é a combinação com menor coeficiente de atrito, considerando-se os materiais apresentados.[20,21]

Uma força de torque friccional é naturalmente produzida quando uma superfície entra em movimento relativo sobre a outra, no caso, uma articulação de quadril ao exercer o arco de movimento. Ela tem uma relação direta com a força friccional pelo comprimento do braço de alavanca, isto é, a distância que um determinado ponto da superfície da cabeça percorre ao realizar o movimento (Figura 20.7). Essa força, por sua vez, depende do coeficiente de atrito, da carga aplicada e da área de contato entre a cabeça femoral e o acetábulo. Portanto, se duas configurações de artroplastia total de quadril realizarem o mesmo arco de movimento com cabeças de tamanhos diferentes, mas mantiverem a mesma carga aplicada, a força de torque friccional da cabeça com menor diâmetro será menor, razão pela qual Charnley escolheu a cabeça com 22 mm e a configuração metal-polietileno como artroplastia de baixo torque friccional.[7] Morrey e Ilstrup demonstraram uma maior incidência de soltura acetabular com a cabeça de 32 mm do que com o componente original de 22 mm de Charnley.[22] Ocorre um maior desgaste volumétrico e reação osteolítica com a cabeça maior. De forma geral, a máxima quantidade e taxa de desgaste linear ocorre em componentes com 22 mm, enquanto a máxima quantidade e a maior taxa de desgaste volumétrico ocorrem em componentes de 32 mm.[7,20,21]

Tabela 20.1 Valores de coeficientes de atrito.

Associação	Coeficiente de atrito
Metal-Metal	0,4-0,8
Metal-Polímero	0,1-0,2
Polímero-Polímero	0,1-0,3
Lubrificação com óleo	0,03-0,1
Articulação com fluido sinovial	0,005-0,02
Articulação sem fluido sinovial	0,2-0,3

A cúpula de polietileno de ultra-alto peso molecular foi um dos materiais mais utilizados na artroplastia do quadril. É formado através da polimerização do etileno e é excepcional para os implantes ortopédicos, uma vez que é biocompatível, proporciona uma superfície de baixo atrito e é notavelmente resistente ao desgaste. Charnley iniciou seu uso em 1962 após ter descartado o uso do teflon como material de implante acetabular, já que este apresentava uma resistência muito baixa e uma elevada taxa de desgaste.[4,7,12,23] Atualmente, está sendo substituído pelo tipo *cross-link*, conforme se observa nos registros internacionais.[24-27]

O desgaste do polietileno é o maior obstáculo na longevidade das próteses. Pacientes jovens e ativos, principalmente abaixo de 55 anos e do sexo masculino, são os que

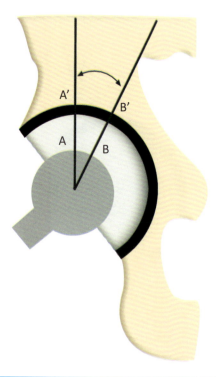
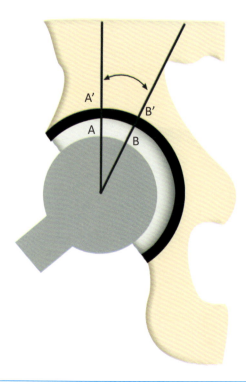

FIGURA 20.7 Comparação entre as cabeças pequenas e grandes quanto à sua biomecânica. Observar que o espaço AB é maior à direita e, portanto, há maior desgaste volumétrico.

apresentam maior risco para o desgaste acelerado.[4,7,28] O polietileno tipo *cross-link* é obtido através do processo de irradiação do polietileno com raios gama. A irradiação do material produz "ligações cruzadas" na estrutura molecular do material. O polietileno é então submetido a um aumento de temperatura até alguns graus antes da temperatura de derretimento por um período de tempo preciso para remover os radicais livres. O polietileno tipo *cross-link* combinado com o tratamento térmico tem emergido como uma tecnologia para melhorar a resistência do polietileno contra o desgaste e a oxidação dos componentes acetabulares de ultra-alto peso molecular (UHMWPE). O *cross-link* não é uma tecnologia nova, porque a maioria das superfícies de rolamento convencionais de UHMWPE sempre foi esterilizada com irradiação gama. A escala típica da dose da radiação para a esterilização gama é 25-40 kGy, conduzindo à esterilização do produto e a algum grau de *cross-link*. Consequentemente, a maioria dos polietilenos acetabulares de UHMWPE usados nas quatro décadas passadas sempre tiveram algum grau de *cross-link*. Entretanto, o nível de *cross-link* conseguido somente com a esterilização gama é muito mais baixo do que aquele realizado com os métodos mais contemporâneos de radiação, seguidos por uma etapa térmica de tratamento. As mudanças nas propriedades mecânicas do polietileno tratado termicamente ocorrem primariamente por mudanças na sua densidade e cristalinidade.[4,7,20]

Embora a falha do polietileno possa ocorrer devido a uma fratura ou a um desgaste externo, a modalidade mais comum de falha é o desgaste interno na interface metal-plástico. O desgaste é mais frequente na porção superolateral do componente, e os fatores determinantes são coeficiente de atrito, lubrificação, carga aplicada, diâmetro da cabeça, número de ciclos e dureza dos materiais. Existem quatro tipos de desgaste: abrasivo (a superfície mais dura produz sulcos na superfície mais mole, adesiva); o material mais mole solta fragmentos que se aderem ao material mais duro; e a fadiga (o carregamento cíclico inicia fissuras, partículas ou delaminação, e o material cruza o regime elástico, causando ruptura plástica). Por fim, tem-se o desgaste do tipo triboquímico, em que a oxidação das camadas protetoras dos materiais acelera seu desgaste.[4,7,20,21]

Os principais problemas devido ao desgaste no polietileno incluem o impacto do colo no acetábulo pelo afundamento da prótese secundário a alterações dimensionais no interior da cúpula, podendo levar a luxações e soltura do componente. O afrouxamento geralmente ocorre na interface osso-cimento na prótese cimentada e entre o metal e o osso na prótese não cimentada (Figura 20.8A).[4,7] A Figura 20.8 (B e C) mostra o desgaste de polietilenos devido ao impacto, sendo que a figura ainda mostra o desgaste do fundo do acetábulo.

O desgaste linear pode ser medido comparando-se as radiografias iniciais com as do seguimento, com correção para a ampliação. Entretanto, essa técnica pode trazer erros de confiabilidade intraobservador e interobservadores. Atualmente, prefere-se técnicas utilizando radiografias digitais e medidas de desgaste diretamente nos componentes retirados via auxílio de equipamentos específicos. Charnley e Halley relataram o desgaste médio de 0,18 mm por ano no decorrer de cinco anos, e um declínio subsequente para 0,10 mm nos anos seguintes nos seus pacientes.[23] Israel, em 2010, desenvolveu um equipamento para testes de próteses totais de quadril que considera todos os movimentos (flexão e extensão, rotação interna e externa, adução e abdução) e cargas durante a marcha, normalizada segundo norma específica para o caso (ABNT NBR ISO 14242-1). Em seguida, realizou ensaios de desgaste em uma amostra composta de uma cabeça femoral de 28 mm de diâmetro de aço inox e acetábulo de polietileno de ultra-alto peso molecular de uma prótese nacional. A taxa de desgaste encontrada foi de 33,34 mg por milhão de ciclos, correspondendo a 27,37 mm^3 por milhão de ciclos, medidos diretamente com equipamento de digitalização 3D.[21] O desgaste linear foi de 0,12 mm por milhão de ciclos,[21] valor semelhante ao encontrado por Charnley e Halley[23] para a mesma configuração.

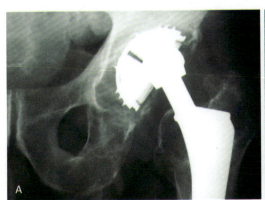
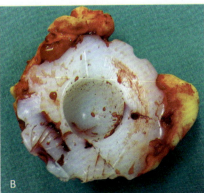
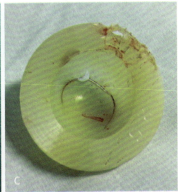

FIGURA 20.8 **(A)** Radiografia mostrando soltura do acetábulo, com perda da anteversão e desgaste importante do polietileno, visto indiretamente pela excentricidade da cabeça femoral no polietileno; **(B)** desgaste de polietileno por impacto ao movimento, visto entre 0 h e 6 h; **(C)** desgaste ao fundo do polietileno e por impacto nas bordas.

O desgaste do polietileno é um dos principais elementos que limitam a longevidade das artroplastias de quadril. Através de um estudo em elementos finitos, Bartel *et al.* previram tensões aumentadas no polietileno se sua espessura for menor que 5 mm, levando a um risco inaceitável de desgaste prematuro.[29] A Figura 20.9 (A, B, C e D) apresenta o desgaste de um polietileno avaliado em máquina de desgaste para 5 milhões de ciclos. Os novos polietilenos *cross-link* permitem a utilização de cabeças maiores com menores espessuras do polietileno, menores taxas de desgaste em relação ao polietileno tradicional e também menores índices de luxação.[30]

O acabamento da superfície de uma cabeça femoral metálica pode ser alterado por mecanismos de desgaste oxidativo. Estes formam uma película de óxido passiva, que é continuamente removida e refeita com a movimentação da prótese, promovendo uma aspereza progressiva da superfície. Em contraste, as cerâmicas de alumina e zircônia já existem em um estado de óxido e, por essa razão, não são suscetíveis ao desgaste oxidativo.[4,20]

A história do uso de materiais cerâmicos na artroplastia do quadril foi iniciada nos anos 1970. Boutin *et al.* avançaram no uso de articulações cerâmica-cerâmica,[31] quando Yoshitomi *et al.* propuseram o uso de uma cabeça femoral cerâmica que se articulasse de encontro a um acetábulo de UHMWPE.[32] As determinantes para essas aproximações eram a resistência à corrosão e à biocompatibilidade elevadas da cerâmica, junto com sua resistência superior ao risco em comparação às ligas metálicas. Cerâmica-cerâmica tem a resistência de desgaste melhor comparada com a articulação convencional de CoCr/ UHMWPE. As aplicações iniciais da cerâmica na prótese de quadril usaram exclusivamente a alumina (Al_2O_3). Nos anos 1980, a zircônia (ZrO_2) foi introduzida para o uso com um componente femoral destinado a ser utilizado em próteses cerâmica-UHMWPE devido a sua resistência mais elevada em comparação com a alumina.[4,20]

Um inconveniente significativo dos materiais cerâmicos é sua força e resistência inerente mais baixas sob a tensão e a dobra, que são as modalidades de carregamento que favorecem a iniciação e a propagação das rachaduras. Um carregamento adverso, por exemplo, pode ocorrer na junção do atarraxamento entre a haste do metal e a cabeça cerâmica. Para impedir que esta conduza a uma quebra precoce, as tolerâncias no atarraxamento são combinadas e podem ser especificadas pelo fabricante. A colocação cirúrgica dos componentes pode também predispor os componentes cerâmicos aos estresses elevados e à fratura. Por exemplo, um terceiro corpo (cimento ósseo ou fragmento do osso), deixado na área do encaixe ou no impacto do componente femoral na borda do acetábulo cerâmico secundário ao mau posicionamento dos componentes, poderia também iniciar a fratura. A fratura das cabeças cerâmicas, quando estão se articulando de encontro ao polietileno ou de encontro a um

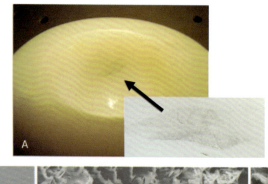

 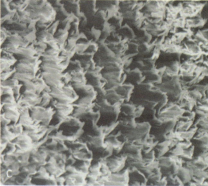 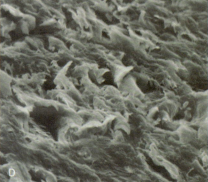

FIGURA 20.9 **(A)** Cavidade acetabular, com destaque à região com elevada rugosidade superficial após ensaios com 5 milhões de ciclos; **(B)** região com elevada textura superficial (ampliação de 30 vezes); **(C)** e **(D)** aspecto com textura oriunda da micromovimentação, com bandas de formação distribuídas uniformemente, ampliação de 200 vezes e grande ampliação de 1.000 vezes da região, respectivamente. Imagens de microscopia eletrônica de varredura (Israel, 2010).

material cerâmico (impactos), é uma modalidade de falha clínica relevante e pode ocorrer mesmo com a zircônia mais forte. Entretanto, essas fraturas têm sido observadas menos frequentemente devido às novas gerações desses materiais cerâmicos, mais resistentes.[1,4]

Enquanto as superfícies de rolamento metálicas podem ser riscadas na presença de um terceiro corpo e aumentar o desgaste da superfície do polietileno, as superfícies de rolamento cerâmicas duras podem teoricamente remanescer livres dos riscos por longo prazo. Há uma controvérsia a respeito do benefício de componentes cerâmicos em melhorar o comportamento do desgaste *in vivo* do polietileno. Estudos em simuladores da articulação do quadril não sugerem melhorias detectáveis na resistência de desgaste do polietileno quando uma cabeça femoral cerâmica é utilizada em vez de uma metálica. Retrospectivamente, investigações clínicas não mostraram também nenhuma melhoria detectável. Articulações cerâmica-cerâmica utilizam mais comumente a alumina porque a zircônia mostrou uma tendência de falha superior.[4]

Em estudos de cabeças cerâmicas recuperadas utilizando-se microscopia eletrônica de varredura (MEV), observou-se pouca deterioração da superfície quando comparadas às cabeças sem uso, podendo ser até 20 vezes menor que a deterioração de uma cabeça metálica. A Figura 20.10 apresenta o desgaste linear médio *in vivo* em mm/ano para as diferentes configurações de cabeça/acetábulo.[20]

Em diversos países, o entusiasmo inicial para a artroplastia de superfície do quadril foi forte, e o procedimento foi percebido como possivelmente a principal evolução na cirurgia do quadril após a artroplastia de baixa fricção. Entretanto, ao contrário da introdução da artroplastia de baixa fricção de Charnley, a artroplastia de superfície do quadril foi direcionada aos pacientes jovens e ativos (Figura 20.11). Mais importante, a artroplastia de superfície do quadril, por causa de sua área menor de fixação na cabeça femoral, era tecnicamente mais exigente do que a cirurgia de prótese de quadril. Esses fatores conduziram inevitavelmente a taxas de falhas mais elevadas, como visto em outros implantes novos introduzidos à comunidade. Muitos fatores foram

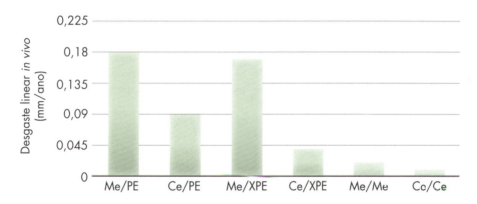

FIGURA 20.10 Taxas de desgaste linear *in vivo* por ano para as configurações de cabeça-acetábulo encontradas na prática ortopédica.

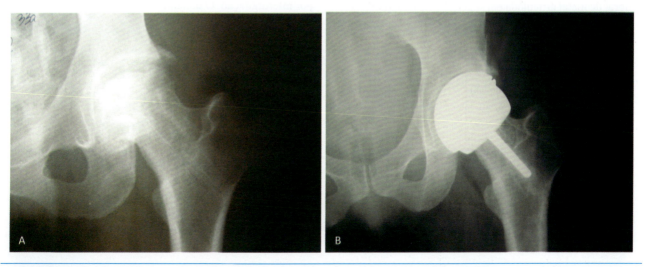

FIGURA 20.11 Paciente jovem e ativo com osteonecrose da cabeça femoral esquerda submetido ao procedimento de artroplastia de recapeamento ou *resurfacing*.

considerados para essas taxas de falhas elevadas: osteonecrose, fraturas do colo femoral e torque de fricção mais elevado.[4,7] Entretanto, não se deve confundir a cirurgia de recapeamento com a cirurgia de artroplastia total do quadril tradicional que utilize a superfície metal-metal.[33]

Em 1990, Jacobsson *et al.* relataram a taxa de sobrevivência da superfície metal-metal e do metal-polietileno com um seguimento médio de 11 a 12 anos, que foi de 82,2% e 89,5%, respectivamente.[34] Na época, esses dados, combinados com as observações pessoais dos cirurgiões na Europa, conduziram à reintrodução do metal-metal nas superfícies de contato da artroplastia de quadril. Esse entusiasmo, entretanto, não se confirmou posteriormente, e atualmente as cirurgias que utilizam esse tipo de superfície articular estão se tornando menos frequentes.

Nas articulações normais, o líquido sinovial atua como lubrificante. Nas próteses de quadril, como não há a produção de líquido sinovial como em uma articulação natural, o sistema trabalha com lubrificação limítrofe, muito fina para atuar como lubrificante verdadeiro. Ainda não se esclareceu até que ponto e de que maneira ocorre lubrificação do sistema, e como isso altera o atrito e o desgaste.[4]

A espessura da película fluida lubrificante interfere na superfície de rolamento. Teoricamente, nenhum desgaste pode ocorrer quando as superfícies de rolamento duras são separadas continuamente por uma película lubrificante de espessura suficiente. Baseados nos cálculos elasto-hidrodinâmicos da lubrificação (que empregam o método dos elementos finitos), Kothari *et al.* estimaram que as superfícies do metal poderiam ser separadas pela lubrificação da película líquida durante a marcha se o afastamento radial fosse maior de 40 micrometros.[35]

MATERIAIS E TIPOS DE FIXAÇÃO

Apesar das pesquisas contínuas buscando novos materiais para os implantes, a configuração clássica da cabeça femoral de metal articulada em superfície de polietileno permanece a mais utilizada; porém o polietileno de ultra-alto peso molecular tem sido atualmente substituído pelo cross-link. Novas ligas metálicas têm sido desenvolvidas e, dessa forma, a escolha do metal tem variado desde o aço inoxidável até ligas de cromo-cobalto e titânio-alumínio-vanádio, ou ainda materiais cerâmicos (produzidos a partir de óxido de alumínio e óxido de zircônio), com excelentes características de baixa fricção e elevada resistência ao desgaste.

Os implantes devem ser biocompatíveis, não podendo causar reação inflamatória ou alérgica que possa causar reação e consequente afrouxamento do componente. Também não pode causar reação sistêmica por liberação de íons. O material ideal para os componentes de uma articulação de quadril deve ter elevada resistência à fadiga, alta resistência à cessão (ponto onde o material perde sua elasticidade e inicia deformação plástica) e dureza. Um baixo módulo de elasticidade poderia ser mais vantajoso em um componente não cimentado porque reduziria o fenômeno de stress-shielding. No entanto, considerando-se o componente cimentado, um alto módulo de elasticidade poderia diminuir os esforços na manta de cimento no entorno da haste e acetábulo e, dessa forma, diminuiria o risco de falha da cimentação, mas ao mesmo tempo poderia causar osteoporose por desuso. O módulo de elasticidade do osso varia de 5 a 30 GPa; o do cimento, de 2 a 3 GPa; o do polietileno de ultra-alto peso molecular, de 0,5 a 1,5 GPa; e o dos metais, de 96 a 135 GPa, para as ligas de titânio; 200 a 210 GPa, para o aço; e 220 a 230 GPa, para a liga de cromo-cobalto (Figura 20.12).[4]

O cimento ósseo de polimetilmetacrilato é um material que mudou pouco ao longo de 50 anos, desde sua introdução por Charnley. O cimento serve como material de preenchimento para transferência de estresse do componente acetabular à superfície óssea, reduzindo e distribuindo a pressão. O cimento não é uma cola, pois não tem propriedades adesivas. Ele não se liga mecanicamente a uma superfície polida, mas se conecta, de certa forma, às superfícies ásperas por interdigitação. O cimento ósseo se torna um sólido que-

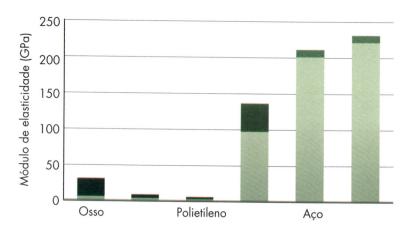

FIGURA 20.12 Variações dos módulos de elasticidade dos diferentes materiais que compõem a artroplastia de quadril. As porções pretas indicam as variações entre os valores mínimos e máximos (Adaptada de Harkess e Daniels).

bradiço, relativamente rígido, apesar de ter um módulo de elasticidade menor que o do osso (Figura 20.12), e tem uma resistência à compressão três vezes maior do que ao cisalhamento ou à tração.[4,7]

O manto de cimento deve ser adequado para proporcionar sobrevida maior à artroplastia. Ele deve ser uniforme e possuir no mínimo 2 mm de espessura no componente femoral, otimizado pelo uso do centralizador. Como observado por Mulroy et al., um manto de cimento femoral inferior a 1 mm e defeitos no manto de cimento estão associados com afrouxamento precoce. Jasty et al. observaram que os vazios no manto de cimento (bolhas) e o contato da haste contra o fêmur (indicando um manto de cimento inadequado) foram associados ao afrouxamento. Do mesmo modo, Maloney et al. perceberam que mantos de cimento circunferenciais com centralização do componente evitam o afrouxamento precoce.

No caso do acetábulo cimentado, esse manto também deve ser uniforme e ter espessura uniforme entre 2 e 5 mm. Esse manto de cimento uniforme é favorecido pela utilização de pequenos espaçadores (pegs) presentes em alguns implantes. O contato direto do implante com o osso, da mesma forma que no fêmur, favorece o afrouxamento do implante. Barrack et al. descreveram um sistema para graduação da qualidade da cimentação óssea femoral, conforme avaliação radiográfica (Tabela 20.2).

Tabela 20.2 Sistema de classificação de qualidade da cimentação do componente femoral descrito por Barrack.

Graduação das características radiográficas

A. Preenchimento completo do canal medular, sem linhas radioluscentes entre o cimento e o osso (*white-out*).

B. Linha radioluscente que cobre até 50% da interface cimento-osso.

C. Linha radioluscente cobrindo entre 50% e 99% da interface cimento-osso ou manto de cimento incompleto.

D. Linha radioluscente completa (100%) na interface cimento-osso e/ou ausência de cimento distalmente à extremidade da haste.

Esse sistema de classificação foi criticado, uma vez que é influenciado pela quantidade de osso esponjoso removido durante a fresagem do canal femoral. Dessa forma, quando todo o leito esponjoso é removido durante o preparo, muitas vezes teremos um *white out* (indicando boa técnica de cimentação), mas não haverá nenhum ponto de apoio esponjoso para o cimento, gerando certo grau de dúvida na qualidade da fixação cimento-osso. Dessa forma, o acompanhamento seriado é a melhor forma de avaliarmos a efetiva fixação do implante ortopédico.

A resistência do cimento ósseo melhora com a diminuição de sua porosidade durante sua preparação (tamanho e número de bolhas). Além disso, a colocação de aditivos (sulfato de bário, antibióticos) pode diminuir sua resistência mecânica. Entretanto, essa queda não é significativa se for adicionado até 10% de sulfato de bário e se a dosagem do antibiótico for abaixo de 2 g por 40 g de cimento.[4]

Desde a introdução do conceito de artroplastia de baixa fricção por Charnley, em 1960, a fixação por meio de cimento ósseo vem sofrendo evoluções por meio do melhoramento das técnicas e da tecnologia disponível. Evidenciam-se três estágios na evolução da técnica de cimentação:

- **1ª Geração:** colocação manual (digital) do cimento ósseo no acetábulo e fêmur, sem plug ósseo.
- **2ª Geração:** colocação de plug ósseo no canal femoral, lavagem pulsátil e colocação de cimento de maneira retrógrada, com pistola. Os implantes eram feitos com ligas mais resistentes, sem bordas e lisos.
- **3ª Geração:** redução da porosidade da cimentação por meio da centrifugação e da mistura a vácuo, introdução da pressurização do cimento e do uso de centralizador.
- **4ª Geração:** colocação de centralizador proximal.

O componente acetabular deve ser posicionado com uma inclinação entre 35º e 45º e uma anteversão de 10º a 20º (Figura 20.13).[7]

Os acetábulos cimentados apresentam excelentes resultados a curto prazo, mas possuem taxas de afrouxamentos crescentes ao longo do tempo, sendo comuns já na primeira década. O afrouxamento ocorre mais frequentemente nos jovens, e em pacientes mais idosos apresenta poucos sintomas. A soltura do acetábulo cimentado geralmente está associada em parte à interface cimento-osso obtida durante o procedimento cirúrgico. Melhores interfaces correspondem a uma maior sobrevida do implante. Outro contribuinte importante na soltura do acetábulo cimentado é a osteólise na interface cimento-osso causada pelo debris de polietileno e metais (desgaste). Entretanto, a osteólise pode também ocorrer em acetábulos não cimentados (Figura 20.14).[4,7] Portanto, maiores taxas de soltura estão associadas a pacientes jovens e ativos. Anteriormente, ainda estava associada com maiores cabeças femorais – que proporcionavam maiores taxas de desgaste. Porém, os materiais cerâmicos e o polietileno cross-link atuais permitiram a utilização de maiores cabeças femorais sem que houvesse um desgaste importante.[4,7,20,30]

Com relação à prótese não cimentada, a fixação do implante envolve os princípios de macrotravamento e de microtravamento. O macrotravamento ocorre pelo encaixe sobre pressão (press-fit), por meio de plugs, cavilhas ou pelo uso de parafusos. O microtravamento usa o conceito de intracrescimento interno do osso nos pequenos poros, que proporcionam a fixação em tração, compressão e cisalhamento. Os pré-requisitos para a fixação óssea são a estabilidade imediata do implante e íntimo contato da superfície porosa com o osso viável. Micromovimentos de até 50 micrometros favorecem o crescimento ósseo, enquanto micromovimentos maiores favorecem o crescimento de tecido fibroso.[4]

Berry et al.[36] mostram sua preferência pelo componente femoral não cimentado para pacientes jovens e com boa qualidade óssea e pela fixação cimentada para pacientes

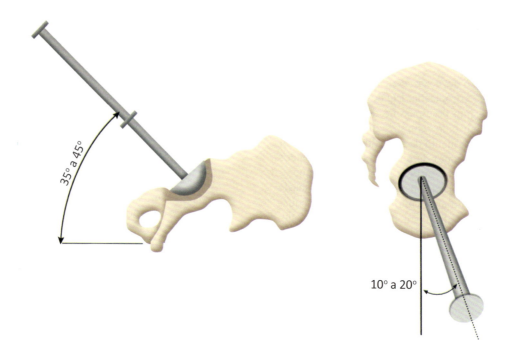

FIGURA 20.13 Posicionamento do acetábulo em abdução e anteversão.

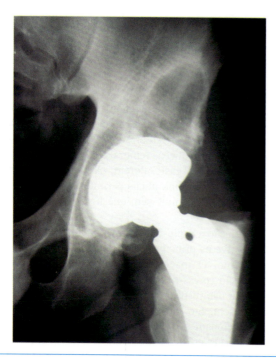

FIGURA 20.14 Osteólise no teto acetabular esquerdo, em um componente não cimentado.

mais idosos e com má qualidade óssea. O autor discute que a morfologia do canal femoral pode influenciar na decisão sobre a melhor fixação, referindo-se à classificação proposta por Dorr et al.[37] O formato ósseo do fêmur proximal é um dos fatores avaliados por alguns cirurgiões, especialmente aqueles que realizam artroplastias de quadril não cimentadas, na indicação do implante a ser utilizado em determinados pacientes. A relação calcar-canal ou índice de Dorr é uma das maneiras encontradas para traduzirmos em números aquelas imagens que percebemos em diferentes formatos no fêmur proximal. Em uma radiografia AP do fêmur proximal, determinamos um ponto a 3 cm e outro a 10 cm distalmente ao pequeno trocânter e então realizamos a medida do canal medular nesses níveis, sendo A a medida distal e B a medida proximal. A relação calcar-canal ou índice de Dorr baseia-se na divisão do valor entre A e B:

- **Tipo A:** até 0,5.
- **Tipo B:** 0,5 a 0,75.
- **Tipo C:** acima de 0,75.

Pacientes com canal femoral estreito e com corticais espessas (Dorr tipo A) são bons candidatos para implantes não cimentados. Pacientes com canal de geometria usual (Dorr tipo B) podem ser submetidos à fixação tanto com componentes cimentados como com os não cimentados. Os pacientes com canais largos e corticais finas (Dorr tipo C) são candidatos preferenciais aos componentes cimentados. Alguns autores consideram que em pacientes que apresentam uma diferença maior que 4 mm na medição do canal femoral nas radiografias em anteroposterior e lateral do quadril (especialmente naqueles com relação calcar-canal ou Índice de Dorr maior que 0,7), a utilização de uma haste femoral cilíndrica não cimentada pode não estar indicada. Se a diferença for maior que 4 mm, muito osso tem de ser removido da diáfise no plano anteroposterior para equalizar o tamanho do canal femoral em ambos os planos, e dor na coxa pode resultar desse alto índice osso/haste (utilização de hastes cilíndricas mais grossas).

A Figura 20.15 ilustra o macrotravamento de uma prótese. Observar a ancoragem do componente acetabular pelo cimento na radiografia da Figura 20.15 (A), a perfuração para a ancoragem no perioperatório (B) e em uma peça removida devido a infecção (C). A figura ainda ilustra (D e E) o macrotravamento de um componente femoral e acetabular não cimentados pelo crescimento ósseo.

No caso dos acetábulos não cimentados, os resultados de alguns modelos ao longo de 10 anos são próximos ou bastante semelhantes aos dos acetábulos cimentados, mesmo em pacientes com alta demanda, conforme mostram os registros australiano, sueco, inglês, neozelandês e americano.[24,25,26,27] A maioria dos acetábulos não cimentados com cobertura porosa demonstrou baixas taxas de soltura, e a fixação dos implantes mostrou-se similar aos cimentados no mesmo espaço de tempo. As principais formas de soltura desses implantes foram por osteólise ou falhas no polietileno (desgaste pela camada ser muito fina, fratura ou falhas no travamento do polietileno na cúpula metálica).

ESCOLHA DA PRÓTESE

Existem quatro tipos básicos de próteses, classificados em relação à sua fixação, conforme já visto anteriormente: próteses cimentadas, não cimentadas, híbridas e híbridas reversas. A escolha da técnica é determinada pela idade do paciente, qualidade do osso, nível de atividade, patologia de base e condições ósseas locais.

As superfícies de contato podem ser de metal-polietileno, metal-metal, cerâmica-polietileno ou cerâmica-cerâmica (Figura 20.16 – Schwartsmann *et al.*, 2012). Até o presente momento, não existem evidências claras que comprovem a superioridade de uma sobre a outra. As próteses cimentadas possuem altos níveis de afrouxamento nos pacientes jovens, e as próteses não cimentadas introduziram a metalose e o stress-shielding. As próteses metal-metal, pela liberação de partículas e íons, podem provocar hipersensibilidade (alergia) e toxicidade, já tendo sido observados casos de pseudotumores.[38,39,40] As próteses de cerâmica estão relacionadas à fratura do material, principalmente em pacientes mais jovens e obesos. Elas trouxeram um novo termo no dicionário da cirurgia do quadril, o squeaking: um ruído desagradável em determinados movimentos na articulação.

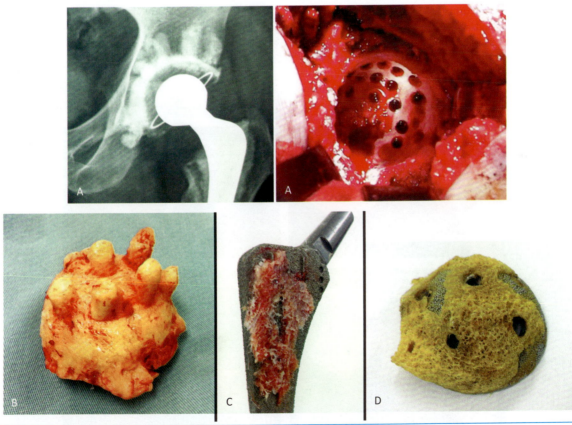

FIGURA 20.15 **(A)** Ancoragem de acetábulo cimentado visto na radiografia; **(B)** perfurações para ancoragem intraoperatória; **(C)** ancoragem em um componente acetabular cimentado; e **(D)** componente femoral e acetabular **(E)** não cimentado com crescimento ósseo.

INDICAÇÕES ÀS ARTROPLASTIAS TOTAIS DO QUADRIL

Historicamente, pacientes entre 60 e 75 anos de idade com dor incapacitante foram os candidatos para a artroplastia do quadril, mas na última década a faixa etária foi expandida. Com o aumento da expectativa de vida, pacientes mais idosos foram se tornando candidatos à cirurgia. Após a verificação do sucesso do procedimento, as indicações foram sendo ampliadas para pacientes com artrite reumatoide, osteoartrose em pacientes mais jovens, necrose avascular da cabeça femoral e pseudartrose do colo. O Instituto Nacional de Saúde dos Estados Unidos (NIH) publicou um consenso em 1994, considerando a artroplastia total do quadril para quase todos os pacientes com doenças do quadril que causam desconforto crônico e comprometimento funcional importante. As indicações para a artroplastia total do quadril encontram-se resumidas na Tabela 20.3 (adaptado de Harkess e Crockarell, 2007).

Em indivíduos mais jovens, o potencial de soltura e osteólise, o risco aumentado de infecção e outras complicações, caso a revisão se torne necessária, devem ser enfatizados. A artrodese ainda é uma opção viável para pacientes jovens, vigorosos, com doença do quadril unilateral – e especialmente em homens jovens, ativos, com necrose avascular ou artrose pós-traumática. Então, em idade mais tardia, o procedimento de artrodese pode ser convertido em artroplastia total do quadril.[2,7]

Osteotomias femorais e acetabulares também devem ser consideradas para os pacientes jovens com quadril artrósico, se houver ainda movimento satisfatório em articulações incongruentes. Em quadris com necrose avascular da cabeça femoral com comprometimento limitado, deve ser pensado o procedimento de descompressão, enxerto vascularizado e osteotomias. Qualquer procedimento que postergue a artroplastia será vantajoso porque a própria artroplastia ou outro procedimento pode ser aperfeiçoado durante o período.[2,7,20]

Tabela 20.3 Doenças da articulação do quadril com indicação cirúrgica.

- Artrite
  - Reumatoide, reumatoide juvenil (doença de Still), espondilite anquilosante, lúpus
  - Doença articular degenerativa (osteoartrose)
    - Primária
    - Secundária (deslizamento da cabeça femoral, luxação/displasia congênita do quadril, doença de Legg-Calvé-Perthes, doença de Paget, doença de Gaucher, luxação traumática, fratura do acetábulo, hemofilia)
- Necrose avascular (pós-fratura ou luxação, idiopática, deslizamento da epífise da cabeça femoral, hemoglobinopatias (doença falciforme), uso de corticoides, álcool, doença de descompressão, fraturas do colo)
- Doença renal
- Artroses tratadas por doenças infecciosas (hematogênica/piogênica/osteomielite, pós-operatória, tuberculose)
- Subluxação ou luxação congênita
- Artrodese do quadril e pseudartrose
- Reconstrução malsucedida (osteotomia, artroplastia em cúpula, prótese de cabeça femoral, procedimento de Girdlestone, artroplastia total de quadril, artroplastia de recapeamento)
- Tumor ósseo envolvendo o fêmur proximal ou acetábulo
- Doenças hereditárias (exemplo: acondroplasia)

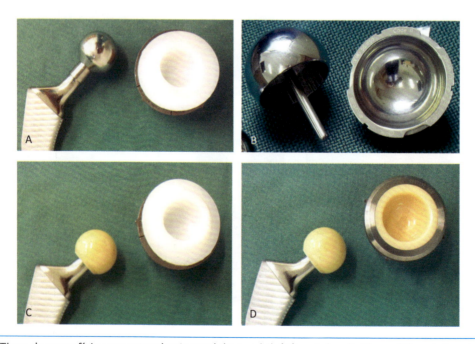

FIGURA 20.16 Tipos de superfícies em artroplastia total do quadril: **(A)** metal-polietileno; **(B)** metal-metal; **(C)** cerâmica-polietileno; e **(D)** cerâmica-cerâmica (Schwartsmann *et al.*, 2012).

Portanto, os pré-requisitos necessários para a realização de uma artroplastia são dor e disfunção causados por um problema intra-articular no quadril. Os achados devem ser seguidos por evidências radiológicas que confirmem e expliquem os sintomas. Quanto mais severa for a dor e a disfunção do paciente, mais a artroplastia terá sua indicação. Pacientes com dor que prejudique sua deambulação, interfira no seu sono ou necessite de medicações mais fortes (como opioides) são sérios candidatos ao procedimento cirúrgico.

CONTRAINDICAÇÕES ÀS ARTROPLASTIAS TOTAIS DO QUADRIL

A artroplastia total de quadril é um procedimento cirúrgico de grande porte. Está associada a um número grande de complicações e a uma taxa de mortalidade que gira em torno de 2%. Nesse sentido, a avaliação clínica pré-operatória é importante, especialmente quando houver doenças sistêmicas associadas. Às vezes, se faz necessário o tratamento ou a estabilização de condições clínicas prévias antes do procedimento cirúrgico para diminuir a morbimortalidade. As contraindicações absolutas e relativas ao procedimento encontram-se na Tabela 20.4 (adaptada de Harkess e Crockarell[7] e Chapman[41]).

Tabela 20.4 Contraindicações à artroplastia total do quadril.

Contraindicações absolutas

- Infecção ativa da articulação do quadril ou qualquer outra região
- Doenças clínicas instáveis que aumentem o risco de morbidade e mortalidade
- Dor no quadril com ausência de patologias visíveis ou demonstráveis

Contraindicações relativas

- Idade avançada ou comorbidades clínicas e ortopédicas
- Processo destrutivo rapidamente progressivo do quadril
- Artropatia neuropática
- Ausência ou insuficiência relativa da musculatura abdutora
- Doenças neurológicas rapidamente progressivas
- Alterações cognitivas ou comportamentais ou abuso de substâncias

Cuidados devem ser tomados com pacientes que possuem altas expectativas com o procedimento, as quais não correspondem à realidade. Nesses casos, os objetivos do tratamento devem ser revisados conjuntamente com o paciente e a indicação do procedimento cirúrgico deve ser reavaliada.

PLANEJAMENTO NA ARTROPLASTIA TOTAL DE QUADRIL

Em qualquer cirurgia ortopédica, os objetivos primários do procedimento envolvem minimizar as complicações e maximizar a função articular. O planejamento cirúrgico é parte fundamental nesse processo. Segundo Maurice Muller, o planejamento cirúrgico força o cirurgião a pensar em três dimensões, aumenta a precisão cirúrgica, diminui o tempo cirúrgico e diminui a incidência de complicações.

Na verdade, é um erro considerar que o planejamento da artroplastia total de quadril trata-se "apenas" de saber o tamanho dos implantes antecipadamente, pois para isso bastaria fazer a medição transoperatória, que é mais precisa. Diversos estudos na literatura ortopédica mostram que o tamanho exato do implante é difícil de predizer, muito em função da magnificação radiográfica, estando o acerto do gabarito diretamente relacionado com a experiência e a prática do cirurgião. O planejamento cirúrgico na artroplastia de quadril visa antecipar as dificuldades, antecipar o correto posicionamento dos componentes e restaurar a biomecânica.

Estima-se que o planejamento cirúrgico possa antecipar em mais de 20% as potenciais dificuldades em uma artroplastia total de quadril, que podem se apresentar no lado acetabular, femoral ou ambos. No lado acetabular, podemos encontrar a displasia do quadril, *otto pelvis*, coxa profunda, sequela de fratura do acetábulo e grandes osteófitos (que causam *impingement*). No lado femoral, podemos nos deparar com coxa vara, valga, sequelas de fratura do fêmur proximal, osteotomias prévias, presença de material de síntese, anteversão acentuada etc. Muitos autores, por exemplo, recomendam que na presença de material de síntese femoral, o quadril deva ser luxado antes de se fazer a retirada dos implantes, a fim de evitar uma fratura no fêmur proximal nesse passo da cirurgia. Essa é uma questão pessoal e delicada, que envolve também a experiência da equipe que está realizando o procedimento, mas serve para ilustrar um dos inúmeros detalhes envolvidos na realização da artroplastia de quadril.

Diversas são as questões técnicas envolvidas na execução de uma prótese de quadril, o que torna a sua compreensão fundamental na correta realização da cirurgia. Podemos então dividir o planejamento cirúrgico na ATQ em quatro passos (Tabela 20.5).

Tabela 20.5 Etapas do planejamento cirúrgico para ATQ.

Avaliar qualidade radiográfica
- Simetria; inclinação pélvica; rotação femoral

Identificar referências anatômicas
- Canal medular; grande trocânter, pequeno trocânter, teto acetabular, lágrima

Identificar as referências mecânicas
- Fundo acetabular; centro de rotação; *offset*; discrepância de membros inferiores

Otimizar o posicionamento dos implantes
- Quanto medializar o componente acetabular; quanto afundar o componente femoral

Alguns detalhes no planejamento cirúrgico devem ser antecipados na realização de uma artroplastia de quadril. Pacientes com coxa vara ou coxa valga necessitam de estratégias diferentes na execução da osteotomia do colo femoral. Pacientes com coxa vara necessitam de uma osteotomia baixa do colo femoral, normalmente com a utilização de uma cabeça intercambiável com colo mais longo, a fim de restaurar o *offset* mais aumentado. Naqueles pacientes com coxa valga, usualmente a estratégia utilizada é a contrária: uma osteotomia alta do colo femoral associada à utilização de uma cabeça femoral de colo mais curto. A reconstrução femoral ideal reproduz o centro normal de rotação da cabeça femoral, determinado pela altura vertical (*offset* vertical), *offset* medial (horizontal ou *offset*) e versão do colo (*offset* anterior).

Muito tem se discutido, nos últimos anos, com relação à artroplastia de quadril minimamente invasiva. Na verdade, não existe uma definição clara para o termo, sendo aplicada a qualquer procedimento em que a incisão foi deliberadamente modificada para reduzir o trauma de partes moles. A maioria dos autores relata incisões de 10 cm ou menos na realização do procedimento. O comprimento da incisão deve ser no mínimo igual ao dobro do comprimento do acetábulo, a fim de evitar contato com a pele.

CUIDADOS PÓS-OPERATÓRIOS

Pacientes que realizaram o procedimento de artroplastia estão mais propensos a doenças tromboembólicas. Entre as medidas profiláticas, utiliza-se warfarina, heparina não fracionada, heparina de baixo peso molecular, aspirina, dextran e medidas mecânicas de compressão em membros inferiores. A duração da profilaxia não está bem definida na literatura e varia de uma a seis semanas. Berry *et al.* recomendam o uso da profilaxia por duas a três semanas para pacientes de "rotina" e por seis semanas em pacientes com história de eventos tromboembólicos ou sob risco.[36]

A drenagem por sucção é realizada pela maioria dos autores, apesar de atualmente haver controvérsia quanto ao seu uso. Os drenos são retirados em 24 a 48 horas, dependendo do grau de sangramento. Da mesma forma, também não há um consenso quanto ao uso de antibióticos, mas vários autores sugerem seu uso por 48 horas em média.

A mobilização do paciente, se possível, deve ocorrer já no dia seguinte ao procedimento cirúrgico. A maioria dos cirurgiões permite um apoio parcial ou mesmo total imediato ao paciente com implantes cimentados e híbridos. O pós-operatório da prótese não cimentada é mais controverso. Alguns autores preconizam o apoio imediato, enquanto outros recomendam esperar entre 8 e 12 semanas. Os autores que advogam o apoio imediato referem que há uma melhor cura do osso, enquanto outros preferem aguardar o crescimento ósseo e a fixação do implante.

ABORDAGENS CIRÚRGICAS DO QUADRIL

Uma abordagem cirúrgica deve proporcionar um fácil acesso a todas as estruturas procuradas. A incisão deve ser suficientemente longa para não prejudicar qualquer parte da operação. Quando praticável, a incisão deve ser feita paralelamente ou considerar as pregas naturais da pele. A abordagem também deve causar o mínimo dano possível às estruturas mais profundas. As abordagens cirúrgicas na ortopedia utilizam planos fasciais, intermusculares, intramusculares ou internervosos. A seleção da abordagem cirúrgica requer considerações a respeito da exposição requerida, com as vantagens e desvantagens de cada uma das possíveis exposições.[2,7]

As vias de acesso cirúrgico do quadril mais utilizadas são:

1. **Anterior (Smith-Petersen, 1917)**: incisão na metade anterior da crista ilíaca em direção à espinha ilíaca anterrossuperior (EIAS), curvando para baixo verticalmente por 10 a 12 cm. O plano superficial é entre o músculo sartório e o tensor da fáscia lata. Profundamente, o plano é entre reto femoral e o glúteo médio.
2. **Anterolateral (Watson-Jones, 1936)**: com o quadril fletido em 30°, num ponto situado 2,5 cm distal e lateralmente a EIAS, inicia-se a incisão curvando-a distal e posteriormente sobre o aspecto lateral do trocânter maior, estendendo-se 8 a 10 cm distalmente ao trocânter. O plano de clivagem é entre o músculo tensor da fáscia lata e o glúteo médio.
3. **Lateral (Harris, 1967; Hardinge, 1982)**: incisão em J amplo centrada no trocânter maior, estendendo-se distalmente por 8 a 10 cm. Plano de separação entre o tensor da fáscia lata e o glúteo máximo. O glúteo médio superior deve ser incisado e elevado por dissecção cortante, deixando as fibras posteriores intactas (Figura 20.17).
4. **Posterior (Moore, 1950)**: incisão num ponto situado 10 cm distalmente a EIPS, estendendo-se distalmente até a margem posterior do trocânter maior, por mais 10 a 12 cm. Plano de clivagem através do glúteo máximo (Figura 20.18).
5. **Posterolateral (Kocher-Langenbeck, 1874; Gibson, 1953)**: incisão num ponto situado 6 a 8 cm anteriormente a EIPS, imediatamente distal à crista ilíaca, estendendo-se distalmente através da borda anterior do trocânter maior por 15 a 18 cm. Plano através do glúteo máximo.
6. **Medial (Ludloff, 1908)**: incisão longitudinal no aspecto medial da coxa. Plano intermuscular entre os músculos grácil e adutor longo. Adutor longo e adutor curto são retraídos anteriormente, enquanto o adutor magno e o grácil são retraídos posteriormente.

RESULTADOS

A artroplastia do quadril oferece excelentes e bons resultados no que se refere ao alívio da dor e melhora da função para atividades moderadas.[1,7,20] Diversos trabalhos mostram altos níveis de satisfação por parte dos pacientes operados. De forma geral, o decréscimo da função ocorre com o aumento da idade. Quando há a falha do implante, acarretando em dor e disfunção ao paciente, está indicada revisão da artroplastia.

Artroplastia do Quadril

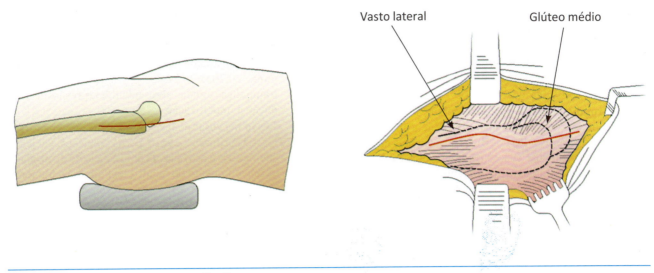

FIGURA 20.17 Acesso proposto por Hardinge.

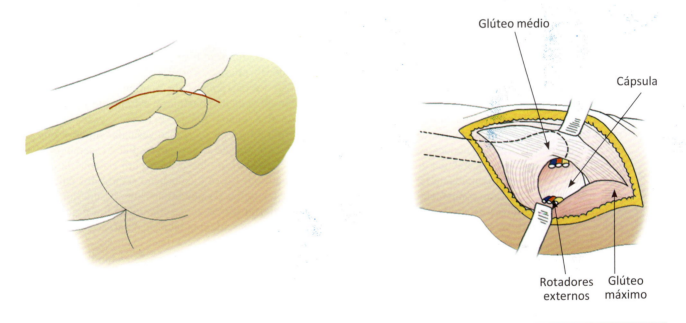

FIGURA 20.18 Acesso posterior.

Apesar de estarem evidentes as muitas alternativas de tratamento, sendo esse ainda um ponto polêmico, sujeito a interpretações diversas, alguns caminhos parecem estar firmados. Os resultados da técnica de cimentação de terceira geração têm sido bastante encorajadores, considerando-se as próteses cimentadas. Diversos trabalhos mostraram seguimentos longos com ótimos resultados com todas as configurações de próteses, e há seguidores para as próteses cimentadas e não cimentadas. Contudo, lembramos um trabalho de 1992 realizado por Wroblewski *et al.*,[42] que utilizando a prótese de Charnley com cimentação de primeira geração e seguimento mínimo de 19 anos, obtiveram 85% de bons resultados, com uma taxa de revisão do componente femoral de 6%. Outros trabalhos apontam resultados similares.[43-46]

COMPLICAÇÕES

Apesar do alto índice de sucesso da artroplastia do quadril, o procedimento pode ser acometido por diversas complicações potenciais. As complicações sistêmicas dizem respeito à parte clínica do paciente e envolvem trombose venosa profunda, embolia pulmonar, arritmias cardíacas, infarto do miocárdio, anemia e infecção do trato respiratório e urinário. As complicações locais envolvem lesão vascular, paralisias nervosas, luxação, osteólise, desgaste, fadiga e afrouxamento do implante. Além desses eventos, existe o risco de uma infecção acometer a artroplastia.[2,7,41] Trata-se de uma complicação catastrófica que normalmente exige um ou mais procedimentos cirúrgicos. A seguir, a descrição de algumas das mais comuns e importantes complicações relacionadas à artroplastia do quadril:

- **Tromboembolismo:** é a complicação clínica mais comum. Atinge a sua maior incidência no quarto dia pós-operatório; 1% dos casos de pacientes não tratados da trombose venosa profunda pode evoluir para embolia pulmonar. Ela é responsável por mais de 50% da mortalidade pós-operatória. Sem a profilaxia, ocorre em 40% a 70% dos pacientes; 80% a 90% das tromboses ocorrem no membro operado.[2,7,41] O tratamento inclui anticoagulantes para evitar a propagação do trombo (Figura 20.19).

- **Luxação:** pode ocorrer em até 3% nas artroplastias primárias e em até 10% nas revisões. Os principais fatores envolvidos na luxação são o *impingement* entre o fêmur e o acetábulo (por exemplo, a retroversão do componente acetabular, osteófitos acetabulares, diminuição *offset*) e tensão inadequada de partes moles. Os fatores de risco incluem cirurgia prévia e pseudartrose do trocânter maior. O termo *safe zone* ou zona de segurança foi primeiramente introduzido por Lewinnek, em 1978, baseado em observações clínicas de que as luxações ocorriam menos quando o componente acetabular era posicionado com 30º a 50º de abdução e 5º a 25º de anteversão. O componente acetabular deve ficar em posição de anteversão aproximada de 15º ± 10º e em inclinação de 40º ± 10º. Com componente acetabular posicionado em anteversão maior do que 25º, qualquer grau de retroversão e/ou inclinação lateral do componente facilita a luxação; o mesmo acontece com o componente femoral posicionado com mais de 15º de anteversão. A luxação ocorre com mais frequência em até seis semanas da cirurgia, podendo ser acompanhada por soltura dos componentes (Figuras 20.20 e 20.21).[2,7,41] Pacientes com luxações traumáticas agudas apresentam boas respostas a redução e imobilização.

- **Lesão nervosa:** pode ocorrer em até 3,5% nas artroplastias primárias e em 7,5% nas revisões. Pacientes submetidos à artroplastia por sequela de displasia do desenvolvimento do quadril têm um risco aumentado, que chega a 5,2% nas artroplastias primárias. Podem estar envolvidos os nervos ciático, femoral, obturador e o fibular. A lesão está associada com o alongamento do membro (distensão do nervo), trauma intra ou pós-operatório, extrusão de cimento e luxação da prótese. Geralmente, não se consegue identificar a causa.[2,7,41]

- **Lesão vascular:** é uma lesão rara (0,2% a 0,5%). Vasos e nervos intrapélvicos estão sob risco de lesão por causa da colocação de parafusos transacetabulares e pelos próprios afastadores. Parafusos colocados no quadrante anterossuperior do acetábulo colocam em risco a artéria e a veia ilíaca externa.[2,7,41] Estudos anatômicos por Keating *et al.* e por Wasielewski *et al.* demonstraram claramente a proximidade dos vasos ilíacos externos, vasos e nervo obturador, e plexo venoso vesicular superior e inferior em relação ao aspecto medial do acetábulo. Wasielewski *et al.* descreveram um sistema de quatro quadrantes para a colocação segura dos parafusos acetabulares. Os quadrantes anterossuperior e anteroinferior são as zonas em que há um grande risco de lesão vascular por meio de parafusos, em especial a artéria ilíaca e a veia ilíaca externas.

- **Discrepância de membros:** é a complicação ortopédica mais comum, sendo mais frequente o alongamento. O posicionamento em valgo do componente femoral pode alongar o membro em até 2 cm.

- **Infecção (Figura 20.22A e B):** apresenta uma incidência de 1% a 2% nas artroplastias primárias e 3% a 4% nas revisões. Os microrganismos *Staphylococcus aureus* e o *S. epidermidis* são responsáveis por 50% a 75% das infecções. Ocorre ainda uma incidência aumentada em pacientes com diabetes, obesidade, artrite reumatoide (até 10% de infecção), lúpus eritematoso sistêmico, gota, desnutrição, uso de fármacos imunossupressores e uso de corticoides. Fitzgerald divide a infecção em três tipos: aguda (até 3 meses), tardia (3 a 24 meses) e tardia hematogênica (após 24 meses). Recomenda-se a profilaxia antibiótica com cefalosporina de primeira geração, mantida por 48 horas, embora estudos recentes tenham indicado que apenas uma ou duas doses após a cirurgia tenham a mesma eficácia. O acompanhamento do paciente com infecção é feito por meio do

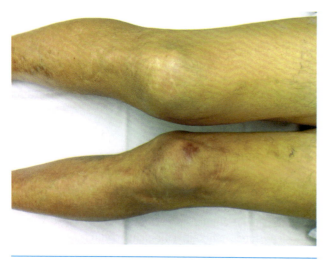

FIGURA 20.19 Paciente com trombose venosa profunda no membro inferior direito.

Artroplastia do Quadril

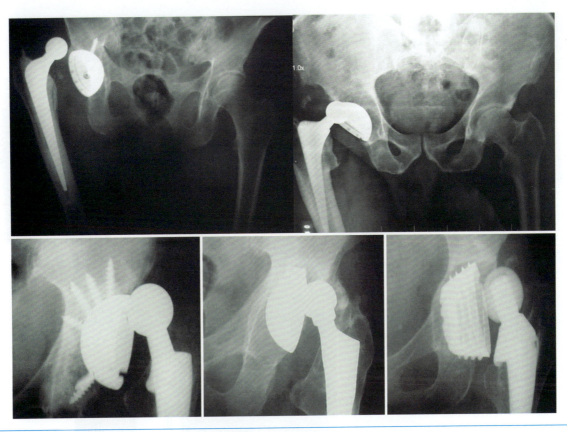

FIGURA 20.20 Exemplos de luxação de prótese total de quadril pelos mais diversos motivos.

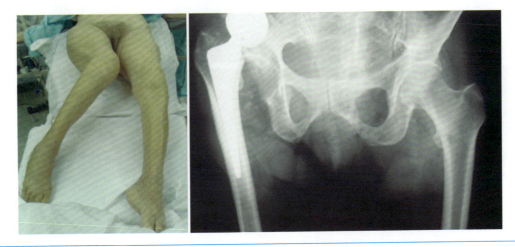

FIGURA 20.21 Visualização de uma paciente com luxação de prótese parcial, observada no exame físico e na radiografia.

controle da contagem de células brancas sanguíneas, da velocidade de sedimentação eritrocitária e da proteína C reativa. O tratamento varia com a antibioticoterapia, drenagem, desbridamento e ressecção artroplástica. A revisão pode ocorrer em um ou dois tempos, com uso de espaçador com antibiótico (Figura 20.22C).[2,7,41] A Figura 20.22 (D, E, F e G) mostra imagens de tomografia computadorizada de um paciente com soltura dos componentes femoral e acetabular com seis anos de pós-operatório.

- **Afrouxamento asséptico:** radiograficamente, manifesta-se como uma zona de radioluscência na interface metal-osso ou cimento-osso. As zonas de radioluscência femoral (proposta por Gruen) e ace-

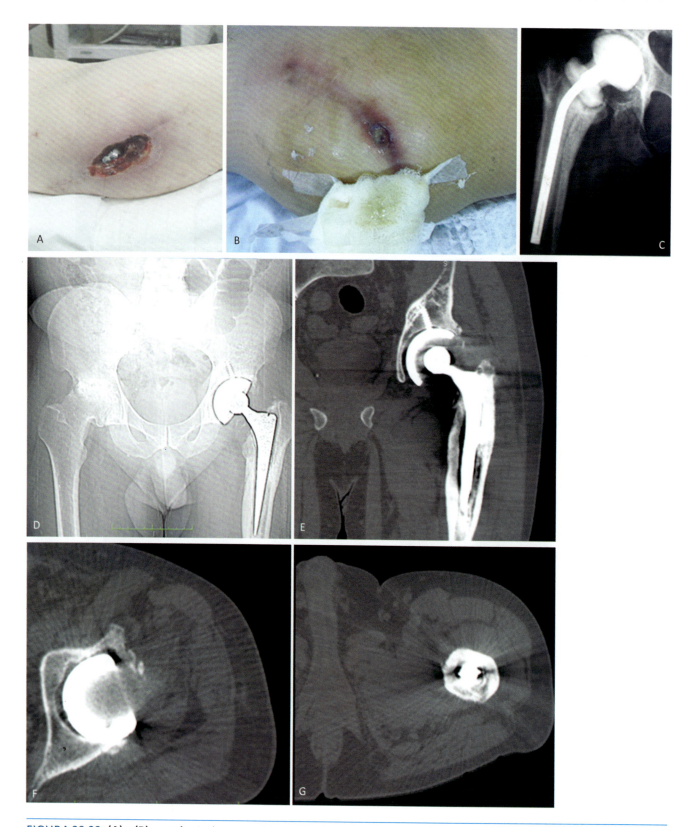

FIGURA 20.22 (A) e (B): aparência de uma prótese total de quadril infectada; (C): exemplo de espaçador em revisão de dois tempos; (D): imagens tomográficas em cortes coronal (E) e axiais (F), (G) mostrando soltura de ambos os componentes da prótese.

tabular (proposta por De Lee e Charnley) podem ser identificadas conforme a Figura 20.23. Normalmente, resulta de picos torsionais em retroversão, como ao se levantar de uma cadeira ou subir escadas. Forças axiais também podem estar presentes. Uma superfície de metal áspera pode aumentar a força de união entre o implante e o cimento. Entretanto, com a soltura progressiva, o movimento entre as superfícies gera um mecanismo abrasivo que produz inúmeras partículas de metal e de cimento. Com a utilização de implantes de superfície lisa, esse efeito é menor. Utilizando a técnica de cimentação de primeira geração, com seguimento variando de 15 a 20 anos, a taxa de soltura variou entre 7% e 36% para o componente femoral. Quando se utiliza a técnica de cimentação de segunda geração, as taxas de soltura para um seguimento de 9 a 18 anos variam entre 1,3% a 6%. Com relação ao componente acetabular, as taxas de soltura para um seguimento de 17 a 20 anos podem variar de 15% a 54%, dependendo da técnica e do material utilizado.[2,7,41]

- **Metalose e osteólise:** a osteólise periprótese é uma comum e importante complicação associada com a artroplastia do quadril, ocorrendo predominantemente em próteses não cimentadas (Figura 20.14). Sua prevalência aumenta com o tempo de seguimento e está relacionada a três fatores principais: (1) número de partículas de debris; (2) distribuição dessas partículas pelo fluido articular para a região periprótese e (3) o tipo de reação biológica, capacidade de ativação dos macrófagos e osteoclastos que promovem a reabsorção, gerando uma substância preta como o petróleo (metalose) (Figura 20.24). O desenvolvimento e a produção de debris têm surgido como a principal ameaça à sobrevida de uma prótese de quadril, principalmente da não cimentada. Entre os principais fatores produtores de debris estão o tipo de metal, o tamanho da cabeça femoral, a quantidade de debris de polietileno, a modularidade, o micromovimento e a atividade diária do paciente. A osteólise costuma ser assintomática quando os componentes estão bem fixados. O momento ideal para se fazer a reintervenção depende da fixação do implante, dos sintomas do paciente, do grau de perda óssea e da localização da osteólise.[2,7,41]

- **Squeaking:** o fenômeno do squeaking, como já citado anteriormente, é um som audível que ocorre durante a movimentação do quadril, semelhante a uma dobradiça de porta sem lubrificação, e tem sido reportado em associação com todos os tipos de superfícies, mas ficou mais popularizado na associação cerâmica-cerâmica. Observou-se recentemente diferentes "taxas de squeaking" em associação com diferentes designs de hastes, mas com superfícies de cerâmica-cerâmica idênticos. As características acústicas são muito diferentes entre diferentes designs. Além disso, o squeaking também é diferente em função do número de ciclos testados. Jarrett *et al.* observaram que a incidência do squeaking na associação cerâmica-cerâmica pode ser muito maior que a previamente reportada (menor que 1%). As causas e implicações do fenômeno ainda necessitam ser melhor determinadas.[2,7,41]

- **Ossificação heterotópica:** é a formação de osso lamelar maduro sobre tecido não ósseo, sendo metabolicamente ativa e histologicamente similar ao osso nativo, com aumento do número de osteoblastos e osteoclastos (Figura 20.25). Pode comprometer a adaptação de próteses ou os atos de sentar ou deitar de forma confortável, sendo indolor, mas pode levar à diminuição da mobilidade. Não causa claudicação ou perda de força. Nenhuma evidência indica que o aumento dos detritos ósseos produzidos na artroplastia total do quadril sem cimento induzam à formação de osso heterotópico. Da mesma forma, não há diferença estatisticamente significativa na incidência total ou gravidade da formação óssea entre grupos com artroplastias totais de quadril cimentadas e não cimentadas. A incidência da ossificação heterotópica após artroplastia total do quadril cimentada sem tratamento profilático é de aproximadamente 30%.[2,7,41]

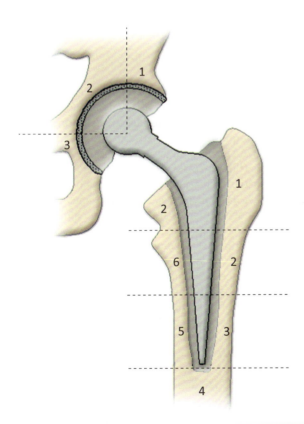

FIGURA 20.23 Zonas de radioluscência femoral e acetabular.

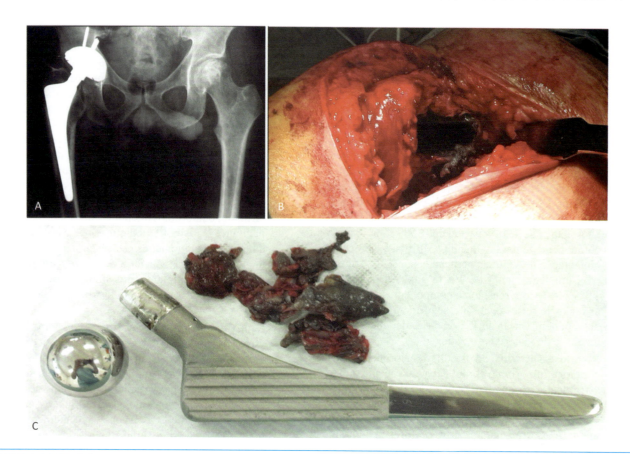

FIGURA 20.24 (A) Radiografia pré-operatória com soltura da haste femoral e osteólise intensa do grande e pequeno trocânteres; (B) visualização de metalose intraoperatória; (C) prótese extraída e debris com metalose; observar também a corrosão do colo da prótese.

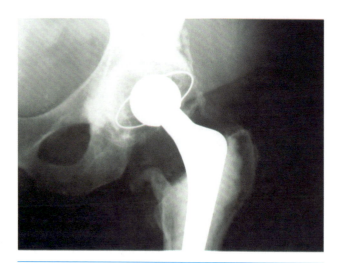

FIGURA 20.25 Ossificação heterotópica vista próximo ao calcar e entre o acetábulo e o grande trocânter em artroplastia total de quadril esquerda. A mobilidade era normal, e o paciente não apresentava queixas.

- **Fratura periprotética e da prótese:** a fratura periprotética ocorre mais frequentemente em ossos poróticos e em pacientes idosos. As fraturas ocorrem principalmente na fresagem do canal (Figura 20.26A), mas podem ocorrer tardiamente após quedas (Figura 26B e C). Ocorrem em 3,5% das artroplastias primárias não cimentadas do quadril e em 0,4% das cimentadas. As fraturas metafisárias simples ocorrem mais frequentemente durante a inserção dos componentes não cimentados. Se forem de até 1 mm, se não houver separação dos fragmentos e caso se encontrem a pelo menos 1 cm do calcar, os pacientes apresentam um pós-operatório semelhante aos casos não fraturados. Na Figura 26D e E se observa a fratura de uma haste femoral após alguns anos de seguimento. As fraturas dos componentes podem ocorrer por fadiga (maioria dos casos) ou por ruptura frágil (se houver alterações nas especificações dos materiais).[2,7,41]

Artroplastia do Quadril

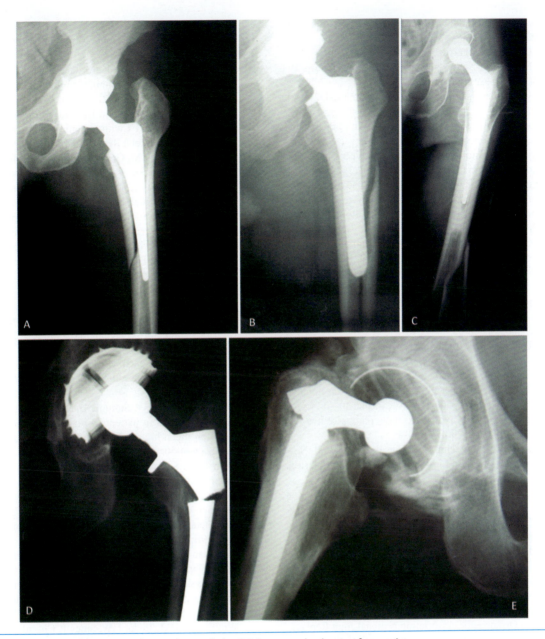

FIGURA 20.26 (A, B e C) fraturas periprotéticas; (D) e (E) fraturas das hastes femorais.

REFERÊNCIAS BIBLIOGRÁFICAS

1. Huo MH, Stockton KG, Mont MA, et al. What's new in total hip arthroplasty. J Bone Joint Surg Am. 2010;92:2959-72.
2. Schwartsmann CR, Boschin LC. O quadril adulto. In: Herbert S, Barros Filho TEP, Xavier R, et al. Ortopedia e traumatologia: princípios e prática. 4.ed. Porto Alegre: Artmed, 2009.
3. Instituto Brasileiro de Geografia e Estatística – IBGE. Projeção da população brasileira por sexo e por idade. [Internet] [Acesso em 03 mar 2017]. Disponível na Internet: http://www.ibge.gov.br
4. Harkess JW, Daniels AU. Introdução e visão geral. In: Canale ST. Cirurgia Ortopédica de Campbell. 10.ed. Rio de Janeiro: Manole/ SBOT, 2006. p.223-42.
5. Girdlestone GR. Acute pyogenic arthritis of the hip: an operation giving free access and effective drainage. Lancet. 1943;241:419-21.
6. Smith-Petersen MN, Larson CB, et al. Complications of old fractures of the neck of the femur: results of treatment of vitallium-mold arthroplasty. J Bone Joint Surg Am. 1947;29(1):41-8.
7. Harkess JW, Crockarell. Arthroplasty of the hip. In: Canale ST, Beaty JH. Campbell`s operative orthopaedics. 11.ed. Philadelphia: Mosby/ Elsevier, 2007. p.314-482.
8. Urist MR. The repair of articular surfaces following arthroplasty of the hip. Clin Orthop. 1958;12:209-29.
9. Ring PA. Five to fourteen year interim results of uncemented total hip arthroplasty. Clin Orthop Relat Res. 1978;137:87-95.

10. Ring PA. Ring UPM total hip arthroplasty. Clin Orthop Relat Res. 1983;176:115-23.
11. McKee GK, Watson-Farrar J. Replacement of arthritic hips by the McKee-Farrar prosthesis. J Bone Joint Surg Br. 1966;48(2):245-59.
12. Charnley J. Arthroplasty of the hip: a new operation. Lancet. 1969;1:1129.
13. Charnley J. Low friction arthroplasty of the hip: theory and practice. New York: Springer-Verlag, 1979.
14. Charnley J. The histology of loosening between acrylic cement and bone. J Bone Joint Surg Br. 1975;57(2):245.
15. Goldring SR, Schiller AL, Roelke M, et al. The sinovial-like membrane at the bone-cement interface in loose total hip replacements and proposed role in bone lysis. J Bone Joint Surg Am. 1983;65(5):575-84.
16. Sivash KM. The development of a total metal prosthesis for the hip joint from a partial joint replacement. Reconstr Surg Traumatol. 1969;11:53-62.
17. Fritsche A, Bialek K, Mittelmeier W, et al. Experimental investigations of the insertion and deformation behavior of press-fit and threaded acetabular cups for total hip replacement. J Orthop Sci. 2008;13(3):240-7.
18. Bobyn JD, Pilliar RM, Cameron HV, et al. The optimum pore size for the fixation of porous-surfaced metal implants by the ingrowth of bone. Clin Orthop Relat Res. 1980;150:263-70.
19. Duffy GP, Berry DJ, Rowland C, et al. Primary uncemented total hip arthroplasty in patients <40 years old: 10- to 14-year results using first-generation proximally porous-coated implants. J Arthroplasty. 2001;16:140-4.
20. Schwartsmann CR, Boschin LC, Gonçalves RZ, et al. New bearing surfaces in total hip replacement. Rev Bras Ortop. 2012;47(2):154-9.
21. Israel CL. Desenvolvimento de uma máquina para ensaios de desgaste em próteses totais de articulação de quadril. Porto Alegre. Tese [Doutorado em Engenharia Metalúrgica e de Materiais] – UFRGS, 2010.
22. Morrey BF, Ilstrup D. Size of the femoral head and acetabular revision in total hip-replacement arthroplasty. J Bone Joint Surg Am. 1989;71(1):50-5.
23. Charnley J, Halley DK. Rate of wear in total hip replacement. Clin Orthop Relat Res. 1975;112:170-9.
24. Australian Orthopaedic Association National Joint Replacement Registry. Annual Report. Adelaide: AOA, 2014
25. Garellick G, Kärrholm J, Lindahl H, et al. Swedish Hip Arthroplasty Register. Annual Report. 2013
26. National Joint Registry for England, Wales and Northern Ireland. 11th Annual Report 2014. Surgical data to 31 December 2013.
27. New Zealand Orthopaedic Association. The New Zealand Joint Registry. Fifteen Year Report. January 1999 to December 2013.
28. Chana R, Facek M, Tilley S, et al. Ceramic-on-ceramic bearings in young patients. Outcomes and activity levels at minimum ten-years follow-up. Bone Joint J. 2013;95B:1603-9.
29. Bartel DL, Burstein AH, Toda MD, et al. The effect of conformity and plastic thickness on contact stresses in metal-backed plastic implants. J Biomech Eng. 1985;107(3):193-9.
30. Cooper HJ, Della Valle CJ. Large diameter femoral heads. Is bigger always better? Bone Joint J. 2014;96-B(11 Suppl A):23-6.
31. Boutin P, Christel P, Dorlot JM, et al. The use of dense alumina-alumina ceramic combination in total hip replacement. J Biomed Mater Res. 1988;22(12):1203-32.
32. Yoshitomi H, Shikata S, Ito H, et al. Manufacturers affect clinical results of THA with zirconia heads: a systematic review. Clin Orthop Relat Res. 2009;467(9):2349-55.
33. Garbuz DS, Tanzer M, Greidanus NV, et al. Metal-on-metal hip resurfacing versus large-diameter head metal-on-metal total hip arthroplasty: a randomized clinical trial. Clin Orthop Relat Res. 2010;468:318-25.
34. Jacobsson SA, Djerf K, Wahlstrom O. A comparative study between McKee-Farrar and Charnley arthroplasty with long-term follow-up periods. J Arthroplasty. 1990;5(1):9-14.
35. Kothari M, Bartel DL, Brooker JF. Surface geometry of retrieved McKee-Farrar total hip replacements. Clin Orthop Relat Res. 1996;329-Suppl:S141-7.
36. Berry DJ, Harmsen WS, Cabanela ME, et al. Twenty-five-year survivorship of two thousand consecutive primary Charnley total hip replacements. J Bone Joint Surg Am. 2002;84:171-7.
37. Dorr LD, Faugere MC, Mackel AM, et al. Structural and cellular assessment of bone quality of proximal femur. Bone 1993;3:231-42.
38. Kwon YM, Thomas P, Summer B, et al. Lymphocyte proliferation responses in patients with pseudotumors following metal-on-metal hip resurfacing arthroplasty. J Orthop Res. 2010;28:444-50.
39. Glyn-Jones S, Pandit H, Kwon YM, et al. Risk factors for inflammatory pseudotumour formation following hip resurfacing. J Bone Joint Surg Br. 2009;91:1566-74.
40. Brodner W, Bitzan P, Meisinger V. Elevated serum cobalt with metal on metal articulating surfaces. J Bone Joint Surg. 1997;79B:316-21.
41. Chapman MW. Chapman's orthopaedic surgery. 3.ed. New York: Lippincott Williams & Wilkins, 2001.
42. Wroblewski BM, Siney PD, Fleming PA. Charnley low-frictional torque arthroplasty: follow-up for 30 to 40 years. J Bone Joint Surg Br. 2009;91(4):447-50.
43. Wroblewski BM, Taylor GW, Siney P. Charnley low-friction arthroplasty: 19 to 25 year results. Orthopaedics. 1992;15:421-4.
44. Halley DK, Charnley J. Results of low friction arthroplasty in patients thirty years of age or younger. Clin Orthop Relat Res. 1975;112:180-91.
45. Buckwalter AE, Callaghan JJ, Liu SS, et al. Results of Charnley total hip arthroplasty with use of improved femoral cementing techniques, a concise follow-up, at minimum of twenty-five years, of a previous report. J Bone Joint Surg Am. 2006;88(7):1481-5.
46. Callaghan JJ, Templeton JE, Liu SS, et al. Results of Charnley total hip arthroplasty at a minimum of thirty years. A concise follow-up of a previous report. J Bone Joint Surg Am. 2004;86-A(4):690-5.

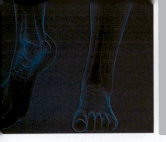

Artroplastia de Revisão

Rodrigo Guimarães

INTRODUÇÃO

O ganho funcional e diminuição da dor com resultados em longo prazo colocam a artroplastia total do quadril entre as cirurgias ortopédicas com melhor custo benefício efetivo. Esses resultados encorajam o aumento da implantação de próteses, inclusive em pacientes mais jovens, e torna o procedimento cada vez mais frequente.[1]

Apesar do desenvolvimento tecnológico dos materiais utilizados nas próteses, do aperfeiçoamento técnico cirúrgico e da melhor compreensão da artroplastia, o número de revisões continua a aumentar. Segundo Kurtz *et al.*, o número de artroplastias de revisão de quadril nos Estados Unidos passará de 40.800 (dados de 2005) para 96.700 em 2030, com incremento de 137%.[1,2]

CONCEITO

A revisão da artroplastia é a troca da prótese implantada por outra prótese.

ETIOLOGIA E EPIDEMIOLOGIA

Várias são as causas que levam à artroplastia de revisão, entre elas, a luxação recidivante, a soltura asséptica e a infecção, que juntas correspondem a 55% dos casos. As revisões de ambos os componentes são realizadas em 41,1% dos pacientes, seguidos de revisão apenas femoral em 13,2% e apenas acetabular em 12,7%. Restam 12,6%, que são as trocas apenas da cabeça femoral ou do *insert* acetabular.[1]

DIAGNÓSTICO

O acompanhamento clínico e radiográfico periódico permite a realização do diagnóstico que indica a troca da prótese.

QUADRO CLÍNICO

O quadro clínico que antecede a revisão da artroplastia está ligado à causa que leva à troca da prótese:

- **Revisão por luxação recidivante:** episódios de luxação da prótese, que ocorrem nas atividades habituais do paciente ou após mobilização articular acima do limite angular preconizado, são acompanhados de dor, impotência funcional evidente e posição característica do membro inferior.
- **Revisão por soltura asséptica:** está relacionada à reabsorção óssea que ocorre ao redor do componente acetabular e/ou femoral; a osteólise, como é chamada, pode ocorrer por fatores mecânicos – entre eles, a pressão do líquido sinovial no espaço articular efetivo – ou fatores biológicos, como resposta inflamatória às partículas de desgaste.[3]
- **Revisão por soltura acetabular:** evolução possível na artroplastia do quadril, a sintomatologia é diretamente proporcional à quantidade de perda do estoque ósseo. Nas grandes perdas, ocorre migração da prótese que leva ao encurtamento do membro, e alguns pacientes percebem estalidos causados pela mobilização dos componentes. A dor acomete a região inguinal, porém pode aparecer tardiamente; logo, o exame radiográfico de rotina, via de regra, faz diagnóstico antes do aparecimento dos sinais e sintomas.
- **Revisão por soltura femoral:** nessas situações, o quadro doloroso aparece precocemente, com dor localizada na coxa e de acordo com a perda óssea e com o afundamento da haste; pode haver encurtamento do membro.
- **Revisão por soltura dos dois componentes:** nesses casos, a dor é global, na região da nádega, coxa e inguinal, e o encurtamento e impotência funcionais

estarão ligados à quantidade de perda óssea acarretada pelas solturas.

- **Revisão por desgaste:** quadro clínico insidioso, raramente acompanhado de dor; diagnóstico radiográfico.
- **Revisão por infecção:** o quadro clínico depende do tipo de infecção: aguda, subaguda ou crônica. Nas infecções agudas, geralmente associadas a um quadro exuberante com dor desde o pós-operatório imediato, aspecto local inflamatório e saída de secreção, com prótese ainda fixa; nas infecções crônicas, a dor é normalmente tolerável, porém constante e com a prótese solta ou que mostra sinais radiográficos de osteólise evolutivos para soltura.

AVALIAÇÃO RADIOGRÁFICA

CRITÉRIOS RADIOGRÁFICOS NA AVALIAÇÃO DA SOLTURA ACETABULAR

A soltura acetabular fica definida quando há linha radioluscente de 2 mm ou mais nas três zonas de De Lee e Charnley, ou quando há mudança na posição da prótese.[4]

CRITÉRIOS RADIOGRÁFICOS NA AVALIAÇÃO DA SOLTURA FEMORAL

- **Fêmur cimentado:** linha radioluscente de 2 mm ou mais em todas as zonas de Gruen, migração ou mudança de posição do cimento em relação ao osso ou da haste em relação ao cimento; fratura do cimento e fratura da haste.[5]
- **Fêmur não cimentado:** migração de 2 mm ou mais do implante é o sinal mais fidedigno de soltura da haste femoral mas também podemos observar formação de pedestal, presença de partículas metálicas soltas, linha radioluscente maior que 2 mm ao redor de toda a haste e linha radioluscente divergente de proximal para distal na haste femoral.[6]

CLASSIFICAÇÃO DA PERDA ÓSSEA NAS SOLTURAS ACETABULAR E FEMORAL

Soltura acetabular

Classificação de Gustilo e Pasternak acetabular:[7]

- **Tipo I:** prótese solta com alargamento acetabular mínimo.
- **Tipo II:** alargamento acetabular e afilamento importante, porém com manutenção das paredes.
- **Tipo III:** perda e defeito num dos quadrantes – anterior, posterior, superior ou central.
- **Tipo IV:** colapso acetabular global, com defeitos envolvendo pelo menos dois quadrantes.

Soltura femoral

Classificação de Gustilo e Pasternak femoral:[7]

- **Tipo I:** pouca perda óssea endosteal, afilamento cortical menor que 50% e circunferência femoral proximal intacta.
- **Tipo II:** alargamento do canal femoral, afilamento cortical maior que 50%; pode haver defeito da parede lateral, porém com circunferência proximal intacta.
- **Tipo III:** instabilidade por defeito da parede posteromedial que chega ao pequeno trocânter.
- **Tipo IV:** perda da circunferência proximal femoral, com defeito que vai abaixo do pequeno trocânter.

TRATAMENTO

O objetivo clínico nas revisões de artroplastias do quadril é semelhante ao das artroplastias primárias: recuperar o bom desempenho funcional, com articulação indolor. Leva-se em consideração, na escolha da técnica cirúrgica utilizada, a causa que obriga à revisão, o grau de perda do estoque ósseo e a disponibilidade de material e enxerto adequados, assim como a experiência do cirurgião. Também deve pesar sobre a escolha qual procedimento garantirá maior tempo de sobrevida da nova prótese agora implantada.

Para obtenção dos resultados esperados, independentemente da técnica utilizada e de quais componentes serão revisados, é fundamental o planejamento pré-operatório. Este leva em consideração radiografias com padrão ideal e em tamanho real, assim como uso de planilhas correspondentes aos materiais que serão utilizados.[8]

Além do planejamento adequado, a retirada dos componentes soltos, gastos ou implantados em má posição, assim como de todo cimento e tecido fibroso remanescente, são importantes para o bom resultado da nova cirurgia.[9]

A estabilidade do conjunto implante-prótese também influencia no resultado em longo prazo da cirurgia – logo, nas descontinuidades pélvicas ou nas solturas femorais acompanhadas de fratura. O tratamento da lesão preexistente com placas, parafusos, cerclagens, anéis de reforço acetabular e outros faz parte da técnica operatória.[10,11]

TÉCNICA ACETABULAR

Prótese cimentada

Associada ao uso de enxerto ósseo homólogo, que pode ser em bloco ou picado impactado. No caso dos enxertos em bloco ou estruturais, o objetivo é preencher o defeito ósseo e conferir estabilidade primária ao conjunto. Sabemos que, embora seja utilizado tecido biológico, não haverá, via de regra, substituição deste por tecido do hospedeiro (integração), funcionando assim como uma prótese biológica.[12]

O uso de enxerto picado impactado exige a reconstrução das estruturas acetabulares ausentes, teto, colunas e paredes, que se faz com telas fixadas por parafusos; após a impactação, ocorre a cimentação com pressurização. A estabilidade definitiva ocorre quando há integração do enxerto, período que pode variar entre três e seis meses. A técnica tem como vantagem a reposição do estoque ósseo, o que caracteriza solução biológica[13,14] (Figuras 21.1, 21.2 e 21.3).

Prótese não cimentada

Leva em consideração a osteointegração do implante colocado direto no osso hospedeiro. Para se obter esse resultado, faz-se a fresagem acetabular na tentativa de dar forma hemisférica ao acetábulo, que normalmente está em formato oval, e aumenta-se a área de contato ósseo com o implante, garantindo fixação inicial sob pressão. Quando isso não é alcançado, pode-se lançar mão do uso de parafusos de fixação do componente, assim como reconstrução dos defeitos com enxerto em bloco e, mais recentemente, com a utilização de cunhas de metal trabecular no preenchimento dos defeitos. Todas as técnicas objetivam aumentar a estabilidade inicial da nova prótese[15,16,17] (Figuras 21.4 e 21.5).

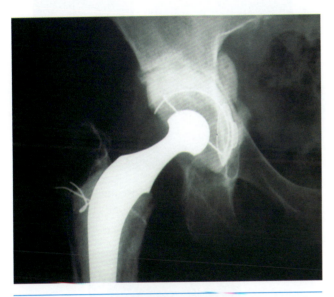

FIGURA 21.1 Sinais de radioluscência ao redor de toda a prótese acetabular, indicando soltura.

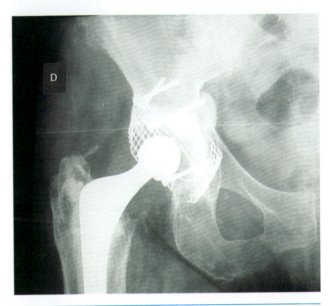

FIGURA 21.3 Revisão com enxerto impactado, 10 anos de pós-operatório. Enxerto integrado.

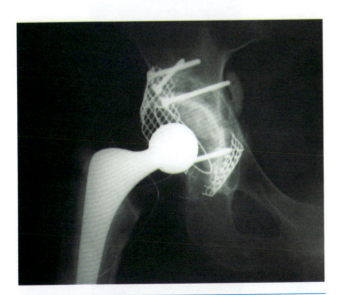

FIGURA 21.2 Revisão com enxerto impactado, após reconstrução com telas; pós-operatório imediato. Percebe-se a presença do dreno de sucção.

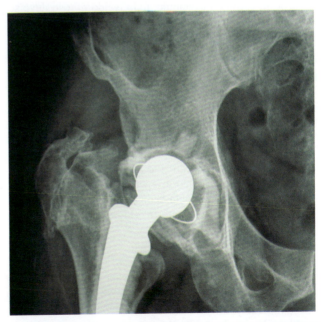

FIGURA 21.4 Sinais de radioluscência ao redor de toda a prótese acetabular indicando soltura; há desgaste do polietileno.

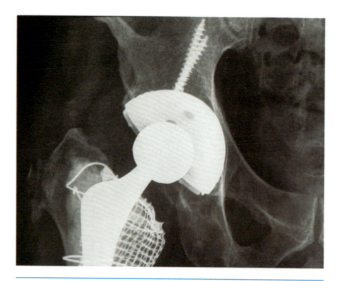

FIGURA 21.5 Revisão com acetábulo não cimentado.

Prótese femoral

As revisões femorais levam em consideração a característica da prótese a ser retirada, cimentada ou não, e se ela está fixa ou solta, assim como a qualidade óssea do paciente e o estado do estoque ósseo após a retirada dessa prótese.

As hastes não cimentadas fixas necessitam normalmente de osteotomia estendida para serem retiradas;[18] já as soltas, saem com mais facilidade. As hastes cimentadas fixas são retiradas mais facilmente, porém a dificuldade está na retirada do cimento preso ao endósteo, que exige cuidado para evitar fraturas femorais; as cimentadas soltas saem com facilidade.

Assim como no acetábulo, todo tecido fibroso deve ser retirado da superfície onde será reimplantada a nova prótese femoral, garantindo melhor fixação do implante.

TÉCNICA FEMORAL

Cimentada

Baseia-se no preenchimento da área acometida com uso de enxerto homólogo picado impactado e cimentação da prótese. Nas lesões mais avançadas, há necessidade de telas para reconstrução do segmento. Entre os benefícios apontados nessa técnica, estão a regeneração do estoque ósseo acometido, comportamento semelhante ao de uma prótese primária logo no pós-operatório[19] (Figuras 21.6 e 21.7).

Não cimentada

Dentre as técnicas não cimentadas, a mais consagrada é a de fixação distal de Wagner, proposta em 1987, com uso de hastes cônicas de titânio, que fixam-se distalmente à área dos defeitos ósseos. Tem como vantagens a diminuição do tempo operatório, dispensar o uso de enxerto e, segundo alguns autores, permitir a reconstituição do tecido ósseo perdido na parte proximal à fixação da haste[18] (Figuras 21.8, 21.9 e 21.10).

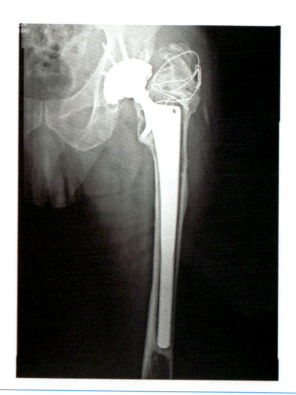

FIGURA 21.6 Haste femoral não cimentada solta com reabsorção do estoque ósseo ao redor da haste.

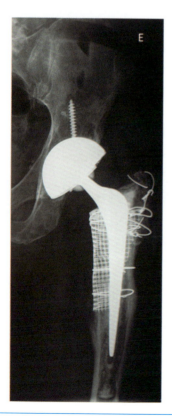

FIGURA 21.7 Dois anos de revisão femoral com enxerto impactado, recomposição do estoque ósseo.

Artroplastia de Revisão

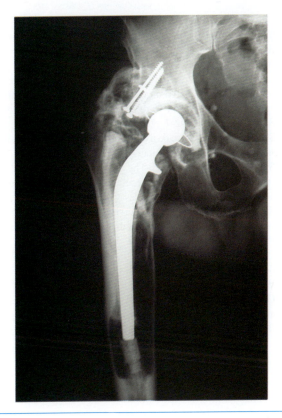

FIGURA 21.8 Sinais de soltura femoral e reabsorção do estoque ósseo proximal.

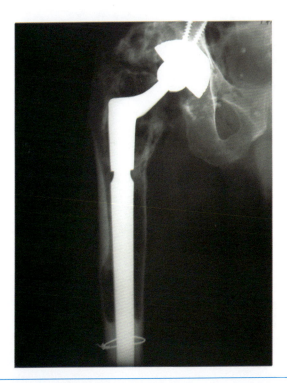

FIGURA 21.9 Revisão femoral com haste de fixação distal, pós-operatório recente.

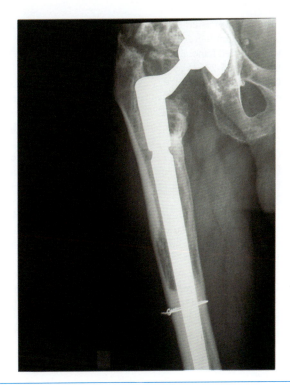

FIGURA 21.10 Três anos de pós-operatório, com melhora da qualidade óssea proximal.

PROGNÓSTICO

O prognóstico está relacionado intimamente à qualidade da reconstrução conseguida durante a artroplastia de revisão. Influenciam nesse resultado a característica óssea, muscular e neural, assim como a quantidade de cirurgias anteriores e a técnica escolhida.

REFERÊNCIAS BIBLIOGRÁFICAS

1. Bozic KJ, Kurtz SM, Lau E, et al. The Epidemiology of Revision Total Hip Arthroplasty in the United States. J Bone Joint Surg Am. 2009;91:128-33.
2. Kurtz S, Ong K, Lau E, et al. Projections of Primary and Revision Hip and Knee Arthroplasty in the United States from 2005 to 2030. J Bone Joint Surg Am. 2007;89:780-5.
3. Gonçalves H, Honda E, Ono N. Análise da incorporação do enxerto ósseo acetabular. Rev Bras Ortop. 2003;38:149-60
4. DeLee JG, Charnley J. Radiological demarcation of cemented sockets in total hip replacement. Clin Orthop Relat Res. 1976;121:20-32. Garcia-Cimbrelo E, Munuera L. Early and late loosening of the acetabular cup after low-friction arthroplasty. J Bone Joint Surg Am. 1992;74:1119-29.
5. Gruen IA, McNeice GM, Asistit HC, et al. Modes of failure of cemented stem-type femoral comiipoinents a radiographic analysis of loosening. Clin Orthop. 1979;141:17-27.
6. Engh CA, Massin P, Slithers KE. Roentgenographic assessment of the biologic fixation of porous-surfaced femoral components. Clin Orthop. 1990;257:107-28.

7. Gustilo RB, Pasternak HS. Revision total hip arthroplasty with titanium ingrowth prosthesis and bone grafting for failed cemented femoral component loosening. Clin Orthop Relat Res. 1988-235:111-9.

8. Charles MN, Bourne RB, Davey RJ, et al. Soft-tissue balancing of the hip the journal of bone & joint surgery. 2004;86(5).

9. Hungerford DS, Jones LC. The rationale of cementless revision of cemented arthroplasty failures. Clin Orthop Relat Res. 1988;(235):12-24.

10. Cabral PSJF, Silveira CLS, Spinola RV, et al. Avaliação do uso de anel antiprotrusão com enxerto ósseo em lesão acetabular pós-artroplastia total do quadril. Rev Bras Ortop. 2004;39(11/12).

11. Harris WH. Allografting in total hip arthroplasty in adults with severe acetabular deficiency including a surgical technique for bolting the graft to the ilium. Clin Orthop. 1982;162:150-64.

12. Shinar AA, Harris WH. Bulk structural autogenous grafts and allografts for reconstruction of the acetabulum in total hip arthroplasty. Sixteenyear-average follow-up. J Bone Joint Surg [Am]. 1997;79:159-68.

13. Nelissen RG, Bauer TW, Weidenhielm LR, et al. Revision hip arthroplasty with the use of cement and impaction grafting. Histological analysis of four cases. J Bone Joint Surg Am. 1995;77(3):412-22.

14. Schreurs BW, Bolder SB, Gardeniers JW, et al. Acetabular revision with impacted morsellised cancelous bone grafting and a cemented cup. A 15 to 20-year follow-up. J Bone Joint Surg Br. 2004;86:492-7.

15. Scott M. Sporer how to do a revision total hip arthroplasty: revision of the acetabulum the journal of bone & joint surgery. 2011.

16. Sporer SM, Paprosky WG. The use of a trabecularmetal acetabular component and trabecular metal augment for severe acetabular defects. J Arthroplasty. 2006;21(6 Suppl 2):83-6.

17. Rudelli S, Honda E, Angeli JA. Uso de enxerto ósseo nas revisões com prótese total do quadril não cimentada e híbrida. Rev Bras Ortop. 1992;27:281-8.

18. Pina Cabral FJS, Rabello BT, Pina Cabral FM, et al. Revisão de artroplastia total de quadril utilizando haste femoral de Wagner. Rev Bras Ortop. 2006;41(10):393-8

19. Gie GA, Linder L, Ling RSM, et al. Impacted cancellous allografts and cement for revision totalhip arthroplasty. J Bone Joint Surg [Br]. 1993;75:14-21.

Afecções Femoropatelares

Pedro Nogueira Giglio
Camilo Partezani Helito
José Ricardo Pécora

A articulação femoropatelar é fonte frequente de queixas em pacientes que buscam cuidado ortopédico. É uma articulação complexa na sua biomecânica, função e processos patológicos, sendo crucial na função do mecanismo extensor do joelho, que inclui de uma maneira simplificada o músculo quadríceps e seu tendão, a patela e o tendão patelar.

As duas principais afecções que acometem a articulação femoropatelar serão descritas a seguir; são as síndromes dolorosas e as síndromes de instabilidade.

SÍNDROME DOLOROSA FEMOROPATELAR

A dor anterior no joelho é uma das queixas mais frequentes que levam à procura de um ortopedista.[1-3]

As causas exatas para esse quadro podem ter origem multifatorial e ainda não estão totalmente bem definidas. Entre elas, estão anormalidades anatômicas da patela, disfunções ou sobrecarga do mecanismo extensor do joelho e desbalanço de grupos musculares que atuam no joelho e quadril, com alteração da biomecânica normal.[1-3] Normalmente, o quadro de dor é agravado por atividades como agachar, subir e descer escadas, ficar sentado na mesma posição por tempo prolongado e corridas.[2,3]

Sua incidência é alta, em torno de 22/1.000 indivíduos por ano, sendo mais frequente em mulheres do que em homens, em torno de 2:1, podendo corresponder a 25% a 40% dos atendimentos de problemas relacionados ao joelho em indivíduos ativos.[4]

O início da queixa é geralmente gradual, embora existam casos súbitos após trauma. O sintoma mais comum é a dor difusa peripatelar ou retropatelar, ou seja, dor difusa ao redor da patela ou focal atrás da patela. Os indivíduos afetados geralmente têm dificuldade em descrever o local da dor, podendo descrever um círculo em torno da patela, o chamado "sinal do círculo". A dor é tipicamente contínua e leve, que pode ter episódios de agravamento, estando relacionada com períodos prolongados sentado, agachamento e descer escadas. Crepitação pode estar presente e derrame articular é raro, a menos que haja outra patologia associada no joelho.[1-3]

EXAME CLÍNICO

Um exame clínico consistindo de anamnese detalhada e exame físico é chave para o diagnóstico e tratamento da síndrome femoropatelar. Ocasionalmente, a anamnese pode ser dificultada por uma grande quantidade de queixas e sintomas, nem sempre relacionados com a patologia em questão.

O diagnóstico da síndrome da dor femoropatelar é feito por exclusão de outras síndromes dolorosas locais, como tendinite patelar, bursite pré-patelar, síndrome de plica sinovial, síndrome de Sinding-Larsen-Johansson, doença de Osgood-Schlatter, lesões condrais e osteocondrais, osteoartrite, entre outras.[2,3,5]

A anamnese deve incluir as características da dor, incluindo os fatores desencadeantes, e o prejuízo para atividades do dia a dia. É importante buscar possíveis causas de sobrecarga. Em pacientes que praticam atividade física, verificar a possibilidade de erro no movimento esportivo ou a falta de treinamento físico adequado para a prática esportiva.

Deve-se estar atento ao fato de que a dor femoropatelar também está associada a fatores psicológicos. A possibilidade de estresse, ansiedade ou ganhos secundários (trabalhistas ou não) deve ser avaliada, principalmente quando a dor no joelho está acompanhada de outras queixas não relacionadas.

A avaliação deve consistir de exame clínico geral completo do membro inferior do paciente. Dentre as alterações possíveis que devem ser avaliadas, estão o aumento da anteversão femoral e da rotação interna do fêmur, aumento da torção tibial externa, geno recurvato, geno valgo e hiperpronação da articulação subtalar. Essas são possíveis causas de alteração do deslizamento da patela em relação a tróclea. A avaliação deve ser realizada em três fases, com o paciente em pé, sentado e deitado. Segue-se à palpação de estruturas ósseas e de partes moles e ao registro das amplitudes de movimento ativas a passivas das articulações dos membros inferiores.[5]

Em seguida, é feito o exame específico da articulação femoropatelar. Deve ser avaliado o ângulo quadricipital (ângulo "Q") (Figura 22.1), a altura patelar, a inclinação patelar e a mobilidade patelar.[3,5] O ângulo "Q" é definido como o ângulo formado entre uma linha da espinha ilíaca anterossuperior até a patela e outra linha a partir da patela para o meio da tuberosidade tibial anterior. O valor aceitável para esse ângulo é de até 20°, sendo que o normal é 14° em homens e 17° em mulheres.[3,5] A altura ideal da patela verifica-se quando ela está centrada nos côndilos com cerca de 20° de flexão do joelho. A inclinação ou *tilt* patelar e a mobilidade patelar devem ser avaliados. Pacientes com abertura medial à mobilização da patela (ou *tilt* lateral) aparentam maior chance de dor anterior no joelho. A mobilidade diminuída, com menos de um quadrante de mobilidade, pode representar hiperpressão patelar. O teste de compressão patelar pode ser positivo.[3,5]

A ação muscular é importante na gênese e tratamento das dores anteriores do joelho, e sua avaliação é essencial. A presença de fraqueza de abdutores e rotadores externos do quadril, em especial na porção posterior do glúteo médio, está relacionada a valgo dinâmico e rotação interna femoral com a flexão dos joelhos, causando sobrecarga femoropatelar.[3,5] Além disso, hipotrofia ou ativação retardada do vasto medial em relação ao vasto lateral são causas possíveis de alteração da mecânica da articulação e dor. Devem ser buscados também encurtamento dos músculos isquiotibiais e desbalanço desses em relação ao quadríceps, assim como encurtamento do trato iliotibial.[3,5]

EXAMES DE IMAGEM

Os exames de imagem na síndrome da dor femoropatelar têm o objetivo de excluir outras causas de dor no joelho que podem precisar de tratamento específico. Radiografias simples do joelho, radiografia panorâmica de membros inferiores e ressonância magnética podem ser usadas com esse objetivo, a depender da história clínica e exame físico.[3]

TRATAMENTO

Como a síndrome da dor femoropatelar é a causa mais comum de dor anterior no joelho no ambulatório, uma variedade de tratamentos para essa síndrome já foi descrita. No entanto, há pouca evidência que dê suporte a cada um deles.

O tratamento dessa síndrome é essencialmente não operatório, e a maioria dos pacientes com síndrome da dor femoropatelar responde bem ao tratamento conservador.[1-3] Kettunen et al.[6] demonstraram em um estudo prospectivo e randomizado com pacientes com dor anterior no joelho que a combinação de artroscopia e fisioterapia não teve nenhum efeito positivo em relação à fisioterapia isolada.

Tratamento medicamentoso

Estudos mostraram evidência limitada para a eficácia dos medicamentos anti-inflamatórios não esteroidais na redução da dor anterior no joelho. As conclusões relativas à eficácia de condroprotetores e injeção intra-articular de corticoides são muito contraditórias.[1-3]

Essas medicações podem ser usadas como sintomáticos, usadas sempre em conjunto com a reabilitação.

Esparadrapagem e órteses

O uso da esparadrapagem ou *taping* patelar tem o objetivo de modificar o *tracking* patelar, melhorando a superfície de contato femoropatelar. Com relação ao alívio da dor no curto prazo, se mostrou eficiente, de modo que pode ser associado com outras maneiras de reabilitação. O uso de esparadrapagem isolada provavelmente não trará alívio completo das dores, principalmente no longo prazo.[2,3]

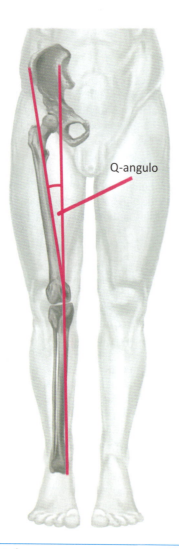

FIGURA 22.1 Ângulo Q é formado pela linha da espinha ilíaca anterossuperior até a patela e da patela ao meio da tuberosidade anterior da tíbia.[5]

Adaptado de: Lester JD, Watson JN, Hutchinson MR. Physical examination of the patellofemoral joint. Clin Sports Med. 2014 Jul;33(3):403-12.

Órteses ou *braces* para patela também são utilizados com intuito de alívio da dor anterior no joelho. Alguns estudos mostram melhora da dor, função e congruência patelar, mas ainda não existem estudos com forte evidência para indicar seu uso rotineiro.[2,3]

Tratamento fisioterápico

O tratamento fisioterápico na dor femoropatelar consiste em exercícios para fortalecimento muscular, treinamento sensório-motor, alongamento e analgesia, a depender da avaliação do paciente. A maioria dos estudos existentes concorda que os exercícios fisioterápicos são fundamentais na melhora da dor anterior do joelho, sendo que alguns deles relatam também melhora na função.[1-3,7]

O fortalecimento do quadríceps é pilar fundamental do tratamento. Exercícios isométricos e isotônicos de cadeia fechada e cadeia aberta são recomendados. Para evitar a dor e sobrecarga, principalmente na fase inicial do tratamento, exercícios de cadeia cinética fechada (como agachamento e *leg-press*) devem ser realizados entre 0° e 30° de flexão do joelho, e exercícios de cadeia cinética aberta (cadeira extensora), entre 60° e 90°.[1-3,7] A orientação ao paciente deve enfatizar exercícios de intensidade progressiva, em uma amplitude de movimento curta e indolor.

A presença de valgo dinâmico, fraqueza de abdutores do quadril e rotação interna femoral indica o fortalecimento desse grupo muscular, com ênfase na porção posterior do glúteo médio (Figura 22.2). O fortalecimento de estabilizadores do tronco, o chamado treinamento de *core*, também é útil no tratamento. Alongamento de isquiotibiais e trato iliotibial é recomendado em pacientes com retração dessas estruturas.

Apesar da importância do vasto medial oblíquo na biomecânica femoropatelar, estudos recentes demonstram que é ineficiente a tentativa de fortalecimento desse músculo isolado. É recomendado o fortalecimento do quadríceps como um todo.[3,7]

O programa inicial deve ter uma duração de pelo menos seis semanas para ser efetivo e abranger os músculos do quadril, estabilizadores de tronco, quadríceps, isquiotibiais e o trato iliotibial.[1-3,7]

Terapias alternativas

Apesar de eventual efeito benéfico em alguns indivíduos, as terapias alternativas para dor anterior no joelho, como uso de acupuntura, terapias com uso de *laser* e quiropraxia para mobilização da patela não apresentam benefício comprovado.

INSTABILIDADE PATELAR

A luxação da patela é definida quando existe a perda total da congruência articular entre a patela e a tróclea femoral. Deve ser diferenciada em dois grandes grupos, as traumáticas e as atraumáticas.

Na luxação traumática ou aguda existe relação com trauma local no joelho, associado a movimento em valgo ou rotação externa, e o quadro de dor é intenso. Normalmente, quando o paciente chega ao hospital ou serviço de saúde, a patela já está reduzida, mas, caso contrário, o paciente se apresenta com joelho fletido e patela lateralizada em relação ao côndilo femoral lateral. Com a simples extensão do joelho, a patela retorna à sua posição normal.[8-9]

As luxações recorrentes ou atraumáticas podem ser divididas em recidivante, habitual e permanente.[1,8] As luxações recidivantes acontecem quando eventualmente a patela sai da tróclea. A luxação habitual acontece quando a patela sai da tróclea em todos os movimentos, podendo ser em extensão ou flexão do joelho, retornando à sua posição normal com o movimento contrário. Nas luxações permanentes, a patela não retorna à tróclea com nenhum tipo de movimento, muitas vezes se "articulando" com a porção lateral do côndilo femoral lateral.[1,8]

Luxações da patela representam aproximadamente 3% de todas as lesões no joelho. A incidência global é de cerca de 1 em 1.000. A maioria dos pacientes que tem luxações da patela é formada por jovens entre 10 e 16 anos e do sexo feminino.[10]

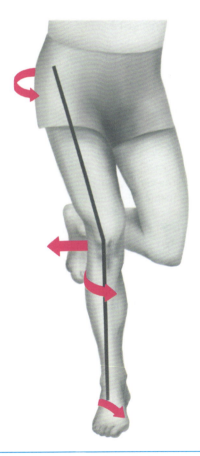

FIGURA 22.2 Valgo funcional ou dinâmico, com rotação interna do fêmur, da tíbia ou dos dois. Fraqueza de abdutores do quadril ou eversão do retropé são causas.

Adaptado de: Petersen W, Ellermann A, Gösele-Koppenburg A, Best R, Rembitzki IV, Brüggemann GP, Liebau C. Patellofemoral pain syndrome. Knee Surg Sports Traumatol Arthrosc. 2014 Oct;22(10):2264-74.

ETIOPATOGENIA

Existem uma série de fatores anatômicos que predispõem à instabilidade patelar, e vários deles frequentemente estão presentes em pacientes com essa afecção.

O ângulo quadricipital, ou ângulo "Q" (Figura 22.1), é definido como o ângulo formado entre uma linha da espinha ilíaca anterossuperior até a patela e outra linha a partir da patela para o meio da tuberosidade tibial anterior. Quanto maior esse ângulo, maior o vetor de lateralização da patela com a contração do quadríceps, predispondo à luxação. Valgismo do joelho, aumento de anteversão do quadril, rotação interna do fêmur e rotação externa da perna são fatores que aumentam o ângulo "Q".[1,8]

A congruência e contensão das superfícies articulares da patela e da tróclea femoral são fatores de contensão estáticos importantes; dessa forma, displasias patelares ou trocleares predispõem à instabilidade patelar.

O ligamento patelofemoral medial (LPFM) é o principal estabilizador estático da articulação.[11] Sua insuficiência pode ocorrer tanto pela ruptura traumática quanto pelo alongamento com luxações recidivantes.

O vasto medial oblíquo (VMO), que é parte do músculo vasto medial, é o principal estabilizador dinâmico da articulação patelofemoral. Pode haver desbalanço entre o VMO e o vasto lateral, o que também é fator predisponente à luxação da patela.[1,8]

DIAGNÓSTICO

Na anamnese do paciente com instabilidade patelar, devem ser buscados detalhes da primeira luxação, incluindo a idade naquele momento, o grau de energia de trauma envolvido, a redução (espontânea ou não) e a presença de derrame articular subsequente. O número e circunstâncias de luxações subsequentes devem ser registrados.[8,10]

O exame físico deve incluir uma avaliação do alinhamento do membro global, incluindo quadril e rotação do joelho, e uma avaliação da frouxidão ligamentar generalizada. Massa muscular, tônus e força do quadríceps devem ser avaliados, juntamente com a avaliação dinâmica do alinhamento do membro em manobras de apoio unipodálico e agachamento.[1,5,8]

O exame físico geral do joelho deve ser realizado, com especial atenção à presença de derrame articular, que pode denotar lesão condral secundária à instabilidade patelar.[1,5,8] A presença de dor sobre a patela ou ao longo do trajeto do LFPM também deve ser pesquisada e documentada.

Em seguida, deve ser feita a avaliação dinâmica do *tracking* patelar, com flexo-extensão ativa do joelho. A patela não se articula com o sulco troclear em extensão total, sendo que o engate inicial ocorre entre 10° e 30° de flexão. Uma translação excessiva lateral com extensão completa é conhecida como sinal do "J".[1,5,8]

A medida do ângulo "Q" deve ser feita em extensão e em flexão média. Na extensão completa, ele pode ser falso-negativo em pacientes com frouxidão dos restritores mediais.

Dessa forma, em flexão, pode haver uma maior acurácia e uma identificação de forma mais precisa da relação da tróclea com a tíbia. Como descrito anteriormente, o valor aceitável para esse ângulo é de até 20°, sendo que o normal é 14° em homens e 17° em mulheres.[5]

A inclinação patelar deve ser avaliada em extensão completa, sendo normal inclinação neutra ou ligeiramente para lateral. A inabilidade para inclinar a patela além da posição neutra pode significar um retináculo lateral excessivamente tenso.[5]

A mobilidade patelar é avaliada entre 20° e 30° de flexão. A translação lateral e medial deve ser avaliada, sendo que não deve exceder dois quadrantes em qualquer uma das direções. Menos de um quadrante de translação medial pode significar retináculo lateral excessivamente tenso. A lateralização excessiva ou ausência de um *end-point* é indicativo de lesão do LPFM.[5,11] Pode haver apreensão com a tentativa de translação lateral da patela, o que representa um teste de apreensão patelar positivo. A altura ideal da patela verifica-se quando ela está centrada nos côndilos com cerca de 20° de flexão do joelho.[5]

Além do exame clínico, exames de imagem devem ser utilizados para avaliação da instabilidade patelar. Radiografias em incidências de frente, perfil e axial devem ser realizadas, além de exame de tomografia computadorizada e ressonância magnética.

Nas radiografias de frente, podemos observar o alinhamento do membro e estimar a altura da patela, que deve ter seu polo inferior distante cerca de 2 cm dos côndilos femorais. A altura patelar, porém, é melhor avaliada nas incidências em perfil com 30° de flexão do joelho. Nessa radiografia, uma linha imaginária que continua com a linha de Blumensaat deve tocar o polo inferior da patela. Outras medidas da altura patelar são os índices de Insall-Salvatti e Caton-Deschamps (Figura 22.3). O método de Insall avalia a relação do comprimento do tendão patelar com o comprimento da patela, considerado normal se estiver entre 0,8 e 1,2, e o método de Caton avalia a relação entre a medida de uma linha que vai do bordo inferior da superfície articular da patela até o ângulo anterossuperior da tíbia e do comprimento da superfície articular da patela, sendo normal em torno de 1. Quando a relação é acima de 1,3, a patela é considerada alta.[12]

Na radiografia simples em perfil, é possível observar sinais que permitem o diagnóstico de displasia troclear e sua classificação. No joelho normal, a linha de Blumensaat continua com a linha do sulco troclear. Quando a tróclea é rasa, há o chamado sinal do cruzamento, em que a linha do sulco troclear cruza com a linha da crista troclear. Quando há hipoplasia medial da tróclea, ocorre o sinal do duplo contorno, formado pela presença do contorno da crista lateral e da crista medial hipoplásica. O terceiro sinal é a presença do esporão troclear, que é descrito como uma lombada na tróclea em sua região mais proximal de forma que o fundo da tróclea proximal seja mais anterior do que a cortical anterior do fêmur.[13]

Afecções Femoropatelares

De acordo com Dejour, a tróclea displásica pode ser dividida em quatro tipos, de acordo com os sinais presentes. O tipo A apresenta o sinal do cruzamento. O tipo B apresenta o sinal do cruzamento e o esporão troclear. O tipo C apresenta o sinal do cruzamento e o duplo contorno. Por último, o tipo D apresenta os três sinais: cruzamento, duplo contorno e esporão troclear[13] (Figura 22.4).

Na tomografia computadorizada, é possível a avaliação da distância da tuberosidade anterior da tíbia à garganta troclear (TAGT), que é uma medida direta do alinhamento em valgo do mecanismo extensor. São considerados dois planos perpendiculares ao bicondilar posterior: um passando pela parte mais proximal do sulco troclear, e outro passando pela parte mais anterior da tuberosidade da tíbia (Figura 22.5).

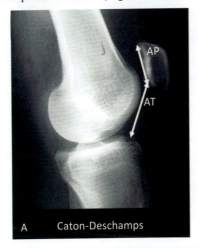
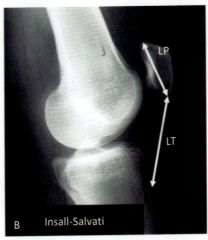
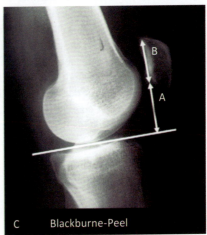

FIGURA 22.3 **(A)** Índice de Caton-Deschamps (AT/AP) – Razão entre a distância da porção mais inferior da superfície articular da patela para o ângulo anterossuperior da tíbia e o comprimento da superfície articular da patela. **(B)** Índice de Insall-Salvatti (LT/LP) – Razão enre comprimento do tendão patelar (LT) e o diâmetro sagital mais longo da patela. **(C)** Índice Blackburne-Peel (A/B) – Razão entre o comprimento da linha perpendicular traçada de uma tangente ao planalto tibial à parte mais inferior da superfície articular da patela.

Adaptado de: Dejour, Saggin. *Surgery of the Patellofemoral Joint: Proximal Realignment*. em: Scott, W N, and John N. Insall. Insall & Scott Surgery of the Knee. Philadelphia, PA: Elsevier/Churchill Livingstone, 2012.

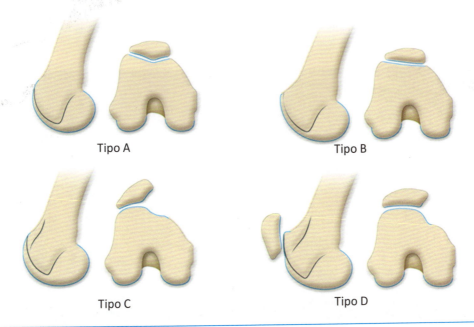

FIGURA 22.4 O tipo A apresenta o sinal do cruzamento. O tipo B apresenta o sinal do cruzamento e o esporão troclear. O tipo C apresenta o sinal do cruzamento e o duplo contorno. Por último, o tipo D apresenta os 3 sinais: cruzamento, duplo contorno e esporão troclear. Vide descrição dos sinais no texto.

Adaptado de: Ntagiopoulos PG, Dejour D. Current concepts on trochleoplasty procedures for the surgical treatment of trochlear dysplasia. Knee Surg Sports Traumatol Arthrosc. 2014 Oct;22(10):2531-9.

A distância entre esses dois planos é o TA-GT, sendo que o valor médio é 12 mm, e valores superiores a 20 mm são considerados anormais.[14]

O *tilt* patelar obtido pela tomografia é o ângulo entre uma linha tangente aos côndilos femorais e o eixo patelar transverso. Valores maiores que 20º são considerados anormais.

Além disso, a tomografia permite avaliar a anteversão femoral e a torção tibial interna.

A ressonância magnética (RM) também é útil para determinar alterações de partes moles relacionadas à instabilidade patelar. É possível avaliar lesões condrais e osteocondrais, que podem ocorrer no côndilo femoral lateral e na faceta medial da patela; lesões degenerativas da cartilagem articular; lesões ao LPFM e ao retináculo patelar medial. Além disso, medidas análogas às descritas para a tomografia podem ser obtidas por RM.

TRATAMENTO

Primo-luxação

Para o primeiro episódio de luxação, o tratamento clássico descrito é conservador, com exceção de quando há fratura osteocondral.[8,9,15,16] Dessa forma, em casos de primo-luxação com a presença de hemartrose, é recomendada a RM para avaliação de possíveis lesões osteocondrais tratáveis.

Como já citado, geralmente a patela se encontra reduzida no momento da avaliação clínica. Em caso contrário, extensão do joelho é suficiente para redução na maioria dos casos.

Não existe consenso quanto à condução do tratamento conservador, mas o seu objetivo é a cicatrização das estruturas lesadas, manutenção de amplitude de movimento e fortalecimento de quadríceps. A recomendação de imobilização em extensão é variável, por períodos de uma a seis semanas.

É importante ressaltar que, com o tratamento conservador, é esperado que 50% dos pacientes tenham novos episódios de luxação, e uma minoria ficará totalmente assintomática.[8,9,15,16] Dessa forma, existe controvérsia quanto à indicação do tratamento cirúrgico já no primeiro episódio, e essa possibilidade pode ser discutida em conjunto com o paciente.

Luxação recidivante

Para luxações recidivantes, é necessário tratamento cirúrgico. Existem inúmeras técnicas para esse tratamento, e a indicação e utilidade de cada uma delas é motivo de discussão entre autores. De um ponto de vista lógico, faz sentido a indicação de técnicas com o intuito de correção das anormalidades presentes no paciente em questão; dessa forma, serão descritos procedimentos de partes moles e ósseos, que com frequência são combinados.[1,8,12]

O *release* lateral é a incisão longitudinal do retináculo patelar lateral e pode ser feito por via aberta ou artroscópica. É indicado na presença de excesso de tensão nas estruturas laterais, frequentemente demonstrado por *tilt* patelar aumentado. Tem resultado insatisfatório isoladamente, devendo ser combinado com outros procedimentos.[1,8,12]

O avanço do VMO, chamado de realinhamento proximal, consiste no avanço na inserção desse músculo na patela ou uma plicatura medial da sua inserção. É também usado em conjunto com outros procedimentos.[12]

O LPFM é o principal estabilizador estático para a femoropatelar, e sua reconstrução é útil para evitar a lateralização da patela, de forma que mesmo isoladamente pode resolver a instabilidade.[11,17,18] Diversas técnicas, enxertos e fixações

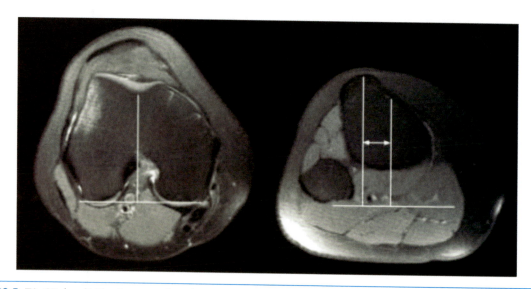

FIGURA 22.5 TA-GT é a distância entre duas linhas perpendiculares à tangente posterior dos côndilos: a primeira que passa pelo fundo da tróclea e a segunda que passa para parte mais anterior da tuberosidade da tíbia.[14]

Adaptado de: Balcarek P, Jung K, Ammon J, Walde TA, Frosch S, Schüttrumpf JP, Stürmer KM, Frosch KH. Anatomy of lateral patellar instability: trochlear dysplasia and tibial tubercle-trochlear groove distance is more pronounced in women who dislocate the patella. Am J Sports Med. 2010 Nov;38(11):2320-7.

são descritos para o procedimento, incluindo tendão quadricipital, patelar ou flexores e parafusos de interferência ou âncoras (Figura 22.6). Sua indicação isolada é ideal em pacientes com instabilidade e sem maiores alterações anatômicas. Além disso, é usado juntamente com outros procedimentos em casos mais graves.[11,17]

Osteotomias da tuberosidade da tíbia (TAT) permitem alterar a inserção do tendão patelar, sendo conhecidas como procedimentos de realinhamento distal.[19-21]

A medialização da TAT (Figura 22.7) é creditada a Emslie e foi popularizada por Trillat. Sua indicação é ângulo "Q" aumentado ou TA-GT maior que 20°. A TAT é separada da tíbia em três lados, de forma que a parte distal fica intacta, servindo de fulcro para a medialização. A fixação é feita com um ou dois parafusos de 4,5 mm.[19,20,22]

A translação anteromedial da TAT, descrita por Fulkerson, além de medializar a inserção do tendão patelar, com os mesmos objetivos descritos anteriormente, causa a sua anteriorização, de forma a diminuir a pressão de contato femoropatelar, sendo indicada no caso de dor e alterações degenerativas da articulação. A osteotomia é feita em um plano coronal oblíquo na tíbia, de forma que a translação causa a translação anteromedial desejada.[20,21]

A TAT pode também ser distalizada além de medializada (Figura 22.8), em casos de patela alta. Para tanto, são necessários o destacamento completo da TAT e a fixação obrigatoriamente com dois parafusos.[19]

Trocleoplastias são utilizadas para displasias graves da tróclea, em conjunto com outros procedimentos.[13] Elevação da faceta lateral foi descrita por Albee, de forma a criar uma barreira à luxação. A trocleoplastia para aprofundamento do sulco troclear, preconizada por Dejour, remove osso esponjoso abaixo de uma tróclea rasa (Figura 22.9).[13] Dois *flaps* osteocondrais, correspondendo às facetas lateral e medial da tróclea, são criados e fixados para recriar o formato da tróclea. Outro procedimento é a remoção do esporão ou *bump* troclear que existe nas displasias do tipo B e D.[13]

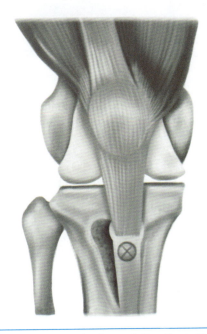

FIGURA 22.7 Osteotomia de medialização da TAT.

Adaptado de: Dejour D, Le Coultre B: Osteotomies in patello-femoral instabilities. Sports Med Arthrosc 15:39-46, 2007.

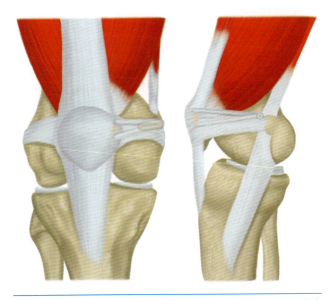

FIGURA 22.6 Reconstrução ligamento patelofemoral medial.

Adaptado de: Ntagiopoulos PG, Sharma B, Bignozzi S, Lopomo N, Colle F, Zaffagnini S, Dejour D. Are the tubular grafts in the femoral tunnel in an anatomical or isometric position in the reconstruction of medial patellofemoral ligament? Int Orthop. 2013 Oct;37(10):1933-41.

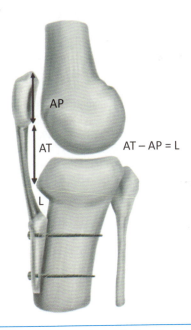

FIGURA 22.8 Osteotomia de medialização da TAT.

Adaptado de: Dejour D, Le Coultre B: Osteotomies in patello-femoral instabilities. Sports Med Arthrosc 15:39-46, 2007.

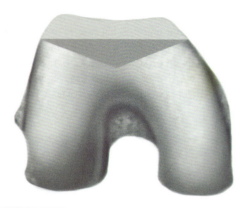 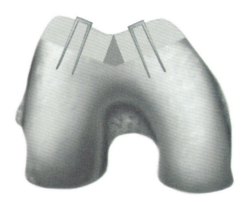

FIGURA 22.9 Troceloplastia de aprofundamento de sulco troclear, descrita pela escola lyonesa de Henry Dejour.
Adaptado de: Ntagiopoulos PG, Dejour D. Current concepts on trochleoplasty procedures for the surgical treatment of trochlear dysplasia. Knee Surg Sports Traumatol Arthrosc. 2014 Oct;22(10):2531-9.

REFERÊNCIAS BIBLIOGRÁFICAS

1. Smith TO, McNamara I, Donell ST. The contemporary management of anterior knee pain and patellofemoral instability. Knee. 2013 Sep;20 Suppl 1:S3-S15.
2. Rothermich MA, Glaviano NR, Li J, et al. Patellofemoral pain: epidemiology, pathophysiology, and treatment options. Clin Sports Med. 2015 Apr;34(2):313-27.
3. Petersen W, Ellermann A, Gösele-Koppenburg A, et al. Patellofemoral pain syndrome. Knee Surg Sports Traumatol Arthrosc. 2014 Oct;22(10):2264-74.
4. Boling M, Padua D, Marshall S, et al. Gender differences in the incidence and prevalence of patellofemoral pain syndrome. Scand J Med Sci Sports. 2010;20(5):725-30
5. Lester JD, Watson JN, Hutchinson MR. Physical examination of the patellofemoral joint. Clin Sports Med. 2014 Jul;33(3):403-12.
6. Kettunen JA, Harilainen A, Sandelin J, et al. Knee arthroscopy and exercise versus exercise only for chronic patellofemoral pain syndrome: 5-year follow-up. Br J Sports Med. 2012 Mar;46(4):243-6.
7. Hrubes M, Nicola TL. Rehabilitation of the patellofemoral joint. Clin Sports Med. 2014 Jul;33(3):553-66
8. Koh JL, Stewart C. Patellar instability. Orthop Clin North Am. 2015 Jan;46(1):147-57.
9. Stefancin JJ, Parker RD. First-time traumatic patellar dislocation: a system - atic review. Clin Orthop Relat Res. 2007;455:93-101.
10. Fithian DC, Paxton EW, Stone ML, et al. Epidemiology and natural history of acute patellar dislocation. Am J Sports Med. 2004;32:1114-21.
11. Amis AA, Firer P, Mountney J, et al. Anatomy and biomechanics of the medial patellofemoral ligament. Knee. 2003;10:215-20.
12. Saggin D. Surgery of the Patellofemoral Joint: Proximal Realignment. In: Scott WN, Insall JN. Insall & Scott Surgery of the Knee. Philadelphia: Elsevier/Churchill Livingstone, 2012.
13. Ntagiopoulos PG, Dejour D. Current concepts on trochleoplasty procedures for the surgical treatment of trochlear dysplasia. Knee Surg Sports Traumatol Arthrosc. 2014 Oct;22(10):2531-9.
14. Balcarek P, Jung K, Ammon J, et al. Anatomy of lateral patellar instability: trochlear dysplasia and tibial tubercle-trochlear groove distance is more pronounced in women who dislocate the patella. Am J Sports Med. 2010 Nov;38(11):2320-7.
15. Erickson BJ, Mascarenhas R, Sayegh ET, et al. Does Operative Treatment of First-Time Patellar Dislocations Lead to Increased Patellofemoral Stability? A Systematic-Review of Overlapping Meta-analyses. Arthroscopy. 2015 Jun;31(6): 1207-15.
16. Smith TO, Donell S, Song F, et al. Surgical versus non-surgical interventions for treating patellar dislocation. Cochrane Database Syst Rev. 2015 Feb 26;2.
17. Reagan J, Kullar R, Burks R. MPFL reconstruction: technique and results. Orthop Clin North Am. 2015 Jan;46(1):159-69.
18. Sanchis-Alfonso V. Guidelines for medial patellofemoral ligament reconstruction in chronic lateral patellar instability. J Am Acad Orthop Surg. 2014 Mar;22(3):175-82.
19. Dejour D, Le Coultre B. Osteotomies in patello-femoral instabilities. Sports Med Arthrosc. 2007;15:39-46.
20. Duchman K, Bollier M. Distal realignment: indications, technique, and results. Clin Sports Med. 2014 Jul;33(3):517-30.
21. Feller JA. Distal realignment (tibial tuberosity transfer). Sports Med Arthrosc. 2012 Sep;20(3):152-61.
22. Ntagiopoulos PG, Sharma B, Bignozzi S, et al. Are the tubular grafts in the femoral tunnel in an anatomical or isometric position in the reconstruction of medial patellofemoral ligament? Int Orthop. 2013 Oct;37(10):1933-41.

Lesões Condrais

Noel Oizerovici Foni
Camilo Partezani Helito
José Ricardo Pécora

INTRODUÇÃO

Lesões condrais são lesões provocadas por degradação da cartilagem articular, em resposta a estímulos metabólicos, genéticos, vasculares e traumáticos, podendo ocorrer devido a um único episódio de excesso de carga na articulação do joelho ou através de vários episódios cíclicos e de pequena magnitude. Essas lesões variam em profundidade, indo desde microlesões superficiais, passando pela lesão condral e chegando até a lesão osteocondral envolvendo todas as camadas da cartilagem articular e atingindo o osso subcondral.[1]

A cartilagem hialina recobre as superfícies articulares e tem um papel importante na redução do atrito e da carga mecânica das articulações sinoviais, como o joelho. Por não ser vascularizado, esse tecido tem uma capacidade de cicatrização bastante limitada, uma vez que não há migração celular com a capacidade de reparar a área danificada.[1,2]

CLASSIFICAÇÃO OUTERBRIDGE

Em 1961, Outerbridge classificou as alterações macroscópicas da cartilagem articular em quatro graus (Classificação artroscópica de Outerbridge) Figura 23.1:

- **Grau I:** amolecimento da cartilagem;
- **Grau II:** fragmentação e fissura em área de meia polegada de diâmetro ou menos (1,5 cm de diâmetro ou menos);
- **Grau III:** esse processo cresce e envolve área superior a meia polegada de diâmetro (1,5 cm de diâmetro ou superior);
- **Grau IV:** lesão que compromete toda a espessura da cartilagem com exposição do osso subcondral.[2]

ICRS

O sistema ICRS (*International Cartilage Repair Society*) de avaliação da reparação da cartilagem consiste em (Tabela 23.1).[1,3]

Nessa classificação, considera-se:

- a localização (côndilo femoral lateral *versus* medial);
- tamanho (área de superfície);
- forma (circular, retangular);
- descrição dos limites/paredes (contido, parcialmente contido ou aberto).

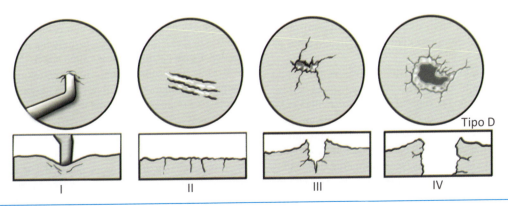

FIGURA 23.1 Classificação artroscópica de Outerbridge.

Tabela 23.1 Classificação da ICRS de lesões condrais (Bauer-Jackson[4]).

Normal	Grau 0
Quase normal	Grau 1a – Lesões superficiais/amolecimento Grau 1b – 1a e/ou fissuras ou fendas superficiais
Anormal	Grau 2 – Extensão < 50% espessura
Lesão grave	Grau 3a – Exensão > 50% Grau 3b – Até a camada calcificada Grau 3c – Até a superfície do osso subcondral (sem penetração) Grau 3d – Inclui abaulamento da cartilagem ao redor da lesão
Lesão muito grave	Grau 4a – Penetração do osso subcondral, mas não no diâmetro total do defeito Grau 4b – Penetração em todo o diâmetro do defeito

O grau de lesão condral é caracterizado por:

- leve (atingimento parcial da espessura);
- moderado (atingimento total da espessura);
- grave (atingimento do osso subcondral).

(Grau I: linear; grau II: estrelado; grau III: retalho condral; grau IV: cratera condral; grau V: fibrilação; grau VI: exposição do osso subcondral.)

DIAGNÓSTICO

CLÍNICO

As queixas mais frequentes são: dor, derrame articular, bloqueio e crepitação. Sintomas podem ser específicos, como no teste propedêutico de Wilson para avaliação das osteocondrites, ou inespecíficos, como dor na interlinha articular medial ou lateral.

RADIOLÓGICO

Pode ser importante na exclusão de outras patologias e lesões associadas, como lesões degenerativas (presença de osteófitos, cistos, escleroses subcondrais e redução do espaço articular) e fraturas, além de possibilitar a visualização de uma lesão condral completa com um fragmento solto na cavidade articular.

As incidências consideradas padrão-ouro para o estudo da patologia cartilagínea do joelho são: a incidência de face anteroposterior monopodal, o perfil a 30°, a incidência axial da patela a 30° e a incidência de túnel, fundamental para avaliação das osteocondrites dissecantes. Estreitamento da interlinha articular, esclerose subcondral, defeitos osteocondrais, osteófitos e cistos podem ser geralmente detectados nessas incidências. No entanto, as radiografias convencionais podem não revelar quaisquer alterações, mesmo quando há lesões que afetam toda a espessura da cartilagem.[5]

TOMOGRAFIA COMPUTADORIZADA

Para a tomografia, as indicações de diagnóstico são basicamente as mesmas da radiografia, sendo que a injeção de contraste intra-articular (artrotomografia) demonstra diretamente a presença de lesões condrais. Com o advento da ressonância nuclear magnética, esse exame não é considerado padrão-ouro, além de possuir riscos da injeção de contraste na articulação.

RESSONÂNCIA NUCLEAR MAGNÉTICA

É considerada o melhor método não invasivo para avaliação da cartilagem articular, devido ao seu alto contraste de partes moles. Utilizando técnicas convencionais, fornece informações sobre a espessura condral, alterações morfológicas da superfície condral e alterações de sinal intrassubstanciais da cartilagem, avaliando também alterações do osso subcondral. Através de técnicas mais recentes, a RM fornece informações sobre as características bioquímicas e fisiológicas da cartilagem hialina. Dessa forma, a RM torna-se cada vez mais sensível na detecção das lesões condrais precoces.

ARTROSCOPIA

É o exame padrão-ouro das patologias intra-articulares do joelho. Possibilita classificar, localizar e palpar as lesões através da utilização de instrumental – e, eventualmente, tratá-las no mesmo tempo cirúrgico.

TRATAMENTO

Entre as alternativas terapêuticas, pode-se citar uma simples lavagem articular, com ou sem desbridamento, em que se consegue remover substâncias e corpos livres (que degradam a cartilagem e causam dor), além de realizar perfurações, mosaicoplastia (transplante osteocondral autólogo), transplante autólogo de condrócitos e transplante osteocondral a fresco.

DEFEITOS PARCIAIS

Técnicas não reparativas e não restaurativas cirúrgicas, como o desbridamento e a radiofrequência, podem ser realizadas. Essas visam promover uma superfície mais regular. Realiza-se um desbridamento mecânico com o uso de *shaver* para estimular o osso subnormal a liberar células mesenquimais a fim de promover cicatrização.

DRILLING

É uma técnica artroscópica que consiste na estimulação da medula óssea através de perfurações ósseas de aproximadamente 2,0 a 2,5 mm de diâmetro com um fio de Kirschner para estimular a formação de fibrocartilagem.

MICROFRATURA

Os resultados clínicos da microfratura são largamente dependentes da idade do paciente e do tamanho do defeito da cartilagem. Em pacientes jovens e ativos, a microfratura é recomendada e tem melhores resultados no longo prazo em defeitos menores que 2,5 cm^2.

Devido à fácil técnica cirúrgica, ao baixo custo e aos bons resultados, a microfratura tem sido amplamente usada. No entanto, em virtude da grande prevalência desse procedimento, devemos ter em mente suas contraindicações, como: mau alinhamento axial (5º de varo ou valgo – o eixo mecânico deve passar no 1/4 central do joelho medial ou lateral); pacientes que não vão seguir o protocolo de reabilitação; defeitos cartilaginosos não completos (espessura); e pacientes inaptos a utilizar apenas uma perna para carga durante reabilitação.

As microfraturas devem ser realizadas com separação de 3 a 4 mm com profundidade de 2 a 4 mm. Primeiramente, se realiza as microfraturas na periferia do defeito, imediatamente adjacente à cartilagem saudável. É importante salientar que drenos intra-articulares não devem ser usados para não retirar o coágulo que se forma e estimula a regeneração tecidual.

Um dos motivos para o sucesso dessa técnica deve-se à remoção de todos os fragmentos periféricos da cartilagem, danificados ou soltos, e à criação de margens verticais na cartilagem, através das quais o tecido de reparação pode se ligar. Esses passos favorecem igualmente a contenção do tecido de reparação e evitam sua deslocação acidental. A camada de cartilagem calcificada presente na base da lesão é removida cuidadosamente, usando-se uma cureta ou colher de Volkmann, de forma a não danificar a camada subcondral. Esta última camada é perfurada, alcançando 4 mm de profundidade. A perfuração deve ser iniciada na periferia da lesão, atingindo progressivamente a região central. Os buracos criados devem localizar-se a 3 a 4 mm de distância uns dos outros, o que corresponderá a cerca de 3 a 4 buracos por cm^2.[6]

RADIOFREQUÊNCIA

Outra alternativa utilizada para o tratamento das lesões condrais parciais é a radiofrequência, que se tornou bastante popular pela facilidade de ser usada artroscopicamente e pela eficácia para regularizar as lesões condrais parciais. No entanto, a alta temperatura intra-articular associada a esse método pode ter potencial para destruir a cartilagem articular. Uma temperatura acima de 50 ºC foi definida como um limiar crítico para a morte dos condrócitos. A ocorrência de necrose associada com o uso da radiofrequência depende da quantidade e do tempo da aplicação, podendo levar a complicações devastadoras.[1,2]

TRANSPLANTE OSTEOCONDRAL AUTÓLOGO

Pode-se indicar essa técnica a um paciente sintomático com defeito femoral condral de espessura total com diâmetro de 10 a 20 mm e cartilagem estável ao redor. Essa lesão é frequentemente encontrada na área central de carga do côndilo femoral medial no joelho com insuficiência do LCA, mas geralmente é assintomática. A idade superior limite para o procedimento é de 50 anos, mas considera-se variações a depender do nível de atividade de cada indivíduo e da situação das outras estruturas adjacentes do joelho. O sítio doador preferido é a borda lateral do côndilo femoral lateral próximo ao sulco terminal. Essa área apresenta três vantagens principais: em primeiro lugar, exposição a menor sítio de pressão que outros lugares; segundo, apresenta uma superfície articular convexa que imita a superfície femoral condilar; terceiro, fácil acesso. Outro sítio doador é a margem superolateral do intercôndilo. Deve-se ter cuidado para a avaliação dessa área, pois a insuficiência do LCA pode levar à modificação para fibrocartilagem, o que seria inapropriado para a transferência. Esse local não é favorável para lesões maiores que 6 mm. É imprescindível que o enxerto seja perpendicular à área circular do local. O local doador geralmente é deixado sem preenchimento ou pode ser preenchido com osso esponjoso da área receptora. A mais frequente complicação cirúrgica após a transferência osteocondral é a hemartrose. Outras complicações são dor, morbidade no sítio doador, fratura do enxerto, fratura condilar e corpo livre articular. A mosaicoplastia (transferência de vários *plugs*) apresenta complicações similares associadas à possibilidade de necrose avascular caso muitos *plugs* de enxerto sejam utilizados para a mesma área. Um argumento contra essa técnica preconizado por alguns autores é que a transferência de cartilagem de uma área para outra não garante a viabilidade dos condrócitos, e nem sempre a geometria dos locais é a mesma.[7-9]

TRANSPLANTE OSTEOCONDRAL A FRESCO

O transplante osteocondral a fresco é uma técnica em que um órgão osteocartilaginoso captado de um doador de órgãos é mantido em temperatura de 4 ºC a 10 ºC não sofrendo processo de congelamento em temperaturas negativas, como no caso de preservação de tecidos ósseos e tendíneos, pois o congelamento leva à morte celular dos condrócitos. Após um período de armazenamento em soluções de preservação celular, que dura em torno de 14 dias, são liberadas as culturas do doador e do tecido, e então o órgão é transplantado no receptor. Em casos de grandes lesões que não podem ser tratadas com técnicas como a microfratura ou mosaicoplastia, o transplante osteocondral a fresco é uma excelente opção.[10]

TRANSPLANTE AUTÓLOGO DE CONDRÓCITOS

O transplante autólogo de condrócitos para defeitos osteocondrais é realizado em dois tempos cirúrgicos. O primeiro tempo consiste de uma biópsia artroscópica da cartilagem articular. São cultivados os condrócitos para implantação na área de lesão. A região do defeito é prepa-

Série Ortopedia e Traumatologia – Fundamentos e Prática

rada, as bordas são regularizadas e curetadas, e os condrócitos são mantidos no local por uma camada de periósteo ou membrana sintética suturada aos bordos da lesão. Algumas limitações evitam o uso amplo dessa técnica cirúrgica: necessidade de dois procedimentos cirúrgicos; hipertrofia da membrana de periósteo (sintomático em 13% dos pacientes), quando este é utilizado; e o alto custo para o cultivo das células.[11-14]

REFERÊNCIAS BIBLIOGRÁFICAS

1. da Cunha Cavalcanti FM, Doca D, Cohen M, et al. Updating on diagnosis and treatment of chondral lesion of the knee. Rev Bras Ortop. 2012;47(1):12-20.
2. Outerbridge R. The etiology of chondromalacia patellae. J Bone Joint Surg Br. 1961;43-B(4):752-7.
3. Lasmar N, Lasmar R, Vieira R, et al. Assessment of the reproducibility of the Outerbridge and SFA classifications for chondral lesions of the knee. Rev Bras Ortop. 2015;46(3):266-9.
4. Bauer M, Jackson RW. Chondral lesions of the femoral condyles: a system of arthroscopic classification. Arthroscopy. 1988;4(2):97-102.
5. Nicolini A, Carvalho R, Dragone B, et al. Updates in biological therapies for knee injuries: full thickness cartilage defect. Curr Rev Musculoskelet Med. 2014;7(3):256-62.
6. Steadman J, Briggs K, Rodrigo J, et al. Outcomes of microfracture for traumatic chondral defects of the knee: Average 11-year follow-up. Arthroscopy. 2003;19(5):477-84.
7. Cohen M, Amaro J, Fernandes R, et al. Transplante osteocondral autólogo no tratamento de lesões condrais na patela. Rev Bras Ortop. 2012;47(3):348-53.
8. Rezende M, Gurgel H, Vilaça Junior P, et al. Diacerhein versus glucosamine in a rat model of osteoarthritis. Clinics. 2006;61(5).
9. Brittberg M, Winalski C. Evaluation of Cartilage Injuries and Repair. J Bone Joint Surg Am [Internet]. 2003 [cited 26 September 2015];85(suppl 2):58-69.
10. Tírico L, Demange M. O uso do transplante osteocondral a fresco no tratamento das lesões osteocondrais do joelho. Rev Bras Ortop. 2012;47(6):694-700.
11. Kanakaris, N. K. & Giannoudis, P. V. Periprosthetic Osteolysis of Total Hip Arthroplasties (THA). Trauma and Orthopaedic Classifications 413–415 (2014)
12. Gobbi R, Demange M, Barreto R, et al. Transplante autólogo de condrócitos: relato de três casos. Rev Bras Ortop. 2010;45(4):449-56.
13. Barreto R, Pécora J, Gobbi R, et al. Transplante autólogo de condrócitos. Acta Ortop Bras. 2011;19(4):219-25.
14. Ferretti M, Quarteiro M, Amaro J, et al. Transplante osteocondral autólogo no tratamento de lesões osteocondrais em atletas. Acta Ortop Bras. 2010;18(6):349-52.

Artroplastia Total de Joelho

Romeu Krause
Marcus Luzo
Marcelo Krause
Dilamar Pinto

INTRODUÇÃO

Mesmo com uma prótese total bem implantada, o joelho não terá toda a sensibilidade, nem funcionará como um joelho biológico.

A articulação do joelho pode ser afetada por processos degenerativos que provocam dor e limitação funcional. A incidência de osteoartrite tem aumentado com a maior longevidade da população e com o aumento das atividades diárias nessa faixa etária.

A artroplastia total de joelho (ATJ) é um procedimento terapêutico seguro, de risco relativamente baixo e eficaz no alívio da dor e recuperação funcional.

A incidência das cirurgias de ATJ vem aumentando a cada ano. Os novos desenhos das próteses, o maior conhecimento da biomecânica da articulação, o aperfeiçoamento das técnicas cirúrgicas, a utilização de instrumental para implante apropriado e as novas técnicas de cimentação tornaram a ATJ uma cirurgia mais reprodutiva.

Segundo estudos epidemiológicos nos Estados Unidos, foram realizadas 381 mil artroplastias totais de joelho no ano de 2003, havendo uma previsão numérica da realização de cerca de 475 mil artroplastias totais em 2030.

Historicamente, as primeiras tentativas de artroplastia total de joelho remontam ao século XIX, quando Ferguson, em 1861,[1] ressecou a articulação do joelho provocando a formação de uma pseudartrose, que descreveu como um membro útil. Quanto mais osso era ressecado, maior era a mobilidade, mas faltava estabilidade. Quando se ressecava pouco, havia fusão da articulação.

Gunston, em 1971,[2] foi o primeiro a descrever uma prótese não constrita, preservando os ligamentos cruzados e colaterais, fixando-a com cimento ósseo.

Freeman et al., em 1977,[3] propuseram a ressecção dos ligamentos cruzados anterior e posterior, já que essa estabilidade anteroposterior dependeria muito mais da técnica cirúrgica, do instrumental de implante e do desenho da prótese. Essa prótese tinha uma borda anterior tipo guia, para tese. Essa prótese tinha uma borda anterior tipo guia, para acomodar a patela, que serviu para se considerar o valor da articulação femoropatelar nos resultados clínicos das ATJ.

Insall et al.[4-5] desenvolveram a prótese total condilar, com substituição da patela, incluindo o peg para fixação. Em 1982, apresentaram os resultados das ATJ sem a preservação do ligamento cruzado posterior (LCP), utilizando um sistema de estabilização, desenvolvido desde 1978, que tinha como proposta melhorar a amplitude de movimento articular e a ação de subir e descer escadas, além de prevenir a subluxação posterior da tíbia.

As controvérsias no que diz respeito à retenção ou sacrifício do LCP, embora permaneçam até os dias atuais, parecem estar situadas num campo neutro. Estudos e seguimentos a longo prazo demonstram resultados equivalentes na preservação ou sacrifício do LCP.

Com relação às artropatias inflamatórias, em especial a artrite reumatoide, existe um consenso de que o processo inflamatório possa atingir o LCP, alterando a sua função estabilizadora, havendo uma evidente tendência para a utilização de próteses com desenho de estabilização posterior.

Substituir ou não a patela parece ser o calcanhar de Aquiles nas ATJ, em virtude de suas complicações, como limitação de mobilidade, dor anterior do joelho, instabilidade femoropatelar, fratura de patela, soltura do componente patelar, osteonecrose da patela e ruptura do aparelho extensor. As controvérsias serão discutidas em um item deste capítulo.

Em 1998, Saragaglia e Picard,[6] em Grenoble, na França, publicaram a realização da primeira artroplastia total de joelho auxiliada por um sistema de navegação sem necessidade de imagem no pré-operatório.

Esse é um sistema que utiliza o raio de luz infravermelho para obter as informações emitidas por antenas rígidas fixadas no fêmur e na tíbia. As informações são armazenadas em uma CPU.

O centro da cabeça femoral é registrado com uma técnica cinemática, movimento que circunda e determina o centro da cabeça femoral. Os centros do joelho e tornozelo também são determinados cinematicamente. Outros pontos são determinados com apontador móvel.

Esse sistema baseia-se no eixo mecânico do membro inferior e consegue virtualmente simular o balanceamento ligamentar, bem como determinar os cortes ósseos e permitir sua checagem no ato operatório.

Nessa técnica cirúrgica, a rigidez da articulação coxofemoral é uma contraindicação absoluta.

A Artroplastia com auxílio da navegação será estudada com detalhes na conclusão deste capitulo.

OBJETIVOS

Quando o cirurgião ortopedista propõe uma ATJ, pretende atingir quatro objetivos principais:

- Alívio das dores;
- Restauração da mobilidade;
- Correção das deformidades e da claudicação;
- Bons resultados em longo prazo.

INDICAÇÕES E CONTRAINDICAÇÕES

INDICAÇÕES

A indicação fundamental da artroplastia total do joelho apoia-se num sintoma básico: a dor. Não há dúvida de que a incapacidade funcional e as deformidades graves sejam fatores importantes, mas a dor é o sintoma que, na maioria das vezes, leva o paciente ao médico. O paciente "ideal" para a cirurgia deve apresentar dor de natureza moderada ou grave nas atividades normais da vida diária e, eventualmente, em repouso. A dor é crônica, progressiva e resiste a todos os métodos conservadores de tratamento.

A diminuição do arco de movimento, em geral, acompanha o joelho doloroso. Embora a perda de mobilidade não seja isoladamente uma indicação para a ATJ, a rigidez do joelho pode ser incapacitante, sobretudo em pacientes com comprometimento poliarticular. Nesses casos, a artroplastia poderá ser indicada, mesmo que a dor seja leve ou ausente. As deformidades angulares em valgo ou em varo podem ser um fator importante, mas devem ser avaliadas quanto ao grau de desvio no plano frontal, bem como quanto à associação com dor e instabilidade. O aspecto estético não deve ser considerado na indicação de ATJ.

A análise radiográfica deve considerar as incidências anteroposterior e lateral, bem como ortostáticas – e, se possível, com apoio monopodálico. O estudo radiográfico do eixo mecânico hoje é imperativo quando se opta pela ATJ com navegação.

A indicação de uma ATJ deve, portanto, levar em consideração a tríade dor, rigidez e deformidade, presentes em grande variedade de doenças articulares.

A decisão pela artroplastia deve considerar a idade e as expectativas do paciente. As principais patologias em que a ATJ é indicada são artrite reumatoide, espondiloartropatias soronegativas, espondilite anquilosante, artrite psoriática, artrites associadas com doença intestinal crônica (doença de Crohn, colite ulcerativa), artroplastia pós-osteotomia, artrose pós-traumática e idiopática.

Os pacientes com artrose primária idiopática constituem o maior grupo. Nesses casos, a ATJ deve ser evitada antes dos 60 anos e todas as situações devem ser apresentadas e discutidas.

CONTRAINDICAÇÕES

Absolutas

- **Infecção ativa** – em casos de infecções resistentes ou quando a toxicidade de antibiótico é evidente, a melhor opção talvez seja a artroplastia de ressecção ou mesmo a artrodese.
- **Joelho recurvato e fraqueza grave do quadríceps** – a deformidade em recurvato, em especial quando associada à fraqueza muscular ou mesmo à paralisia, geralmente recidiva após a artroplastia, mesmo quando se utilizam próteses uniaxiais (em "dobradiça"). O mesmo pode ser considerado em relação à fraqueza grave do quadríceps. A sobrecarga imposta ao dispositivo mecânico pode determinar a sua quebra ou separação precoce. Nesses casos, a artrodese será a cirurgia mais adequada.
- **Artrodese em boa posição** – a artrodese em boa posição funcional não deve ser convertida em artroplastia. Do mesmo modo, uma pseudartrose deve ser tratada visando a consolidação. As possibilidades de sucesso são mínimas devido às contraturas a aderências ligamentares, de pele e pela profunda fraqueza do quadrícipete. Situação semelhante ocorre em casos de anquilose fibrosa em artrite reumatoide e outras artropatias inflamatórias.

Relativas

- **Obesidade** – o paciente obeso poderia apresentar maior risco pré-operatório (anestesia e técnica cirúrgica), bem como possibilidade de desgaste precoce dos componentes das próteses. A medida ideal seria a correção do peso corporal antes da cirurgia. Entretanto, a incapacidade funcional pode ser tão profunda que um programa de redução de peso poderá somente ser considerado após a cirurgia.
- **Alterações circulatórias** – as alterações periféricas de insuficiência vascular ou cirurgia vascular prévia podem contraindicar uma ATJ.
- **Articulação neuropática** – representa um dos mais difíceis problemas técnicos devido às alterações proprioceptivas, deformidades e instabilidades graves. Está indicado o uso de componentes protésicos especiais com bases metálicas e haste de fixação intramedular.
- **Paciente com menos de 55 anos de idade** – a pergunta sem resposta é sobre o paciente trabalhador ativo com idade em torno dos 55 anos de idade. Deveria "sofrer mais 10 anos ou aceitar o risco de uma revisão precoce da prótese?". A resposta talvez fique clara à medida em que aumenta a experiência mundial com artroplastias cimentadas ou não cimentadas.

- **Patelectomia prévia** – provoca desequilíbrio no mecanismo desacelerador do joelho, propiciando uma tendência à hiperpressão anterior e posteriorização do componente tibial.
- **Instabilidade posterior** – pela mesma razão da patelectomia, pois o cruzado posterior é desacelerador estático do joelho.

PLANEJAMENTO PRÉ-OPERATÓRIO

Exame ortopédico

O paciente deve ser examinado como um todo; deve ser feita a avaliação das articulações do quadril e do tornozelo, do grau de mobilidade, das sequelas de fraturas a distância, da marcha, da pele e dos pulsos periféricos. O exame deve ser feito conforme as Figuras 24.1 e 24.2.

Exame do joelho

Deve ser feito na presença de cicatriz cirúrgica prévia (Figuras 24.3 e 24.4), analisando amplitude de movimentos (passivos e ativos) e estabilidade articular, verificando os complexos ligamentares medial e lateral. A estabilidade rotacional e no plano anteroposterior também deve ser analisada, assim como a limitação da flexão ou extensão irredutíveis e, finalmente, deve ser feito um estudo funcional do aparelho extensor, avaliando tônus e força muscular.

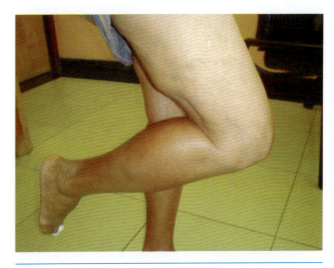

FIGURA 24.2 Amplitude de flexão com limitação em 90°.

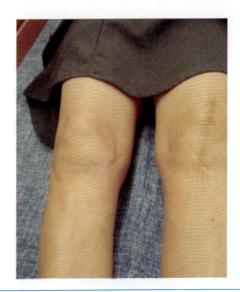

FIGURA 24.3 Cicatriz prévia anterior.

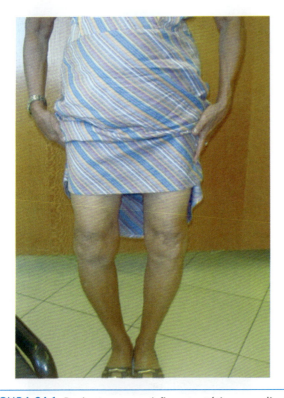

FIGURA 24.1 Paciente em posição ortostática e avaliação do eixo (nesse caso, desvio em varo).

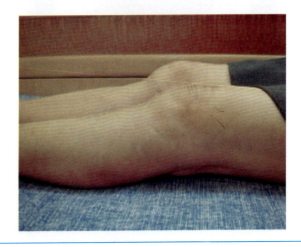

FIGURA 24.4 Cicatriz anterior.

ESTUDO DE IMAGEM

Deve ser feito RX de bacia AP (Figura 24.5), RX de joelho em AP e perfil em posição ortostática (Figuras 24.6 e 24.7) e, se possível, estudo dos MMII em filme panorâmico ortostático (Figuras 24.8 e 24.9), incluindo as articulações da bacia e tornozelo para mensuração do eixo mecânico.

O estudo da articulação femoropatelar deve ser feito utilizando a incidência de Merchant, para uma avaliação dessa articulação (Figura 24.10).

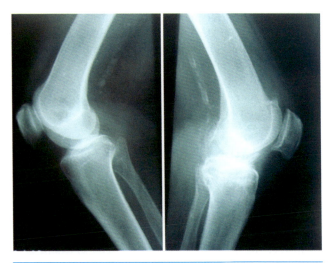

FIGURA 24.7 Rx perfil.

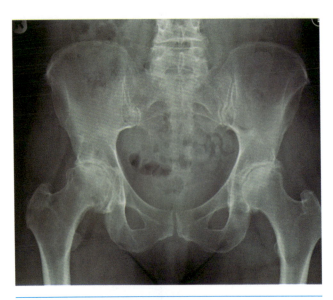

FIGURA 24.5 Rx de bacia.

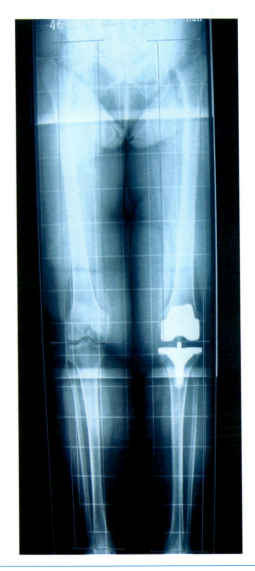

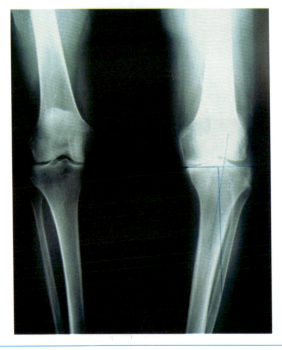

FIGURA 24.6 Rx AP eixo anatômico.

FIGURA 24.8 Eixo mecânico.

Artroplastia Total de Joelho

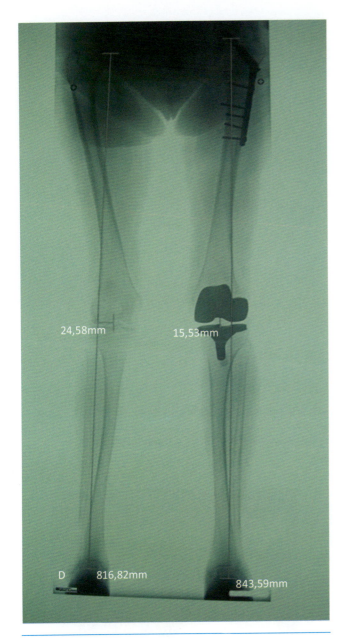

FIGURA 24.9 Eixo mecânico.

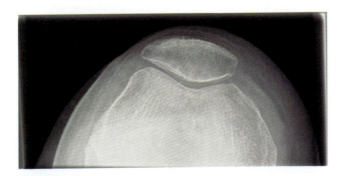

FIGURA 24.10 Merchant (estudo femoropatelar).

Relação médico/paciente

A humanização da medicina é um ponto a ser valorizado, ainda mais quando o paciente já tem uma idade mais avançada e necessita ser submetido a uma cirurgia de grande porte.

Deve-se explicar detalhadamente todos os passos da cirurgia e dissertar sobre o pós-operatório, esclarecendo quais os riscos e quais as vantagens da artroplastia.

A durabilidade do implante deve ser explanada, questionamento este sempre feito pelo paciente. Se possível, mostrar trabalhos com evidência científica sobre o assunto, que sirvam para dar ao paciente a confiança necessária para realizar o tratamento proposto.

A avaliação abrangente e multidisciplinar com parecer de profissionais de outras especialidades, como cardiologista, infectologista, angiologistas e outros, dará ao cirurgião uma maior segurança para executar a cirurgia.

TRATAMENTO CIRÚRGICO

Vias de acesso

A abordagem mais frequentemente utilizada para realizar a ATJ é a parapatelar medial, descrita por Langenbeck, em 1879 (Figura 24.11).

Insall,[7] em 1971 (JBJS), modificou a via de acesso para a anterior (Figuras 24.12, 24.13, 24.14, 24.15 e 24.16), popularizando-a e tornando-a a via de acesso preferencial da maioria dos cirurgiões.

Com o propósito de preservar o aparelho extensor, alguns autores utilizam as vias de acesso midvastus (ENG) e subvasto (Hofmann) (Figuras 24.17, 24.18 e 24.19).[8]

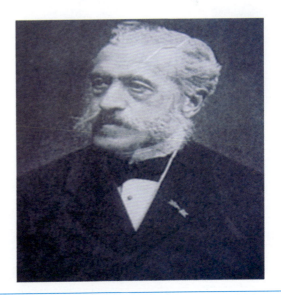

FIGURA 24.11 Langenbeck.

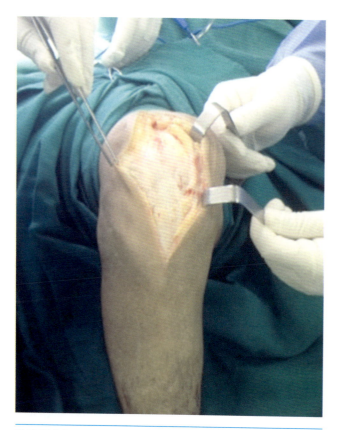

FIGURA 24.12 Langenbeck.

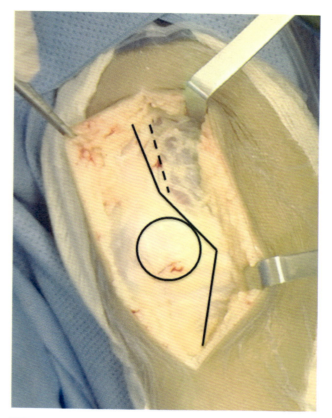

FIGURA 24.14 Via de acesso modificada por Insall.

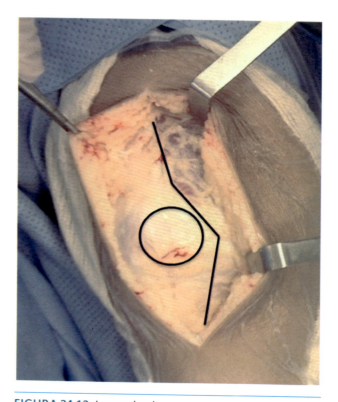

FIGURA 24.13 Langenbeck.

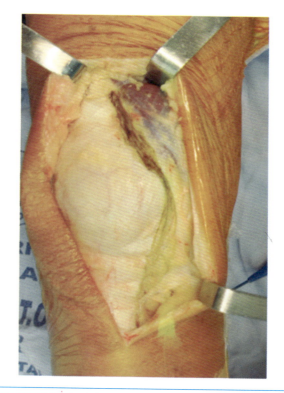

FIGURA 24.15 Incisão para patelar medial.

Artroplastia Total de Joelho

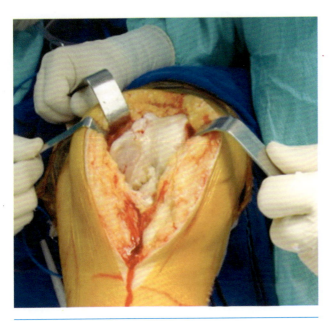

FIGURA 24.16 Incisão para patelar medial com lateralização da patela.

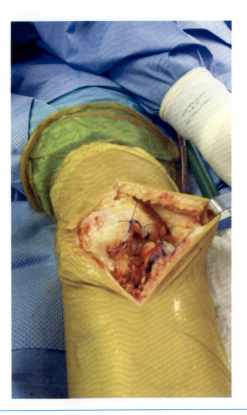

FIGURA 24.18 (Sub vastus Hofmann).

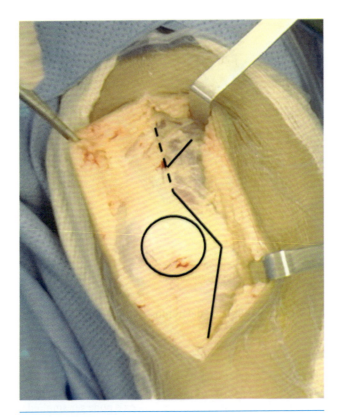

FIGURA 24.17 (Midvastus Eng).

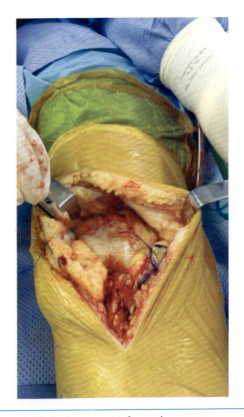

FIGURA 24.19 (Sub vastus Hofmann).

CAPÍTULO 24 253

A via de acesso parapatelar lateral deve ser considerada nas graves deformidades em valgo do joelho. Uma grande preocupação com essa incisão é o coxim graduroso infrapatelar, que deve ser mantido no tendão patelar para ser reinserido quando do fechamento do defeito retinacular lateral, no término da cirurgia (Figuras 24.20 e 24.21).

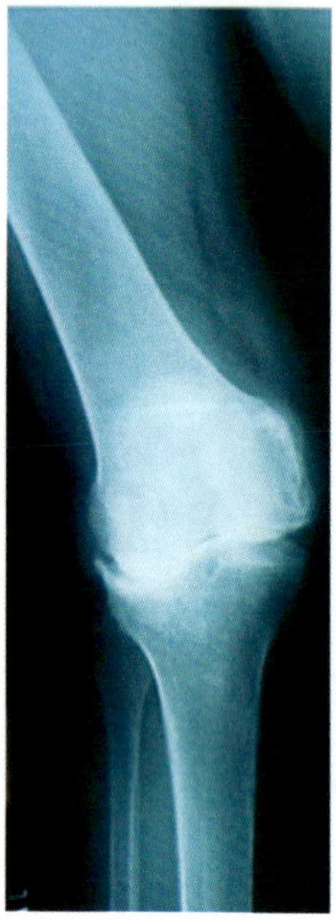

Osteotomia da TAT e/ou snip invertido do tendão quadricipital (Figuras 24.22 e 24.23) são situações possíveis de ser executadas dependendo da gravidade da deformidade e necessidade da exposição da articulação.

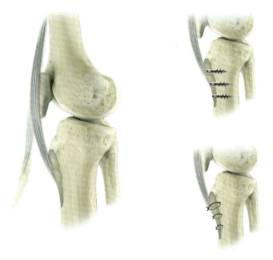

FIGURA 24.22 Osteotomia da TAT.

FIGURA 24.20 Deformidade grave em valgo.

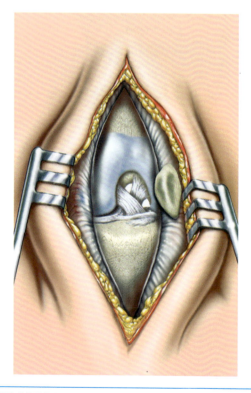

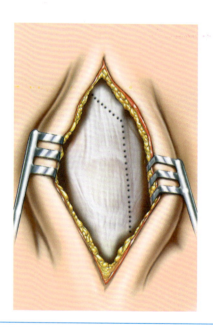

FIGURA 24.23 Snip invertido.

Neste capítulo, nos deteremos na via de acesso anterior, popularizada por Insall.

Indicações e contraindicações

A incisão anterior é a via de acesso clássica para articulação do joelho, tendo poucos inconvenientes e grandes vantagens. Obedece planos anatômicos e pode ser ampliada, além de ser segura e evitar estruturas nobres do joelho (ner-

FIGURA 24.21 Esquema para via de acesso lateral.

vos e vasos). Com a boa abordagem do aparelho extensor, permite realizar um snip do quadríceps para facilitar a lateralização ou luxação da patela.

Essa incisão também permite a osteotomia da TAT, para a exposição completa das faces anterior, medial e lateral, principalmente em pacientes portadores de grave limitação dos movimentos (anquilosados).

Poucas são as contraindicações. O aspecto mais importante na execução da via de acesso é a avaliação de outras cicatrizes cirúrgicas anteriores. A proximidade de incisões paralelas podem levar à necrose da pele, e a incisão deve ser planejada para se afastar o máximo possível daquelas.

Passo a passo

Deve ser feita incisão anterior da pele, que deve ser estendida de 1 a 1,5 cm inferiormente a TAT, o que diminui a possibilidade de necrose da pele (Figura 24.24). Aborda-se o aparelho extensor no nível do tendão quadricipital, envolvendo 1/3 dele, o que facilita a inversão ou luxação da patela e, até 0,5 cm do polo superior da patela no sentido distal, deverá fazer o contorno dessa estrutura de forma mais aguda, que vai servir para orientação no momento de fechamento da ferida cirúrgica.

É aconselhado deixar também no bordo medial da patela 0,5 cm de tecido capsular, para que seja feita a sutura dessa estrutura, até o bordo medial do tendão patelar. Para a incisão profunda distalmente na cápsula medial e face interna da tíbia, orienta-se utilizar bisturi frio, levantando o periósteo (Figura 24.25), o que também vai facilitar no fechamento da ferida operatória. As fibras do LCM devem ser elevadas e, quando necessário, com as estruturas que formam a pata de ganso, em conjunto com o periósteo. As fibras mais profundas na porção medial da tíbia devem ser dissecadas como um todo. Após esse ato e quando da ressecção do LCA, a tíbia deve ser capaz de ser transladada anteriormente sem dificuldade. Caso isso não ocorra, a dissecção deverá ser estendida no sentido posterior para liberação do semimembranoso. Todos os osteófitos devem ser removidos durante essa manobra.

A patela, nesse momento, é evertida ou luxada lateralmente, com o joelho fletido (Figura 24.26). Utiliza-se um afastador de Hohmann lateralmente ao menisco lateral, sendo o ligamento femoropatelar lateral incisado. Associa-se a ressecção da metade do tecido adiposo infrapatelar, que auxilia na exposição dessa região lateral. Retira-se então o menisco lateral.

Com a rotação externa da perna e anteriorização da tíbia, promove-se a subluxação da tíbia, com a exposição completa do platô tibial e visualização dos côndilos femorais (Figuras 24.27 e 24.28).

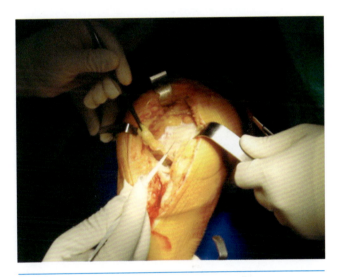

FIGURA 24.25 Usando o bisturi frio.

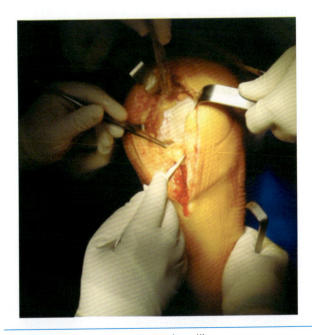

FIGURA 24.24 Incisão anterior (Insall).

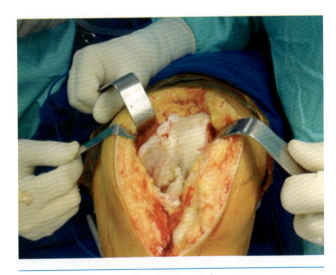

FIGURA 24.26 Lateralização da patela.

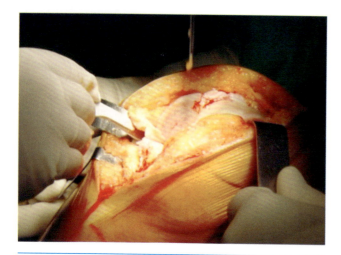

FIGURA 24.27 Dissecção sub subperiostal medial.

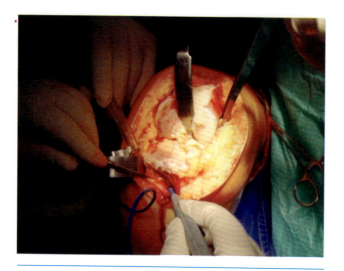

FIGURA 24.28 Rotação externa da tíbia e subluxação medial.

Se uma deformidade em valgo exigir a liberação do LCL e do tendão do poplíteo, estes podem ser elevados do epicôndilo lateral da mesma maneira que é proposto para o LCM na tíbia. Por ter sido elevado subperiosticamente a sua reinserção não se faz nececessário. Em caso da elevação do epicôndilo lateral ser realizado através de osteotomia este poderá ser fixado com parafuso e arruela.

Outro ponto que deve ser avaliado antes da liberação do LCL e/ou tendão do poplíteo é a liberação do trato iliotibial, que deve ser feita distalmente próximo à inserção no tubérculo de Gerdy. Não se esquecer, durante esse passo, da presença do nervo fibular, tendo cuidado com sua preservação.

Planos ósseos

O eixo mecânico do membro inferior é determinado por uma linha que passa pelo centro da cabeça do fêmur, centro do joelho e centro do tornozelo.

O eixo anatômico entre a diáfise do fêmur e a diáfise da tíbia é em média de 7° de valgo (Figura 24.29).

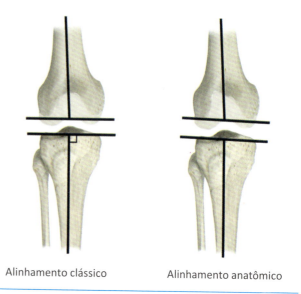

Alinhamento clássico   Alinhamento anatômico

FIGURA 24.29 Eixo anatômico dos MMII.

Durante cada ciclo da marcha, o centro de gravidade do corpo move-se anteriormente. A distribuição das áreas de contato das forças de carga ao nível do joelho não é simétricas; é estimado que 60% e 75% dessas forças são carriadas para o compartimento medial do joelho.

O eixo perpendicular da tíbia tem uma inclinação posterior e distal que varia entre 2° e 10°. Quando os meniscos estão íntegros, essa inclinação (slop) é visualizada e somente a aparência óssea está presente.

Tomando a opinião de Insall, o objetivo da ATJ é distribuir simetricamente a carga corporal através do implante evitando sobrecarga em algum compartimento; o conhecimento do eixo mecânico e o alinhamento dinâmico do joelho são fundamentais para o êxito da cirurgia da substituição artroplástica do joelho.

Na ATJ, são basicamente cinco os cortes ósseos; como Insall, nossa preferência é iniciar os cortes ósseos pela tíbia. O procedimento dos cortes ósseos são os mesmos, quer ocorra ou não a preservação do LCP, sendo que nesse caso (ressecção do LCP) acrescenta-se o sexto corte, que é a preparação da fossa intercondília. Depois dos cortes ósseos, serão removidos os osteófitos posteriores, fazendo-se o balanço ligamentar.

1. Osteotomia transversa da tíbia.
2. Ressecção distal dos côndilos femorais com uma angulação de 4° a 6° de valgo.
3. Ressecção dos côndilos anteriores e posteriores.
4. Ressecção das chanfraduras anteriores e posteriores.
5. Preparação da patela.
6. Preparação da fossa intercondília quando da substituição do LCP.

Osteotomia da tíbia

Pode ser utilizado o guia intramedular, ou guias extra-articulares, dependendo da preferência do cirurgião (Figuras 24.30 e 24.31). Quando da escolha do guia intramedular (opção do autor, antes de utilizar as próteses navegadas), é importante escolher cuidadosamente o orifício de entrada do canal medular. Usualmente, este é imediatamente lateral à inserção do LCA. Com auxílio de um osteótomo, perfura-se um orifício nessa região e utiliza-se uma broca em sentido reverso para perfurar o canal. A broca no sentido reverso serve para impactar o osso e evitar uma perfuração indevida de uma cortical. A haste intramedular apropriada, em que será adaptado o guia para corte transverso, é inserida no canal tibial até ficar ajustada na diáfise da tíbia. O guia de corte ósseo deve deslizar no sentido distal, de modo que possa ser fixado no ponto decidido para realizar o corte tibial. A profundidade do corte tibial deverá corresponder ao montante de osso que vai ser retirado. Usamos como parâmetro o lado são da tíbia e, a partir deste, ressecamos 10 mm de osso. Em caso de defeito maior que essa espessura, não se faz necessário baixar mais o corte, e sim compensar com outros meios a falta de osso na área de falha.

O corte é feito com o joelho em flexão e a perna em rotação externa. O guia de corte é fixado na posição planejada; utilizando uma serra oscilatória rígida, faz-se os cortes dos platôs medial e lateral da tíbia. Nesse momento, uma cuidadosa proteção do tendão patelar e do LCM deve ser feita, usando afastadores especiais. A proteção do LCP (Figura 24.32) também é importante quando a proposta cirúrgica é preservar esse ligamento.

Um clampe é fixado no platô lateral osteotomizado, sendo feita uma tração no sentido anterior. Com auxílio de um bisturi elétrico, são retirados os tecidos moles restantes, como o tecido posterior dos meniscos, a inserção do tubérculo de Gerdy ou ainda as fibras do LCP. Este é mantido intacto quando é preferência do cirurgião

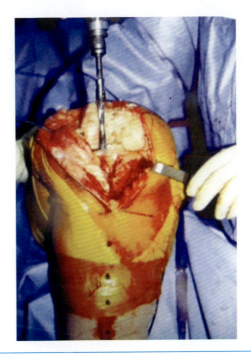

FIGURA 24.30 Guia intramedular.

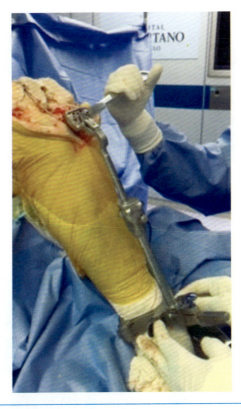

FIGURA 24.31 Guia extramedular.

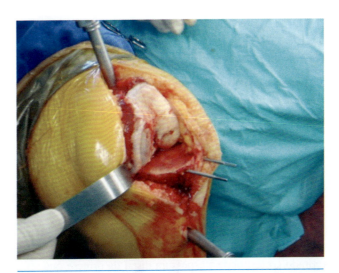

FIGURA 24.32 Proteção do LCP.

preservá-lo. A partir desse momento, são retirados todos os osteófitos até definir os contornos anatômicos da tíbia. O corte da tíbia deverá ser perpendicular ao eixo tibial (Figura 24.33).

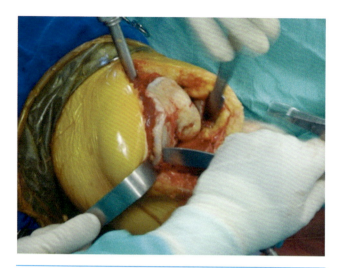

FIGURA 24.34 Retirada dos osteófitos.

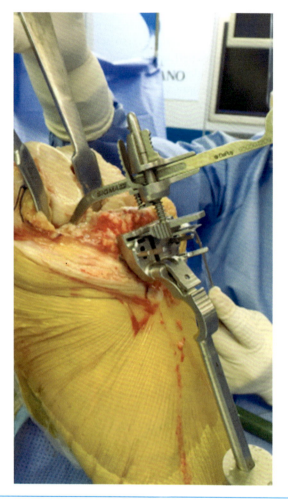

FIGURA 24.33 Corte da tíbia.

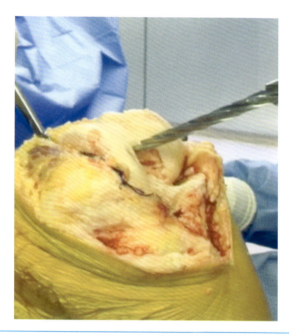

FIGURA 24.35 Guia intramedular do fêmur.

Osteotomia do fêmur

Nesse tempo, iniciamos com a retirada dos osteófitos (Figura 24.34) e utilizamos também um guia intramedular (Figura 24.35). Com o joelho em flexão, utilizando uma broca de 10 mm, imediatamente anterior à inserção do LCP, tendo o cuidado de seguir a orientação do eixo da diáfise femoral, faz-se a perfuração do canal femoral. Após fazer o orifício de entrada, colocamos a furadeira em reverso, o que evita perfurar trajeto indesejado.

O guia femoral é colocado e fixado entre 4º e 6º de valgo. O bloco de corte distal é fixado à superfície anterior e o guia intramedular é retirado (Figura 24.36). O osso a ser retirado corresponde à espessura distal da prótese que será utilizada. Com uma serra rígida, faz-se o corte programado.

A perfeita realização da osteotomia dos côndilos femorais anteriores e posteriores é de vital importância para a boa adaptação do implante e funcionamento da prótese, porque determinam o tamanho e a rotação.

O corte da cortical anterior do fêmur, onde apoia-se a prótese, não permite que fique elevado a cortical pois dificultará a flexão do joelho por provocar o retensionamento do retináculo patelar, ou ainda a luxação da cortical; não poderá penetrar na cortical por enfraquecer a estrutura óssea, podendo ser responsável por uma fratura nesse nível.

Os cortes femorais posteriores serão os guias usados para estabelecer a rotação do componente femoral. A rota-

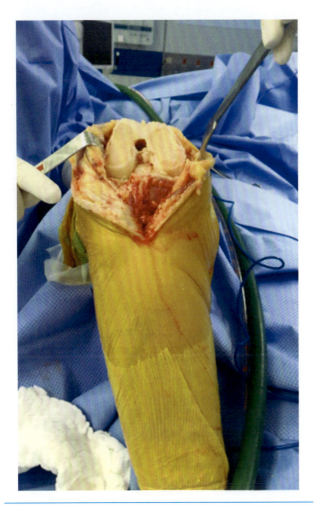

FIGURA 24.36 Corte distal do fêmur.

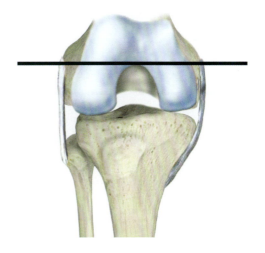

FIGURA 24.37 Eixo transepicondilar.

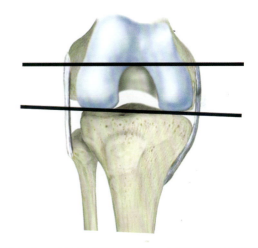

FIGURA 24.38 Côndilos posteriores.

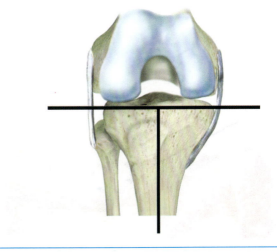

FIGURA 24.39 Eixo da diáfise da tíbia.

ção correta previne a rotação interna da prótese evitando a lateralização da patela e o risco de luxação durante os movimentos de flexão. Esse bom posicionamento da rotação femoral e trilhamento da patela diminuíram em grande número as instabilidades femoropatelares.

Para esse bom posicionamento, podem ser utilizados vários parâmetros; o eixo transepicondilar (Figura 24.37) a 3° medidos de rotação externa; a remoção de 2 a 3 mm a mais de osso do côndilo femoral medial posterior; a colocação de tensão no espaço de flexão e ressecção dos côndilos femorais posteriores (Figura 24.38) paralelos à superfície da tíbia já ressecada (Figura 24.39) e a obtenção de um espaço retangular de flexão ou a linha de Whiteside (Figura 24.40) (linha transversa à incisura troclear). Ainda tendo como referência o corte tibial perpendicular ao eixo da tíbia (Figura 24.41), em uma peça cirúrgica vemos um resumo das opções para um correto eixo rotacional (Figura 24.42).

Nesse momento, fazemos o balanço das partes moles utilizando os *spreads* no espaço medial e lateral em flexão e extensão (Figura 24.43 e Figura 24.44).

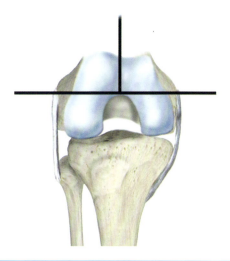

FIGURA 24.40 Linha de Whiteside.

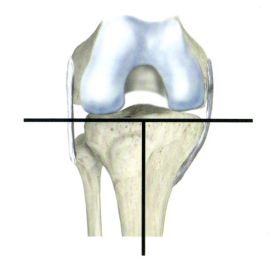

FIGURA 24.41 Eixo da diáfise da tíbia.

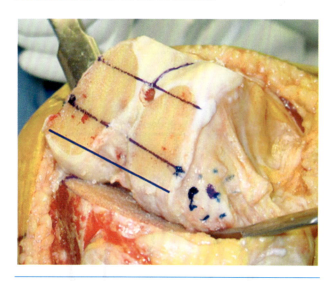

FIGURA 24.42 Várias opções para rotação femoral.

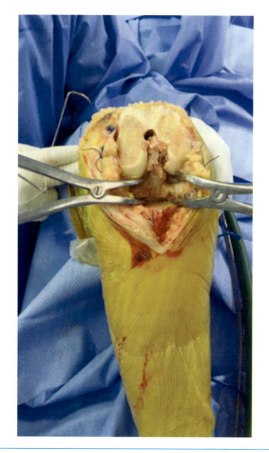

FIGURA 24.43 *Spread*.

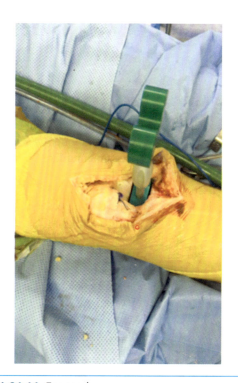

FIGURA 24.44 Espaçador.

Feitos os cortes, o guia é retirado. Outro guia é colocado na superfície femoral distal (Figuras 24.45, 24.46 e 24.47), e o tamanho da prótese é determinado. Quando o tamanho determinado não coincide com o tamanho da prótese, é aconselhável utilizar um número imediatamente menor do que o determinado, o que evita um tensão excessiva em flexão. Em seguida, faz-se as chanfaduras anteriores e posteriores (Figuras 24.48, 29.49 e 29.50).

Seguindo o preceito de Insall, a artroplastia total de joelho é uma cirurgia de partes moles; o mais difícil é a obtenção do balanceamento ligamentar. Isso deve ser feito após os cortes ósseos. Retiram-se todos os osteófitos, sendo que estão nos locais de maior dificuldade aqueles existentes nos côndilos femorais posteriores. Todos os tecidos moles, meniscos e restos de sinovial devem ser removidos.

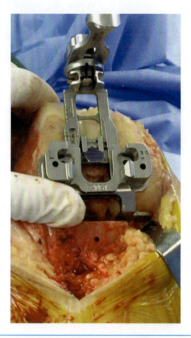

FIGURA 24.45 Guias de cortes femorais.

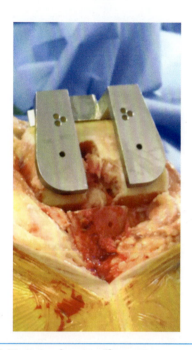

FIGURA 24.47 Guias de cortes femorais.

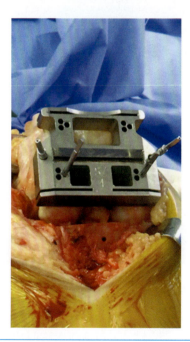

FIGURA 24.46 Guias de cortes femorais.

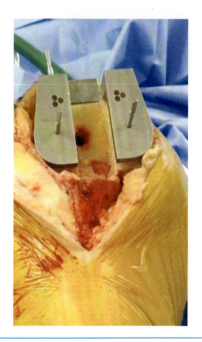

FIGURA 24.48 Guia de corte.

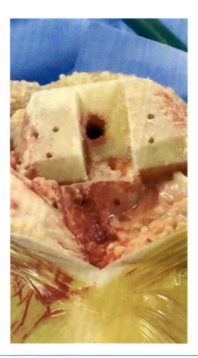

FIGURA 24.49 Cortes realizados.

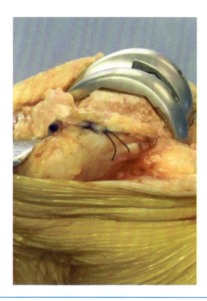

FIGURA 24.50 Prótese de teste.

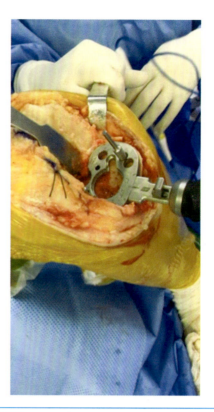

FIGURA 24.51 Guias de preparação do componente tibial.

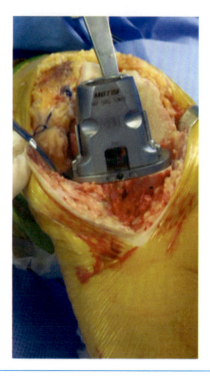

FIGURA 24.52 Guias de preparação do componente tibial.

É feita então a rotação do componente tibial da prótese sobre o platô tibial. Deve estar rodado externamente e alinhado com o centro da tuberosidade anterior da tíbia (TAT). Isso evita uma tendência de luxação da patela. Para que ocorra esse bom posicionamento, o platô lateral deve estar bem visível, pois caso haja restos de tecidos moles ou corte indevido dessa estrutura, o platô pode se deslocar da posição e não ficar bem alinhado.

Com a bandeja bem posicionada e a rotação correta, faz-se a perfuração da tíbia, onde será posicionada a haste central da prótese (Figuras 24.51, 24.52 e 24.53).

Com os componentes de prova femoral e tibial posicionados (Figuras 24.54 e 24.55), avalia-se a estabilidade articular em varo e valgo, e a presença de contratura em flexão do joelho. No joelho com deformidade em varo, existe um tensionamento das estruturas capsuloligamentares mediais e afrouxamento das estruturas laterais. O inverso é verdadeiro nos casos de deformidade em valgo.

No caso da deformidade em varo, o balanço ligamentar clássico é realizado em três fases.

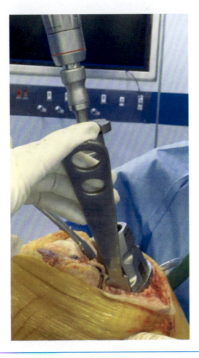

FIGURA 24.53 Guias de preparação do componente tibial.

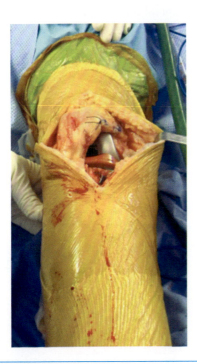

FIGURA 24.54 Posicionamento dos testes.

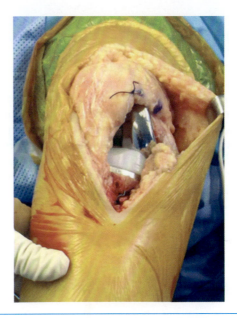

FIGURA 24.55 Colocação da prótese definitiva.

Primeiro, há a retirada dos osteófitos; como descrito, fazemos esse tempo previamente; segundo, realiza-se a liberação da parte profunda do ligamento colateral medial no nível da inserção na tíbia, a liberação da cápsula posteromedial na tíbia, a liberação da pata de ganso, a liberação do ligamento colateral medial superficial e a liberação do periósteo distal ao ligamento colateral medial superficial. Quando necessário, realizar a liberação do semimembranoso no canto posteromedial. Todo cuidado deve ser tomado para que o LCM superficial seja elevado com o periósteo, por manter a continuidade das estruturas.

Nas deformidades em valgo, é aconselhável realizar os cortes ósseos antes do balanceamento, pois facilita a visualização das estruturas. Embora seja necessário remover os osteófitos laterais, eles não devem tracionar (substituir esticar) o LCL, como ocorre do lado medial nas deformidades em varo. As estruturas a serem liberadas, bem como a sequência de liberação, são motivos de controvérsia; no entanto, as estruturas são liberadas no nível do fêmur, ao contrário das deformidades em varo, quando são liberadas no nível da tíbia. Assim, com o joelho em extensão, o trato iliotibial e o retináculo lateral são seccionados (preferimos seccionar junto à sua inserção no tubérculo de Gerdy). Nas deformidades graves, faz-se a liberação completa das estruturas de suporte lateral, do ligamento colateral lateral, da cápsula lateral, do complexo arqueado e do tendão do poplíteo, de preferência no nível do epicôndilo lateral. Pode-se usar como artifício osteotomizar o epicôndilo lateral com a inserção dessas estruturas e fixá-las mais distalmente. Ocasionalmente, pode ainda ser feita a ressecção da cabeça lateral do gastrocnêmico.

Sempre após uma liberação ampla lateral, se faz necessário utilizar um componente tibial mais alto do que o planejado, pois ocorre uma abertura maior que nas deformidades em varo.

Após o balanceamento, testa-se a flexo extensão. Em caso de haver uma tendência de expulsar o implante teste, a contratura em flexão deve ser corrigida. Esta contratura sempre envolve osteófitos posteriores, cápsula posterior e ligamento cruzado posterior. A retirada dos osteófitos posteriores e o descolamento da cápsula posterior através de uma dissecção romba, sempre protegido com uma compressa cirúrgica, pode evitar um acidente com as estruturas vasculares, e a ressecção do LCP em alguns casos também se faz necessária, por este estar encurtado e não promover o fenômeno de rolamento (roll-back). Se necessário, pode ainda ser feita a capsulotomia posterior; quando for feita, o joelho deverá estar em flexão (Figuras 24.56 e 24.57).

Nunca deve-se esperar que a deformidade em flexo possa ser corrigida no pós-operatório através de fisioterapia.

Preparação da patela

Na literatura sobre a substituição ou não da patela nas ATJ, há várias considerações, no entanto as controvérsias permanecem.

Neste capítulo, não nos cabe emitir opinião; passaremos a descrever a técnica de substituição dessa estrutura e a técnica utilizada quando da não substituição.

Os objetivos são: balanço correto do aparelho extensor, bom alinhamento e orientação de todos os componentes (femoral, tibial e patelar).

Os cuidados devem começar quando da incisão para via de acesso. A inserção do VMO na patela deve ser demarcada com uma incisão transversa ou curva acentuada (ver descrição inicial da via de acesso). Quando na flexão do joelho existir dificuldade de luxar ou everter a patela e não houver o risco de ruptura do ligamento da patela, deve-se fazer um snip no quadríceps.

Estando o componente femoral em rotação externa de 3 graus, o implante tibial alinhado a TAT segue-se os seguintes passos para substituição da patela original ou reduzi-la em 1 ou 2 mm. Um paquímetro deve ser utilizado antes de definirmos quanto de patela deve ser ressecado (Figura 24.58), posicionado no guia para corte da patela; depois, faz-se a ressecção programada (Figura 24.59). Um eletrocautério deve ser usado para demarcar os bordos da faceta medial e lateral como guia de ressecção e denervação; usar componente patelar que cubra o máximo da superfície articular e posicioná-lo mais na borda medial do corte. Ressecar o tecido sinovial na borda superior da patela e usar o componente femoral com três pegs (Figura 24.60).

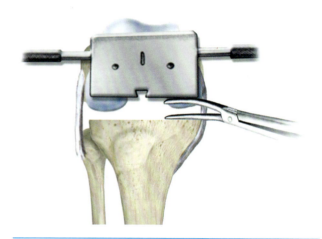

FIGURA 24.56 Uso do *spred* para balanceamento ligamentar.

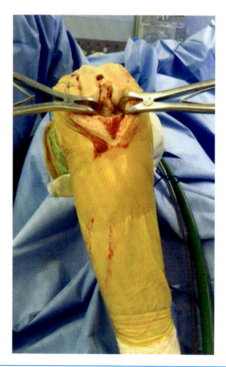

FIGURA 24.57 Uso do *spred* para balanceamento ligamentar.

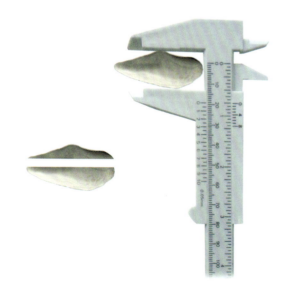

FIGURA 24.58 Uso do paquímetro.

Artroplastia Total de Joelho

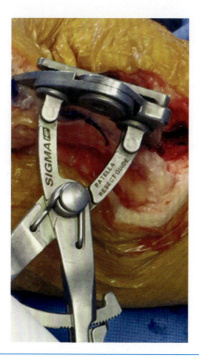

FIGURA 24.59 Guia de corte.

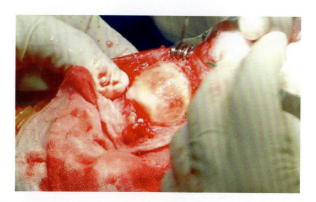

FIGURA 24.61 Retirando osteófitos.

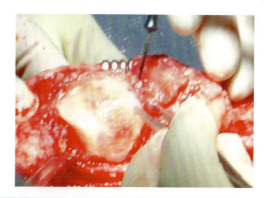

FIGURA 24.62 Eletrocauterização (denervação).

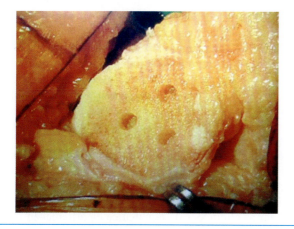

FIGURA 24.60 Corte da patela com 3 pegs.

A avaliação do tracking patelar é feita com os componentes de prova. Caso exista uma instabilidade, reavaliar o posicionamento de todos os itens aqui descritos. Aconselha-se realizar o teste do tracking com o garrote desinflado. Caso persista algum grau de instabilidade depois de todos os passos bem executados, pode ser feita uma liberação do retináculo lateral preservando a artéria genicular lateral superior.

Quando não se substituir a patela, aconselha-se fazer uso do eletrocautério para demarcar os bordos da patela, bem como para a denervação da área (Figuras 24.61 e 24.62). Retirar todos os osteófitos e, em caso de grande destruição da cartilagem articular, fazer uma espongialização preservando a forma anatômica da patela.

Fixação dos componentes

Os componentes das próteses, dependendo do desenho, podem possuir superfície porosa para o crescimento invasivo ósseo, ser fixados por pressão ou cimentados com o metilmetacrilato. Para a cimentação, é importante que as extremidades ósseas sejam lavadas sob pressão, para retirada das esquírolas ósseas, e secadas completamente. Coloca-se cimento na bandeja tibial (dois milímetros), fixa-se a tíbia e retira-se o excesso de cimento. O mesmo procedimento é feito em relação ao componente femoral. Coloca-se a seguir o polietileno tibial e estende-se o joelho. Novamente, o excesso de cimento que extravasa tanto na tíbia como no fêmur é retirado cuidadosamente.

Com o joelho mantido em extensão, o componente patelar é cimentado e mantido com um clampe.

Fechamento

Esse é outro ponto importante e muitas vezes negligenciado. A incisão já delimitou as áreas do quadríceps e retináculo medial que devem ser suturadas (Figuras 24.63 e 24.64). De preferência, usar pontos separados ou, quando corridos, que sejam ancorados, com fios não absorvíveis. O subcutâneo é fechado cuidadosamente, e a pele, com pontos não muito apertados ou próximos, para evitar necrose tecidual.

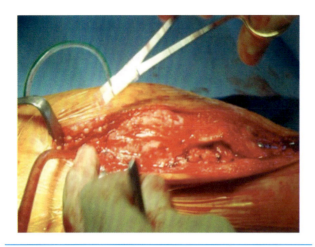

FIGURA 24.63 Fechamento dos tecidos.

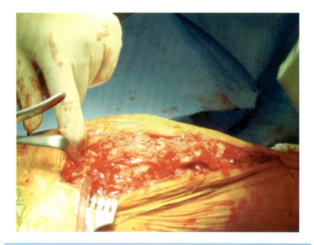

FIGURA 24.64 Fechamento subcutâneo.

CONTROVÉRSIAS

LCP na artroplastia total de joelho

Gunston, em 1971, desenvolveu a primeira prótese total de joelho que preservava o LCP e os ligamentos colaterais, dando início à era moderna da artroplastia total de joelho. Assim foram criados os conceitos de baixo atrito mediante o contato do metal com o polietileno e ainda os componentes fixados com cimento.

Freeman *et al.*, em 1977, sugeriram que os ligamentos cruzados deveriam ser removidos, já que a estabilidade anteroposterior seria restaurada se o desenho do implante e a técnica cirúrgica fossem adequados.

Hoje, preservar ou não o LCP tornou-se uma das maiores controvérsias no capítulo da artroplastia total de joelho.

Ambas apresentam vantagens e desvantagens. Em tese, as vantagens que podem ser citadas quando da preservação do LCP são: melhor estabilidade, permanência do rolamento (roll-back) posterior da tíbia, maior grau de flexão do joelho, menor cisalhamento entre componentes da prótese e melhor propriocepção. As desvantagens seriam a maior dificuldade técnica e o maior desgaste da prótese.

Com a ressecção do LCP, as vantagens são: facilidade na correção das deformidades, melhor fixação, maior congruência, redução do estresse no polietileno e facilidade técnica. As desvantagens seriam redução potencial do grau de flexão e maior taxa de soltura.

A manutenção dessa discussão se deve ao fato de serem encontrados na literatura vários estudos de médio e longo prazo de seguimento com excelentes resultados clínicos-funcionais quando da preservação ou não do LCP.

Substituição da patela

A patela tinha função secundária nos desenhos das primeiras próteses de joelho. O objetivo principal visava substituir as extremidades distal do fêmur e proximal da tíbia. Em virtude das queixas no nível da articulação femoropatelar, foi dado o passo seguinte: desenhar o trilho femoral e o recapeamento da patela. Após décadas de desenvolvimentos, centenas de modelos foram criados, porém um polêmico ponto continua: substituir ou não a patela.

A cinemática da articulação femoropatelar é bastante complexa: as forças que atuam sobre a articulação femoropatelar correspondem aproximadamente a 8 kgf/cm^2, que pode ser aumentado em três a cinco vezes quando da descida de escadas ou plano inclinado. Nos exercícios de flexão do joelho, essa carga pode ser majorada a partir de 40° de flexão do joelho na proporção de 3 kgf, colocada no nível do tornozelo, tendo uma resultante na articulação femoropatelar de aproximadamente 120 kgf.

A rotação externa da tíbia, em relação ao fêmur na extensão, posiciona a TAT lateralizada, o que favorece a instabilidade femoropatelar; fenômeno contrário ocorre quando da flexão da articulação, provocando a rotação interna da tíbia e a consequente centralização da patela.

Embora os novos desenhos das próteses tentem minimizar as alterações da cinemática da articulação femoropatelar, a limitação da mobilidade, a dor anterior do joelho, a instabilidade femoropatelar, as fraturas da patela, a soltura do componente patelar, a osteonecrose da patela e a ruptura do aparelho extensor tornaram a questão da substituição ou não da patela um calcanhar de Aquiles da ortopedia.

Uma revisão sistemática detalhada dos trabalhos publicados sobre a substituição ou não da patela demonstram que as conclusões obtidas são muito semelhantes. Em todas as séries revisadas, estatisticamente não houve diferença considerável quanto aos bons resultados e o número de complicações.

Na revisão sistemática efetuada, encontra-se consenso sobre alguns tópicos. Deve-se substituir a patela em:

1. pacientes mais velhos com acentuado grau de comprometimento articular;
2. pacientes portadores de doenças inflamatórias.

Não substituir em:

1. pacientes osteoporóticos;
2. pacientes com patela de pouca espessura.

PÓS-OPERATÓRIO

De preferência, colocar o paciente em uma CPM, ajustada entre 0º de extensão e 90º de flexão.

Deve-se fazer uso de profilaxia para TVP mecânica (botas ou meias pneumáticas) e medicamentosa (10 dias).

Dependendo do esquema profilático de antibioticoterapia, fazer uso apenas por 48 horas. Em caso de pacientes que usam sonda vesical, discutir com o infectologista qual a melhor conduta (cirurgia de acompanhamento multidisciplinar).

Deve-se retirar o dreno aspirativo com 24 horas da cirurgia e remover o curativo, o que deverá ser realizado pelo cirurgião ou assistente, e não utilizar medicamentos tópicos que possam irritar a pele.

A marcha com apoio deve ser iniciada após 48 horas, dependendo da quadro álgico do paciente.

Como já descrito, o tratamento fisioterápico se inicia desde o primeiro dia de pós-operatório e tem como foco, nessa fase inicial, o ganho de arco de movimento e o controle muscular, para assim obter um bom equilíbrio na marcha. Posteriormente, começamos com fortalecimento global de membros inferiores associado a exercícios de alongamento e proprioceptivos. Todo esse tratamento fisioterápico deve ser feito de uma maneira individualizada e, sempre que possível, respeitando os limites do paciente. Nunca deve ser encaminhado para ganhar amplitude de movimento; essa é uma conduta do cirurgião que deverá avaliar a causa da limitação de movimento.

Deve-se alertar ao paciente que a ferida operatória, mesmo cicatrizada, apresentará um aumento de temperatura local que pode perdurar até por um ano.

É necessário avaliar o paciente clinicamente e fazer estudo radiográfico semestralmente.

COMPLICAÇÕES

Podemos classificar em dois grandes grupos as complicações da ATJ: as assépticas e as sépticas.

Causas assépticas

Essas podem decorrer em consequência de vários fatores:

1. **Erro de técnica cirúrgica:** soltura, mau posicionamento dos componentes, instabilidades patelares ou da própria articulação no plano frontal ou coronal (varo, valgo e luxações).
2. **Etiologia traumática:** fraturas periprotéticas, luxações, lesões ligamentares, tendíneas e musculares.
3. **Fatores intrínsecos aos implantes:** desgaste do polietileno ou do próprio componente metálico, chegando algumas vezes à quebra desses componentes.

Causas sépticas

As infecções em ATJ são complicações importantes e podem se tornar graves.

O risco de infecção na ATJ é de 0,4% a 2% e pode ser decorrente de dois fatores: (a) intrínsecos aos pacientes e (b) relacionados ao ambiente cirúrgico. No primeiro grupo, temos os portadores de comorbidades como diabetes, artrite reumatoide, transplantes renais ou hepáticos e AIDS, quando o risco aumenta. No segundo grupo, temos vários fatores que podem influenciar: a esterilização e o acondicionamento dos implantes e instrumental; o sistema de refrigeração da sala cirúrgica; o ambiente da sala cirúrgica com ou sem sistema de pressurização positivo, o número de pessoas circulando e o treinamento da equipe.

Com relação ao ato cirúrgico, são fatores importantes para evitar uma infecção: tempo de exposição operatória da ferida cirúrgica, técnica precisa com o mínimo de agressão aos tecidos moles e equipe bem treinada, evitando grande movimentação no campo cirúrgico.

As infecções podem ocorrer precoce ou tardiamente: são precoces quando ocorrem nos primeiros três meses ou tardias quando ocorrem após três meses.

O diagnóstico de infecção é baseado na história clínica, no exame físico, com inspeção da ferida operatória, e nos exames laboratoriais e de imagem.

Ao exame clínico, pode-se observar aumento de volume, temperatura local, edema, derrame articular e hiperemia ou ainda presença de fístulas.

Nos exames complementares, utilizamos como melhor parâmetro para diagnóstico da infecção a elevação nos valores da velocidade de hemossedimentação e da proteína C reativa.

Os exames de imagem, em especial o ultrassom, podem evidenciar derrame articular e coleções, além de aumento das partes moles. A cintilografia pode detectar o aumento de captação, o que pode sugerir uma infecção. Hoje, a cintilografia com leucócitos marcados apresenta maior sensibilidade e especificidade no diagnóstico de infecção.

Para o tratamento, alguns parâmetros devem ser definidos: se a infecção é superficial ou profunda, qual o tempo do aparecimento da infecção (precoce ou tardia); quais as condições do paciente, como se encontram os tecidos ao nível da ferida operatória, como se encontra o implante (fixo ou com sinais de soltura) e qual o agente causador e seu antibiograma.

Nas infecções precoces, ainda na faixa de três semanas de pós-operatório, podemos tratar preservando o implante (o biofilme ainda não é maduro); trocamos apenas o polietileno, associamos o uso de antibiótico guiado por cultura e antibiograma e um amplo desbridamento da ferida operatória. Nas infecções precoces com mais de três semanas, o tratamento segue o mesmo protocolo das infecções tardias.

Nas infecções tardias, com ou sem a soltura do implante, há necessidade da atuação direta, com a troca do implante. Esta pode ser realizada em um tempo ou em dois tempos. Na opção de um tempo, é recomendado fazer um desbridamento minucioso, com coleta do material tanto de partes moles como do osso e do implante, para cultura e orientação da antibioticoterapia através do antibiograma.

Na cirurgia em dois tempos, um espaçador de cimento ortopédico com antibiótico é colocado no primeiro ato cirúrgico, além de se realizar um completo desbridamento articular. Esse espaçador pode ser trocado quantas vezes se faça necessário e recomenda-se, caso exista essa necessidade, um espaço de quatro a seis semanas. Durante esse período, o paciente deve ser acompanhado laboratorial e clinicamente para o controle da infecção. Estando a infecção controlada, é feita a segunda etapa, com retirada do espaçador e colocação da prótese definitiva.

Artrodese, artroplastia de ressecção e amputação são opções de tratamento em caso de falha no tratamento das artroplastias infectadas. A amputação está indicada em caso de risco de vida do paciente, quando da persistência da infecção. Artrodese é uma opção viável, embora ocorra um certo grau de dificuldade na fusão articular; preferencialmente optamos pelo uso de fixador externo. Finalmente, há a artroplastia de ressecção, que consiste na retirada do implante e em aguardar pela formação de tecido fibroso ao redor das extremidades ósseas para promover uma estabilidade articular.

ARTROPLASTIA TOTAL DO JOELHO NAVEGADA POR COMPUTADOR

HISTÓRICO

As aplicações das navegações e as técnicas robóticas foram iniciadas com a neurocirurgia na década de 1980, sendo gradualmente transferidas para a ortopedia nas cirurgias de coluna, quadril e joelho. A tecnologia no desenvolvimento dos estudos de imagens de alta resolução (tomografias computadorizadas, ressonâncias magnéticas e fluoroscopias) e nos sistemas de rastreamento de posição possibilitou o uso das cirurgias guiadas por imagem em tempo real.

A aplicação prática da cirurgia assistida por computador (*computer assisted surgery* – CAS) na ortopedia foi iniciada na década de 1990 na preparação do canal femoral para prótese total do quadril com robótica[9] (Paul HA, 1992). Gradualmente, os sistemas robóticos ativos ("braços mecânicos" previamente ensinados pelos estudos de imagens do paciente em questão para realizar determinada tarefa) deram espaço para os sistemas de navegação passivo, em que o computador mostra as imagens ou situações em tempo real do que está acontecendo no procedimento, ampliando a "visão" do cirurgião e criando informações numéricas para o que antes era "sensibilidade e experiência" do cirurgião.

Os primeiros sistemas de navegação em cirurgias ortopédicas foram baseados e usados com auxílio de tomografias computadorizadas, seguidos dos sistemas com fluoroscopia intraoperatória ou aqueles sem estudos de imagens prévias (*image-free*). O avanço tecnológico em curto período abraçou diferentes aspectos e modelos da prática cirúrgica,

como planejamento, simulações, guia, assistência cirúrgica, automação, telecirurgia e treinamentos, permitindo o uso assistido da computação para pré-operatórios, intraoperatório e pós-operatório, além de vários tipos de sistemas no manejo cirúrgico com os ativos, semiativos, passivos e híbridos. Cada sistema possui suas características, vantagens e desvantagens; porém, os sistemas atualmente mais utilizados no mundo para artroplastia total de joelho são os passivos sem imagem prévia, o que permite controle total do cirurgião, checagem, planejamento e simulações em tempo real no intraoperatório, tornando o procedimento mais acurado, preciso e reprodutível.

Em 1986, Kaiura, da Universidade de Washington, apresentou sua tese de mestrado sobre ATJ robótica-assistida.[10,11] Esse trabalho criou as ferramentas para o primeiro sistema de ATJ robótica-assistida descrito por Matsen *et al.*, em 1993.[12] No início da década de 1990, os princípios de navegação foram estabelecidos e validados, o que foi um passo importante na identificação e aquisição acurada dos pontos anatômicos de referência para ATJ, além de a navegação ser mais barata, menos complexa, com equipamentos mais leves e potencialmente mais seguros que o sistema robótico-assistido.

A primeira cirurgia de ATJ navegada sem imagem prévia foi realizada em Grenoble (França), por Saragaglia e Picard[13], em 1997. Esse sistema tornou-se o primeiro comercialmente disponível – o The OrthoPilot.[14] Esse sistema identificava pontos anatômicos de referência críticos usando tanto técnicas de registros cinemáticos (como descritos por Kienzle, Stulberg e outros, em 1989[15]) como de superfície. Krackow[16] e outros desenvolveram sistemas de navegação baseados nesses conceitos; hoje, há um grande número de equipamentos disponíveis para comercialização.

Atualmente, são quase 20 anos de utilização clínica de cirurgia de ATJ navegada por computador, sendo que o OrthoPilot passou por várias atualizações. Dispositivos rígidos ativos com fio passaram a ser substituídos por estruturas mais leves, passivas (esferas refletoras) e sem fios; além da avaliação do eixo mecânico e guia dos cortes femorais e tibiais, passaram a contar com checagem dos cortes, avaliação do balanço ligamentar do joelho e simulador intraoperatório para planejamento e cortes otimizados. Certamente muitas inovações virão no mundo da CAOS (*computer assisted orthopedic surgery*) nos próximos anos.

LITERATURA

Artroplastia total do joelho é o procedimento mais comumente realizado com o uso de técnicas de navegação.[17] A importância do alinhamento do membro e dos componentes tem sido extensivamente estudada desde os primeiros dias da ATJ. Erros de alinhamento superiores a 3° nas ATJ podem ser associados com evoluções piores e falha precoce, assim como a rotação dos componentes femoral e tibial tem forte influência na excursão patelar e nas más rotações, levando a complicações femoropatelares.[18]

Artroplastia Total de Joelho

Hungerford e Kracke propuseram que a perfeição técnica do alinhamento e do posicionamento dos componentes deveria ser o objetivo da ATJ.[19]

Insall demonstrou que a maioria das falhas das ATJs poderiam ser atribuídas ao alinhamento incorreto ou ao balanço ligamentar inadequado.[20]

Segundo Moreland, o alinhamento dos componentes foi o fator mais importante, influenciando na soltura e na instabilidade pós-operatória.[21]

A principal proposta da ATJ navegada é a de ajudar o cirurgião a manter seus resultados de alinhamento dos componentes e do membro dentro dos valores aceitáveis.

Vários estudos[22-26] foram publicados nos últimos anos, alguns randomizados, comparando a técnica convencional e a navegada.

Chauhan *et al.*,[26] em estudo randomizado controlado com 70 pacientes, comparando a técnica navegada e a convencional com estudos tomográficos em pós-operatórios, relataram melhora do alinhamento dos componentes de forma estatisticamente significativa, tanto na angulação varo/valgo do fêmur, rotação femoral, angulação varo/valgo da tíbia, *slope* posterior da tíbia e rotação tibial como na escolha do tamanho adequado dos implantes. Também relataram a redução da necessidade de transfusão sanguínea no grupo navegado.

Bäthis *et al.*,[25] em sua metanálise dos trabalhos comparativos de próteses de joelho com o uso de técnica navegada *versus* convencional, avaliaram 18 artigos, dos quais 13 foram selecionados por classificarem os resultados conforme a zona de segurança de ±3° de desvio do eixo mecânico. Ao todo, foram 1.784 artroplastias totais do joelho, e 11 dos trabalhos mostraram diferenças estatisticamente significativas a favor da navegação, apesar de não ter havido diferenças no curso clínico. Com a técnica convencional, utilizada por cirurgiões experientes, 75,6% (654/865) ficaram na zona de segurança, contra 93,9% (863/919) com o uso da técnica navegada.

Apesar de o principal foco da cirurgia navegada ser a melhora do alinhamento e posicionamento dos componentes, evitando introdução intramedular dos guias convencionais, outras vantagens foram demonstradas em estudos recentes.

Kim encontrou embolia gordurosa em 65% dos 100 pacientes submetidos à ATJ convencional bilateral e em 46% dos pacientes submetidos à ATJ unilateral. Embolismo de células da medula óssea foi detectado em 12% dos pacientes de ATJ bilateral e em 4% dos pacientes de ATJ unilateral.[27] Church *et al.*, em estudo prospectivo randomizado e duplo cego, demonstraram que a ATJ navegada liberava uma quantidade significativamente menor de êmbolos sistêmicos em relação à convencional, com guias intramedulares.[28] Kalairajah *et al.*,[29] em estudo prospectivo randomizado, encontraram diferença estatisticamente significante (p < 0,001) entre os grupos de ATJ navegada e convencional, com grande redução da drenagem sanguínea e da perda calculada de hemoglobina.

O custo parece ser a principal dificuldade para implantação dos sistemas de cirurgias navegadas por computador, pelo menos à primeira vista. Novak,[30] em 2007, avaliou o custo-eficácia da ATJ navegada para determinar se a melhora do alinhamento resultaria em uma diminuição suficiente das taxas de falhas e revisões que justificassem o gasto adicional. Em seus resultados, esse autor demonstrou que a ATJ navegada era mais efetiva que a convencional e aproximadamente 1.500 dólares mais cara por cirurgia, além de apresentar 14% de melhora no alinhamento e uma diminuição de 11 vezes na taxa de revisão em 15 anos por mau alinhamento (5,4% – 4,7%). O estudo concluiu que a navegação tem potencial custo-eficácia e custo-poupança adicional, porém é sensível às variáveis do custo do sistema, da acurácia obtida e da probabilidade de revisões por mau alinhamento.

CONHECENDO A NAVEGAÇÃO

A acurácia das medidas pré-operatórias e a identificação precisa dos pontos ósseos de referência são vitais no sucesso de uma cirurgia. A anatomia única de cada paciente pode desorientar o cirurgião, principalmente nas deformidades severas, nas sequelas de fraturas ou nas cirurgias minimamente invasivas em que o próprio instrumental polui o campo de visão.

Estudos radiológicos nem sempre demonstram a realidade a ser encontrada, por serem estudos bidimensionais de deformidades em três planos. Filmes longos para avaliação do eixo mecânico com carga é algo cada vez mais raro em nosso país; além disso, pequenos graus de flexão do joelho ou da rotação femoral ou tibial podem ser interpretados como deformidades em varo ou valgo. Apesar de sabermos de tudo isso, estudos preliminares são extremamente importantes e auxiliam no planejamento. Sempre que partimos para uma cirurgia com auxílio de computador, devemos lembrar que falhas do sistema podem vir a acontecer e necessitamos estar preparados para mudar para o procedimento convencional em caso de dúvidas.

O OrthoPilot é um sistema de navegação caracterizado por um sistema óptico, um computador, um pedal (função do *mouse*) e um programa. O sistema óptico é composto por câmeras estereoscópicas para localização de corpos rígidos emissores de infravermelho (passivo ou ativo) fixados ao osso e aos instrumentos. O computador irá processar os dados e mostrar de forma simples, clara, gráfica e numérica as informações relevantes para o cirurgião definir o que fazer. Nesse sistema, não há necessidade de imagens pré ou intraoperatórias, como radiografias, tomografias ou fluoroscopias. Atualmente, utilizamos o *software* (programa) 4.2 para prótese total do joelho.

O OrthoPilot funciona otimizando o alinhamento do membro, o posicionamento dos componentes e o balanço ligamentar do joelho. Após detecção cinemática dos centros articulares do quadril, joelho e tornozelos, bem como palpação dos pontos ósseos de referência, o sistema calcula o eixo mecânico do paciente, permitindo ressecção perfeita

CAPÍTULO 24

269

em relação a esse eixo. Durante o intraoperatório, o sistema realiza a checagem da qualidade dos cortes ósseos e projeta um simulador virtual para orientar o balanço ligamentar e os cortes femorais. Em sua checagem final, mostra o eixo mecânico obtido, o arco de movimento do joelho e o balanço ligamentar, além de armazenar um histórico dos passos cirúrgicos e dos dados para trabalhos futuros.

ATJ NAVEGADA PASSO A PASSO

Informar ao sistema o nome do cirurgião, o tipo de implante a ser utilizado, o nome do paciente e o lado a ser operado (Figura 24.65). Após incisão longitudinal mediana e artrotomia do joelho, realizamos o posicionamento dos sensores (corpos rígidos passivos) no fêmur e na tíbia (Figura 24.61). O sensor deve ser fixado a uma distância mínima da linha articular para não atrapalhar os guias de cortes e a instrumentação cirúrgica. Sendo assim, colocamos o sensor do fêmur (cor vermelha) a quatro dedos transversos proximalmente à linha articular, a 90° em relação ao eixo longo da diáfise femoral e a 30° a 45° medialmente ao eixo AP. O sensor da tíbia (cor azul) segue o mesmo princípio, com no mínimo quatro dedos transversos distalmente à linha articular, 90° em relação ao eixo longo da tíbia e a 45° a 80° em relação ao eixo AP. O sensor de cor amarela é o sensor que será acoplado ao apontador, instrumentais e guias de cortes.

O primeiro passo a seguir é a palpação do centro anatômico do joelho usando o apontador (Figura 24.62 e 24.63). O pedal pode ser utilizado das seguintes formas: o direito confirma ou grava no pisar rapido (pressionar por até 3 segundos) e pula o passo no pisar lento (pressionar por mais de 3 segundos); o esquerdo volta no pisar rápido e apaga a gravação no pisar lento. Pisar os dois ao mesmo tempo, abre uma janela que permite tirar fotos da tela para documentação. A palpação do centro anatômico do joelho com o apontador permite a otimização da movimentação e visualização do centro cinemático do quadril (Figura 24. 64).

A aquisição do centro cinemático do quadril é realizada completando os quadros demonstrados na tela do computador, realizando uma flexão do joelho pequena (raio do cone) seguida de um movimento circular (Figura 24.64). Com 95% dos quadros "pintados" em verde, o *software* pula automaticamente para a tela seguinte. Checamos então o eixo femoral após corrigir o *slope*. O sistema mostra o ângulo femoral interno.

A aquisição do centro cinemático do tornozelo é realizado colocando uma fita com o sensor amarelo no médio pé alinhado com o segundo metatarso; fazemos a flexo-extensão do tornozelo completando os quadros da tela. Como a amplitude de movimento é reduzida, palpações de pontos anatômicos, em breve, serão necessárias para confirmação (Figura 24.65).

A aquisição do centro cinemático do joelho é realizada com a flexo-extensão, rotação interna e rotação externa do joelho (Figura 24.66). Assim como no caso do tornozelo, pontos anatômicos adicionais são necessários, principalmente porque o joelho possui vários centros instantâneos e, globalmente, podemos minimizar a cinemática articular à procura de um eixo único entre fêmur e tíbia. As irregularidades de superfície e da amplitude de movimento são corrigidas com a palpação.

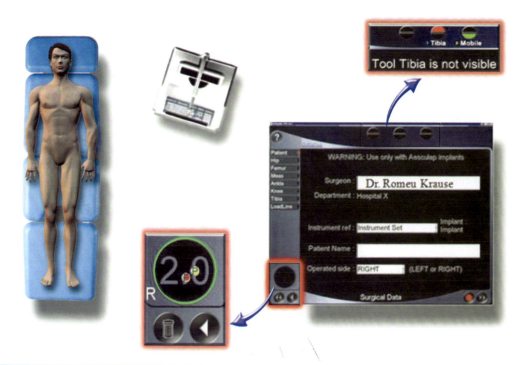

FIGURA 24.65 Posicionamento do paciente, do navegador e introdução dos dados iniciais do sistema.

Artroplastia Total de Joelho

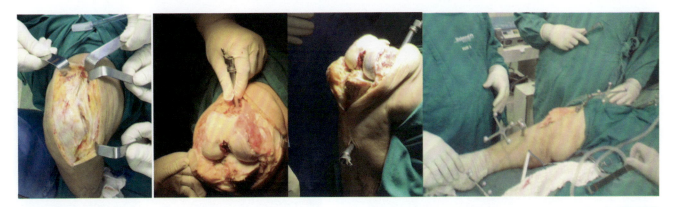

FIGURA 24.66 Posicionamento dos sensores.

Passamos então para a palpação das referências ósseas. Tudo é mostrado na tela do navegador de forma simples e gráfica – a região a ser palpada e o instrumento a ser utilizado. Palpa-se nessa ordem: referência do platô medial, referência do platô lateral, eminência tibial, côndilo posterior medial femoral, côndilo posterior lateral femoral, maléolo medial, maléolo lateral, borda anterior do tornozelo no nível do 2 MTT. Em seguida, surge uma tela mostrando o eixo mecânico e a amplitude de movimento (documentação pré-operatória) (Figuras 24.67 a 24.76).

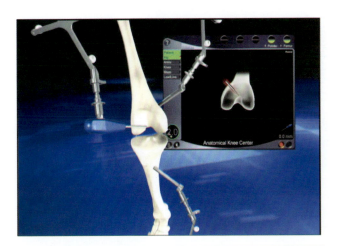

FIGURA 24.67 Palpação do centro anatômico.

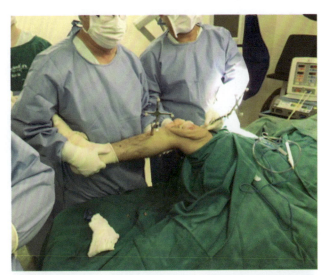

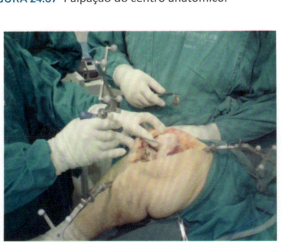

FIGURA 24.68 Palpação do centro anatômico.

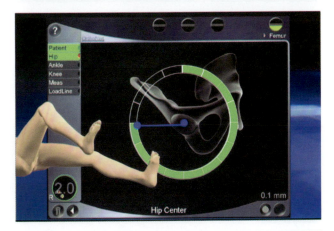

FIGURA 24.69 Aquisição do centro cinemático do quadril.

CAPÍTULO 24 | 271

Série Ortopedia e Traumatologia – Fundamentos e Prática

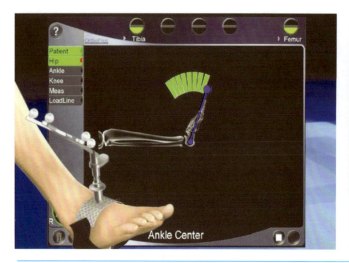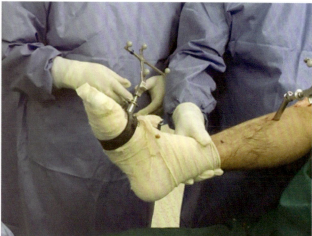

FIGURA 24.70 Aquisição do centro cinemático do tornozelo.

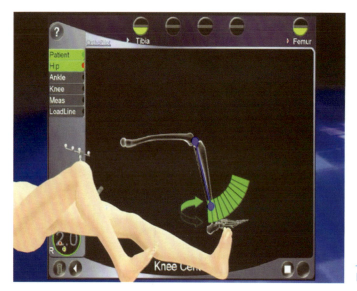

FIGURA 24.71 Centro cinemático do joelho.

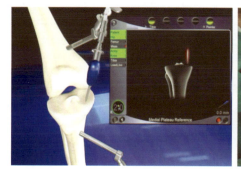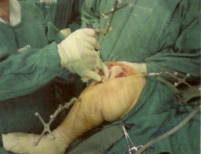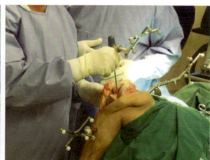

FIGURA 24.72 Palpação da referência tibial medial.

Artroplastia Total de Joelho

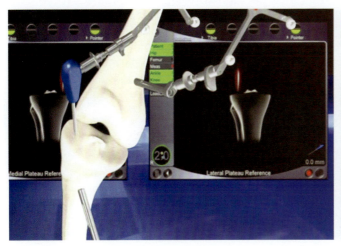
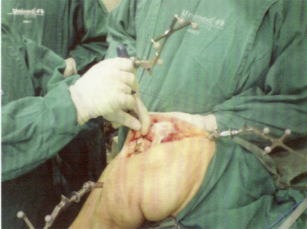

FIGURA 24.73 Palpação da referência tibial lateral.

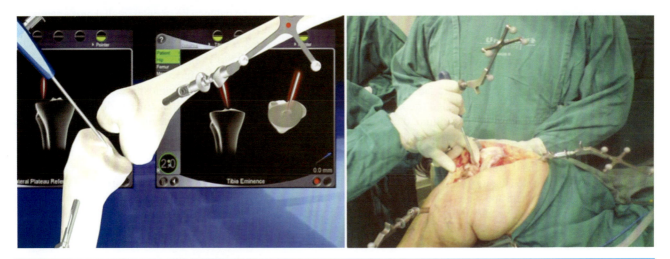

FIGURA 24.74 Palpação da eminência tibial.

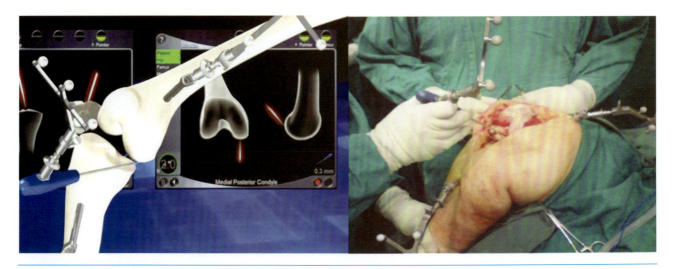

FIGURA 24.75 Palpação do côndilo posterior medial.

CAPÍTULO 24

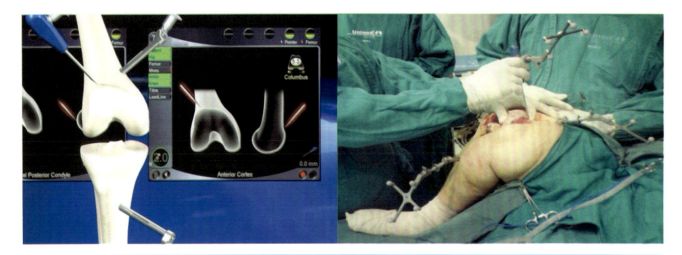

FIGURA 24.76 Palpação do côndilo posterior lateral.

Passamos para a tela do corte tibial, que funciona como um guia virtual. Como o menor polietileno de platô tibial que dispomos é o de 10 mm, procuramos cortar 8 a 10 mm do lado "bom" do joelho, sendo a depressão do lado desgastado reposta pelo implante. O sistema é bastante sensível e tem um pequeno retardo de resposta. Para facilitar, corrigimos o *slope* (deixar em zero), o varo/valgo (deixar o corte perpendicular ao eixo mecânico) e, por último, o corte proximal da tíbia. Em seguida, checamos a qualidade do corte, então podemos voltar e cortar novamente ou aceitar o corte realizado, que será utilizado futuramente na avaliação dos GAPs de flexão e extensão (Figura 24.77 a 24.79).

Agora, com um guia para apoio nos côndilos posteriores do fêmur, corrigimos o *slope* e garantimos os quatro pontos de contato. O sistema estima o tamanho do implante e recalcula do ângulo femoral interno. Otimizamos o guia com informação da cortical anterior na região proximal do implante femoral, para evitar que a lâmina penetre a cortical (Figuras 24.79 a 24.81).

Para avaliar o balanço ligamentar, realizamos a remoção dos osteófitos, e com um espaçador e distrator apropriado, documentamos o GAP de tensão ligamentar em extensão (0°) e em flexão (90°). Surge então a tela do planejamento de corte do fêmur, que funciona como um simulador, no qual podemos definir o que vamos fazer com o corte do fêmur distal, côndilos posteriores, rotação do fêmur, tamanho do fêmur, tamanho do polietileno e grau de varo-valgo, e como cada opção está interferindo no resultado final dos espaços (GAPs) de flexão e extensão, ou seja, no balanço ligamentar do joelho. Após definir o plano e salvar, surge a tela de ressecção femoral distal (guia virtual). Assim como na tíbia, corrigimos o *slope*, o varo-valgo e passamos para o corte definitivo. Se os números aparecerem em verde, significa que tudo está conforme o planejamento anterior. Após o corte, checamos se ele ficou como planejado e realizamos o posicionamento do guia de corte das chanfraduras de acordo com a rotação desejada, evitando invadir a cortical anterior do fêmur (Figuras 24.82 a 24.86).

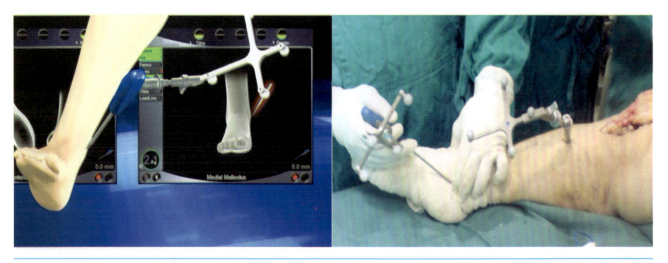

FIGURA 24.77 Palpação do maléolo medial.

Artroplastia Total de Joelho

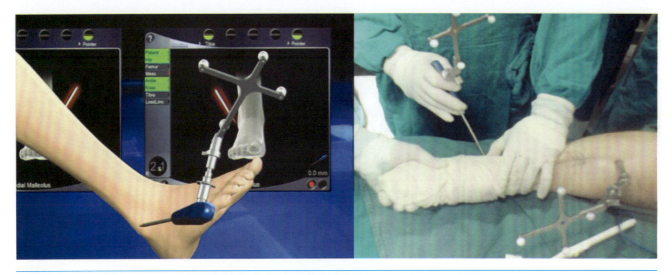

FIGURA 24.78 Palpação do maléolo lateral.

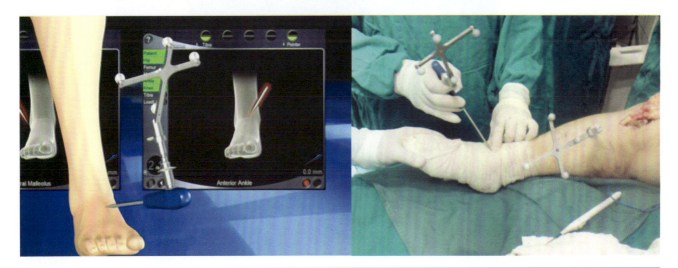

FIGURA 24.79 Palpação da borda anterior do tornozelo.

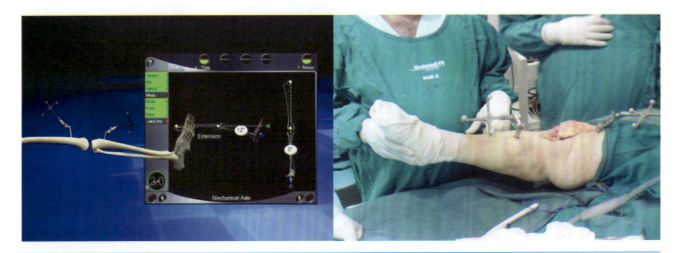

FIGURA 24.80 Eixo mecânico e amplitude de movimento e tensão ligamentar pré-operatorio.

CAPÍTULO 24   275

Série Ortopedia e Traumatologia – Fundamentos e Prática

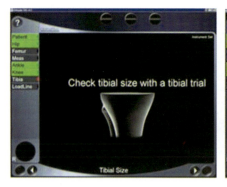 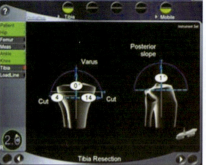 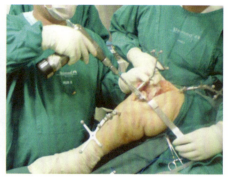

FIGURA 24.81 Guia virtual de corte.

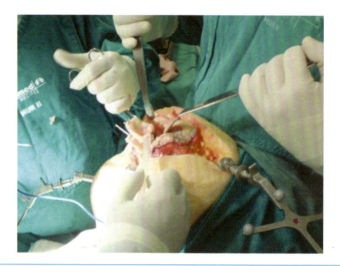

FIGURA 24.82 *Check* do corte tibial.

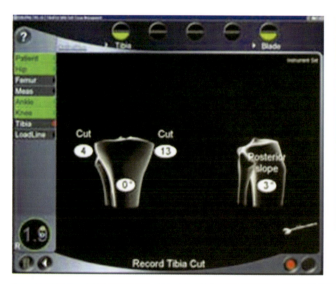 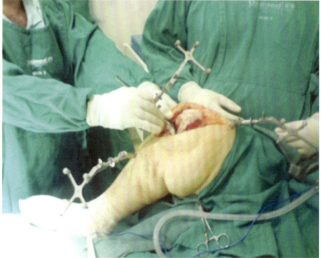

FIGURA 24.83 Ressecção definitiva.

Artroplastia Total de Joelho

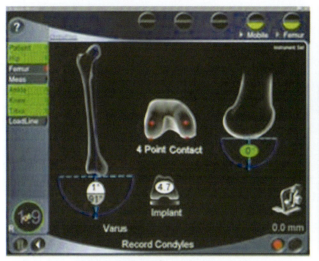
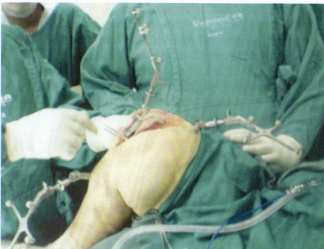

FIGURA 24.84 Gravação do *slope*.

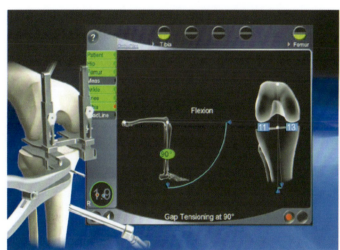
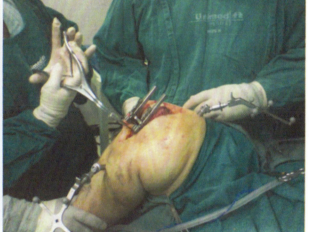

FIGURA 24.85 GAP de flexão.

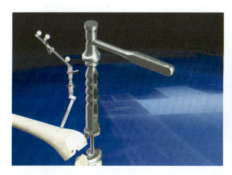
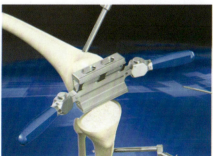
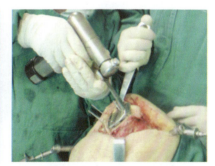

FIGURA 24.86 Guia de corte femoral.

Realizamos o preparo do fêmur e da tíbia para cimentação e instalação dos implantes (Figuras 24.87 a 24.91). Em nossa rotina, optamos por realizar denervação da patela com remoção dos seus osteófitos e esporadicamente sua espongialização. A cimentação e colocação dos implantes pode ser acompanhada com o navegador, para otimizar o alinhamento com o eixo mecânico.

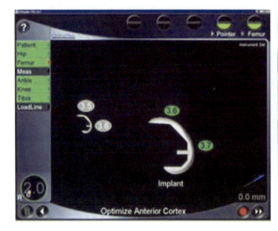
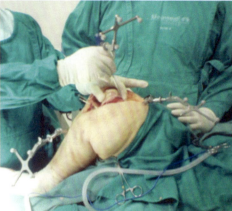

FIGURA 24.87 Otimização da cortical anterior.

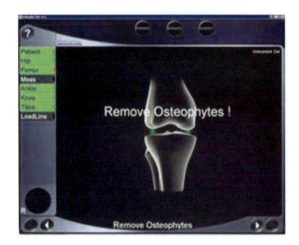

FIGURA 24.88 Remover osteófitos.

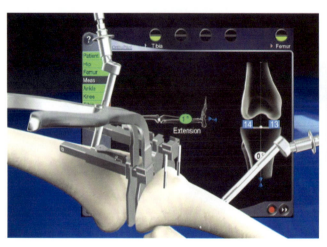
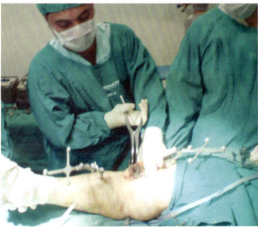

FIGURA 24.89 GAP de extensão.

Artroplastia Total de Joelho

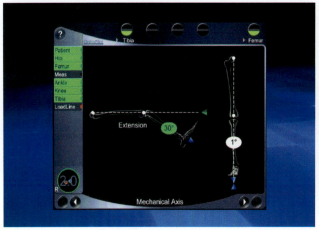
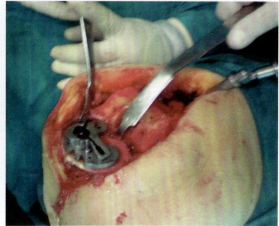

FIGURA 24.90 Preparação tibial.

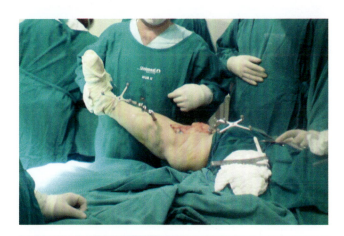

FIGURA 24.91 Cimentação monitorada.

REFERÊNCIAS BIBLIOGRÁFICAS

1. Ferguson W: Excision of the knee joint: Recovery with false joint and useful limb. Med Times Gaz 1:601, 1861
2. Freman MAR, Insall JN, Besser W et al: Excision of the cruciate ligaments in total knee replacement. Clin Orthop 126:209, 1977
3. Guston FH: Polycenttric knee arthroplaty: Prosthetic simulation of normal knee movement. J Bone Joint Surg Br 53:272, 1971
4. Hoffman AA, Plaster RL, Murdock LE: Subvastus (Southern) approach for primary total knee arthroplasty. Clin Orthop 1991; 260:70
5. Insall JN, Kelly M: The total condylar prosthesis. Clin Orthop 205:43, 1986
6. Insall JN, Lachiewicz PF, Burstein AH: The posterior stabilized condylar prosthesis: A modification of the total condylar desing: Two to four year clinical experience. J Bone Joint Surg Am 64: 1317, 1982
7. Insall JN. A midline approach to the knee. J Bone Joint Surg 1971; 53A:1584
8. Picard F,Leitner F, Raoult O, Saragaglia D: Clinical evaluation of computer assited total knee arthroplasty. Presentedat these Second Annual North American Program on Computer Assited Orthopaedic Surgery. 1998, Pittsburg, pp239,249
9. Paul HA, B. W. (1992). Developmente of a surgical robot for cementless total hip arthroplasty. Clin Orthop, 285:57-66.
10. Garbini JL, K. R. (1987). Robotic instrumentation in total knee arthoplasty. Presented at the 33rd Annual Meeting of Orthopaedic Research Society, San Francisco., 19-22.
11. Kaiura, R. (1986). Robot assisted total knee arthroplasty investigation of the feasibility and accuracy of the robotic process.
12. Matsen FA, G. J. (1993). Robotic assistance in orthopaedic surgery. A proof of principle using distal femoral arthroplasty. Clin Orthop, 296:178:186.
13. Picard F, L. F. (1998). Clinical evaluation of computer-assisted total knee arthroplasty. Presented at the second annual north american Program on Computer Assisted Orthopaedic Surgery, 239-249.
14. Picard F, L. F. (2000). Computer assisted knee replacement. Location of a rotational center of the knee. Total knee arthroplasty. Presented at the First International Symposium on Computer-assisted Orthopaedic Surgery, Davos, Switzerland., 17-19.
15. Kienzle TC, S. S. (1996). A Computer-assisted total knee replacement surgical system using a calibrated robot. Orthopaedic. In Taylor RH, et al (eds): Computer integrated Surgery. Cambridge, MA, MIT press, 409-416.
16. Krackow K, S. L. (1999). A new technique for determining proper mechanical axis alignment eduring total knee arthroplasty. Orthopedics, 22:698-701.
17. Kinzl L, G. F. (2004). Total knee arthroplasty - navigation as the standard. Chirurg, 75:976-981.
18. Berger RA, R. H. (1993). Determining the rotational alignment of the femoral component in total knee arthroplasty using the epicondylar axis. Clin Orthop, 286:40-47.
19. Hungerford DS, K. K. (1985). Total joint arthroplasty of the knee. Clin Orthop, 192:23-33.
20. Insall JN, B. R. (1985). Total knee arthroplasty. Clin Orthop, 192:13-22.

Série Ortopedia e Traumatologia – Fundamentos e Prática

21. Moreland, J. (1988). Mechanisms of failure in total knee arthroplasty. Clin Orthop, 226:49-64.

22. Victor J, H. D. (2004). Image-based computer-assisted total knee arthroplasty leads to lower variability in coronal alignment. Clin Orthop, 428:131-139.

23. Sikorski, J. (2004). Computer-assisted revision total knee replecement. J Bone Joint Surg Br, 86:510-514.

24. Perlick L, B. H. (2004). Navigation in total-knee arthroplasty: CT-based implantation compared with the convetional technique. Acta Orthop Scand, 28:193-197.

25. Bathis HL, P. T. (2004). Radiological results of image-based and non-image-based computer-assisted total knee arthroplasty. Int Orthop, 28:87-90.

26. Chauhan SK, S. R. (2004). Computer-assisted knee arthroplasty versus a convetional jig-based technique. A randomized, prospective trial. J Bone Joint Surg Br, 86:372-377.

27. Kim, Y. (2001). Incidence of fat embolism sysdrome after cemented or cementless bilateral simultaneous and unilateral total knee arthroplasty. J arthroplasty, 16:730-739.

28. Church JS, S. J. (2007). Embolic phenomena during computer-assisted and conventional total knee replacement. J Bone Joint Surg Br., 89(4):481-5.

29. Kalairajah Y, S. D. (2005). Blood loss after total knee replacement: effects of computer-assisted surgery. J Bone Joint Surg Br, 87(11):1480-2.

30. Novak EJ, S. M. (2007). The cost-effectiveness of computer-assisted navigation in total knee arthroplasty. J Bone Joint Surg Am, 89(11):2389-97.

Osteonecrose do Joelho

Paulo Renan Lima Teixeira
Camilo Partezani Helito
José Ricardo Pécora

INTRODUÇÃO

A osteonecrose é definida como a morte *in situ* de um segmento ósseo que ocorre secundariamente a uma deficiência do fluxo sanguíneo local ou regional, possuindo potencial de progredir para alterações irreversíveis com consequente sintomatologia exuberante, que eventualmente exigem intervenção cirúrgica.[1,2,3]

Reconhecida como uma entidade clínica distinta, a qual pode causar morbidade significativa, a osteonecrose espontânea do joelho (ONEJ) foi descrita pela primeira vez por Ahlback *et al.*, em 1968, e diferentemente da osteonecrose secundária, tende a afetar uma população de pacientes diversos, com um padrão diferente de envolvimento ósseo, o qual discutiremos ao longo deste capítulo.[2]

Mais recentemente, em 1991, Brahme *et al.* descreveram a osteonecrose do joelho pós-artroscopia (ONJP) como aquela que ocorre após intervenção cirúrgica artroscópica na qual se realizou meniscectomia.[1]

Neste capítulo, abordaremos e diferenciaremos com mais detalhes os três tipos de osteonecrose do joelho, com suas repercussões clínicas e radiológicas, diagnóstico e tratamento.

TIPOS

Conforme já discorrido anteriormente, a osteonecrose do joelho pode ser dividida em três grupos:[4]

- Osteonecrose espontânea do joelho (ONEJ);
- Osteonecrose do joelho pós-artroscopia (ONJP);
- Osteonecrose secundária.

OSTEONECROSE ESPONTÂNEA DO JOELHO

Acometendo três a cinco vezes mais mulheres do que homens, a ONEJ surge principalmente em torno da quinta e sexta década de vida, sendo uma desordem incerta, descrita classicamente como uma lesão focal que ocorre no côndilo femoral medial com dor severa de início súbito no aspecto medial do joelho próximo à linha articular.[3,5]

Nos primeiros dias de sintomas, ainda na fase aguda, os pacientes associam a piora da dor com exercícios de carga e o período da noite. Desse modo, a depender do tamanho da lesão e da sua fase, o quadro se resolverá gradualmente ou tornar-se-á crônico e debilitante.[4]

Causas

Existem duas causas principais sugeridas na patogênese da ONEJ: traumática e vascular. Alguns trabalhos sugerem que a osteonecrose seja consequência de microtraumas em osso subcondral fraco, já que a maioria dos casos ocorre em mulheres mais idosas com osso osteoporótico.

Partindo desse pressuposto, três teorias principais se seguem. A primeira sugere que, seguindo um episódio traumático do joelho, o líquido sinovial preenche o espaço criado pelas microfraturas subcondrais, levando a um aumento da pressão intraóssea na região, ocasionando isquemia óssea focal e necrose. A segunda apoia a ideia da fratura por insuficiência como a causa de ONEJ, acreditando que, quando a necrose óssea ocorre, há em consequência a reabsorção fisiológica e remodelação após a fratura. Já a presença de uma lesão meniscal medial foi proposta como uma terceira causa potencial de ONEJ, sendo essa a terceira linha teórica.[6-9]

Sinais e sintomas – quadro clínico

Os pacientes com quadro clínico de osteonecrose espontânea do joelho se apresentarão das primeiras seis a oito semanas que seguem o início dos sintomas com moderada limitação do arco de movimento, secundária a dor e associada a espasmo muscular. Palpar a região medial do joelho, proximalmente à linha articular com o joelho em flexão, é passo importante ao exame físico, pois induzirá dor em uma área localizada sobre o côndilo femoral medial. Embora essa seja a área mais afetada, estudos mostram casos em que o platô tibial medial, o côndilo femoral lateral e a patela foram acometidos, sendo rara a ocorrência de osteonecrose na patela.[4,6] O exame ligamentar é tipicamente normal (Figura 25.1).

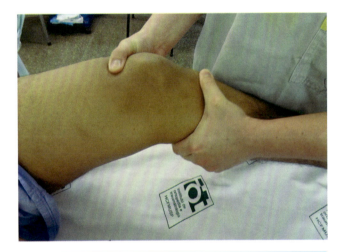

FIGURA 25.1 Exame físico.

Imagens e estadiamento

Diante de um paciente com suspeita de osteonecrose espontânea do joelho, deve ser solicitado estudo radiológico que inclui radiografia do joelho com carga nas incidências anteroposterior, posteroanterior com flexão de 45°, lateral e axial da patela ou posição de Merchant. Nos primeiros dias de sintomatologia, as radiografias possivelmente não apresentarão nenhuma alteração radiográfica apesar da doença estar já clinicamente estabelecida. Conforme se tem a evolução do caso, as radiografias podem incluir lesão radioluscente com um halo de esclerose circunvizinho, evidenciando imagem de aplainamento do côndilo femoral envolvido. Em situações nas quais se tem um estágio mais avançado da doença, com colapso do osso subcondral, as mudanças secundárias degenerativas podem ser mais evidentes, perfazendo as clássicas características de redução do espaço articular, esclerose do platô tibial medial e formação de osteófitos.

O sistema de estadiamento descrito por Koshino para a ONEJ leva em consideração a aparência radiográfica em estudo radiográfico simples e divide a progressão da doença em quatro fases:[4,6,10,11]

- **Fase I** – Fase inicial, paciente com dor ao realizar atividade; entretanto, as radiografias simples não apresentam nenhum achado patológico.
- **Fase II** – Fase avascular. Há uma luminosidade subcondral redonda ou oval na área de descarga de peso associada a um aumento de densidade do côndilo femoral circundante.
- **Fase III** – Marcada pelo colapso subcondral. As radiografias demonstram um halo esclerótico que contorna a lesão radioluscente.

- **Fase IV** – Colapso subcondral subsequente com alterações artríticas no compartimento afetado.

Uma modificação no sistema de classificação de Koshino foi realizada por Aglietti *et al.*, e a doença ficou dividida em cinco fases:

- **Fase I** – As radiografias são normais.
- **Fase II** – Aplainamento leve do côndilo femoral afetado, que indica a tendência de colapso.
- **Fase III** – Lesão radioluscente característica com uma borda esclerótica circunferencial.
- **Fase IV** – Aumento do tamanho do halo esclerótico. Osso subcondral começa a sofrer colapso.
- **Fase V** – Colapso continuado do osso subcondral, com a identificação de mudanças degenerativas secundárias (Figura 25.2).

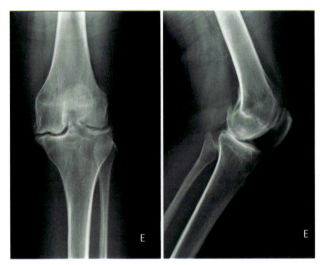

FIGURA 25.2 Fase V de Koshino modificada por Aglietti.

O tamanho das lesões tem implicação prognóstica, devendo ser a largura medida na vista anteroposterior de uma radiografia simples; aquelas que medem menos de 1 cm são classificadas como pequenas, e as que possuem mais de 1 cm, classificadas como grandes. Quanto à área, estudos mostram que casos nos quais a lesão apresentava menos de 2,5 cm^2 tinham pouca tendência à progressão, ao passo que aqueles com uma área maior que 5 cm^2 foram considerados com prognóstico deficiente.[4]

Um terceiro parâmetro radiográfico importante na avaliação prognóstica da doença é a proporção entre a largura de lesão e a largura do côndilo femoral acometido. Lesões com uma razão de tamanho menor que 0,45 apresentam melhores resultados quando comparadas com lesões que possuem razão de tamanho maior que 0,5. Estas tipicamente progridem para artrose degenerativa severa.[4,6]

A ressonância nuclear magnética transformou-se no padrão-ouro da imagem para detecção de osteonecrose, pois é sensível e específica para a avaliação da ONEJ. Quando ponderada em T1, a RNM mostra uma área de baixo sinal, cercada frequentemente por uma área de sinal de intensidade intermediária. Uma linha de baixo sinal serpentiforme costuma estar na margem da lesão, delineando a área necrótica da área adjacente ao edema da medular óssea. Quando ponderada em T2, a RNM mostra uma área de intensidade de alto sinal em torno da lesão, na região do edema da medular óssea. Alguns autores sugeriram usar RNM com gadolínio, o qual indicaria a atividade metabólica em torno da lesão, sendo a atividade adjacente aumentada um sinal de bom prognóstico.[7,10]

Evolução clínica da ONEJ

O prognóstico dos pacientes com ONEJ é dependente do tamanho e da fase da lesão. A dor intensa associada à fase aguda pode durar até seis semanas, sendo que o padrão de dor se divide em dois grupos de pacientes. Aqueles que terão um resultado satisfatório evoluirão com alívio dos sintomas após seis semanas, embora de uma forma mais branda possam perdurar por até 12 a 18 meses. Os pacientes que não evoluem com melhora dos sintomas após seis semanas tendem a seguir um curso pior e mais progressivo da doença[3,5,11] (Figura 25.3).

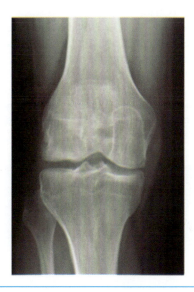

FIGURA 25.3 Perda do contorno do côndilo femoral lateral.

OSTEONECROSE DO JOELHO PÓS-ARTROSCOPIA

Descrita primeiramente por Brahme *et al.*, em uma série de casos com sete pacientes que desenvolveram quadro clínico e radiológico compatível com osteonecrose do joelho após procedimento artroscópico, a ONJP tem muito baixa prevalência.

Nos raros pacientes que desenvolvem essa entidade clínica, os sintomas de dor, aumento de volume e limitação do arco de movimento podem persistir ou mesmo se agravar após o procedimento cirúrgico, apesar de uma ressecção adequada de sua lesão meniscal ter sido realizada. Casos de sintomas persistentes ou agravando-se depois da artroscopia do joelho podem ser considerados como uma osteonecrose em desenvolvimento.[1,5]

Causas

Alguns autores acreditam que a meniscectomia parcial altera a biomecânica do joelho, e isso pode ser responsável pela patogênese da doença. Estudos prévios mostraram que até 50% das forças compressivas articulares são transmitidos pelo menisco em extensão e até 85% da carga são transmitidos em 90° de flexão. Outros autores acreditam que a cartilagem articular patológica no compartimento afetado aumenta a permeabilidade a líquidos na artroscopia. O ferimento osteoarticular localizado, decorrente do uso de um *laser* ou da ponteira de radiofrequência durante o procedimento artroscópico, foi descrito como uma terceira causa de ONJP. Entretanto, atualmente, a causa exata de ONJP ainda não é explicada por completo.[1,5]

Sinais e sintomas – quadro clínico

Dor pós-operatória continuada ou aumentada no aspecto medial do joelho é o relato típico de pacientes com osteonecrose de joelho pós-artroscopia. A palpação induz dor localizada sobre a linha articular medial e o côndilo femoral medial.[5,12] O exame ligamentar é geralmente normal (Figura 25.4).

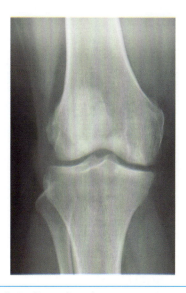

FIGURA 25.4 Radiografia pós-artroscopia mostrando lesão em côndilo femoral medial.

Radiologia – imagens

As radiografias simples são de valor limitado na avaliação das fases iniciais da osteonecrose de joelho pós-artroscopia (Figura 25.5). A cintilografia, embora com um nível elevado de sensibilidade para mudanças na vascularização óssea local, possui especificidade e definição espacial deficientes. Desse modo, o diagnóstico da ONJP deve ser baseado em uma ressonância nuclear magnética do joelho acometido, devendo preencher dois critérios específicos:

1. Ausência de osteonecrose em RNM pré-operatória, realizada quatro a seis semanas após o início dos sintomas, já que dentro desse tempo é possível que não se tenha alterações mesmo na RNM, o que se chama de período de janela.
2. Associação do tempo entre o procedimento artroscópico e a revelação-padrão de suspeita de edema da medula em RNM pós-operatória.

É necessário que a RNM pré-operatória esteja normal no que diz respeito à condição do osso e da medula no côndilo femoral e no platô tibial para que se possa distinguir casos de osteonecrose de joelho pós-artroscopia daqueles de osteonecrose espontânea de joelho.[5] Essa distinção pode não ser possível com os estudos de imagem realizados antes de quatro a seis semanas de início dos sintomas.

Apesar de ser um critério de difícil avaliação e quantificação, já que edema ósseo geralmente ocorre após artroscopia de joelho, a associação temporal entre o procedimento artroscópico e mudanças de sinal na RNM por ONJP pode ser feita. Estudos mostram que o tempo médio entre a artroscopia e a RNM que estabelece o diagnóstico de ONJP foi de 18 semanas.[5,12]

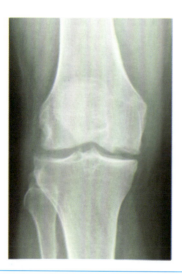

FIGURA 25.5 Radiografia pós-artroscopia evidenciando lesão em côndilo femoral medial.

Evolução clínica da ONJP

Por se tratar de uma entidade patológica rara, atualmente existem poucos estudos na literatura relatando a doença em questão, sendo mostrado em revisão bibliográfica um total de aproximadamente 50 casos. Destes, cerca de 90% a 95% tiveram lesão permanente evidenciada em RNM ou progrediram às fases irreversíveis da doença.

Nos casos de ONJP, a correlação entre o tamanho da lesão e o prognóstico foi menos evidente que na ONEJ. Dentro dos estudos disponíveis, parece haver, em pacientes suscetíveis, tendência à progressão da doença mesmo em casos com áreas pequenas de alterações pós-operatórias do sinal da medula.[5,12]

OSTEONECROSE SECUNDÁRIA

A osteonecrose secundária deve ser considerada sempre que o cirurgião ortopédico se encontra diante de um caso de ONJP e/ou ONEJ.

Ao contrário dos dois primeiros tipos de osteonecrose de joelho, sobre os quais já discorremos neste capítulo – nos quais os pacientes tendem a ser mais idosos e apresentam quadro isolado com participação articular unilateral e nenhum fator de risco identificável para a doença –, a osteonecrose secundária ocorre em uma população de pacientes mais jovens (aproximadamente 45 anos) e tende a afetar múltiplos côndilos, ou mesmo múltiplas articulações, sendo bilateral em aproximadamente 80% dos pacientes acometidos. Outras áreas principais de acometimento são a cabeça femoral (90%) e o úmero proximal.[4,10]

O quadro clínico frequentemente envolve início gradual dos sintomas do joelho, de forma suave, bilateral e não traumática. Como os focos necróticos podem variar de localização, tamanho, distribuição e quantidade, os pontos e regiões de dor também variam, com a maioria dos pacientes relatando dor em face medial e lateral dos joelhos. Grande parte desses pacientes, além de outros pontos dolorosos em outras articulações, possuem ainda fatores de risco identificáveis para a doença[4] (Quadro 25.1).

Diferentemente da ONEJ e da ONJP, a investigação radiográfica dos pacientes com osteonecrose secundária do joelho normalmente apresenta grandes lesões, que envolvem locais múltiplos dentro dos côndilos femorais e dos platôs tibiais (Figuras 25.6, 25.7 e 25.8). De outro modo, todas essas lesões são patologicamente similares e tendem a progredir para colapso, eventualmente exigindo tratamento cirúrgico[4] (Tabela 25.1).

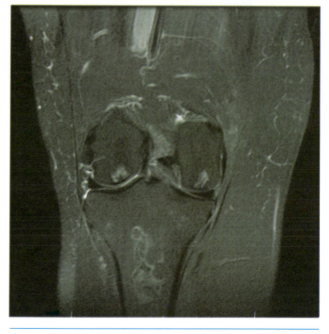

FIGURA 25.6 Lesão em côndilos e metadiafisária tibial.

Osteonecrose do Joelho

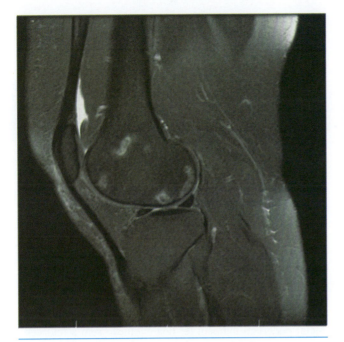

FIGURA 25.7 Osteonecrose secundária multifocal.

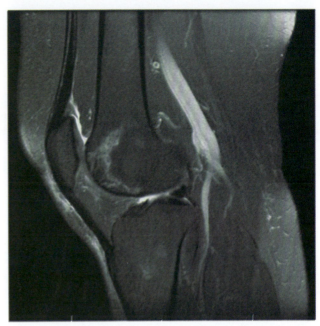

FIGURA 25.8 Osteonecrose secundária do joelho.

Tabela 25.1 Comparação entre os três principais tipos de osteonecrose do joelho.

Parâmetro	Osteonecrose secundária do joelho	ONEJ, ONJP
Idade (anos)	Maior ou igual a 45	Maior ou igual a 55-60
Início dos sintomas	Gradual	Agudo
Doença bilateral	Maior que 80%	Menor que 5%
Número de lesões	Focos múltiplos	Foco único
Locais da lesão	Múltiplos locais dentro dos platôs tibiais e côndilos femorais.	Geralmente côndilo femoral medial
Outros locais	Cabeça femoral (maior que 90%) e úmero proximal	Raro
Tamanho da lesão	Grande	Pequena
Fatores de risco identificáveis	Presentes	Ausentes

TRATAMENTO

Como essas doenças são relativamente raras, ainda não existe um algoritmo de tratamento, variando a conduta de acordo com cada caso, bem como a decisão entre tratamento não cirúrgico e farmacológico, tratamento cirúrgico de preservação e artroplastias.[4]

Tratamento conservador

Após realizado o diagnóstico da osteonecrose de joelho, frequentemente se indica uma tentativa de abordagem não cirúrgica. Para tentar reduzir as forças experimentadas no local da lesão osteonecrótica e proteger o osso subcondral enfraquecido do colapso, inclui-se o uso de órteses para a descarga de peso (geralmente muletas), associando-se a medicamentos anti-inflamatórios e analgésicos, podendo ainda se adicionar outras classes medicamentosas, como bifosfonados, vasodilatadores, estatinas e anticoagulantes.[4,6]

As limitações de descarga de peso são mantidas por um período de quatro a oito semanas. Essa descarga é reduzida durante as atividades da vida diária, quando os pacientes melhoram dos sintomas. Nesse momento, a fisioterapia para fortalecimento do quadríceps, isquiotibiais, adutores e abdutores dos quadris faz-se necessária para um melhor resultado.[4,12,13]

Quadro 25.1 Fatores de risco para osteonecrose secundária.

Alcoolismo

Coagulopatias

Doença de Caisson

Quimioterapia

Corticosteroides

Síndrome de Cushing

Diabetes

Trombofilia familiar

Doença de Gaucher

Gota

Hiperlipidemia

Doença inflamatória intestinal

Doença hepática

Transplante de órgãos

Pancreatite

Gravidez

Radiação

Insuficiência renal

Anemia falciforme (e outras hemoglobinopatias)

Tabagismo

Lúpus eritematoso sistêmico (e outros distúrbios do tecido conjuntivo)

Tumores

TRATAMENTO FARMACOLÓGICO

As opções de tratamento farmacológico incluem bifosfonados, vasodilatadores, estatinas e anticoagulantes. Devido a pouca casuística na literatura, pouco foi publicado também sobre o tratamento medicamentoso na osteonecrose do joelho.

Os bifosfonados funcionam para promover a formação óssea por meio da redução da atividade dos osteoclastos. Mostrou-se a eficácia do alendronato no alívio da dor e na redução da incidência do colapso nos casos de osteonecrose da cabeça femoral. A mesma atenção foi dada a vasodilatadores e anticoagulantes como agentes de alteração potencial na fase inicial da osteonecrose pré-colapso. Entretanto, estudos mais esclarecedores e que embasem melhor o uso da terapia farmacológica ainda são necessários para determinar se essas intervenções médicas de fato alteram para melhor o curso da doença.[4]

TRATAMENTO CIRÚRGICO

Desbridamento e descompressão

Por se tratar de uma patologia preliminar intraóssea, o tratamento cirúrgico via desbridamento artroscópico tem aplicação limitada, demonstrando pouca probabilidade de alterar o curso do processo da doença. Por outro lado, sob a ótica dos sintomas mecânicos associados a fragmentos condrais instáveis ou a corpos livres, essa opção de tratamento pode conduzir a melhora importante.

A perfuração artroscópica retrógrada é defendida por alguns autores como boa opção de tratamento. Entretanto, por ser realizada através da superfície articular, pode causar dano adicional à cartilagem, inclusive ocasionalmente a porções previamente sadias, fazendo, desse modo, com que a perfuração anterógrada (para a superfície articular, sem violar a cartilagem) e a descompressão central da lesão sejam opções mais atrativas de tratamento.

A descompressão central da lesão para o tratamento da osteonecrose do joelho possui relatos de bons resultados em casos de fase I, fase II e em alguns casos de fase III, predispondo ao alívio dos sintomas e cura em uma porcentagem considerável de casos estudados. Apesar disso, deve-se perceber que nesses estudos faltaram grupos de controle, levando-nos a pressupor que esses mesmos casos em fase inicial poderiam também ter boa evolução sem a intervenção cirúrgica. Assim, novos trabalhos são necessários para melhor elucidar a real implicação da referida intervenção no curso da doença.[4,10]

Osteotomia e artroplastia

Entre as opções de tratamento cirúrgico, destacamos neste item as osteotomias, em especial a osteotomia tibial alta, a artroplastia unicompartimental do joelho e a artroplastia total do joelho.

Reservada principalmente para pacientes ativos mais novos, a osteotomia tibial alta tem por objetivo redistribuir as cargas que passam pelo joelho no sentido de reduzir ou descarregar o compartimento acometido. Em outras palavras, quando indicada, uma osteotomia valgizante de tíbia proximal é realizada, deslocando a linha de carga medial mais lateralmente. Koshino *et al.* observaram que melhores resultados foram obtidos quando a linha mecânica medial foi corrigida para pelo menos 10° de valgo. Vale salientar que o uso da osteotomia tibial alta tem pouca aplicação nos casos de osteonecrose secundária do joelho, já que geralmente o acometimento não é apenas focal, mas sim apresentando lesões multifocais bicondilares e dentro do platô tibial.[4]

A artroplastia de joelho é útil nos casos em que a tentativa de preservação articular falhou ou quando o diagnóstico e consequente início do tratamento é feito com a doença já em um estado mais avançado.

A artroplastia unicompartimental é um método de tratamento eficaz para pacientes com doença isolada a um único côndilo femoral ou a um platô tibial, com o benefício de uma menor agressividade cirúrgica além da economia de estoque ósseo e ligamentos cruzados. Para pacientes com osteonecrose secundária e casos com áreas extensas de ONEJ e de ONJP com evidência de mudança degenerativa no compartimento contralateral ou na articulação patelofemoral, a artroplastia total de joelho com substituição tricompartimental é a melhor opção de tratamento cirúrgico.[4]

REFERÊNCIAS BIBLIOGRÁFICAS

1. DeFalco RA, Ricci AR, Balduini FC: Osteonecrosis of the knee after arthroscopic meniscectomy and chondroplasty: A case report and litera- ture review. Am J Sports Med 31:1013–1016, 2003.
2. Duany NG, Zywiel MG, McGrath MS, et al: Joint-preserving surgical treatment of spontaneous osteonecrosis of the knee. Arch Orthop Trauma Surg 130(1):11–16, 2010.
3. Ecker ML: Spontaneous osteonecrosis of the distal femur. Instr Course Lect Orthop Surg 2:173–178, 1994. Faletti C, Robba T, de Petro P: Postmeniscectomy osteonecrosis. Ar-thros- copy 18:91–94, 2002. 50:495–498, 2001.
4. Zywiel MG, McGrath MS, Seyler TM, et al: Osteonecrosis of the knee: a review of three disorders. Orthop Clin North Am 40:193–211, 2009.
5. Johnson TC, Evans JA, Gilley JA, DeLee JC: Osteonecrosis of the knee after arthroscopic surgery for meniscal tears and chondral lesions. Arthroscopy 16:254–261, 2000
6. Mont MA, Baumgarten KM, Rifai A, et al: Atraumatic osteone-crosis of the knee. J Bone Joint Surg Am 82:1279–1290, 2000.
7. Mont MA, Tomek IM, Hungerford DS: Core decompression for avascular necrosis of the distal femur: long term follo-wup. Clin Orthop Relat Res 334:124-130, 1997
8. Ecker ML, Lotke PA: Spontaneous osteonecrosis of the knee. J Am Acad. Ortop Surg 2:173-178, 1994
9. Robertson DD, Armfield DR, Towers JD, et al: Meniscal root injury and spontaneous osteonecrosis of the knee: an obser-vation. J Bone Joint Surg Br 91:190–195, 2009.
10. Marti CB, Rodriguez M, Zanetti M, Romero J: Spontaneous osteonecrosis of the medial compartment of the knee: a MRI follow-up after conservative and operative treatment, preli-minary results. Knee Surg Sports Traumatol Arthrosc 8:83–88, 2000.
11. Muscolo DL, Costa-Paz M, Ayerza M, Makino A: Medial meniscal tears and spontaneous osteonecrosis of the knee. Arthroscopy 22:457–460, 2006.
12. Pape D, Seil R, Anagnostakos K, Kohn D: Postarthroscopic osteonecrosis of the knee. Arthroscopy 23:428–438, 2007.
13. Yamamoto T, Bullough PG: Spontaneous osteonecrosis of the knee: The result of subchondral insufficiency fracture. J Bone Joint Surg Am 82:858– 866, 2000.

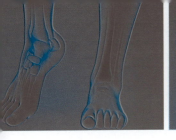
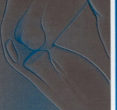

26

Talalgias

Augusto César Monteiro
Marcelo Pires Prado

TALALGIAS

As talalgias são situações frequentes na prática clínica e são representadas por diversas patologias que provocam dores na região plantar do pé e áreas circunvizinhas do calcâneo (Figura 26.1).

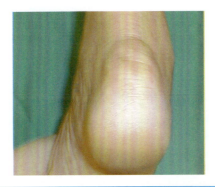

FIGURA 26.1 Imagem mostrando a região plantar e zonas circunvizinhas do calcâneo.

As patologias apresentam sintomas que muitas vezes se confundem, podendo haver superposição de situações, fato que explica o diagnóstico difícil e o tratamento controvertido, relacionado na literatura como frustrante para o paciente e o médico. Uma adequada história clínica e um exame físico completo são fundamentais para um diagnóstico preciso.

História e exame físico

Uma história e um exame físico cuidadosos são essenciais para o diagnóstico da talalgia. As características da dor, como início, localização, irradiação, fatores de melhora ou piora, relação com atividades diárias e período do dia em que se intensifica, auxiliam no direcionamento da etiologia.

O exame físico geral e da coluna são importantes para descartar causas sistêmicas e compressões proximais ao nível da coluna lombar.

Na inspeção, verificar se há deformidades nos pés e suas características (cavo, plano), presença de tumoração, edema e cicatrizes. A palpação fornece alguns indícios da etiologia, como dor à palpação na área central de suporte do peso no calcanhar; atrofia do coxim gorduroso; dor à palpação nos aspectos lateral e medial da tuberosidade posterior do calcâneo; fratura por estresse; dor na tuberosidade medial do calcâneo; e fasciíte plantar. A percussão sobre o nervo tibial posterior com hipersensibilidade ou formigamento sugere síndrome do túnel do tarso. A amplitude do movimento do tornozelo diminuída revela encurtamento no complexo gastrocnêmio-sóleo.

Diagnóstico laboratorial

Nos pacientes com quadro clínico incomum, como dor no calcâneo bilateral ou sua persistência após tratamento conservador, deve-se pensar na associação com patologias inflamatórias sistêmicas. A triagem laboratorial para doenças inflamatórias consiste em hemograma, VHS (velocidade de sedimentação dos eritrócitos), PCR (proteína C reativa), antígeno leucócito humano (HLA – B 27), fator reumatoide e anticorpo antinuclear (FAN).[1-3]

Diagnóstico por imagem

O diagnóstico por imagem inclui o estudo radiológico, a ultrassonografia, a cintilografia óssea, a tomografia computadorizada e a ressonância magnética.

O estudo radiológico pode evidenciar a presença de esporões, fraturas, deformidades, tumores ou infecção óssea. As principais incidências são anteroposterior e perfil com carga dos pés, anteroposterior e perfil do tornozelo, axial posterior do calcâneo (desvio de alinhamento) e a incidência de Broden (faceta posterior do calcâneo) (Figuras 26.2 e 26.3).

A ultrassonografia e a ressonância magnética são importantes na investigação de processos inflamatórios e de lesões de partes moles e ósseas. A cintilografia óssea tem sido utilizada para se localizar o foco do processo inflamatório e descartar fratura por estresse.[4]

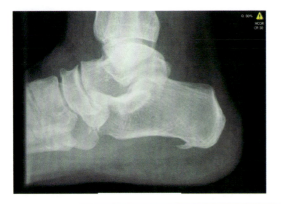

FIGURA 26.2 Radiografias em perfil do calcâneo, mostrando exostose inferior no calcâneo.

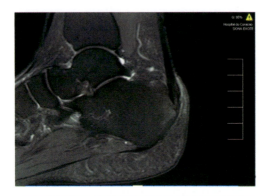

FIGURA 26.3 Imagem em corte sagital de ressonância magnética em T2, mostrando alterações insercionais no tendão calcaneano.

Anatomia

A região subcalcaneana consiste de uma pele espessa sob a qual se localiza o coxim gorduroso plantar, tecido adiposo circundado por traves de tecido fibroso, que formam pequenas lojas semirrígidas e resistentes às forças de compressão presentes durante a marcha normal. Esse coxim se adere à face inferior do calcâneo, o que aumenta sua estabilidade e capacidade de absorção de impacto e proteção da face inferior do retropé.

A fáscia plantar se insere na tuberosidade inferior do calcâneo. É um tecido fibroso formado por feixes de fibras colágenas que separa a musculatura plantar do coxim plantar (Figura 26.4). Profundamente à fáscia plantar se localizam os músculos abdutor do hálux, flexor curto dos dedos e abdutor do quinto dedo, que são cruzados pelos nervos plantar lateral (para o abdutor do quinto dedo) e plantar medial.

Na face medial do retropé, o nervo tibial cruza sob o retináculo dos flexores, juntamente com as veias e a artéria tibial posterior.

A região retrocalcaneana é formada pela porção posterior do calcâneo e pela porção distal do tendão calcaneano. A bursa retroaquileana protege o tendão do contato com o osso calcâneo, e a bursa adventícia protege essa região do atrito com o calçado e a pele. O tendão calcaneano se insere na tuberosidade posterior do calcâneo, existindo, portanto, uma área de contato entre a tuberosidade superior desse osso e a porção distal do tendão.[5]

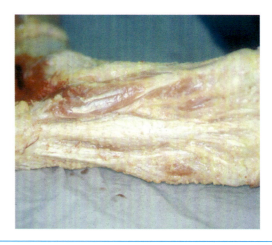

FIGURA 26.4 Fotografia de peça anatômica mostra a porção medial e central da fáscia plantar e sua inserção na tuberosidade inferior do calcâneo.

Etiologia

As causas relacionadas às talalgias são: fatores mecânicos, causados por alterações do alinhamento do membro inferior ou do retropé; alterações da mobilidade das articulações subtalar ou mediotarsal; obesidade; sobrecarga por atividade física regular ou alteração do ritmo da atividade; patologias degenerativas; e patologias inflamatórias.

DORES SUBCALCANEANAS

A causa mais frequente das dores subcalcaneanas é a patologia inflamatória da fáscia plantar, conhecida como fasciíte plantar.

Fasciíte plantar

Estima-se que anualmente cerca de dois milhões de pessoas recebam tratamento para fasciíte plantar nos Estados Unidos.[6]

O quadro clínico característico é a dor insidiosa na região plantar após período de repouso, principalmente pela manhã, rapidamente aliviada após poucos passos. O quadro agrava-se após atividades físicas relacionadas à carga e impacto, podendo haver dor no final do dia ou mesmo após períodos de ortostatismo. Normalmente, a dor é aliviada pelo uso de calçados com saltos mais elevados e repouso.

O exame físico mostra dor localizada no tubérculo medial do calcâneo, na origem da banda medial da fáscia plantar (Figura 26.5).

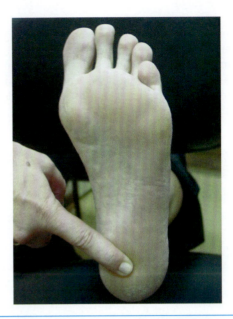

FIGURA 26.5 Imagem mostrando o local da dor relacionada à fasciíte plantar.

Na fasciíte plantar distal, a dor é mais distal. A hiperextensão dos dedos e das articulações metatarsofalangeanas tensiona a fáscia plantar, eleva o arco longitudinal medial, inverte o retropé e roda externamente a perna, reproduzindo os sintomas de dor. Essa manobra é conhecida como mecanismo de arco de corda de Hicks.[7] O diagnóstico dessa patologia é clínico.

Existe muita discussão a respeito da relação entre a exostose inferior do calcâneo e a dor subcalcaneana, porém essa relação ainda não está claramente estabelecida. A exostose se localiza na origem da musculatura flexora curta e não na fáscia plantar. Está presente em 15% dos adultos normais assintomáticos, e em 50% dos indivíduos com dor inferior no calcâneo. Essa exostose pode ser um fator que contribui para a dor subcalcaneana, no entanto, pacientes com dor subcalcaneana podem não apresentar exostoses.[8] Sua presença não altera o plano de tratamento conservador inicial.

O tratamento conservador é o de escolha, através do uso de medicamentos anti-inflamatórios não hormonais, analgésicos e reabilitação fisioterápica, com o objetivo de alongar a musculatura dos membros inferiores, reequilibrar a musculatura e exercícios de propriocepção (Figura 26.6).

Opções para os casos mais resistentes são a realização de exercícios de alongamento autoativos do músculo tríceps sural e da fáscia plantar, e uso de palmilhas para elevação do retropé.

A terapia por ondas de choque é um método de tratamento conservador não invasivo, indicado para casos resistentes ao tratamento habitual por pelo menos seis meses. Deve ser realizada antes da indicação de tratamento cirúrgico.[9]

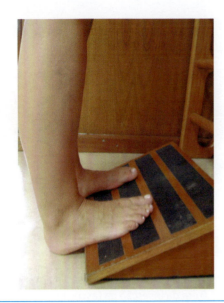

FIGURA 26.6 Imagem mostrando o alongamento da musculatura posterior da perna.

Alguns autores indicam infiltração com corticoesteroides na região da dor na fáscia plantar nos casos resistentes ao tratamento fisioterápico inicial, porém complicações das infiltrações são relatadas na literatura e podem ser graves, como as rupturas da fáscia plantar e atrofia do coxim gorduroso plantar calcaneano.

Outra opção é o uso da órtese noturna antiequino, evitando-se a flexão plantar, método que tem-se mostrado útil na melhora dos sintomas.[10]

Não existe consenso a respeito da eficiência das várias formas de tratamento conservador, porém aceita-se que a eficácia esteja próxima de 90%, necessitando para isso de 6 a 12 meses de tratamento.[11]

O tratamento cirúrgico só é indicado na falha do tratamento conservador adequadamente realizado.

O procedimento cirúrgico indicado inclui a liberação da porção medial da fáscia plantar e a neurólise do ramo para o músculo abdutor do quinto dedo e ressecção da exostose plantar, quando presente (Figuras 26.7 e 26.8).

Esse procedimento pode ser realizado por via endoscópica, com resultados semelhantes ao realizado por via aberta, a longo prazo.[11]

A fasciíte plantar frequentemente se associa à compressão do ramo do nervo plantar lateral para o abdutor do quinto dedo do pé; devido a esse fato, alguns autores indicam a liberação sistemática desse nervo (liberação do túnel tarsal distal) associada à fasciotomia plantar parcial, com 88% de excelentes e bons resultados.[12]

No pós-operatório, é realizado enfaixamento compressivo do pé, retirando-se os pontos de sutura após 14 dias. Carga parcial é liberada na segunda semana, e a fisioterapia tem início após quatro semanas.[12] O paciente é liberado para apoio sem restrições após seis semanas.

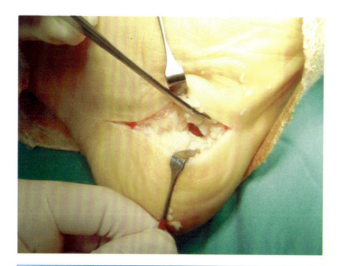

FIGURA 26.7 Incisão oblíqua na região plantar e medial do retropé a 1,0 cm da inserção da fáscia, local onde se realiza a fasciectomia parcial.

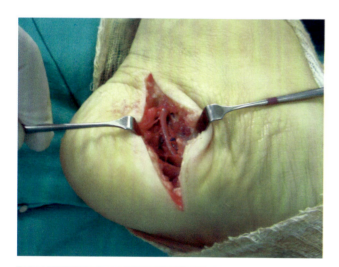

FIGURA 26.8 Imagem de liberação dos ramos do nervo tibial associadamente à fasciectomia.

A liberação agressiva e completa da fáscia plantar se relaciona com a ocorrência de fraturas de estresse dos metatarsais laterais e cuboide.[13,14]

Fibromatose plantar

A fibromatose plantar é uma proliferação nodular fibrosa que se origina na aponeurose plantar. É mais comum nos homens, e o acometimento bilateral ocorre em 20% a 50% dos casos, sendo mais comum em pacientes portadores de epilepsia, diabéticos e usuários de bebidas alcoólicas já com doença hepática.

O quadro clínico é de dor plantar de início insidioso, que pode ser intensa, com o aparecimento de área de espessamento na porção média da fáscia plantar, normalmente fora das áreas de carga.

Ao exame físico, se observa espessamento localizado (forma mais comum) na fáscia plantar, que pode ser localizado ou difuso.

Exames de imagem, como a ultrassonografia e a ressonância, mostram a região do espessamento, com sinais inflamatórios locais e alteração do sinal normal da fáscia[15] (Figuras 26.9 e 26.10).

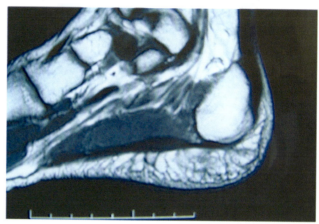

FIGURA 26.9 Imagem de corte sagital de ressonância magnética T1 mostrando área de espessamento da porção proximal da fáscia plantar. Notar a alteração do sinal dessa área.

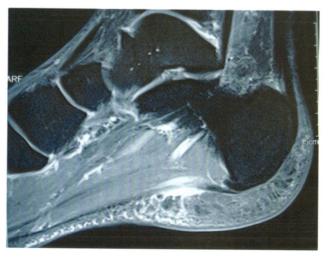

FIGURA 26.10 Imagem de corte sagital de ressonância magnética T2 mostrando área de espessamento da porção proximal da fáscia plantar, com alterações inflamatórias no local.

A evolução, na maioria dos casos, é benigna, com a resolução da dor em poucos meses e a formação de uma pequena área de espessamento na fáscia, constituída por tecido fibroso denso, indolor. Sendo assim, o tratamento inicial deve ser sintomático.

Áreas nodulares grandes ou com aumento progressivo do volume devem ser ressecadas agressivamente, existindo, no entanto, alta incidência de recidiva local. Nesses pacientes, trata-se de uma lesão benigna, localmente agressiva.[16]

Roturas da fáscia plantar

A lesão espontânea da fáscia plantar é um quadro doloroso súbito, acompanhado de sensação de estalido, geralmente relacionado à prática de alguma atividade que envolve impacto, saltos ou bruscas mudanças de direção. Em muitos pacientes, relaciona-se à infiltração da fáscia com corticoesteroides.

O exame físico evidencia edema local, equimose e dor localizada à palpação.

O tratamento é sintomático, sendo necessário, em alguns pacientes, período inicial de imobilização ou limitação da carga.

O prognóstico é bom, porém alguns pacientes podem desenvolver pé plano valgo secundário, por perda da sustentação do arco longitudinal medial (Figuras 26.11, 26.12 e 26.13).

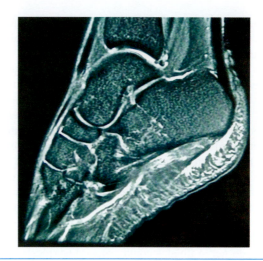

FIGURA 26.13 Corte sagital de ressonância magnética mostrando o hematoma relacionado à lesão da fáscia plantar.

Síndrome do túnel tarsal

Trata-se da neuropatia compressiva do nervo tibial posterior e seus ramos no túnel tarsal fibro-ósseo que se localiza profundamente ao retináculo flexor, na face posterior e medial do tornozelo e retropé (Figura 26.14).

O nervo tibial posterior (raízes nervosas ao nível L4-5 e S2-4) no nível do túnel do tarso se divide em três ramos: calcâneo medial, plantar medial e plantar lateral. O ramo calcâneo medial é o mais posterior dos três e é responsável pela sensibilidade medial e plantar do calcâneo. O ramo plantar medial é anterior e passa através de um forame na origem do músculo abdutor do hálux. O ramo plantar lateral está localizado posterior e lateralmente ao ramo plantar medial. O primeiro ramo do plantar lateral é o ramo do

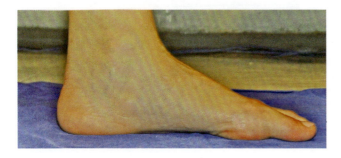

FIGURA 26.11 Pé esquerdo normal.

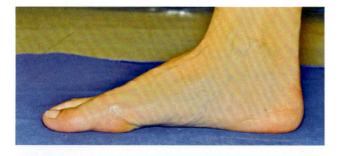

FIGURA 26.12 Imagem do pé direito com rebaixamento do arco longitudinal medial, consequente à lesão da fáscia plantar.

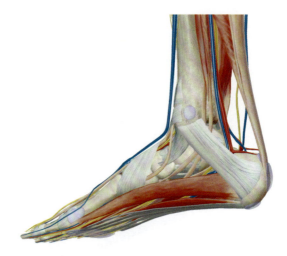

FIGURA 26.14 Esquema mostrando a posição do túnel tarsal medial.

Fonte: Mahadevan V., et al. Interactive foot & ankle. [CDROM]. London: Primal; c2002.

abdutor do quinto dedo que pode ser comprimido quando passa entre os músculos abdutor do hálux e a fáscia plantar.

O quadro clínico inclui dor e paresia difusa na região plantar do pé. O tipo da dor é caracteristicamente queimação, choque ou associado a dormência. Pode haver irradiação distalmente ou proximalmente ao túnel do tarso (visto em 1/3 dos casos), fenômeno conhecido como de Valleix.[17,18]

A compressão do túnel tarsal pode ser de origem extrínseca, quando existe fator que objetivamente provoca compressão do nervo tibial no seu trajeto sob o túnel tarsal, ou ser de origem idiopática, quando não se identificam tais fatores.

A investigação diagnóstica é realizada através do exame físico, da eletroneuromiografia e de exames de imagem, como a tomografia computadorizada e a ressonância magnética, para a identificação de fatores extrínsecos de compressão do nervo tibial – como cistos, dilatações venosas, exostoses ósseas, entre outras.

Em uma revisão da literatura a respeito da síndrome do túnel tarsal, Cimino observou pequena predileção pelo sexo feminino (56%), e as causas mais comuns foram trauma (17%), varicosidades (13%), varismo do retropé (11%), fibrose (9%) e valgismo do retropé (8%). Essa patologia pode ser dividida etiologicamente em causas traumáticas, lesões que ocupam espaço, deformidades do pé e casos sem etiologia conhecida (idiopáticos).[19]

A dor e sensação de choque causada pela percussão do túnel tarsal (sinal de Tinel) é o sinal clínico mais específico dessa neuropatia compressiva.[20]

O tratamento inicial é conservador, com redução do ritmo de atividade, uso de analgésicos e anti-inflamatórios não hormonais e correção do alinhamento do retropé.

A indicação da descompressão do túnel tarsal na ausência de lesões que ocupam espaço é a falha do tratamento conservador por mais do que um ano (Figura 26.15, Figura 26.16 e Figura 26.17). Os resultados são mais previsíveis quando se encontra objetivamente uma causa secundária de compressão do nervo tibial e seus ramos no túnel tarsal. Os achados de Sammarco e Chang[21] (2003) sugerem que as causas de síndrome do túnel tarsal mais comuns, encontradas e tratadas cirurgicamente, foram as cicatrizes crônicas, os ramos vasculares que cruzam e envolvem o nervo tibial, e as dilatações varicosas das veias do túnel tarsal.

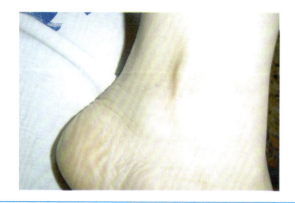

FIGURA 26.16 Imagem mostrando aumento do volume na face medial do tornozelo associado a quadro clínico de síndrome do túnel tarsal.

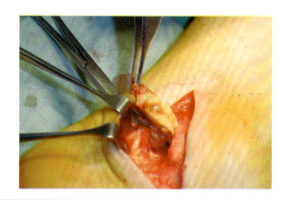

FIGURA 26.17 Imagem de procedimento cirúrgico do mesmo caso anterior, mostrando a ressecção de tumoração cística do túnel tarsal.

PATOLOGIAS DO COXIM PLANTAR

Snook e Chrisman afirmam que a causa principal da dor subcalcaneana é a perda da compressibilidade do coxim plantar calcaneano por perda da gordura, relacionada ao processo de envelhecimento, ou por rotura dos septos fibrosos, relacionada a traumas.[22]

A queixa relacionada a essas patologias é a dor na porção plantar do retropé relacionada às atividades com apoio.

O exame físico mostra diminuição da altura e maior compressibilidade do coxim gorduroso calcaneano, com

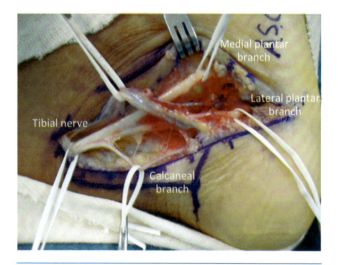

FIGURA 26.15 Imagem de procedimento cirúrgico mostrando a descompressão do túnel tarsal em paciente com compressão relacionada a varicosidades.

exposição da tuberosidade inferior do calcâneo à palpação (Figura 26.18).

Os exames de imagem mostram substituição do coxim gorduroso plantar de padrão habitual por tecido fibrocicatricial (Figura 26.19).

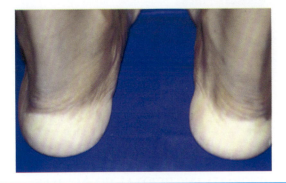

FIGURA 26.18 Imagem mostrando aumento da mobilidade do coxim gorduroso plantar durante o apoio.

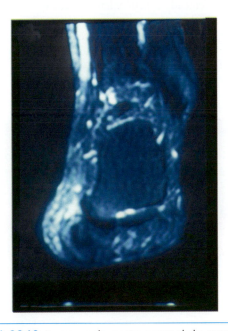

FIGURA 26.19 Imagem de corte coronal de ressonância magnética T2 mostrando a substituição do padrão normal do coxim gorduroso plantar por tecido fibrocicatricial.

O tratamento conservador é o indicado, com a utilização de calçados com amortecimento ao apoio e o uso de palmilhas macias (como as de silicone) ou palmilhas tipo cúpula, que comprimem lateralmente o coxim, aumentando relativamente sua altura e, portanto, sua capacidade de apoio. A eficiência do tratamento conservador não é muito boa, permitindo, na maioria dos casos, apenas controle parcial dos sintomas.

DORES RETROCALCANEANAS

SÍNDROME DE HAGLUND

O paciente queixa-se de dor aguda ou crônica na região posterior do retropé, relacionada com a marcha e atividade física, podendo piorar com o uso de calçados com contraforte rígido. Os achados clínicos são dor, edema e aumento do volume na região anterior ao tendão calcâneo. A radiografia demonstra proeminência superoposterior no calcâneo (deformidade de Haglund) e edema de tecidos moles.

Radiograficamente, calcula-se o ângulo de Fowler e Philip,[23] formado pela intersecção da linha que tangencia a tuberosidade anterior e a tuberosidade plantar do calcâneo com a linha que tangencia a proeminência posterior onde se insere o tendão calcâneo. O valor normal é menor do que 69° (Figura 26.20).

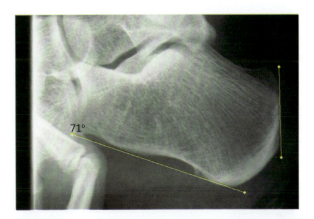

FIGURA 26.20 Esquema de mensuração do ângulo de Fowler e Philip na avaliação da altura da tuberosidade superior do calcâneo.

A ressonância magnética mostra alterações inflamatórias na porção distal do tendão calcaneano, bursite retroaquileana e alterações inflamatórias na tuberosidade superior do calcâneo, relacionadas ao impacto entre o calcâneo e o tendão calcaneano (Figura 26.21).

O tratamento inicial consiste no uso de calçados com salto mais elevado, ou de palmilhas para elevar o retropé. Essa medida tem o objetivo de afastar a tuberosidade superior do calcâneo do tendão calcaneano. Recomenda-se crioterapia; uso de anti-inflamatórios hormonais e não hormonais, que podem ser administrados por via oral, intravenosa ou tópica; limitação de atividade física; uso de órteses; fisioterapia e perda de peso, que auxiliam no tratamento conservador. Caso não haja melhora em seis semanas, há a opção do tratamento cirúrgico com ressecção da bursa retroaquileana e da tuberosidade superior do calcâneo (Figura 26.22, Figura 26.23 e Figura 26.24). Esse procedimento pode ser realizado de forma aberta ou através da utilização de videocirurgia, porém, na literatura, não existem indícios de que o procedimento endoscópico se relacione a melhores resultados.

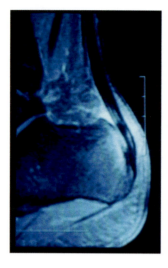

FIGURA 26.21 Imagem de corte sagital de ressonância magnética, T2 mostrando as alterações inflamatórias na porção distal do tendão calcaneano, na tuberosidade superior do calcâneo e na bursa retroaquileana.

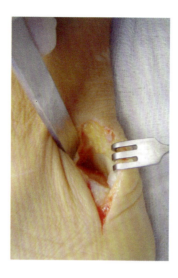

FIGURA 26.24 Aspecto cirúrgico após ressecção da tuberosidade superior do calcâneo.

Os resultados desse procedimento são normalmente muito bons, com retorno do paciente às atividades existentes antes do início dos sintomas.

TENDINOPATIA INSERCIONAL DO AQUILES

É caracterizada clinicamente por dor crônica na região posterior do calcâneo, que se inicia com a marcha e piora com uso de calçados. Têm início insidioso, e os sintomas pioram gradualmente, com o aparecimento de aumento do volume na região da inserção do tendão no calcâneo. Os achados clínicos são dor, inflamação e aumento do volume de consistência endurecido na inserção do tendão calcâneo (Figura 26.25).

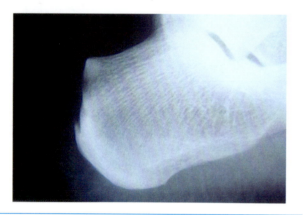

FIGURA 26.22 Imagem de radiografia mostrando a tuberosidade superior do calcâneo proeminente.

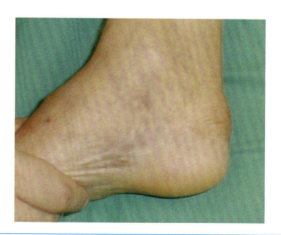

FIGURA 26.25 Quadro clínico característico da tendinite insercional do tendão calcaneano, com aumento do volume na região da sua inserção.

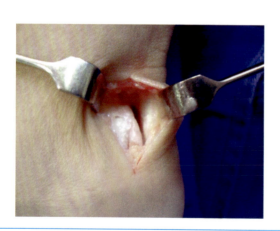

FIGURA 26.23 Imagem de procedimento cirúrgico aberto com a exposição da tuberosidade superior do calcâneo. Notar a proximidade entre esta e o tendão calcaneano.

O exame radiográfico mostra calcificação intratendínea e tuberosidade superior do calcâneo proeminente. A ressonância magnética permite a avaliação da extensão do envolvimento do tendão calcaneano pela patologia degenerativa, importante nos casos de planejamento do tratamento cirúrgico (Figura 26.26).

Talalgias

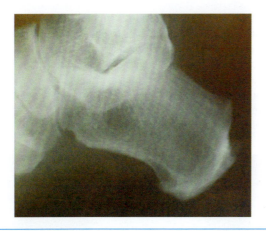

FIGURA 26.26 Imagem radiográfica mostrando a calcificação insercional do tendão calcaneano e o aumento da tuberosidade superior do calcâneo.

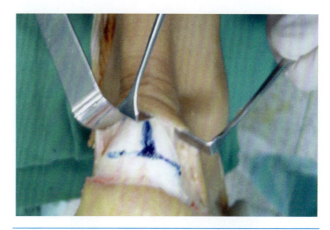

FIGURA 26.27 Imagem de procedimento cirúrgico mostra a exposição da porção distal do tendão calcaneano através de incisão transversa.

O tratamento inicial consiste na elevação do retropé, uso de calçados sem contraforte, crioterapia, anti-inflamatórios não hormonais, limitação da atividade física e reabilitação, com o objetivo de controlar o processo inflamatório e a dor.

Casos sem evolução habitual com o tratamento conservador podem ser tratados através da injeção de corticoesteroides na região peritendínea, porém esse procedimento se relaciona a um aumento na incidência de rotura espontânea desse tendão, quadro agudo que requer tratamento muitas vezes cirúrgico para corrigir da lesão e permitir um adequado retorno às atividades pré-lesão.

As infiltrações com agente esclerosante, como o polidocanol, têm indicação na literatura, com resultados bons em 75% dos casos que inicialmente não evoluíram de forma adequada com o tratamento conservador habitual.

O uso de terapia por ondas de choque no tratamento de tendinopatias do tendão calcaneano resistentes ao tratamento conservador é defendido em trabalhos com nível de evidência III e IV (trabalhos retrospectivos e série de casos), sem, portanto, recomendação grau I na literatura.[24]

O tratamento conservador deve ser realizado por quatro a seis meses, antes de se optar, em caso de falha, pelo tratamento cirúrgico, que deve incluir osteotomia da tuberosidade superior do calcâneo, retirada do osteófito insercional e remoção do tendão lesado (Figura 26.27, Figura 26.28 e Figura 26.29). Se o tendão estiver degenerado, realizar reconstrução com enxerto autólogo, como o flexor longo do hálux ou o semimembranoso.[25]

Outras patologias menos comuns que podem acometer a porção distal do tendão calcaneano são as xantomatoses – depósitos de tecido gorduroso na substância do tendão, com alteração das suas características mecânicas e consequente sintomatologia dolorosa relacionada às atividades (Figura 26.30). São patologias que exigem o adequado controle clínico do colesterol e tratamento sintomático e conservador. No caso de sintomas resistentes, pode haver indicação de tratamento cirúrgico com substituição do tendão lesado por enxerto do flexor longo do hálux ou semimembranoso.

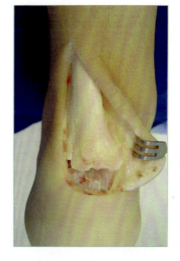

FIGURA 26.28 Imagem de procedimento cirúrgico mostra a exposição da porção distal do tendão calcaneano através de incisão em "L".

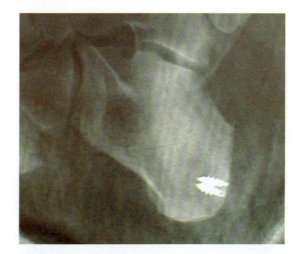

FIGURA 26.29 Imagem pós-operatória mostra ressecção da tuberosidade superior do calcâneo, da calcificação insercional e reinserção do tendão com a utilização de âncoras.

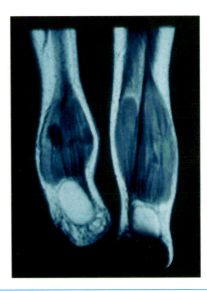

FIGURA 26.30 Corte coronal dos tornozelos de paciente com grande espessamento do tendão calcaneano mostrando padrão fibrilar característico de xantoma (depósito de gordura) nos tendões calcaneanos.

IMPACTO POSTERIOR

É uma patologia compressiva que acomete a porção posterior da articulação do tornozelo, local onde a tuberosidade posterior do tálus proeminente (processo de Stieda) ou osso acessório (*os trigonum*) sofre compressão, durante a flexão plantar forçada, entre a borda posterior da tíbia distal e a porção superior do calcâneo.

Essa patologia provoca dores relacionadas à prática de atividades que exijam postura do tornozelo em flexão plantar forçada, como balé, futebol e lutas.[26]

Radiograficamente, observa-se a alteração anatômica posterior do tálus (Figura 26.31).

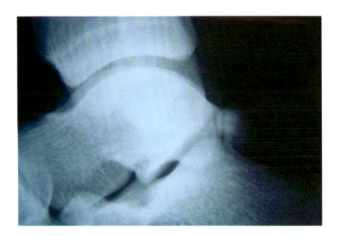

FIGURA 26.31 Radiografia em perfil do tornozelo mostra osso acessório posterior ao tálus (*os trigonum*) proeminente.

O tratamento é conservador e inclui limitação da atividade, uso de calçados mais firmes e sem saltos, anti-inflamatórios não hormonais e fisioterapia, com o intuito de controlar o processo inflamatório e a dor, assim como reequilibrar a musculatura. Ocorrendo falha no tratamento conservador, indica-se a ressecção cirúrgica da tuberosidade posterior do calcâneo ou do *os trigonum* através de via de acesso posteromedial (Figura 26.32).

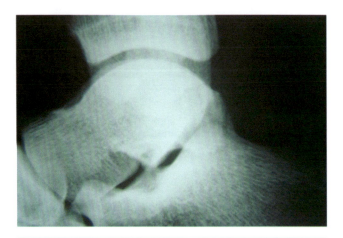

FIGURA 26.32 Imagem radiográfica pós-ressecção do *os trigonum*.

O resultado desse tipo de tratamento é ótimo e bom em 80% dos pacientes, porém a melhora completa pode demorar até um ano.[27]

REFERÊNCIAS BIBLIOGRÁFICAS

1. The tendon sheaths and synovial bursae of the foot. By Gustav Schwalbe, 1896. Translated by Hartmann O. Foot Ankle. 198;1(5):246-69.
2. Ippolito E, Ricciardi-Pollini PT. Invasive retrocalcaneal bursitis: a report of three cases. Foot Ankle. 1984;4(4):204-8.
3. Furey JG. Plantar fasciitis. The painful heel syndrome. J Bone Joint Surg Am. 1975;57(5):672-3.
4. Dasguta B, Bowles J. Scintigraphic localization of steroid junction site in plantar fasciitis. Lancet. 1995;346(8987): 1400-1.
5. Ansede G, Ansede G, Lee JC, et al. Musculoskeletal sonography of the normal foot. Skeletal Radiol. 2010;39(3):225-42.
6. Toomey EP. Plantar heel pain. Foot Ankle Clin. 2009;14:229-45.
7. Hicks JH. The mechanics of the foot. II. The plantar aponeurosis and the arch. J Anat. 1954;88(1):25-30.
8. Tanz SS. Heel pain. Clin Orthop Relat Res. 1963;(28):169-78.
9. Ogden JA, Alvarez R, Levitt R, et al. Shock wave therapy for chronic proximal plantar fasciitis. Clin Orthop Relat Res. 2001;(387):47-59.
10. Wapner KL, Sharkey PF. The use of night splints for treatment of recalcitrant plantar fasciitis. Foot Ankle. 1991;12(3):135-7.

11. Toomey EP. Plantar heel pain. Foot Ankle Clin. 2009;14(2):229-45.

12. Watson TS, Anderson RB, Davis WH, et al. Distal tarsal tunnel release with partial plantar fasciotomy for chronic heel pain: an outcome analysis. Foot Ankle Int. 2002;23(6):530-7.

13. Acevedo JI, Beskin JL. Complications of plantar fascia rupture associated with corticosteroid injection. Foot Ankle Int. 1998;19(2):91-7.

14. Thomas JL, Christensen JC, Kravitz SR, et al. The diagnosis and treatment of heel pain: a clinical practice guideline-revision 2010. American College of Foot and Ankle Surgeons heel pain committee. J Foot Ankle Surg. 2010; 49(3 Suppl):S1-19.

15. Morrison WB, Schweitzer ME, Wapner KL, et al. Plantar fibromatosis: a benign aggressive neoplasm with a characteristic appearance on MR images. Radiology. 1994;193(3):841-5.

16. Johnston JO. Tumors and metabolic diseases of the foot. In: Mann RA, Coughlin MJ, Saltzman CL. Surgery of the foot and ankle. 6.ed. St. Louis. MO: Mosby Year-Book: 1992. p.994-5.

17. Radin EL. Tarsal tunnel syndrome. Clin Orthop. 1983;(181): 167-70.

18. Grabois M, Puentes J, Lidsky M. Tarsal tunnel syndrome in rheumatoid arthritis. Arch Phys Med Rehabil. 1981;62(8):401-3.

19. Cimino WR. Tarsal tunnel syndrome: review of the literature. Foot Ankle. 1990;11(1):47-52.

20. Stefko RM, Lauerman WC, Heckman JD. Tarsal tunnel syndrome caused by an unrecognized fracture of the posterior process of the talus (Cedell fracture). A case report. J Bone Joint Surg Am. 1994;76(1):116-8.

21. Sammarco GJ, Chang L. Outcome of surgical treatment of tarsal tunnel syndrome. Foot Ankle Int. 2003;24(2):125-31.

22. Snook GA, Chrisman OD. The management of subcalcaneal pain. Clin Orthop Relat Res. 1972;(82):163-8.

23. Fowler A, Phillip JS. Abnormality of the calcaneus as a cause of painful heel. Br J Surg. 1945;32:494-8.

24. Furia J. High-energy extracorporeal shock wave therapy as a treatment for chronic noninsertional Achilles tendinopathy. Am J Sports Med. 2008;36(3):502-8.

25. Solan M. Management of insertional tendinopathy of the Achilles tendon. Foot Ankle Clin. 2007;12(4):597-615.

26. Niek van Dijk C. Anterior and posterior ankle impingement. Foot Ankle Clin. 2006;11(3):663-83.

27. Sammarco GJ, Cooper PS. Flexor hallucis longus tendon injury in dancers and nondancers. Foot Ankle Int. 1998;19(6):356-62.

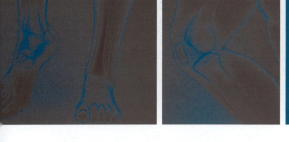

Hallux Valgus

Ricardo Cardenuto Ferreira

CONCEITO

O *hallux valgus* é uma deformidade complexa que afeta especificamente o primeiro raio e compromete o alinhamento e a função de todo o antepé. A deformidade primária é um desvio lateral da falange proximal do hálux em relação ao primeiro osso. Diversas alterações podem estar associadas ao *hallux valgus*, destacando-se: formação de saliência óssea lateral na cabeça do primeiro osso metatarsal; subluxação lateral da articulação metatarsofalângica do hálux; instabilidade articular entre o primeiro metatarso e a primeira cunha; deformidade em martelo ou garra nos dedos menores; instabilidade articular metatarsofalângica grave do segundo dedo, provocando seu cavalgamento sobre o hálux (dedo supra-aduto); calosidades digitais ou plantares sob as cabeças metatarsais (síndrome da metatarsalgia); neuroma interdigital; joanete do quinto dedo; entre outros.[1,2]

ETIOLOGIA

A real etiologia do *hallux valgus* não foi completamente desvendada, mas parece ser multifatorial.[1,2] Existe controvérsia relacionada à associação do *hallux valgus* com as seguintes alterações morfológicas e funcionais: pé plano valgo; hipermobilidade na articulação entre o primeiro osso metatarsal e a primeira cunha; morfologia esférica da cabeça do primeiro osso metatarsal; doenças próprias do colágeno (síndrome de Marfan).[1,2] Entretanto, é sabido que, nas mulheres, o uso de calçados com ponta estreita parece estar diretamente implicado no desenvolvimento dessa doença.[1-4] Já nos homens e nos adolescentes de ambos os sexos, a predisposição genética é mais marcante e frequentemente está relacionada à frouxidão capsuloligamentar com hipermobilidade do primeiro raio.[5]

O uso frequente e prolongado de calçados femininos típicos com salto alto e ponta estreita provoca deformação progressiva nos pés.[1-4] O salto alto é responsável pelo encurtamento do tendão de Aquiles e pela sobrecarga no antepé durante a fase de apoio na marcha. Mais especificamente, a região do coxim gorduroso plantar do antepé sob as cabeças dos ossos metatarsais acaba recebendo carga excessiva, e a pele sofre processo progressivo de hiperqueratose (formação de calosidades muitas vezes dolorosas). A ponta estreita do calçado comprime o antepé e determina o encarceramento dos dedos, que precisam se acomodar dentro de um espaço triangular exíguo. Deformidades como dedos em garra e *hallux valgus* são achados comuns nos pés das mulheres que utilizam rotineiramente os chamados "calçados da moda"[1-4] (Figura 27.1).

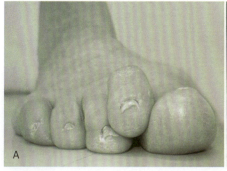 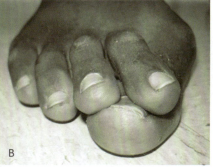

FIGURA 27.1 Aspecto clínico do antepé mostrando garra acentuada nos dedos do pé associada à deformidade em *hallux valgus*. Note-se que em **(A)** o segundo dedo já não apoia no solo, enquanto em **(B)** a deformidade é ainda mais grave e o hálux deslocou-se para baixo do segundo e terceiro dedos (deformidade supra-aduto).

PATOGENIA

Não existe nenhuma inserção muscular nas cabeças metatarsais.[1,2] A ação muscular intrínseca e extrínseca nos dedos do pé se faz diretamente por atuação nas falanges. A placa plantar, estrutura fibroligamentar localizada sob as cabeças metatarsais e formada pelo espessamento da cápsula articular junto à inserção da fáscia plantar e dos músculos intrínsecos do pé, desempenha importante papel estabilizador nas articulações metatarsofalângicas.[1,2] A ação contínua de forças externas deformantes, proveniente dos calçados com ponta estreita e salto alto, provoca a atenuação progressiva das estruturas ligamentares periarticulares na articulação metatarsofalângica.[1,2] Tanto os ligamentos colaterais quanto a placa plantar vão se enfraquecendo, permitindo a instalação das deformidades em garra nos dedos menores e o *hallux valgus*.[1,2] O desvio no eixo do hálux é marcado pelo desalinhamento articular no eixo longitudinal em valgo e no eixo rotacional em pronação. Devido à alteração no eixo anatômico da articulação metatarsofalângica do hálux, o apoio durante a fase de impulso da marcha desloca-se lateralmente na direção da cabeça do segundo osso metatarsal, provocando sobrecarga de pressão nessa área.[1,2] Esse fato constitui importante fator predisponente para desencadear a rotura na placa plantar do segundo dedo, que é marcada por dor intensa e inflamação periarticular, seguida de hiperextensão com subluxação metatarsofalângica. A partir desse momento, a deformidade em garra do segundo dedo instala-se de maneira definitiva, sendo acompanhada de hiperqueratose plantar e dor ao apoio, também conhecida como metatarsalgia de transferência.[1,2]

No estudo da anatomia patológica no *hallux valgus*, observamos a instalação da deformidade de maneira progressiva e seguindo esta sequência: (1) atenuação e afrouxamento da porção medial da cápsula articular metatarsofalângica; (2) desvio lateral da falange proximal do hálux; (3) deslocamento medial da cabeça do primeiro osso metatarsal; (4) desalinhamento no eixo dos ossos sesamoides em relação ao sulco plantar da cabeça metatarsal.[1,2] À medida que a deformidade articular metatarsofalângica do hálux se acentua, tanto a musculatura intrínseca (formada pelo músculo adutor do hálux, porções oblíqua e transversa e músculo flexor curto do hálux, inseridos no osso sesamoide lateral e na porção lateral da base da falange proximal) quanto a musculatura extrínseca (tendões dos músculos extensor e flexor longo do hálux inseridos na base da falange distal) atuam como forças excêntricas deformantes a incrementar ainda mais a deformidade.[1,2]

PROPEDÊUTICA

No momento da entrada no consultório, deve-se observar o tipo de calçado do paciente. O uso dos chamados "calçados femininos da moda" (caracteristicamente com salto alto e ponta estreita) deve chamar a atenção do médico para potenciais problemas afetando os pés (Figura 27.2A).

A simples inspeção estática do pé permite a identificação da proeminência medial da cabeça do primeiro osso metatarsal, além do desvio em varo do hálux. Quando a deformidade encontra-se em estágio mais avançado, pode existir também deformidade rotacional do hálux, que se apresenta pronado, ou mesmo cavalgamento do hálux sobre o segundo dedo. Sinais flogísticos, de intensidade variável, podem ser observados junto à eminência da cabeça do primeiro osso metatarsal. A presença de calosidades plantares no antepé, localizadas sob a cabeça do segundo e do terceiro osso metatarsal, é comum, especialmente quando existe deformidade em garra nos dedos menores.

Durante a inspeção estática, é muito importante avaliar ambos os pés em condições de apoio completo do peso corporal. A presença de pés planos em associação com defor-

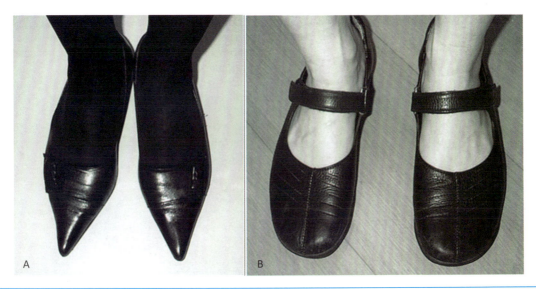

FIGURA 27.2 Figura representando "calçado feminino da moda" com ponta excessivamente estreita **(A)** e calçado com ponta de tamanho adequado para acomodar os dedos do pé **(B)**.

midade em *hallux valgus* deve chamar a atenção quanto à possibilidade de frouxidão capsuloligamentar associada com instabilidade do primeiro raio afetando principalmente a primeira articulação cunha-metatarsal (Figuras 27.3 e 27.4).

A palpação deve ser realizada com o paciente sentado na maca; seus pés devem estar pendentes. O médico senta-se defronte ao paciente e inicia o exame testando a mobilidade passiva da articulação metatarsofalângica do hálux, procurando verificar se é possível alinhar esse dedo com relação ao eixo do primeiro osso metatarsal. Além disso, a palpação precisa incluir manobra para testar a presença de hipermobilidade articular entre o primeiro osso metatarsal e a primeira cunha. A queixa de dor durante a tentativa de mobilizar o hálux, especialmente quando se examina a dorsiflexão metatarsofalângica, deve chamar a atenção do médico quanto à possibilidade de artrose coexistente com a deformidade. Os dedos menores também precisam ser testados com relação à excursão de movimento interfalângico e metatarsofalângico, verificando-se a presença ou não de rigidez e a capacidade de correção passiva de deformidades eventualmente presentes. O teste da força muscular, especialmente do flexor e extensor longo do hálux, além do flexor e extensor longo dos dedos menores, deve ser realizado de rotina, assim como o teste de sensibilidade de todo o pé.

Na inspeção da marcha, muitas vezes observa-se que a deformidade se acentua à medida que o paciente realiza o apoio do antepé durante a fase de desprega. Quando solicita-se que o paciente caminhe na ponta dos dedos, não é infrequente que ele se queixe de dor no antepé sob as cabeças metatarsais, principalmente quando já existe calosidade plantar nessa localização.

QUADRO CLÍNICO

O paciente procura o médico com a queixa de dor localizada sob a eminência medial da cabeça metatarsal quando utiliza calçado fechado. O atrito da pele com a ponta do sapato provoca hiperpressão localizada e causa inflamação local na bursa subjacente. Em algumas mulheres, essa queixa correlaciona-se com expectativas de que algo possa ser feito pelo médico para aliviar os sintomas dolorosos de maneira a permitir que elas possam utilizar novamente os "calçados da moda" sem sentir dor. Essa situação é relativamente comum em pacientes que se encontram entre a terceira e quarta décadas da vida e apresentam deformidade leve ou moderada, com expectativas pouco realistas em relação ao "pequeno problema no pé" que precisa ser corrigido com uma "cirurgia simples".

Além de deformidade e dor na eminência medial do hálux, a queixa de calosidade dolorosa sob a cabeça do segundo e do terceiro osso metatarsal é achado relativamente comum

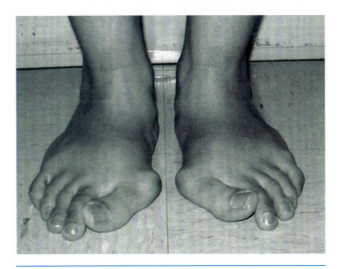

FIGURA 27.3 Fotografia dos pés de paciente adolescente portadora de síndrome de Marfan e acentuada frouxidão capsuloligamentar. Observe a grave deformidade em *hallux valgus* associada ao pé plano.

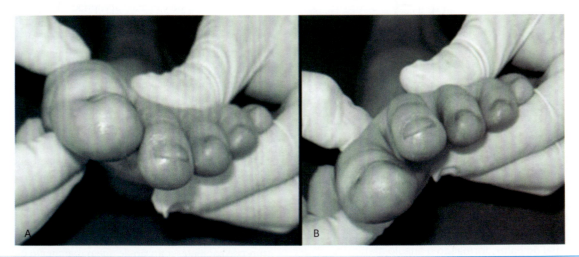

FIGURA 27.4 Manobra de mobilização do primeiro raio para testar a hipermobilidade tarsometatarsal no plano frontal. Em **(A)**, observamos excessiva elevação, e em **(B)**, excessiva depressão do primeiro raio.

na presença de deformidades mais acentuadas, caracterizando a chamada *síndrome da metatarsalgia por transferência*. Outros sintomas relacionados ao *hallux valgus* são: calosidade no dorso das articulações interfalângicas dos dedos, especialmente quando existe deformidade em garra; hiperestesia no terceiro espaço metatarsal devida à compressão do nervo interdigital (neuroma de Morton); calosidade na eminência lateral da cabeça do quinto osso metatarsal (joanete do alfaiate); calosidade na eminência medial da articulação interfalângica do hálux (joanete interfalângico).

DIAGNÓSTICO

O diagnóstico é essencialmente clínico, baseado na história e no exame físico. A radiografia simples é utilizada para estadiar a deformidade e orientar o tratamento cirúrgico. São utilizadas três incidências radiográficas básicas para o antepé:[5] (1) dorsoplantar com apoio; (2) perfil com apoio; (3) oblíqua sem apoio. Com base na avaliação dos ângulos formados pelos eixos metatarsofalângico (ângulo do *hallux valgus*) e intermetatarsal I e II (ângulo intermetatarsal) (Figura 27.5), podemos graduar a deformidade[1,2] em três graus distintos: (1) *hallux valgus* leve: ângulo metatarsofalângico menor do que 30° e ângulo intermetatarsal menor que 10°; (2) *hallux valgus* moderado: ângulo metatarsofalângico entre 30° e 40°, e ângulo intermetatarsal entre 10° e 15°; (3) *hallux valgus* grave: ângulo metatarsofalângico maior do que 40° e ângulo intermetatarsal maior que 15°.

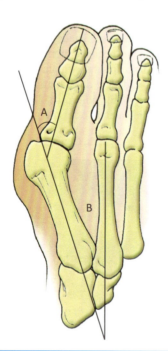

FIGURA 27.5 Desenho esquemático modificado[6] mostrando o traçado do eixo entre o primeiro metatarso e a falange proximal do hálux, formando o ângulo metatarsofalângico (A), e do eixo entre o primeiro e o segundo osso metatarsal, formando o ângulo intermetatarsal (B).

PROGNÓSTICO

Existem fortes evidências de que a maioria das deformidades caracterizadas como *hallux valgus* seja causada pelo uso de calçados inadequados (salto alto e ponta estreita).[4] Entretanto, condições associadas com frouxidão capsuloligamentar podem influenciar o aparecimento espontâneo da deformidade ainda na adolescência. Nesses casos, é frequente a associação com pé plano valgo e outros distúrbios relacionados com a instabilidade de múltiplas articulações do corpo.[1,2] As doenças do colágeno, principalmente a artrite reumatoide, frequentemente provocam deformidades graves no antepé devido ao distúrbio no tecido sinovial que reveste as articulações e as bainhas dos tendões.[1,2]

Quando o tratamento do *hallux valgus* (tanto clínico quanto cirúrgico) é proposto, mas o problema que causou a deformidade não é levado em consideração (utilização de calçado inadequado por pacientes com expectativas irreais, frouxidão capsuloligamentar generalizada, artrite reumatoide), o resultado está fatalmente fadado ao fracasso.

Após sua instalação, mesmo as deformidades mais leves associadas ao *hallux valgus* não são efetivamente corrigidas por nenhum tipo de dispositivo. Apesar dos muitos apelos comerciais e promessas de resultado, as palmilhas, órteses ou outros dispositivos frequentemente anunciados na mídia não possuem capacidade comprovada de restabelecer o alinhamento do hálux. Quando se deseja corrigir as deformidades associadas ao *hallux valgus*, a cirurgia é o meio mais efetivo de tratamento.

TRATAMENTO

Clínico

O alívio dos sintomas dolorosos é a meta principal no tratamento clínico do *hallux valgus*. A prevenção na progressão das deformidades também deve ser focada para tentar evitar que os sintomas dolorosos venham a se acentuar com o passar do tempo. O uso de calçados apropriados, cujas características levam em conta o conforto, e não a estética dos "calçados da moda", é a maneira mais eficiente de alcançar esses objetivos. Entretanto, existe grande resistência por parte das pacientes, acostumadas ao padrão de calçados com salto alto e ponta estreita imposto pela cultura ocidental e amplamente divulgado na mídia. Orientações médicas tentando convencer as pacientes a mudar esse hábito já bastante arraigado no comportamento feminino inicialmente não são bem aceitas. Nesse caso, é muito importante que as expectativas com o tratamento clínico sejam bem esclarecidas pelo médico para evitar desapontamentos. Num grupo selecionado de pacientes mais jovens, usualmente mulheres na terceira e quarta décadas de vida com deformidade leve ou moderada, é comum observar-se expectativas não realistas com o tratamento cirúrgico do *hallux valgus*. Frequentemente, observa-se nesse grupo de pacientes a ilusão de que o tratamento cirúrgico irá aliviar a deformidade estética, que é o que mais incomoda o paciente, além de permitir novamente o uso indiscriminado dos "calçados da moda". Situações como essa devem ser percebidas pelo médico durante a consulta, e a indicação do tratamento cirúrgico para esses pacientes deve ser feita com muita cautela, para evitar frustrações e aborrecimentos do paciente com os resultados da cirurgia.

A utilização de calçados com ponta larga (Figura 27.2B), acolchoados internamente, com solado de espessura apropriada (pelo menos 1 cm), salto não superior a 2 cm de altura e, eventualmente, palmilhas acolchoadas e feitas sob medida para tratar a dor plantar no antepé (metatarsalgia), pode alcançar os objetivos de acomodar as deformidades preexistentes, aliviar satisfatoriamente os sintomas dolorosos no antepé, reduzir as chances de progressão do *hallux valgus* e restabelecer o nível de atividade funcional do paciente. É importante ressaltar e deixar claro para os pacientes que os dispositivos utilizados no tratamento clínico não se propõem a corrigir as deformidades e sim acomodá-las, na tentativa de promover o alívio da dor e permitir maior mobilidade ao paciente. Para tanto, a prescrição de calçados confortáveis e adaptados às necessidades individuais de cada pessoa constitui o primeiro passo na direção da aceitação na mudança de atitude do paciente diante dos hábitos de calçar. O entendimento desse conceito e dos limites do tratamento clínico do *hallux valgus* é essencial para que ele possa ser bem-sucedido.

Cirúrgico

O tratamento cirúrgico do *hallux valgus* está indicado quando o paciente deseja correção da deformidade. O tratamento cirúrgico precisa fundamentalmente ter como objetivo o alívio dos sintomas dolorosos no antepé, além de permitir o retorno rápido às atividades habituais da vida e minimizar os riscos de complicações em curto, médio e longo prazo. A estética, embora não seja motivo essencial para recomendar a cirurgia, também precisa ser considerada quando se pondera a indicação da cirurgia, assim como a possibilidade de oferecer ao paciente a ampliação na escolha dos calçados.

Atualmente, é possível realizar as cirurgias corretivas do *hallux valgus* com maior segurança, menor risco, menor tempo de recuperação, deambulação precoce e menor chance de recidiva da deformidade. É essencial a seleção adequada dos pacientes que podem se beneficiar com a cirurgia. Como mencionado anteriormente neste capítulo, indivíduos com expectativas pouco realistas com o resultado da cirurgia não são bons candidatos ao tratamento cirúrgico. Nesse grupo de pacientes, as frustrações e insatisfações com o resultado final são muito comuns.

A anestesia periférica empregando bloqueio dos nervos sensitivos no pé e tornozelo (tibial, fibular superficial e profundo, safeno e sural) (Figura 27.6) constitui procedimento simples e seguro. Além de minimizar os riscos, propicia analgesia prolongada no pós-operatório imediato. A sedação prévia à infiltração do anestésico, realizada diretamente no território subcutâneo ao redor do tornozelo e do pé, evita que o paciente sofra com o desconforto das injeções. Solução diluída contendo 20 mL de volume líquido, constituída por 10 mL de marcaína (concentração de 0,5%) sem vasoconstritor, misturada com 10 mL de xilocaína (concentração de 2%), também sem vasoconstritor, pode ser administrada de maneira segura em cada um dos pés de um indivíduo cujo peso seja de pelo menos 70 kg (pessoas com peso inferior a 70 kg precisam ter a dose ajustada de maneira proporcional ao seu peso).

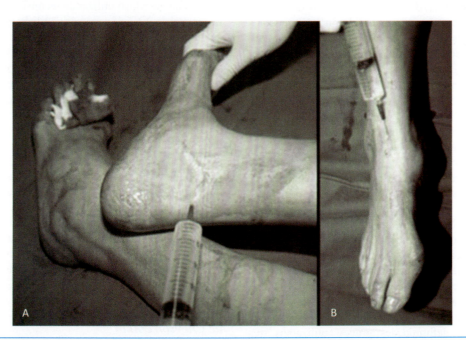

FIGURA 27.6 Anestesia regional utilizada na cirurgia do *hallux valgus*. Bloqueio anestésico do nervo tibial posterior **(A)** e ramo do nervo fibular superficial na altura do tornozelo **(B)**.

Quando se emprega anestesia regional no pé e tornozelo, o torniquete empregado é uma faixa de Smarch, com 5 cm de largura, aplicada na região maleolar do tornozelo. Isso evita o desconforto provocado pela isquemia durante a cirurgia e reduz também o risco de complicações tromboembólicas quando se utiliza garrote pneumático na raiz da coxa. A sedação pode ser mantida durante todo o ato cirúrgico, evitando que situações de ansiedade do paciente interfiram com a cirurgia.

Após a realização das osteotomias corretivas no primeiro raio, é recomendável a utilização de fixação interna rígida, evitando-se, dessa forma, a necessidade de imobilização gessada no pós-operatório. Isso permite maior conforto ao paciente, reduz a dor durante o período de convalescença, favorece o apoio quase imediato do pé operado (com a utilização de sandália com solado rígido) e permite o início precoce da fisioterapia motora, o que contribui para reduzir o edema e a rigidez pós-operatória. As sandálias pós-operatórias, especialmente desenvolvidas para permitir apoio precoce após a cirurgia, favorecem a locomoção domiciliar e propiciam maior independência ao paciente, mesmo quando a cirurgia é realizada em ambos os pés simultaneamente.

A obtenção de sucesso no resultado clínico e funcional após a cirurgia corretiva do *hallux valgus* depende de uma série de fatores – entre eles, a adequada escolha do procedimento cirúrgico. Os protocolos que orientam as técnicas cirúrgicas de acordo com a gravidade da deformidade são úteis e podem fornecer diretrizes gerais, entretanto a seleção da cirurgia deve ser individualizada para cada paciente. Essa escolha precisa levar em conta diversos fatores, destacando-se: histórico familiar; expectativas do paciente; idade; características do paciente; nível de atividade; condições locais da pele; qualidade óssea; doença de base (frouxidão capsuloligamentar, diabetes, artrite reumatoide); hábitos pessoais (tabagismo, alcoolismo, drogas ilícitas); uso de medicamentos (corticoesteroides); estado circulatório da extremidade; presença de cicatrizes no pé, devido a cirurgias prévias; gravidade da deformidade do *hallux valgus*; sintomas e deformidades associadas nos dedos menores (garra, martelo, malha, joanete do quinto dedo); queixa de calosidade plantar e metatarsalgia; presença de parestesia no terceiro espaço digital, sugestiva de neuroma interdigital etc.

Com base nos parâmetros de gravidade das deformidades associadas ao *hallux valgus* descritos por Mann,[1,2] agrupamos os pacientes em duas categorias: (1) deformidades leves e moderadas; (2) deformidades graves.

No grupo das deformidades leves e moderadas, realizamos o tratamento com uma única via de acesso longitudinal medial centrada na articulação metatarsofalângica do hálux. As deformidades leves são tratadas pela osteotomia distal no colo metatarsal com a utilização da técnica convencional de Chevron.[7-10] Para tratar as deformidades moderadas, empregamos a combinação das técnicas de Chevron e Akin.[11,12]

No grupo das deformidades graves, utilizamos três vias de acesso: uma longitudinal lateral no espaço entre o hálux e o segundo dedo; uma longitudinal medial centrada na articulação metatarsofalângica do hálux; e uma terceira incisão longitudinal centrada na articulação entre a base do primeiro osso metatarsal e a primeira cunha. Por meio das duas primeiras incisões distais, é realizado o realinhamento distal da articulação metatarsofalângica do hálux por meio da liberação da contratura das partes moles laterais, que se encontram encurtadas, e do tensionamento das partes moles mediais, que se encontram frouxas. Através da incisão longitudinal proximal, centrada na articulação cunha-metatarsal, realizamos a correção no alinhamento do eixo do primeiro em relação ao segundo osso metatarsal, procurando torná-los paralelos. Optamos preferencialmente pela osteotomia cupuliforme na base do primeiro osso metatarsal[13-16] para realizarmos a correção do alinhamento. Nos casos de instabilidade da articulação cunha-metatarsal (frouxidão capsuloligamentar generalizada e/ou *hallux valgus* juvenil), nossa opção é a artrodese dessa articulação (técnica de Lapidus)[17-22] em vez da osteotomia na base do primeiro osso metatarsal.

Na presença de artrose avançada da articulação metatarsofalângica, em pacientes acima de 65 anos com deformidade grave, bem como deformidade associada a paralisias (sequela de poliomielite ou paralisia cerebral), diagnóstico de artrite reumatoide ou nos casos de recidiva após falha de cirurgia prévia, nossa preferência cirúrgica é a artrodese da articulação metatarsofalângica.[23-25]

Técnica cirúrgica de Chevron[7-10]

Permite correção satisfatória das deformidades leves empregando uma única e estética incisão longitudinal medial. A execução é relativamente simples, desde que se utilize minisserra oscilante e se obedeça aos princípios técnicos. A osteotomia "em V" é intrinsecamente estável e pode ser fixada com parafuso utilizando técnica de compressão interfragmentária.[26] Não é necessário utilizar imobilização gessada no pós-operatório, apenas enfaixamento moderadamente compressivo no antepé. A marcha pode ser iniciada no dia seguinte à operação utilizando sandália própria com solado rígido. É importante que a sandália pós-operatória estenda-se até a ponta dos dedos para protegê-los contra possíveis traumas. A movimentação precoce deve ser estimulada no pós-operatório imediato, e a fisioterapia motora é iniciada logo após a remoção dos pontos de sutura, aproximadamente 15 dias após a operação. A partir de seis a oito semanas, já é possível a utilização de calçados fechados de ponta larga ou tênis. Uma recuperação completa é esperada a partir do quarto ou quinto mês pós-operatório. A necrose avascular da cabeça metatarsal, uma temida complicação associada a esse procedimento, é extremamente rara quando a técnica é realizada de maneira cuidadosa sem remover excessiva e desnecessariamente as inserções das partes moles em torno do colo metatarsal (Figuras 27.6, 27.7 e 27.8).

Técnicas cirúrgicas combinadas de Chevron e Akin[11,12]

Indicada nos casos de deformidade moderada. Também realizada com uma única incisão longitudinal medial, essa

Hallux Valgus

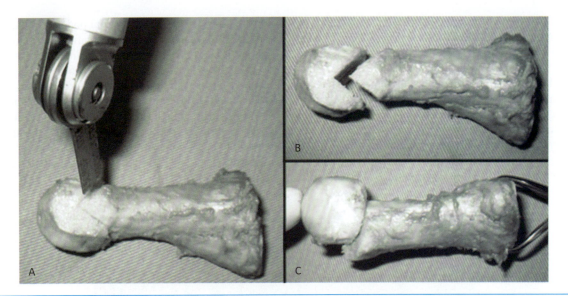

FIGURA 27.7 Representação do corte da osteotomia de Chevron no colo metatarsal utilizando minisserra oscilante **(A)**. O ângulo da osteotomia pode variar em torno de 70° a 80°, com o vértice do triângulo posicionado distalmente **(B)**. A osteotomia permite o deslocamento lateral da cabeça metatarsal em aproximadamente 5 mm **(C)**. A cada milímetro deslocado, aproximadamente 1° do ângulo intermetatarsal pode ser corrigido.

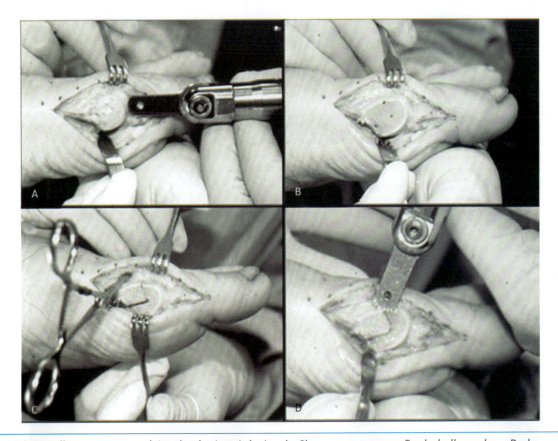

FIGURA 27.8 Detalhes transoperatórios da técnica cirúrgica de Chevron para correção do *hallux valgus*. Podemos notar a exostectomia medial da cabeça metatarsal feita com minisserra oscilante **(A)**. A marcação do local da osteotomia no colo e cabeça metatarsal pode ser vista em **(B)**, e o deslocamento lateral da cabeça após a osteotomia e provisoriamente fixado com pinça óssea, em **(C)**. O osso metafisário excedente é removido à serra **(D)**.

CAPÍTULO 27

combinação de técnicas permite o alinhamento no eixo do hálux mesmo quando existe acentuada inclinação lateral da cabeça em relação à diáfise do primeiro metatarso (ângulo articular metatarsal distal superior a 15°). Nesses casos, o eixo do hálux é corrigido de forma espúria, mas o resultado clínico é amplamente satisfatório, tanto do ponto de vista estético quanto funcional. Essa combinação de técnicas permite ainda a correção da deformidade rotacional do hálux. Durante a execução da osteotomia transversa na base da falange proximal, é possível girar o hálux no sentido contrário e corrigir a pronação excessiva. A fixação óssea da osteotomia da falange proximal pode ser feita de forma satisfatória empregando-se um parafuso de minifragmentos, um miniagrafes ou dois fios de Kirschner com 1,2 mm de diâmetro. Os cuidados pós-operatórios e o período de recuperação são similares aos da técnica de Chevron usada isoladamente. Recente estudo publicado por este autor,[12] empregando a combinação dessas técnicas no tratamento do *hallux valgus* em 29 pacientes (47 pés), mostrou resultado clínico-funcional satisfatório em 46 pés após tempo médio de seguimento de 60 meses (Figuras 27.9, 27.10, 27.11 e 27.12).

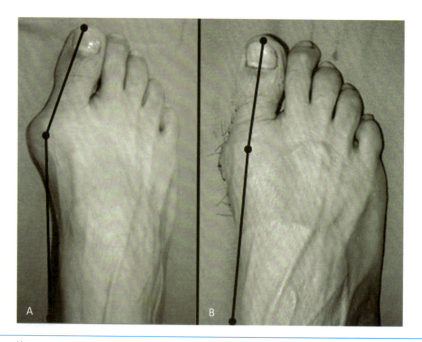

FIGURA 27.9 Aspecto clínico do antepé antes (A) e após (B) a correção da deformidade em *hallux valgus*, empregando a combinação das técnicas de Chevron e Akin.

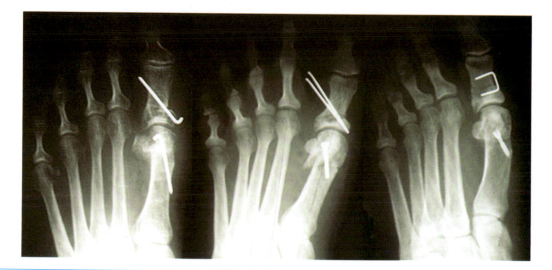

FIGURA 27.10 Radiografias pós-operatórias imediatas, na incidência dorsoplantar, mostrando diversas alternativas para fixação interna nas osteotomias de Chevron e Akin utilizadas na correção do *hallux valgus* moderado.

Hallux Valgus

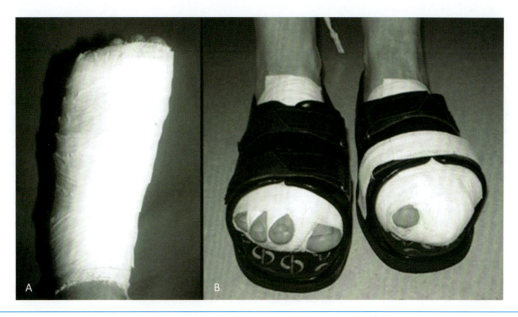

FIGURA 27.11 Enfaixamento pós-operatório imediato ao final da cirurgia **(A)**. Sandália com solado rígido **(B)**, permite carga total precoce no segundo dia após a cirurgia corretiva do *hallux valgus*.

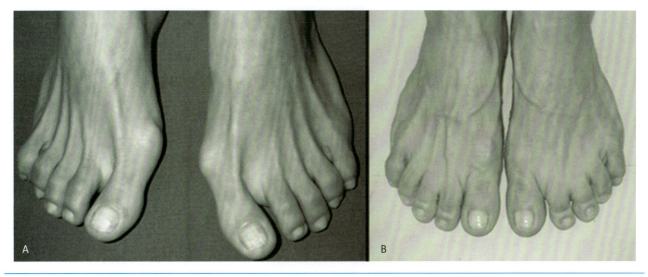

FIGURA 27.12 Aspecto clínico pré **(A)** e pós-operatório de 70 meses **(B)** da correção do *hallux valgus* moderado bilateral, pelas técnicas combinadas de Chevron e Akin.

Técnica cirúrgica de osteotomia da base metatarsal[13-16, 27-31]

Indicada nos casos de deformidade grave, permite correção quando existe grande divergência no alinhamento do eixo da diáfise do primeiro em relação ao segundo osso metatarsal. Constitui procedimento mais trabalhoso exigindo três incisões cirúrgicas e é tecnicamente difícil. A osteotomia na base metatarsal é realizada cerca de 1 cm proximal à linha articular cunha-metatarsal e pode ser feita com formato cupuliforme de concavidade proximal em "V" do tipo Chevron, trapezoidal com cunha de subtração lateral (inconveniente por poder encurtar o primeiro raio) ou adição medial (inconveniente por poder alongar o primeiro raio). A fixação da osteotomia pode ser feita com parafusos de pequenos fragmentos utilizando técnica de compressão interfragmentária ou com placa de minifragmentos para aumentar a estabilidade da fixação. Além disso, nesses pacientes que apresentam *hallux valgus* grave é muito comum a associação de outros sintomas dolorosos associados a calosidades plantares (metatarsalgia de transferência) e aos dedos menores (dedos em garra, martelo ou malho). Essas deformidades devem ser preferencialmente corrigidas conjuntamente durante o mesmo ato cirúrgico. O protocolo pós-operatório após a realização da técnica de osteotomia da base metatarsal é similar ao empregado na cirurgia para correção das deformidades leves e moderadas. Entretanto, a recuperação é mais lenta e arrastada devido à maior manipulação cirúrgica para corrigir deformidades mais complexas. A utilização da sandália com solado rígido deve estender-se por quatro a cinco meses, e o resultado final do tratamento normalmente é atingido após oito ou nove meses.

Recente estudo publicado por este autor,[30] empregando a técnica de osteotomia da base metatarsal para corrigir deformidades graves no *hallux valgus* em 13 pacientes (15 pés), mostrou a incidência de algum tipo de complicação tardia em 60% dos pés após tempo médio de seguimento de 102 meses. Dentre as complicações, destacaram-se redução média de 57% no arco de movimento metatarsofalângico; hipercorreção em 27%; recidiva em 20%; encurtamento médio de 1,7 cm no comprimento do primeiro osso metatarsal; e consolidação viciosa da osteotomia com elevação média de 1,3 cm do primeiro osso metatarsal. Apesar do elevado número de complicações tardias, o resultado clínico-funcional foi considerado bom em 60% e regular em 27% dos pés operados. Outras técnicas alternativas à osteotomia da base envolvem osteotomias diafisárias do primeiro metatarsal;[31-35] além de serem tecnicamente exigentes, estas costumam apresentar também elevado número de complicações e maus resultados.

Independentemente da técnica cirúrgica escolhida, a magnitude das deformidades presentes no *hallux valgus* grave parece ser determinante no elevado número de complicações e resultados clínico-funcionais menos satisfatórios de seu tratamento cirúrgico quando comparado ao tratamento cirúrgico das deformidades leves ou moderadas.[36,37] Outro aspecto que possivelmente contribui negativamente na avaliação do resultado final após o tratamento cirúrgico do *hallux valgus* grave são as deformidades nos dedos menores e as alterações mecânicas relacionadas à metatarsalgia, que frequentemente requerem tratamento simultâneo. Tanto os sintomas relacionados à correção das deformidades em garra nos dedos menores quanto à concomitante metatarsalgia de transferência podem influenciar diretamente a percepção do paciente, produzindo efeito final negativo na avaliação clínico-funcional e no grau de satisfação pessoal do paciente com o resultado final do tratamento cirúrgico dos seus problemas no antepé (Figuras 27.13, 27.14 e 27.15).[38]

Técnica cirúrgica de artrodese I cunha-I metatarsal (Lapidus)[17-22]

Sua indicação é praticamente a mesma da osteotomia da base metatarsal, porém está reservada para pacientes com sintomas de instabilidade articular entre a primeira cunha e o primeiro osso metatarsal, causada primariamente por frouxidão capsuloligamentar generalizada.

Classicamente, está indicada no tratamento do *hallux valgus* juvenil e, eventualmente, para os pacientes com pé plano valgo hipermóvel, cuja recorrência da deformidade original é acentuadamente alta quando se emprega a técnica de osteotomia da base metatarsal.

A técnica de Lapidus segue os mesmos passos da osteotomia da base do primeiro osso metatarsal; porém, em vez de se realizar a correção com a osteotomia, alinha-se o eixo do primeiro metatarso removendo-se cunha de tama-

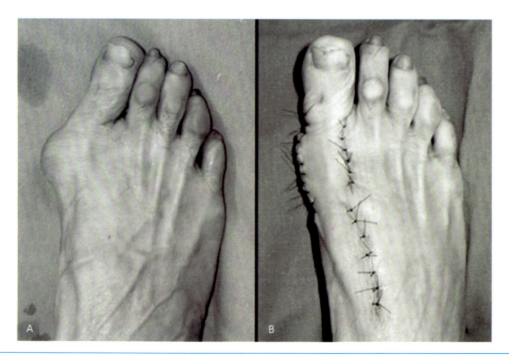

FIGURA 27.13 Aspecto clínico do antepé antes **(A)** e após **(B)** a correção da deformidade em *hallux valgus* grave, empregando a técnica de osteotomia da base do primeiro osso metatarsal e realinhamento distal de partes moles.

Hallux Valgus

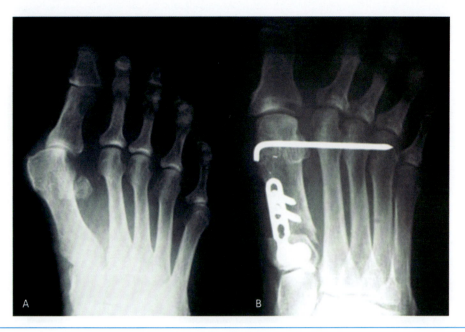

FIGURA 27.14 Aspecto radiográfico do antepé antes **(A)** e após **(B)** a correção da deformidade em *hallux valgus* grave, empregando a técnica de osteotomia da base do primeiro osso metatarsal e realinhamento distal de partes moles.

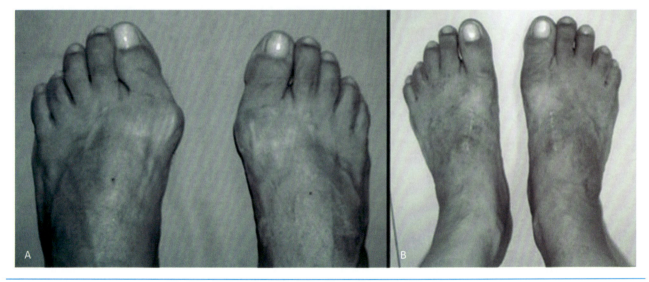

FIGURA 27.15 Aspecto clínico pré **(A)** e pós-operatório 25 meses **(B)** da correção de *hallux valgus* bilateral grave com osteotomia da base do primeiro osso metatarsal.

nho apropriado na própria articulação cunha-metatarsal. A fixação interna com parafusos e/ou placas, assim como todo protocolo de tratamento pós-operatório, é a mesma empregada na técnica de osteotomia da base.

Como complicações relacionadas a essa técnica, destacam-se: retardo na consolidação ou pseudartrose da artrodese com recidiva da deformidade e consolidação viciosa em flexão ou extensão causando metatarsalgia de transferência (Figura 27.16).

Técnica cirúrgica de artrodese metatarsofalângica do hálux[23,24]

Pode ser indicada, como alternativa, em algumas situações específicas e em casos selecionados: (1) na presença de artrose associada à deformidade; (2) em pacientes com histórico de artrite reumatoide;[39-41] (3) em pacientes com grave deformidade, portadores de doenças paralíticas (poliomielite, paralisia cerebral);[41] (3) na revisão das recidivas

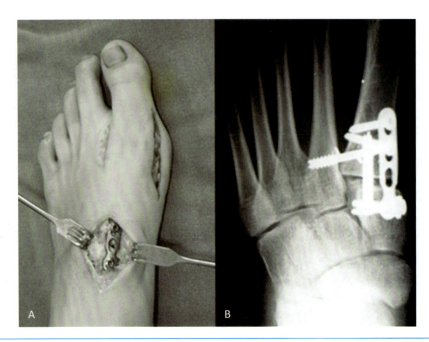

FIGURA 27.16 Aspecto clínico (A) e radiográfico (B) transoperatório da correção do *hallux valgus* juvenil empregando a técnica de Lapidus. Observe as incisões para realinhamento distal das partes moles (A) e a fixação da artrodese entre o primeiro osso metatarsal e a primeira cunha com placa e parafusos (A e B).

graves após malsucedida tentativa prévia de correção cirúrgica;[23-25;41] (4) em pacientes apresentando grave deformidade e com idade superior a 65 anos.[41]

A abordagem cirúrgica preferida é a longitudinal dorsal, centrada na articulação metatarsofalângica do hálux. Nos casos de recidiva da deformidade, o acesso cirúrgico deve preferencialmente ser feito através da mesma via de acesso utilizada na cirurgia prévia. Após a remoção da cartilagem articular, são retiradas cunhas ósseas, de tamanho apropriado, para criar uma superfície plana de contato entre os fragmentos do metatarso e da falange proximal do hálux. O posicionamento ideal do hálux em relação ao primeiro osso metatarsal[23-25,41] deve ser: (1) rotação neutra; (2) valgo de 5°; (3) dorsiflexão de 15°. Uma fixação provisória, utilizando fios de Kirschner, é utilizada para que o correto posicionamento do dedo seja conferido. Pode ser útil o uso de uma plataforma reta para auxiliar no correto posicionamento do hálux durante a cirurgia. Uma vez posicionada ao longo da planta do pé, a polpa digital do hálux deve guardar uma distância de aproximadamente 5 mm da superfície da plataforma reta, indicando que a dorsiflexão ideal foi atingida. Radiografias transoperatórias, nas incidências dorsoplantar e perfil, são então realizadas para verificar se a aposição dos fragmentos está adequada, assim como os ângulos de valgo e dorsiflexão. A fixação definitiva da artrodese pode ser feita com dois parafusos de pequenos ou minifragmentos, utilizando técnica de compressão interfragmentária. Uma placa reta de minifragmentos pode ser adicionada para aumentar a estabilidade. Quando existe osteopenia grave, característica frequentemente observada nos pacientes portadores de artrite reumatoide, em vez dos parafusos e placas pode-se empregar fixação intramedular. Dois fios de Kirschner com 2 mm de diâmetro são introduzidos paralelamente ao longo do eixo do hálux, através das articulações interfalângica e metatarsofalângica. Essa fixação é mais estável e causa pouco prejuízo na mobilidade da articulação interfalângica quando os fios são removidos, cerca de meses após a operação.

O protocolo de tratamento pós-operatório é semelhante ao utilizado na cirurgia de artrodese entre a primeira cunha e o primeiro osso metatarsal (cirurgia de Lapidus). Esse procedimento tem como vantagem: a correção de deformidades graves e recidivas após falha de cirurgias prévias no hálux; alívio sintomático da dor articular; e restabelecimento no alinhamento e estabilidade do primeiro raio. Pacientes com queixa de dor plantar no antepé relacionadas à metatarsalgia de transferência no segundo ou terceiro raios podem se beneficiar amplamente da artrodese metatarsofalângica do hálux. Uma vez estabilizado o primeiro raio, este tende a reassumir sua atividade de apoio durante a fase de impulso da marcha, aliviando, dessa forma, a sobrecarga de pressão sob a cabeça dos metatarsos adjacentes. Como complicações possíveis da artrodese metatarsofalângica do hálux, destacam-se: retardo na consolidação e pseudartrose instável seguida de recidiva da deformidade (Figura 27.17).

RESUMO

O *hallux valgus* é uma deformidade predominante no sexo feminino, cuja etiologia está diretamente relaciona-

Hallux Valgus

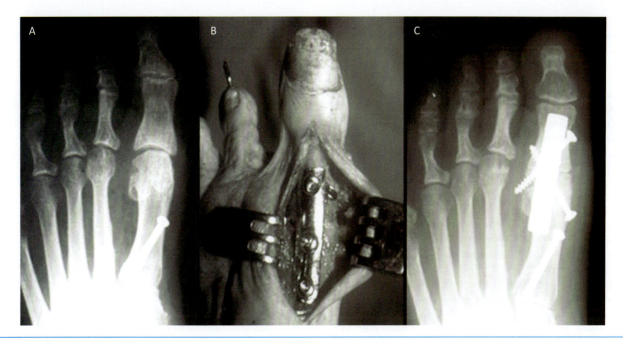

FIGURA 27.17 Radiografia dorsoplantar do antepé oito anos após correção de *hallux valgus* grave com osteotomia da base metatarsal **(A)**. A paciente desenvolveu artrose sintomática da articulação metatarsofalângica e foi submetida à artrodese. Foto transoperatória mostrando a via de acesso longitudinal dorsal e o material de implante **(B)**. Radiografia pós-operatória mostrando o alinhamento obtido e a fixação interna com placa dorsal e parafusos interfragmentários **(C)**.

da ao uso de calçados inadequados. Quando os sintomas manifestam-se ainda na adolescência ou quando a deformidade afeta pacientes do sexo masculino, o *hallux valgus* frequentemente está relacionado a fatores outros, tais como pé plano valgo e hipermobilidade da articulação metatarsofalângica. Nesse caso, é importante verificar a presença de sinais e sintomas associados à frouxidão capsuloligamentar generalizada.

Com relação ao tratamento, o *hallux valgus* pode ser dividido, com base em critérios radiográficos, em dois grupos: (1) deformidades leves e moderadas; (2) deformidades graves.

O grupo das deformidades leves e moderadas responde bem ao tratamento clínico e, quando tratado com cirurgia, necessita de técnica simples e pouco agressiva, que permite recuperação rápida e resultado clínico-funcional geralmente satisfatório.

O grupo das deformidades graves normalmente apresenta comprometimento dos dedos menores e queixa dolorosa associada à metatarsalgia de transferência. O tratamento conservador é menos efetivo, assim como a cirurgia. Apesar das diversas técnicas disponíveis, não há consenso sobre a melhor escolha. Existe elevado índice de complicações pois as diversas técnicas propostas envolvem dissecção extensa das partes moles e ósseas, recuperação prolongada e resultados clínico-funcionais não tão satisfatórios quanto os do tratamento das deformidades menores. Além disso, muitas vezes não há concordância entre os resultados clínico-funcionais e radiográficos, e também com relação à satisfação do paciente.

A abordagem inicial no tratamento do *hallux valgus* deve focar no fornecimento de informações adequadas para esclarecer aos pacientes sobre os males causados pelos chamados "calçados da moda", além de propor mudança nos hábitos com relação aos calçados inadequados (ponta estreita e salto alto) e tentar o tratamento clínico utilizando dispositivos para aliviar a pressão nas áreas de atrito do pé com o calçado. Na falha do tratamento clínico, deve haver um cuidado especial na seleção dos pacientes candidatos ao tratamento cirúrgico, procurando sempre evitar falsas expectativas com relação aos resultados da cirurgia. A escolha do procedimento deve ser individualizada, levando-se em consideração as diversas variáveis particulares de cada caso, principalmente a gravidade da deformidade. O prognóstico do tratamento cirúrgico é mais favorável quando o paciente encontra-se esclarecido, é jovem, colaborativo e com expectativas realistas, apresentando deformidade leve ou moderada sem frouxidão capsuloligamentar e nem deformidade nos dedos menores, não apresentando outra doença de fundo inflamatório ou paralítico associada à deformidade.

REFERÊNCIAS BIBLIOGRÁFICAS

1. Mann RA; Coughlin MJ. Hallux valgus – etiology, anatomy, treatment and surgical considerations. Clin. Orthop. 157: 31-41, 1981.
2. Mann RA; Coughlin MJ. Adult hallux valgus. In Mann RA; Coughlin MJ, eds, Surgery of the Foot and Ankle, 6th ed, St.Louis, Mosby-Year Book Inc, 1993, pp.167-296.

3. Miller JW. Acquired hallux varus: a preventable and correctable disorder. J. Bone Joint Surg. 57-A: 183-8, 1975.

4. Kato T; Watanabe S. The etiology of hallux valgus in Japan. Clin. Orthop. 157: 78-81, 1981.

5. Coughlin MJ. Hallux valgus in men: effect of the distal metatarsal articular angle on hallux valgus correction. Foot Ankle Int. 18: 463-70, 1997.

6. Gould JS; Sheriff A; Fowler MS; Fleisig GS. Anchor enhanced capsulorraphy in buniectomies using an L-shaped capsulotomy. Foot Ankle Int. 24: 61-6, 2003. (figura)

7. Austin DW; Leventhen EO. A new osteotomy for hallux valgus: a horizontally directed "V" displacement osteotomy of the metatarsal head for hallux valgus and primus varus. Clin. Orthop. 157: 25-30, 1981.

8. Nery CAS; Bruschini S; Sodré H. Tratamento do hálux valgo pela técnica de chevron. Rev. Bras. Ortop. 26: 94-100, 1991.

9. Rossi WR; Ferreira JCA. Chevron osteotomy for hallux valgus. Foot Ankle 13: 378-81, 1992.

10. Trnka, HJ; Zembsch A; Easley M; Salzer M; Ritschl P; Myerson MS. The chevron osteotomy for correction of hallux valgus. J. Bone Joint Sur. 82-A: 1373-8, 2000.

11. Tollison ME; Baxter DE. Combination chevron plus Akin osteotomy for hallux valgus: should be age a limiting factor? Foot Ankle Int. 18: 477-81, 1997.

12. Costa MT; Carvalho PF; Frizzo GG; Ferreira RC; Santin RAL. Correção do hálux valgo leve ou moderado utilizando as osteotomias de Akin e chevron combinadas. Rev. Bras. Med. 67: 11-16, 2010.

13. Mann, RA. Distal soft tissue procedure and proximal metatarsal osteotomy for correction of hallux valgus deformity. Orthopedics 13: 1013-18, 1998.

14. Dreeben S; Mann RA. Advanced hallux valgus deformity: long-term results utilizing the distal soft-tissue procedure and proximal metatarsal osteotomy. Foot Ankle Int. 17: 142-4, 1996.

15 Easley ME; Kiebzak GM; Davis WH; Anderson RB. Prospective, randomized comparision of proximal crescentic and proximal chevron osteotomies for correction of hallux valgus deformity. Foot Ankle Int. 17: 307-16, 1996.

16. Mann RA; Rudicel S; Graves SC. Repair of hallux valgus with a distal soft-tissue procedure and proximal metatarsal osteotomy. A long-term follow-up. J.Bone Joint Surg. 74-A: 124-9, 1992

17. Lapidus PW. Operative correction of metatarsus primus in hallux valgus. Surg. Gynecol. Obstet. 58: 183-91, 1934.

18. Butson AR. A modification of the Lapidus operation for hallux valgus. J. Bone Joint Surg. 62-B: 350-2, 1980.

19. Myerson M. Metatarsocuneiform arthrodesis for treatment of hallux valgus and metatarsus primus varus. Orthopedics 13: 1025-31, 1990.

20. Sangeorzan BJ; Hansen ST Jr. Modified Lapidus procedure for hallux valgus. Foot Ankle 9: 262-6, 1999.

21. Bednarz PA; Manoli A 2nd. Modified Lapidus procedure for the treatment of hypermobile hallux valgus. Foot Ankle Int. 21: 816-21, 2000.

22. Coetee JC; Resig SG; Kuskowski M; Saleh KJ. The Lapidus procedure as salvage after failed surgical treatment of hallux valgus. J. Bone Joint Surg. 85-A: 60-5, 2003.

23. Coughlin MJ; Mann RA. Arthrodesis of the first metatarsophalangeal joint as salvage for failed Keller procedure. J. Bone Joint Surg. 69-A: 68-75, 1987.

24. Kitaoka HB; Patzer GL. Arthodesis versus resesction arthoplasty for failed hallux valgus operations. Clin. Orthop. 347: 208-14, 1998.

25. Grimes JS; Coughlin MJ. First metatarsophalangeal joint arthrodesis as a treatment for failed hallux valgus surgery. Foot Ankle Int. 27: 887-93, 2006.

26. Hanft JR; Kashuk KB; Bonner AC; Toney M; Schabler J. rigid internal fixation of the Austin/chevron osteotomy with Herbert screw fixation: a retrospective study. J. Foot Surg. 31: 512-8, 1992.

27. Gramberry WM; Hickey CH. Hallux valgus correction with metatarsal osteotomy: effect of a lateral distal soft tissue procedure. Foot Ankle Int. 16: 132-8, 1995.

28. Sammarco GJ; Conti SF. Proximal chevron metatarsal osteotomy: single incision technique. Foot Ankle 14: 44-7, 1993.

29. Sammarco GJ; Russo-Alesi FG. Bunion correction using proximal chevron osteotomy: a single incision technique. Foot Ankle Int. 19: 430-7, 1998.

30. Costa MT; Pinto RZA; Ferreira RC; Sakata MA; Frizzo GG; Santin RAL. Osteotomia da base do I metatarsal no tratamento do hálux valgo moderado e grave: resultado após seguimento médio de oito anos. Rev. Bras. Ortop. 44: 247-53, 2009.

31. Dereymaeker G. Scarf osteotomy for correction of hallux valgus: surgical technique and results as compared to distal chevron osteotomy. Foot Ankle Clin. 5: 513-24, 2000.

32. Chiodo CP; Schon LC; Myerson MS. Clinical results with the Ludloff osteotomy for correction of adult hallux valgus. Foot Ankle Int. 25: 532-536, 2004

33. Sanhudo JAV. Modificação da osteotomia em "chevron" para correção do hálux valgo moderado a grave. Ver. Bras. Ortop. 40: 297-304, 2005.

34. Sanhudo JAV. Correction of moderate to severe hallux valgus deformity by a modified chevron shaft osteotomy. Foot Ankle Int. 27: 581-85, 2006.

35. Murawski DE; Beskin JL. Increased displcement maximazes the utility of the distal chevron osteotomy for hallux valgus deformity correction. Foot Ankle Int. 29: 155-63, 2008.

36. Thordarson DB; Rudicel S; Ebramzadeh E; Gill LH. Outcome study of hallux valgus surgery – na AOFAS multi-center study. Foot Ankle Int. 22: 956-59, 2001.

37. Thordarson DB; Ebramzadeh E; Moorthy M; Lee J; Rudicel S. Correlation of hallux valgus surgical outcome with AOFAS forefoot score and radiological parameters. Foot Ankle Int. 13: 321-26, 2002.

38. Smith RW; Reynolds JC; Stewart MJ. Hallux valgus assessment: report of research of American Orthopaedic Foot and Ankle Society. Foot Ankle 5: 92-103, 1984.

39. Mann RA; Thompson FM. Arthrodesis of the first metatarsophalangeal joint for hallux valgus in rheumatoid arthritis. Foot Ankle Int. 18: 65-67, 1997.

40. Coughlin MJ. Rheumathoid forefoot reconstruction. J. Bone Joint Surg. 82-A: 322-341, 2000.

41. Sammarco JV. Surgical correction of moderate and severe hallux valgus. J. Bone Joint Surg. 89-A: 2520-31, 2007.

Pé Cavo e Metatarsalgias

Rafael Trevisan Ortiz
Rômulo Ballarin Albino

PÉ CAVO

Introdução

O pé cavo foi descrito pela primeira vez, na literatura americana, por Shaffer, em 1885.[1] Atualmente, essa definição é usada para descrever um conjunto de características anatômicas que apresentam em comum o aumento da altura do arco longitudinal medial plantar.[2]

Associadas ao cavismo do pé, comumente são encontradas as deformidades em varo do retropé e em aduto do antepé. Destes três componentes anatômicos, aquele que está mais associado a sintomas com repercussão clínica é o varo do retropé.

Etiologia

A prevalência do pé cavo é estimada em 20-25% do total da população. As doenças neuromusculares são comumente associadas ao pé cavo.[1] Cerca de 2/3 de todos os pés cavos sintomáticos são originados por elas.[2] Dentre os distúrbios neuromusculares, a Doença de Charcot-Marie-Tooth é uma das principais causadoras[2] (Figura 28.1). Outras afecções como paralisia cerebral, acidente vascular cerebral e doenças da medula espinhal também podem causar a deformidade.[3]

Sequelas de trauma podem gerar deformidades ósseas, fraqueza muscular ou hipertonias musculares (como nas sequelas de síndrome compartimental) e resultar na deformidade.

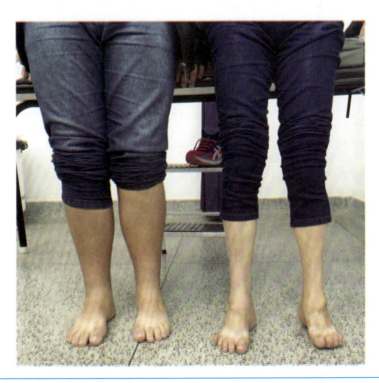

FIGURA 28.1 Mãe e filho portadores da patologia de Charcot-Marie-Tooth apresentando a deformidade do pé cavovaro.

Pacientes com pé torto congênito podem evoluir com a deformidade residual da doença, quando o tratamento não ocorre com êxito.[3]

Os demais casos em que não se identifica uma causa de base são classificados como idiopáticos.

ANATOMIA E BIOMECÂNICA

A função do pé depende do equilíbrio entre musculatura intrínseca e extrínseca e entre a anatomia e a solicitação do pé.[3] O desequilíbrio entre músculos antagonistas pode resultar no surgimento de deformidades.[2,3] Desvios do alinhamento podem resultar em solicitação mecânica aumentada de segmentos do pé, tornozelo e perna. Quando um pé, enfraquecido e deformado, é submetido a carga sem proteção ou acima de sua capacidade de assimilação (que é naturalmente diminuída), sintomatologia clínica pode surgir.

Embora não exista homogeneidade no acometimento neuromuscular, alguns padrões podem ser reconhecidos e o enfraquecimento seletivo de alguns grupos musculares, principalmente da musculatura extensora e eversora do tornozelo e pé, contribui para o entendimento da deformidade típica. O músculo fibular curto enfraquecido parece ser a chave para compreensão da deformidade; músculo tibial anterior e musculatura intrínseca do pé também estão geralmente enfraquecidos. A fraqueza do músculo fibular curto o faz ser superado pelo seu antagonista, o músculo tibial posterior, explicando o varo do retropé, o cavo do mediopé e a adução do antepé.[2,3] Na tentativa de restabelecer a força de eversão, o músculo fibular longo é recrutado; ocorre que este músculo é também um flexor da articulação tarsometatarsal do primeiro raio, o que contribui ainda mais para estruturar o cavo do mediopé.[2,3] Este cenário é completado pela fraqueza do músculo tibial anterior, que além de dorsiflexor do tornozelo é um extensor da articulação tarsometatarsal do primeiro raio; com seu tônus diminuído, o músculo tibial anterior é superado pela solicitação de seu antagonista, o músculo fibular longo, e o resultado é a exacerbação da tendência ao cavo do mediopé.[2,3] A fraqueza do músculo tibial anterior também resulta em dificuldade para dorsiflexão do tornozelo; na tentativa de recuperar a força de dorsiflexão, os músculos extensor longo do hálux e extensor longo dos dedos (em especial este último, que também é um eversor) são recrutados.[2,3] Ocorre que estes músculos extrínsecos do pé promovem a dorsiflexão do tornozelo à custa de hiperextensão das articulações metatarsofalangeanas e interfalangeanas; para equilibrar esta tendência, os músculos flexor longo do hálux e flexor longo dos dedos são solicitados, promovendo apenas a flexão das articulações interfalangeanas. A musculatura intrínseca do pé, débil, é incapaz de restabelecer a posição neutra das articulações metatarsofalangeanas e o resultado é a deformidade em garra dos dedos. Desta maneira, a fraqueza dos músculos fibular curto, tibial anterior e musculatura intrínseca do pé explica as posturas estáticas ou as tendências dinâmicas mais comumente associadas ao pé cavo: varo do retropé, cavo do mediopé, aduto do antepé e garra dos dedos.

Durante o ciclo normal da marcha, a livre movimentação entre os ossos e o equilíbrio entre os músculos propicia dissipação harmoniosa da energia gerada a partir da interação entre pé e solo, de tal forma que absorção de impacto e propulsão possam ocorrer apropriadamente.[2,3] A inversão do pé proveniente da medialização do navicular em respeito à cabeça do tálus resulta no travamento das articulações de Chopart, pois estas permanecem em planos espaciais diferentes e mantém o retropé rígido, diminuindo a capacidade natural do pé de acomodar a energia.[2,3] O varo do calcâneo coloca tensão e estresse em todas as estruturas laterais, que são continuamente carregadas. A flexão plantar do antepé em relação ao retropé abrevia o tempo do apoio médio e expõe o pé a uma rápida transferência da carga para o antepé, a qual é estruturalmente menor: menor área para dissipação de energia pode resultar em mais rápida falência mecânica das estruturas que a compõe.

A presença de deformidades estruturadas ou dinâmicas tem como consequência a hiperssolicitação de alguns segmentos do pé em detrimento de outros. O varo do retropé resulta em sobrecarga na borda lateral, seja sobre as estruturas ósseas (cabeça ou base do quinto metatarsal), seja sobre estruturas tendíneas ou ligamentares (tendões fibulares ou ligamentos laterais do tornozelo). O cavo do mediopé e a garra dos dedos resulta em sobrecarga nas cabeças metatarsais e metatarsalgia e dificuldade para acomodar o pé em calçados com câmara anterior baixa.

HISTÓRIA CLÍNICA E EXAME FÍSICO

Os locais mais comuns de acometimento álgico são na borda lateral e dorsal do pé. Os pacientes também se queixam de dificuldade para deambulação. Entorses de repetição e dor no tornozelo podem ser frequentes.[3] O histórico do paciente é importante, pois traumas prévios na região ou o diagnóstico de pé torto congênito podem elucidar a etiologia. Nos pacientes com doenças neuromusculares a evolução pode ser progressiva e as queixas se estabelecem com o surgimento insidioso da deformidade. Perda de força e até diminuição do tamanho do pé podem ser relatados.

O exame físico deve ser realizado com o paciente em pé e sentado e exposição dos joelhos, pernas e pés.

Com o paciente em ortostase podem ser notadas adução e supinação do antepé, bem como deformidades nos dedos. A avaliação do aspecto medial do pé mostra o aumento do arco medial; não existe padronização universalmente aceita para a altura normal do arco do pé, e esta avaliação é fundamentalmente subjetiva. A avaliação do paciente pela visão posterior pode evidenciar a varização do eixo do calcâneo (o eixo normal é 5° de valgo, Figura 28.2).[3] Ao olhar o paciente em ortostase de frente a visualização do aspecto medial do coxim gorduroso do calcâneo é um sinal de varização do retropé (sinal do "Peek-a-boo",[4] Figura 28.3); este sinal identifica desde pés cavovaros sutis até deformidades mais graves.

O exame da planta do pé identifica calosidades, que são sinais fidedignos de sobrecarga mecânica[3] (Figura 28.4).

Pé Cavo e Metatarsalgias

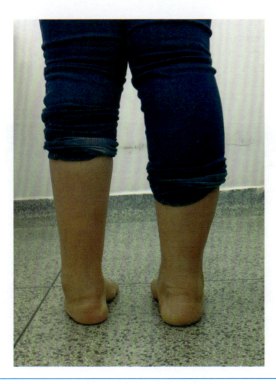

FIGURA 28.2 Imagem do varismo do retropé na visualização posterior.

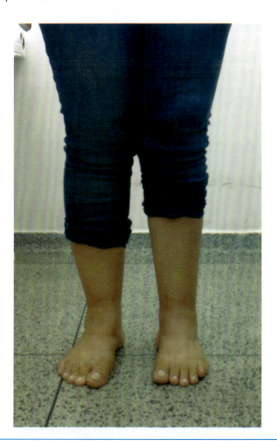

FIGURA 28.3 Imagem evidenciando o sinal do *Peek-a-boo* no pé esquerdo da paciente.

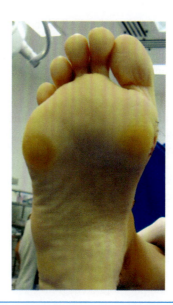

FIGURA 28.4 Imagem plantar evidenciando calosidades sob a cabeça do primeiro e quinto metatarsais.

A avaliação dinâmica deve contemplar a amplitude do movimento das articulações e a flexibilidade das deformidades. Outro ponto importante é a gradação de força dos músculos, principalmente a musculatura extrínseca. A presença do encurtamento do tríceps sural deve ser avaliada e, se presente, deve ser diferenciada entre contratura isolada do gastrocnêmio e contratura de todo o tríceps, através do teste de Silverskiold.[5]

A avaliação da marcha do paciente é importante para a avaliação de deformidades dinâmicas – elas podem ser atenuadas ou se acentuar devido a ortostase –, bem como de desequilíbrio muscular, que pode estar presente.

Uma importante informação que deve ser extraída no exame físico é a flexibilidade do retropé. O teste do bloco de Coleman[6] é realizado, inicialmente, observando o paciente em pé pela visão posterior e graduando a intensidade do varo do calcâneo. Solicita-se, então, que o paciente permaneça em pé e suba o pé que será examinado num bloco de madeira de aproximadamente 3,0 cm ou sobre um livro. O hálux e as cabeças dos metatarsais mediais devem permanecer apoiadas no solo, ao longo da borda do bloco de madeira, enquanto o calcanhar, as cabeças metatarsais laterais e a borda lateral do pé devem ser mantidas sobre o bloco de madeira. Qualquer alteração da posição em varo do calcâneo deve ser notada. Caso haja correção do varo do retropé para uma posição normal, de discreto valgo fisiológico, então duas características podem ser compreendidas: (1) o complexo subtalar apresenta flexibilidade e (2) em decorrência do efeito tripodal, a flexão plantar do primeiro raio é o responsável pelo do retropé. O efeito tripodal diz respeito às cabeças do primeiro e quinto metatarsais e o calcâneo como pontos de um triângulo num plano espacial comum.[7] Na marcha normal, o toque do calcâneo é seguido pelo apoio concomitante das cabeças do primeiro e quinto metatarsais;

CAPÍTULO 28

desta forma, o triângulo está todo equilibrado no solo e não há desvios no alinhamento. A flexão plantar do primeiro raio determina que a cabeça do primeiro metatarsal atinja o solo antes do quinto metatarsal; este evento determina que, para que ocorra o apoio do quinto metatarsal, o retropé é direcionado para varização. A isso se denomina retropé varo secundário ao antepé. Caso não haja modificação do varo do retropé neste teste então ou o retropé é rígido ou o antepé não é responsável pela deformidade. Finalmente, graus intermediários de correção podem acontecer em complexos subtalares parcialmente redutíveis, ou então em deformidades com componentes associados no antepé e retropé.

O teste de Carrol é uma maneira, ainda mais simples, de avaliar a flexibilidade do varo do retropé, também a partir de uma visão posterior: solicita-se que o paciente suba na escada de uma maca mantendo carga do pé que será avaliado exclusivamente no retropé, de tal forma que todo o antepé esteja posicionado para fora do degrau. Caso haja correção da deformidade em varo considera-se que a subtalar é flexível e o antepé é responsável pela deformidade. Caso a deformidade persista considera-se que a deformidade origina-se a partir do retropé, que pode ou não ser rígido.

Exames subsidiários

A investigação radiológica deve ser realizada com radiografias do pé e do tornozelo, com carga.

A incidência lateral do pé (Figura 28.5) pode mostrar algumas alterações:[8]

- A base do 5º metatarsal e a região inferior do cuneiforme medial estão no mesmo nível em um pé normal. No pé cavo notamos que a base do 5º metatarsal encontra-se mais próxima ao solo do que a região plantar do cuneiforme medial.
- A inclinação do calcâneo pode ser avaliada através da medida do "pitch". Trata-se de um ângulo entre a linha inferior do calcâneo e o solo. Um valor maior do que o normal, de 30º, é associado ao pé cavo.
- O ângulo de Meary, entre o eixo longitudinal do tálus e o eixo do primeiro metatarsal, também está alterado. Seu valor normal é de 0º; no pé cavo ele encontra-se aumentado (acima de 20º nas deformidades graves).
- O aumento do ângulo de Hibbs, entre o eixo do calcâneo e o eixo do primeiro metatarsal, também é notado. Seu valor normal é de até 45º, mas pode chegar até 90º em algumas deformidades graves.
- Outro achado comum na incidência lateral é o achatamento do dômus do tálus. Na maioria das vezes não se trata de uma deformidade verdadeira, mas sim de uma imagem artefatual. Todo o pé está aduzido em decorrência da medialização do navicular sobre a cabeça do tálus. Desta maneira, a radiografia em perfil do pé não coincide com o perfil do tornozelo, o qual se encontra rodado externamente. Este desvio rotacional resulta numa imagem oblíqua da articulação do tornozelo, com a fíbula posteriorizada e o dômus do tálus perde o aspecto semicircular típico da sua vista lateral, parecendo mais horizontalizado.

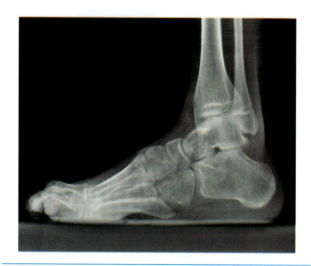

FIGURA 28.5 Radiografia com incidência lateral do pé cavo-varo.

Já a incidência anteroposterior – ou frente – do pé (Figura 28.6) mostra alterações relacionadas ao varo do retropé. A principal medida para avaliar essa alteração é o ângulo de Kite, entre os eixos do tálus e do calcâneo. O valor normal encontra-se entre 20º a 40º; nos pés com a deformidade em varo esse valor encontra-se diminuído.[3]

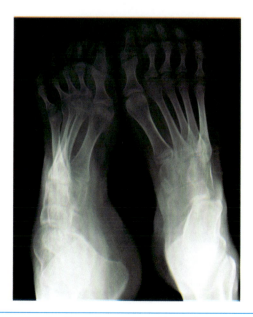

FIGURA 28.6 Radiografia com incidência ântero-posterior do pé cavo-varo.

Além dessas alterações podemos notar a presença de fraturas por estresse, causadas por sobrecarga, principalmente no 5º metatarsal.[8]

Com relação às radiografias do tornozelo é importante estar atento à correção do posicionamento da articulação para que sejam obtidas incidências de frente e perfil verdadeiros, sob pena do examinador interpretar rotações do exame como deformidades articulares.

A eletroneuromiografia pode ser relevante para o diagnóstico etiológico das patologias neuromusculares que originam a deformidade.[3]

A tomografia computadorizada pode ser útil para avaliar os casos mais gravemente deformados, em que a interpretação radiográfica seja difícil e inconclusiva, e também para avaliar degeneração artrósica.[3,8] A ressonância magnética também pode ser útil na interpretação da viabilidade biológica das articulações e o acometimento de tendões (em especial os tendões fibulares) e ligamentos.[3,8] Estes exames podem contribuir no planejamento terapêutico pré-operatório.

TRATAMENTO CONSERVADOR

O tratamento não cirúrgico tem a finalidade de amenizar os sintomas através de medidas adaptativas à deformidade. Em geral, deve ser encarado como a primeira linha de tratamento em todos os pacientes. O paciente deve ter clareza que esta modalidade de tratamento não resultará em correção da deformidade e, tampouco, em reestruturação dos tecidos lesados, mas sim adaptação a estas alterações, a partir do uso de dispositivos protetores ou fortalecimento muscular ou redimensionamento das atividades que solicitem o pé. Estas medidas podem ser suficientes para aliviar os sintomas na maioria dos pacientes. Cada tipo de sintoma associado ao pé cavo exige a introdução de uma medida distinta; logo, o tratamento conservador deve ser individualizado.

Em todas as circunstâncias, o pé deformado precisa ser acomodado dentro de um calçado que não o constrinja. Câmara anterior alta e larga para acomodar dedos em garra; língua acolchoada e alta para acomodar o arco elevado; contraforte, revestimento interno e palmilha macios para proteger a pele das proeminências de um pé deformado.

Os sintomas de metatarsalgia podem ser controlados com calçados que minimizem o movimento de dorsiflexão das articulações metatarsofalangeanas (solado firme e contraforte que segure o calcâneo), pois estes calçados distribuem a carga de maneira uniforme na planta do pé, diminuindo a sobrecarga anterior. Os calçados firmes também diminuem o movimento do complexo subtalar. O bloqueio da extensão da articulação metatarsofalangeana impede a tração da fáscia plantar que resultaria na elevação do arco medial e na varização do calcâneo sob o tálus – ambas características já proeminentes no pé cavo. A varização acentuada do retropé exigiria contração significativa da musculatura eversora para controlar o movimento do pé e prevenir entorse do tornozelo, por exemplo. Portanto, o uso de calçados de solado firme resulta em repouso mecânico do pé, diminuição da quantidade de energia que passa pelo pé, e diminuição dos sintomas associados à sobrecarga das estruturas biológicas que compõem o pé.[3]

Os sintomas de instabilidade funcional do tornozelo podem ser controlados com o uso de órteses estabilizadoras para tornozelo e pé.[3] Em alguns destes pacientes a reabilitação motora com exercícios proprioceptivos e de fortalecimento da musculatura eversora aliviam ou eliminam os sintomas de instabilidade do tornozelo.

Nos pacientes com doenças neurológicas as medicações para prevenir deformidades espásticas e o uso de toxina botulínica são adjuvantes ao tratamento.[3]

TRATAMENTO CIRÚRGICO

A persistência de sintomas apesar do tratamento conservador adequado indica o tratamento cirúrgico no pé cavo. O tratamento cirúrgico do pé cavo é desafiador pois a técnica a ser empregada deve ser individualizada, direcionada para os sintomas do paciente, para os tecidos biológicos lesados, e para as deformidades apresentadas.

Tendinopatias, lesões osteocondrais e instabilidades articulares sintomáticas devem ser tratadas segundo o consenso destas afecções. A persistência de tecidos biológicos lesados e lesões associadas pode explicar o insucesso do tratamento cirúrgico, logo estas alterações devem ser diagnosticadas e abordadas cirurgicamente na mesma ocasião em que o pé cavo for operado.

O realinhamento cirúrgico da deformidade envolve o reposicionamento dos ossos e o reequilíbrio das forças musculares. Para isso, osteotomias e transferências tendíneas são rotineiramente empregadas; em algumas circunstâncias, artrodeses estão indicadas.[3,9,10]

Nas doenças neurológicas que cursam com enfraquecimento muscular, este desequilíbrio pode ser tratado através das transferências tendíneas. A transferência do tendão fibular longo para a base do quinto metatarsal através de tenodese proximal ou distal no tendão fibular curto com retensionamento apresenta um efeito duplo no pé cavo: melhora a força de eversão (pois o momento eversor é mais favorável na base do quinto metatarsal do que na base do primeiro metatarsal) e diminui a tendência ao cavismo (pois é eliminada a tendência de flexão plantar do 1º raio). A transferência do tendão tibial posterior para o dorso do pé pode ser empregada quando há déficit de dorsiflexão. Pode ser realizada de maneira subcutânea ou através da membrana interóssea, e a fixação do tendão pode ser realizada através de tenodese no tendão tibial anterior, tendão fibular terceiro, tendão fibular curto ou nos ossos cuneiformes. Atenção deve ser dada para reequilibrar a tendência inversora: transferências mediais ao segundo osso cuneiforme podem resultar num pé invertido; desta maneira, o cirurgião deve estar preparado para evitar este efeito adverso através de uma transferência para o terceiro cuneiforme ou através de associação com hemitransferência para fibular terceiro ou fibular curto. O alongamento do tendão calcâneo pode ser realizado nos equinos irredutíveis que impeçam a

Série Ortopedia e Traumatologia – Fundamentos e Prática

obtenção do pé plantígrado. Contraturas isoladas do gastrocnêmio podem ser tratadas com alongamento isolado da sua fáscia, enquanto encurtamento de todo o tríceps sural deve corrigido com alongamento do tendão, que pode ser aberto em Z ou percutâneo. O alongamento da cápsula posterior pode ser necessário, e nestes casos deve ser realizada capsulotomia tanto da cápsula tibiotalar quanto da cápsula talocalcaneana. Em alguns casos, a correção da deformidade em equino só é obtida após a secção dos ligamentos fibulocalcaneano e fibulotalar posterior.

Para a correção das deformidades ósseas as opções devem ser, também, ponderadas para o tipo de deformidade que o paciente apresenta. O varo do retropé é corrigido através de osteotomias no calcâneo que tem como objetivo corrigir o alinhamento para 5° de valgo ou, ao menos, para neutro. A osteotomia de retirada de cunha de base lateral (Dwyer) e a osteotomia de lateralização da tuberosidade do calcâneo são opções mais comuns; a osteotomia triplanar em Z é outra possibilidade. A osteotomia de extensão do primeiro raio corrige a flexão plantar do primeiro raio. As opções incluem a ressecção de cunha óssea de base dorsal realizada na região proximal do primeiro metatarsal, a artrodese modelante na articulação entre o primeiro cuneiforme e o primeiro metatarsal ou, ainda, a osteotomia no primeiro osso cuneiforme (inserção de cunha óssea plantar ou ressecção de cunha óssea dorsal). A liberação parcial ou total da fáscia plantar pode ser utilizada de forma independente ou como adjuvante neste processo. Osteotomias do mediopé corrigem o cavo de todo o mediopé, e estão indicadas quando há cavo associado na borda lateral. Uma opção possível é a ressecção de uma cunha óssea de base dorsal e ápice plantar envolvendo os cuneiformes, navicular e cuboide.

A artrodese tripla modelante do tarso está indicada nos casos com rigidez do retropé ou nos casos que apresentem degeneração articular. A falta de controle motor do complexo subtalar por fraqueza muscular também pode indicar a artrodese; nestes casos, a artrodese oferece ao paciente um pé estável e seguro para descarga e sustentação.

As deformidades dos dedos podem ser abordadas tanto com tenotomias e manipulação (deformidades flexíveis) quanto com artroplastias de ressecção ou artrodeses interfalangeanas (deformidades rígidas).

METATARSALGIAS

DEFINIÇÃO

O termo metatarsalgia é utilizado para definir a dor localizada na região anterior da planta do pé.[11,12] Mais que uma doença ou patologia, trata-se da manifestação causada em decorrência da sobrecarga nas cabeças metatarsais. Esta sobrecarga pode resultar em diferentes afecções, dependendo do tecido biológico que for acometido: se a sobrecarga se der nos tendões, a metatarsalgia se manifesta como uma tendinite; no osso, como fratura de estresse ou osteonecrose; na bursa, como bursite; na articulação metatarsofalangeana,

como lesão da placa plantar ou deformidade do dedo; no nervo; como neuroma de Morton, e assim por diante.

ANATOMIA E BIOMECÂNICA

A compreensão desta síndrome depende do conhecimento da anatomia do pé e da biomecânica da marcha.[13] Durante a marcha, ao final da fase de apoio médio, quando todo o pé está acomodado no solo, a fase de propulsão se inicia com o desprendimento do calcâneo. Neste momento, todo o peso do corpo é transferido para a região anterior do pé. Como princípio físico, mantendo-se o peso corporal, a diminuição da área de contato entre corpo e solo resulta em aumento de pressão; isso significa que mais energia passa pelas estruturas biológicas que compõe o pé. Desta maneira, o pé deve ser capaz de assimilar esta energia de maneira harmoniosa, caso contrário haverá solicitação dos tecidos numa proporção maior do que suas capacidades de tolerância. No antepé, a natureza evoluiu para a estruturação de um tipo específico de fórmula metatarsal, a relação entre os comprimentos dos ossos metatarsais, que permite a assimilação equilibrada desta energia.[14] A fórmula metatarsal pode ser avaliada através das radiografias de frente dos pés com carga; o ponto mais distal da região central da cabeça de cada metatarsal é definido e estes pontos são unidos, de tal forma a se obter uma parábola. Existem três formatos de fórmula metatarsal: index plus (primeiro metatarsal mais comprido que o segundo), index plus-minus (primeiro metatarsal do mesmo comprimento que o segundo) e index minus (segundo metatarsal mais comprido que o primeiro).[14] A fórmula metatarsal mais comumente associada à metatarsalgia lateral é o index minus; a metatarsalgia do primeiro raio está mais comumente associada ao index plus. Indivíduos portadores de fórmula metatarsal protetora tem menor risco de metatarsalgia; indivíduos com fórmula metatarsal desfavorável tem maior risco de apresentar metatarsalgia na dependência do uso do pé e dos calçados habituais.

Além deste fator anatômico, a sobrecarga no antepé pode acontecer em decorrência de encurtamento do tendão calcâneo[15] (o que resulta em abreviação da fase de apoio médio e antecipação da fase de desprendimento do calcâneo, com aumento do tempo de apoio do antepé), uso de calçados com elevação no retropé (o salto desloca o centro de gravidade para a região anterior do pé, aumentando a energia que passa nesta topografia), alterações na inclinação plantar dos metatarsais (como nas sequelas de trauma: se o metatarsal ascender ele se torna insuficiente e sobrecarrega os metatarsais adjacentes; caso ele descenda a sobrecarga está associada ao raio em questão), alterações na anatomia normal da cabeça metatarsal (por exemplo, presença de exostose ou proeminência óssea plantar ou doença de Freiberg) e uso do pé (por exemplo, o pé portador de alterações anatômicas vultuosas que é pouco utilizado pode ter menos metatarsalgia do que o pé com poucas alterações anatômicas e que seja utilizado até o limite de resistência dos tecidos biológicos que o compõe).[12] Finalmente, pé plano e pé cavo também podem estar associados à metatarsalgia: no pé plano pode haver insuficiência do primeiro raio e sobrecarga dos raios laterais (este fenômeno é designado metatarsalgia de transferência); no pé cavo a flexão plantar do antepé em relação ao retropé pode determinar sobrecarga em qualquer região do antepé, e o varo do retropé pode determinar sobrecarga sobre a cabeça do quinto metatarsal.[12]

ETIOLOGIA

As metatarsalgias podem ser classificadas em primárias, secundárias ou iatrogênicas.[12]

Metatarsalgias primárias são causadas por alterações anatômicas que levam à metatarsalgia. O formato anormal dos metatarsais, como na braquimetatarsia, ou a inclinação plantar anormal podem resultar em sobrecarga dos demais metatarsais. Insuficiência do primeiro metatarsal, contratura do tríceps sural, o pé cavo e as alterações na cabeça metatarsal também podem resultar em metatarsalgia primária.

Metarsalgias secundárias são provocadas por condições sistêmicas ou sequelas de traumas. Artrite reumatoide, gota, osteocondrites (doença de Freiberg) e sequelas de traumas são condições que podem resultar em desestruturação do antepé e sobrecarga sobre as cabeças metatarsais.

Metatarsalgias iatrogênicas são sequelas de cirurgias. A cirurgia pode ser o tratamento de outra afecção que resulta em desequilíbrio do antepé e metatarsalgia (como em algumas correções de hálux valgo) ou o tratamento da própria metatarsalgia que seja incapaz de corrigi-la e possa resultar em perpetuação ou agravamento do quadro clínico.

AVALIAÇÃO CLÍNICA

A avaliação clínica deve ser precedida de um histórico completo do paciente. Antecedentes de trauma e manipulações cirúrgicas na região, ou presença de comorbidades sistêmicas como diabetes mellitus ou doenças reumatológicas, entre outras, devem ser questionadas.

Para um exame adequado, o paciente deve estar com os membros inferiores descobertos até o joelhos. A avaliação estática com o paciente na posição ortostática pode evidenciar desalinhamentos em varo/valgo do retropé, presença de pé cavo/pé plano e também de equino do retropé. O antepé pode apresentar deformidade em garra dos dedos, hálux valgo ou joanete do 5º dedo. Com o paciente sentado, a região plantar do pé deve ser avaliada em busca de calosidades que demonstram os pontos de sobrecarga; a palpação das proeminências ósseas e das parte moles relaciona-se diretamente com os tecidos biológicos que estão sobrecarregados ou lesados.[11] Qualquer deformidade deve ser avaliada e sua redutibilidade deve ser testada. O equino do tornozelo deve ser avaliado através do teste de Silverskiold.[5]

EXAMES DIAGNÓSTICOS

O diagnóstico da metatarsalgia é fundamentalmente clínico.

Os exames subsidiários podem ser realizados nos casos refratários ao tratamento conservador, nos casos em que existam dúvidas diagnósticas relevantes, nos casos com alto índice de suspeição de alterações específicas da anatomia, ou para o planejamento operatório; ou seja, os exames diagnósticos têm indicação especialmente quando se quer determinar com precisão qual ou quais foram os tecidos biológicos lesados ou sobrecarregados.

O exame radiográfico dos pés com carga permite a análise da fórmula metatarsal, da flexão plantar dos metatarsais, presença de artrose, luxações, fraturas por estresse na fase subaguda ou crônica. Tomografia permite discernimento de estruturas ósseas sobrepostas. Ressonância magnética pode ajudar na interpretação da afecção, pois permite evidenciar de maneira minuciosa qual tecido biológico está lesado, refinando o diagnóstico, por exemplo, edema ósseo, bursites, neuromas, lesões da placa plantar, entre outros.

TRATAMENTO CONSERVADOR

O tratamento inicial da metatarsalgia é conservador.[11,12] Mesmo pacientes com deformidades graves e com expectativa de tratamento cirúrgico se beneficiam de um período de tratamento que consiste em treinar o uso de calçados protetores, pois estes calçados poderão ser bem empregados no período de convalescença pós-operatória. O objetivo desse tratamento é evitar a concentração de carga no antepé de modo a distribuí-la por toda a região plantar.

Alongamento da cadeia posterior e treinos posturais que visem treinar a deambulação para padrões que agridam menos o antepé são medidas que podem ser tentadas em todos os pacientes. Sua eficácia depende da capacidade do paciente em desenvolver boa auto-referência corporal.

Palmilhas podem ser utilizadas para, estática ou dinamicamente, apoiar raios insuficientes ou diminuir carga sobre raios hiperssolicitados. Podem ser confeccionadas com botões retrocapitais, com retângulos de diferentes densidades (aos moldes de Valenti), ou com escavações que acomodem a cabeça metatarsal sobrecarregada. Contudo, o tratamento com palmilhas exige que sejam levadas em consideração as questões da sua durabilidade e necessidade de confecção de novos dispositivos rotineiramente, confecção por técnico capacitado, e a compreensão de que somente podem ser utilizadas em alguns tipos de calçados, o que deixa o paciente sem tratamento em diversos momentos do dia.

Alguns calçados podem servir para o tratamento da metatarsalgia, desde que apresentem as seguintes características: solado firme, sem flexibilidade na biqueira, para prevenir o movimento de extensão da articulação metatarsofalangeana; palmilha e revestimento interno macios para conforto do pé; câmara anterior alta e larga para que o antepé não seja constringido; contraforte firme ou tira que segure o calcanhar para que o calcanhar não desprenda da palmilha e não haja dorsiflexão da articulação metatarsofalangeana. Os pacientes devem ser incentivados a procurar em lojas convencionais calçados com estas características.

Série Ortopedia e Traumatologia – Fundamentos e Prática

O desbridamento das calosidades não atua sobre o fator causal, mas pode diminuir temporariamente a sobrecarga no antepé. Se realizada de maneira inadequada pode piorar os sintomas.

Infiltração local com corticosteroides pode levar a alívio temporário, principalmente nos pacientes com neuromas. Seu uso e aplicação devem ser cautelosos, pois pode levar a roturas tendíneas e atrofia do coxim plantar.

TRATAMENTO CIRÚRGICO

Está indicado nos casos que não apresentam melhora após o tratamento conservador.[11,12]

Nos pacientes que apresentam outras causas mecânicas como pé cavo, encurtamento do tendão calcâneo, hálux valgo, entre outros, essas deformidades devem ser abordadas e corrigidas.

A relação entre as cabeças metatarsais deverá ser abordada e a fórmula metatarsal reconstituída, seguindo os conceitos da curva harmônica de Maestro.[14]

Osteotomias distais oblíquas de encurtamento, tipo Weil, são as mais utilizadas atualmente. Outra possibilidade são as osteotomias triplas de Maceira. Osteotomias proximais devem ser utilizadas com cautela devido ao risco de metatarsalgia por transferência. O interesse pela cirurgia percutânea tem aumentado nos últimos anos, mas seu papel no tratamento das metatarsalgias ainda carece de consenso.

Ressecção artroplástica da cabeça de um metatarsal isoladamente não está indicada pelo risco de desestruturação da mecânica do antepé e metatarsalgia de transferência. Ressecções artroplásticas de todos os metatarsais (cirurgia de Hoffman) são indicadas principalmente para pacientes que apresentem grande destruição articular. O exemplo mais comum é o portador de artrite reumatoide; nestes, a artrodese metatarsofalangeana do 1º raio costuma ser realizada de forma concomitante.

REFERÊNCIAS BIBLIOGRÁFICAS

1. Ledoux WR, Shofer JB, Ahroni JH, Smith DG, Sangeorzan BJ, Boyko EJ. Biomechanical differences among pes cavus, neutrally aligned, and pes planus feet in subjects with diabetes. Foot ankle Int / Am Orthop Foot Ankle Soc [and] Swiss Foot Ankle Soc. 2003;24(11):845–50.
2. Aminian A, Sangeorzan BJ. The Anatomy of Cavus Foot Deformity. Foot Ankle Clin. 2008;13(2):191–8.
3. Rosenbaum AJ, Lisella J, Patel N, Phillips N. The cavus foot. Med Clin North Am [Internet]. Elsevier Inc; 2014;98(2):301–12. Available from: http://dx.doi.org/10.1016/j.mcna.2013.10.008
4. Beals TC, Manoli A. The "peek-a-boo" heel sign in the evaluation of hindfoot varus. Foot [Internet]. 1996 Dec [cited 2015 Sep 13];6(4):205–6. Available from: https://www.infona.pl//resource/bwmeta1.element.elsevier-29e937cb-bc64-306e-8e38-448dfa1a981c
5. Silfverskiold N. Reduction of the uncrossed two-joints muscles of the leg to one-joint muscles in spastic conditions. Acta Chir Scand [Internet]. 1924 [cited 2015 Sep 13]; Available from: https://scholar.google.com.br/scholar?q=Silfverskiold+N.+Reduction+of+the+uncrossed+two-joint+muscles+of+the+leg+to+one-joint+muscles+in+spastic+conditions.+Acta+Chir+Scand+1924%3B56%3A315&btnG=&hl=pt-BR&as_sdt=0%2C5#0
6. Coleman S, Chesnut W. A simple test for hindfoot flexibility in the cavovarus foot. Clin Orthop Relat … [Internet]. 1977 [cited 2015 Sep 13]; Available from: http://journals.lww.com/corr/Abstract/1977/03000/A_Simple_Test_for_Hindfoot_Flexibility_in_the.22.aspx
7. Holmes J, Hansen S. Foot and ankle manifestations of Charcot-Marie-Tooth disease. Foot Ankle Int [Internet]. 1993 [cited 2015 Sep 13]; Available from: http://fai.sagepub.com/content/14/8/476.short
8. Perera A, Guha A. Clinical and radiographic evaluation of the cavus foot. Surgical implications. Foot Ankle Clin [Internet]. Elsevier Inc; 2013;18(4):619–28. Available from: http://dx.doi.org/10.1016/j.fcl.2013.08.010
9. Ortiz C, Wagner E. Tendon transfers in cavovarus foot. Foot Ankle Clin [Internet]. Elsevier Inc; 2014;19(1):49–58. Available from: http://dx.doi.org/10.1016/j.fcl.2013.10.004
10. Urgery S, Ncorporated I, Faldini C, Traina F, Nanni M, Mazzotti A, et al. Surgical Treatment of Cavus Foot in Charcot-Marie- Tooth Disease : A Review of Twenty-four Cases. 2015;30:1–10.
11. DiPreta J a. Metatarsalgia, lesser toe deformities, and associated disorders of the forefoot. Med Clin North Am [Internet]. Elsevier Inc; 2014;98(2):233–51. Available from: http://dx.doi.org/10.1016/j.mcna.2013.10.003
12. Espinosa N, Maceira E, Myerson MS. Current concept review: metatarsalgia. Foot ankle Int [Internet]. 2008 Aug [cited 2015 Sep 13];29(8):871–9. Available from: http://www.ncbi.nlm.nih.gov/pubmed/18752791
13. Kirtley C. Clinical gait analysis: theory and practice. 2006 [cited 2015 Sep 13]; Available from: https://books.google.com.br/books?hl=pt-BR&lr=&id=dF4z5loyTsEC&oi=fnd&pg=PR7&dq=Kirtley,+C:+Clinical+Gait+Analysis.+Theory+and+Practice.+Edited,+Oxford,+Churchill-Livingstone,+Elsevier,+2006.&ots=HJaUqtpWP8&sig=UKl19ccDVGbMF5cvnqLS-t9gOP4
14. Maestro M, Besse JL, Ragusa M, Berthonnaud E. Forefoot morphotype study and planning method for forefoot osteotomy. Foot Ankle Clin. 2003;8(4):695–710.
15. Cazeau C, Stiglitz Y, Barouk L, Barouk P. Analyse des conséquences biomécaniques de la brièveté du gastrocnémien sur l'avant-pied. Med Chir du pied Springer [Internet]. 2012 [cited 2015 Sep 14]; Available from: https://scholar.google.com.br/scholar?hl=pt-BR&as_sdt=0,5&q=Cazeau+C,+Stiglitz+Y.+Analyse+des+cons%C3%A9quences+biom%C3%A9caniques+de+la+brie%60vete%C2%B4+du+gastrocne%C2%B4mien+sur+l%E2%80%99avant-pied.+In%3A+Sauramps,+editor.+Brie%60vete%C2%B4+des+gastrocne%C2%B4+-+miens.+Montpellier,+France%3A+Sauramps%3B+2012.+p.+79%E2%80%9390.#0

Pé Insensível

Rafael Trevisan Ortiz
Rafael Barban Sposeto
Alexandre Leme Godoy dos Santos
Tulio Diniz Fernandes

INTRODUÇÃO

O Pé Insensível, ou neuropatia sensitiva do pé, pode ser definido como a perda, total ou parcial, das sensações de dor, de pressão, de temperatura e de propriocepção. Muitas vezes vem associado a neuropatia motora, caracterizada pela modificação do tônus e pelo descontrole da musculatura extrínseca e intrínseca do pé e tornozelo, resultando em deformidades, como dedos em garra, e modificando a mecânica da marcha.[1]

A associação entre neuropatia sensitiva, deformidade, e alteração da marcha forma a tríade a partir da qual a lesão do revestimento cutâneo se estabelece. O Pé Insensível fica exposto aos constantes traumas repetidos durante o ciclo habitual da marcha. Em decorrência deste déficit de proteção, secundário a neuropatia sensitiva, há contínuo risco de lesões de pele (úlceras), de partes moles profundas (lesões tendíneas, capsulares e ligamentares) e ósseas (fraturas de estresse e Artropatia de Charcot).[2,3,4]

O Pé Insensível ocorre em patologias como a sífilis terciária, Mal de Hansen, mielomeningocele, insensibilidade congênita a dor, neuropatia alcoólica e diabetes *mellitus*. Atualmente, o Diabetes *Mellitus* (DM) é o fator etiológico mais comum no Pé Insensível e será o nosso principal foco de estudo desse capítulo.

O termo Pé Diabético engloba uma variedade de apresentações clínicas que apresentam fisiopatogenias distintas. Dentro da Síndrome do Pé Diabético podem ser identificadas diferentes enfermidades, como a úlcera plantar, a vasculopatia, a infecção e a osteoartropatia de Charcot.[2,5] Estes quatro diferentes grupos emblemáticos apresentam algum grau de coexistência, porém em decorrência das diferentes origens e dos diferentes mecanismos de lesão nos tecidos biológicos que compõem o pé, cada enfermidade deve ser identificada como patologia distinta e deve ser tratada de maneira individualizada.

Complicações crônicas da Diabetes Melitus como acometimento do sistema cardiovasculares, neuropatias periféricas, diminuição da acuidade visual, insuficiência renal e amputações, levam à limitação do potencial humano do paciente. Do ponto de vista econômica observa-se um crescente aumento dos custos diretos com o paciente (consultas, internações hospitalares, procedimentos, medicamentos, curativos, órteses, próteses) e indiretos (valor da renda perdida no trabalho, dor, sofrimento e ônus para a família).[6]

Conceitualmente o *pé diabético* é definido como o conjunto de alterações causadas por neuropatia, vasculopatia e infecção que levam à lesão tecidual ou úlceras. A infecção no pé normalmente é decorrente de traumatismos na pele ou ulcerações, podendo manter-se superficiais ou disseminar-se para estruturas mais profundas. Em pacientes que as úlceras estendem-se ao osso o risco de infecção aumenta sete vezes.[3,7,8]

O mecanismo mais comum de infecção do pé diabético é a invasão bacteriana através das úlceras, e ambas apresentam fatores de risco similares como neuropatia, acometimento micro e macrovascular e imunopatia.

Nesse capítulo iremos ressaltar as principais consequências da neuropatia, como as úlceras, infecções e Artropatia de Charcot, principalmente no paciente diabético.

EPIDEMIOLOGIA

Estima-se que entre 5 e 10% da população brasileira tenham diabetes, e que metade dessas pessoas não saibam disto. Um estudo do Ministério da Saúde do final da década de 80 indicava uma prevalência de 7,6% de DM na população entre 30 e 69 anos de idade e superior a 20% na população com mais de 70 anos de idade.[9]

Infecções dos membros inferiores (predominantemente acometendo o pé) são a principal causa de internação nos pacientes diabéticos. Vinte por cento dos pacientes diabéticos terão ao menos um processo infeccioso grave no pé durante sua vida. Dois terços das amputações não traumáticas ocorrem como complicações do diabetes.[4]

O DM é responsável por 75% das amputações nos membros inferiores. Após uma primeira amputação o paciente tem chance de 30% de amputação contralateral ou amputação ipsi-lateral num nível superior em 3 anos, e 60% de mortalidade em 5 anos. A úlcera é o evento inicial em dois terços das amputações. Outras causas para a amputação são infecção (óssea ou partes moles), gangrena, deformidade intratável e risco de morte.[10,11]

ETIOLOGIA

O pé diabético é apenas uma das patologias crônicas provocadas pelo DM. A hiperglicemia crônica não controlada leva à lesão de diversos órgãos-alvo. A principal causa de morte entre diabéticos é o infarto agudo do miocárdio. Três quartos dos diabéticos têm hipertensão arterial sistêmica. O risco de acidente vascular cerebral é duas a quatro vezes maior entre pacientes diabéticos. A retinopatia diabética é uma importante causa de cegueira. A nefropatia diabética afeta entre 20 e 30% dos pacientes com DM.[12]

PATOLOGIA

A tríade crítica neuropatia, deformidade e trauma está presente em dois terços dos pacientes com ulceração. Como a ulceração precede 85% das amputações, o controle da lesão cutânea é fundamental para o paciente com diabetes.[5,13–15]

NEUROPATIA

A neuropatia diabética é caracterizada por algum grau de disfunção sensitiva, motora ou autonômica periférica. Está presente em 10% dos pacientes recém-diagnosticados como diabéticos e estima-se que 50% dos pacientes apresentarão neuropatia após 25 anos do diagnóstico. Uma combinação de fatores metabólicos (glicosilação proteica, diminuição da disponibilidade de fatores de crescimento e fatores imunológicos) associados à insuficiência microvascular resulta na via final comum das alterações neurológicas.

A neuropatia sensitiva é uma axonopatia distal ascendente progressiva, com típica distribuição em bota ou luva. Um quarto a um terço das neuropatias sensitivas é associada a dor e a perda da sensibilidade protetora, sendo um evento crucial para a instalação da lesão cutânea.

A neuropatia motora é um dos componentes responsáveis pela deformidade nos pés, atuando tanto junto aos pequenos músculos intrínsecos do pé como ao tríceps sural. A fraqueza da musculatura intrínseca do pé causa hiperextensão das articulações metatarso-falangianas e flexão das interfalangeanas (Figura 29.1). Com os dedos em garra há aumento da pressão sobre as cabeças metatarsais e na face dorsal dos dedos que ficam em contato com a câmara anterior dos calçados. Além disto, a contratura do tríceps sural leva à sobrecarga mecânica do antepé, aumentado o risco de ulceração.

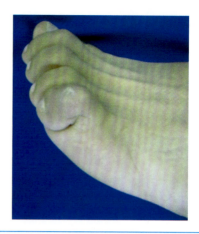

FIGURA 29.1 Imagem clínica de dedos em garra. Arquivo de fotos do Grupo de Pé e Tornozelo do Instituto de Ortopedia e Traumatologia do Hospital das Clínicas da Faculdade de Medicina da Universidade de São Paulo.
Reprodução autorizada pelo autor.

A neuropatia autonômica leva ao desbalanço do controle do tônus vascular, diminuição da sudorese e da secreção de glândulas lubrificantes. Desta forma a pele fica seca, descamativa, intumescida, podendo apresentar microfissuras através das quais um quadro infeccioso pode se iniciar, o que é facilitado pelo descontrole do aporte sanguíneo e a imunopatia causada pelo descontrole glicêmico.

A deformidade pode ocorrer em decorrência da neuropatia motora, da perda das propriedades mecânicas usuais dos tecidos (o colágeno glicosilado perde tanto sua resistência quanto sua elasticidade normais, tornando ligamentos e tendões mais rígidos) e de processos ósteo-articulares sequelares (osteomielite, pé cavo-varo, pé plano-valgo, fraturas de stress, osteoartropatia de Charcot).

TRAUMA

O trauma, que pode originar uma ulceração, pode ser agudo ou crônico. Por trauma agudo entende-se uma força única exercida sobre um tecido biológico que provoca imediatamente a ruptura da sua configuração anatômica, como um trauma perfurante na região plantar. O trauma crônico ou repetitivo ocorre quando uma força é exercida sobre um tecido biológico numa intensidade insuficiente para modificar sua anatomia macroscópica, mas suficiente para alterar sua ultraestrutura. Esta lesão subclínica é repetida sem que haja intervalo suficiente para a reparação tecidual, levando a ruptura da matriz extracelular e morte celular. Este mecanismo de lesão explica diversos eventos associados ao pé diabético, como úlceras, subluxação ou luxação das articulações metatarso-falangianas, fratura de estresse, e está relacionado ao evento inicial na osteoartropatia de Charcot.

O trauma repetitivo pode também estar associado ao uso de calçados ou palmilha inadequados, os quais além de não protegerem o pé, acabam por exercer pressão excessiva sobre uma pele sem sensibilidade de proteção, predispondo à ulceração.

INFECÇÃO

A infecção pode se constituir uma complicação potencialmente grave não apenas para o pé, como também para a vida do paciente com DM. Pode aparecer acompanhando uma úlcera ou não e se manifestar como celulite, erisipela, abscesso, pioartrite ou osteomielite.

A perda dos mecanismos de defesa (integridade macro ou microscópica da pele, hidratação, perfusão sanguínea e imunidade) associada a fatores de risco (portas de entrada como microfissuras, úlceras, micose interdigital, onicomicose, unha encravada e perfuração plantar por objetos estranhos) são a porta de entrada através da qual os microrganismos da flora residente da pele invadem e ganham o corpo do paciente.

VASCULOPATIA

A doença vascular decorrente do diabetes provavelmente é a condição etiológica da maior parte das complicações do DM. A ateromatose tem como principais fatores de risco o sedentarismo, o tabagismo, a dislipidemia, a obesidade, a hipertensão arterial sistêmica e o diabetes. A deposição de placas de ateroma nos vasos diabéticos é difusa, circunferencial e bilateral.

A doença pode se estabelecer em grandes vasos (macroangiopatia) ou nos vasos de pequeno calibre (microangiopatia). A diminuição do aporte sanguíneo diminui a nutrição e a imunidade, resultando em anóxia, predispondo a ulceração e a infecção, diminuindo as taxas de cicatrização tecidual.

A gangrena é a morte tecidual associada à perda de suprimento vascular. Pode ser gangrena úmida, associada à invasão bacteriana e putrefação; ou gangrena seca, que ocorre sem decomposição bacteriana subsequente, em que os tecidos ressecam e atrofiam, levando a um quadro clínico conhecido por mumificação.

ARTROPATIA DE CHARCOT

A osteoartropatia neuropática (osteoartropatia de Charcot) é uma osteopatia periarticular hipertrófica destrutiva que acomete indivíduos com perda da sensibilidade de proteção. Foi descrita inicialmente na sífilis terciária (neurolues), mas outras causas são a moléstia de Hansen, a neuropatia alcoólica, a siringomielia e a mielomeningocele.[7,8,16]

Pacientes diabéticos com nefropatia terminal submetidos a transplante de rim apresentam aumento na incidência da osteoartropatia de Charcot. O processo fisiopatológico que envolve esta entidade complexa ainda não está plenamente esclarecido. O entendimento atual sugere que a ausência de sensibilidade protetora e proprioceptiva num pé mecanicamente desequilibrado faz com que ele continue sendo submetido ao trauma mecânico diário repetido (por exemplo, o esforço para deambulação). Este trauma conduz a ruptura da ultraestrutura celular óssea, estimula a produção de citocinas específicas que aumentam a atividade osteoclástica e inicia o processo destrutivo, resultando em hiperemia e osteopenia periarticular.

A persistência de trauma repetitivo habitual conduz a instabilidade articular e a fragmentação óssea. Durante a fase final do apoio o momento de força gerado a partir da contração do músculo tríceps sural excede a resistência mecânica do mediopé rígido (em função da musculatura e dos ligamentos glicosilados rígidos), levando à ruptura da sua estrutura macro anatômica, a falência mecânica do mediopé e ao desenvolvimento da artropatia neuropática. A osteoartropatia hipertrófica é explicada pela cicatrização das fraturas-luxações em pacientes que não foram submetidos à imobilização adequada.

Sua incidência é de 10% por ocasião do diagnóstico de DM, subindo para 50% em pacientes com mais de 25 anos de doença. Tipicamente são diabéticos há bastante tempo e portadores de neuropatia sensitiva. Uma parcela considerável destes pacientes está na sexta ou sétima décadas de vida e são obesos mórbidos.

Na fase inicial o pé de Charcot apresenta-se com grande edema e vermelhidão, sendo curiosamente doloroso durante o apoio. Apesar da semelhança com quadros infecciosos como celulite, erisipela ou abscesso não há sinais sistêmicos de infecção.

Com a progressão da doença em direção à resolução, o processo osteoclástico destrutivo vai sendo gradativamente substituído por um processo osteoblástico hipertrófico, em que os ossos se acomodam numa nova posição, que pode ser plantígrada ou não. Neste processo o edema, a hiperemia e a temperatura vão baixando gradativamente, até atingir níveis normais, durante um intervalo de tempo que varia de 3 meses a 2 anos.

A classificação mais utilizada para a osteoartropatia de Charcot foi inicialmente desenvolvida por Eichenholtz.[16] (Tabela 29.1)

	Estágio		Características clínicas
0	Apresentação inicial	Pré-fragmentação	Fase inflamatória aguda: pé edemaciado, eritematoso, quente = hiperêmico
I	Charcot agudo	Fragmentação ou desenvolvimento	Fratura periarticular, subluxação articular, risco de instabilidade e deformidade
II	Charcot subagudo	Coalescência	Reabsorção dos debris ósseos, homeostase das partes moles
III	Charcot crônico	Consolidação ou reparativa	Estabilização óssea ou fibrosa da deformidade

Tabela 29.1 Classificação de Eichenholtz para osteoartropatia de Charcot.

Existem ainda a classificação anatômica do pé de Charcot elaborados a partir da região acometida. Na Tabela 29.2, a ordem de acometimento de cada articulação:[16,17]

Tabela 29.2 Classificação anatômica para osteoartropatia de Charcot.

Articulações acometidas	Frequência
Tarso-metatarsal e navículo-cuneiformes	60%
Chopart e talo-calcaneana	35%
Tornozelo	5%

DIAGNÓSTICO

ANAMNESE

O paciente com pé insensível, principalmente por etiologia diabética, deve ser avaliado de forma integral, não apenas em relação às manifestações clínicas locais nos pés e das manifestações sistêmicas, mas também a sua relação com o meio externo, a saber: acesso a tratamento clínico adequado do DM, HAS e dislipidemia; consumo de tabaco e bebida alcoólica; alimentação e cuidados básicos com higiene; acesso e uso de calçados adequados; atividade física regular; trabalho e função social; lazer e bem-estar mental; acesso a cuidadores interessados e zelosos.

A anamnese deve ser direcionada para a avaliação do tratamento clínico da etiologia da neuropatia e das outras repercussões sistêmicas que podem prejudicar ou dificultar o tratamento dos pés.

Condições corriqueiras devem ser salientadas como: pacientes obesos e sedentários geralmente têm pouca flexibilidade e dificuldade para fazer o autoexame dos pés sozinhos; pacientes com retinopatia diabética têm acuidade visual diminuída e maior dependência do cuidador; pacientes com neuropatia sensitiva avançada dos membros inferiores não têm sensibilidade de proteção nem propriocepção, estando plenamente dissociados dos seus pés. A concomitância destas manifestações clínicas conduz à temível situação em que o paciente não é capaz de ver e tampouco sentir onde o pé está, além da falta de meios próprios para avaliar o perigo.

EXAME FÍSICO

O exame físico é direcionado para a identificação dos fatores de risco para o evento úlcera. Os principais fatores de risco que devem ser identificados são a história prévia de ulceração, a presença e a gravidade de perda da sensibilidade de proteção (neuropatia sensitiva), a presença e a quantificação da deformidade, a história de amputação prévia e a vascularização adequada do pé.

O diagnóstico da neuropatia periférica é fundamental para aferir o risco de ulceração. Dentro os vários métodos passíveis para se atingir este objetivo o mais utilizado é o estesiômetro para teste de sensibilidade tátil (monofilamento de nylon de Semmes-Weinstein 5,07/10g).

O princípio deste teste é simples. O filamento é calibrado para se curvar quando uma força equivalente a 10 gramas é aplicada. Se o paciente não sentir a pressão o pé é considerado insensível. Apesar de conceitualmente simples não há uma diretriz universalmente aceita quanto ao modo de utilização ou quanto à interpretação dos resultados. Testar diversos pontos plantares e dorsais nas áreas desprovidas de calosidades, desde pontos mais distais no pé até mais proximais na perna, sugerem a presença e a gravidade da neuropatia.

A pele distrófica típica da neuropatia autonômica e da vasculopatia é muito mais propensa à ulceração quando submetido a traumas mecânicos, mesmo que sejam banais. Ela costumeiramente é seca, fina, frágil, brilhante, sem pelos, descamativa, e edemaciada.

Nenhum tipo de deformidade ou desalinhamento no pé pode ser negligenciado. Os pés devem ser avaliados inicialmente com o paciente em apoio bipodálico. Todo o membro inferior deve estar exposto. Deformidades e desvios angulares ou rotacionais da coluna, bacia e joelho devem ser anotados. Amputações prévias são identificadas e descritas.

Especial atenção deve ser dada ao alinhamento do retropé, do arco longitudinal medial e da mobilidade dinâmica do complexo subtalar: o paciente pode apresentar constitucionalmente uma tendência a pé cavo-varo ou pé plano-valgo que não é patológica em si, mas que associada à perda de sensibilidade protetora pode se constituir na predisposição mecânica para o aparecimento de lesões. Esta ocorrência deve ser diferenciada do pé cavo-varo sutil que pode acompanhar pacientes com neuropatia motora e do pé plano-valgo que pode estar presente no paciente diabético tanto na degeneração do tendão tibial posterior quanto secundário à osteoartropatia de Charcot do mediopé ou do retropé (Figura 29.2).

A avaliação do equinismo do tornozelo pode demonstrar a contratura ou encurtamento do tendão calcâneo; este fator isoladamente pode explicar tanto a sobrecarga no antepé (metatarsalgia) quanto a sobrecarga no mediopé (tensão excessiva que pode levar à degeneração de Charcot).

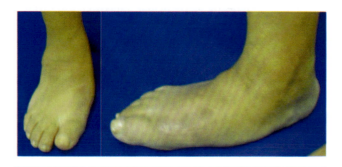

FIGURA 29.2 Pé plano valgo abduto por Artropatia de Charcot. Arquivo de fotos do Grupo de Pé e Tornozelo do Instituto de Ortopedia e Traumatologia do Hospital das Clínicas da Faculdade de Medicina da Universidade de São Paulo.

Reprodução autorizada pelo autor.

Pé Insensível

As deformidades do antepé também são melhor avaliadas em ortostase: hálux valgo, bunionete, deformidade em garra ou em martelo dos dedos, calosidades ou úlceras dorsais sobre as articulações interfalangeanas, calosidades ou úlceras na ponta dos dedos deformados.

A seguir o paciente se senta na maca com os pés pendentes. Neste momento o examinador poderá avaliar restrição da ADM de dorsiflexão do tornozelo, a mobilidade o complexo subtalar, a ADM da 1ª articulação metatarso-falangiana, a redutibilidade das deformidades dos dedos, a presença de calosidades ou úlceras interdigitais e então se inicia a inspeção da planta do pé. Nesta avaliação buscamos, tanto visualmente quanto com o tato, sinais de sobrecarga mecânica na planta do pé, como a espessura aumentada da pele plantar, úlcera, calosidade, hemorragia intradermal, bolha e proeminência óssea.

As proeminências ósseas não devem ser esquecidas durante a avaliação, principalmente as localizadas no antepé (região medial da articulação interfalangeana do hálux, sesamoide – especialmente o medial –, cabeças metatarsais) e no mediopé (projeção do osso cuboide, das cunhas, do tálus, do navicular, ou dos metatarsos na articulação de Lisfranc, secundárias a deformidade pós-Charcot).

Todas as úlceras devem ser avaliadas quanto à época de surgimento, fator causador, tempo de duração, tratamento prévio, infecção atual ou pregressa e uso de antibiótico. Devem ser anotados localização, tamanho, profundidade, margens (calosidades, bordas hiperqueratóticas, cicatriz fibrosa residual, presença de celulite ou abscesso), fundo (necrose, colonização bacteriana, tecido de granulação, saída de secreção serosa, hemorrágica ou purulenta), odor, associação com edema ou eritema no pé, tornozelo e perna. A exposição de tendão, osso ou articulação deve ser notada.

A palpação de osso através de uma ferida (probe-to-bone test positivo) indica probabilidade alta de osteomielite.

Duas classificações bastante utilizadas para descrever as úlceras diabéticas são a classificação de Wagner (Tabela 29.3) e a classificação de PEDIS (Tabela 29.4).[3,4]

Do ponto de vista vascular o examinador deve avaliar a presença ou ausência dos pulsos tibial anterior e posterior, o trofismo da pele, os tempos de enchimento capilar e venoso.

Com a aferição da pressão arterial podem ser obtidos: o índice sistólico (pressão arterial sistólica aferida no tornozelo dividido pela pressão arterial sistólica aferida no braço; valor normal maior que 0,6) e pressão arterial sistólica no tornozelo (valor normal maior que 70 mmHg). A dor na panturrilha aos esforços é costumeiramente citada como um parâmetro para insuficiência vascular, mas não é específica.

Os calçados utilizados pelo paciente também devem ser inspecionados e o paciente deve ser ativamente incentivado a trazê-lo na próxima consulta. O calçado deve ser avaliado em relação ao tamanho do pé do paciente, à acomodação adequada das deformidades existentes e à proteção conferida ao pé. Presença de sangue ou secreção depositada no calçado indica úlcera ativa ou oculta por calosidade. Desgaste assimétrico do solado e do revestimento interno ou externo pode indicar calçado está gasto, não proporcionando proteção para o paciente durante a marcha.

Tabela 29.3 Classificação de Wagner.

Grau	Descrição da lesão
0	Pé sujeito à úlcera ou pós-úlcera
1	Acometimento de pele e subcutâneo apenas
2	Acometimento de tendão ou cápsula
3	Acometimento de plano ósseo
4	Gangrena do antepé
5	Envolvimento de pelo menos 2/3 do pé pela gangrena

Adaptado de Lima A L L M, *et al*. Diretrizes Brasileiras para o tratamento das infecções em úlceras neuropáticas dos membros inferiores. The Brazilian Journal of Infectious Diseases. 2010;14.(supl 1):9–71.

Tabela 29.4 Classificação PEDIS.

Grau	Descrição da lesão
1 sem infecção	Sem sinais inflamatórios e sem secreção
2 infecção leve	Acometimento de pele e subcutâneo somente, com 2 ou mais sinais locais: calor, eritema (0,4-2 cm) nas bordas da lesão, dor edema e secreção
3 infecção moderada	Acometimento profundo ao subcutâneo, eritema maior que 2 cm, com um dos sinais descritos acima
4 infecção grave	Infecção no pé com SIRS

Adaptado de Lima A L L M, *et al*. Diretrizes Brasileiras para o tratamento das infecções em úlceras neuropáticas dos membros inferiores. The Brazilian Journal of Infectious Diseases. 2010;14.(supl 1):9–71.

A determinação dos processos infecciosos tem a mais alta importância nos pacientes com pé diabético: não apenas o futuro do membro, mas também a vida do paciente pode estar em risco. Na maior parte das vezes, a identificação de alterações cutâneas como aumento de temperatura local, hiperemia e dor, mesmo nos pacientes com neuropatia sensitiva, faz com quem o diagnóstico de celulite, erisipela ou abscesso seja suspeitado. Sinais sistêmicos como febre também contribuem para o diagnóstico de infecção.

Com relação à osteoartropatia de Charcot, sua fase inicial é clinicamente muito semelhante a um quadro de celulite. A melhor forma de diferenciar uma entidade da outra é obtendo-se radiografias dos pés: a osteopenia hiperêmica com fragmentação óssea e perda das relações articulares normais é característica do Charcot. Nos casos difíceis, com vigência de deformidades residuais, com úlcera de difícil controle, e suspeita de sobreposição de quadro agudo de infecção, a cintilografia associada à ressonância magnética podem ser úteis.

EXAME DE IMAGEM

RADIOGRAFIAS

Inicia-se a investigação imaginológica com as radiografias dos pés nas incidências de frente e perfil com carga,

CAPÍTULO 29

327

Série Ortopedia e Traumatologia – Fundamentos e Prática

e oblíquo sem carga. Se houver qualquer dúvida quanto à integridade dos tornozelos eles também devem ser radiografados.[8]

Devemos observar nas radiografias o alinhamento do pé, a normalidade das relações ósseas e a densidade óssea, assim como sinais de perda da congruência articular (subluxação ou luxação), especialmente das articulações metatarso-falangianas, tarso-metatarsais e mediotársicas (Chopart). A osteopenia com desagregação óssea é típica nas fases iniciais do Charcot, enquanto proliferação óssea hipertrófica é característica do Charcot crônico. Nesta fase crônica as radiografias lembram pseudoartroses hipertróficas com deformidade óssea resultante como consequência da descarga de peso.

ULTRASSOM

É um exame dinâmico e operador dependente, mais adequado para avaliar partes moles, principalmente a presença de coleção e guiar punções.

TOMOGRAFIA COMPUTADORIZADA

A TC tem pouca função para demonstrar acometimento infeccioso de partes moles, mas é útil na visualização óssea, sendo um método bastante sensível na identificação de neuroartropatia, evidenciando pormenorizadamente a localização das deformidades residuais.

Apesar de visualizar as estruturas ósseas melhor que o Rx, a TC tem uma sensibilidade mais baixa que a ressonância magnética no diagnóstico de infecção, principalmente nos casos mais precoces.

RESSONÂNCIA NUCLEAR MAGNÉTICA

A RM é o exame mais sensível para diagnosticar infecções de partes moles e ósseas, já que evidencia alterações incipientes da inflamação como edema, mesmo antes de observarmos a típica destruição óssea da osteomielite. Nos quadros infecciosos pode-se observar trajeto fistuloso, obliteração de planos gordurosos e da medula óssea na sequência T1 e realce periférico de coleções de partes moles.[4]

Dessa forma auxilia não só no diagnóstico precoce, como no planejamento cirúrgico.

TRATAMENTO

CALOSIDADES, ÚLCERAS E INFECÇÕES

Poucas situações na área da saúde exigem um trabalho em equipe tão coordenado quanto o pé diabético para se obter um tratamento adequado. Ortopedista, clínico geral, endocrinologista ou diabetologista, cirurgião vascular ou cirurgião geral, infectologista, podólogo, orteticista, sapateiro, enfermeira ou auxiliar de enfermagem com experiência em feridas e problemas nos pés: a equipe que acompanha o paciente com pé diabético deve trabalhar de forma integrada e harmoniosa.[4,9,11]

O foco do tratamento destes pacientes é a prevenção. O desenvolvimento das complicações tardias do diabetes pode ser reduzido significativamente pela adesão rigorosa aos tratamentos e às abordagens profiláticas comprovadamente eficazes. Isto inclui educação do paciente, familiares e cuidadores; controle rigoroso da glicemia (com atividade física, redução do peso corporal, adequação da ingesta calórica e nutricional e medicamentos apropriados); o controle cuidadoso da pressão sanguínea; a monitorização frequente das anormalidades lipídicas e o cuidado de rotina com os pés.

A grande maioria dos pacientes com pé diabético pode ser adequadamente tratada de maneira conservadora aderindo a medidas preventivas já estabelecidas. As principais medidas que todos os pacientes diabéticos devem ter com relação a seus pés são o autoexame diário dos pés, cuidados adequados de higiene, manter o pé constantemente protegido com calçados adequados e consultas médicas multidisciplinares periódicas.[3]

O calçado adequado é aquele que acomoda bem o pé, estabilizando sua mecânica e distribuindo homogeneamente a pressão plantar. Isso é obtido com solado firme e câmara anterior ampla (na altura e largura). Quando há pouca deformidade no pé, normalmente calçados convencionais com essas características, protegem bem esses pacientes. Casos com deformidades maiores necessitarão de calçados feitos sob medida, evitando sua piora, lesões cutâneas e possível infecção.[4]

As deformidades do pé no paciente com pés insensíveis devem ser avaliadas cuidadosamente pelo ortopedista, através do exame físico e de imagem, pois elas podem alterar a mecânica da marcha e a distribuição de pressão. Nos casos em que essas deformidades não são estabilizadas com o uso do calçado adequado o tratamento cirúrgico deve ser ponderado, para evitar calosidades, úlceras e infecções.

O tratamento cirúrgico nesses casos visa à correção de possíveis pontos de concentração de carga, podendo ser obtido através de artrodeses, osteotomias, ressecções artroplásticas ou de eminências ósseas (exostectomias). O princípio dos procedimentos é reestabelecer o alinhamento da região afetada (retropé, mediopé e antepé) e manter o pé plantígrado.

Quando a prevenção falha e surgem as úlceras, elas devem ser tratadas rapidamente. O tratamento bem executado da úlcera não infectada é imprescindível, uma vez que a maioria das infecções se iniciam assim, desencadeando uma sequência de eventos que culminam em amputação e até morte.

Quanto mais cedo elas forem fechadas menor será a possibilidade de desenvolver processos infecciosos. Nada é tão importante para o fechamento de uma úlcera no pé insensível quanto o seu debridamento. A simples ressecção das bordas hiperqueratóticas, retirada do tecido necrótico e desvitalizado, além da limpeza da colonização bacteriana excessiva, tem o potencial de transformar uma ferida que

328 ORTOPEDIA DO ADULTO

VOLUME 1

não cicatriza numa ferida limpa e viável, com grande chance de cicatrização.[18,19]

O maior cuidado está em retirar todo o tecido que impeça o contato direto entre o fundo de granulação e a borda de proliferação epitelial. Por se tratar de um debridamento superficial, o procedimento pode ser feito no consultório, após assepsia e antissepsia com o auxílio de lâmina de bisturi e pinça, repetido a cada uma ou duas semanas.

Após o debridamento, o paciente pode ser orientado de três maneiras distintas:

1. não descarregar peso no membro acometido, usando um par de muletas, andador ou cadeira de rodas;
2. utilizar calçados protetores e manter a descarga de peso no pé em tratamento;
3. usar um gesso de contato total.

Apesar da experiência mostrar que a cicatrização das úlceras poder ser obtida apenas com o debridamento e manutenção da carga em calçados terapêuticos, em muitas oportunidades este processo pode ser muito lento e o surgimento de um processo infeccioso neste ínterim pode comprometer o resultado do tratamento.

O gesso de contato total (GCT) é o método de tratamento consagrado para o fechamento das úlceras em pés diabéticos neuropáticos. O GCT distribui as pressões plantares por toda a pele do pé, tornozelo e perna; com o aumento da área de distribuição de força há diminuição da pressão no local da úlcera.[8,20]

Além disto, o GCT protege o pé contra traumatismos adicionais. Após 48 horas o gesso está seco e então o paciente estará liberado para deambular. Sua aplicação deve ser procedida após o debridamento e as trocas devem ocorrer a cada uma ou duas semanas. Está contraindicado em pés com infecção ativa, suspeita de trombose venosa e com isquemia.

Após o fechamento da úlcera não infectada devemos ponderar a correção da deformidade que causou o distúrbio mecânico da marcha e consequentemente a própria úlcera. Entre as opções cirúrgicas podemos citar:[4]

- Exostectomias, com ressecção das eminências ósseas causadoras do aumento da pressão local plantar.
- Osteotomias, levando a correção da deformidade do antepé, mediopé ou retropé, causadora da distribuição de pressão inadequada.
- Artrodeses modelantes, indicadas com o mesmo intuito das osteotomias, porém em casos onde julgamos que a articulação a ser artrodesada não é mais viável.

Quando estamos diante de um pé insensível infectado, principalmente no pé diabético, devemos tratá-lo rapidamente.[4,19]

Úlceras infectadas, celulites, abscessos e erisipela, nos pacientes portadores de DM, aumentam o risco de amputação e de morte. De forma geral estas infecções são polimicrobianas, com agentes aeróbios e anaeróbios. Os Gram positivos são os mais comuns, principalmente o *Staphylococcus aureus*, seguido pelos *stafilococos* coagulase-negativos e *streptococos* β hemolíticos.[4]

O planejamento do tratamento da infecção no pé insensível inicia-se com a avaliação da extensão da lesão e do grau de acometimento infeccioso. Claramente, o exame físico e imaginológico apresentam papel fundamental nesse contexto, já que evidenciam a extensão da lesão infecciosa, mostrando um eventual acometimento de partes moles e ósseas.

Quase sempre exigem internação hospitalar e antibioticoterapia endovenosa, controle glicêmico com insulinoterapia adequados nos diabéticos, acompanhamento de infectologista e clínico habituados ao tratamento do pé diabético. Quando houver grande áreas de necrose, coleções ou osteomielite o debridamento cirúrgico está indicado.

A cura da infecção, cicatrização das lesões de partes moles e manutenção da função do pé são os fundamentos que guiam o tratamento cirúrgico ortopédico. Para atingirmos esse objetivo, devemos seguir alguns princípios:

- Ressecar tecidos desvitalizados:[4,18,19]
  - Devemos evitar espaços mortos, que coletam hematomas e secreção, nas ressecções amplas, através do fechamento primário da ferida cirúrgica por planos, evitando fios multifilamentados e usando dreno a vácuo, realizando debridamentos seriados, de 48 a 72 horas, até a infecção ser tratada.
  - Algumas vezes a ressecção adequada significa amputação, de parte ou de todo o pé e até amputações maiores, por isso a intervenção precoce é desejável, visando o tratamento com o mínimo de tecidos acometidos.
- Identificar o agente etiológico:[4]
  - A coleta de material adequada, através de indicação e procedimento cirúrgicos corretos, propicia a identificação do agente etiológico e determina o perfil de sensibilidade aos antibióticos.
  - Sempre que possível realiza-se a coleta antes da antibioticoterapia, iniciamos o procedimento com assepsia e antissepsia, removemos os tecidos desvitalizados e colonizados, partindo para limpeza mecânica da região com soro fisiológico e nesse momento colhemos o material.
  - Partes moles e fragmentos ósseos (quando osteomielite for uma hipótese) devem ser colhidos para cultura (aeróbia, anaeróbia), antibiograma e anatomopatológico. Apesar de bastante disponível, o "swab" não é recomendado pelo potencial de recuperação de germes não infectantes.
- Correção das deformidades:[4,19]
  - O trauma associado a um pé com neuropatia é um dos principais fatores de etiológicos do pé insensível infectado. Deformidades do pé e tornozelo vão criar alterações mecânicas da carga e da marcha, com pontos específicos de aumento de pressão, predispondo traumas de repetição, iniciando uma sequência que culminará em infecção.

- Nesses casos de infecção, como a deformidade está diretamente implicada na sua gênese, o realinhamento cirúrgico do pé e do tornozelo deve fazer parte do tratamento, devendo ser ponderado o melhor momento para sua realização.

A correção pode ser obtida através de artrodeses, osteotomias, ressecções artroplásticas ou de eminências ósseas (exostectomias). O princípio dos procedimentos é reestabelecer o alinhamento da região afetada (retropé, mediopé e antepé) e manter o pé plantígrado.

Quando esse realinhamento está na região infectada e não será necessário o uso de materiais de síntese, como nas exostectomias, pode-se optar em realizá-lo ao mesmo tempo que o debridamento cirúrgico.

Se a deformidade estiver em uma região do pé ou tornozelo diferente da infectada, é mais prudente realizar o debridamento cirúrgico tratando diretamente a infecção e corrigir a deformidade em um segundo tempo, evitando a contaminação e infecção de outra área.

Os casos em que a correção da deformidade depende do uso de materiais de síntese para sua fixação, também devem ser desbridados e tratados da infecção, deixando o realinhamento para um segundo tempo, evitando a formação de biofilme ao redor do material de síntese, a manutenção ou até piora da infecção.

O curativo tipo VAC (Vacum Assisted Closure) pode ser necessário para auxiliar a granulação de áreas cruentas consequentes à perda de cobertura cutânea pela infecção e até o retalho microcirúrgico poder ser realizado em casos selecionados.[4]

ARTROPATIA DE CHARCOT

O tratamento da osteoartropatia de Charcot ainda é controverso, havendo espaço para o tratamento com retirada de carga, ou GCT ou até o uso de órteses removíveis (*walker boots*).[7,8]

O Charcot agudo em um pé plantígrado pode ser adequadamente tratado um com *walker* e carga, seguido de avaliação a cada duas semanas, até que o edema e a hiperemia regridam, marcando o final da fase 1 de Eichenholtz com o reestabelecimento da estabilidade mecânica, processo que pode demorar vários meses.[8]

A órtese removível é mantida até que não haja mais nenhum sinal de atividade da lesão: diminuição do edema, ausência de hiperemia, retorno da temperatura local normal e radiografias demonstrando consolidação das fraturas prévias. Neste momento há possibilidade de progredir o tratamento para calçados terapêuticos convencionais, desde que o pé tenha se mantido plantígrado e sem nenhuma exostose.

Casos em que a osteoartropatia de Charcot evolui com deformidades ou exostoses, perdendo sua forma plantígrada, tanto no momento do diagnóstico, quanto durante o tratamento, têm grande chance de ulcerar, com prognóstico ruim. Muitas vezes a deformidade não é possível de ser acomodada em uma órtese removível padrão, de modo que devemos modelar um GCT adequado para permitir carga. As

tentativas de correção cirúrgica da instabilidade ou da deformidade na fase aguda são historicamente catastróficas.[16]

Quando o flogismo diminui e as radiografias demonstram estabilização e hipertrofia esclerótica do osso o pé atinge a fase final do Charcot. Neste momento deve ser feita a avaliação entre o potencial de ortetização do pé deformado, e dos riscos que um procedimento cirúrgico possam significar ao pé e à vida do paciente.[17]

Se o pé deformado puder ser acomodado de maneira segura num calçado ou bota terapêutica o problema terá sido resolvido. O objetivo claro do tratamento é restabelecer o potencial deambulatório do paciente.

Quando a deformidade não permite a ortetização ou o risco de ulceração é muito grande num calçado terapêutico a cirurgia pode estar indicada. Existem dois grandes grupos de cirurgias que podem ser realizadas nestes pacientes:[21,22]

- De um lado estão as grandes cirurgias de reconstrução osteo-articular, em que o cirurgião tem por objetivo restabelecer a anatomia degenerada durante a fase ativa do Charcot, reduzindo as luxações e realinhando os eixos mecânicos;

- De outro lado, estão as exostectomias parciais, cirurgias bem mais simples que utilizam o princípio de ressecção das proeminências ósseas que são responsáveis pelo aumento de pressão sobre a pele.

A exostectomia é uma cirurgia mais simples e mais rápida, mas apresenta algumas limitações: ela não corrige o desequilíbrio mecânico do pé, portanto a longo prazo o pé desequilibrado pode apresentar nova úlcera; a quantidade de osso que precisa se ressecado para diminuir a hiperpressão pode levar a instabilidade do pé, piorando ainda mais a probabilidade de formação de úlceras.

Apesar disto, a exostectomia continua sendo o procedimento cirúrgico com resultados mais seguros e reprodutíveis nesta fase da doença. Isto porque as grandes cirurgias de reconstrução osteo-articular, apesar de funcionar muito bem em alguns pacientes, devem ser evitadas em pacientes com condições de cobertura cutânea local muito deteriorada.

Pacientes com boa qualidade de densidade óssea, não obesos, sem osteomielite, e sem úlceras são candidatos de melhor prognóstico para a cirurgia de reconstrução articular onde vias de acesso biológicas e métodos de fixação interna são utilizados.

Após a correção da deformidade, a consolidação e estabilização das artrodeses e osteotomias, os pacientes são mais uma vez orientados na utilização de calçados protetores.

A amputação é tradicionalmente encarada como o evento final a ser evitado no paciente com pé insensível. Todas as ações preventivas no tratamento estão voltadas para o controle dos fatores de risco que possam levar à amputação.[4,23]

Apesar disto, uma vez que estes fatores de risco não puderem ser controlados e a amputação seja necessária, uma amputação bem feita pode fazer o paciente retomar seu potencial deambulatório, praticar atividade física regularmente e ter uma qualidade de vida adequada dentro das limitações impostas pelo contexto.

Em razão de não ser bem tolerada em nosso meio, as motivações estigmatizantes que envolvem o paciente amputado precisam ser combatidas com os dados objetivos de que uma melhora da qualidade de vida pode ser atingida através de uma amputação bem realizada.

A seleção do nível de amputação no paciente diabético é uma tarefa difícil e, por vezes, desconcertante. O conceito clássico é que o nível de amputação é o nível mais distal que possa cicatrizar. Manter tecidos degenerados, com o objetivo de minimizar a perda do segmento ou ter cotos de amputação maiores, implica na perpetuação do problema e em um coto de amputação com baixa funcionalidade. A opção pela extração apenas dos tecidos não saudáveis e com preservação de todos os tecidos viáveis parece uma opção razoável à primeira vista. No entanto, estas amputações parciais frequentemente resultam em um coto com distribuição aleatória de partes moles e ressecções ósseas bizarras. O coto de amputação derivado desta técnica geralmente é disfuncional, mecanicamente instável, difícil de ser protetizável, estando sujeito às complicações decorrentes da sobrecarga em uma extremidade insensível.[24]

Optar pela melhor configuração do coto de amputação, especialmente nas amputações que envolvem o pé, pode ser difícil até para os cirurgiões mais experientes. Retalhos de tecido assimétricos podem ser necessários e a pele plantar deve ser preservada tanto quanto possível.

As opções são as amputações parciais funcionais do pé, com todas suas variáveis, a amputação transtibial, a desarticulação do joelho, e a amputação transfemoral.[25,26]

A reabilitação física (de todo o aparelho locomotor e do coto) e psicológica deve ser intensa e precoce, com o intuito de agilizar o retorno às atividades de vida diária prévias, lazer e eventualmente esportivas.

CONSIDERAÇÕES FINAIS

O aspecto mais importante no tratamento do pé insensível é a prevenção e o tratamento precoce das úlceras e processos infecciosos: este manejo efetivamente diminui a incidência de amputações. O uso de calçados adequados previne o surgimento de feridas e pode levar à cicatrização das feridas superficiais, menores e bem vascularizadas. O debridamento é a intervenção mais significativa que pode ser feita nas úlceras dos pés insensíveis.

O gesso de contato total e as órteses removíveis (*walker boots*) distribuem a carga por uma área maior, diminuindo a dissipação de energia sobre a ferida, contribuindo para a cicatrização da úlcera.

A artropatia de Charcot continua sendo uma patologia de difícil tratamento. O quadro inicial pode ser amenizado com gesso de contato total, órteses removíveis ou com restrição de carga. Após isso, o pé plantígrado deve ser protegido com calçados adequados e pés deformados devem ser realinhados, reestabelecendo uma boa distribuição de carga, através da exostectomias, osteotomia ou artrodeses.

Em casos refratários de infecção ou de artropatia de Charcot a amputação pode restabelecer o potencial deambulatório do paciente, desde que bem indicada e efetuada.

REFERÊNCIAS BIBLIOGRÁFICAS

1. Frykberg RG, Armstrong DG, Giurini J, Edwards A, Kravette M, Kravitz S, et al. Diabetic foot disorders: a clinical practice guideline. American College of Foot and Ankle Surgeons. J Foot Ankle Surg [Internet]. 2000 Jan [cited 2013 Mar 30];39(5 Suppl):S1–60. Available from: http://www.ncbi.nlm.nih.gov/pubmed/11280471

2. Lipsky BA, Peters EJG, Berendt AR, Senneville E, Bakker K, Embil JM, et al. Specific guidelines for the treatment of diabetic foot infections 2011. Diabetes Metab Res Rev [Internet]. 2012 Feb [cited 2013 Apr 3];28 Suppl 1:234–5. Available from: http://www.ncbi.nlm.nih.gov/pubmed/22271744

3. Lima A L L M, Santos A L G dos, Fidelis C, Santos ELB dos, Sebastianes FM, Rossi F, Pedrosa HC, Rolim LC, Parisi MCR, Dias MD'a., Rodrigues MB, Sapienza MT, Oliveira PRD de, Murilo R, Fernandes TD TS. Diretrizes Brasileiras para o tratamento das infecções em úlceras neuropáticas dos membros inferiores. Brazilian J Infect Dis. 2010;14.(supl 1):9–71.

4. Fernandes TD, Sposeto RB, Ortiz RT, Santos ALG, Sakaki MH CM. Prevenção e abordagem cirúrgica das infecções. In: Lima, ALLM; Oliveira P, editor. Infecções Ortopédicas abordagem multidisciplinar. 1a ed. São Paulo: Atheneu, 2013; 2013. p. 245–69.

5. Lavery LA, Armstrong DG, Wunderlich RP, Mohler MJ, Wendel CS, Lipsky BA. Risk factors for foot infections in individuals with diabetes. Diabetes Care [Internet]. 2006 Jun [cited 2013 Mar 30];29(6):1288–93. Available from: http://www.ncbi.nlm.nih.gov/pubmed/16732010

6. Economic costs of diabetes in the U.S. in 2012. Diabetes Care [Internet]. 2013 Apr 6 [cited 2014 May 25];36(4):1033–46. Available from: http://www.ncbi.nlm.nih.gov/pubmed/23468086

7. Moura-Neto A, Fernandes TD, Zantut-Wittmann DE, Trevisan RO, Sakaki MH, Santos ALG, et al. Charcot foot: skin temperature as a good clinical parameter for predicting disease outcome. Diabetes Res Clin Pract [Internet]. 2012 May [cited 2013 Mar 30];96(2):e11–4. Available from: http://www.ncbi.nlm.nih.gov/pubmed/22296852

8. Parisi MCR, Godoy-Santos AL, Ortiz RT, Sposeto RB, Sakaki MH, Nery M, et al. Radiographic and functional results in the treatment of early stages of Charcot neuroarthropathy with a walker boot and immediate weight bearing. Diabet Foot Ankle [Internet]. 2013 Jan [cited 2014 Jun 20];4. Available from: http://www.pubmedcentral.nih.gov/articlerender.fcgi?artid=3813827&tool=pmcentrez&rendertype=abstract

9. Frykberg RG. An evidence-based approach to diabetic foot infections. Am J Surg [Internet]. 2003 Nov [cited 2013 Mar 7];186(5):44–54. Available from: http://linkinghub.elsevier.com/retrieve/pii/S0002961003004902

10. Frykberg RG, Lavery LA, Pham H, Harvey C, Harkless L, Veves A. Role of neuropathy and high foot pressures in dia-

Série Ortopedia e Traumatologia – Fundamentos e Prática

betic foot ulceration. Diabetes Care [Internet]. 1998 Oct [cited 2013 Mar 30];21(10):1714–9. Available from: http://www.ncbi.nlm.nih.gov/pubmed/9773736

11. Frykberg RG. Diabetic foot ulcers: pathogenesis and management. Am Fam Physician [Internet]. 2002 Nov 1 [cited 2013 Mar 30];66(9):1655–62. Available from: http://www.ncbi.nlm.nih.gov/pubmed/12449264

12. Gibbons GW EG. Infection of the diabetic foot. In: Kozak GP, Campbell DR, Frykberg RG HG, editor. Management of Diabetic Foot Problems. 2nd ed. Philadelphia: W.B. Saunders; 1995. p. 121–9.

13. Laing P. The development and complications of diabetic foot ulcers. Am J Surg [Internet]. 1998 Aug [cited 2013 Mar 30];176(2A Suppl):11S – 19S. Available from: http://www.ncbi.nlm.nih.gov/pubmed/9777968

14. Abbott CA, Carrington AL, Ashe H, Bath S, Every LC, Griffiths J, et al. The North-West Diabetes Foot Care Study: incidence of, and risk factors for, new diabetic foot ulceration in a community-based patient cohort. Diabet Med [Internet]. 2002 May [cited 2013 Mar 30];19(5):377–84. Available from: http://www.ncbi.nlm.nih.gov/pubmed/12027925

15. Lipsky BA, Pecoraro RE, Wheat LJ. The diabetic foot. Soft tissue and bone infection. Infect Dis Clin North Am [Internet]. 1990 Sep [cited 2013 Mar 30];4(3):409–32. Available from: http://www.ncbi.nlm.nih.gov/pubmed/2212597

16. Rogers LC, Frykberg RG, Armstrong DG, Boulton AJM, Edmonds M, Van GH, et al. The Charcot foot in diabetes. Diabetes Care [Internet]. 2011 Sep [cited 2013 Nov 3];34(9):2123–9. Available from: http://www.pubmedcentral.nih.gov/articlerender.fcgi?artid=3161273&tool=pmcentrez&rendertype=abstract

17. Lowery NJ, Woods JB, Armstrong DG, Wukich DK. Surgical management of Charcot neuroarthropathy of the foot and ankle: a systematic review. Foot Ankle Int [Internet]. 2012 Feb [cited 2013 Oct 28];33(2):113–21. Available from: http://www.ncbi.nlm.nih.gov/pubmed/22381342

18. Frykberg RG, Zgonis T, Armstrong DG, Driver VR, Giurini MSJM, Kravitz SR, et al. Diabetic Foot Disorders: A Clinical Practice Guideline (2006 revision). J Foot Ankle Surg. 2006;45(5 Suppl):s1–66.

19. Frykberg RG, Zgonis T, Armstrong DG, Driver VR, Giurini MSJM, Kravitz SR, et al. Surgery Diabetic Foot Disorders : a Clinical Practice Guideline (2006 revision) Diabetic Foot Disorders : J Foot Ankle Surg. 2006;45(5):1–66.

20. Pinzur MS, Slovenkai MP, Trepman E. Guidelines for diabetic foot care. The Diabetes Committee of the American Orthopaedic Foot and Ankle Society. Foot Ankle Int [Internet]. 1999 Nov [cited 2013 Apr 3];20(11):695–702. Available from: http://www.ncbi.nlm.nih.gov/pubmed/10582844

21. Sohn M-W, Stuck RM, Pinzur M, Lee TA, Budiman-Mak E. Lower-extremity amputation risk after charcot arthropathy and diabetic foot ulcer. Diabetes Care [Internet]. 2010 Jan [cited 2013 Nov 3];33(1):98–100. Available from: http://www.pubmedcentral.nih.gov/articlerender.fcgi?artid=2797995&tool=pmcentrez&rendertype=abstract

22. Pinzur M. Surgical versus accommodative treatment for Charcot arthropathy of the midfoot. Foot Ankle Int [Internet]. 2004 Aug [cited 2013 Oct 28];25(8):545–9. Available from: http://www.ncbi.nlm.nih.gov/pubmed/15363375

23. Dudkiewicz I, Schwarz O, Heim M, Herman A, Siev-Ner I. Trans-metatarsal amputation in patients with a diabetic foot: reviewing 10 years experience. Foot (Edinb) [Internet]. 2009 Dec [cited 2013 Feb 2];19(4):201–4. Available from: http://www.ncbi.nlm.nih.gov/pubmed/20307477

24. Van Velzen JM, van Bennekom C a M, Polomski W, Slootman JR, van der Woude LH V, Houdijk H. Physical capacity and walking ability after lower limb amputation: a systematic review. Clin Rehabil [Internet]. 2006 Nov [cited 2012 Nov 9];20(11):999–1016. Available from: http://www.ncbi.nlm.nih.gov/pubmed/17065543

25. DeCotiis M a. Lisfranc and Chopart amputations. Clin Podiatr Med Surg [Internet]. 2005 Jul [cited 2013 Sep 30];22(3):385–93. Available from: http://www.ncbi.nlm.nih.gov/pubmed/15978408

26. Yu G V, Schinke TL, Meszaros A. Syme's amputation: a retrospective review of 10 cases. Clin Podiatr Med Surg [Internet]. 2005 Jul [cited 2012 Nov 16];22(3):395–427. Available from: http://www.ncbi.nlm.nih.gov/pubmed/15978409

Deformidades dos Dedos Menores do Pé

Alexandre Leme Godoy dos Santos
César de César Netto
Pedro Augusto Pontin

INTRODUÇÃO

O esqueleto apendicular da porção distal do pé é composto por cinco raios, cada um deles contendo um metatarso e uma falange proximal, uma média e uma distal, com exceção feita ao primeiro raio, onde o hálux não possui falange média. Esses ossos formam, em cada raio, as articulações metatarsofalangeanas e interfalangeanas proximal (IFP) e distal (IFD) – com exceção do hálux, que possui apenas uma única interfalangeana. Essas articulações são estabilizadas pela presença dos ligamentos colaterais medial e lateral, bem como das cápsulas articulares, placas plantares e tônus dos tendões que as cruzam.[1]

A musculatura intrínseca do antepé possui origem distal ao mediopé e é composta pelo flexor curto dos dedos (FCD) – cuja ação provoca a flexão da articulação interfalangeana proximal – e pelos músculos lumbricais e interósseos, dorsais e plantares, capazes de fletirem as articulações metatarsofalangeanas e estenderem as articulações interfalangeanas proximais e distais dos dedos.

A musculatura extrínseca do antepé tem sua origem proximalmente ao mediopé e é composta pelo extensor longo dos dedos (ELD), responsável pela extensão das articulações interfalangeanas proximal e distal, ambas as articulações, mas também capaz de estender a metatarsofalangeana devido à tensão que provoca no capuz extensor; pelo extensor curto dos dedos (ECD), o qual estende a interfalangeana proximal; e pelo flexor longo dos dedos (FLD), que flete a interfalangeana distal dos dedos.[2]

A ação dos tendões dos músculos lumbricais se dá devido ao fato de estes cruzarem a topografia da articulação metatarsofalangeana plantarmente ao ligamento intermetatarsal transverso – que liga as cabeças dos metatarsos – em posição medial à cabeça do metatarso e, então, cursarem para a região dorsal do dedo, com inserção no capuz extensor e na banda medial do tendão do extensor longo do dedo, no nível da interfalangeana proximal.

Os tendões dos músculos interósseos estão posicionados dorsalmente ao ligamento metatarsal transverso, sendo que o interósseo dorsal se localiza lateralmente à cabeça do metatarso, e o interósseo plantar, medialmente a essa. Ambos se inserem no capuz extensor inserção indireta no ELD – e na porção plantar da base da falange proximal.

Tanto os interósseos quanto os lumbricais são plantares em relação ao eixo de rotação da articulação metatarsofalangeana e, dessa forma, atuam fletindo-a. Devido às suas inserções, previamente descritas, tencionam o capuz extensor e provocam a extensão das articulações interfalangeanas.

Alterações das relações anatômicas previamente descritas podem gerar instabilidade e desbalanço entre as musculaturas intrínseca e extrínseca do antepé, com progressiva falência das estruturas contensoras e estabilizadoras, levando ao desenvolvimento de amplo espectro de possíveis patologias relacionadas às deformidades dos dedos laterais. Essas deformidades apresentam etiopatogenia não totalmente conhecida, porém, em sua maioria, estão associadas a algum grau de sobrecarga mecânica do antepé, geralmente secundária ao uso de calçados inadequados, traumas agudos ou de repetição, alterações genéticas, doenças inflamatórias e do tecido conjuntivo, patologias neuromusculares e metabólicas. Estima-se que entre 30% e 45% das cirurgias no antepé estão relacionadas a essas alterações, e suas incidências permanecem ainda desconhecidas.

FISIOPATOGENIA DAS PRINCIPAIS DEFORMIDADES

DEDO EM MALHO

Deformidade caracterizada pela flexão isolada da interfalangeana distal. Forças de compressão na extremidade distal do dedo, geralmente secundárias ao uso de calçados, provocam a flexão da articulação e encurtamento do flexor longo do dedo, com manutenção progressiva da deformidade. Outra possível causa para a deformidade é uma rotura do ELD e subsequente predominância do FLD.[3]

Dedo em martelo

Apresenta como deformidade principal a flexão da interfalangeana proximal e com deformidade típica em extensão da IFD, associada ou não à extensão da metatarsofalangena.[2]

Lesões e deformidades associadas são muito frequentes, principalmente a subluxação/luxação da metatarsofalangeana do mesmo raio.

Dedo em garra

Nessa deformidade, ocorre uma hiperatividade do ELD sobre o capuz extensor com consequente hiperextensão da metatarsofalangeana. Secundariamente a essa deformidade, ocorre um desbalanço de atuação entre musculatura intrínseca e extrínseca, com enfraquecimento da primeira, principalmente pelo deslocamento dorsal relativo de sua inserção e predominância de ação dos flexores curto e longo dos dedos, levando à flexão da IFP e IFD (Figura 30.1).

Essa deformidade é mais rara que o dedo em martelo e está mais relacionada a pacientes neuropáticos, como os portadores da doença de Charcot-Marie-Tooth.[1]

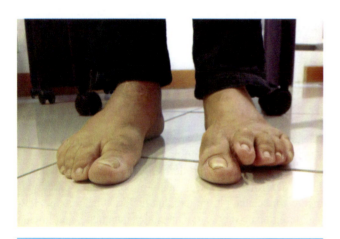

FIGURA 30.1 Dedos menores em garra.

Dedo sobreposto (*curly toe*)

Há um desvio rotacional do dedo, com a flexão das interfalangeanas proximal e distal e metatarsofalangeana em posição neutra ou fletida. Geralmente, ocorre no quinto dedo e é de acometimento bilateral.

Essa deformidade provavelmente é secundária à contratura dos flexores curto e longo dos dedos, com etiologia desconhecida.[4]

Instabilidade da metatarsofalangeana

Representa provavelmente a lesão mais comum dos dedos menores. A presença da instabilidade pode estar relacionada com todas as deformidades descritas, principalmente com a deformidade em martelo do raio acometido.

A instabilidade pode ser provocada principalmente por fatores mecânicos de sobrecarga à placa plantar e cápsula articular, como também pode ser provocada secundariamente a processos artríticos, inflamatórios e traumas locais. A presença de um segundo e terceiro metatarsais alongados, primeiro metatarsal encurtado, deformidade em hálux valgo e/ou instabilidade da primeira articulação tarsometatarsal representam os principais fatores mecânicos associados com a sobrecarga mecânica das articulações metatarsofalangeanas laterais e consequente instabilidade.

A lesão aguda ou a insuficiência crônica da placa plantar e da cápsula articular metatarsofalangeana, com consequente desbalanço mecânico e atuação predominante da musculatura extrínseca associada à ausência de contensores plantares, levam à subluxação ou luxação da articulação, sendo mais frequente na segunda metatarsofalangeana, seguida pela terceira.

Pode ocorrer o desvio lateral ou medial do dedo, secundariamente à insuficiência progressiva dos ligamentos colaterais e da ação dos tendões extrínsecos. Nos casos mais graves, pode haver sobreposição completa com o dedo adjacente (Figura 30.2).

Clinicamente, pode-se manifestar em fase inicial pela presença isolada de sintomatologia articular, sem deformidade associada. Progressivamente, evolui com a presença de variados e possíveis sinais e sintomas, que incluem: subluxação e luxação articular, calosidades plantares e dorsais, deformidades dos dedos, ulcerações e infecções.[5]

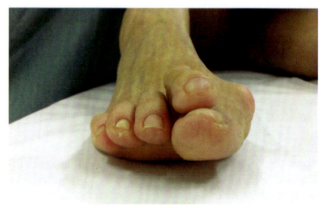

FIGURA 30.2 *Cross finger.*

TRATAMENTO NÃO CIRÚRGICO

O tratamento conservador consiste na diminuição da sobrecarga dos raios acometidos e da compressão externa sobre as deformidades presentes, geralmente exercida pelo calçado.

Orienta-se a alteração do padrão de calçado, com preferência pelos modelos abertos ou fechados de caixa alta e ampla, sem salto ou mais baixos, e de solado rígido, a fim de diminuir a pressão exercida no antepé, principalmente na fase de desprendimento do calcanhar e dos dedos durante a marcha.

Pode-se também utilizar revestimentos acolchoados e até mesmo espaçadores de gel e espuma nas regiões plantares, dorsal e interdigital para complementar o tratamento.

Nos casos de instabilidade da metatarsofalangeana, em que há a subluxação ou a luxação dorsal e a formação de calosidade plantar no nível da cabeça dos metatarsos, o tratamento recomendado se dá através do uso de palmilhas sob molde, com inserção de coxins plantares proximalmente às cabeças dos metatarsianos acometidos ("botão metatarsal"), usados para elevá-los e diminuir a dor, principalmente nos casos associados à presença de coxim plantar metatarsal afilado, em que geralmente a presença de sintomatologia dolorosa plantar é mais frequente. A utilização de imobilização com esparadrapagem do dedo em posição neutra ou fletida da metatarsofalangeana acometida pode ser realizada nos casos de subluxação redutível.[6]

TRATAMENTO CIRÚRGICO

O tratamento cirúrgico é indicado para as situações em que o tratamento conservador é insuficiente no controle da dor ou nos casos com deformidades progressivamente mais intensas e rígidas.

DEDO EM MALHO

Nos casos em que a deformidade é flexível, pode-se realizar a tenotomia do FLD de maneira percutânea ou aberta, no nível da falange proximal. Essa tenotomia pode levar à hiperfunção do ELD e subsequente deformidade em *cock--up* do dedo operado. A transferência do FLD para a região dorsal da falange distal pode ser uma alternativa, evitando essa deformidade.

Nos casos com deformidade rígida, podem ser realizados: artrodese ou ressecção artroplástica descompressiva da IFD, associadas a tenotomia ou transferência dorsal do FLD.

Técnica cirúrgica

O acesso é realizado por via dorsal, com a opção de se realizar uma via longitudinal ou transversa no nível da articulação interfalangeana distal. Realiza-se a tenotomia do ELD, a liberação da cápsula articular e dos ligamentos colaterais. O acesso à porção plantar é feito pela via dorsal, e realiza-se a tenotomia do FLD.

Caso se opte pela realização da artrodese, resseca-se os côndilos da falange média com goivas ou serra e procede-se à fusão com a fixação com fios de Kirschner ou implantes intramedulares.

DEDO EM MARTELO

Para a decisão do correto tratamento cirúrgico da deformidade, inicialmente deve-se caracterizá-la em flexível ou rígida. As deformidades são consideradas flexíveis quando são passíveis de correção com manipulação articular ativa e com a flexão plantar-passiva do tornozelo.

Assim como o dedo em malho, os casos flexíveis de dedo em martelo podem ser tratados com liberação de partes moles e transferências tendíneas. Já os casos de rigidez articular são melhores abordados através das artrodeses interfalangeanas ou das ressecções artroplásticas da IFP.

No momento da abordagem cirúrgica, deve-se acessar e corrigir, conforme a necessidade, as patologias associadas que estejam contribuindo para a deformidade do dedo, como o hálux valgo, a instabilidade da articulação metatarsofalangeana, a lesão da placa plantar e dos ligamentos colaterais, o segundo e o terceiro metatarsais alongados e o primeiro metatarso curto.

Técnica cirúrgica – transferência do FLD para extensor (Girdlestone-Taylor)

Através de um acesso plantar (via longitudinal no nível da falange proximal ou transversa, no nível da prega flexora proximal), o FLD é identificado, isolado do FCD e, após tenotomia percutânea na sua porção distal, é tracionado para fora da incisão. Divide-se longitudinalmente o tendão para serem criadas duas bandas, uma medial e outra lateral.

Realiza-se uma incisão longitudinal dorsal, no nível da falange proximal. As bandas do tendão FLD são passadas de plantar para dorsal, medial e lateralmente, com uso de uma pinça acessória, e, em seguida, são suturadas no tendão extensor e com a articulação metatarsofalangeana sendo mantida em 10º a 20º de flexão plantar e com o tornozelo em posição neutra. Pode-se realizar ou não a fixação provisória do dedo na posição de correção com fio de Kirschner, mantido por 4 a 6 semanas.[7]

Técnica cirúrgica – ressecção artroplástica ou artrodese da interfalangeana proximal

O acesso é realizado por via dorsal, com a opção de se realizar uma via longitudinal ou transversa no nível da articulação interfalangeana proximal. Realiza-se a liberação da cápsula articular, dos ligamentos colaterais e da placa plantar. Em seguida, é feita uma osteotomia na transição metáfise-epifisária do terço distal da falange proximal. Se o procedimento escolhido for a artrodese, deve-se remover a superfície articular da base da falange média e realizar a fixação com implantes intramedulares ou fios de Kirschner.

INSTABILIDADE DA METATARSOFALANGEANA

A instabilidade dorsal das articulações metatarsofalangeanas é causada por uma série de patologias; dentre as mais importantes, estão a insuficiência da placa plantar e cápsula articular devido à sobrecarga mecânica imposta pelo formato alongado dos metatarsos, ou secundária à lesão de ligamentos colaterais, traumas, sinovites ou artrites inflamatórias.

Quando os procedimentos de liberação e balanceamento de partes moles são insuficientes para reduzir a subluxação dorsal metatarsofalangeana, pode-se realizar a descompressão através das osteotomias de encurtamento do metatarso acometido, principalmente as osteotomias distais.

Osteotomia Weil

O procedimento é realizado através de via dorsal, com osteotomia metatarsal única e oblíqua, de orientação paralela à planta do pé, na margem dorsal da superfície articular da cabeça do metatarso.

Em seguida, o fragmento da cabeça é transladado para proximal e fixado provisoriamente. O excesso da porção dorsal e distal da metáfise do metatarso é ressecado. Após isso, fixa-se definitivamente a osteotomia com parafusos de 1,7 a 2,0 mm (Figura 30.3).

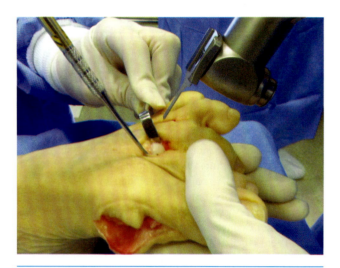

FIGURA 30.3 Osteotomia Weil.

Pode-se optar por realizar alongamento em "Z" dos tendões ELD e ECD, agregar a transferência do FLD para a região dorsal da falange proximal (como descrito anteriormente) e fixar a articulação metatarsofalangeana reduzida para estimular a cicatrização das partes moles no correto posicionamento.

Outros tipos de osteotomia de encurtamento metatarsal, como as diafisárias e as proximais, também podem ser empregadas.

A reconstrução da lesão ou da insuficiência da placa plantar também pode ser realizada em associação às osteotomias, otimizando o resultado e tratando todas as alterações envolvidas. Diversas técnicas e aparatos de sutura são descritos. A lesão geralmente ocorre com desinserção distal da placa plantar da falange proximal, e a reconstrução consiste no retensionamento da estrutura e reinserção na base da falange utilizando-se sutura transóssea ou âncoras de reinserção.

Dedo em garra

Os dedos em garra têm como característica própria a hiperextensão dorsal da metatarsofalangeana. Estas são consideradas flexíveis quando são redutíveis à flexão plantar do tornozelo ou à manipulação passiva. Entretanto, a maioria dos pacientes possui deformidades rígidas.

Possuem tratamento cirúrgico semelhante às deformidades em martelo, porém, podem apresentar contraturas mais acentuadas de tecidos moles.

Em situações de deformidades em flexão grave da IFP, podem ser necessárias ressecções ósseas mais volumosas, em comparação à técnica realizada para dedo em garra.

RESULTADOS DO TRATAMENTO CIRÚRGICO

Dedo em malho

Bons resultados, tanto com as resseções artroplásticas quanto com as artrodeses, sendo que 97% dos pacientes relatam melhora satisfatória da dor.

A taxa de consolidação das artrodeses interfalangeanas é de 72%. Dos casos que radiograficamente não consolidam, 75% dos pacientes não apresentam queixas clínicas, provavelmente pela presença de união fibrosa estável.

Dedo em martelo

Há 90% de bons resultados nos casos flexíveis com a realização das transferências do FLD para extensores, com consequente redução da subluxação dorsal da articulação metatarsofalangeana e melhora dos sintomas dolorosos, principalmente da metatarsalgia e das calosidades plantares. No entanto, a correção completa da subluxação ocorreria em apenas 54% dos casos, e a presença de rigidez articular seria frequente.

Nos casos submetidos à artrodese da IFP para correção da deformidade, a taxa de consolidação varia de 80% a 100%. Não são descritas diferenças clínicas estatisticamente significantes quando se compara a realização da artrodese interfalangeana com sua ressecção artroplástica, com melhora da sintomatologia dolorosa e satisfação clínica próximo aos 90% em ambas as técnicas.

Instabilidade metatarsofalangeana

O encurtamento metatarsal pode ser realizado por diversas técnicas possíveis de osteotomias, todas com vantagens e desvantagens. As taxas de sucesso variam de 52% a 100%.

As complicações reportadas são metatarsalgia por transferência, não união, consolidação viciosa, encurtamento excessivo, falha do material de síntese e dor.

A osteotomia tipo Weil é a mais utilizada, e suas vantagens incluem a possibilidade de uma fixação estável, alta taxa de consolidação, melhor controle do encurtamento e menores taxas de complicações.[8] Entretanto, apesar de essa técnica ter como objetivos principais a melhora da dor plantar, o realinhamento do dedo e a estabilização articular, são descritas complicações, principalmente com rigidez articular e diminuição do arco de movimento da metatarsofalangeana em até 50%. Outra possível complicação é a deformidade progressiva em dorsiflexão da metatarsofalangeana e o "dedo flutuante" ou *floating toes*. Essa deformidade ocorreria princi-

Deformidades dos Dedos Menores do Pé

palmente pela cicatrização e contratura das estruturas dorsais secundariamente à manipulação cirúrgica, assim como pela alteração do centro de rotação da articulação, secundariamente ao encurtamento e desvio plantar do fragmento distal da osteotomia, que mudaria a atuação da musculatura intrínseca de flexão para extensão da metatarsofalangeana. Para se evitar tais complicações, deve-se incentivar a realização precoce de exercícios de ADM da metatarsofalangeana; pode-se também utilizar aparatos e órteses pós-operatórias que mantenham a articulação em posição de flexão.

COMPLICAÇÕES DO TRATAMENTO CIRÚRGICO

Insuficiências vasculares e consequente hipoperfusão clínica do dedo operado podem ocorrer no pós-operatório precoce, tanto pelo excesso de tensão no vaso, secundária ao realinhamento, quanto pela sua redundância nos casos de encurtamento metatarsal excessivo. Nesses casos, deve-se mobilizar o dedo acometido, retirando-se possível fixação percutânea que eventualmente possa estar mantendo a hipovascularização.

REFERÊNCIAS BIBLIOGRÁFICAS

1. Espinosa N, Brodsky JW, Maceira E. Metatarsalgia. J Am Acad Orthop Surg. 2010 Aug;18(8):474-85.
2. Mizel M, Yodlowski M. Disorders of the Lesser Metatarsophalangeal Joints. J Am Acad Orthop Surg. 1995 May;3(3):166-73.
3. Shirzad K, Kiesau CD, Deorio JK, et al. Lesser toe deformities. J Am Acad Orthop Surg. 2011 Aug;19(8):505-14.
4. Klein EE, Weil L, Weil LS, et al. Clinical examination of plantar plate abnormality: a diagnostic perspective. Foot Ankle Int. 2013 Jun;34(6):800-4.
5. Baxter DE, Porter DA, Schon L. Baxter's the Foot and Ankle in Sport. Amsterdã: Elsevier Health Sciences, 2008. p.1.
6. Coughlin MJ, Saltzman CL, Mann RA. Mann's Surgery of the Foot and Ankle. Amsterdã: Elsevier Health Sciences, 2013. p.1.
7. Haddad SL, Sabbagh RC, Resch S, et al. Results of flexor-to--extensor and extensor brevis tendon transfer for correction of the crossover second toe deformity. Foot Ankle Int. 1999 Dec;20(12):781-8.
8. Myerson MS, Jung HG. The role of toe flexor-to-extensor transfer in correcting metatarsophalangeal joint instability of the second toe. Foot Ankle Int. 2005 Sep;26(9):675-9.

Doenças Osteometabólicas

Lindomar Guimarães Oliveira
Mara Lucia Rassi Guimarães Carneiro
Frederico Barra de Moraes

GENERALIDADES SOBRE O OSSO E O ESQUELETO

O osso é um tipo de tecido conectivo de funções especializadas, com matriz extracelular; nele, há o predomínio mineral de um composto de cálcio, a hidroxiapatita. As células componentes do osso são o osteoclasto, o osteoblasto e osteócito. Os ossos, em conjunto com a cartilagem, formam o esqueleto.

Os ossos têm três funções:

1. **Função mecânica:** alavancas para movimentos e suportes para as inserções musculares.
2. **Função de proteção:** acomoda e protege órgãos vitais, e contém a medula óssea que é sede de importantes funções na homeostase corporal.
3. **Função metabólica:** íons importantes para manutenção da vida são armazenados dentro dos ossos, em atividade dinâmica de entrada e saída, especialmente o cálcio e o fósforo.[1,2]

O esqueleto é formado basicamente por dois tipos de ossos: osso compacto ou cortical e osso trabecular ou esponjoso. O osso cortical forma cerca de 80% do esqueleto, e o trabecular, cerca de 20%. O osso compacto forma as placas de proteção e as alavancas de locomoção; no osso trabecular, as trabéculas se distribuem orientadas na direção das linhas de força, como acontece na extremidade superior ou proximal do fêmur.[2,3] O osso compacto tem como função primordial a mecânica. O osso esponjoso tem como função primordial a metabólica, estando em contato direto com a medula óssea, tendo uma atividade metabólica em torno de quatro vezes maior que o cortical durante o ano.[2] A medula óssea contém células tronco hematopoiéticas e não hematopoiéticas das quais se originam os osteoclastos e os osteoblastos.[4] O osso é formado por osteoblastos, que são células originárias do estroma da medula óssea. O osso neoformado contém uma matriz orgânica constituída principalmente de colágeno tipo I, que progride para mineralização. A reabsorção óssea é controlada pelo osteoclasto, que é uma célula grande multinuclear originada de macrófagos precursores (pré-osteoclastos).

Os osteoclastos causam a reabsorção óssea,[1,4,5] primeiro isolando um segmento da superfície do osso, criando a lacuna de Howship. Depois, um processo de acidificação liquefaz o mineral por ação da anidrase carbônica e a produção local de proteases ácidas promove a degradação enzimática dos componentes orgânicos, incluindo o colágeno.[1,4,5]

Durante o processo contínuo de formação, osteoblastos se encaixam dentro da matriz óssea se constituindo nos osteócitos,[1,4,5] que se comunicam em toda extensão do osso através de canalículos, tendo importante papel no metabolismo ósseo e resposta aos estímulos externos, similarmente aos neurônios no sistema nervoso. O osteócito é uma célula em redescoberta, com citocinas ainda não totalmente conhecidas, sendo seu estudo um campo de pesquisa nas doenças ósseas. Frost descreveu pela primeira vez essa ação celular, dando-lhe o nome de Unidade Básica Multicelular (BMU), um processo de acoplamento da reabsorção seguida da formação.[1,5] O trabalho acoplado do osteoclasto na reabsorção seguida da formação pelo osteoblasto, quando ocorre em diferentes superfícies do osso durante o crescimento, participando da formação do osso em si ou da correção de uma fratura com desvio na infância, é chamado de modelamento. Em adultos, esse processo atua na troca de osso velho por osso novo e é chamado de remodelamento. O pico de massa óssea do esqueleto é atingido em torno dos 27 a 30 anos de idade, e sofre influência da nutrição adequada e da atividade física. Os fatores hereditários também influem na determinação do pico de massa óssea. Entre diferentes indivíduos, a variação genética do pico de massa óssea pode variar até 80%.[6] Cálcio, vitamina D e hormônio da paratiroide mantêm a homeostase do osso. Dieta insuficiente de cálcio ou limitação para absorção do cálcio no nível intestinal, devido a doença ou envelhecimento, pode provocar um hiperparatiroidismo secundário.[2,7,8] O hormônio da paratiroide tem sua secreção aumentada pela queda dos níveis de cálcio, aumentando a reabsorção do osso, di-hidroxi-vitamina D. Na sua forma ativa, a vitamina D aumenta a absorção intestinal de cálcio, inibindo o hormônio da paratiroide.

A resistência do osso para fraturas depende da quantidade de osso presente, da distribuição espacial da massa óssea cortical e trabecular e das propriedades intrínsecas do material do osso.[9] O exame de densitometria óssea mede somente a densidade mineral por área e não discrimina com exatidão as pessoas que terão fraturas por osteoporose, porque ocorrem fraturas em valores de densidade mineral óssea acima dos valores de densidade mineral óssea para osteoporose. A densidade mineral óssea deve ser associada aos fatores de risco. Novas técnicas não invasivas vêm sendo desenvolvidas, incluindo as avaliações tridimensionais da densidade óssea e a avaliação da microarquitetura integrada com avaliação da resistência óssea.[9]

O conceito de qualidade óssea é um assunto polêmico e ainda em discussão intensa no meio científico. Qualidade óssea descreve aspectos da composição e estrutura do osso, que contribuem para a resistência independentemente dos valores da densidade mineral óssea.[10] A qualidade óssea também inclui o remodelamento ou metabolismo do osso, a mineralização, a composição da matriz óssea e a sua capacidade de sofrer e reparar microdanos.[10]

O tempo da infância e adolescência é o período crítico de construção do esqueleto; diversos fatores influenciam o crescimento, e o exercício de impacto tem importante papel no desenvolvimento do esqueleto. Entretanto, são necessárias pesquisas para determinar qual é a quantidade de exercício necessária para expressão clínica de criação de massa óssea e qual a quantidade necessária no adulto para manter a massa óssea adquirida, prevenindo a osteoporose.[11] O processo metabólico de troca de osso novo por osso velho é um mecanismo acoplado desencadeado e controlado por fatores sistêmicos e locais, em que a reabsorção precede a formação, numa sequência denominada remodelamento ósseo.

REMODELAMENTO ÓSSEO

Em resumo, o ciclo de remodelação óssea pode ser dividido em seis fases:[1,12]

1. **Ativação:** sinalizadores, com ação conjunta dos osteócitos, atraem os pré- osteoclastos, células uninucleares, para se fundirem em células multinucleares – os osteoclastos.

2. **Reabsorção:** os osteoclastos, seguindo a sinalização, reabsorvem osso, formando as lacunas de Howship nas trabéculas ósseas, ou túneis no osso cortical. No osso normal, a reabsorção é igual à formação.

3. **Reversão:** os pré-osteoblastos se transformam em osteoblastos, células mononucleares, ocupando espaço dos osteoclastos que sofreram um processo de apoptose (morte celular).

4. **Formação:** os osteoblastos preenchem as lacunas com um tecido denominado osteoide, que preenche os espaços.

5. **Mineralização do tecido osteoide:** os cristais de hidroxiapatita se depositam ao longo dos feixes de colágeno.

6. **Fase de quiescência:** os osteoblastos entram em repouso, e há a formação da linha cimentada.

Durante o ano, o osso trabecular pode ter de três a quatro ciclos de remodelação, enquanto ocorre somente um ciclo no cortical.

DEFINIÇÃO

As doenças osteometabólicas se originam de alterações locais ou sistêmicas do organismo, produzindo alterações funcionais do sistema musculoesquelético. Essas alterações podem ocorrer como um distúrbio entre o equilíbrio da reabsorção e formação, na formação e mineralização do tecido osteoide. Podem ocorrer deficiências funcionais celulares nos osteoclastos, osteoblastos e osteócitos. A mais comum das doenças osteometabólicas é a osteoporose. As doenças osteometabólicas podem se classificar em doenças com reabsorção aumentada e formação diminuída, como a osteoporose, a osteomalacia e o raquitismo, por exemplo. Como exemplo de doença com formação aumentada, temos a osteopetrose.

Diversas doenças osteometabólicas ocorrem com distúrbios do crescimento das epífises e metáfises, como as acondroplasias e as osteocondrodistrofias. Alterações do osteócito causam a esclerosteose.[13] Cada doença originada de alterações do funcionamento do aparelho osteomuscular apresenta alterações características nos exames auxiliares de diagnóstico, que facilitam a diferenciação clínica, como está demonstrado na Tabela 31.1.

Tabela 31.1 Diagnóstico diferencial das doenças osteometabólicas.

Doença	Ca sérico	P sérico	Fosfatase alcalina	Urina
Osteoporose	Normal	Normal	Normal	Normal Ca
Osteomalácia	Normal	Normal	Normal	Baixo Ca
Hiperparatiroide	Alto-Normal	Baixo-Normal	Normal	Ca Alto
Hipertiroide	Baixo	Alto		
Osteodistrofia renal	Baixo	Alto	Alto	—
Doença de Paget	Normal	Normal	Alto	Hidroxiprolina
Mieloma	Normal	Normal	Normal	P.B.J.+
Raquitismo				
Vit-D def	Normal	Baixo		
Vit-D dep	Baixo			
it-D res	Normal	Muito Baixo		

De forma didática, as doenças osteometabólicas podem ser classificadas de duas maneiras, doenças de maior atividade osteoblástica (Quadro 31.1) e doenças de maior atividade osteoclástica (Quadro 31.2).

Quadro 31.1 Doenças de maior atividade osteoblástica (formação).

- Osteopetrose
- Picnodisostose
- Miosite ossificante progressiva
- Ossificação heterotópica
- Fibrodisplasia ossificante
- Doença de Paget

Quadro 31.2 Doenças de menor atividade osteoblástica.

- Raquitismo e osteomalácia
- Osteodistrofia renal
- Hipofosfatasia hereditária
- Algodistrofia – atrofia de Sudeck
- Osteogênese imperfeita
- Hiperparatiroidismo
- Osteoporose

TIPOS DE DOENÇAS OSTEOMETABÓLICAS

As doenças osteometabólicas de maior evidência clínica serão descritas sumariamente.

HIPERPARATIROIDISMO PRIMÁRIO

A doença é o resultado da secreção aumentada do hormônio das paratiroides (HPT/PTH), que ocorre na incidência de um adenoma, hiperplasia ou carcinoma glandular.[14] O aumento da concentração do hormônio da paratiroide reforça a síntese da 1.25-di-hidroxivitamina-D. As duas substâncias juntas no trato gastrintestinal aumentam a absorção de cálcio e, no nível glomerular, nos rins, aumentam a reabsorção tubular do cálcio,[14] provocando assim a hipercalcemia no paciente. Há aumento da atividade osteoclástica, formando cavidades ósseas que são preenchidas com tecido fibroso, daí o nome de osteíte fibrosa; as cavidades podem se fundir formando um grande defeito no osso, denominado de tumor marrom. O paciente se torna hiperfosfatúrico pela diminuição da reabsorção tubular de fosfato. No soro desses pacientes, ocorre hipercalcemia e diminuição dos níveis de fosfato, com elevação da fosfatase alcalina, devido ao aumento da formação óssea em resposta à reabsorção aumentada.

O nível sérico do hormônio da paratiroide se encontra aumentado. O hiperparatiroidismo primário foi inicialmente descrito por Fuller Albright, em 1930, como uma doença com "cálculos, ossos e lamentos".[12,14] É comum a ocorrência de cálculos renais e biliares; o termo "ossos" foi utilizado devido à ocorrência das lesões ósseas desencadeadas pela doença. O termo "lamentos" foi utilizado devido à confusão mental e sinais de demência provocados pelos altos índices de cálcio circulante. Nas radiografias, o achado clássico no crânio são as áreas de lesões osteolíticas múltiplas, em aspecto de "sal e pimenta". Há erosão distal da clavícula (ver Figura 31.1), e nas mãos ocorre reabsorção nas falanges, frequentemente no aspecto radial. As lesões podem ser de um único sítio ou múltiplas.

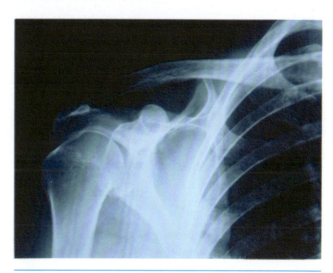

FIGURA 31.1 Reabsorção óssea lateral da clavícula. Queixa de dor e aumento de volume local.

O principal papel do ortopedista é fazer o diagnóstico e encaminhar o paciente para o tratamento correto. A cirurgia óssea deve ser posterior ao tratamento específico do hiperparatiroidismo, se for necessária. O endocrinologista com o diagnóstico correto pode indicar a ablação cirúrgica das paratiroides. A resposta de ganho da densidade mineral óssea é grande após o tratamento da doença (ver Tabela 31.2). O osso cortical é mais afetado que o trabecular, e na densitometria óssea essa característica é útil para o diagnóstico (Figura 31.2).

Tabela 31.2 Exemplo de um caso clínico de hiperparatiroidismo, mostrando a evolução dos valores de PTH e cálcio, no pré e pós-operatório.

	Pré-operatório	Intraoperatório	Pós-operatório
PTH	130	30,9	48
Ca	11,1	–	8,7

HIPERPARATIROIDISMO SECUNDÁRIO

O hiperparatiroidismo secundário se desenvolve em resposta a qualquer anormalidade fora das glândulas paratiroides. O hiperparatiroidismo secundário desenvolve-se precocemente na insuficiência renal crônica.[15] A diminuição

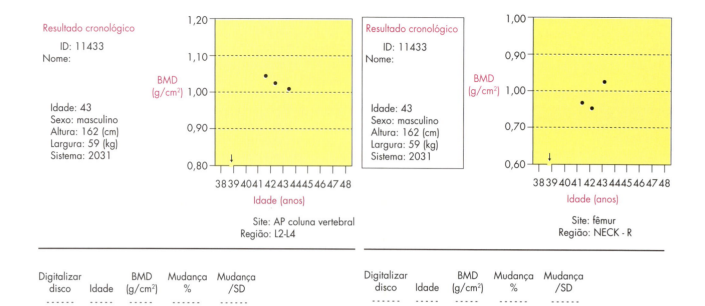

FIGURA 31.2 Paciente do sexo masculino idade de 43 anos, em 28/07/97 feito o diagnostico de hiperparatiroidismo primário por adenoma das paratiroides. A figura demonstra evolução da densimetria óssea do diagnostico por cinco anos. Nota-se o maior comprometimento do osso cortical pelos valores da densidade mineral óssea no colo do fêmur (neck). O grande salto na densidade mineral óssea de dois digitos na coluna lombar (osso trabecular) e de tres digitos no colo femoral (osso cortical), ocorreu em funçao da extirpação cirúrgica do adenoma, cessando a doença de base que provocava a perda óssea.

dos níveis séricos de vitamina D e as anormalidades nos receptores de cálcio desencadeiam a secreção aumentada do paratormônio. Nos pacientes dialisados, ocorre também a hiperfosfatemia.[15] Os valores séricos do hormônio das paratiroides (HPT/PTH) são inversamente proporcionais aos níveis de vitamina D.[16] Saraiva et al. encontraram alta prevalência de hipovitaminose D em população na cidade de São Paulo, correlacionando o achado com hiperparatiroidismo secundário. Na experiência pessoal deste autor, encontrou-se aumento do HPT em pacientes idosos, menor que o dobro do valor de referência com calcemia normal. Quando possível, é feita a dosagem de vitamina D, que se encontra baixa nos pacientes admitidos no consultório para tratamento de osteoporose. Há a ocorrência de osteomalacia, clinicamente caracterizada por dor periférica musculoesquelética; procede-se à reposição de vitamina D em altas doses associada ao tratamento específico da osteoporose, ocorrendo melhora clínica dos sintomas. Nos casos avançados de pacientes renais, as lesões ósseas são as mesmas do hiperparatiroidismo primário.

Doença de Paget

A doença de Paget do osso ou osteíte deformante foi descrita por *Sir* James Paget na Inglaterra, em 1876. É uma alteração da remodelação óssea, iniciando com distúrbio da atividade do osteoclasto. Há uma reabsorção aumentada, compensada por uma formação aumentada e rápida, formando um osso desorganizado e de aspecto imaturo (*woven bone*). Há aumento de tamanho do osso, que fica menos compacto, tem maior vascularização e menor resistência às fraturas.[12] Nos ossos longos, ocorrem deformidades (ver exemplo da tíbia na Figura 31.3).

Essa é uma doença óssea localizada, sendo monostótica (um sítio) ou poliostótica (mais de um sítio), e os principais locais afetados são as vértebras, os membros inferiores, a pelve e o crânio.[17]

Epidemiologia

A doença de Paget ocorre mais comumente no Reino Unido, América do Norte, Austrália, Nova Zelândia, França e Alemanha. Nos Estados Unidos, afeta de 1,5% a 3% das pessoas acima de 60 anos de idade, atingindo homens e mulheres igualmente. Na Inglaterra, ocorre uma variada distribuição geográfica, variando de 8,3% no noroeste para 4,6% no sul.[18]

No Brasil, a doença afeta predominantemente os descendentes de europeus, como na cidade de Recife,[19] devido à colonização europeia mesclada por diferentes povos,

Doenças Osteometabólicas

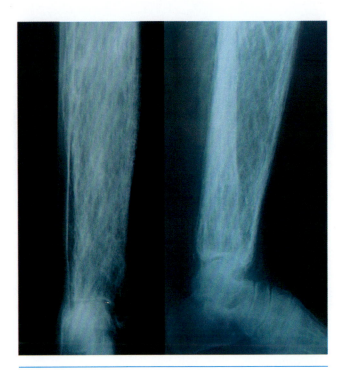

FIGURA 31.3 Deformidade na tibia de paciente com Paget, mostrando osso em mosaico.

de diagnóstico para a doença de Paget é radiológico, tendo como características lesões osteolíticas em forma de chama de vela, áreas hiperdensas, ossos aumentados de volume com espessamento cortical e alterações escleróticas.[17]

A persistência das linhas trabeculares distingue a doença de Paget das neoplasias e metástases. Nas vértebras, há um aumento no tamanho verificado tanto em radiografias AP como de perfil (ver Figura 31.4). A cintilografia óssea evidencia hipercaptação do contraste radioativo no osso metabolicamente anormal; não é exame específico, porém é de grande sensibilidade. É possível detectar lesões normais em torno de 10% a 15% das radiografias, devido às alterações vasculares de aumento do fluxo sanguíneo local, fazendo hipercaptação do contraste. Esse é um método importante para identificação das formas múltiplas (poliostóticas) da doença[17] e acompanhamento de sua evolução (ver exemplo do exame na Figura 31.5).

O aumento da fosfatase alcalina ocorre devido à fase de produção de matriz colágena no tecido osteoide; existe maior produção de fosfatase alcalina e, na mineralização, há maior aumento de osteocalcina.[20] Esse fenômeno é observado na doença de Paget devido à alteração na diferenciação dos osteoblastos. A degeneração sarcomatosa ocorre raramente, nas fases crônicas da doença. Em tratamento cirúrgico ortopédico, é necessário o tratamento clínico prévio para diminuir o sangramento peroperatório. Além da fosfatase alcalina, podem estar aumentados o NTX urinário e o CTX sérico, marcadores biológicos da degradação do colágeno, que ocorrem na atividade osteoclástica.

ocorrida há cerca de quatro séculos. Em Recife, habitam os descendentes dos indivíduos do período da ocupação holandesa no século XVII. Amsterdã era um local de tolerância religiosa no tempo do antissemitismo, daí judeus de diversos países europeus se mudaram para lá e, depois, para a nova colônia no Brasil;[19] Recife teve a primeira sinagoga construída na América.[17] No restante do Brasil, a colonização foi mais portuguesa. Na América do Sul, Buenos Aires é um local de destaque na incidência da doença.[12]

Etiologia

A origem da doença de Paget é ainda desconhecida, e existem duas hipóteses para sua etiologia: uma genética e outra viral. Desde 1970, diversos estudos sugeriram o possível papel das paramixoviroses (sarampo, doença pulmonar intersticial e caninos) nessa doença. Há também estudos documentando herança familiar.[18] A hipótese atual sugere hiperatividade osteoclástica, produto da fusão de osteoclastos com células progenitoras mediada por ação viral, ocorrendo em indivíduos com predisposição genética para desenvolver a doença na quinta ou sexta década de vida.[12]

Diagnóstico clínico e laboratorial

Dor é o sintoma mais comum, frequentemente noturna,[12,17-19] ocorrendo calor local no período de maior atividade da doença. Ocorrem deformidades esqueléticas, fraturas e artrite secundária.[12,17] O diagnóstico combinado dos sintomas, com achados radiológicos e aumento da fosfatase alcalina, é o mais comum.[12,17] O principal exame auxiliar

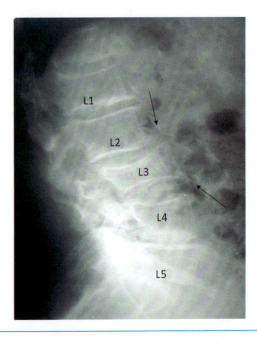

FIGURA 31.4 Doença de Paget atingindo L 3, destacado o aumento da largura da vértebra afetada em relação às demais.

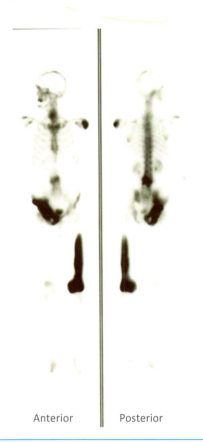

Anterior | Posterior

FIGURA 31.5 Exame de cintilografia óssea, corpo inteiro, mostrando doença de Paget multifocal, com hipercaptação no ombro, lombar, pelve e fêmur.

Tratamento

O objetivo do tratamento é restaurar o metabolismo normal do osso, aliviar a dor, prevenir complicações futuras, reduzir sangramento em caso de cirurgia ortopédica e controlar a hipercalcemia devido à imobilização.

A calcitonina foi o primeiro inibidor da reabsorção utilizado, e hoje é opção de segunda linha. Os bisfosfonatos são o tratamento de escolha para a doença de Paget óssea (DPO).[19] Os bisfosfonatos podem ter efeitos colaterais que devem ser de conhecimento do médico que utiliza esses medicamentos para melhor controle. O etidronato foi o primeiro bisfosfonato usado, em 1971. A dose recomendada era 5 mg/kg/peso, num máximo de 400 mg/dia por seis meses.[17,19-21] Surgiram outros bisfosfonatos mais potentes e eficazes que o ibandronato, que passaram a ser usados: o pamidronato é de 10 a 100 vezes mais potente que o etidronato, reduzindo a remodelação óssea em 60% a 70% dos pacientes.[21] É usado em infusão venosa de 60 mg, em casos nos quais a fosfatase alcalina está de duas a três vezes acima do valor máximo. Doses maiores, em casos mais ativos da doença, são de 90 a 180 mg, dadas em três ou quatro dias; a maior dose diária é de 90 mg, em solução salina ou glicosada, durante quatro a seis horas.[21]

Alendronato oral, na dose de 20 a 40 mg/dia, é dado por seis meses.[21] O tratamento deve ser controlado com a dosagem periódica da fosfatase alcalina.

O risedronato é indicado na dose diária de 30 mg por dois meses, normalizando o nível de fosfatase alcalina em 73% dos pacientes.[21]

O ibandronato também está indicado para tratamento, na dose de 2 mg intravenosa a cada três meses.[22]

O ácido zolendrônico ou zolendronato é 10 mil vezes mais potente do que o etidronato, usado intravenosamente uma vez ao ano, tendo boa tolerância.[21] Normaliza rapidamente a fosfatase alcalina.

A suplementação de cálcio e vitamina D deve ser utilizada de rotina para todos os pacientes em tratamento.

O tratamento cirúrgico está indicado nos casos de osteoartrose grave coxofemoral, com prótese total; osteotomias de alinhamento dos ossos longos; craniotomia occipital para descompressão da fossa posterior e também para descompressão de nervos,[17] precedido do tratamento clínico; em casos de urgência, pode ser feita infusão peroperatória.

OSTEOGÊNESE IMPERFEITA

Introdução

A osteogênese imperfeita (OI), também conhecida como doença dos ossos quebradiços, é uma doença genética do tecido conectivo caracterizada por ossos frágeis e suscetibilidade para fraturas com trauma leve, até mesmo com atividades da vida diária.[23] Inicialmente classificada em quatro tipos, sem tratamento médico definido, passou a ser entendida como um conjunto de alterações genéticas, passível de classificação em oito formas diferentes, com novo horizonte de alternativas de tratamento.[23,24]

A osteogênese imperfeita é um diagnóstico diferencial nos casos em que há suspeita de maus tratos em crianças.[24] A OI tem variável apresentação clínica, variando de casos letais no período neonatal a casos de difícil diagnóstico, que podem se apresentar como osteoporose precoce.[23]

Portadores de OI podem apresentar diferentes combinações de alterações do crescimento, como: defeito de formação dos dentes (*dentinogenesis imperfecta*), perda auditiva, macrocefalia, escleróticas azuladas, escoliose, tórax em barril e frouxidão ligamentar. Classicamente, a OI é uma doença autossômica dominante causada por defeitos no colágeno tipo I, o principal componente da matriz extracelular do osso, pele e tendão.[23] A classificação em quatro tipos proposta por Sillence, em 1979, sofreu acréscimo de mais quatro outros tipos, após estudos atuais das variações genéticas, moleculares e de histomorfometria. Cerca de 5% dos casos de OI não são causados por defeitos do colágeno tipo I ou do complexo de hidroxilização do colágeno, e sua etiologia é desconhecida, pesquisas recentes tem desenvolvido novas formas de tratamento, mesmo com medicamentos existentes no mercado, e projetos de novos produtos.[23]

Classificações clínicas

A classificação de Sillence, proposta em 1979 e baseada em critérios clínicos e radiológicos, distinguia quatro tipos e ainda é utilizada, com modificações recentes. Os tipos de

Sillence têm dominância autossômica hereditária, podendo ocorrer em crianças com pais normais, devido a mosaico genético parenteral.[23] Foram acrescentados os tipos V e VI pela combinação de sinais clínicos, histológicos e radiográficos, tendo etiologia desconhecida.[23] Os tipos VII e VIII têm hereditariedade autossômica recessiva e esclera branca. O tipo VII é causado por mutações no gene CRTAP (*cartilage-associated protein*). O tipo VIII é uma deficiência de P3H1 (*prolyl 3-hydroxylase 1*).[23] O tipo I é a forma mais branda da doença e pode apresentar fraturas na infância, que diminuem na puberdade; geralmente ocorrem escleróticas azuladas, perda auditiva e deficiência de crescimento leve. Há o tipo IA com dentinogênese normal e o tipo I B com dentinogênese imperfeita.

O tipo II é letal perinatal; pode haver sobrevivência até 1 ano ou mais. O crânio tem fontanelas anterior e posteriores bastante abertas. Há escleróticas cinzas e azuladas, posição de rã com coxofemorais em abdução e joelhos em flexão. Radiografias mostram intensa osteoporose. O tipo III é conhecido como um tipo de deformidade progressiva. Os ossos são frágeis, com fraturas frequentes. Os membros são deformados. Os pacientes têm acentuada deficiência de crescimento. Necessitam de reabilitação física e assistência do ortopedista por toda a vida. Muitos necessitam de cadeira de rodas e podem ter vida longa, mas podem falecer de insuficiência respiratória e *cor pulmonale* quando adultos. O tipo IV é a forma moderadamente grave da doença, e o diagnóstico pode ser dado no nascimento ou em idade escolar. Pode haver esclerótica azul (Figura 31.6).

Há várias fraturas por ano, e os membros são abaulados. As fraturas diminuem na puberdade. O paciente tem baixa estatura. Com reabilitação física e assistência do ortopedista, esses pacientes podem ser ambulantes. O tipo V tem uma tríade: primeiramente, a radiografia mostra uma banda densa adjacente à placa de crescimento dos ossos longos. Em segundo lugar, ocorre desenvolvimento de calo hipertrófico nos focos de fraturas ou no pós-cirúrgico. Em terceiro, há calcificação da membrana entre o rádio e cúbito. Os dentes são normais, e a esclera, branca. O tipo VI é identificado na biópsia: as lamelas ósseas têm aspecto em "escamas de peixe". Os dentes e a esclera são normais, e há fosfatase alcalina ligeiramente aumentada.[23] O tipo VII é uma forma autossômica recessiva causada por defeito na CRTAP (*cartilage-associated protein*). O tipo VIII é uma forma autossômica recessiva causada por defeito da P3H1 (*prolil 3-hydroxilase 1*); ocorre esclerótica branca, acentuada deficiência de crescimento e mineralização deficiente.[23] Exames laboratoriais mostram aumento da fosfatase alcalina no tipo VI e fosfatase ácida aumentada nos tipos VII e VIII. A biópsia mostra alterações histológicas características.

Tratamento

O tratamento com bisfosfonatos melhorou a qualidade de vida dos pacientes com osteogênese imperfeita.[23,24] Os bisfosfonatos são potentes inibidores da reabsorção óssea, favorecendo a formação e melhorando a qualidade do osso. Há melhora do nível de dor e diminuição das fraturas.

O tratamento ortopédico para atuação na OI deve ser adequadamente planejado com as medidas de prevenção de fraturas, tratamento das fraturas e correção das deformidades. A prevenção e redução do número de fraturas deve ser feita com programas de exercícios, como a hidroterapia, bem como o alinhamento da perna (osteoclasia). O uso de imobilizações deve ser o mais curto possível, para evitar enfraquecimento ósseo. Muitas vezes, a fratura é o ponto de partida para osteotomias corretivas, com usos de hastes medulares adequadas. O osso é frágil para placa e parafusos, e na vigência de crescimento, as hastes telescopadas devem ser usadas;[24] estas se alongam durante o crescimento da criança.[24] A correção de deformidades às vezes pode ser conseguida com uma osteotomia, ou podem ser necessárias múltiplas osteotomias, dependendo do grau de deformidade, com o uso de técnica adequada[24] (Figuras 31.7 e 31.8).

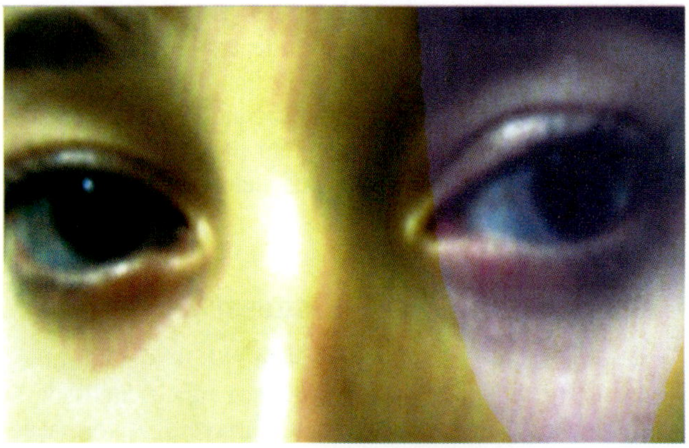

FIGURA 31.6 Paciente com 25 anos de idade desenvolvimento intelectual normal, dentição normal, com fraturas múltiplas sem deformidades. Osteogênese Imperfeita tipo IV. Presença de escleróticas azuis.

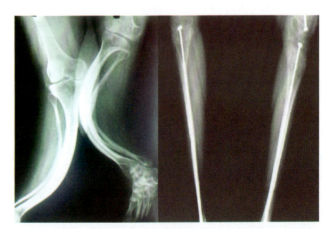

FIGURA 31.7 Deformidades dos ossos longos corrigidas com osteotomias.

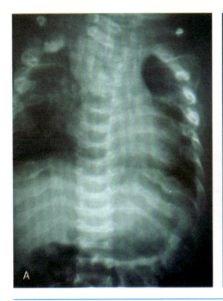
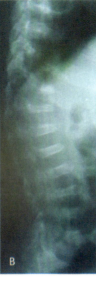

FIGURA 31.8 Radiografia em anteroposterior da coluna toracolombar evidenciando escoliose torácica direita de 05 graus **(A)**, com fraturas múltiplas de costelas; e em perfil evidenciando platispondilia e cifose de 30 graus na transição toracolombar por fraturas em acunhamento de T10, T11 e T12 **(B)**.

OSTEODISTROFIA RENAL

Distúrbio ósseo mineral em doença renal crônica (CKD-MBD) é o termo adotado no século XXI pela Fundação para Melhora Global dos Resultados em Doenças Renais (KDIGO) para substituir o termo osteodistrofia renal, devido às novas descobertas de fisiopatologia.[25] Diversas alterações ocorrem nos ossos em consequência da insuficiência renal crônica, que promovem alterações dos níveis séricos de cálcio e fósforo, bem como dos hormônios da paratiroide e do calcitriol. Ocorre também hiperfosfatemia com eliminação urinária diminuída do fósforo; o rim pode diminuir a produção de calcitriol e há consequente hipocalcemia. Nos exames laboratoriais, ocorre hipocalcemia, hiperfosfatemia e aumento do hormônio da paratiroide (PTH) – hiperparatiroidismo secundário.

O termo osteodistrofia renal é ainda utilizado para a doença devido a sua existência no CID 10.[26] O diagnóstico da osteodistrofia renal é clínico e laboratorial. A doença é uma forma de raquitismo. A biópsia óssea é o diagnóstico de certeza, útil para classificar os tipos da doença.

Classificação

A osteodistrofia renal se classifica em alta e baixa remodelação. Na alta remodelação, há hiperparatiroidismo secundário com osteíte fibrosa, e na baixa remodelação, osteomalacia e doença adinâmica. Pode também ocorrer a osteopatia por alumínio, devido à intoxicação na hemodiálise, que pode acontecer em todas as formas da doença.[27]

O hiperparatiroidismo secundário se desenvolve na insuficiência renal crônica como resultado da carência de vitamina D, e há anormalidades das paratiroides nos receptores de cálcio e calcitriol.[27] A manifestação óssea do hiperparatiroidismo é a osteíte fibrosa com altas taxas de formação e reabsorção com fibrose peritrabecular.

Osteomalacia e doença óssea adinâmica são doenças de baixo metabolismo ósseo. A intoxicação por alumínio tem papel importante na patogênese. Os níveis baixos de cálcio, fósforo e vitamina D podem ser causa de osteomalacia não alumínica.[27] Pacientes diabéticos têm maior chance de desenvolver doença adinâmica. Histologicamente, a osteomalacia tem grande defeito da mineralização, com acúmulo de matriz osteoide formada e não mineralizada.[27] A doença adinâmica tem o mesmo defeito de mineralização, com formação normal ou subnormal de tecido osteoide.[27]

Diagnóstico clínico

O distúrbio do metabolismo ósseo associado à insuficiência renal crônica ocorre clinicamente em pessoas com doença avançada que apresentam dores ósseas, fraturas por trauma leve, músculos fracos, rupturas espontâneas de tendões, prurido, calcificações extras esqueléticas sintomáticas e calfilaxia (necrose tecidual e ulcerações cutâneas).[26, 27]

Diagnóstico de imagem e biópsia

Em hiperparatiroidismo com reabsorção óssea aumentada, a radiografia mostra pronunciada subperiosteal na falange distal dos quirodáctilos.[27] Há erosões proximais do fêmur, tíbia, úmero ou distal da clavícula. No crânio, há áreas alteradas de esclerose e líticas, que dão o aspecto de "sal e pimenta". Em crianças, podem ocorrer as lesões típicas de raquitismo, e em adultos, as de osteomalacia. A cintilografia é útil para mapear áreas de osso anormal e a resposta ao tratamento.

A biópsia determina o diagnóstico correto e as fases das doenças com suas características próprias, além de indicar e avaliar a eficácia e evolução do tratamento.

Tratamento

O tratamento deve ser multiprofissional; é fundamental a assistência do nefrologista na condução da terapêutica adequada e no uso correto dos medicamentos indicados, como a vitamina D, quilates de fósforo e calcimiméticos. Em casos graves de hiperparatiroidismo secundário, é indicada a paratiroidectomia. O ortopedista tem o papel principal de correção das deformidades, sem descuidar da orientação clínica da equipe.

MIOSITE OSSIFICANTE PROGRESSIVA (MOP)

A miosite ossificante progressiva (MOP) ou fibrodisplasia ossificante (FOP) é uma doença rara e autossômica dominante, com expressividade variável.[28] A formação óssea heterotópica envolve tendões, fáscias, aponeuroses e músculos. Ocorrem processos inflamatórios múltiplos, com calcificação progressiva, afetando a mobilidade local. Há piora com traumatismos repetidos. No diagnóstico, de acordo com os exames laboratoriais, as dosagens de cálcio, fósforo, fosfatase alcalina, ureia, creatinina e hormônio da paratiroide têm valores normais. Radiografias mostram lesões calcificadas, ossificações heterotópicas e barras ósseas, conforme demonstra a Figura 31.8 (A e B). Diversos tratamentos têm sido utilizados sem sucesso.

Os bisfosfonatos demonstram melhora das ossificações já estabelecidas e melhora dos movimentos. A associação de ácido ascórbico e bisfosfonato oral ou endovenoso atua na melhora da qualidade de vida.[29] Há diversos medicamentos em pesquisa e já em uso no tratamento das diferentes fases da doença.

Mieloma múltiplo

O mieloma é importante diagnóstico diferencial da osteoporose. O mieloma múltiplo é uma doença frequente entre as neoplasias primárias do osso, com incidência de até 30%.[30] O mieloma trata-se de neoplasia das células plasmáticas maturas e imaturas, com lesão óssea única (monostótica) e múltipla (poliostótica), associada com presença de proteínas anormais, monoclonais e imunoglobulinas de cadeia pesada ou leve, referidas como proteína M ou proteína mieloma.[30] Cerca de 5% dos pacientes têm sobrevida acima dos 10 anos de doença. Novos medicamentos têm aumentado a qualidade e tempo de vida.

Em Goiânia, Curado, em 1993, apresentou uma incidência de 11,67 casos novos em 100 mil habitantes acima de 70 anos e mortalidade de 6,68%.[12] Complicações mais frequentes incluem fraturas patológicas, principalmente achatamentos vertebrais, anemia, percalcemia, insuficiência renal e infecções recorrentes. A dor óssea difusa e fraqueza são queixas clínicas frequentes. Como se trata de uma gamopatia monoclonal, há inversão na relação albumina/globulina na eletroforese de proteínas séricas. Exames importantes auxiliares ao diagnóstico são o mielograma com material obtido em punção esternal ou da asa do ilíaco, assim como a pesquisa da proteína de Bence Jones na urina. O hemograma tem anemia normocrômica e normocítica, com hemácias em *rouleaux*, leucopenia e a plaquetopenia.

Os métodos de diagnóstico por imagem – radiografias simples, tomografia computadorizada, ressonância magnética e cintilografia óssea – são exames de grande utilidade para o diagnóstico completo, determinação das lesões e planejamento de possível tratamento.[30] No crânio, ocorrem lesões líticas múltiplas demonstradas na Figura 31.9. Em coluna vertebral, a lise intensa na vértebra afetada provoca desabamento e compressão medular; podem ocorrer lesões nos ilíacos (Figura 31.10) e também formações nodulares intra-abdominais.

O tratamento do mieloma múltiplo deve ser multidisciplinar. O papel do ortopedista é atuar no tratamento de fraturas – tanto conservador como cirúrgico.

Osteopetrose

Também chamada de doença marmórea do osso, descrita em 1904 por Albers-Schonberg.[31] Duas formas principais da doença são descritas: forma autossômica dominante, de tipo adulto benigno, tendo poucos sintomas; e forma autossômica recessiva maligna infantil, que é fatal. Outras formas intermediárias são incluídas no meio. A osteopetrose com acidose tubular renal e calcificação cerebral é um erro metabólico congênito, com deficiência da anidrase carbônica,[31] que ativa a função reabsortiva do osteoclasto.

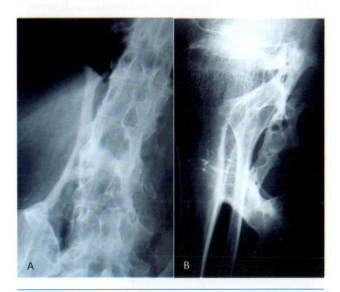

FIGURA 31.9 Radiografia em anteroposterior da coluna toracolombar evidenciando escoliose torácica direita de 05 graus (A), com ossificações do ilíaco até a coluna; radiografia em perfil da tibia com ossificações limitando a flexão do joelho (B).

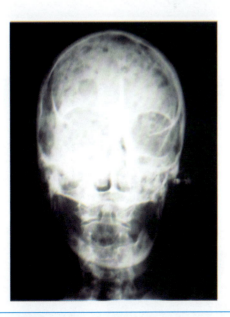

FIGURA 31.10 Radiografia do crânio mostrando lesões líticas difusas na calota craniana, em paciente com mieloma múltiplo com leões multifocais.

Apresentação clínica

A osteopetrose infantil se manifesta durante o primeiro ano de vida. Os forames craniais permanecem fechados. Ocorrem surdez e cegueira por compressão dos nervos, e a erupção dentária é lenta. Os ossos são densos, mas frágeis. Há anemia agravada por hiperesplenismo e hemólise. Achados clínicos incluem baixa estatura, macrocefalia, bossa frontal, nistagmo, hepatoesplenomegalia e geno valgo. Pacientes sem tratamento morrem na primeira década de vida, com hemorragia, pneumonia, anemia grave ou septicemia. Nas Figuras 31.11 e 31.12 demonstra-se caso de forma intermediária de osteopetrose com fraturas múltiplas em paciente adulto.

Tratamento

O tratamento inclui transplante de medula óssea – a administração de células progenitoras do sangue de familiares compatíveis tem demonstrado eficácia[31] – e tratamento hormonal e dieta; o interferon está indicado nas formas graves. O uso de altas doses de prednisona tem sido relatado na reversão de formas malignas.[31]

DISPLASIAS ESQUELÉTICAS

Displasias esqueléticas ou osteocondrodisplasias são o agrupamento das displasias envolvendo osso e cartilagem. Existem diversas displasias esqueléticas.[32] A *International Nomenclature of Constitutional Diseases of Bone* relata 150 condrodisplasias e osteodisplasias. Acondroplasia é a forma mais comum, com incidência de 1:26.000 nascimentos.[32] A maioria dos pacientes com displasias ósseas são de baixa estatura, mas alguns têm estatura normal. A proporção tronco/membros pode ser avaliada da seguinte forma: o comprimento do membro inferior é uma linha do topo da sínfise púbica ao dorso do pé. O comprimento do membro superior é a altura corporal menos o comprimento do membro inferior.[32] Por exemplo: tronco normal e membros curtos são encontrados em acondroplasia, já tronco curto e membros normais ocorrem em displasia espondiloepifiseal tardia; tronco longo e membros longos ocorrem na síndrome de Marfan. Em avaliações radiográficas, as proporções normais entre o rádio e o úmero foram de 75%, e de tíbia e fêmur, 82%. Nas displasias do esqueleto, são empregados os termos: rizomelia, para segmentos curtos proximais (úmero ou fêmur curto, como em acondroplasia); mesomelia, para segmentos médios mais curtos (antebraço e tíbia); e acromelia, para mãos ou pés curtos. Dismorfismo é o termo utilizado para alterações morfológicas musculoesqueléticas, como nariz em sela e alterações dos dedos das mãos e pés, entre outras.

Exemplos de condrodisplasias

1. Acondroplasia

    Acondroplasia é a causa mais comum de nanismo, diagnosticável em qualquer idade. Os sinais clínicos incluem: baixa estatura, tronco longo, extremidades curtas rizomélicas, fácies dismórfica – incluindo uma cabeça grande, bossa frontal e nariz em sela[32] – e membros inferiores em recurvato. Radiografias mostram pedículos curtos e estreitos na coluna vertebral, ossos curtos da bacia, acetábulo horizontal e hipoplasia anterior da parte superior da coluna lombar. O ortopedista pode atuar nas correções de deformidades na criança e nas cirurgias vertebrais para estenose de canal e deformidades (Figuras 31.13 e 31.14). A doença é transmitida por genes autossômicos dominantes.

2. Discondrosteose ou doença de Leri Weill

    A discondrosteose é uma forma de displasia óssea com herança autossômica dominante; os indivíduos apresentam baixa estatura desproporcional, encurtamento mesomélico dos membros (encurtamento do segmento médio das extremidades: perna e antebraço), limitação de movimentos das articulações do cotovelo e punho com deformidade de Madelung do antebraço (pseudoluxação dorsal da porção distal da ulna). Radiografias mostram antebraços com ossos curtos, recurvato radial e angulação volar distal das epífises do rádio.[32]

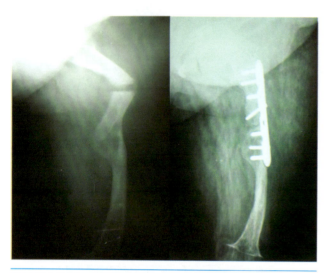

FIGURA 31.11 Múltiplas fraturas na osteopetrose.

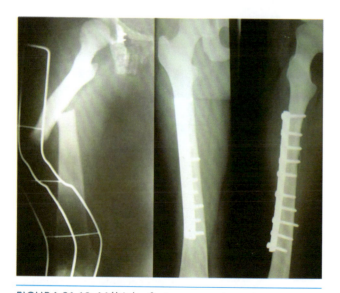

FIGURA 31.12 Múltiplas fraturas na osteopetrose.

3. Displasia epifisária múltipla

Os pacientes têm estatura baixa a média; mãos e dedos curtos e largos; e fácies normal. É comum a deformidade em varo ou valgo dos joelhos. Há herança autossômica dominante, e adultos jovens têm artrose precoce.

3. Displasia tricorinofalangeal

Pacientes com fácies dismórfica e nariz bulboso e fino, com cabelos esparsos. Deformidades interfalangeanas distais nas mãos. Radiografias com deformidades cônicas das falanges. Há herança autossômica dominante.

4. Exostose múltipla

É uma doença do desenvolvimento desorganizado do esqueleto e uma displasia comum, ocorrendo em cerca de 1:18.000 indivíduos. Exostoses aparecem na infância e são mais comuns adjacentes às epífises de crescimento rápido, como fêmur distal e tíbia proximal. Radiografias mostram exostoses no úmero proximal, rádio distal e ao redor do joelho.[32] O ortopedista atua na ressecção cirúrgica das exostoses.

5. Displasia cartilagem-cabelo

É uma displasia metafisária autossômica recessiva e rara. Os indivíduos apresentam estatura baixa a média, mãos e pés curtos e largos, e cabelos finos.

Em resumo, uma displasia do esqueleto é suspeitada quando ocorre uma estatura anormal, desproporção de tronco e membros, achados radiológicos, história familiar e ocasionalmente em exames laboratoriais.[32]

6. A doença de Camurati-Engelmann, também conhecida como displasia diafisária progressiva (DDP), é uma síndrome genética autossômica dominante rara, com penetrância altamente variável. Em grande parte dos casos há história familiar da doença, podem ocorrer casos individuais. A principal característica dessa doença é a formação óssea aumentada endosteal e periosteal, ocorrendo na diáfise dos ossos longos, de forma simétrica, provocando espessamento cortical, e estreitamento do canal medular com alargamento diafisário.[33]

PICNODISOSTOSE

Picnodisostose é uma doença autossômica recessiva; o pintor Henri Toulouse-Lautrec (1864-1901) era um provável portador.[31] A distribuição é global, com prevalência maior em japoneses. Foi descrita pela primeira vez por Maroteaux e Lamy, em 1962;[34] O nome *picno* vem do grego e significa denso ou compacto.

Apresentação clínica

Diagnosticada durante a infância e início da adolescência, devido à estatura desproporcional, crânio largo, proeminência fronto-occipital, fácies pequena, deformidades faciais e má oclusão dental. Os indivíduos apresentam fontanela anterior e suturas do crânio abertas, bem como mãos pequenas e quadradas com dedos curtos, associados com acro-osteólise ou aplasia de falanges distais, além de tórax estreito, cifoescoliose e lordose lombar aumentada. As escleróticas podem ser azuis. Existe uma fácies típica da doença: é a desproporção entre crânio e face (Figura 31.15). Além do não fechamento das suturas, há formação de bossas frontal e occipital. Há fraturas de repetição com geno valgo.[31] Os fêmures podem apresentar fraturas de repetição com encurvamento e colo valgo (Figura 31.16), e pode haver raquitismo associado. Há retardo mental em 10% dos casos. Podem ocorrer infecções respiratórias de repetição e insuficiência cardíaca devido à obstrução aérea crônica do micrognatismo.[31] Os pacientes têm baixa estatura e desproporção entre tronco e membros (Figura 31.17). Há pacientes com desenvolvimento intelectual normal.

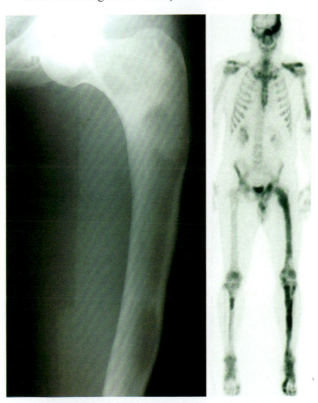

FIGURA 31.13 Displasia fibrosa.

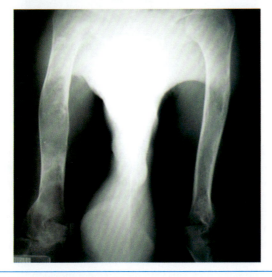

FIGURA 31.14 Displasia fibrosa.

Série Ortopedia e Traumatologia – Fundamentos e Prática

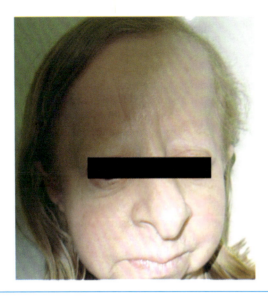

FIGURA 31.15 Alargamento frontal, paciente com não fechamento das bossas cranianas.

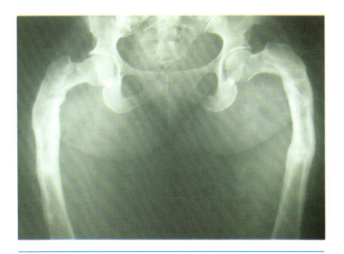

FIGURA 31.16 Colos femorais em varo, engrossamento das corticais femorais, presença de calo ósseo com fraturas diafisarias femorais de repetição.

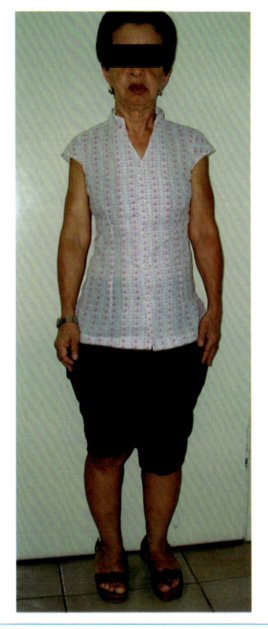

FIGURA 31.17 Baixa estatura na picnodisostose.

Síndrome de Proteus

Doença de apresentação clínica e fenótipo variável (recebeu o nome do deus grego Proteus, que era polimorfo e, assim, escapava de perseguidores[35]). Foi descrita por Cohen e Hayden,[35] em 1979. Pertence ao grupo das hamartroses, com anomalias da forma do crânio, hemi-hipertrofia, gigantismo das mãos e/ou dos pés, e tumorações do subcutâneo, como lipomas, hemangiomas e linfo-hemangiomas. Os pacientes podem apresentar ainda espessamento da pele e *nevus epidermicus*.[35] A síndrome de Proteus tem apresentação fenotípica polimórfica, com a clínica modificando no tempo (mais na infância). Devido à variabilidade fenotípica dessa síndrome, deve-se fazer o diagnóstico diferencial com outras hamartroses, como: Klippel-Trenaunay-Weber (assimetria de um membro e hemangioma), Maffucci (encondromatose e hemangioma), Sturge-Weber, Bannayan-Zonana e neurofibromatose.[35] Sua etiologia é obscura; foi sugerida uma mutação do tipo autossômica afetando os fatores de crescimento locais. Outra teoria é um defeito congênito, secundário a uma mutação autossômica dominante letal, sobrevivendo devido à variação genética em mosaico.[35]

Hiperostose endosteal ou doença de van Buchem

Em 1955, van Buchem *et al.* descreveram a hiperostose endosteal generalizada, que ficou conhecida como doença de van Buchem.[31] Clinicamente, é uma doença progressiva, com alargamento assimétrico da mandíbula durante a puberdade e angulação larga, sem prognatismo. Pacientes podem desenvolver, desde a infância, paralisia do nervo facial, surdez e atrofia do nervo óptico por estreitamento dos forames cranianos. Não há fragilidade dos ossos longos, mas pode haver dor por digitopressão. As radiografias mostram engrossamento endosteal, diminuindo o espaço do canal medular dos ossos longos.[31] Distingue-se da esclerosteose, que tem como característica ossos de peso aumentado e sindactilia. A fosfatase alcalina pode estar aumentada na doença, e não há tratamento específico. Pode ser necessária cirurgia descompressiva.[32] Tanto a doença de van Buchem como a esclerosteose são doenças genéticas. Alterações em mutações do SOST, o gene que codifica a esclerostina, causam a esclerosteose. A doença de van Buchem envolve outras alterações.

Raquitismo

Raquitismo é uma doença sistêmica e generalizada, atingindo o esqueleto em crescimento com deficiência de mineralização do tecido osteoide, formando um osso deficiente. Atinge a placa epifisária na camada de calcificação, tornando-a mais fraca e espessa.[12,36] O raquitismo tem quatro formas de apresentação, descritas a seguir.

Raquitismo carencial ou por deficiência de vitamina D

Ocorre por dieta deficiente de vitamina D, que é obtida de alimentos (como leite e peixes) e pró-vitaminas existentes na pele, sintetizadas pela luz ultravioleta do sol. O raquitismo carencial ocorre entre os 6 meses e 2,5 anos de idade, com atraso da marcha, fraqueza muscular e craniotabes. A demora no diagnóstico e no tratamento favorece a ocorrência de deformidades grosseiras.[36] Há diagnóstico diferencial com escorbuto, osteogênese imperfeita e outras formas de raquitismo. O tratamento se faz com correção da dieta, ingestão de cálcio e vitamina D. Deformidades leves são corrigidas espontaneamente com tratamento clínico, e as sequelas são tratadas com osteotomias corretivas.

Raquitismo resistente à vitamina D

- **Acidose tubular renal:** doença rara com acidose e nefrocalcinose, dificuldade da reabsorção de bicarbonato e urina alcalina. Doença hereditária autossômica dominante.
- **Raquitismo hipofosfatêmico:** aumento do fosfato urinário, com fosfato sérico diminuído pela alteração tubular renal. Doença autossômica dominante ligada ao cromossomo X. Tratamento com altas doses de vitamina D, indo de 50.000 u.i/dia até os 5 anos de idade e até 100.000 u.i/dia acima de 6 anos,[36] controlando clinicamente a calcemia.
- **Síndrome de Fanconi:** aparece entre os 5 meses e 2 anos de idade. A síndrome é composta por nanismo e raquitismo, associado à albuminúria, aminoacidúria e glicosúria com fosfato sérico baixo e fosfato urinário alto.[36] Apresenta ainda poliúria com hipocalcemia, acidose e perda de peso. O prognóstico é bom, e o paciente responde à reposição de vitamina D e fosfatos.
- **Cistinose:** doença rara, de caráter recessivo. Começa depois dos seis meses de idade, com perda de apetite, vômitos, poliúria e fraqueza. Há erro no metabolismo da cistina, que se acumula erroneamente nos tecidos corporais. Diagnóstico com presença de cristais de cistina na córnea ou linfonodos. Pode desenvolver uremia e acidose. Pode ocorrer morte na primeira década de vida. O prognóstico é melhor com correção da acidose, hipocalcemia e reposição de vitamina D.
- **Síndrome oculocerebrorrenal de Lowe:** doença genética recessiva ligada ao cromossomo X. Os meninos nascem normais, com lesão tubular renal progressiva, podendo desenvolver catarata e glaucoma ou ainda deficiência mental e hipotonia.

Má absorção gastrintestinal

- **Doença celíaca:** a alteração funcional da mucosa intestinal na doença celíaca afeta a absorção intestinal de vitamina D e cálcio, ocasionando raquitismo por má absorção. Os pacientes têm atraso da puberdade, baixa estatura e diarreia crônica. A biópsia intestinal fecha o diagnóstico.
- **Doenças hepatobiliares:** ocorrem em cerca de 50% dos recém-nascidos com hepatite, podendo ter resolução espontânea por volta dos 6 meses de idade.

Diagnóstico

Os achados clínicos são variáveis de acordo com a idade e tipo da doença. Ocorrem deformidades nos membros em recurvato, antecurvato, geno varo e geno valgo (Figura 31.18). Em casos avançados, há aumento de volume costocondral junto ao esterno, formando o "rosário raquítico" ou "rosário costal" (Figura 31.19). Nas radiografias, além das deformidades, há o típico alargamento das metáfises e irregularidade da placa epifisária, com a imagem de "taça invertida"; nos quadris, há o varismo femoral bilateral (Figuras 31.20 e 31.21). As dosagens de fosfatase alcalina são elevadas, e há alteração das dosagens de vitamina D; paratormônio; cálcio sérico e urinário; fósforo sérico e urinário; e também de ureia e creatinina, variando em cada tipo da doença.

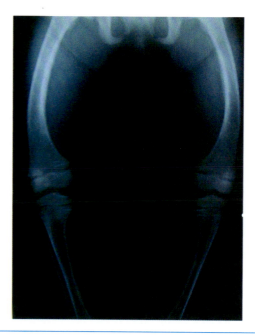

FIGURA 31.18 Deformidade em varo bilateral de tíbia e fíbula, com alargamento metafisário.

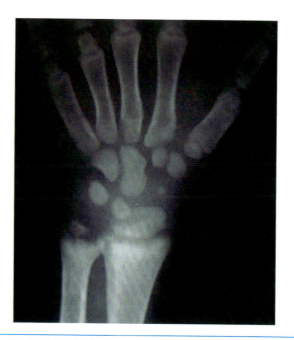

FIGURA 31.20 Deformidade em taças das extremidades ósseas, e alargamento metafisário.

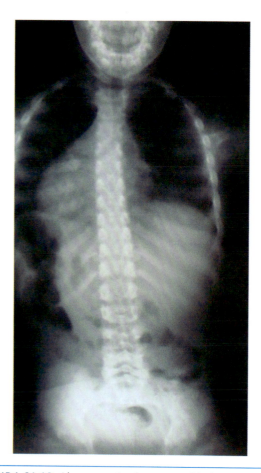

FIGURA 31.19 Alargamento das extremidades costo condrais dos arcos costais formando o rosário raquítico.

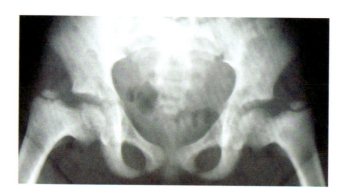

FIGURA 31.21 Alargamento metafisário e colo varo bilateral.

Osteomalacia

Osteomalacia é a forma adulta de raquitismo, tem etiologia diversificada. Adultos têm menor atividade metabólica óssea do que as crianças, por isso a formação de deformidades é menor.

Os sintomas mais frequentes são fadiga fácil, dor óssea periférica e fraqueza muscular.[12] Idosos com fraturas repetidas devem ser investigados para diagnóstico de osteomalacia. As radiografias podem apresentar as linhas de Milkman, a solução de continuidade transversal unicortical (linha de Looser) e alteração da textura dos ossos. Pode ocorrer fratura de estresse. Biópsia é importante para o diagnóstico.

Exames laboratoriais mostram hipocalcemia, hipofosfatemia e fosfatase alcalina aumentada, além de vitamina D diminuída. A osteomalacia pode ser induzida por tumores, como metástases de mamas, pulmão e próstata, mieloma múltiplo, leucemia e outros.[12]

Osteoporose

Conceito

Osteoporose é definida como uma diminuição da massa óssea, com alteração da microarquitetura e da qualidade do osso, diminuindo a resistência e predispondo às fraturas por trauma leve.[1,12]

Classificação

A osteoporose pode ser classificada em primária e secundária. A osteoporose primária ocorre por alterações internas do metabolismo ósseo[12] e pode ser didaticamente dividida em: osteoporose pós-menopausa ou tipo I; osteoporose senil ou tipo II; juvenil; adulto jovem; e da pré-menopausa. Podem ocorrer formas localizadas, como a osteoporose pós-imobilização na atrofia de Sudeck e a osteoporose transitória do quadril. A osteoporose secundária ocorre como consequência de doença que cursa com perda óssea. Pode ocorrer em endocrinopatias (diabetes, hiperparatiroidismo, tiroidopatias, hipogonadismo e outras); uso de medicamentos (corticoides, hidantoinatos, hidróxido de alumínio, imunodepressores, medicamentos pós-transplantes); hábitos de vida, como tabagismo, alcoolismo e sedentarismo; e doenças gastrintestinais, como intolerância à lactose e síndromes de má absorção. Ocorre também após tratamentos cirúrgicos para emagrecimento. A osteoporose também está presente nas colagenoses, como na osteogênese imperfeita, nos tumores ósseos primários – sendo mais comum o mieloma múltiplo – e em metástases osteolíticas. A osteoporose secundária por uso de corticoides ocorre com maior frequência, devendo-se ter especial atenção ao uso de doses de 4 mg ao dia ou mais, acima de três meses. A osteoporose masculina ocorre na frequência de 1:4, e relativamente às mulheres, os fatores de risco mais importantes são: hipogonadismo, tabagismo, alcoolismo e sedentarismo.

A divisão da osteoporose em tipos é didática; na maioria das vezes, não ocorrem formas isoladas, e esse entendimento é importante para a indicação do tratamento correto.

Diagnóstico

- **Diagnóstico clínico:** ocorrência de fatores de risco na história do paciente: fatores modificáveis são tabagismo, baixo peso (na infância e adolescência), sedentarismo, distúrbios alimentares, uso de corticoides, deficiência de cálcio e vitamina D. Fatores não modificáveis incluem sexo, cor (asiáticos são mais afetados, negros são mais resistentes). Dor lombar mecânica em mulher na pós-menopausa é sinal frequente. Perda de altura e retificação da lordose lombar, com dor iliocostal (atrito da costela com ilíaco).
- **Radiografias:** útil para diagnóstico das fraturas. A radiografia digital tem excelente nitidez para identificação das fraturas subclínicas. Importante para diagnóstico diferencial.

- **Densitometria óssea:** o exame de densitometria óssea por dupla estimulação por raios-X (DXA), feito na extremidade superior do fêmur e coluna, é padrão-ouro internacional auxiliar de diagnóstico. O exame do punho é utilizado quando existe impedimento de uso do fêmur e da coluna. É avaliada a quantidade mineral de cálcio existente nos ossos; a dupla estimulação por raios-X, com um feixe de baixa intensidade e outro de alta intensidade, faz a distinção entre partes moles e parte dura (osso). A referência estatística populacional é o valor alcançado pelo esqueleto em sua maturação (pico de massa óssea), alcançado em torno dos 25 a 27 anos de idade, e se mantém constante até os 40; é a chamada Faixa Jovem, o valor ideal que deveria ser mantido em toda a vida. a média de variação é denominada T-Score. A ocorrência de fraturas por trauma leve tem seu pico com T-Score igual ou menor a –2,5, daí o diagnóstico de osteoporose em densitometria (Quadro 31.3). Após os 40 anos de idade, ocorre uma perda óssea fisiológica anual, que aumenta na mulher na pós-menopausa, denominada de Faixa Etária no gráfico do exame; a média de variação é o Z-Score, que quando é igual ou menor a –2 é sugestivo de osteoporose secundária, porque, nesse caso, o exame demonstra que está ocorrendo uma "perda óssea" maior que a esperada com a faixa etária[1,2,12] (Figura 31.22 A e B).

Quadro 31.3 Diagnóstico da osteoporose.

Densitometria óssea – DXA

Normal em densitometria T-Score de 0 a –1

Baixa densidade mineral óssea ou osteopenia T-Score de –1 a –2,5.

Osteoporose em densitometria T-Score igual ou menor a –2,5.

Osteoporose grave: presença de fraturas por trauma leve em densidade mineral óssea igual ou maior a –2.5.

É importante que o clínico saiba avaliar a qualidade do exame e tenha informação sobre fatores de interferência no resultado do exame, que podem ser intrínsecos, como osteoartrose e implantes, e extrínsecos, como objetos junto ao corpo, por exemplo: botões, grampos, moedas e outros (Figura 31.23).

Exames laboratoriais

Exames bioquímicos são sugeridos para o diagnóstico de osteoporose e estão listados no Quadro 31.4. A grande utilidade é a identificação de causa secundária de osteoporose.

Série Ortopedia e Traumatologia – Fundamentos e Prática

A

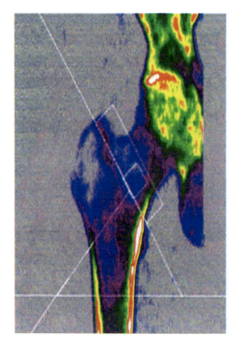

Imagem não utilizada para diagnóstico
0,75ma: Hi-Res médio DPXIQ 0,6x1,2nm 1,68nm
712362:411383 272.22:203.92:145.02
7gordura = 13,4 (1.365) ângulo do pescoço = 53

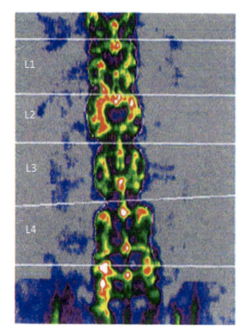

Imagem não utilizada para diagnóstico
0,75ma: Hi-Res médio DPXIQ 0,6x1,2nm 1,68nm
712362:411383 272.22:203.92:145.02
7gordura = 23,8 (1.344)

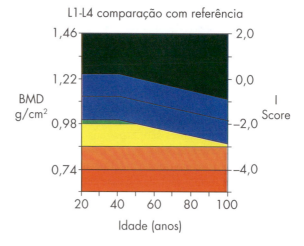

Região	BMD[1] g/cm²	Jovem-adulto[2] % T-score	Correspondência por idade[3] % Z-score
NECK	0,365	34 −5,4	43 −3,7
WARDS	0,213	22 −5,7	32 −3,5
TROCH	0,000	− −	− −
SHAFT	0,605	− −	− −
TOTAL	0,223	20 −6,7	24 −5,3

Região	BMD[1] g/cm²	Jovem-adulto[2] % T-score	Correspondência por idade[3] % Z-score
L1	0,652	56 −4,2	65 −2,9
L2	0,747	60 −4,1	69 −2,8
L3	0,614	50 −5,2	57 −3,9
L4	0,583	47 −5,5	54 −4,2
L1-L4	0,642	53 −4,8	60 −3,5

FIGURA 31.22 (A) Paciente masculino 47 anos de idade. T-Score -4,8 em coluna lombar, com Z-Score -3.5. Na extremidade superior do fêmur ocorre no colo femural (neck) com T-Score -5.4 e Z-Score -3,7. No fêmur total ocorre T-Score -6.7 e Z-Score -5.3. Este exame caracteriza baixa densidade mineral óssea em adulto jovem, compatível com osteoporose densitométrica com provavel causa para osteoporose secundária.

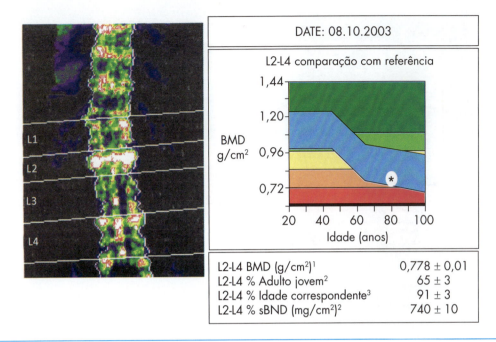

FIGURA 31.22 (B) Radiografia mostrando calcificação da aorta abdominal, achatamento grau III de Genant de L2. Exame DXA de coluna lombar evidencia o aumento da densidade mineral óssea em L2, devido ao artefato produzido pela fratura.

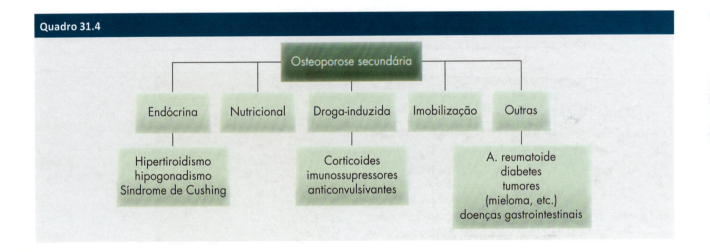

Quadro 31.4

Os exames em osteoporose primária são normais em sua maioria, com exceção para a vitamina D, com níveis inferiores ao normal, ocasionando hiperparatiroidismo secundário, com valor discretamente elevado do nível sérico do hormônio da paratiroide (HPT/PTH). O cálcio total está diminuído com hipoalbuminemia, ingestão diminuída, deficiência de absorção intestinal e falta de vitamina D. O hiperparatiroidismo primário é a causa mais frequente de hipercalcemia, seguido de neoplasias malignas, como o mieloma múltiplo. Hipocalciúria ocorre em hipoparatiroidismo, insuficiência renal, osteomalacia e uso de diuréticos tiazídicos.[1,2,4,12] Hipercalciúria ocorre em hipertiroidismo, hiperparatiroidismo primário com hipercalcemia, uso de furosemida e em doenças ósseas como doença de Paget e malignidades. A osteoporose masculina está associada com hipogonadismo, mesmo subclínico (valores de testosterona no último terço do normal). Há eletroforese de proteínas séricas com a visualização no proteinograma de uma proteína de base estreita, que é a proteína M (gamopatia monoclonal) associada ao mieloma.[12] A vitamina D, na forma 25 hidroxivitamina D (25OHD) deve ser avaliada em pacientes com osteoporose; no Quadro 31.5, destacamos os níveis séricos.

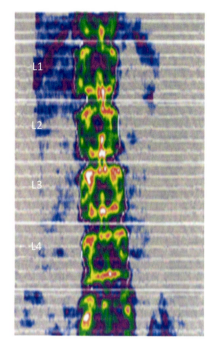
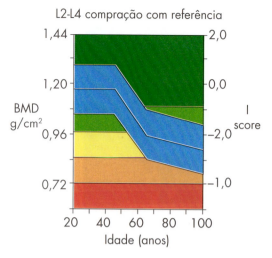

Região	BMD[1] g/cm²	Jovem adulto[2] % T-score	Correspondência por idade[3] % Z-score
L1	0,645	57 −4,0	78 −1,5
L2	0,701	58 −4,2	78 −1,7
L3	0,776	65 −3,5	86 −1,0
L4	0,693	58 −4,2	77 −1,7
L1-L4	0,724	60 −4,0	80 −1,5

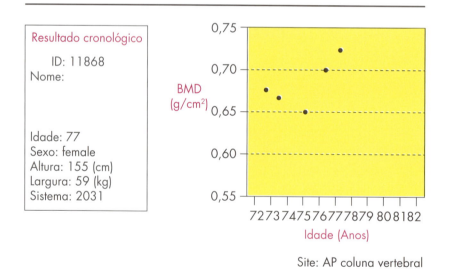

Resultado cronológico
ID: 11868
Nome:

Idade: 77
Sexo: female
Altura: 155 (cm)
Largura: 59 (kg)
Sistema: 2031

Site: AP coluna vertebral
Região: L2-L4

FIGURA 31.23 Exame DXA de coluna lombar e de quadril evidencia o aumento da densidade mineral óssea no tratamento contínuo.

Doenças Osteometabólicas

> **Quadro 31.5 Valores normais de vitamina D.**
>
> - Dosar sempre a 25 hidroxi vitamina D (250HD), 1,25 é a forma metabolizada.
> - Deficiência até ng/ml
> - Insuficiência de 21 a 29 ng/ml
> - Normal ou suficiente de 30 a 100 ng/ml
> - Dose de manutenção para adultos acima de 50 anos varia de 800 a 2000 u.i. por dia.
> - Para doses de ataque em insuficiência, deve-se ter uma avaliação clínica do paciente.

Os exames laboratoriais são úteis e necessários para a investigação de causas secundárias de osteoporose e diagnóstico diferencial. Além desses exames, podem ser utilizados os marcadores biológicos, originados de fatores locais do remodelamento ósseo. Há também os fatores de formação, como fosfatase alcalina óssea, osteocalcina e os propetídeos de procolageno tipo I N e C (P1NP e P1CP). Os marcadores da reabsorção são fosfatase ácida tártaro-resistente e fragmentos de pontes de colágeno tipo I (NTX I e CTX I), piridinolina e deoxipiridinolina.[12,20]

Os marcadores biológicos são úteis para o seguimento de uso dos medicamentos para tratamento da osteoporose e nos ensaios clínicos, porém não existe consenso para uso na clínica diária.[37] Em resumo, o diagnóstico correto da osteoporose deve se originar da visão do paciente como um todo e da devida utilização dos exames complementares de diagnóstico. O desfecho clínico da osteoporose é a fratura por trauma leve. Os fatores de risco são importantes na clínica para avaliar gravidade e diagnosticar osteoporose. Diversos algoritmos foram planejados para avaliar risco futuro de fratura projetado para dez anos, por meio de estudos estatísticos. Atualmente, está em uso o *Fracture Assessment Risk* (FRAX), que é um algoritmo baseado em computador (encontrado no *site* http://www.shef.ac.uc/FRAX) aprovado em diversos países, mas não no Brasil. Há uma associação entre os fatores de risco clínicos com a densidade mineral óssea para a indicação de tratamento.[38] É um método com limitações e críticas, e do ponto de vista prático, devemos avaliar o paciente, seus fatores de risco e seu estado clínico, junto com a densitometria óssea e outros exames complementares para o devido diagnóstico e a correta indicação de tratamento. Radiografias são importantes exames auxiliares de diagnóstico, e na Figura 31.24A e B a correlação entre a apresentação clínica e as radiografias pode ser vista.

Tratamento

O tratamento da osteoporose é multifatorial, podendo ser preventivo, com o uso de atividade física, nutrição com suplementação de cálcio e vitamina D e medicamentos quando necessário. O tratamento curativo é feito com medicamentos, nutrição adequada com suplementação de cálcio e vitamina e prevenção de quedas, como está demonstrado no Quadro 31.6. É importante atuar nos fatores de risco modificáveis.

Medicamentos de uso atual são divididos em dois grupos:

1. Inibidores da reabsorção óssea ou antirreabsortivos, que atuam diminuindo a atividade do osteoclasto (responsável pela reabsorção óssea) e reduzindo seu tempo de vida (apoptose) e atividade reabsortiva. Existem também os SERMS (inibidores dos receptores de estrógenos), e está em uso o cloridrato de raloxifeno, indicado para uso na osteoporose pós-menopausa, atuando na prevenção e no tratamento da osteoporose; a prevenção de fraturas vertebrais está documentada. Há pouca

> **Quadro 31.6 Pilares do tratamento da osteoporose.**

evidência para comprometimento de osso cortical. Bisfosfosnatos são o grupo de medicamentos aprovados para prevenção e tratamento, com documentação extensa de prevenção em fraturas vertebrais e não vertebrais. Alendronato 70 mg, com uso semanal; risedronato 35 mg, com uso semanal e 150 mg com uso mensal; e ácido zolendrônico 5 mg intravenoso, com uso anual, têm documentação comprovada para uso em homens e mulheres, e também em osteoporose induzida por corticoides. Ibandronato também é indicado para osteoporose pós-menopausa, com uso mensal de comprimidos de 150 mg e injeções endovenosas de 3 mg a cada três meses. Denosumabe é usado subcutâneo semestral. Os tratamentos em uso são demonstrados no Quadro 31.7.

Quadro 31.7 Medicamentos para tratamento da osteoporose	
Antireabsortivos – Inibem a reabsorção (Osteoclasto)	Anabólico ósseo – Ativa formação
Alendronato	Teriparatida (Derivado PTH)
Risedronato	
Ibandronato	
Ácido zoledrônico	
Raloxifeno (SERM)	
Denosumabe	

2. Anabólicos ou estimuladores da formação

O outro grupo é formado pelos anabólicos ou estimuladores da formação óssea. O medicamento desse grupo indicado para tratamento de osteoporose grave com fraturas múltiplas e/ou densidade mineral óssea baixa é a teriparatida, com uso diário subcutâneo durante dois anos, seguido de um antirreabsortivo.

A atividade física deve ser estimulada em todas as faixas etárias, programada de acordo com as condições físicas do paciente. A suplementação de cálcio e vitamina D deve ser constante em qualquer esquema de tratamento. A melhor indicação de tratamento depende da avaliação adequada das condições específicas dos pacientes e da facilidade de aquisição dos medicamentos. O médico deve conhecer os medicamentos que pretende receitar e discutir com pacientes e familiares qual a melhor opção a ser usada. No Quadro 31.8, há uma sugestão de como selecionar opções de acordo com os diferentes pacientes.

Quadro 31.8	
Utilizar idade e perfil de risco do paciente para escolha do medicamento a ser usado.	

Sugestões para orientação de conduta. O paciente deve ser corretamente avaliado.

- Menopausa recente em torno dos 50 anos: T.H. (prevenção), SERMS (Raloxifeno)
- Menopausa após os 50 anos e início dos 60 anos: SERMS, Bifosfonatos, Denosumabe e Ranelato
- Menopausa idosa, além dos 60 anos: Biofosfosnatos (SERMs), Denosumabe e Ranelato
- Osteoporose grave com faturas: Teriparatida
- Osteoporose em homens: Bisfosfonatos, considerar TR (testosterona), Tireparatida nas formas graves, Denosumabe e Ranelato
- Pacientes com baixa DMO (osteopenia), T-Score de –1 a –2,5, devem ser avaliados para tratamento

N.O.F. e Consenso Brasileiro 2002 recomendam tratamento em T-Score igual e abaixo de –2. ou T-Score –1,5 com fatores de risco, ou qualquer valor com fraturas por fragilidade.[39]

A osteoporose secundária deve ser sempre pensada com o paciente no consultório. No Quadro 31.9, é apresentada uma sugestão de doenças que causam osteoporose e exames auxiliares de diagnóstico.

Quadro 31.9 Baixo Z-score < 2: Avaliar causas secundárias de osteoporose
Hipogonadismo
- Deficiência estrogênica: história menstrual
- Deficiência testosterona: testosterona sérica
Vistamina D deficiência/má absorção intestinal
- Cálcio na urina de 24 horas
- 25-hidroxi vitamina D sérica
- PTH sérico
Hiperparatiroidismo primário: cálcio e PTH
Hipertiroidismo: TSH sérico
Hipercalciúria idiopática: cálcio na urina de 24 horas
Mieloma: eletroforese de proteínas séricas

Pesquisa de Osteoporose secundária deve ser sempre feita na presença em Densitometria Óssea de um Z-Score igual ou menor de -2. Exames laboratoriais são de suma importância para pesquisa de doenças que cursam com perda óssea.

A prevenção de quedas deve ser estimulada, para evitar a ocorrência de fraturas. O portador de fratura osteoporótica deve ter atenção especial tanto na avaliação pré-operatória como na técnica cirúrgica empregada, como demonstrado no Quadro 31.10.

Doenças Osteometabólicas

Quadro 31.10 Estratégias de prevenção de quedas

- Avaliação clínica integral do paciente
- Atividade física adequada
- Controle dos medicamentos
- Correção visual
- Reduzir ou eliminar os riscos domésticos
- Casa segura – site da SBOT

OSTEOPOROSE PSEUDOGLIOMA

A diminuição acentuada de massa óssea com fraturas múltiplas em crianças e adolescentes, associada com deficiência visual, caracteriza a osteoporose pseudoglioma.[40] Perda de função do gene LRP5 é a causa dessa doença, causando osteoporose grave na infância e adolescência.[41] Diagnóstico diferencial com osteogênese imperfeita é a deficiência visual ou cegueira.

CASO CLÍNICO

IDENTIFICAÇÃO

L. J. O., sexo masculino, nascido em 05 de outubro de 1967, em Goiânia/GO. Profissão: auxiliar de produção industrial. Consulta em 1º de dezembro de 2008.

HISTÓRIA CLÍNICA

Queixa de dor na coluna lombar. Início há cerca de cinco meses, após queda de uma escada de cerca de 1 metro de altura. Atendido em urgência, usou colete durante quatro meses. Refere ter tido fratura de coluna em acidente de trânsito há cerca de 10 anos. Como hábitos de vida, refere ser sedentário e diz que nunca praticou esportes regularmente. Fuma de 10 a 20 cigarros por dia. Não usa medicamentos de tempo prolongado, nem tem doenças crônicas. Bebe Coca-Cola, de um a dois litros por dia, há mais de dois anos. Mãe com osteoporose e fratura de fêmur. Pai e irmãos (três) sadios. Usa bicicleta como transporte ocasional de casa para o trabalho, porém diz usar mais o seu carro.

EXAME FÍSICO

- Marcha normal, discreto dorso curvo. Aparente hipotrofia muscular paravertebral dorsolombar.
- Dor lombar difusa transversa, com parestesias em membros inferiores.
- Sinal de Lasegne ausente bilateral.
- Dor referida à percussão digital dos processos espinhosos, lateral dos antebraços e tíbias.

EXAMES AUXILIARES DE DIAGNÓSTICO TRAZIDOS PELO PACIENTE

I. Radiografias: data de 5 de abril de 2008. Fratura grau II de Genant em L1 e L3. Porose óssea difusa.
II. Exames de densitometria óssea DXA – Equipamento Hologic de 10 de abril de 2008: coluna lombar L1-L4 com densidade mineral óssea (DMO) igual a 0,658 g/cm²; T-Score igual a -3,93; e Z-Score -3,82. No fêmur, colo femoral com DMO igual a 0,846 g/cm², com T-Score -1,18 e Z-Score -0,9; o fêmur total apresenta DMO igual a 0,912 g/cm² com T-Score -1,23 e Z-Score -0,79.
III. Exames solicitados
   - Dosagens séricas de cálcio total e iônico, fosfatase alcalina, ureia, creatinina e fósforo normais. Testosterona livre total com valores achados no último terço da referência normal. Foram dosados o hormônio da paratireoide (PTH/HTP) e TSH, com resultados normais.
   - Dosagens na urina de 24 horas: cálcio = 266 g/24 horas (normal de 60 a 220), Fósforo = 840 g/24 horas (normal 400 a 1.300).

Discussão do caso

A osteoporose primária no homem é mais tardia do que na mulher, iniciando-se nas idades acima de 65 anos, e em alguns estudos de referência, na idade de 70 anos. Nesse caso, trata-se de paciente jovem procurando consulta com 42 anos

---

CAPÍTULO 31

359

Série Ortopedia e Traumatologia – Fundamentos e Prática

de idade, e o exame de densitometria óssea demonstra osteoporose densitométrica, com Z-Score abaixo de -2, indicativo para pesquisa de causa secundária para osteoporose. Pelo fato de os resultados de testosterona livre e total estarem no último terço do normal, o paciente foi encaminhado para o urologista para pesquisa de possível hipogonadismo subclínico e possível reposição hormonal com testosterona. A associação dos fatores de risco apresentados: fratura de coluna lombar, uso habitual de bebida fosfatada, tabagismo, sedentarismo e mãe com osteoporose e fratura de fêmur é importante para o diagnóstico. Não é portador de nenhuma doença crônica osteopenizante. Concluímos no presente caso o diagnóstico final de osteoporose secundária.

Conduta

Na osteoporose masculina, estão indicados os bisfosfosnatos (alendronato, risedronato e ácido zolendrônico), a teriparatida, com estudos clínicos criteriosos aplicados ao sexo específico. A calcitonina também tem uso no homem. A teriparatida ocupa uma posição de destaque para uso em formas graves de osteoporose primária e também da secundária, induzida por corticoides. Discutindo com o paciente as diferentes opções de tratamento, optamos pelo uso da associação de alendronato 70 mg associado com vitamina D 2.800 u.i., em cápsula semanal, associado com suplementação de cálcio e vitamina D. A dose de vitamina D totalizou 800 u.i./dia, somando a dose contida na formulação do alendronato semanal, com a suplementação. Foi aconselhada atividade física de no mínimo três horas por semana com baixo impacto e suspensão dos fatores de risco – uso diário da bebida fosfatada e do cigarro. Após seis meses de tratamento, a repetição da dosagem de vitamina D estava em dose insuficiente, abaixo de 30 nanogramas/mL. Foi aumentada a dose diária para um total de 2.000 u.i./dia, tendo normalizado em seis meses, mantendo-se a medicação com alendronato 70 mg associado com 5.600 u.i. de vitamina D por semana (Fosamax D™ com 5.600 u.i. Vit. D). Os exames de densitometria óssea após dois anos mostram acentuada melhora, e o paciente refere estar se sentindo melhor em suas atividades diárias.

Conclusão

No presente caso, trata-se de osteoporose masculina, forma secundária em paciente jovem, cujo diagnóstico não deve ser baseado somente na densitometria. O melhor resultado foi obtido com a eliminação dos fatores de risco: sedentarismo, fumo e uso diário de bebida fosfatada. Os medicamentos atualmente aprovados para uso em pacientes do sexo masculino são: os bisfosfosnatos (alendronato, risedronato e o ácido zolendrônico. O ibandronato também pode ser utilizado); nos casos graves com fraturas por fragilidade óssea, a teriparatida (derivado do hormônio das paratiroides). É necessária a suplementação de cálcio e avaliar sempre que possível a dosagem de vitamina D. Existindo disponibilidade, marcadores biológicos de formação e reabsorção são úteis para avaliar a atividade da doença e efetividade do tratamento indicado.

REFERÊNCIAS BIBLIOGRÁFICAS

1. Guarniero R, Oliveira LG. Osteoporose: atualização no diagnóstico e princípios básicos para o tratamento. Rev Bras Ortop. 2004;39(9):477-85.

2. Oliveira LG, Guimarães MLR. Tecido ósseo – estrutura e função. Clin Ortop. 2003;4(2):243-51.

3. Cook SD, Dalton JE, Barrack RL. Biomechanics & Biomaterials. In: Skinner H. Current diagnosis & treatment in orthopaedics. Connecticut: Appleton & Lange, 1995. p.1-25.

4. Compston JE. Bone Marrow and bone: a functional unit. J Endoc. 2002;173:387-94.

5. Lane JM, Riley EH, Wirganowicz PZ. Osteoporosis: Diagnosis and Treatment. J Bone Joint Surg [Am]. 1996;78-A;618-32.

6. BLACK, D.M. et al. The effects of parathyroid hormone and alendronate alone or in combination in postmenopausal osteoporosis. N Engl J Med, v. 349, p. 1207-15, 2003.

7. BOWERS, G.N.; BRASSARD, C.; SENA, S.F. Measurement of ionized calcium in serum with ion-selective electrodes: a mature technology that can meet daily service needs. Clin Chem, v. 32, p. 1437-47, 1986.

8. BROSSARD, J.H. et al. Accumulation of a non-(1-84) molecular form of parathyroid hormone (PTH) detected by intact PTH assay in renal failure:importance in the interpretation of PTH values. J Clin Endocrinol Metab, v. 81, p. 3923-9, 1996.

9. Bouxsein ML, Seeman E. Quantifying the material and structural determinants of bone strength. Best Pract Res Clin Rheumatol. 2009 Dec;23(6):741-53.

10. Compston J. Bone quality: what is it and how is it measured?/ Qualidade óssea: o que significa e como mensurá-la? Arq. bras. endocrinol. Metab. 2006;50(4):579-85.

11. Ducher G, Bass S, Karlsson MK. Growing a healthy skeleton: the importance of mechanical loading in Primer on the metabolic bone diseases and disorders of mineral metabolism, 7th ed. (Editado por: Rosen CJ). II New York: American Society for Bone Mineral Research, 2009. p.86-9.

12. Oliveira LG. Osteoporose, Guia de Diagnostico, Prevenção e Tratamento. Rio de Janeiro: Liv. Ed. Revinter Ltda, 2002.

13. Beighton P. The syndromic status of sclerosteosis and van Buchem disease. Clin Genet. 1984;25(2):175-81.

14. Mankin HJ. Metabolic Bone Disease. J Bone Joint Surg. 1994;76A(5):760-88.

15. Saraiva GL, Cendoroglo MS, Ramos LR, et al. Prevalência da deficiência, insuficiência de vitamina D e hiperparatiroidismo secundário em idosos institucionalizados e moradores

na comunidade da cidade de São Paulo, Brasil. Arq Bras Endocrinol Metab. 2007;51(3):180-95.

16. Mendonça DU, Lobão RRS Car AB. Revisão: Hiperparatiroidismo secundário – visão atual de aspectos fisiopatológicos e clínicos. J Bras Nefrol. 2002;24(1):48-55.

17. Griz L, Caldas G, Bandeira F, et al. Doença de Paget – Projeto Diretrizes, Associação Médica Brasileira e Conselho Federal de Medicina, setembro 2004.

18. Lyless KW, Siris ES, Singer FR, et al. A Clinical Approach to Diagnosis and Management of Paget's Disease of Bone. J Bone Min Res. 2001;16(8):1379-87.

19. Griz L, Caldas C, Bandeira C, et al. Paget's Disease of Bone. Arq Bras Endocrinol Metab. 2006;50/4:814-22.

20. Vieira JGH. Diagnóstico laboratorial e monitoramento das doenças osteometabólicas. J Bras Patol Med Lab. 2007;43(2):75-82

21. Griz L, Caldas G, Bandeira C, et al. Paget's Disease of Bone/ Doença de Paget Óssea. Arq Bras Endocrinol Metab. 2006;50/4:814-22.

22. Grauer A, Heichel S, Knaus J, et al. Ibandronate treatment in Paget's disease of bone. Bone. 1999;24(suppl.5):87S-9.

23. Marini JC. Osteogenesis Imperfecta. In: Rosen JR, Compston JE, et al. Primer on the Metabolic Bone Diseases and Disorders of Mineral Metabolism. 7.ed. New York: American Society for Bone Mineral Research, 2008. p.446-50.

24. Assis CA, Plotkin H, Glorieux FH, et al. Osteogenesis imperfecta: novos conceitos. Rev Bras Ortop. 2002;37(8):323-7.

25. Hruska KA, Mathew S. Chronic Kidney Disease Mineral Bone Disorder. In: Rosen JR, Compston JE, et al. Primer on the Metabolic Bone Diseases and Disorders of Mineral Metabolism. 7.ed. New York: American Society for Bone Mineral Research, 2008. p.343-9.

26. Portaria SAS/MS Nº69 de 11 de fevereiro de 2010 - Osteodistrofia renal. [Internet] [Acesso em 04 mar 2017]. Disponível em: www.saude.mg.gov.br

27. Carvalho AB. Osteodistrofia Renal, Aspectos Fisiológicos e Clínicos. Clin Ortop. 2003;4(2):339-46.

28. Whyte MP. Heritable metabolic and dysplastic bone diseases. Endocrinol Metabol Clin North Am. 1990;19:163-73.

29. McEvoy GK. Unclassified therapeutic agents. In: American Hospital Formulary Service (AHFS) Drug Information. Bethesda: Library of Congress, 2000. p.3399-403.

30. Da Ponte FM, Garcia Filho RJ, Hadler MB, et al. Avaliaçao do tratamento ortopédico no myeloma multiplo. Rev Bras Ortop. 2002;37(5):162-70.

31. Whyte MP. Sclerosing Bone Disorders. In: Rosen JR, Compston JE, et al. Primer on the Metabolic Bone Diseases and Disorders of Mineral Metabolism. 7.ed. New York: American Society for Bone Mineral Research, 2008. p.412-23.

32. Beals RK, Horton W. Skeletal Dysplasias: An Appraoach to Diagnosis. J Am Acad Orthop Surg. 1995;3:174-81.

33. Penna V, Chung WT, Tanaka MH, et al. Doença de Camurati-Engelman – Relato de caso. Rev Bras Ortop. 1998;33(3):239-41.

34. Magalhães TJS, Rotbande I, Cavalcante AL, et al. Picnodisostose. Rev Bras Ortop. 1998;33(9):749-52.

35. Cruz R, Nunes ALS, Fortuna HMP, et al. Síndrome de Proteus: relato de dois casos e revisão da literatura. Rev Bras Ortop. 1999;34(4):299-303.

36. Carneiro TCB. Raquitismo Clinica Ortopédica. 2003;4(2):331-7.

37. Szulc P, Delmas PD. Biochemical Markers of Bone Turnover in Osteoporosis. In: Rosen JR, Compston JE, et al. Primer on the Metabolic Bone Diseases and Disorder of Mineral Metabolism. 7.ed. New York: American Society for Bone Mineral Research, 2008. p.174-9.

38. Lewieck EM. Fracture Risk Assessment in Clinical Practice: T-Scores, FRAX, and Beyond. Clinic Rev Bone Miner Metab. 2010;8:101-12.

39. Pinto Neto AM. Grupo Multidisciplinar: Consenso Brasileiro de Osteoporose 2002. Rev Bras Reumatol. 2002;42(6):343-54.

40. McDowell CL, Moore JD. Multiple fractures in a child: the osteoporosis pseudoglioma syndrome. J Bone Joint Surg Am. 1992;74:1247-9.

41. Levasseur R, Lacombe D, de Vernejoul MC. LRP5 mutations in osteoporosis-pseudoglioma syndrome and high-bone-mass disorders. Joint Bone Spine. 2005 May;72(3):207-14.

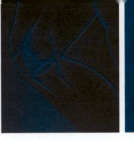

Tumores Ósseos Benignos

Maurício Etchebehere

INTRODUÇÃO

Os tumores ósseos benignos são frequentes e têm apresentações clínicas variadas. Variam de uma lesão de achado casual, sem significado clínico, como os fibromas não ossificantes, até lesões agressivas, como o tumor de células gigantes. Não existem estudos epidemiológicos seguros sobre a sua prevalência, pois muitos indivíduos nunca saberão da existência das pequenas lesões assintomáticas.[1] As mais encontradas no esqueleto são as lesões pseudotumorais, como defeitos fibrosos corticais, fibromas não ossificantes, cistos ósseos simples e displasia fibrosa. Entretanto, ao se considerar apenas as lesões tumorais, excluindo-se as pseudotumorais, as mais prevalentes são as lesões cartilaginosas, o osteoma osteoide e o tumor de células gigantes. A faixa etária mais acometida é a de adolescentes e adultos jovens, mas há lesões que acometem crianças e indivíduos acima de 40 anos. Pessoas acima de 70 anos raramente são portadoras de lesões benignas, a não ser que essas lesões já os acompanhem há anos, como é o caso dos portadores de condromatoses múltiplas e displasia fibrosa. Qualquer osso pode ser acometido por uma lesão benigna. Algumas lesões têm prevalência em ossos específicos. Um exemplo é o osteoma osteoide frequentemente encontrado no terço proximal do fêmur. Outro exemplo é o cisto ósseo simples, comum no úmero e no fêmur proximal. Porém, o local mais envolvido por tumores ósseos benignos é o terço proximal da tíbia, terço distal do fêmur e o úmero proximal. Esses são os mesmos locais onde o envolvimento primário por tumores malignos é maior. Isso faz com que um estudo meticuloso dessas lesões tenha que ser realizado, pois um tratamento mal indicado pode comprometer de forma acentuada e irreversível a função do membro e até mesmo a vida do paciente.

DIAGNÓSTICO

O diagnóstico de uma lesão óssea baseia-se em quatro parâmetros. O quadro clínico, a radiografia simples, os exames complementares e o exame anatomopatológico. A radiografia é colocada fora da lista dos exames complementares, pois é fundamental na análise de uma lesão óssea. Por vezes, pacientes são encaminhados para especialistas sem uma radiografia simples, mas já com exames complementares – que, como o próprio nome diz, são apenas complementares. Existem situações em que isso é inevitável, como nos casos de pacientes que fazem estudos com ressonância magnética de joelho para investigação de dor, quando é encontrada uma lesão cartilaginosa metadiafisária que não era visível na radiografia inicial. Mas há casos em que não é feita a radiografia inicial. Não é raro o ortopedista experiente e assessorado por bons radiologistas utilizar apenas o quadro clínico e a radiografia simples para definir uma conduta conservadora, racionalizar a solicitação de exames complementares e até indicar um tratamento cirúrgico. Tudo isso sem submeter o paciente a uma biópsia desnecessária e por vezes até contraindicada.

O diagnóstico de uma lesão óssea é por vezes desafiador e necessita de tempo, discussão, conhecimento técnico e amadurecimento da equipe. Por vezes, é necessário que o ortopedista sente ao lado do radiologista e do patologista para discutir imagens e lâminas. No mundo da medicina exercida em demanda, essa é uma situação cada vez mais complicada para quem pratica a medicina isoladamente em seu consultório ou nos volumosos ambulatórios dos serviços públicos. Por isso, as reuniões para discussão de casos com toda a equipe ou a presença de radiologistas e patologistas nos ambulatórios torna-se muito importante para facilitar esse contato, bem como para definir a conduta técnica. As reuniões são uma fonte preciosa de aprendizado e reciclagem.

QUADRO CLÍNICO

Os tumores ósseos benignos têm apresentação clínica variada. Isso decorre da multiplicidade de tipos histológicos associados à localização no esqueleto. A manifestação clínica varia de nenhuma até um quadro de dor intensa associada a um grande aumento de volume com impotência funcional.

Na maior parte dos casos de tumores que causam algum tipo de queixa, esta é relacionada a dor e/ou aumento de volume. Mas é importante notar que o aumento de volume deve ser muito lento, praticamente imutável ao longo de meses, como o que ocorre nos osteocondromas. Nos casos em que há aumento rápido de volume, da ordem de semanas, a hipótese de uma lesão maligna é mais provável. Mas há tumores benignos, como o tumor de células gigantes, que podem causar grande aumento de volume em meses ou até anos. Também há tumores malignos que apresentam aumento de volume lento. Esse é o caso dos condrossarcomas de baixo grau e osteossarcomas justacorticais.

Nos tumores benignos, a queixa do paciente pode variar de semanas até anos. Além de avaliar o aumento de volume, a análise minuciosa das características da dor é fundamental, pois pode sugerir diagnósticos específicos. Um exemplo clássico é o da criança portadora de osteoma osteoide, que por semanas ou meses sente dor dia e noite com piora noturna, percebe remissão total do quadro com uso de anti-inflamatórios não hormonais e retorno da dor no mesmo nível horas depois do uso da medicação.

Em outras situações, a dor é meramente mecânica, como em um osteocondroma do terço distal do fêmur que causa irritação das estruturas tendíneas próximas. Por vezes, o médico depara-se com uma lesão óssea durante a investigação de um membro doloroso. Entretanto, frequentemente as lesões ósseas não são a causa da dor. Um exemplo comum é o encondroma que acomete o úmero proximal em um paciente com tendinopatia do manguito rotador. Na maioria dos casos, a dor é devida à doença do manguito. Na dúvida, a infiltração com anestésico subacromial pode elucidar o caso. Caso haja remissão da dor com a infiltração, o encondroma não é a causa da dor.

Radiografia

As radiografias não são exames complementares. A análise criteriosa de uma radiografia de boa qualidade pode evitar que procedimentos desnecessários sejam indicados. A lesão deve ser analisada em relação a sua forma, trabeculação, tipo de reação periostal e tipo de matriz.[2] Os tumores benignos são menores que os malignos e apresentam forma geográfica com uma reação de osso esclerótico ao seu redor (Figura 32.1). Quando menos agressiva for a lesão, maior será a reação esclerótica. A trabeculação no interior ou ao redor de uma lesão pode ser característica. O maior exemplo é de um hemangioma no corpo de uma vértebra que apresenta trabeculações verticais grosseiras com aspecto de estrias ou tecido canelado (Figura 32.2).

Quando presentes, as reações periostais também indicam a agressividade de um tumor. Elas podem ser espiculadas, lamelares e abauladas (insuflativas). Apesar de não ser exclusivo dos tumores benignos, o abaulamento ósseo (Figura 32.3) é mais frequente nas lesões benignas. As reações lamelares e espiculadas são mais observadas nos tumores malignos. O abaulamento é o resultado da erosão do endósteo e deposição do periósteo. Esse é um processo mais lento e, por isso, mais propenso a acorrer nas lesões benignas.

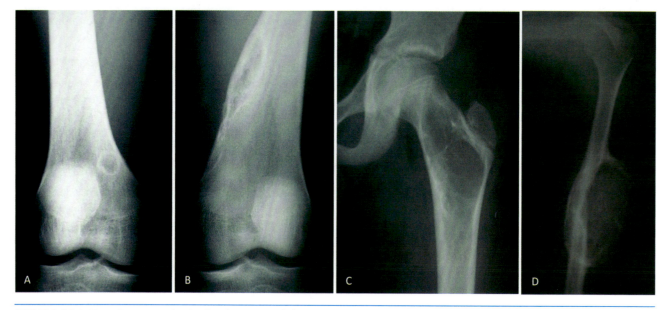

FIGURA 32.1 Estadiamento das lesões benignas. **(A)** Lesão benigna latente (B1). Radiografia do fêmur distal com lesão geográfica pequena com bordas escleróticas, em um defeito fibroso cortical. **(B)** Lesão benigna ativa (B2). Outro defeito fibroso ou fibroma não ossificante. Formato geográfico, mais alongado, também com bordas escleróticas e causando discreto abaulamento da cortical femoral medial. **(C)** Outra lesão benigna ativa (B2). Cisto ósseo simples no fêmur proximal. Causa afilamento das corticais do fêmur proximal sem destruí-las. **(D)** Exemplo de lesão benigna agressiva (B3). Cisto ósseo aneurismático na diáfise do úmero. Há destruição da cortical do úmero com envolvimento de partes moles. Há levantamento periostal formando triângulo de Codman proximal e distal ao tumor.

Tumores Ósseos Benignos

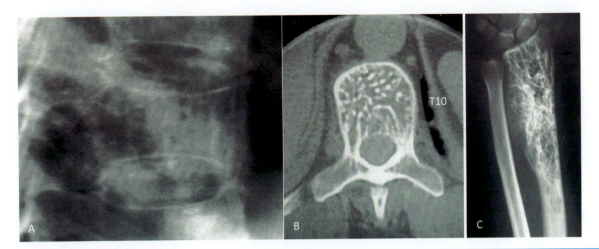

FIGURA 32.2 Trabeculado característico dos hemangiomas. **(A)** Radiografia em perfil do corpo de uma vértebra torácica apresentando aspecto trabeculado vertical grosseiro. **(B)** Corte axial de uma tomografia computadorizada da mesma vértebra torácica apresentando aspecto de paliteiro típico dos hemangiomas. **(C)** Hemangioma do rádio distal com aspecto mais agressivo. Observa-se abaulamento ósseo e estrias na periferia.

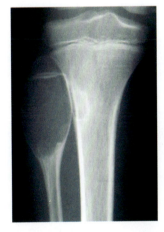

FIGURA 32.3 Cisto ósseo aneurismático (B3) da fíbula proximal e defeito fibroso cortical (B1) na tíbia proximal medial. Observa-se abaulamento da fíbula proximal. Na porção distal do tumor, há reação periostal lamelar. Na tíbia, o defeito fibroso não causa reação e tem bordas escleróticas.

O tipo de matriz dá pistas importantes. Ela pode ser calcificada ou ossificada, mas em muitos casos pode não haver qualquer matriz. As matrizes com calcificações floculadas em anéis e semianéis são comuns nas lesões cartilaginosas, como os encondromas (Figura 32.4A). Quanto mais calcificada uma lesão cartilaginosa, menor será sua agressividade. As matrizes ossificadas (Figura 32.4B) nos tumores benignos ocorrem nos osteomas e eventualmente nos osteoblastomas. Muitas lesões não apresentam matriz e tem aspecto puramente radiolucente (Figura 32.4C).

Além desses aspectos, a localização da lesão no osso deve ser levada em consideração.[2] Diversos tumores, benignos e malignos, ocorrem em localizações típicas dentro de um osso. Isso deve ser analisado tanto no plano transversal como lon-

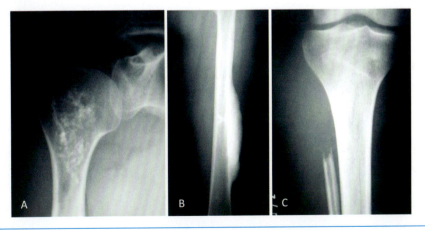

FIGURA 32.4 Tipos de matrizes. **(A)** Matriz calcificada em um encondroma acometendo o úmero proximal. Observar o aspecto floculado das calcificações, com áreas arredondadas que, por vezes, têm aspecto de anel ou semianel. **(B)** Matriz ossificada de osteoma da diáfise do fêmur. **(C)** Tumor de células gigantes destruindo a fíbula proximal sem a presença de matriz.

Série Ortopedia e Traumatologia – Fundamentos e Prática

gitudinal, levando em consideração o centro da lesão. No plano transversal, os tumores podem ser medulares (centrais ou excêntricos), corticais e justacorticais. No plano longitudinal, podem ser diafisários, metafisários ou epifisários. Nos ossos planos, as regiões próximas das articulações podem ser consideradas as áreas epifisárias, e o mesmo ocorre com os ossos do carpo e metacarpo. Portanto, nesses locais existe predominância de tumores que acometem as epífises.

Com relação à sua distribuição no esqueleto, os tumores benignos frequentemente apresentam-se como lesões únicas e com predominância da região do joelho. Quando são múltiplas, as lesões benignas estão associadas a síndromes hereditárias ou congênitas, como osteocondromatose múltipla, encondromatose múltipla e displasia fibrosa poliostótica. Entretanto, há tumores benignos com predomínio em ossos específicos como osteoma osteoide no fêmur proximal, hemangioma no corpo vertebral e osteoblastoma no arco vertebral posterior. Exemplos de tumores benignos mais comuns e suas características radiográficas estão no Quadro 32.1.

Quadro 32.1 Resumo das características radiográficas mais típicas das lesões benignas mais frequentes.

Lesão benigna	Formato	Parâmetro radiográfico							Característica especial
		Tamanho	Bordas	Reação periostal	Matriz	Trabéculas	Localização no osso		
							Transversal	Longitudinal	
Osteoma	Geográfico	Enostótico Pequeno, menos de 1 cm	Bem delimitadas	Nenhuma	Ossificada	Ausentes	Medular central ou excêntrica. Eventualmente de superfície.	Metáfise	
Osteoma osteoide	Geográfico	Pequeno, até 1,5 cm	Bem delimitadas	Sólida com esclerose intensa	Calcificação central ou nenhuma	Ausentes	Cortical	Metáfise e diáfise	
Osteoblastoma	Geográfico	Maior do que 2 cm	Escleróticas	Abaulamento	Calcificada a ossificada	Transversas	Medular excêntrico	Metáfise	Arco vertebral posterior
Encondroma	Geográfico	Variável	Mal ou bem delimitado	Nenhuma ou pequeno abaulamento nos ossos das mãos	Calcificações em flocos	Ausentes	Medular central	Metadiafisário	Mínima erosão de endósteo
Osteocondroma	Exostose	Variável	Não se aplica	Nenhuma	Nenhuma ou pouca calcificação da capa	Ausentes	Cortical	Metafisário	Continuidade do osso esponjoso da exostose com o da metáfise
Condroma periostal	Exostose	2 a 3 cm	Mal delimitado	Levantamento sólido ao redor	Nenhuma ou calcificações	Ausentes	Superfície	Diafisário	Não há formação de exostose com osso esponjoso
Condroblastoma	Geográfico	2 a 5 cm	Bem delimitadas	Nenhuma	Nenhuma ou poucas calcificações	Ausentes	Medular excêntrico	Epifisário	
Defeito fibroso cortical	Geográfico alongado	1 a 2 cm	Escleróticas	Nenhuma	Nenhuma	Circulares	Cortical	Metafisário	
Fibroma condromixoide	Geográfico	3 a 5 cm	Esclerose	Abaulamento	Calcificações	Circulares	Medular excêntrico	Metáfise	Muito frequente na tíbia
T. células gigantes	Geográfico	Mínimo 5 cm	Mal delimitado	Nenhuma ou abaulamento	Nenhuma	Ausentes	Medular excêntrico	Metafisário com extensão epifisária	
Cisto ósseo aneurismático	Geográfico	Variável	Bem delimitado	Nenhuma ou abaulamento	Nenhuma	Transversas	Medular excêntrico	Metafisário ou diafisário	
Histiocitose de células de Langerhans	Geográfico	2 cm	Mal delimitado	Lamelar	Nenhuma	Ausentes	Medular central	Diafisário	Vértebra em moeda
Hemangioma	Sem forma definida na radiografia	2 cm	Mal delimitado	Nenhuma		Longitudinais	Medular central	Metáfise ou corpo da vértebra	

366 ORTOPEDIA DO ADULTO

VOLUME 1

Exames complementares

Os exames complementares são utilizados com grande frequência na avaliação das lesões ósseas. Entretanto, na maioria das vezes, a radiografia continuará a ser o método mais eficaz para determinar as características da maioria das lesões ósseas. Se a interpretação da radiografia é difícil, a ajuda do radiologista é fundamental.

O médico deve se perguntar qual é o objetivo da realização de um exame complementar. Ou seja, qual informação se deseja extrair do estudo. Exemplos de tipos de dúvidas que se pode tirar com os exames complementares são: se a lesão é sólida ou cística; se é bem hidratada; qual os seus limites; se apresenta metabolismo aumentado; se é única ou múltipla. Caso o solicitante não saiba porque está solicitando o estudo, então poderá ficar ainda mais confuso com o resultado.

Por isso, é fundamental a interação entre os imagenologistas, clínicos e cirurgiões, para obter o máximo de cada estudo e evitar sua repetição desnecessária, que gera estresse ao paciente, perda de tempo e ainda encarece o sistema de saúde.

A seguir, os exames complementares mais frequentes e o objetivo mais comum de sua solicitação.

Ressonância magnética (RM)

É um dos exames mais solicitados. Nas lesões mal delimitadas e naquelas que romperam a cortical, é importante para determinar os limites do tumor. Define se as lesões são bem hidratadas, como nos casos dos cistos e tumores cartilaginosos. O uso do contraste diferencia se uma lesão hidratada é cística ou sólida. A RM pode fazer o diagnóstico de cisto ósseo aneurismático sem necessidade de biópsia (Figura 32.5). O exame define com mais precisão se há erosão do endósteo e qual o seu grau em lesões cartilaginosas. Mede também com precisão a espessura da capa cartilaginosa de um osteocondroma. A sua maior limitação é na avaliação do osteoma osteoide devido ao grande edema que esse tumor causa. Nessa situação, pode haver confusão com osteomielite e lesões malignas.

Cintilografia óssea trifásica

A cintilografia óssea com metilenodifosfonado (MDP) marcado com tecnécio 99 (TC^{99M}) na avaliação de uma lesão óssea deve ser completa, ou seja, nas três fases: fluxo, equilíbrio e tardia (Figura 32.6). O objetivo é avaliar se a lesão é única e qual a atividade metabólica da lesão. Quanto maior o fluxo, o equilíbrio e a atividade tardia da lesão, maior será sua agressividade. A limitação da cintilografia óssea está relacionada a lesões puramente líticas que não apresentam atividade osteoblástica, que é a base para a captação do MDP-TC^{99M} na fase tardia. Isso pode ocorrer em alguns casos de histiocitose de células de Langerhans. A baixa resolução anatômica também era uma limitação, superada com os novos equipamentos, que têm uma tomografia computadorizada associada a uma câmara de cintilação. Esses equipamentos são chamados de SPECT/CT. A fusão das imagens cintilográficas com as imagens tomográficas dá resolução anatômica precisa de pequenas lesões no esqueleto (Figura 32.7). Além de avaliar a atividade da lesão, a cintilografia permite definir se a lesão é única ou múltipla. Mesmo para lesões benignas, há interesse na obtenção dessa informação, como nos casos de displasia fibrosa.

A cintilografia óssea é um método muito interessante para rastrear lesões, pois tem um valor preditivo negativo muito alto, ou seja, se o estudo é normal, é provável que o paciente não apresente um tumor. Isso é especificamente interessante na investigação da dor em crianças com suspeita de um osteoma osteoide e que apresentam radiografias normais.

Tomografia computadorizada (TC)

A grande vantagem da TC é que o estudo do esqueleto é extremamente preciso. Isso é especialmente verdadeiro depois do uso dos equipamentos helicoidais com múltiplos

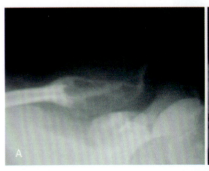
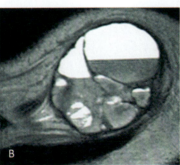
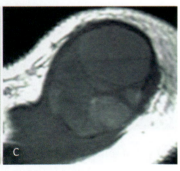

FIGURA 32.5 Cisto ósseo aneurismático da clavícula. **(A)** Radiografia da clavícula com lesão agressiva no terço distal da clavícula com levantamento periostal proximal. No interior do tumor, há traves ósseas formando estrias. Não há formação de matriz. **(B)** Corte coronal de RM com ponderação sensível à água, em que são visualizados vários níveis líquidos característicos do cisto ósseo aneurismático. **(C)** Corte coronal de RM ponderado em T1. Notar o baixo sinal do tumor, o que dificulta a visualização dos níveis líquidos.

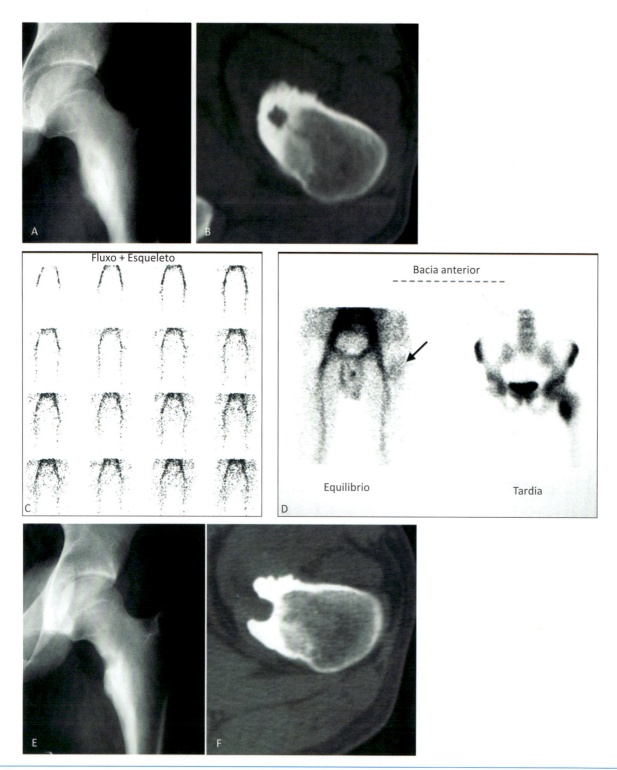

FIGURA 32.6 Osteoma osteoide do fêmur proximal. **(A)** Radiografia do fêmur proximal com extensa esclerose óssea na porção medial rodeando uma pequena área radiolucente correspondente ao nicho do osteoma osteoide. **(B)** Corte axial da tomografia computadorizada. Aspecto típico do nicho do osteoma osteoide rodeado por osso esclerótico. **(C)** Fluxo sanguíneo de uma cintilografia óssea trifásica com MDP – TC^{99M} sem alteração significativa. **(D)** Fase de equilíbrio da cintilografia óssea trifásica com aumento na região correspondente ao fêmur proximal (seta). **(E)** Fase tardia da cintilografia óssea trifásica com intensa captação focal no fêmur proximal. **(F)** Radiografia após a ressecção intralesional do nicho. **(G)** Tomografia computadorizada de controle demonstrando a ressecção intralesional do nicho.

Tumores Ósseos Benignos

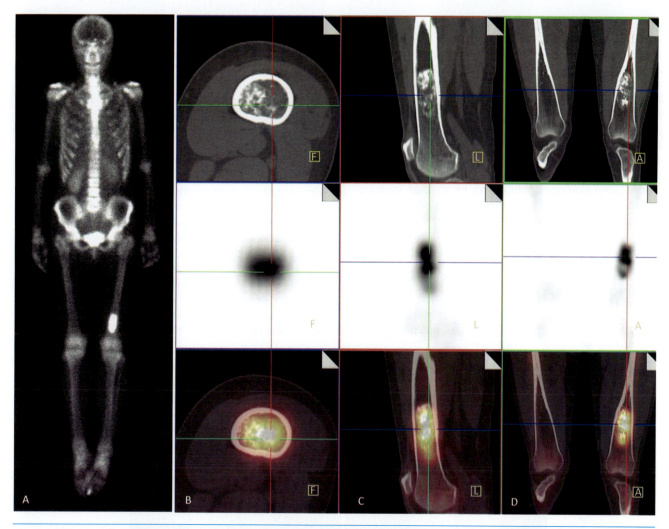

FIGURA 32.7 Cintilografia óssea com SPECT/CT de um paciente portador de um encondroma do fêmur distal esquerdo. **(A)** Imagem tardia da cintilografia óssea trifásica com aumento de captação na região diafisária distal do fêmur esquerdo. **(B)** Cortes axiais de tomografias da cintilografia (SPECT) e fusão com cortes axiais de tomografia computadorizada (CT). **(C)** Reconstrução do SPECT/CT no plano sagital. **(D)** Reconstrução do SPECT/CT no plano frontal.

canais. As reconstruções do volume adquirido podem ser realizadas em qualquer plano e em três dimensões. Entretanto, a avaliação de partes moles obtida pela TC ainda é indiscutivelmente inferior à da RM. Dentre as diversas indicações da TC nas lesões ósseas benignas, as mais comuns são: hemangiomas de corpo vertebral (Figura 32.2B), osteoma osteoide (Figura 32.6) e planejamento cirúrgico nas ressecções de osteocondromas.

Biópsia e exame anatomopatológico (AP)

O exame anatomopatológico é o último feito na investigação dos tumores do esqueleto. Frequentemente é desnecessário para o diagnóstico dos tumores ósseos benignos. Só está indicado para tumores benignos se a conduta se alterar, na dependência do laudo do exame anatomopatológico. Isso significa que se o tratamento não se alterar com o resultado do AP, então a biópsia provavelmente é desnecessária. Nos casos necessários, a biópsia deve ser realizada pela equipe que está habituada com a abordagem dos tumores do aparelho locomotor. Alguns pontos variam de serviço para serviço. De uma forma geral, a preferência é pelas biópsias percutâneas com trefinas ou agulhas do tipo *core*. São procedimentos realizados com técnica menos invasiva possível e sempre na linha da provável via de acesso de uma futura ressecção. As agulhas só podem ser usadas para lesões com envolvimento de partes moles ou quando não há resistência óssea a ser vencida. O procedimento pode ser realizado no serviço de radiologia com anestesia local. Se houver necessidade de perfuração do osso, a preferência é o uso da trefina no centro cirúrgico, com anestesia geral ou bloqueio. A definição de quem realizará o procedimento depende de cada equipe. As biópsias com agulhas e guiadas por ultrassonografia ou TC por médicos radiologistas são rotina. Entretanto, deve haver um bom entrosamento entre o ortopedista e o radiologista. Caso isso não ocorra, é recomendável que o ortopedista esteja junto com o radiologista durante o procedimento indicando a via de acesso, realizando ou auxiliando o procedimento. A presença do médico patologista para executar a congelação ou *imprint* das amostras dá certeza da retirada de material significativo da lesão, mas essa técnica não deve ser usada para concluir o diagnóstico. O diagnóstico só pode ser efetivado com a análise dos blocos de parafina por um médico patologista com experiência em lesões ósseas. Se o patologista não estiver presente no momento da biópsia, as amostras devem ser colocadas em solução de formol a 10%, e as informações no pedido do AP devem ser detalhadas, com idade, localização, características radiográficas e hipóteses diagnósticas.

Diagnóstico diferencial

Os principais diagnósticos diferenciais de um tumor ósseo são: infecções, doenças inflamatórias, doenças degenerativas, infartos ósseos, fraturas e doenças osteometabólicas (Figura 32.8). Não é raro chegar até o ponto de fazer uma biópsia no paciente para poder concluir um diagnóstico. Porém, as biópsias devem ser indicadas com muito critério, e o estudo anatomopatológico deve ser conduzido por um patologista com afinidade com patologia óssea.

Os exames laboratoriais, na presença de tumores benignos, raramente se alteram. Não há presença de febre. Por isso, caso haja alteração de provas inflamatórias ou hemograma, os prováveis diagnósticos são infecções e tumores malignos. Os tumores ósseos benignos são monostóticos, com exceção da displasia fibrosa, histiocitose de células de Langerhans, encondromatose e osteocondromatose. Na presença de lesões múltiplas, não enquadradas nas exceções, deve-se direcionar o diagnóstico para tumores malignos, doenças osteometabólicas ou osteomielite multifocal.

Como rotina, deve-se primeiro definir se a lesão é neoplásica ou não. Sendo neoplásica, definir se é benigna ou maligna. E sendo benigna, determinar a sua agressividade. A partir daí, poderá ser instituído o tratamento adequado, evitando-se situações catastróficas. No diagnóstico diferen-

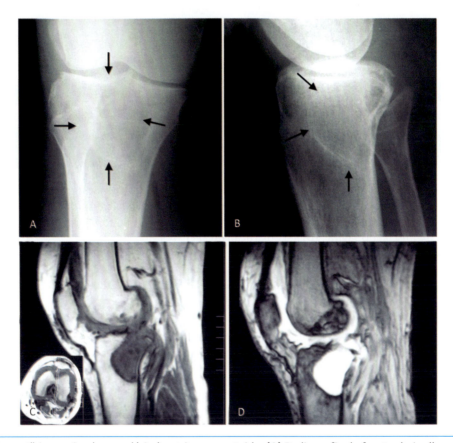

FIGURA 32.8 Cisto na tíbia proximal secundário à artrite reumatoide. (A) Radiografia de frente do joelho com lesão geográfica metaepifisária bem delimitada por discreto halo esclerótico (setas) sem matriz. (B) Aspecto semelhante no perfil (setas), no qual se observa que a lesão é excêntrica com localização mais posterior. (C) Corte sagital de RM ponderada em T1. A lesão na tíbia proximal apresenta baixo sinal em T1. (D) Corte sagital de RM com ponderação sensível a água demonstrando extensa sinovite e alto sinal da lesão na tíbia com comunicação com a articulação. A biópsia da lesão foi compatível com processo inflamatório sugestivo de artrite. Os exames laboratoriais e os critérios clínicos confirmaram artrite reumatoide.

cial, todos os dados clínicos, imagens, exames laboratoriais e, se necessário, exame anatomopatológico devem ser levados em consideração.

ESTADIAMENTO

O estadiamento dos tumores benignos é simples e importante na definição da conduta a ser tomada. Leva-se em consideração a agressividade das lesões. Essa agressividade é aferida predominantemente pelo aspecto da radiografia simples do paciente. As lesões são estadiadas em latentes (B1), ativas (B2) ou agressivas (B3) (Figura 32.1).[3]

Lesões benignas latentes (B1) são lesões que não causam sintomas, não aumentam de tamanho e, quando ressecadas ou curetadas, não apresentam recidiva. São achados ocasionais em radiografias e outros exames realizados devido a um traumatismo ou outra razão. Na maioria das vezes, as lesões latentes não necessitam de tratamento. Nas radiografias, apresentam borda óssea esclerótica ou bem delimitada. São exemplos comuns de lesões latentes os defeitos corticais, encondromas e osteocondromas (Figura 32.9).

Lesões benignas ativas (B2) causam sintomas, aumentam de volume e podem enfraquecer o osso. Entretanto, sua expansão é barrada pelas barreiras naturais impostas pelo organismo. Quando curetadas, podem apresentar recidiva local. Nas radiografias, apresentam bordas bem delimitadas ou escleróticas e frequentemente causam adelgaçamento das corticais do osso aumentando o risco de fraturas ou deformidades (Figura 32.1B). Exemplos de lesões ativas são: osteoma osteoide, encondroma na mão, cisto ósseo simples e displasia fibrosa.

Já o crescimento das lesões benignas agressivas (B3) não é impedido pelo organismo. Destroem do osso em que se encontram e causam fraturas se não tratadas. Na radiografia, apresentam bordas mal delimitadas com pouca ou nenhuma esclerose ao redor. Se forem curetadas de forma displicente, apresentarão recidiva local. Os exemplos típicos são os tumores de células gigantes, os condroblastomas epifisários, os osteoblastomas e os cistos ósseos aneurismáticos (Figura 32.4C).

TRATAMENTO

Após um diagnóstico preciso da agressividade da lesão, pode-se indicar o tratamento mais apropriado. Não é raro o cirurgião prescindir da biópsia se o quadro clínico e radiográfico, assim como os exames complementares, forem inequívocos em relação à agressividade da lesão. Exemplos de lesões em que as biópsias são desnecessárias são osteocondromas, osteoma osteoide e defeitos corticais. O tratamento pode variar da mera observação de lesões latentes, passando pela ressecção com margens intralesionais (curetagem) e chegando até a ressecção em bloco com margens marginais. A agressividade da ressecção dependerá da agressividade do tumor e sua localização.

O osso onde o tumor localiza-se tem importância na indicação cirúrgica. Deve-se considerar se o tumor acomete uma porção dispensável de um osso. Osso dispensável pode ser definido como aquele que ao ser removido não trará consequência funcional relevante ao paciente. Exemplos de ossos dispensáveis são: asa do ilíaco, costelas, fíbula proximal e clavícula. Esse conceito é relativo. É óbvio que para um atleta com alto desempenho haverá prejuízo funcional significativo se a fíbula proximal for removida. Entretanto, para a população "comum", essa perda de desempenho é bem tolerada e não há impacto funcional relevante. Por isso, tumores benignos agressivos em porções dispensáveis dos ossos podem ser ressecados em bloco com margens marginais. O exemplo mais comum desse tipo de procedimento é a ressecção de um tumor de células gigantes na fíbula

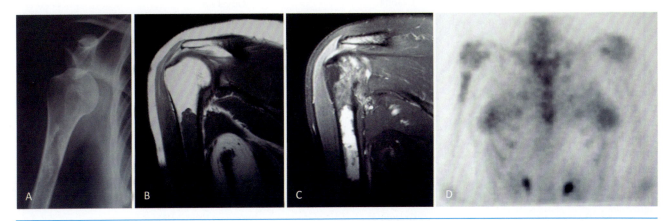

FIGURA 32.9 Achado fortuito de um encondroma em uma radiografia do úmero proximal. **(A)** Radiografia do ombro realizada devido a uma luxação glenoumeral. Observa-se área de matriz calcificada na região metadiafisária do úmero direito compatível com lesão cartilaginosa. **(B)** Cortes coronais de RM ponderada em T1 com o tumor apresentando baixo sinal. **(C)** Corte coronal de RM ponderada em T2 com saturação de gordura mostra tumor com alto sinal e discreta erosão do endósteo na porção medial da diáfise. **(D)** Fase tardia da cintilografia óssea mostra captação discreta no úmero proximal direito. Os achados em conjunto corroboram para o diagnóstico de encondroma.

proximal. Entretanto, se o mesmo tumor de células gigantes se localizar na tíbia proximal, o máximo de esforço deve ser feito para preservar a articulação. Tumores benignos em ossos não dispensáveis têm indicação de ressecção intralesional seguida da aplicação de um adjuvante local e, depois, preenchimento da cavidade com enxerto, um substituto ósseo biológico ou cimento.

O adjuvante local nos tumores ósseos benignos deve ser um agente físico ou químico utilizado na cavidade formada após a ressecção intralesional do tumor que destrói as células neoplásicas remanescentes. Os mais conhecidos são o bisturi elétrico, o bisturi de argônio, o nitrogênio líquido e o fenol. No nosso meio, o bisturi elétrico é o mais utilizado por ser barato e eficaz.

O uso de cimento ósseo deve ser reservado para casos de pacientes com tumores benignos agressivos (B3). A vantagem do cimento é promover preenchimento da cavidade, gerando estabilidade imediata do osso. Além disso, as recidivas são identificadas com mais facilidade. A temperatura que o cimento alcança (80 ºC) também o faria ser um método adjuvante, reduzindo a possibilidade de recidiva local. A desvantagem do cimento é não ser um método biológico de preenchimento da cavidade. O fortalecimento do osso com cimento, se ocorrer, ocorre apenas na periferia. Por isso, não é raro ocorrerem fraturas na transição entre o cimento e o osso. Essas fraturas podem ocorrer tanto na região metadiafisária como na superfície articular. Como via de regra, quando a cavidade preenchida por cimento

alcançar a metade do diâmetro de um osso de carga, é recomendável a colocação de uma síntese profilática. Após dois anos de ressecção e cimentação de um tumor benigno em um osso longo, se houver piora da função por fratura, pode-se proceder à remoção do cimento e preenchimento da cavidade com enxerto autólogo ou homólogo.

O preenchimento de uma cavidade com enxerto ósseo desde o início é factível. O sucesso é maior nas lesões de menor diâmetro, em que o risco de ressecção incompleta do tumor é menor e a quantidade de enxerto a ser retirada do paciente é pequena. Nas lesões benignas que ocupam grande volume, em que a quantidade de enxerto autólogo para preencher a cavidade é difícil de ser obtida, o uso do enxerto homólogo do banco de tecidos é uma boa opção. Diferente do enxerto homólogo estruturado, o enxerto homólogo esponjoso triturado apresenta excelente integração ao osso receptor quando usado para preencher cavidades.[4] Os substitutos ósseos sintéticos, como grânulos de fosfato de cálcio, em grandes lesões em adultos, não são a melhor opção, uma vez que a formação óssea será lenta; além disso, eles não podem ser compactados e não há estabilização imediata do osso com esses produtos.

O tratamento das lesões pode ser generalizado de acordo com a agressividade da lesão, seu tamanho em relação ao osso acometido e sua localização em um osso dispensável. O Quadro 32.2 mostra um resumo das condutas de acordo com essas variáveis. Para a conduta final, deve-se considerar mais variáveis, como o tipo histológico específico, a

Quadro 32.2 Resumo das condutas terapêuticas nos tumores benignos de acordo com agressividade do tumor, tamanho e localização.

Agressividade da lesão	Localização	Tamanho da lesão em relação ao osso acometido	Conduta
B1 Latente	Osso dispensável	Pequeno	Observar
		Grande	Observar
	Osso não dispensável	Pequeno	Observar
		Grande	Se houver risco de fratura em um osso de carga. Ressecção intralesional com enxerto ou substituto ósseo
B2 Ativo	Osso dispensável	Pequeno	Ressecar com margens intralesionais ou marginais
		Grande	Ressecar com margens marginais
	Osso não dispensável	Pequeno	Ressecção intralesional
		Grande	Ressecção intralesional com adjuvante local + enxerto ou substituto ósseo
B3 Agressivo	Osso dispensável	Pequeno	Ressecção marginal ou intralesional
		Grande	Ressecção marginal
	Osso não dispensável	Pequeno	Ressecção intralesional + adjuvante local + enxerto ósseo ou cimento
		Grande	Ressecção intralesional + adjuvante + cimento. Considerar substituição por endoprótese.

Tumores Ósseos Benignos

idade do paciente, seu nível de compreensão e colaboração com o tratamento. Por isso, o tratamento deve ser individualizado. É possível que um mesmo tumor de células gigantes seja tratado de forma diferente em dois pacientes. O mais importante é que o cirurgião deve assegurar um tratamento que vise o maior nível possível de preservação da função do membro com menor risco de recidiva. Nesse sentido, as ressecções amplas e radicais não são empregadas em pacientes portadores de tumores benignos. As amputações são procedimentos que só são efetuados em casos de infecções crônicas, quando várias tentativas de tratamento fracassaram e o membro não é mais funcional, obrigando o paciente a carregar o membro em vez de ser carregado por ele.

LESÕES MAIS COMUNS

OSTEOCONDROMA

O osteocondroma é uma projeção óssea com capa cartilaginosa (Figura 32.10). A medular da lesão tem continuidade com a medular do osso de origem. Esse aspecto da medular é importante para diferenciar o osteocondroma de outros tumores de superfície. A lesão pode ser isolada ou múltipla, com prevalência nas três primeiras décadas de vida e sem predominância do sexo.

Provavelmente o osteocondroma isolado é a lesão mais comum do esqueleto, uma vez que sua incidência, que gira ao redor de 35% das lesões benignas e 8% dos tumores ósseos, deve ser subestimada, já que muitos tumores são assintomáticos. De todos os pacientes que apresentam osteocondromas, 15% têm lesões múltiplas por uma herança autossômica dominante.

É mais comum um encondroma em um osso formado por ossificação endocondral. Como na maioria dos tumores ósseos, o local mais acometido é o joelho, ou seja, fêmur distal e tíbia proximal. Mas qualquer grande osso longo pode ser acometido. O osteocondroma também pode ocorrer em ossos planos. Os mais comuns são o ilíaco e a escápula.

O quadro clínico do paciente com osteocondroma pode variar desde os casos assintomáticos, passando pelas osteocondromatoses múltiplas, que causam deformidades e encurtamentos nos membros e déficit funcional, e indo até os casos de degeneração sarcomatosa para um condrossarcoma. Ao avaliar um paciente com um osteocondroma, o ortopedista deve direcionar seu olhar para a consequência funcional daquela lesão, bem como para o risco de a lesão ter sofrido transformação para condrossarcoma. Assim sendo, só os pacientes com tumores que causem algum déficit funcional ou nos quais haja suspeita de transformação maligna deverão ser abordados para tratamento.

O risco de transformação maligna do osteocondroma é de 1% para as lesões isoladas e de 3% nas lesões múltiplas. Mas, dependendo do critério utilizado, pode chegar a 20% nos casos de osteocondromatose. O condrossarcoma secundário a um osteocondroma é uma lesão de baixo grau histológico, ou seja, pouco agressivo. Deve ser dada aten-

ção especial para as lesões na região proximal dos membros, pelve e escápula. Nessas localizações, é mais comum a transformação maligna.

A definição da conduta deve ser baseada no quadro clínico e de imagem. O aspecto radiográfico pode ser de uma lesão pedunculada ou séssil. As lesões sésseis têm suas bases maiores do que seu comprimento e, por isso, podem ser confundidas com outros tumores de superfície como o osteossarcoma justacortical, o condrossarcoma justacortical e o condroma periostal. A avaliação da continuidade da medular do osso com a medular do tumor, presente nos osteocondromas, é a forma mais fácil de realizar o diagnóstico diferencial já pela radiografia simples. As lesões pedunculadas tendem a ser centrífugas em relação às articulações. Um osteocondroma típico tem capa cartilaginosa pouco calcificada. A indefinição das bordas, com calcificação em flocos, pode estar relacionada com transformação sarcomatosa.

Exames complementares são frequentemente utilizados para avaliar lesões múltiplas. Os mais utilizados são a cintilografia óssea trifásica e a ressonância magnética. Nos casos de osteocondromatose múltipla, sugere-se realização de uma cintilografia óssea a cada dois anos ou antes, caso haja mudança do quadro clínico. Os estudos com ressonância magnética são indicados principalmente para avaliar a espessura da capa cartilaginosa e a relação da lesão com as estruturas vizinhas (Figura 32.10E). As capas cartilaginosas dos osteocondromas devem ter menos de 2 cm. Com a idade, tendem a ser mais finas. Assim, pacientes adultos com capas de 1 cm têm mais possibilidade de uma transformação maligna do que um jovem de 12 anos.

Considerando-se apenas os casos de pacientes com osteocondromas sem risco de transformação maligna, o médico deve nortear o tratamento com base na dor e no prejuízo funcional que a lesão causar. Entretanto, não deve ser descartada a possibilidade de ressecção de lesões que não causem nem dor nem prejuízo funcional, caso o aspecto estético seja extremamente desfavorável e acarrete prejuízos psicológicos, principalmente nas crianças e adolescentes.

O contato de músculos e tendões nas exostoses provoca a formação de uma bursa. Esse tecido pode ser doloroso. Deve-se insistir no tratamento conservador antes que a ressecção seja indicada. Isso inclui reabilitação com alongamento das estruturas envolvidas e gelo. Evita-se o uso de calor profundo, pois seus efeitos em um tecido neoplásico não são bem determinados. O uso de anti-inflamatórios não hormonais deve ser restrito a poucos dias, em situações de dor aguda. Os anti-inflamatórios não devem ser usados em crianças. Se o tratamento conservador não for eficaz, o tratamento cirúrgico está indicado.

A ressecção de um osteocondroma deve ser em bloco com margem marginal. Não é necessário ressecar tecidos normais próximos da lesão, como tendões, músculos e o osso que origina a lesão. Deve-se fazer um esforço para ressecar a lesão inteira, em sua base, sem deixar restos da capa cartilaginosa. Não há problema em deixar uma pequena porção da base óssea, desde que toda a capa cartilaginosa tenha

CAPÍTULO 32

373

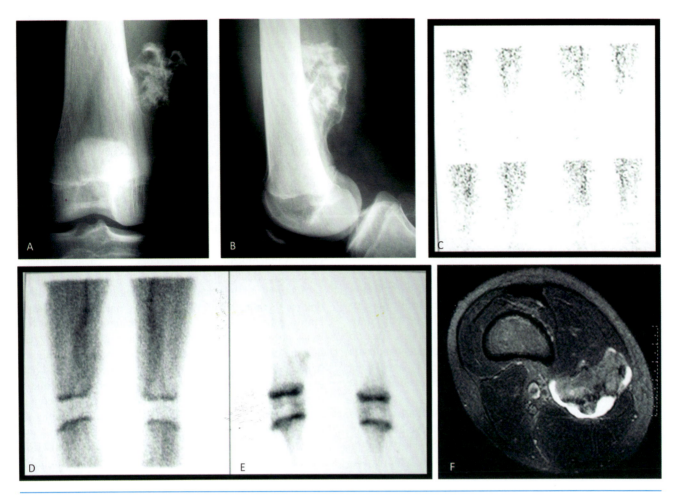

FIGURA 32.10 Osteocondroma do fêmur distal em um paciente de 17 anos com queixa de dor. **(A)** Radiografia de frente com osteocondroma pedunculado e perda de definição das bordas. **(B)** Radiografia de perfil com lesão ainda heterogênea, mas as bordas são mais delimitadas do que na radiografia de frente. **(C)** Fase de fluxo sanguíneo de cintilografia óssea trifásica não mostra aumento. **(D)** Fase de equilíbrio da cintilografia também não mostra aumento significativo. **(E)** Fase tardia da cintilografia mostra aumento discreto da captação na área do osteocondroma. **(F)** Cortes axiais da RM com sequência sensível a água mostra capa cartilaginosa de no máximo 1 cm. Apesar do aspecto duvidoso na radiografia e da dor, os achados em conjunto são compatíveis com um osteocondroma ativo, e não com condrossarcoma.

sido ressecada. Não é necessário utilizar material de síntese de reforço nos tumores pedunculados, mas seu uso pode ser necessário em lesões sésseis, principalmente as localizadas no terço proximal do fêmur.

Após o tratamento cirúrgico adequado, as recidivas são raras. O acompanhamento deve ser feito no mínimo por dois anos após a ressecção.

Nos casos de osteocondromatoses múltiplas, o acompanhamento dos pacientes é permanente. A indicação de ressecção é semelhante às lesões únicas. Entretanto, a diminuição da amplitude articular é mais frequente na osteocondromatose múltipla. Por outro lado, as limitações de movimento são seguidas por adaptações funcionais. Por isso, mesmo que haja alguma limitação de arco de movimento, a intervenção cirúrgica só deve ser indicada caso a perda de função seja significativa. A perda de função pode ser estimada caso o paciente, ou responsável, se queixe de dificuldade ou impossibilidade em realizar alguma atividade da vida diária. Um terapeuta ocupacional deve auxiliar nessa avaliação.

ENCONDROMA

É um tumor de cartilagem hialina da medular óssea. A maioria dos encondromas é solitário, mas pode ser múltiplo. A encondromatose múltipla é conhecida como doença de Ollier e, quando for associada a hemangiomas, é chamada de síndrome de Maffucci. As encondromatoses múltiplas não são hereditárias como as osteocondromatoses.

O encondroma corresponde a até 25% dos tumores benignos, mas a incidência real pode ser maior, já que muitos casos são assintomáticos e descobertos por acaso. É mais comum entre a segunda e quarta décadas de vida. A prevalência por sexo é semelhante. Os ossos mais acometidos são os das mãos (40% a 60%), ocorrendo bem menos nos pés, mas os encondromas também são comuns nas regiões metadiafisárias de ossos longos (25%) do úmero proximal, fêmur distal e proximal (Figura 32.7). Por serem raros nos ossos pélvicos, nas costelas, na escápula e nas vértebras, a possibilidade de um condrossarcoma deve ser considerada quando uma lesão cartilaginosa ocorrer em algum desses ossos.

Na mão, o aspecto radiográfico do encondroma é característico. Lesão medular radiolucente bem definida com contornos lobulados e algum grau de calcificação. Há erosão do endósteo que, associada às outras características, permite que o diagnóstico seja preciso pela radiografia simples. Pode ocorrer abaulamento cortical e fratura associada. Os encondromas são as lesões mais frequentes nas mãos. Assim, a primeira hipótese diagnóstica para uma lesão medular na mão deve ser encondroma.

O aspecto radiográfico dos encondromas nos ossos tubulares longos é um pouco diferente dos ossos tubulares da mão. As lesões são metadiafisárias medulares centrais ou excêntricas, com ou sem calcificações. Pode haver erosão do endósteo de pequena extensão e profundidade. Não deve haver abaulamento ou ruptura da cortical (Figuras 32.7 e 32.9).

Não há indicação de biópsia de um encondroma. A biópsia não é capaz de definir com precisão o grau histológico de uma lesão cartilaginosa. Só há indicação de biópsia nas situações em que há dúvida se o tumor é cartilaginoso.[5]

Os encondromas são lesões latentes ou ativas. Os tumores latentes são encontrados com mais frequência na região metadiafisária dos ossos longos, como úmero e fêmur. Na maioria das vezes, os encondromas são encontrados em exames realizados para investigar outras queixas (Figura 32.9). Se o paciente sentir dor, raramente será causada pelo encondroma. A maior questão é definir se a lesão é um encondroma ou um condrossarcoma de baixo grau. A ressonância magnética pode avaliar precisamente a presença de erosão extensa do endósteo, e se na radiografia houver pouca calcificação, então os achados favorecem o diagnóstico de condrossarcoma. O aumento de partes moles e a localização epifisária e excêntrica são indicativos que favorecem condrossarcoma. Caso essas características não estejam presentes, provavelmente a dor não é causada pela lesão e nenhuma intervenção deve ser efetuada. Uma situação delicada ocorre nos casos de lesões medulares na região metadiafisária do fêmur distal em pacientes que precisarão fazer artroplastia de joelho. Mesmo que a característica seja de um encondroma, é recomendável só introduzir o guia femoral intramedular depois de curetar a lesão. Entretanto, com as novas técnicas de artroplastia com cortes feitos por navegação, o uso do guia intramedular é dispensável e a lesão nem precisa ser abordada.

Quando as lesões são ativas e produzem algum tipo de sintoma, frequentemente estão localizadas nos ossos tubulares das mãos. Na maioria das vezes, o paciente nota um aumento de volume em um dedo sem dor. A presença de dor sugere uma fratura patológica devido ao afilamento das corticais.

O tratamento do encondroma solitário na mão pode ser conservador na maioria das vezes. Caso ocorra uma fratura patológica, é consenso que se deve aguardar a consolidação da fratura e depois definir se será necessária intervenção cirúrgica. Só será necessário operar se houver risco de fratura patológica ou deformidade. Deve-se realizar ressecção intralesional e preenchimento da cavidade com enxerto autólogo, homólogo ou um substituto ósseo. A curetagem sem preenchimento também pode ser utilizada.[6] Entretanto, pode-se questionar se pacientes portadores de lesões que não precisam ser preenchidas realmente necessitam de tratamento cirúrgico. Caso seja optado por enxerto autólogo, o instrumental usado na curetagem em hipótese alguma deve se misturar com o da retirada do enxerto, devido ao risco de implantação neoplásica na área doadora. Além disso, é fundamental que haja estabilidade após a curetagem. Nos casos em que há extenso afilamento cortical, após a abertura da janela para curetagem pode haver fratura durante a curetagem. Nesse caso, é fundamental a estabilização da fratura e uso de enxerto ósseo estruturado para que não ocorra deformidade angular ou encurtamento da falange. Nos casos de encondromatoses múltiplas em que há necessidade de enxertia de vários ossos, o uso de enxerto homólogo é vantajoso. A taxa de recidiva após a curetagem simples é de 5%.

É difícil afirmar qual a taxa de transformação maligna de um encondroma. Ela é estimada em 1% para as lesões isoladas e até em 30% nos casos múltiplos. Em geral, ocorre degeneração para condrossarcoma de baixo grau.

OSTEOMA OSTEOIDE

O osteoma osteoide é um tumor pequeno formador de osso. Tem potencial de crescimento limitado e causa dor desproporcional ao seu pequeno tamanho. Essas características fazem com que o seu diagnóstico frequentemente seja um desafio.

O osteoma osteoide, em geral, acomete crianças e adolescentes, embora possa ser encontrado ocasionalmente em indivíduos mais velhos. É mais comum no sexo masculino e já foi descrito virtualmente em todos os ossos do corpo. É mais comum nos ossos longos, principalmente o fêmur proximal.

O diagnóstico do osteoma osteoide baseia-se nos quadros clínico, radiográfico e cintilográfico. Frequentemente o diagnóstico é demorado devido a um quadro clínico pouco específico. Alguns pacientes passam anos com incômodo até que a lesão seja identificada. O principal sintoma é a dor, que é caracterizada como intensa e piora à noite, podendo apresentar melhora dramática com anti-inflamatórios não hormonais.

A dor desproporcional causada por esse tumor é explicada pelo nível elevado de prostaglandinas no nicho e pela presença de numerosas fibras nervosas não mielinizadas que estão no tecido ao seu redor.[7] Quando ocorre em um osso superficial, há piora da dor com a palpação e pode ser observado abaulamento do local com ou sem edema e eritema associados. Outros aspectos do quadro clínico estão associados à sua localização. Na coluna, é uma causa de escoliose devido ao espasmo muscular reacional. O osteoma osteoide localizado próximo de uma articulação pode causar derrame articular reacional. Adicionalmente pode ocorrer associação de sinais e sintomas neurológicos como atrofia muscular, diminuição dos reflexos tendíneos profundos e até sinais de irritação radicular.

Dependendo da sua localização no osso, o osteoma osteoide pode ser classificado como cortical, medular e subperiostal. A apresentação radiográfica clássica do osteoma osteoide é a de uma pequena lesão geográfica e radiolucente que corresponde ao nicho. A maioria dos nichos mede até 1 cm, mas eles podem chegar a 2 cm de diâmetro. Localizam-se na cortical de um osso longo ou muito próximo a ela, que estará rodeada por intensa esclerose óssea reacional. O nicho pode apresentar-se parcialmente esclerótico, o que confere um aspecto em alvo para o tumor. As lesões de localização subperiostal podem apresentar reações periostais intensas que podem levar a interpretações inadequadas em relação à sua origem benigna. Os osteomas osteoides intramedulares podem apresentar mínima esclerose e, por isso, frequentemente não são identificados nas radiografias.

Entre os exames complementares, a cintilografia óssea é o melhor método para localizar e diagnosticar a lesão. O aspecto clássico de dupla densidade dá o diagnóstico de osteoma osteoide e serve de guia para um estudo mais detalhado do local com tomografia computadorizada (Figura 32.6). Há casos de osteomas osteoides que não apresentam captação na cintilografia óssea. São situações raras, e a causa da ausência de captação não está explicada. Em geral, isso ocorre em lesões medulares que causam pouca reação esclerótica. Algumas vezes, a interpretação da cintilografia é dificultada pela localização da lesão próximo a áreas naturalmente mais captantes, como as articulações sacroilíacas e bexiga. Algumas lesões que não concentram o radiofármaco podem passar a concentrar depois de algumas semanas ou meses. Por isso, se a suspeita clínica for forte, a cintilografia óssea deve ser repetida. Após a localização da lesão pela cintilografia óssea, um estudo detalhado do local com tomografia computadorizada permite ao cirurgião definir qual a melhor via de acesso ao tumor. Atualmente os equipamentos de SPECT/CT fazem a fusão da cintilografia com a tomografia computadorizada e tornam a imagem da cintilografia óssea precisa, dispensando a realização de uma tomografia computadorizada dedicada desnecessária. Esse aspecto é especialmente útil nas lesões do quadril, bacia e coluna. Caso não haja disponibilidade do SPECT/CT, deve-se fazer a tomografia convencional com cortes finos.

A ressonância magnética (RM) não exerce um papel fundamental no diagnóstico da maioria dos casos de osteoma osteoide. Entretanto, a maioria dos pacientes é submetida a uma RM na fase de investigação da dor. O extenso edema medular pode levar a interpretações inadequadas; por isso, o radiologista e o ortopedista devem avaliar os achados da RM com ainda mais cautela. O médico radiologista deve ter experiência, pois na RM o osteoma osteoide confunde-se com osteomielite, fratura e neoplasias malignas.

O diagnóstico diferencial do osteoma osteoide deve incluir fratura de estresse, abscesso ósseo e ilhota óssea. Quando há área radiolucente em uma fratura de estresse, essa é mais linear e corre perpendicular ou angulada em relação ao córtex, em vez de estar paralela a este. Na cintilografia óssea, a fratura de estresse não apresenta o sinal da dupla densidade típico do osteoma osteoide. A aparência radiográfica do abscesso ósseo pode ser semelhante à do osteoma osteoide. O que os diferencia é a presença de um trajeto linear serpentiforme estendendo-se da cavidade do abscesso em direção à placa de crescimento mais próxima. Na cintilografia óssea, o abscesso também não apresenta o sinal da dupla densidade do osteoma osteoide por não apresentar vascularização em seu interior. A enostose ou ilhota óssea apresenta formato de escova, com sua borda irregular misturando-se com as trabéculas ao seu redor, assemelhando-se a espinhos ou pseudópodes. Além disso, a enostose não apresenta remodelação na cintilografia óssea – e se apresentar, é uma remodelação discreta.

As raras apresentações com mais de um nicho são chamadas de multifocais ou multicêntricas. Nesses casos, todos os nichos devem ser ressecados para o sucesso do tratamento.

O tratamento do osteoma osteoide pode ser clínico, uma vez que o quadro doloroso pode remitir. A supressão definitiva da dor pode ocorrer entre dois ou três anos de uso de anti-inflamatórios não hormonais (AINH). Entretanto, as consequências deletérias do uso crônico de AINH são bem conhecidas para o aparelho digestivo, função renal e cardíaca, por isso o tratamento cirúrgico do osteoma osteoide é quase sempre indicado. Com o tratamento cirúrgico, a dor é abolida no ato, e o paciente volta rapidamente à sua condição de vida normal.

Os tratamentos cirúrgicos conhecidos mais utilizados são: a ressecção em bloco da lesão ou a curetagem do nicho com ou sem o uso de métodos adjuvantes como calor, álcool absoluto, fenol ou peróxido de hidrogênio. Entretanto, a ressecção aberta deixou de ser o tratamento padrão desde que os métodos percutâneos se desenvolveram nos últimos 15 anos. Um dos mais usados é a ablação térmica com uso de sondas de radiofrequência introduzidas em foco fechado, guiadas por tomografia computadorizada. Entretanto, a radiofrequência não deve ser utilizada a menos de 1 cm de estruturas vitais, principalmente estruturas neurais.[8]

Devido ao custo das sondas de radiofrequência e também às situações em que não é aconselhável usá-la, os procedimentos abertos ainda têm seu lugar. O maior desafio para o cirurgião no momento de operar um paciente com osteoma osteoide é localizar o nicho e ressecá-lo, lesando o mínimo de tecidos saudáveis. Por isso, vários métodos para localizar o nicho durante o ato operatório são conhecidos. O primeiro e mais simples consiste em ressecar um segmento ósseo, usando como guia os referenciais anatômicos e os exames pré-operatórios. Supõe-se que o nicho esteja incluído nesse segmento ósseo, e para garantir que isso tenha ocorrido é feita uma radiografia da peça cirúrgica. Porém, ressecar um enorme segmento ósseo devido a um tumor benigno ativo deve ser evitado nos dias de hoje. Associados a esse método, o cirurgião pode utilizar a radiografia convencional intraoperatória ou o intensificador de imagens. Outro procedimento é a marcação prévia do nicho com fio de Kirschner introduzido sob controle de tomografia computadorizada.[9] Por fim, um dos métodos frequentemente usados é a detecção intraoperatória com o auxílio de uma sonda de raios gama.[10]

A ressecção percutânea com uso de trefina guiada por tomografia computadorizada também é uma alternativa viável, desde que se trate de uma lesão pequena em relação ao osso acometido e a localização seja favorável, ou seja, longe de estruturas neurais. Todos os procedimentos guiados por tomografia devem ser executados por um cirurgião ou radiologista com larga experiência nesse tipo de procedimento.

Não há necessidade de ressecar o osteoma osteoide em bloco. Isso ocorreu no passado devido à dificuldade de localização do nicho no intraoperatório. Caso o nicho seja potencialmente difícil de ser acessado por via aberta e o cirurgião não tenha acesso a sonda de radiofrequência, nem a serviço de medicina nuclear ou serviço de radiologia intervencionista, o paciente deve ser encaminhado para um centro que possa realizar o procedimento menos agressivo.

Quando o osteoma osteoide é curetado completamente, não há recidiva. O maior desafio é fazer o tratamento eficaz e com menor potencial iatrogênico.

Tumor de células gigantes (tumor gigantocelular – TGC)

O tumor de células gigantes é o segundo tumor benigno mais frequente. Acomete pacientes com cartilagem de crescimento fechada, embora possa ocorrer em pacientes com cartilagem de crescimento aberta, com discreta predominância do sexo feminino. É constituído por uma combinação de células ovais e redondas com células gigantes distribuídas uniformemente. O núcleo das células gigantes deve ter o aspecto muito parecido com os núcleos das células mononucleares.

O tumor de células gigantes representa aproximadamente 5% dos tumores ósseos primários e 20% das neoplasias ósseas benignas. O pico de incidência ocorre entre 20 e 45 anos.

Tipicamente, o tumor de células gigantes acomete as extremidades dos ossos longos, principalmente o fêmur distal e a tíbia proximal, mas também acomete ossos planos pélvicos. No esqueleto axial, o local mais frequente é o corpo das vértebras, principalmente no sacro.

Todos os tumores têm aspecto lítico. Inicialmente são excêntricos e metafisários. Com a progressão ocorre também envolvimento epifisário que pode chegar ao osso subcondral e cartilagem articular (Figura 32.11). Os tumores de células gigantes podem ser estadiados em latentes (tipo 1), ativos (tipo 2) e agressivos (tipo 3), seguindo critérios radiográficos. As lesões do tipo 1 são as que apresentam margens bem delimitadas por osso esclerótico e mínimo acometimento das corticais. As lesões do tipo 2 têm margem bem determinada, mas sem esclerose; o córtex é adelgaçado e insuflado. As lesões do tipo 3 têm margens mal delimitadas e com destruição das corticais e acometimento de partes moles.[3] Entretanto, é importante ressaltar que não existe associação entre a histopatologia e o estadiamento radiográfico.

A ressonância magnética é solicitada para determinar as margens medulares e de partes moles da lesão. Em T1, aparece em baixo sinal, e em T2, em sinal intermediário. O tumor tem grande quantidade de hemosiderina, e nessas áreas o sinal será baixo nas duas ponderações (Figura 32.11).

A cintilografia óssea pode ser solicitada no início da investigação, pois o diagnóstico diferencial do TGC é feito com tumores ósseos malignos ou metástases. Pela faixa etária, o osteossarcoma telangiectásico é a neoplasia maligna com diagnóstico diferencial mais provável. As três fases da cintilografia óssea podem estar aumentadas no tumor de células gigantes (Figura 32.11). Entretanto, a intensidade da captação no TGC é menor do que nos tumores primários malignos não mielomas do esqueleto. O fibro-histiocitoma maligno, as metástases e, menos frequente, um plasmocitoma são diagnósticos diferenciais em pacientes a partir da quarta década de vida.

Todos os pacientes com suspeita de TGC devem ser submetidos a biópsia incisional. A biópsia deve ser feita da forma menos invasiva e que permita a coleta de material suficiente para estudo. Biópsia percutânea com uso de trefinas é a técnica mais comum. O uso de agulha tipo *core* guiada por ultrassonografia, radioscopia ou tomografia é possível na maioria dos casos, pois os tumores afilam as corticais ao ponto de permitir a introdução da agulha no osso sem resistência.

Depois de confirmar o diagnóstico, é fundamental a avaliação pulmonar com uma tomografia computadorizada ou no mínimo com uma radiografia do tórax. O tumor de células gigantes pode ter implantes metastáticos pulmonares benignos que podem ser observados em 2% dos pacientes. Pacientes com lesões no rádio distal têm maior risco para esses implantes pulmonares.

O tratamento do tumor de células gigantes deve ser agressivo o suficiente para evitar a recidiva local e ao mesmo tempo preservar a função. Procura-se evitar ao máximo ressecções em bloco com margens amplas em ossos não dispensáveis; entretanto, se a destruição óssea for extensa, a ressecção em bloco com margens marginais é indicada (Figura 32.11). Nos ossos dispensáveis, em vez de curetagem, a ressecção com margens marginais é mais indicada. Os maiores desafios ocorrem nas lesões que envolvem ossos pélvicos e coluna.

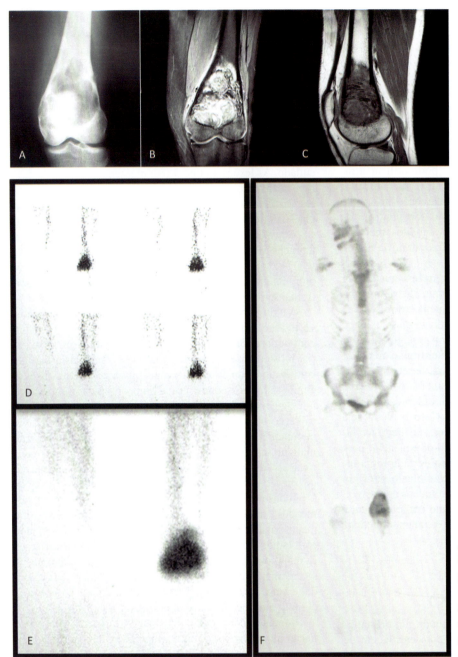
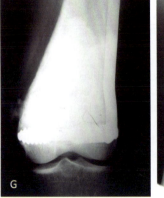
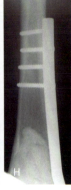

FIGURA 32.11 Tumor de células gigantes no fêmur distal esquerdo. (A) Radiografia de frente do fêmur distal com lesão metafisária com extensão epifisária e diafisária, mal delimitada, sem matriz, com intensa erosão do endósteo e discreto abaulamento, ou seja, aspecto agressivo. (B) Corte de RM no plano coronal ponderado em T2 com supressão de gordura. O tumor apresenta predominantemente aumento de sinal, mas há áreas de baixo sinal. Há edema no periósteo, mas não há extravasamento de tumor para partes moles. (C) Corte de RM no plano sagital ponderado em T1. Nessa ponderação, predomina o baixo sinal com áreas de sinal ainda mais baixo. As áreas de baixo sinal em T1 e T2 no interior do tumor correspondem à hemosiderina, que é encontrada nos tumores de células gigantes. (D) Fase de fluxo da cintilografia óssea com aumento acentuado do fluxo sanguíneo para o membro inferior esquerdo. (E) Fase de equilíbrio da cintilografia óssea trifásica com aumento da captação no fêmur distal. (F) Fase tardia da cintilografia óssea com aumento de captação moderada no fêmur distal esquerdo. (G) e (H) Radiografia após ressecção intralesional, cauterização, preenchimento da cavidade com cimento e estabilização com placa.

Tumores Ósseos Benignos

O tratamento dos TGC na localização clássica, fêmur distal e tíbia proximal é a ressecção intralesional por curetagem seguida da aplicação de algum método adjuvante local. Em seguida, a cavidade deve ser preenchida com cimento, enxerto autólogo ou enxerto homólogo. Esse tratamento tem bons resultados com taxas de recidiva ao redor de 10%. A escolha do método adjuvante e da forma de preenchimento da cavidade baseia-se no domínio da técnica pelo cirurgião. O adjuvante mais usado em nosso meio é o calor do bisturi elétrico ou feixe de argônio. Entretanto, existem outros adjuvantes, como nitrogênio líquido, fenol, etanol e água oxigenada. O nitrogênio líquido causa mais fraturas do que os outros métodos. Mais importante do que o adjuvante é o cirurgião realizar uma curetagem metódica através de uma cavidade ampla, desfazendo todas as traves. Inicia-se com uma cureta grande, retirando o grosso do tumor. A partir daí, inicia-se a curetagem com equipamentos de diâmetro cada vez menor. Depois que essa curetagem extensa e metódica é realizada, o ideal é utilizar uma fresa de alta rotação para ampliar 1 ou 2 mm a parede da cavidade. O uso da fresa de alta rotação deve ser cauteloso, principalmente no osso subcondral, onde se deve evitar a perfuração da cartilagem. A utilização da fresa de alta rotação pode ser feita depois que a cavidade foi cauterizada. Em seguida, é realizada lavagem extensa da cavidade com soro fisiológico gelado, procedendo-se ao seu preenchimento.

No momento do preenchimento, se for usado enxerto autólogo, é fundamental que nenhum instrumental usado no campo cirúrgico do tumor seja usado no campo da retirada de enxerto. Por isso, o melhor é que o enxerto seja retirado antes da incisão da pele que recobre o tumor. Podem ser formadas duas equipes com duas mesas, e os instrumentais não podem ser misturados. Nesse sentido, o enxerto homólogo oriundo de um banco de osso é vantajoso; diminui o traumatismo e o tempo cirúrgico; evita cicatriz e dor na área doadora; e permite que uma quantidade maior de enxerto seja usada.

O preenchimento com cimento deve ser realizado em duas camadas. A primeira camada é fina e pressionada nas paredes da cavidade. Logo a seguir, é feito o preenchimento total da cavidade com uma segunda camada de cimento. Cada medida de cimento pode ser tingida com algumas gotas de azul de metileno para facilitar sua eventual retirada.

As fraturas podem ocorrer na transição do cimento entre a metáfise e a diáfise. Outro local é a região do intercôndilo femoral. Nesses casos, deve ser antecipada a colocação de osteossíntese profilática. Não existe um parâmetro exato que defina quais situações necessitam de osteossíntese. No acometimento do fêmur e tíbia, a osteossíntese é mais indicada. Quanto maior for o diâmetro do acometimento ósseo pelo tumor, mais a osteossíntese será necessária. Atualmente as placas bloqueadas são o método preferido, mas as placas convencionais também podem ser usadas com bom resultado (Figura 32.11). O término da placa deve se estender ao equivalente a pelo menos dois diâmetros diafisários além do limite do cimento.

A taxa de recidiva local com curetagem e uso de adjuvante local, com ou sem cimento, gira ao redor de 10%.

Nos casos de lesões localizadas no sacro e coluna, existe a possibilidade de tratamentos não cirúrgicos com embolizações repetidas. O uso de medicações bloqueadoras da atividade osteoclástica foi reportado com bons resultados. Talvez essa seja uma alternativa para os casos que acometerem o sacro ou mesmo em tumores volumosos,[11] mas ainda não existem protocolos bem determinados para uso dessas medicações e para saber qual o real benefício a longo prazo.

OUTROS TUMORES

No Quadro 32.3, estão listadas outras lesões benignas que acometem o esqueleto, seu estadiamento e a conduta

Quadro 32.3 Características de outros tumores ósseos benignos.

Tumor	Faixa etária mais prevalente e sexo	Localização mais frequente	Estadiamento	Tratamento mais utilizado
Condroma periostal	Crianças e adultos Sem predominância de sexo	Justacortical, ossos longos. Diafisário ou metafisário. Mais comum no úmero e pequenos ossos longos das mãos.	B2	Ressecção marginal
Condroblastoma epifisário	10 a 25 anos Mais comum nos homens	Epifisário, excêntrico, ossos longos. Fêmur distal e proximal, tíbia proximal e úmero proximal.	B3	Ressecção intralesional + adjuvante + cimento ou enxerto ósseo (autólogo ou homólogo). Ressecção marginal em ossos dispensáveis.
Fibroma condromixoide	Segunda e terceira décadas Mais comum nos homens	Excêntrico. Metáfise da tíbia proximal	B3	Ressecção intralesional + adjuvante + cimento ou enxerto ósseo (autólogo ou homólogo) Ressecção marginal em ossos dispensáveis

(Continua)

CAPÍTULO 32

379

Série Ortopedia e Traumatologia – Fundamentos e Prática

Quadro 32.3 Características de outros tumores ósseos benignos. *(Continuação)*

Tumor	Faixa etária mais prevalente e sexo	Localização mais frequente	Estadiamento	Tratamento mais utilizado
Osteoma	Terceira e quarta décadas	Ossos do crânio e face. Ossos pélvicos.	B1	Nas cinturas e membros raramente há indicação cirúrgica
Osteoblastoma	Segunda e terceira décadas Sexo masculino	Arco posterior das vértebras. Fêmur proximal	B2 B3	Ressecção intralesional + adjuvante local + enxerto ou cimento Ressecção marginal em ossos dispensáveis.
Cisto ósseo aneurismático	Primeira e segunda décadas de vida Sexo feminino	Metáfise dos ossos longos, fêmur tíbia e úmero.	B3	Ressecção intralesional + adjuvante + cimento ou enxerto Ressecção marginal em ossos dispensáveis. Embolização em ossos pélvicos.
Granuloma eosifílico (lesão isolada)	Primeira década. Sexo masculino	Crânio, fêmur e ossos pélvicos. Corpo vertebral.	B3	A biópsia frequentemente trata a lesão. Injeção intralesional de corticoide.
Lipoma ósseo	Quarta década Sexo masculino	Região metafisária do fêmur, tíbia, fíbula e calcâneo.	B1	Nenhuma conduta é necessária na maioria dos casos. Ressecção intralesional + enxerto ou substituto ósseo são raramente indicados se, a critério clínico, houver risco de fratura.
Hemangioma	Qualquer idade, com pico na quinta década; predomínio feminino	Corpo vertebral, crânio, face. Depois, metáfise dos ossos longos.	B1 B2	Observação. Embolização quando for possível. Ressecção intralesional.
Cisto ósseo simples	Primeira e segunda décadas de vida Sexo masculino	Metáfise proximal do úmero e fêmur, central.	B1 B2	Observação em casos nos quais não há risco de fratura. No fêmur proximal: ressecção intralesional + enxerto ou substituto ósseo + osteossíntese profilática com hastes retrógradas. No úmero proximal: injeção de corticoide ou ressecção intralesional + enxerto ou substituto ósseo.
Defeito fibroso cortical Fibroma não ossificante	Primeira e segunda décadas de vida Muito frequente em ambos os sexos. Mais comum em meninos.	Metáfise distal do fêmur e tíbia. Metáfise proximal da tíbia.	B1	Observação. Raramente é necessária intervenção nos fibromas não ossificantes maiores que causaram ou podem causar fraturas. Nessa situação abordagem intralesional + enxerto é o ideal.
Displasia fibrosa	Crianças e adultos, sem preferência por sexo	Monostótica: ossos da cabeça, fêmur e tíbia, e costelas. Poliostótica: fêmur, pelve e tíbia	B1 B2	Observação nas lesões assintomáticas. Nas lesões sintomáticas: abordagem intralesional + enxerto homólogo + fixação profilática, principalmente fêmur proximal. Evitar enxerto autólogo. Nos casos poliostóticos com extenso envolvimento ósseo nos membros inferiores, uso de bifosfonatos sistêmicos a cada seis meses para prevenir fraturas.

380 ORTOPEDIA DO ADULTO

VOLUME 1

terapêutica mais utilizada. Existem variações de conduta de serviço para serviço. Isso varia de acordo com o tipo de lesão, sua localização e a experiência dos diversos serviços com uma técnica específica. O tratamento deve ser individualizado.

REFERÊNCIAS BIBLIOGRÁFICAS

1. Fletcher CDM, Unni KK, Mertens F. World Health Organization Classification of Tumors. Pathology and genetics of tumors of soft tissue and bone. Lion: IARC Press, 2002. p.427.
2. Resnick D, Krandsdorf MJ. Bone and Joint Imaging. 3.ed. Philadelphia: Elsevier Saunders, 2005. p.1522.
3. Schwartz HS. Orthopaedic Knowledge Update. 2.ed. Rosemont: American Academy of Orthopaedic Surgeons, 2007. p.426.
4. Goldberg VM, Akhavan S. Biology of Bone Grafts. In: Friedlaender GE, Mankin HJ, Goldberg VM. Bone Grafts and Bone Graft Substitutes. Monograph Series. Rosemont: American Academy of Orthopaedic Surgeons, 2006. p.90.
5. Etchebehere M, Camargo OP, Croci AT, et al. O papel da biópsia percutânea prévia no diagnóstico histológico definitivo na suspeita de lesões cartilaginosas malignas do esqueleto. Rev Bras Ortop. 1999;34(1):4.
6. Morii T, Mochizuki K, Tajima T, et al. Treatment outcome of enchondroma by simple curettage without augmentation. J Orthop Sci. 2010;15(1):112-7.
7. Ward WG. Benign Osteoblastic Tumors of Bone. In: Menendez LR. Musculoskeletal Tumors. Orthopaedic Knowledge Update. Rosemont: American Academy of Orthopaedic Surgeons, 2002. p.395.
8. Torriani M, Rosenthal DI. Percutaneous radiofrequency treatment of osteoid osteoma. Pediatr Radiol. 2002;32(8):615-8.
9. David A, Rios AR, Tarrago RP, et al. Excisão de osteoma osteóide por trefina orientada pela tomografia computadorizada: avaliação preliminar. Rev Bras Ortop. 1997;32(5):5.
10. Pratali R, Zuiani G, Inada M, et al. Open resection of osteoid osteoma guided by a gamma-probe. Int Orthop. 2009;33(1): 219-23.
11. Balke M, Campanacci L, Gebert C, et al. Bisphosphonate treatment of aggressive primary, recurrent and metastatic Giant Cell Tumour of Bone. BMC Cancer. 2010;10:462.

Tumores Malignos no Aparelho Locomotor

André Ferrari de França Camargo
André Mathias Baptista
Olavo Pires de Camargo

INTRODUÇÃO

Uma equipe multidisciplinar é fundamental para o diagnóstico e para o tratamento das neoplasias malignas musculoesqueléticas.[1] Essa equipe deve ser constituída pelo oncologista ortopédico, oncologista clínico, oncologista pediátrico, patologista e radiologista especializados em tumores musculoesqueléticos, bem como por um radioterapeuta, com reuniões frequentes para discussão, diagnóstico e planejamento terapêutico; além desses profissionais, é necessário um fisioterapeuta habituado com paciente oncológico e, muitas vezes, também um psicólogo.

Neste capítulo, abordaremos as linhas gerais dos sarcomas ósseos e de partes moles, com algum aprofundamento nos subtipos mais comuns.

HISTÓRICO

A partir do final da década de 1970 e início da década de 1980, houve um grande progresso no tratamento dos tumores musculoesqueléticos (por exemplo, a introdução de fármacos como a doxorrubicina e o metotrexato para o tratamento do osteossarcoma). Com o início da poliquimioterapia e os diagnósticos mais precoces, a taxa de sobrevida em cinco anos saltou de cerca de 10% para 60% em poucas décadas.

Os agentes quimioterápicos alquilantes foram descobertos na década de 1940, após observações sobre o efeito antiproliferativo do gás sulfúrico mostarda na medula óssea de soldados a ele expostos na Primeira Guerra Mundial. Na mesma época, foi descoberta a aplicação de antagonistas de folatos como terapia sistêmica para leucemias. A partir de então, o desenvolvimento de fármacos antineoplásicos progrediu rapidamente, de maneira a consolidar a quimioterapia como modalidade terapêutica no tratamento de diversas neoplasias, permitindo a melhora dos índices de cura e sobrevida em pacientes antes incuráveis.

Atualmente, 70% dos pacientes são tratados com cirurgia preservadora de membros, ao passo que até meados do século passado praticamente a única opção cirúrgica era a amputação.

Nos últimos 30 anos, a ortopedia oncológica sedimentou-se como uma subespecialidade em todos os grandes centros ortopédicos, e a maior preocupação passou a ser o desenvolvimento de técnicas cirúrgicas preservadoras dos membros. Nesse período, no Brasil, houve uma queda de 25% da participação dos tumores ósseos na mortalidade geral. A Figura 33.1 a seguir evidencia os avanços ocorridos nas últimas décadas.

No mesmo período, a taxa de mortalidade de quatro das cinco neoplasias mais frequentes em homens e mulheres (exceto estômago) apresentou estabilidade (esôfago em ho-

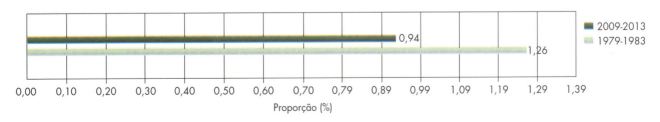

FIGURA 33.1 Distribuição proporcional do total de mortes por câncer de ossos, articulações e cartilagens articulares, segundo localização primária do tumor, distribuição entre homens e mulheres (Brasil, período 1979 a 1983 e período 2009 a 2013).
Fonte: INCA.

mens e colo do útero nas mulheres) ou até mesmo aumento (pulmão, próstata e fígado, nos homens; e mama, pulmão e cólon, nas mulheres) nos últimos 30 anos, como podemos ver nas Figuras 33.2 e 33.3 a seguir:

EPIDEMIOLOGIA

Os tumores musculoesqueléticos malignos são raros. Representam apenas cerca de 1% das neoplasias malignas em adultos, mas na população pediátrica eles são bem mais comuns, alcançando 15% de todas as neoplasias malignas pediátricas.[1] Muitos tipos de tumores malignos esqueléticos têm predileção por determinada faixa etária, o que pode auxiliar na elaboração da hipótese diagnóstica quando estamos diante de um caso (Figura 33.4). As neoplasias malignas primárias do osso são muito mais frequentes na segunda década de vida. Acima dos 40 anos de idade, a primeira suspeita diante de uma lesão óssea é mieloma múltiplo, ou uma lesão metastática e secundária mais frequentemente devida a um carcinoma de mama, próstata, pulmão, rim ou tireoide, mesmo sem haver antecedentes que a justifiquem. O condrossarcoma ou o fibroistiocitoma maligno ósseo são possibilidades

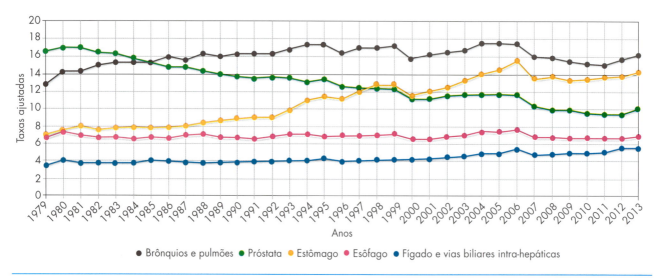

FIGURA 33.2 Taxas de mortalidade das cinco localizações primárias mais frequentes em 2013, ajustadas por idade, pela população mundial e por 100.000 homens no Brasil, entre 1979 e 2013.
Fonte: INCA.

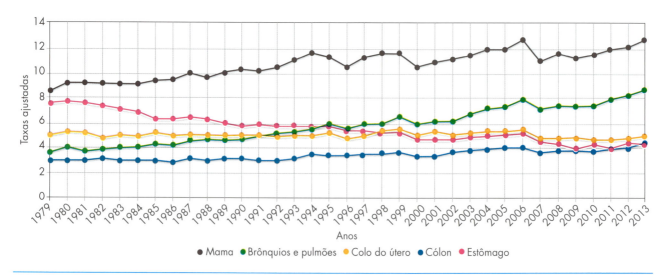

FIGURA 33.3 Taxas de mortalidade das cinco localizações primárias mais frequentes em 2013, ajustadas por idade, pela população mundial e por 100.000 mulheres no Brasil, entre 1979 e 2013.
Fonte: INCA.

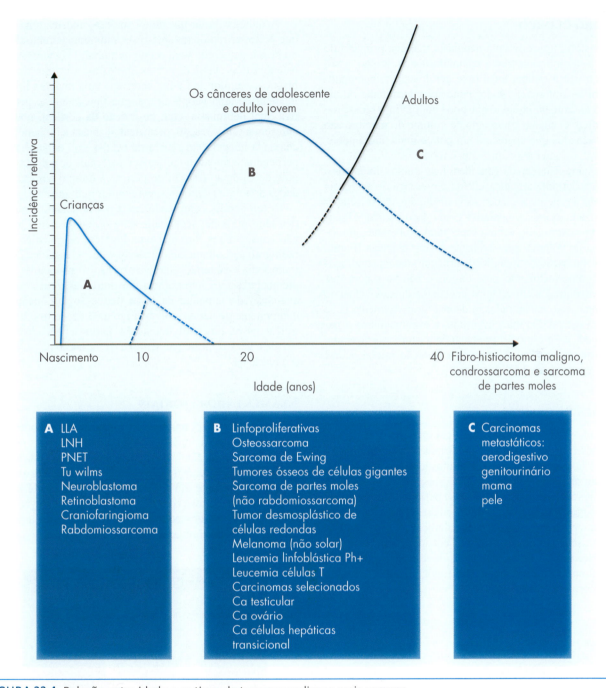

FIGURA 33.4 Relação entre idade e os tipos de tumores malignos mais comuns.

Adaptada de: Camargo OP, Baptista AM, Caiero MT, Camargo AFF. Afecções Tumorais: Avaliação, Epidemiologia e Diagnóstico. In: Barros Filho TE, Camargo OP, Camanho GL. Clínica Ortopédica. São Paulo: Ed. Manole; 2012.

mais raras, mas que podem aparecer nessa faixa etária. Outro aspecto clínico importante é a localização: 60% dos tumores malignos primários ósseos estão situados ao redor do joelho. Secundariamente, em ordem decrescente de frequência, os locais mais frequentes são o úmero proximal, o fêmur proximal, o rádio distal e a pelve.[1] Existem localizações típicas de alguns tumores ósseos que devem ser conhecidas e podem auxiliar no diagnóstico: como exemplos clássicos, podemos citar o osteossarcoma parosteal, que tem predileção pela face posterior do fêmur distal, e o adamantinoma, que tem predileção pela diáfise da tíbia.

DIAGNÓSTICO

O diagnóstico e o tratamento das neoplasias musculoesqueléticas só é conseguido com uma equipe multidisciplinar, como já dissemos no início do capítulo. É de fundamental importância o diagnóstico precoce.

Quadro clínico

A história típica de uma neoplasia maligna primária do osso é a de um adolescente relatando dor no joelho, associada ou não a trauma local (que geralmente é incompatível com os sintomas).[1] A dor pode ser intermitente ou até mesmo ausente no início, o que pode confundir o raciocínio do médico. O edema e aumento de volume do membro são outros achados que aparecem um pouco mais tardiamente. Em geral, o paciente se apresenta em bom estado geral.

O exame físico ajuda para identificar pontos dolorosos à palpação, derrame articular, edema e presença de aderência do tumor à pele ou a planos mais profundos. Deve sempre ser realizado exame comparativo com o lado normal. Alguns sinais, tais como rede venosa superficial exuberante, grande aumento de volume, pele brilhante e com alopecia (Figura 33.5), e limitação da mobilidade articular, demonstram evidente comprometimento pelo tumor, e não se espera que sejam encontrados em estágios iniciais da doença.[2] Quando esses sinais são encontrados, a doença provavelmente já se encontra em estágio mais avançado, e eventualmente o paciente pode até mesmo se apresentar com o tumor já ulcerado.

A fratura patológica como apresentação inicial ocorre apenas em cerca de 15% dos casos.

Exames de imagem

A radiografia de boa qualidade em duas incidências perpendiculares é suficiente para confirmar a suspeita clínica.[2] Quando houver dúvida, a radiografia deve ser repetida no intervalo de uma ou duas semanas, pois muitas vezes pode haver alteração na imagem após esse período. Algumas alterações sugestivas de malignidade podem ser sutis, tais como levantamento periosteal, áreas de calcificação, lise metafisária, espessamento ou destruição da cortical e acometimento das partes moles. Essas alterações devem ser valorizadas, especialmente se corresponderem topograficamente a uma área dolorosa à palpação.

A radiografia de um tumor maligno mostra uma lesão que pode ser radiopaca (blástica), radiotransparente (lítica) ou mista, de acordo com o tipo de tumor. O osteossarcoma osteoblástico clássico, por exemplo, mostra uma imagem blástica; o tumor de Ewing apresenta uma imagem lítica. A imagem de uma neoplasia maligna tipicamente é permeativa, mal delimitada, com destruição da cortical, podendo apresentar uma reação periosteal disposta em lamelas, a chamada imagem em "casca de cebola", ou então disposta perpendicularmente à cortical, como "raios de sol". O triângulo de Codman (reação do periósteo normal nas extremidades do tumor) também sugere tumor maligno.

A tomografia computadorizada e a ressonância magnética têm um papel secundário para o diagnóstico. Quando não conseguimos formular uma hipótese diagnóstica pelas radiografias, é altamente improvável que a ressonância ou a tomografia venham a solucionar o caso.[2] Tais exames complementares têm importância em outros aspectos: melhor avaliação do tamanho da lesão (extensão intramedular e componente de partes moles – Figura 33.6), do tipo de destruição óssea, do envolvimento das partes moles adjacentes (vasos e nervos, principalmente) e da formação de tecido ósseo reacional.

Exames laboratoriais

Os exames laboratoriais são inespecíficos e podem levar ao retardo no diagnóstico. A dosagem dos níveis séricos de cálcio, fósforo, fosfatase ácida e alcalina em nada acrescentam para o diagnóstico do tumor.[2] Uma discreta anemia pode estar presente em lesões malignas, sendo clássico o achado de leucocitose com desvio à esquerda e elevação da velocidade de hemossedimentação em casos de tumor de Ewing, que pode simular um caso infeccioso.

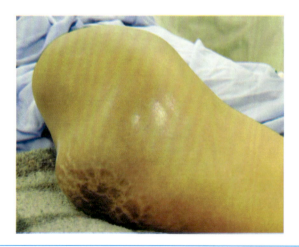

FIGURA 33.5 Tumor de grande volume, pele brilhante, fina e com alopecia indicando estágio avançado.

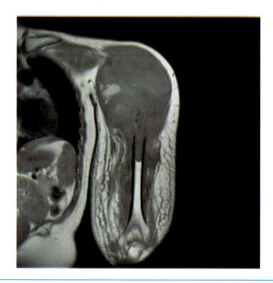

FIGURA 33.6 A ressonância nuclear magnética permite visualizar a extensão intramedular do tumor, como nesse caso de osteossarcoma.

DIAGNÓSTICOS DIFERENCIAIS

São vários os diagnósticos diferenciais (Tabela 33.1), mas a osteomielite (tanto aguda quanto crônica) merece especial destaque. A osteomielite é mais frequente em crianças e adolescentes, e a drenagem de uma suposta osteomielite pode levar a consequências desastrosas em um caso de sarcoma de Ewing. Esse pode cursar com febre, leucocitose e aumento de provas inflamatórias, e a necrose tumoral pode ser confundida macroscopicamente com pus. Por isso, devemos sempre enviar material para exame anatomopatológico nas drenagens de suposta osteomielite, além do habitual envio para culturas. As doenças osteometabólicas e as artrites também fazem diagnóstico diferencial

Tabela 33.1 Diagnóstico diferencial dos tumores ósseos primários.

- Osteomielite aguda/subaguda/crônica
- Fratura de estresse/miosite ossificante
- Hemoglobinopatias
- Infarto ósseo/enostose
- Cisto subcondral
- Osteoporose
- Doença de Paget
- Doenças metabólicas

com as neoplasias, necessitando de exames hematológicos específicos. O mieloma múltiplo é mais comum após os 50 anos de idade e deve ser lembrado em pacientes com múltiplas lesões líticas, incluindo lesões com achatamento do corpo vertebral. A eletroforese de proteínas deve ser solicitada nesses casos.

Algumas lesões benignas e pseudotumorais (como cisto ósseo simples, displasia fibrosa, doença de Paget, fibroma não ossificante, tumor marrom do hiperparatiroidismo e miosite ossificante) também entram no diagnóstico diferencial dos tumores ósseos. Já para os tumores de partes moles, podemos citar como diagnósticos diferenciais: pseudotumor hemofílico, pseudoaneurisma, infecções fúngicas, hematoma organizado, granuloma de corpo estranho e calcinose tumoral.

ESTADIAMENTO

O estadiamento do paciente é fundamental quando lidamos com oncologia em geral. Além de fornecer uma linguagem padronizada para os médicos, o estadiamento guia o tratamento e define com mais precisão o seu prognóstico.

Existem dois sistemas de estadiamento para os tumores musculoesqueléticos: o da AJCC (*American Joint Comittee on Cancer*) (Tabela 33.2), comumente conhecido como

Tabela 33.2 Estadiamento AJCC para sarcomas ósseos.

Estadiamento AJCC

American Joint Commitee on Cancer (AJCC) **Estadiamento TNM para o sistema ósseo** *(Linfoma maligno primário e mieloma múltiplo não estão incluídos)*	**Estágios agrupados**			
	Estágio IA	T1	NO	M0	G1, 2 grau baixo, GX
(7a. ed., 2010) **Tumor Primário (T)**	Estágio IIB	T2	NO	M0	G1, 2 grau baixo, GX
		T3	NO	M0	G1, 2 grau baixo, GX
TX Tumor primário não pode ser avaliado	Estágio IIA	T1	NO	M0	G3, 4 alto grau
TO Nenhuma evidência de tumor primário	Estágio IIB	T2	NO	M0	G3, 4 alto grau
T1 Tumor com 8 cm ou menos na maior dimensão	Estágio III	T3	NO	M0	G3
T2 Tumor maior do que 8 cm na maior dimensão	Estágio IVA	Qualquer T	NO	M1a	Any G
T3 Tumores descontinuados na região óssea primária	Estágio IVB	Qualquer T	N1	Qualquer M	Qualquer G
		Qualquer T	Qualquer T	M1b	Qualquer G

Linfonodos Regionais (N)
NX Linfonodos regionais não podem ser avaliados
N0 Sem metástase de linfonodos regionais
N1 Metástase de linfonodos regionais

Nota: Em razão da raridade do envolvimento linfonodal nos sarcomas ósseos, a designação NX pode ser inapropriada e os casos devem ser considerados NO, a menos que o envolvimento nodal clínico esteja claramente evidente.

Metástase distante (M)
M0 Nenhuma metástase distante
M1 Metástase distante
M1a Pulmão
M1b Outras regiões distantes

Grau Histológica (G)
GX Grau não pode ser avaliado
G1 Bem diferenciado – Grau baixo
G2 Moderadamente diferenciado – Grau baixo
G3 Pobremente diferenciado
G4 Indiferenciado

Nota: Sarcoma de Ewing está classificado como G4

GTNM, e o proposto por Enneking (Tabela 33.3), mais prático e mais voltado ao procedimento cirúrgico.

O estadiamento de um tumor inclui o exame de imagem da região acometida. A tomografia computadorizada de tórax com cortes finos deve ser pedida para a avaliação de possíveis metástases pulmonares. A cintilografia do esqueleto é utilizada para se afastar metástases ósseas ou lesões tumorais ósseas sincrônicas, o que é uma situação rara, mas com grande impacto no tratamento e taxa de sobrevida.

BIÓPSIA

A biópsia óssea deve ser o último procedimento da investigação diagnóstica. Além de evitar um possível prejuízo para as imagens (principalmente da ressonância), devido à manipulação cirúrgica, há um outro motivo para se realizar a biópsia por último: as informações obtidas com os exames radiológicos complementares podem auxiliar na decisão do melhor lugar para se realizar a biópsia. Áreas císticas ou com necrose tumoral (frequentemente presentes no centro do tumor), por exemplo, devem ser evitadas por não permitir diagnóstico adequado.

A biópsia deve ser planejada criteriosamente e realizada preferencialmente pelo especialista que executará o tratamento definitivo.[3] Dessa forma, evitam-se exames desnecessários, biópsias realizadas sem apuro oncológico e avaliações feitas por patologista e radiologista não especializados em neoplasias ósseas, o que retarda o diagnóstico e compromete o prognóstico do paciente.

O acesso para a biópsia deve estar junto à via cirúrgica para ressecção do tumor, uma vez que todo o trajeto será removido para se evitar contaminação por células neoplásicas. A hemostasia deve ser rigorosa no caso de uma biópsia aberta.

Existem basicamente quatro modalidades de biópsia de tumores musculoesqueléticos.[3] Cada modalidade tem suas vantagens e desvantagens; a decisão de qual método utilizar varia muito de acordo com a experiência de cada equipe:

1. **Biópsia percutânea aspirativa com agulha fina** (PAAF, *fine-needle aspiration*, ou FNA): mais indicada em metástases, infecções e lesões linfonodais. Seu uso não é adequado na suspeita de sarcomas, pois é uma amostra citológica, e não histológica, do tumor. Utilizam-se agulhas finas, de calibre 23 ou 25 *gauge*.
2. **Biópsia percutânea por cilindro**: é atualmente a mais utilizada em tumores musculoesqueléticos, por permitir análise histológica sem agredir muito o trajeto. Pode ser realizada às cegas ou com auxílio de métodos de imagem (guiadas por radioscopia, ultrassom ou tomografia). Usam-se agulhas mais calibrosas, geralmente de 10 a 14 G (Figura 33.7).
3. **Biópsia aberta incisional**: é realizada através de uma pequena via de acesso para se chegar ao tumor. O risco de falso negativo é minimizado, pois o tumor é visualizado diretamente e a quantidade de material retirado pode ser maior. Entretanto, a contaminação do trajeto é muito maior que nas biópsias por cilindro.
4. **Biópsia aberta excisional**: utilizada em tumores superficiais de partes moles menores que 5 cm, ou tumores sabidamente benignos. Deve-se evitar realizar a excisão de forma marginal, dando-se preferência para se conseguir margens livres.

A biópsia não deve interferir na cirurgia definitiva.[3] O trajeto deve atravessar o menor número possível de compartimentos, e não de passar através dos planos intercompartimentais usualmente utilizados como vias cirúrgicas. Deve ser feita sempre em linha com a incisão da futura cirurgia definitiva e de maneira longitudinal nos membros – nunca de maneira transversal. Quando a cirurgia for realizada, todo o trajeto da biópsia deve ser ressecado através de um fuso de tecido contendo pele, tecido subcutâneo e fáscia, chegando até as margens de ressecção.

Tabela 33.3 Estadiamento dos tumores ósseos malignos segundo Enneking.		
Estágio	Grau	Site
IA	Baixo	Intracompartamental
IB	Baixo	Extracompartamental
IIA	Alto	Intracompartamental
IIB	Alto	Extracompartamental
III	Qualquer metástase regional ou distante	Qualquer

Fonte: Enneking WF, Spanier SS, Goodman MA: A system for the surgical staging of musculoskeletal sarcoma. Clin. Orthop 153:106-120, 1980.

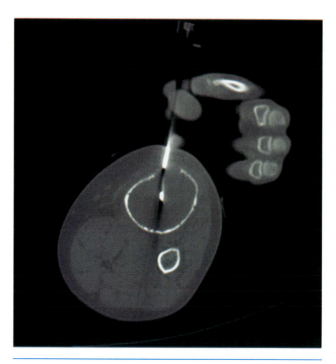

FIGURA 33.7 Biópsia óssea sendo realizada percutaneamente com agulha 12 G, guiada por tomografia.

As biópsias ósseas devem ser realizadas através de um orifício circular (com trefinas ósseas, por exemplo), e não quadrado ou retangular (com o uso de formões retos), especialmente nos membros inferiores, diminuindo assim a chance de uma fratura após a biópsia.[3] Em tumores ósseos com extensão para partes moles, a biópsia deve ser realizada preferencialmente nas partes moles.

CIRURGIA

O conceito básico de que a lesão não deve ser visualizada no campo cirúrgico deve nortear o ato cirúrgico. A ressecção deve ser realizada através de tecido normal (margens livres). No planejamento pré-operatório, deve-se avaliar a quantidade de osso a ser ressecada (com margem de segurança de 2 a 3 cm), se há invasão da fise, quais músculos serão sacrificados, a condição da pele sobre o tumor, se há invasão articular, qual a relação dos vasos e nervos com a massa tumoral e, finalmente, qual o tipo de reconstrução a ser executada. A margem de segurança de 2 a 3 cm nas partes moles muitas vezes não é possível de ser realizada, aceitando-se margens menores.[4]

MARGEM CIRÚRGICA

O conceito de margem cirúrgica é muito importante. A padronização foi fundamental para o desenvolvimento da técnica cirúrgica na oncologia ortopédica.

Nos tumores malignos, a velocidade de crescimento do tumor é tal que o organismo não consegue contê-lo. Dessa forma, há a formação de uma pseudocápsula que contém células tumorais comprimidas. Envolvendo essa pseudocápsula, fica a "zona reativa", que corresponde a células sadias comprimidas pelo tumor, juntamente com células inflamatórias; a zona reativa pode conter células neoplásicas malignas.

Existem quatro modalidades de ressecção em relação à margem cirúrgica oncológica:

1. **Intralesional**: é a ressecção do tumor com invasão da sua pseudocápsula ou com exposição do interior da massa tumoral. A curetagem dos tumores benignos é um exemplo de ressecção intralesional. Quando a ressecção intralesional é seguida de algum procedimento adjuvante, falamos em ressecção intralesional estendida. Em algumas situações, a ressecção intralesional é adequada para o tratamento de tumores malignos, a exemplo de algumas metástases, em que realizamos curetagem e preenchimento com cimento ortopédico.
2. **Marginal:** ressecção do tumor através da zona reativa. Como a zona reativa pode conter células tumorais, essa forma de ressecção não é ideal para os tumores malignos primários.
3. **Ampla:** ressecção através do tecido normal, por fora da pseudocápsula e da zona reativa peritumoral. É o tipo mais adequado para a maioria dos casos de sarcomas primários musculoesqueléticos. Caso haja as chamadas

skip metastasis, ou seja, focos de tumor dentro do mesmo compartimento, mas não adjacentes à massa tumoral principal, esse tipo de ressecção pode não ser suficiente, sendo necessária a ressecção radical.
4. **Radical**: ressecção de todo o compartimento no qual o tumor está localizado. Deve-se salientar que ressecção radical não é sinônimo de amputação, uma vez que esta pode ser radical, ampla, marginal ou até mesmo intralesional.

Os sarcomas, tanto ósseos quanto de partes moles, são idealmente tratados com margem ampla, pois as ressecções marginais ou intralesionais cursam com um alto índice de recidiva local.

Quando decidimos pela preservação do membro, deparamo-nos com o problema da reconstrução esquelética, já que são acometidos mais frequentemente ossos indispensáveis à função, como o fêmur, a tíbia e o úmero. As reconstruções esqueléticas após grandes ressecções são geralmente extensas e complexas. Podemos reconstruir o esqueleto de maneira biológica ou não biológica: as reconstruções biológicas incluem os autoenxertos estruturados, como a fíbula (vascularizada ou não), o ilíaco ou a clavícula. A vantagem do método é a boa taxa de integração e a excelente longevidade da reconstrução. A principal desvantagem é a quantidade limitada de material. Os aloenxertos (Figura 33.8), outra forma de reconstrução biológica, também podem ser utilizados nas reconstruções esqueléticas.

Contudo, a sua taxa de complicações é considerada alta.[4] Se somarmos as três principais, que são infecção, pseudartrose e fratura, essa taxa gira ao redor de 30%. Por outro lado, não apresentam a limitação de quantidade de material que os autoenxertos apresentam. Já as reconstruções não biológicas são essencialmente representadas pelas endopróteses, que fazem a reconstrução segmentar de maneira rápida e eficiente. Apresentam resultados excelentes em curto prazo, mas a taxa de complicações em longo prazo é mais alta que a dos aloenxertos – a soltura asséptica é a mais frequente, seguida pela infecção. Quando ocorre infecção, não é rara a evolução para amputação do membro, muitos anos após a cirurgia e a cura oncológica do paciente.

Os tumores da fíbula proximal podem ser tratados com a ressecção ampla do osso sem reconstrução, juntamente com partes moles. O problema resume-se ao nervo fibular comum, que muitas vezes precisa ser ressecado juntamente com o tumor. É possível proceder à transferência muscular posteriormente para restabelecer a dorsiflexão do tornozelo. O ligamento colateral lateral pode ser reinserido à borda lateral do planalto tibial, bem como o tendão do bíceps femoral.

Os tumores da clavícula também podem ser ressecados sem necessidade de reconstrução, com resultados funcionais satisfatórios. Normalmente, o feixe subclávio não é afetado e é preservado.

Os tumores ósseos malignos que envolvem o úmero costumam ser tratados com ressecção ampla e reconstrução com endoprótese modular.[4] Quando o tumor acomete o úmero proximal, em geral é necessário sacrificar o músculo

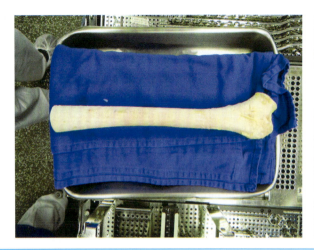 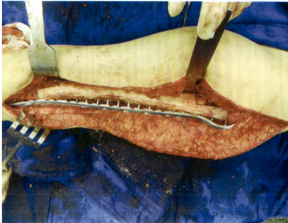

FIGURA 33.8 Os aloenxertos são uma ferramenta importante para as reconstruções esqueléticas. Podem ser de grande tamanho, como esse fêmur subtotal.

deltoide e desinserir todo o manguito rotador, o que torna o resultado funcional desse tipo de reconstrução bastante precário. Quando o tumor invade a articulação, são necessárias a ressecção extra-articular do ombro (cirurgia de Tikoff-Lindberg) e a reconstrução com endoprótese.

As lesões no fêmur são as mais comuns na prática clínica.[4] Quando o tumor acomete a metáfise proximal ou distal, em geral é necessária a substituição por endoprótese modular do quadril (bipolar ou total constrita) (Figura 33.9) ou do joelho (endoprótese de joelho total).

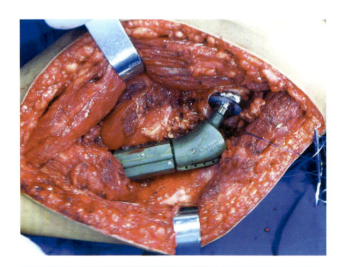

FIGURA 33.9 Endoprótese modular do quadril.

Quando o tumor não acomete a epífise e a fise, é possível ressecá-lo preservando as articulações.[4] Para a reconstrução, pode-se utilizar endoprótese modular diafisária, aloenxerto estruturado associado a placa e parafusos, ou mesmo fíbula vascularizada (Figura 33.10). Essa funciona bem em pacientes mais jovens, com bom potencial de crescimento, pois, nesse caso, a fíbula é capaz de hipertrofiar, constituindo uma solução biológica duradoura. Obviamente, tais cirurgias são trabalhosas e com uma taxa considerável de complicações.

Os tumores da pelve apresentam um pior prognóstico,[4] pois, em geral, quando são descobertos, já se encontram avançados; além do fato de a ressecção nesse local ser mais trabalhosa, a obtenção de margens adequadas muitas vezes é impossível. A cirurgia de preservação do membro (hemipelvectomia interna) é tecnicamente difícil, e algumas vezes a extensão tumoral impossibilita tal cirurgia. Os pacientes com tumores com componente anterior significante, que abaulam ou envolvem os vasos femorais, são submetidos à amputação (hemipelvectomia externa).

AVALIAÇÃO DA RESPOSTA À QUIMIOTERAPIA

Com o tratamento quimioterápico em pacientes com sarcomas ósseos, verificamos uma redução do volume tumoral, além da formação de uma pseudocápsula mais evidente (de tecido fibroconjuntivo reativo mais denso), delimitando melhor o tumor e muitas vezes facilitando a ressecção. Histologicamente ocorre necrose tumoral, que pode ser avaliada em porcentagem. O grau de resposta ao tratamento, avaliado pela porcentagem de necrose tumoral, correlaciona-se ao prognóstico do paciente e pode ser usado para se modificar o subsequente protocolo de quimioterapia.

A avaliação anatomopatológica da resposta tumoral à quimioterapia é a seguinte: utiliza-se um corte central da peça, que é radiografada. Divide-se a peça em fragmentos quadrados de 1 a 2 cm de lado. Esse mapeamento é feito tanto na radiografia quanto no corte central do espécime. Cada fragmento deve ser processado separadamente. Em média, são realizados 30 a 60 blocos ou lâminas. Quanto maior o grau de necrose tumoral, melhor a resposta à quimioterapia e melhor o prognóstico de sobrevida do paciente.

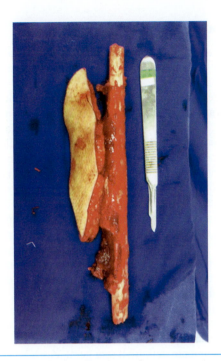

FIGURA 33.10 Fíbula vascularizada com monitor de pele pronta para ser utilizada como forma de reconstrução.

A graduação é feita segundo a Tabela 33.4:

Tabela 33.4 Prognóstico do paciente segundo a porcentagem de necrose tumoral.

Grau	Resposta tumoral	Prognóstico
1	Nenhuma ou mínima (0 a 50%) de necrose	Desfavorável
2	Extensiva necrose (51 a 90%) com 10% ou mais de tumor viável'	Desfavorável
3	Extensiva necrose (> 90%) com focos de tumor viável (< 10%)	Favorável
4	Completa necrose, ausência de tumor viável	Favorável

OSTEOSSARCOMA

O osteossarcoma é o tumor ósseo maligno primário mais frequente. Sua principal característica histológica é a produção de matriz osteoide pelas células neoplásicas.

Genética

Já foram descritas algumas anormalidades cromossômicas no osteossarcoma, as quais incluem rearranjos nos cromossomos 11, 19 e 20.

Algumas síndromes têm clara associação com o osteossarcoma. Pacientes com história de retinoblastoma (pela mutação do gene supressor tumoral RB1) tem risco aumen-tado de apresentar o osteossarcoma como segunda neoplasia. A síndrome de Li-Fraumeni (caracterizada pela mutação do gene supressor tumoral p53) tem incidência aumentada de diversos tumores malignos, entre eles o osteossarcoma. A síndrome de Rothmund-Thompson, que é uma doença autossômica recessiva caracterizada por baixa estatura, displasias ósseas e poiquilodermia, está associada à mutação no gene RECQL4 e também tem incidência aumentada de osteossarcoma. Outras situações, como o carcinoma de mama associado à mutação do gene BRCA1, e o carcinoma colorretal associado à mutação do gene MSH2, também apresentam associação com o osteossarcoma.

Epidemiologia, quadro clínico e características radiológicas

Ocorre principalmente em crianças e adolescentes e tem predileção pelas metáfises dos ossos longos, mas também pode ocorrer nas diáfises (Figura 33.11). O fêmur distal e a tíbia proximal são os locais mais frequentemente afetados pelo osteossarcoma.

O quadro clínico comumente inclui dor e aumento de volume local. Não é comum a presença de derrame articular e fratura patológica, mas, quando presentes, apresentam um pior prognóstico.

A lesão típica na radiografia simples é uma lesão osteoblástica, com destruição cortical, invasão de partes moles e reação periosteal do tipo "raios de sol". A ressonância magnética (sempre com contraste) é fundamental e mostra

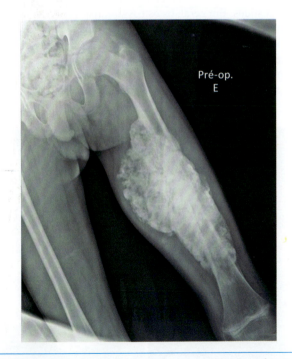

FIGURA 33.11 O osteossarcoma tem predileção pelas metáfises, mas também pode ocorrer nas diáfises dos ossos longos.

com precisão os limites da lesão (principalmente a extensão medular), assim como a sua relação com as estruturas neurovasculares e as partes moles adjacentes. Eventualmente uma *skip metastasis* ou "metástase saltitante" pode ser evidenciada pela ressonância, o que acarreta um pior prognóstico.[5]

Assim como a tomografia do tórax, a cintilografia óssea é um instrumento de rastreamento de metástases. O PET (*positron emission tomography*), muito útil em outras neoplasias malignas, ainda não tem utilidade comprovada no osteossarcoma.

Classificação

Os osteossarcomas são classificados em primários (que podem ser centrais ou de superfície) e secundários. Os osteossarcomas centrais podem ser subclassificados em: osteossarcoma clássico (80% dos casos), osteossarcoma telangectásico, osteossarcoma de pequenas células e osteossarcoma de células gigantes. Já os osteossarcomas de superfície (10% dos casos) ou justacorticais são subclassificados em: osteossarcoma parosteal (geralmente de baixo grau – Figura 33.12), osteossarcoma periosteal e osteossarcoma de superfície de alto grau.

Os osteossarcomas secundários mais frequentes são os secundários à doença de Paget e à radioterapia (geralmente mais de 10 anos após a exposição). Ambos possuem mau prognóstico e acometem pacientes em idade mais avançada.

Os osteossarcomas podem ser classificados de acordo com o seu grau histológico, que é um dos principais fatores prognósticos. Em geral, os osteossarcomas centrais convencionais são de alto grau histológico, enquanto os osteossarcomas parosteais são na maioria das vezes de baixo grau. Osteossarcomas periosteais podem ser tanto de alto quanto de baixo grau. O osteossarcoma secundário à doença de Paget sempre é um tumor de alto grau histológico.

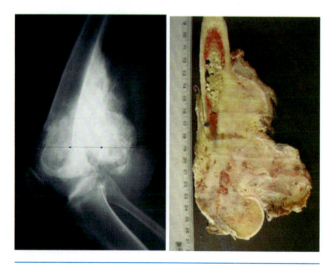

FIGURA 33.12 Osteossarcoma parosteal em localização típica.

Tratamento

O tratamento do osteossarcoma baseia-se na cirurgia e na quimioterapia. A radioterapia é utilizada apenas em casos de exceção.[6]

Em geral, o tratamento inicia-se com a quimioterapia neoadjuvante, que no osteossarcoma dura 10 semanas. Por definição, "quimioterapia neodjuvante" é aquela realizada com intenção de cura, portanto realizada em pacientes com tumores potencialmente curáveis, antes do tratamento definitivo (que em geral é a cirurgia, mas eventualmente pode ser a radioterapia sem cirurgia). Se o paciente já se apresentar metastático ao diagnóstico, a quimioterapia feita antes da cirurgia, a rigor, não é neoadjuvante, mas sim paliativa, mesmo que o esquema quimioterápico seja essencialmente o mesmo. Entretanto, é muito comum que se simplifique (erroneamente) esse conceito e chamemos de "quimioterapia neoadjuvante" toda aquela que é realizada antes da cirurgia.

A seguir, é realizado o tratamento definitivo, que geralmente consiste na cirurgia. Após a cirurgia, são feitos novos ciclos de quimioterapia, agora chamada de "adjuvante". Por definição, "quimioterapia adjuvante" é aquela realizada após o tratamento definitivo (em geral, cirurgia) em pacientes sem evidência de doença local ou sistêmica. Mais uma vez, é habitual se simplificar a definição para simplesmente "aquela realizada após a cirurgia", mas isso não é totalmente correto, pois um paciente metastático ao diagnóstico receberá "quimioterapia paliativa".

A cirurgia é o principal método de tratamento do osteossarcoma. Sem a ressecção do tumor, a cura oncológica do paciente é praticamente impossível. Dentre as modalidades de margem de ressecção, a margem ampla é a mais desejável para o controle local do osteossarcoma, como já foi dito anteriormente.

Como já dissemos na introdução do capítulo, atualmente é possível preservar o membro em cerca de 70% dos casos.[6] Nos outros 30%, a amputação se faz necessária pelas grandes dimensões do tumor ou pelo comprometimento de estruturas neurovasculares.

Prognóstico

O prognóstico dos pacientes evoluiu muito a partir do início da década de 1980, e atualmente a sobrevida em cinco anos está em torno de 70% nos centros americanos e europeus.[6]

Os principais fatores de pior prognóstico de sobrevida já identificados incluem:[6] tamanho do tumor acima de 8 cm, idade mais avançada, baixo percentual de necrose após a quimioterapia (menor que 90%, Huvos 1 ou 2), tumores localizados no esqueleto axial e estadiamento avançado (alto grau ou metastático). Pacientes com metástases extrapulmonares também possuem pior prognóstico.[6]

SARCOMA DE EWING

O sarcoma de Ewing é o segundo sarcoma ósseo mais frequente, atrás somente do osteossarcoma. Ele guarda semelhanças com o tumor neuroectodérmico primitivo (PNET), tanto do ponto de vista clínico como de imagem. A diferenciação entre tumor de Ewing e PNET nem sempre é fácil, pois eles se diferenciam apenas por imunoistoquímica e ultraestrutura. Muitos autores põem em dúvida o fato de o sarcoma de Ewing realmente ser um sarcoma, preferindo chamá-lo de tumor de Ewing.

Assim como ocorreu com o osteossarcoma, o tratamento do sarcoma de Ewing melhorou significativamente a partir da década de 1980, em razão sobretudo da quimioterapia, que permitiu a redução da taxa de amputações e ganho significante na sobrevida.

Epidemiologia, quadro clínico e características radiológicas

O sarcoma de Ewing é cerca de três vezes mais raro que o osteossarcoma e acomete pacientes um pouco mais jovens, entre 5 e 15 anos de idade. Os pacientes que apresentam a doença fora dessa faixa etária tendem a desenvolvê-la de forma mais agressiva. A ocorrência em negros é extremamente rara e não há predileção por gênero.

O local mais comumente afetado é a diáfise do fêmur, mas ele também pode acometer a região metadiafisária proximal da fíbula e do úmero, e o ilíaco; raramente acomete a tíbia. Vale mencionar que qualquer osso pode ser acometido pela doença, inclusive nos dedos do pé. Diferentemente do osteossarcoma, que acomete mais as metáfises, o tumor de Ewing tem predileção por diáfises.

Os pacientes apresentam dor e aumento de volume local. O aumento de volume é rapidamente progressivo. Pode vir associado a febre, astenia e queda do estado geral, o que pode ser confundido com infecção (no Ewing, o comprometimento de partes moles costuma ser maior que na infecção). Pode inclusive haver aumento do VHS e leucocitose. É raro que o sarcoma de Ewing se apresente ao diagnóstico com uma fratura patológica (mais raro que no osteossarcoma).

A radiografia mostra lesão geralmente lítica, irregular e permeativa, de contornos pouco nítidos. Pode haver áreas com aspecto misto, ou seja, lítico e blástico. Normalmente, há a presença de uma reação periosteal disposta em camadas, com o aspecto de "casca de cebola". Essa reação em "casca de cebola" aparece também em outras doenças, notadamente a osteomielite aguda e outros tipos de tumor. O triângulo de Codman também pode estar presente, mas ele é mais comum no osteossarcoma.

A ressonância magnética (sempre com contraste) é o exame de escolha para a avaliação do membro acometido. Mostra o comprometimento de partes moles, a relação do tumor com o feixe vasculonervoso, o comprometimento da pele e do tecido celular subcutâneo e a extensão intramedular da lesão; mostra também se há invasão da fise, o que pode modificar o tipo de tratamento cirúrgico, e possíveis *skip metastasis* (Figura 33.13).

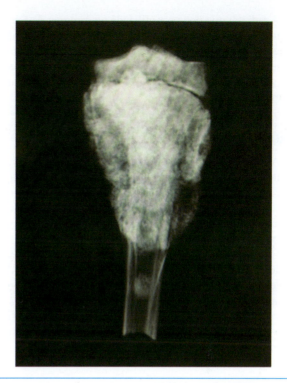

FIGURA 33.13 É raro que uma *skip metastasis* seja visível na radiografia, como nesse caso: um nódulo radiodenso sem contiguidade com o tumor principal visto na diáfise da tíbia.

Assim como no osteossarcoma, a tomografia de tórax e a cintilografia do esqueleto com TC-99m devem ser solicitadas para o rastreamento de metástases.

Patologia

O sarcoma de Ewing apresenta-se histologicamente como um tumor de células pequenas, redondas e azuis, assim como o linfoma ósseo, o rabdomiossarcoma e o raro osteossarcoma de pequenas células. Ao contrário do osteossarcoma, o tumor de Ewing não produz osteoide. Às vezes, a lesão de partes moles é mais proeminente que a lesão no osso. O sarcoma de Ewing apresenta positividade para o CD 99; o linfoma, para o CD 30; o rabdomiossarcoma, para a desmina; e o granuloma eosinófilo, para o CD 3. Do ponto de vista do estudo genético, o sarcoma de Ewing apresenta uma translocação cromossômica – t(11;22)(q24;q12) – muito semelhante à encontrada no PNET.

Tratamento

O tratamento do sarcoma de Ewing é iniciado apenas após a comprovação anatomopatológica. Em linhas gerais, divide-se em quimioterapia pré-operatória, cirurgia e quimioterapia pós-operatória. A resposta clínica do sarcoma de Ewing costuma ser bem superior à do osteossarcoma, não sendo rara a classificação da resposta à quimioterapia como Huvos 4.

A radioterapia pode ser utilizada no sarcoma de Ewing, já que se trata de um tumor radiossensível. Entretanto, não é comum utilizá-la na fase pré-operatória, pois a radioterapia aumenta o risco de deiscência e infecção da ferida cirúrgica. Em geral, espera-se cerca de três semanas entre o final da quimioterapia e a cirurgia.

PROGNÓSTICO

Assim como no osteossarcoma, o prognóstico dos pacientes evoluiu muito nas últimas décadas. Atualmente a sobrevida em cinco anos está em torno de 60% a 70%. Mesmo que, em geral, a resposta à quimioterapia seja melhor no Ewing do que no osteossarcoma, o prognóstico de sobrevida é um pouco pior.

Os principais fatores de pior prognóstico de sobrevida já identificados incluem: tamanho do tumor acima de 8 cm, idade mais avançada, baixo percentual de necrose após a quimioterapia (menor que 90%, Huvos 1 ou 2), tumores localizados no esqueleto axial e estadiamento avançado (alto grau ou metastático). Pacientes com metástases extrapulmonares também possuem pior prognóstico.[7]

CONDROSSARCOMA

As lesões cartilaginosas são difíceis de diagnosticar com base apenas nas características histológicas, pois elas são muito heterogêneas e podem apresentar diferenças sutis entre tumor benigno, baixo grau e alto grau de malignidade. Em geral, a biópsia não apresenta uma amostra representativa da lesão; por isso, os achados de imagem são muito valorizados para que se possa conseguir um diagnóstico definitivo.

O condrossarcoma é resistente à quimioterapia e à radioterapia, portanto o tratamento se resume à ressecção cirúrgica ampla.[8]

EPIDEMIOLOGIA, QUADRO CLÍNICO E CARACTERÍSTICAS RADIOLÓGICAS

O condrossarcoma tem grande variabilidade na sua apresentação, podendo ser indolente nas lesões de baixo grau até altamente agressivo e com alta mortalidade, nos de alto grau.[9] Os aspectos clínicos assumem dessa forma grande importância para que possamos definir a conduta, que pode variar desde um acompanhamento periódico até uma ressecção ampla seguida de quimioterapia, como pode ocorrer nos tipos mesenquimal e desdiferenciado.

O condrossarcoma é um tumor que ocorre em adultos a partir da quarta década de vida. Em geral, as lesões de alto grau surgem nos pacientes com mais idade. Em pacientes com lesões cartilaginosas preexistentes, alguns sinais e sintomas são considerados indicativos de possível malignização: aumento de tamanho da lesão, alteração no padrão de calcificação, aparecimento de erosão endosteal, mudança de outras características radiográficas da lesão, e mudança ou aparecimento da dor. A dor geralmente é de baixa intensidade e de longa duração, mas pode não ocorrer, sendo o diagnóstico muitas vezes feito por achado radiográfico.

A localização da lesão tem importância prognóstica: as lesões axiais (como da coluna ou pelve) têm pior prognóstico do que as periféricas. O condrossarcoma secundário a um osteocondroma tende a ser de baixo grau, com menos risco de metástase pulmonar, mas o risco de malignização de um osteocondroma isolado é muito baixo – menor que 1%. Os pacientes com encondromatose (síndrome de Maffucci ou Ollier) estão mais sujeitos a desenvolver uma lesão maligna (15% a 50%), assim como nos casos de osteocondromatose (1% ao ano).

O condrossarcoma de alto grau, que corresponde a 10% a 15% dos casos, são lesões grandes, líticas, com destruição cortical e invasão de partes moles. Em geral, têm baixo sinal em T1 e alto em T2. O condrossarcoma desdiferenciado apresenta uma área lítica adjacente a uma lesão cartilaginosa preexistente. A cintilografia não diferencia uma lesão cartilaginosa benigna de uma maligna, mas um tumor não captante é mais indicativo de ser benigno.[8]

CLASSIFICAÇÃO

Os condrossarcomas são histologicamente divididos em três graus (I a III), com base em sua matriz, celularidade, características nucleares e atividade mitótica. A sobrevida global para pacientes com graus I, II e III é de 90%, 65% e 30%, respectivamente, e o risco de metástase é crescente (cerca de 0% no grau I e 50% no grau III). Por serem muito parecidos, o diagnóstico diferencial entre encondroma e condrossarcoma de baixo grau deve ser feito com aspectos de imagem (tamanho da lesão maior que 5 cm, padrão de calcificação menos regular, lesão com limites mal definidos, erosão endosteal, presença de rotura da cortical e de lesão de partes moles).

Os principais subtipos de condrossarcoma são: condrossarcoma central, secundário, de células claras, desdiferenciado, mixoide e mesenquimal. O condrossarcoma central é o tipo mais frequente, correspondendo a quase 90% dos casos. Ocorre a partir da quinta década de vida e tem predileção pela pelve, fêmur proximal, úmero proximal e escápula. O condrossarcoma pode ser secundário ao osteocondroma ou ao encondroma. Apresenta crescimento lento e oligossintomático. Geralmente as lesões secundárias aos osteocondromas são de baixo grau, enquanto as enostóticas, secundárias aos encondromas, são de maior grau (II ou III). O condrossarcoma de células claras tem localização epifisária, de crescimento muito lento, podendo ocorrer metástase pulmonar anos após a ressecção cirúrgica ampla. A ressecção inadequada aumenta muito o risco de recidiva local e metástase pulmonar.[9] A sobrevida global é de 90% em 10 anos. O condrossarcoma desdiferenciado pode aparecer em até 10% dos condrossarcomas de baixo grau. No condrossarcoma desdiferenciado, há uma transformação para um sarcoma anaplásico em uma área de condrossarcoma de baixo grau. Há uma separação bem definida entre esses dois componentes. O prognóstico é ruim, com sobrevida variando de 0% a 20% em cinco anos. A ressecção ampla seguida de quimioterapia está indicada. O condrossarcoma mesenquimal é muito raro e é sempre de alto grau.[8] Histologicamente ele apresenta células pequenas e redondas, sendo semelhante ao Ewing e PNET. Seu tratamento consiste em quimioterapia seguida de ressecção ampla e radioterapia, com sobrevida de 20% em 10 anos.

Tratamento

Por ser rádio e quimiorresistente na grande maioria dos casos, o tratamento do condrossarcoma é essencialmente cirúrgico. A falha no controle local aumenta o risco de recidiva local e metástase pulmonar, que podem ocorrer até 15 anos após a cirurgia.

O condrossarcoma IA (baixo grau e intracompartimental) pode ser tratado com ressecção intralesional e adjuvantes (Figura 33.14).[9] Nos tumores de alto grau, é necessária a ressecção ampla e alguma forma de reconstrução do membro (Figura 33.15).

Prognóstico

O prognóstico é dependente principalmente do grau histológico do tumor. Para os tumores de baixo grau, o risco de desenvolvimento de metástases pulmonares é praticamente zero, e a sobrevida ultrapassa 90% em cinco anos.[9] Para os tumores de grau intermediário (grau II), a sobrevida em cinco anos é de aproximadamente 65%, e o risco de metástases pulmonares alcança até 30%. Para os condrossarcomas de alto grau histológico (grau III), o risco de metástases pulmonares ultrapassa 50%, e a sobrevida em cinco anos é de aproximadamente 30%.[8]

OUTROS SARCOMAS ÓSSEOS

Os três sarcomas ósseos primários citados anteriormente são os mais frequentes (osteossarcoma, sarcoma de Ewing e condrossarcoma). Existem, contudo, outros sarcomas que se originam no tecido ósseo. Os mais conhecidos são o fibroistiocitoma maligno, o fibrossarcoma, o leiomiossarcoma e o angiossarcoma.

Em linhas gerais, o tratamento desses outros sarcomas segue os mesmos princípios do tratamento do osteossarcoma, com quimioterapia neoadjuvante, seguida de ressecção e de quimioterapia adjuvante.[10]

Fibroistiocitoma maligno

O fibroistiocitoma maligno é uma neoplasia agressiva de alto grau, que acomete preferencialmente pacientes acima dos 40 anos de idade.[10] Assim como no osteossarcoma, os locais mais afetados são as metáfises do fêmur distal e da tíbia proximal. A pelve, o fêmur proximal e o úmero proximal também podem ser acometidos (mais raramente). É relativamente comum a história de uma lesão óssea prévia, como a doença de Paget e a osteíte actínica por radioterapia prévia; nesses casos, ocorrem os chamados fibroistiocitomas malignos secundários.

Geralmente a dor está presente de forma indolente, mas progressiva. O aumento de volume local é frequente, principalmente quando há extensão extracompartimental para as partes moles. A fratura patológica à apresentação inicial é mais frequente do que no osteossarcoma e no sarcoma de Ewing, ocorrendo em até 25% dos casos.

O aspecto radiográfico típico do fibroistiocitoma maligno é de uma lesão metafisária lítica, excêntrica, com destruição cortical e invasão de partes moles, geralmente sem reação periosteal ou calcificações. A ressonância magnética

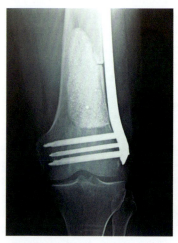
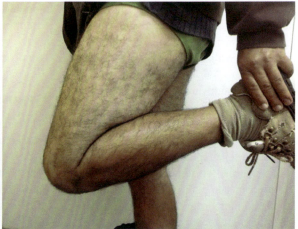

FIGURA 33.14 Condrossarcomas de baixo grau podem ser tratados com ressecção intralesional, o que muitas vezes permite uma função praticamente normal.

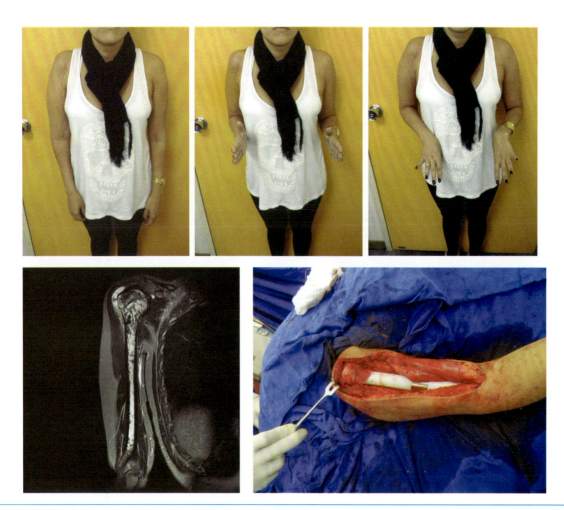

FIGURA 33.15 Condrossarcoma de alto grau (III) acometendo toda a extensão do úmero. Foi realizada ressecção completa do úmero e reconstrução com endoprótese.

mostra com mais precisão a extensão intraóssea e de partes moles, e a relação do tumor com o feixe neurovascular.

Histologicamente, o fibroistiocitoma maligno consiste em células fusiformes e pleomórficas arranjadas em um padrão estoriforme, podendo haver necrose e hemorragia.[10] Não há perfil imunoistoquímico característico do fibroistiocitoma maligno, sendo esse realizado somente para excluir outros tumores.

Conforme dissemos anteriormente, a quimioterapia é similar à do osteossarcoma, mas por acometer indivíduos em faixa etária mais avançada, as doses dos fármacos utilizados precisam ser diminuídas para que a morbidade e mortalidade durante a quimioterapia sejam minimizadas.

Já com relação à ressecção do tumor, o procedimento em si é idêntico ao preconizado para os osteossarcomas,[10] com a ressecção ampla do tumor seguida pela reconstrução esquelética, geralmente com endoprótese segmentar metálica. Aloenxertos e autoenxertos não têm bom resultado em pacientes em faixas etárias mais avançadas, e portanto não devem ser utilizados nesses casos.

O prognóstico de sobrevida dos pacientes não metastáticos é similar à do osteossarcoma: entre 50% e 70% em cinco anos. Assim como no osteossarcoma, a taxa de resposta tumoral à quimioterapia, avaliada através da necrose tumoral, tem grande importância prognóstica. Quando ela é superior a 90%, o prognóstico é significativamente melhor. Contudo, isso ocorre em apenas 25% dos casos.

FIBROSSARCOMA

Ainda mais raro do que o fibroistiocitoma maligno, o fibrossarcoma ósseo acomete pacientes acima dos 50 anos de idade.[10] O fibrossarcoma também tem predileção anatômica pelas metáfises do joelho, apesar de já ter sido descrito em quase todos os ossos.

Apresenta um quadro clínico semelhante ao do fibroistiocitoma maligno. Dor e aumento de volume local são as queixas mais frequentes. A radiografia simples mostra uma lesão lítica metafisária, agressiva, excêntrica, com invasão de partes moles. Geralmente não há reação periosteal.

O aspecto histológico clássico do fibrossarcoma é de um arranjo celular em padrão de espinha de peixe, com células fusiformes em formação paralela, que é mais evidente nos tumores de baixo grau histológico de malignidade (grau I). O grau III é o tipo mais indiferenciado, com muitas atipias celulares, e em geral não se distingue facilmente o aspecto histológico clássico de espinha de peixe.

O tratamento do fibrossarcoma baseia-se na classificação histológica.[10] Os tumores de baixo grau (grau I) são tratados exclusivamente com cirurgia. Os fibrossarcomas de grau III são tratados como os osteossarcomas e fibroistiocitomas malignos, com quimioterapia pré-operatória, cirurgia e quimioterapia pós-operatória. Já os pacientes com tumores grau II (intermediário) são tratados com cirurgia e quimioterapia, apesar de ainda não haver consenso na literatura em relação ao benefício que a quimioterapia pode oferecer a esse subgrupo.

O prognóstico dos pacientes segue a classificação histológica. O melhor prognóstico de sobrevida é dos pacientes com tumores de baixo grau, ao redor de 80% em cinco anos. Os pacientes com tumores de alto grau, entretanto, tendem a apresentar metástase a distância em 70% dos casos, e a sobrevida é menor, de cerca de 30% em cinco anos.

LEIOMIOSSARCOMA

Trata-se de um sarcoma primário ósseo extremamente raro.[10] Histologicamente caracteriza-se pela presença de células fusiformes de origem muscular lisa. A faixa etária varia de 35 a 70 anos. Como a maioria dos sarcomas ósseos, o leiomiossarcoma apresenta predileção anatômica pelas metáfises do fêmur distal e da tíbia proximal.

O aspecto radiográfico é inespecífico: lesão lítica, sem reação periosteal e sem formação óssea ou calcificações, mas agressiva, sem bordas definidas e com frequente invasão de partes moles.

Do ponto de vista histológico, o leiomiossarcoma é formado por células fusiformes, mas em um arranjo diferente do fibrossarcoma (espinha de peixe) e do fibroistiocitoma maligno (padrão estoriforme), por apresentar fascículos entrelaçados. A maioria dos casos (80%) é de alto grau histológico, com grande potencial metastático (principalmente em pulmões). Marcadores de músculo liso, como a actina de músculo liso, podem estar expressos ao exame imunoisto-químico, ajudando no diagnóstico. É fundamental, quando se depara com uma lesão óssea com histologia sugestiva de leiomiossarcoma, descartar uma lesão metastática de um leiomiossarcoma de outro local. Os tumores primários mais frequentes nesses casos são os leiomiossarcomas uterino e do trato gastrintestinal.

O tratamento do leiomiossarcoma primário ósseo é eminentemente cirúrgico. Nos casos de alto grau, os princípios de tratamento são os mesmos do osteossarcoma, com quimioterapia antes e depois da cirurgia.

O prognóstico dos pacientes com tumores de baixo grau de malignidade é muito bom, acima de 90% de sobrevida em cinco anos.[10] Já os pacientes com tumores de alto grau apresentam um prognóstico de sobrevida em cinco anos ao redor de 60%.

ANGIOSSARCOMA

É um sarcoma ósseo ainda mais raro que o leiomiossarcoma primário ósseo.[10] O angiossarcoma ósseo é um tumor de alto grau de malignidade e com alto potencial metastático. O aspecto histológico é de células fusiformes, com alta celularidade, e de células endoteliais atípicas.

Radiograficamente, o angiossarcoma apresenta aspecto inespecífico. É semelhante ao fibrossarcoma, ao fibroistiocitoma maligno e ao leiomiossarcoma: lesão lítica, sem reação do osso hospedeiro e com invasão de partes moles. A imunoistoquímica ajuda no diagnóstico, uma vez que o angiossarcoma comumente expressa marcadores endoteliais como o CD-31 e o CD-34.

O tratamento é cirúrgico, com a ressecção ampla sendo a mais adequada se a preservação do membro for possível. A quimioterapia adjuvante também é frequentemente utilizada, mesmo ainda não havendo consenso na literatura.

SARCOMAS DE PARTES MOLES

EPIDEMIOLOGIA

Os sarcomas de partes moles são cerca de 2,5 vezes mais frequentes que os sarcomas ósseos. No Brasil, estima-se a incidência anual em cerca de 6.000 novos casos por ano. A localização desses tumores é preferencialmente em: extremidades (2/3 dos casos), cabeça e pescoço, retroperitônio, parede torácica, parede abdominal e outras.[11] São mais comumente encontrados nos adultos entre os 40 e 60 anos de idade. Eles representam cerca de 1% das neoplasias da população adulta e aproximadamente 10% da população pediátrica. Não há predileção por gênero. Existem dezenas de subtipos histológicos, sendo a classificação muito difícil, e frequentemente é impossível determinar o exato subtipo, especialmente nos casos mais indiferenciados.[11] Nesses casos, o diagnóstico acaba ficando apenas como "sarcoma pleomórfico de alto grau".

QUADRO CLÍNICO

O quadro clínico é variável, uma vez que esse é um grupo heterogêneo de doenças.[11] A maioria dos pacientes se queixa de aparecimento de aumento de volume indolor. O atraso diagnóstico é muito comum e pode levar anos; os tumores podem atingir grandes dimensões (Figura 33.16).

A velocidade de crescimento está geralmente relacionada ao grau de malignidade. Ao exame físico, o abaulamento em geral é visível e a pele pode ficar lisa, brilhante e fina. Nos grandes tumores, pode ocorrer ulceração (Figura 33.17).

O local de disseminação mais comum são os pulmões, pela via hematogênica. O envolvimento linfonodal é infrequente.[11]

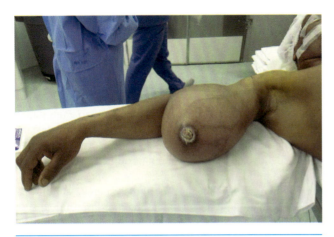

FIGURA 33.16 Sarcoma de partes moles de grande volume na face medial do braço.

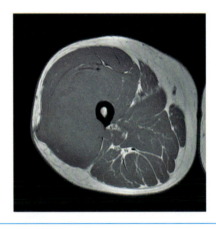

FIGURA 33.18 RNM axial mostrando tumor de grande volume na coxa direita, com isossinal em T1, envolvendo 2/3 da circunferência do fêmur.

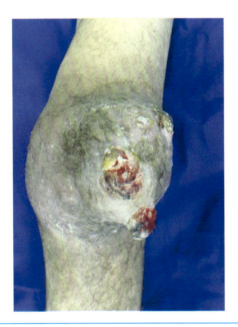

FIGURA 33.17 Sarcoma pleomórfico de alto grau ulcerado.

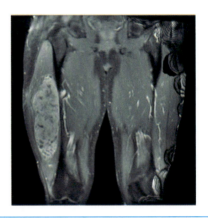

FIGURA 33.19 RNM coronal pós-contraste mostrando tumor de grande volume e com grande captação pelo contraste.

Diagnóstico

A abordagem inicial deve incluir a ressonância magnética com contraste da área afetada e estadiamento com tomografia do tórax, além da biópsia da lesão. As diretrizes gerais para a realização da biópsia são as mesmas citadas anteriormente para os sarcomas ósseos. Idealmente, deve ser realizada através de punção por agulha grossa e preferencialmente guiada por algum método de imagem.

À ressonância, os sarcomas de partes moles em geral apresentam-se com baixo sinal em T1 e alto sinal em T2, com intenso realce pós-contraste. As Figuras 33.18, 33.19 e 33.20 ilustram um exemplo de sarcoma de partes moles (condrossarcoma mixoide de coxa).

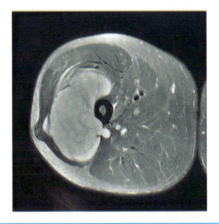

FIGURA 33.20 RNM axial mostrando tumor rompendo a barreira do septo lateral, invadindo o compartimento posterior da coxa, com alto sinal em T2.

ESTADIAMENTO

O estadiamento é fundamental para se avaliar a extensão da doença, não apenas local como sistemicamente.

Segundo a AJCC, o estadiamento dos sarcomas de partes moles é feito da seguinte forma (Tabela 33.5).

TRATAMENTO

Praticamente não há espaço para a quimioterapia neoadjuvante nos sarcomas de partes moles, salvo poucas exceções.[11] São poucos os sarcomas de partes moles em que há algum benefício com quimioterapia, como no sarcoma sinovial. Entretanto, mesmo nesses casos o benefício é pequeno e não há consenso na sua utilização.

Na maioria dos casos, o tratamento fundamental é a cirurgia. A ressecção local adequada consiste na remoção de todo o tumor primário com margens livres, da mesma forma que se faz nos sarcomas ósseos. Os conceitos de margens cirúrgicas se aplicam da mesma forma. A ressecção marginal, ao longo da pseudocápsula do tumor, está associada ao risco de recidiva local de até 50%. A radioterapia pode ser associada à cirurgia para reduzir o risco de recidiva local. Geralmente é realizada após a cirurgia, especialmente nos casos em que a margem cirúrgica foi exígua ou duvidosa. No caso de margem comprometida, o ideal é realizar ampliação cirúrgica da margem.

PROGNÓSTICO

Poucos fatores prognósticos foram identificados, sendo os mais importantes:[11] alto grau histológico, tamanho maior que 5 cm, tumores profundos à fáscia, recidiva local, margens cirúrgicas comprometidas, idade superior a 50 anos e presença de metástase. Sarcomas de baixo grau têm risco de metástases menor que 15%, enquanto nos de alto grau esse risco supera 50%.

Tabela 33.5 Estadiamento AJCC para sarcomas de partes moles.

Tumor primário (T)		Linfonodos regionais (N)		Estágio	T	N	M	Grau histológico
TX	O tomor primário não pode ser avaliado	NX	Linfonodos regionais não podem ser avaliados	Estágio IA	T1a	NO	MO	G1, GX
					T1b	NO	MO	G1, GX
TO	Nenhuma evidência de tumor primário	NO	Sem metástase linfonodal reginal	Estágio IB	T2a	NO	MO	G1, GX
					T2b	NO	MO	G1, GX
T1	Tumor ≤ 5 cm em maior dimensão*	N1	Metástase linfonodal regional[†]	Estágio IIA	T1a	NO	MO	G2, G3
					T1b	NO	MO	G2, G3
T1 a	Tumor superficial	**Metástase à distância (M)**		Estágio IIB	T2a	NO	MO	G2
T1 b	Tumor profundo	M0	Nenhuma metástase à distância		T2b	NO	MO	G2
T2	Tumor > 5 cm na maior dimensão*	M1	Metástase à distância	Estágio III	T2a	NO	MO	G3
					T2b	NO	MO	G3
T2 a	Tumor superficial	**Grau histológico (G)**			Qualquer T	N1	MO	Qualquer G
T2 b	Tumor profundo	GX	Não pode ser avaliado	Estágio IV	Qualquer T	Qualquer N	M1	Qualquer G
* O tumor superficial localiza-se exclusivo acima da fáscia superficial, sem invasão da fáscia; o tumor profundo está localizado em qualquer um dos seguintes: exclusivo abaixo da fáscia superficial, superficial à fáscia, com invasão da ou através da fáscia, ou ambas superficiais para e abaixo da fáscia. † A presença de linfonodos positivos (N1) em tumores MO é considerada estágio II		G1	Grau 1					
		G2	Grau 2					
		G3	Grau 3					

Fonte: AJCC.

REFERÊNCIAS BIBLIOGRÁFICAS

1. Camargo OP. Epidemiologia e avaliação clínica dos tumores músculo-esqueléticos. In: Barros Filho TEP, Camargo OP, Camanho GL. Clínica ortopédica – tumores do sistema músculo-esquelético. Rio de Janeiro: Medsi, 2002. p.661-2.

2. Camargo OP, Baptista AM, Caiero MT, et al. Afecções tumorais: avaliação, epidemiologia e diagnóstico. In: Barros Filho TEP, Camargo OP, Camanho GL. Clínica Ortopédica. Barueri: Manole, 2012. p.506-10.

3. Camargo OP, Baptista AM, Caiero MT, et al. Estadiamento e biópsia. In: Barros Filho TEP, Camargo OP, Camanho GL. Clínica Ortopédica. Barueri: Manole, 2012. p.520-3.

4. Mohler DG, Bloom HT. Principles of musculoskeletal tumor surgery. In: Menendez LR. Orthopaedic knowledge update musculoskeletal tumors. Ilinois: American Academy Orthopaedic Surgeons, 2002. p.35-48.

5. Sajadi KR, Heck RK, Neel MD, et al. The incidence and prognosis of osteosarcoma skip metastasis. Clin Orthop Relat Res. 2004(426):92-6.

6. Camargo OP, Baptista AM, Caiero MT, et al. Osteossarcoma. In: Barros Filho TEP, Camargo OP, Camanho GL. Clínica Ortopédica. Barueri: Manole, 2012. p.574-8.

7. Malawer MM, Sugarbaker PH. Musculoskeletal cancer surgery – treatment of sarcomas and allied diseases. Kluwer Academic Publishers, 2001. p.506-18.

8. Camargo OP, Baptista AM, Caiero MT, et al. Condrossarcoma. In: Barros Filho TEP, Camargo OP, Camanho GL. Clínica Ortopédica. Barueri: Manole, 2012. p.587-90.

9. Etchebehere M, Camargo OP, Croci AT, et al. Relationship between surgical procedure and outcome for patients with grade I chondrosarcomas. Clinics. 2005;60(2):121-6.

10. Camargo OP, Baptista AM, Caiero MT, et al. Outros sarcomas ósseos. In: Barros Filho TEP, Camargo OP, Camanho GL. Clínica Ortopédica. Barueri: Manole, 2012. p.591-93.

11. Lopes A, Mello CAL, Costa AC. Sarcomas de partes moles das extremidades. In: Barros Filho TEP, Camargo OP, Camanho GL. Clínica Ortopédica. Barueri: Manole, 2012. p.629-41.

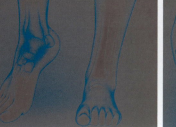
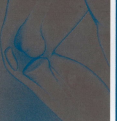

Tumores Metastáticos do Aparelho Locomotor

Olavo Pires de Camargo

INTRODUÇÃO

A metástase óssea é a forma mais frequente de neoplasia no esqueleto. Na disseminação do tumor primário, é de ocorrência frequente, sendo superada apenas pela metástase pulmonar e hepática. Mais de 80% dos casos de metástase óssea ocorrem nos tumores de mama, pulmão, rim, tiroide e próstata. As lesões são múltiplas na maioria dos casos (90%), manifestando-se com dor local de intensidade progressiva ou fratura patológica como primeiro sinal em 15% dos casos. As metástases podem ser líticas, blásticas ou mistas (60%). As lesões predominantemente líticas são as metástases de rim, tiroide, pulmão e trato gastrintestinal. As lesões blásticas mais frequentes são o câncer de próstata (em 97% dos casos), bexiga e estômago. As localizações mais frequentes das metástases são coluna vertebral (mais no nível toracolombar), crânio, pelve e terço proximal dos ossos longos, raramente ocorrendo abaixo dos joelhos e cotovelos.[1,2]

DIAGNÓSTICO

Os sintomas clínicos que precedem a fratura patológica incluem dor em repouso e noturna. A integridade óssea pode ficar tão comprometida que um movimento normal pode provocar a fratura, caracterizando a chamada fratura iminente. O diagnóstico da lesão óssea metastática é fácil, mas localizar o foco primário é muito difícil, mesmo com o exame anatomopatológico da metástase óssea. Muitas vezes, mesmo com o emprego de exames subsidiários, como a ultrassonografia, a tomografia, a ressonância magnética e a cintilografia, não se chega ao tumor primário (Quadro 34.1).

TRATAMENTO

Enquanto as neoplasias ósseas primárias constituem uma raridade, compreendendo cerca de 1% dos tumores em geral, as metástases ósseas são bem mais frequentes. Aproximadamente 90% das lesões ósseas malignas têm origem metastática.

Quadro 34.1 Exames para diagnóstico da neoplasia primária.

- Radiografia simples + TC de tórax
- US + mamografia
- Cintilografia óssea, PET-CT
- TC abdome + pelve
- Função hepática, Ca, P, fosfatases
- PSA, CA 15-3
- Imunoeletroforese de proteínas

Com o aumento na sobrevida global dos pacientes portadores de carcinomas, o tratamento da metástase óssea passou a ser um fator importante na abordagem do paciente oncológico, sendo que a indicação de uma intervenção cirúrgica não está mais restrita somente às fraturas patológicas.

As metástases localizam-se principalmente no esqueleto axial (60% dos casos), na pelve e no terço proximal dos ossos longos. São muito raras distalmente ao joelho e cotovelo. A disseminação hematogênica dos carcinomas de mama (50% a 80%), próstata (35% a 80%), pulmão (25% a 45%), rim e tiroide (15% a 50%) tem o tecido ósseo como sede frequente de metástase.

Com o aprimoramento das técnicas da medicina nuclear e de diagnóstico por imagem, hoje é possível detectar precocemente essas lesões. Quando há envolvimento múltiplo do esqueleto, o que ocorre em 90% dos casos, podemos prescindir da biópsia. Entretanto, nas lesões isoladas, é necessária a realização de *biópsia óssea* para confirmar o diagnóstico de doença metastática, seja em pacientes com tumor primário conhecido, seja para avaliar uma lesão radiográfica suspeita. Existem situações em que é necessária a coleta de material para exame imunoistoquímico ou hormonal. Preferimos a biópsia percutânea com tomografia, sempre com a confirmação do local através do *imprint*. Dessa maneira, temos obtido sucesso na maioria dos casos, com baixa morbidade cirúrgica e sem necessidade de se realizar uma biópsia aberta. Em casos específicos, principalmente na suspeita de metástase de carcinoma de células renais ou de tiroide, a embolização prévia é recomendada para se evitar sangramento intraoperatório excessivo.

A indicação de *intervenção cirúrgica* tem como parâmetros principais:

1. Controle da *dor intratável* por métodos quimioterápicos ou radioterápicos.
2. *Fratura iminente*, com uma lesão lítica com diâmetro maior que 50% no corte transverso do osso acometido.
3. *Compressão medular* com déficit neurológico progressivo ou deformidade acentuada e progressiva.

Para as lesões de ossos longos, foi estabelecido um sistema de avaliação com pontuação, levando-se em consideração a intensidade da dor, o tipo de lesão, a porcentagem de acometimento do osso e a localização anatômica (Tabela 34.1).

Entretanto, a decisão final quanto à cirurgia na fratura iminente deve ser discutida em conjunto com o oncologista clínico, o ortopedista oncológico e o radioterapeuta. As condições gerais e a previsão da sobrevida do paciente também devem ser consideradas para essa avaliação. Inúmeras são as vantagens de uma estabilização cirúrgica: alívio da dor, menor tempo de hospitalização, mobilização e deambulação precoces, facilitando cuidados da enfermagem e principalmente com o fator psicológico, com a volta ao convívio familiar e até profissional, o que torna o paciente mais cooperativo e otimista com relação à sua doença, aceitando melhor o tratamento (Figura 34.1).

As técnicas ortopédicas atuais de fixação intramedular pouco invasivas, a associação do cimento acrílico aos materiais de osteossíntese, que permite uma estabilidade imediata da lesão óssea, e o uso de endopróteses modulares, que possibilitam uma ressecção ampla do tumor metastático, fazem com que a cirurgia da metástase óssea esteja sendo cada vez mais indicada. O tempo cirúrgico e o sangramento excessivo podem ser reduzidos se empregarmos embolização prévia e se evitarmos abertura do foco de fratura com o uso de pinos travados (*interlocking nails*). Mesmo em casos específicos, quando se fizer uma ressecção ampla segmentar do tumor, o uso da endoprótese modular permite uma cirurgia de baixa morbidade. O importante é ter em mente que se visa a estabilização do membro sem a consolidação óssea, que é a base de qualquer procedimento ortopédico. Nesse caso, desejamos que o paciente saia do leito e deambule já no pós-operatório imediato, pois esse é objetivo principal da cirurgia. A radioterapia pós-operatória é fundamental para manutenção do resultado obtido com a cirurgia (Figuras 34.2 e 34.3).[3,4]

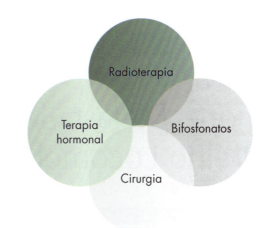

FIGURA 34.1 Tratamento das metástases ósseas.

Tabela 34.1 Sistema de pontuação de Mirels.

Variáveis	Pontos 1	Pontos 2	Pontos 3
Localização	Membro Superior	Membro inferior	Peritrocanter
Dor	Leve	Moderada	Funcional
Padrão radiográfico	Blástico	Misto	Lítico
Tamanho	Menor que 1/3	De 1/3 a 2/3	Maior que 2/3

Pontuação	Pacientes	Taxa de fratura (%)
3 - 6	11	0
7	19	5
8	12	33
9	7	57
10 - 12	18	100

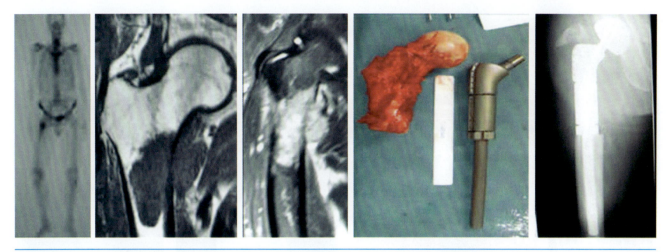

FIGURA 34.2 Metástase de câncer de mama no fêmur proximal. Ressecção e endoprótese.

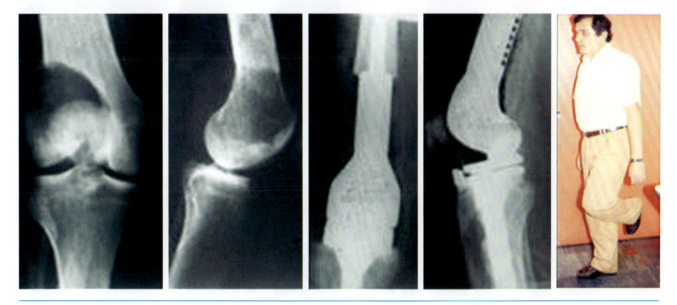

FIGURA 34.3 Metástase de câncer de células renais. Ressecção e endoprótese.

As lesões da coluna vertebral merecem uma atenção especial, não só por serem as mais frequentes mas também porque podem ser eventualmente uma emergência cirúrgica. Em casos de déficit neurológico progressivo, em poucos dias o paciente pode evoluir para um quadro de paraplegia irreversível se não for submetido a descompressão medular. O ideal é que a descompressão seja realizada por via anterior, já que a maioria das lesões atinge os corpos vertebrais, e que a estabilização da coluna com instrumentação seja feita por via posterior, permitindo a deambulação imediata (Figura 34.4).

O que não mais se admite hoje é manter um paciente com lesão óssea metastática impedido de deambular ou restrito ao leito, levando a complicações locais (como formação de escaras) e a complicações sistêmicas, abreviando assim sua sobrevida. O oncologista clínico e o radioterapeuta devem ter a consciência de que a abordagem cirúrgica das lesões ósseas metastáticas, quando indicada de uma maneira multidisciplinar, só traz benefícios ao controle local e sistêmico da neoplasia, consequentemente aumentando a sobrevida do paciente[3,4] (Figura 34.5).

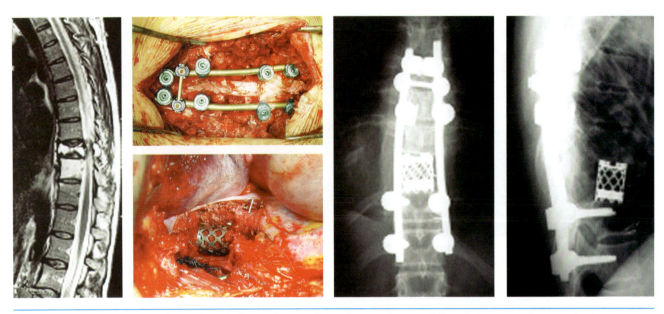

FIGURA 34.4 Metástase de câncer de pulmão e coluna torácica. Ressecção e estabilização com parafusos pediculares e *cage*.

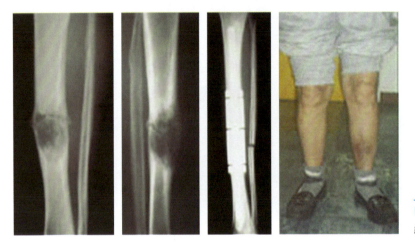

FIGURA 34.5 Metástase de câncer de laringe. Ressecção e endoprótese.

REFERÊNCIAS BIBLIOGRÁFICAS

1. Camargo OP, Croci AT, Baptista AM. Tumores ósseos malignos e lesões metastática. In Sizinio H, Barros Filho TE, Pardini Jr AG et al. Ortopedia e Traumatologia: princípios e prática. 4. ed. Porto Alegre: Artmed; 2009. p. 872-86.
2. Camargo OP, Baptista AM. Conduta atual nas lesões ósseas metástaticas. Rev Bras Ortop. 2004;39(6):273-82.
3. Timothy A. Damron, MD, Metastatic Disease. In: Schwartz HS, Editor. OKU: Orthopaedic Knowledge Update: Musculoskeletal Tumors 2. Illinois: American Academy Orthopaedic Surgeons; 2007. p.341-417.
4. Camargo OP. Considerações gerais sobre o tratamento dos tumores musculoesqueléticos In: Pardini Júnior A, Souza JMG, Camargo OP. Clínica Ortopédica: Tumores do Sistema Músculo-Esquelético. v.3/4, Rio de Janeiro: Guanabara Koogan; 2002. p.839-41.

Instabilidade Ligamentar do Cotovelo

Geraldo da Rocha Motta Filho
Marcus Vinicius Galvão Amaral

INTRODUÇÃO

A luxação do cotovelo é um trauma frequente, porém a instabilidade recidivante é incomum e de difícil diagnóstico.[1] De acordo com Morrey, o cotovelo é a segunda articulação que com mais frequência se desloca, com incidência anual de 6 casos em cada 100.000 indivíduos.[1] Por outro lado, na população pediátrica, o cotovelo é a articulação com maior incidência de luxação.[2]

ANATOMIA CAPSULOLIGAMENTAR

O cotovelo possui complexos ligamentares medial e lateral bem definidos, além de uma cápsula articular circunferencial cuja porção anterior insere-se proximalmente no processo coronoide da ulna e fossa radial e distalmente na margem anterior do coronoide.[3] A cápsula posterior insere-se proximalmente logo acima da fossa olecraniana.[3]

O complexo ligamentar medial é constituído por três porções: anterior, posterior ou oblíqua e transversa. O ligamento origina-se na face anteroinferior do epicôndilo medial do úmero e insere-se na face medial do processo coronoide da ulna. Essa origem excêntrica em relação ao ponto isométrico de rotação permite seu tensionamento durante todo o arco de movimento[3] (Figura 35.1A).

O complexo ligamentar lateral é composto pelo ligamento colateral radial, acessório, anular e ulnar. O colateral radial origina-se no epicôndilo lateral do úmero e insere-se no ligamento anular, sendo difícil a sua diferenciação da cápsula articular. O ligamento anular origina-se e insere-se na incisura sigmoide na ulna. O ligamento acessório origina-se na margem inferior do ligamento anular e insere-se na crista do supinador da ulna. Por fim, o ligamento colateral lateral ulnar (LCLU) origina-se no epicôndilo lateral do úmero e insere-se na crista do supinador na ulna[3] (Figura 35.1B).

BIOMECÂNICA

O cotovelo é uma das articulações mais congruentes do sistema musculoesquelético e, por consequência, uma das mais estáveis. Isso ocorre por contribuição equivalente entre as partes moles e as superfícies articulares.[4]

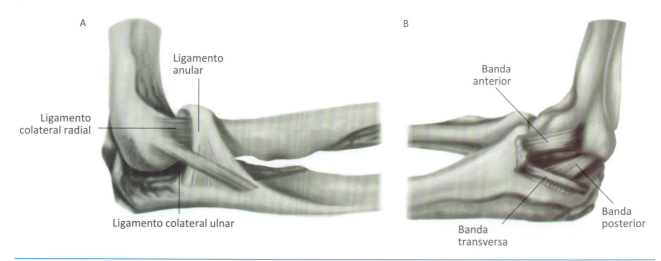

FIGURA 35.1 Ilustração da anatomia dos complexos ligamentares medial (A) e lateral (B) do cotovelo.

Os restritores estáticos de partes moles incluem os ligamentos colaterais e a cápsula anterior. O ligamento colateral lateral e a banda anterior do ligamento colateral medial originam-se dos pontos por onde passa o centro de rotação do cotovelo.[4]

MECANISMO DE LESÃO

Osborne e Cotterill, em 1966, sugeriram um mecanismo de trauma que causava um desvio posterolateral rotatório ao redor do cotovelo.[5] O mecanismo típico da luxação do cotovelo caracteriza-se pela ação de uma força de compressão axial durante a flexão, quando o corpo se aproxima do solo. O corpo gira internamente sobre o cotovelo, e o antebraço, externamente em relação ao tronco, provocando um momento de supinação na articulação. A resultante causa um momento de força em valgo na articulação umeroulnar, porque o eixo mecânico do cotovelo é lateral. Essa combinação de forças em valgo, supinação e compressão axial durante a flexão do cotovelo proporciona o mecanismo de subluxação ou luxação posterolateral rotatória do cotovelo[2] (Figura 35.2).

As forças que atuam na articulação por ocasião do trauma causam tensões que provocam rupturas ligamentares e, em consequência, causam forças de compressão e cisalhamento nas superfícies articulares. Por isso, fraturas associadas da cabeça e colo radial, processo coronoide e capítulo umeral são frequentes.[2]

CLASSIFICAÇÃO

A posição final do desvio da ulna tem sido tradicionalmente usada como base para a classificação. Dessa forma, as luxações agudas do cotovelo são classificadas em posteriores, anteriores e divergentes. A luxação posterior é a mais comum. A anterior é extremamente rara, sendo observada em indivíduos jovens, e seu mecanismo é mal compreendido. Já a divergente associa-se a traumas de alta energia e ocorre lesão do ligamento anular, da cápsula articular radioulnar distal e da membrana interóssea.[2]

Outra forma de classificar as luxações do cotovelo refere-se à presença ou não de fraturas associadas, podendo as lesões ser divididas em luxações simples, quando a lesão é puramente capsuloligamentar, ou complexas, quando existem fraturas associadas.

FISIOPATOLOGIA

As lesões ligamentares ocorrem de forma circunferencial, iniciando-se de lateral para medial e evoluindo em três estágios, conforme descrito por O'Driscoll[6,7,8] (Figura 35.3).

No estágio I, há ruptura do LCLU, que resulta em subluxação posterolateral rotatória do cotovelo, que se reduz espontaneamente. Nesse estágio, o restante do ligamento colateral lateral (LCL) poderá estar intacto ou roto. A seguir, ocorre ruptura das estruturas anteriores e posteriores, e o cotovelo pode sofrer luxação posterolateral incompleta (estágio II). O estágio III divide-se em duas partes. No estágio IIIA, todos os tecidos periarticulares estão rotos, incluindo a banda posterior do ligamento colateral medial (LCM), deixando somente a banda anterior íntegra. Dessa forma, ocorre o mecanismo de instabilidade posterolateral rotatória previamente descrito, em que o cotovelo gira ao redor da banda anterior do LCM. No estágio IIIB, todo o complexo medial encontra-se roto, ocorrendo instabilidade grosseira tanto rotatória quanto em varo e valgo após a redução.

Os estágios da instabilidade articular correlacionam-se com os graus, conforme estudos biomecânicos que caracterizaram que o espectro da instabilidade varia da instabilidade posterolateral rotatória, passando pela luxação empoleirada da tróclea sobre o processo coronoide da ulna, e chega até a luxação posterior com e sem a ruptura da banda anterior do LCM.[2,9]

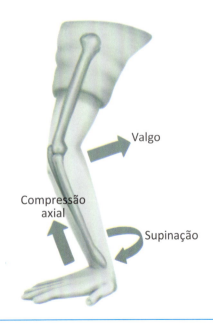

FIGURA 35.2 Mecanismo da luxação do cotovelo.

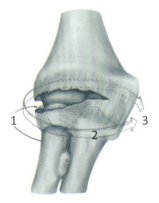

FIGURA 35.3 Fisiopatologia da luxação do cotovelo: sequência de lesões anatômicas descrita por O'Driscoll.

LESÕES ASSOCIADAS

Lesões associadas às luxações do cotovelo são comuns.[2] Fraturas da cabeça do rádio ocorrem em 5% a 10% dos casos, secundárias a forças compressivas sobre o capítulo radial. Avulsões ósseas nos epicôndilos medial e lateral ocorrem em 12% dos casos, e fraturas do processo coronoide da ulna, em 10% das luxações.[2] O reconhecimento e entendimento adequado dos padrões da fratura do processo coronoide da ulna são fundamentais para a compreensão do espectro de instabilidade após uma fratura-luxação do cotovelo, especialmente quando a fratura acomete a faceta anteromedial. A tomografia computadorizada é essencial para essa avaliação, pois aparentes pequenos fragmentos podem ser um sinal significativo de mau prognóstico associado à instabilidade posterolateral rotatória.[10,11,12]

As fraturas do epicôndilo medial representam ruptura do complexo ligamentar medial do cotovelo e podem predispor a recidivas da luxação. Em adolescentes, essas fraturas podem apresentar desde desvio mínimo até encarceramento do fragmento na articulação, que se não diagnosticado precocemente resulta em artrose pós-traumática.[2]

Fraturas do capítulo ocorrem ocasionalmente, mas lesões osteocondrais são mais comuns do que as imagens radiográficas conseguem demonstrar.[13]

Outras lesões associadas comuns são: fraturas da extremidade distal do rádio, estiloide ulnar, luxações do carpo e lesões no ombro.[2]

Lesões neurovasculares são mais comuns após o trauma inicial do que como consequência da manobra de redução.[2]

A síndrome compartimental após a luxação do cotovelo pode ocorrer secundariamente à extensa lesão de partes moles periarticulares, devendo o membro acometido ser sempre monitorizado clinicamente, a fim de evitar o desenvolvimento da síndrome.

LUXAÇÃO AGUDA

APRESENTAÇÃO CLÍNICA

O paciente apresenta-se clinicamente com uma deformidade acentuada no cotovelo, conforme as Figuras 35.4A e B, e com frequência o extenso edema ao redor da articulação oculta a deformidade existente.[14] As equimoses medial e lateral tem alta sensibilidade para a detecção da presença de lesões ligamentares.

Nesse momento, é imperativa a avaliação neurovascular e da integridade das partes moles.

AVALIAÇÃO POR IMAGENS

O exame radiográfico é suficiente na urgência, permitindo adequada avaliação da lesão antes da manobra de redução. As radiografias nas incidências anteroposterior e de perfil do cotovelo conseguem determinar o tipo de luxação e a presença de fraturas associadas. Em nosso ponto de vista, as imagens pré-redução são importantes a fim de definir o prognóstico da lesão. O uso de radiografias após a redução permite avaliar a congruência da articulação e a identificação de eventuais sinais de instabilidade. A presença do *drop sign*, caracterizado pelo aumento do espaço umeroulnar maior ou igual a 4 mm, visualizado na incidência radiográfica em perfil, é um sinal de alerta da presença de instabilidade posterolateral do cotovelo, indicando grave ruptura capsuloligamentar, tanto lateral quanto medial, e a consequente possibilidade de instabilidade recorrente.[2] Além disso, as radiografias poderão demonstrar a presença de fraturas ocultas nas imagens iniciais.[1]

O exame de tomografia computadorizada (TC) é indicado nos casos de luxações complexas, em que é imperativo uma avaliação adequada das fraturas associadas, sejam elas

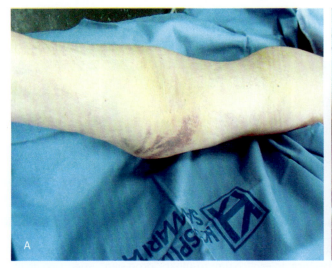
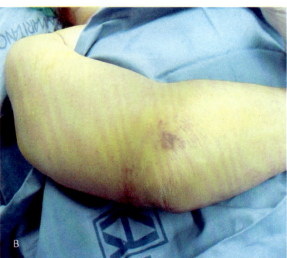

FIGURA 35.4 Aspecto clínico sugestivo de lesão ligamentar do cotovelo após episódio de luxação. Equimose medial **(A)** e lateral **(B)**.

da cabeça e/ou colo do rádio, processo coronoide da ulna, olécrano ou extremidade distal do úmero.

A imagem de ressonância magnética (RM) permite a avaliação da gravidade da lesão de partes moles, ligamentos e complexo musculotendinoso. Raramente tem indicação no primeiro episódio de luxação (Figuras 35.5A, B, C e D).

TRATAMENTO

LUXAÇÕES SIMPLES: TRATAMENTO INCRUENTO

Luxações simples são definidas como aquelas que não apresentam fraturas associadas. Após a avaliação clínica e radiográfica inicial, conforme descrito anteriormente, deve-se proceder à redução imediata, com o paciente submetido à manobra de redução sob sedação e em ambiente adequado. Eventualmente, o extenso edema dificulta a manobra de redução, sendo necessário o uso de anestesia geral nessas situações.

A técnica de redução consiste na tração longitudinal com o cotovelo em aproximadamente 45° de flexão, associando-se pressão direta sobre o olécrano, permitindo a passagem do processo coronoide para uma posição anterior em relação à tróclea.[1]

Após a redução, procede-se à avaliação do grau de estabilidade e concentricidade da redução. O posicionamento do antebraço em pronação previne a instabilidade, utilizando as estruturas mediais como fulcro. Os testes em varo e valgo são realizados com o cotovelo em extensão completa e em flexão de 30° para desbloquear o olécrano da fossa olecraniana.[2] A mobilização da articulação permite a identificação da presença de bloqueio articular.[1,14]

Devemos estar atentos para a existência de lesões extensas de partes moles, quando é possível que o cotovelo permaneça instável, mesmo com 90° de flexão. Outra forma de avaliar a instabilidade é o teste de *pivot shift* descrito mais adiante, que define a presença de instabilidade do tipo posterolateral rotatória.[2]

O cotovelo deve ser imobilizado utilizando-se uma tala gessada na posição de maior estabilidade, comumente em pronação, e a mobilização passiva assistida será permitida dentro do arco funcional, determinado após a redução, depois de cinco a sete dias.[1,2] Em casos de instabilidade acentuada, geralmente no estágio IIIB, deve-se proceder à imobilização articulada sempre que possível, com um grau de flexão suficiente para existir estabilidade, identificada no exame clínico pós-redução; a extensão será progressiva por três a quatro semanas. Em adolescentes com instabilidade grosseira, a imobilização por duas a três semanas é aceitável.[1]

Se, após seis semanas, o cotovelo permanecer com déficit de extensão de aproximadamente 40° a 50°, o cotovelo é definido como estável e inicia-se o uso noturno de um aparato para extensão passiva, ajustável pelo próprio paciente. Realizam-se revisões a cada duas semanas até que ocorra minimização da contratura. O uso do aparato pode prolongar-se por até 12 semanas[1] (Figura 35.6).

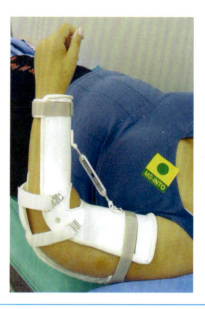

FIGURA 35.6 Aparato para extensão e flexão passiva assistida.

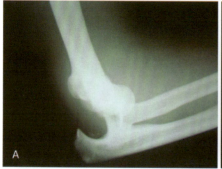 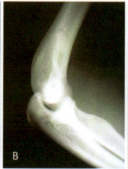 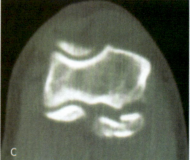 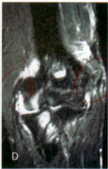

FIGURA 35.5 Exames de imagem. **(A)** Radiografia em incidência em perfil do cotovelo demonstrando luxação aguda do cotovelo e **(B)** demonstrando a articulação reduzida com abertura do espaço úmero-ulnar ("drop sign") sugestivo de instabilidade residual. **(C)** Tomografia computadorizada do cotovelo em 3D evidenciando fratura articular da cabeça do rádio. **(D)** Ressonância magnética do cotovelo ilustrando lesão ligamentar do complexo lateral.

LUXAÇÕES SIMPLES: TRATAMENTO CRUENTO

A intervenção cirúrgica no tratamento da luxação simples do cotovelo é rara. As instabilidades agudas angulares em varo e valgo são lesões incomuns. Existirá indicação cirúrgica de reparo ou reconstrução ligamentar nas lesões agudas se persistir a instabilidade, quando não existir possibilidade de mobilização precoce protegida em um imobilizador articulado. Nos casos em que o cotovelo permanecer instável após o reparo ligamentar transósseo, existirá indicação do uso de um fixador externo articulado.[2]

Esse tipo de aparato protege os tecidos moles laterais das forças em varo relacionadas à maioria das atividades da vida diária, assim como resiste moderadamente a forças em valgo. Além disso, o fixador resiste aos estresses em varo e valgo, mesmo sob sobrecargas cisalhantes aumentadas. Dessa forma, o fixador externo pode ser aplicado tanto nas lesões ligamentares agudas quanto nas crônicas.[15]

As lesões agudas do LCM correspondem à lesão ligamentar isolada mais frequente do cotovelo.[1] Embora o reparo do colateral medial tenha sido recomendado e relatado,[16] acredita-se que tenha um valor limitado em indivíduos não atletas. É reconhecido que o LCM apresenta boa cicatrização após luxação do cotovelo ou após lesão por estresse em valgo agudo.[1,16] Em pacientes com alta demanda funcional, é indicado o reparo cirúrgico agudo ou a reconstrução.[1] A técnica cirúrgica será discutida no item sobre instabilidade recidivante.

A instabilidade lateral aguda isolada não é frequente devido ao estresse em varo isolado ser incomum nas atividades da vida diária.[1]

RESULTADOS

Josefsson não identificou recorrências da instabilidade em 142 pacientes.[16] Linscheid e Wheeler documentaram a prevalência de instabilidade residual só em cerca de 2% dos pacientes.[17]

Apesar de a maioria dos trabalhos publicados não relatarem instabilidade recorrente, algumas séries sugerem que aproximadamente 35% dos pacientes que sofreram luxação do cotovelo são sintomáticos.[18] No passado, acreditava-se que o LCM cicatrizava e que a evolução para instabilidade era irrelevante.[19,20] Esse conceito desenvolveu-se na ausência de análise objetiva comprovada da estabilidade do cotovelo e sem o conhecimento claro do mecanismo da instabilidade posterolateral rotatória.[2] Não obstante, é reconhecido o papel do LCM na gênese da instabilidade do cotovelo; porém na maioria dos casos de instabilidade recidivante, ele encontra-se íntegro.[21]

Egandal *et al.* analisaram 50 pacientes com luxação posterolateral do cotovelo tratados de modo incruento. Em todos os pacientes, foram realizadas radiografias em estresse em valgo, demonstrando que 50% apresentavam sinais radiográficos evidentes de instabilidade em valgo. Esses autores argumentaram a respeito da necessidade do adequado diagnóstico da ruptura do LCM na ocorrência de uma luxa-

ção do cotovelo, uma vez que a negligência dessa lesão nesses indivíduos pode causar instabilidade residual em valgo do cotovelo, provocando disfunção e processo degenerativo articular no cotovelo.[22]

Além disso, a instabilidade em valgo está associada a uma maior probabilidade de dor residual, piores escores funcionais e osteoartrose pós-traumática.[2] Morrey afirma que o LCM não se cicatriza necessariamente com a tensão adequada após um episódio de luxação simples do cotovelo. Isso deve-se ao fato de que alguns poucos pacientes que sofrem luxações do cotovelo expõem seu cotovelo a estresses repetitivos em valgo, como os trabalhadores braçais e os atletas de arremesso.[2]

Mehlhoff *et al.* analisaram criticamente a função e satisfação subjetiva de 52 pacientes submetidos a tratamento incruento de luxações simples do cotovelo. Eles encontraram 45% dos pacientes com dor residual, especialmente no estresse em valgo, sendo que 15% perderam mais de 30º de extensão. Esses pesquisadores documentaram de forma cuidadosa e precisa que a dor residual e a perda de amplitude de movimentos é diretamente relacionada ao período de imobilização.[18]

Josefsson *et al.*, em contrapartida, não observaram essa correlação.[16] Esses autores demonstraram menor contratura em flexão em pacientes tratados incruentamente em relação a indivíduos submetidos a tratamento cirúrgico. Relataram que 80% dos pacientes tratados com reparo cirúrgico consideravam o cotovelo operado anormal, em comparação com 50% dos indivíduos tratados incruentamente.[16]

COMPLICAÇÕES

LESÃO NEUROVASCULAR E SÍNDROME COMPARTIMENTAL

A lesão neurológica ocorre em aproximadamente 20% das luxações, sendo a lesão do nervo ulnar a mais comum em virtude do estresse em valgo que é parte do mecanismo de lesão.[17]

Lesões do nervo mediano são mais raras, e seus sintomas variam de paralisia transitória a completa. Essas lesões podem vir acompanhadas de lesão arterial, devido à proximidade do nervo e artéria na topografia entre o músculo braquial e o pronador redondo.[2]

Encarceramento intra-articular do nervo mediano deve ser considerado nos casos em que os sintomas se iniciem após a redução da luxação e exista diminuição do espaço articular medial ou redução incompleta da articulação. Essa complicação é mais comum em crianças. O nervo mediano pode apresentar desvio posterior através do espaço criado pela avulsão do epicôndilo medial ou da origem dos flexores. O tensionamento do nervo mediano através da margem do alargamento epicondilar pode chanfrar o osso, produzindo um sinal radiográfico tardio chamado de sinal de Matev. Outro mecanismo de encarceramento do nervo mediano seria seu escorregamento através do espaço entre o côndilo medial e o ligamento colateral, onde então ocorrerá a compressão do nervo entre a tróclea e a incisura semilunar da ulna durante a manobra de redução.[2,21]

A lesão vascular geralmente resulta em sequela grave. Essas lesões devem ser diferenciadas de síndromes compressivas secundárias, que ocorrem por sangramento intramuscular e edema no compartimento flexor do antebraço, podendo levar à miosite isquêmica.[2]

Lesões osteocondrais

Corpos livres intra-articulares podem representar fragmentos ósseos de fratura, comumente do epicôndilo medial ou então de lesões cartilaginosas, visibilizados após a redução. As radiografias somente conseguem identificar fragmentos maiores. Os osteocondrais necessitam de exames mais sofisticados para sua identificação, como TC ou RM. A remoção cirúrgica por via artroscópica ou aberta é indicada, a fim de prevenir o desenvolvimento de osteoartrose.[2]

Rigidez

A perda da extensão é comum após a luxação do cotovelo. Aparatos para extensão/flexão passiva assistida e fisioterapia só devem ser tentados no primeiro ano pós-lesão. Perdas maiores que 30° da extensão completa têm indicação de tratamento cirúrgico.[2]

Ossificação heterotópica

Publicações iniciais sugeriam que a ocorrência de miosite ossificante seria incomum após luxações simples do cotovelo, ocorrendo em menos de 5% dos casos.[1] Atualmente, há controvérsia referente a esses números. A ocorrência situa-se na topografia dos epicôndilos medial e lateral ou na cápsula anterior acima do processo coronoide da ulna. Quando se situa na topografia dos ligamentos colaterais, proporciona limitação da amplitude de movimentos. A excisão é indicada se houver massa óssea reativa madura, classicamente depois de cerca de um ano, que comprometa a mobilidade da articulação do cotovelo.[2] Hoje, alguns autores sugerem que a ressecção precoce da ossificação heterotópica entre quatro e seis meses após a lesão favoreceria a melhora da amplitude de movimentos.[2]

LUXAÇÕES COMPLEXAS

As luxações do cotovelo associadas a fraturas impõem um desafio terapêutico, com poucos estudos publicados.[1] O tratamento consiste na redução do cotovelo e manejo cirúrgico da fratura de acordo com sua complexidade, evitando a imobilização prolongada.[1]

Quanto às fraturas da cabeça do rádio, deve-se dar uma atenção especial ao grau de cominuição da fratura e a lesões ligamentares associadas. Fraturas de traço simples e fraturas isoladas da cabeça do rádio evoluem de forma satisfatória ao serem submetidas à osteossíntese com placa e parafusos. Broberg e Morrey relataram resultados satisfatórios em 80% de 24 pacientes com luxações associadas a fraturas da cabeça do rádio em um seguimento de 10 anos.[22] Nesse estudo, nenhum paciente com resultado satisfatório foi imobilizado por um período superior a quatro semanas. Ring *et al.* demonstraram que as fraturas da cabeça do rádio com quatro ou mais fragmentos devem ser tratadas por substituição protética, pois em sua série de casos ocorreu um risco de falha da osteossíntese superior a 90%.[23] A lesão ligamentar associada à fratura da cabeça do rádio sempre deve ser reparada de forma primária. O ligamento mais acometido é a banda ulnar do ligamento colateral lateral, que na maioria das vezes se desinsere do epicôndilo lateral do úmero.

As luxações do cotovelo associadas a fraturas do processo coronoide da ulna são as lesões de mais difícil tratamento, porque acometem a superfície articular, além da estrutura capsuloligamentar, especialmente nas lesões tipo II e III de acordo com a classificação de Regan e Morrey.[24] Geralmente, são lesões associadas a fraturas da cabeça do rádio, sendo chamadas nessas situações de tríade terrível do cotovelo.[15] A atenção deve concentrar-se na avaliação adequada do padrão da fratura do processo coronoide da ulna, fundamental para o planejamento adequado de seu tratamento. A classificação de Regan e Morrey avalia o processo coronoide no plano sagital, sendo muitas vezes insuficiente na determinação do grau de instabilidade anteromedial. O'Driscoll descreveu outra classificação por meio da análise no plano axial, com atenção à faceta anteromedial onde se insere a banda anterior do ligamento colateral medial, essencial na estabilidade em valgo do cotovelo.[11]

As fraturas do processo coronoide da ulna, com exceção daquelas do tipo I, quando associadas a luxações do cotovelo, sempre devem ser tratadas utilizando-se a osteossíntese. As fraturas do ápice do processo coronoide são tratadas adequadamente pela técnica do *pull-out*. Porém, as fraturas do corpo e base são mais bem tratadas pela fixação rígida com uso de placa e parafusos (Figura 35.7).

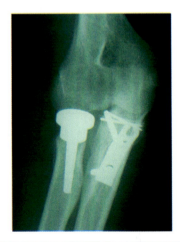

FIGURA 35.7 Imagem de radiografia ilustrando a fixação do processo coronoide com uma placa e parafusos e substituição da cabeça do rádio.

Fraturas proximais da ulna associadas à luxação do cotovelo comportam-se como variantes da fratura-luxação de Monteggia, devendo ser tratadas com osteossíntese rígida da ulna, associada à osteossíntese ou artroplastia da cabeça do rádio, dependendo do padrão da fratura, além do reparo ligamentar.

O fixador externo articulado tem seu uso reservado para os casos em que houver instabilidade após o reparo cirúrgico das lesões osteoligamentares, nas quais o aparato funciona como um distrator articulado permitindo a mobilização precoce e segura, prevenindo a rigidez pós-traumática e protegendo a cicatrização tecidual (Figura 35.8).

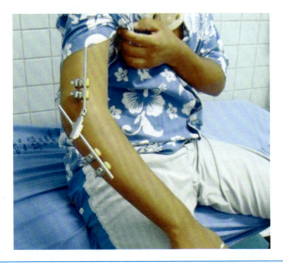

FIGURA 35.8 Paciente com fixador externo articulado em extensão e flexão.

Portanto, nas luxações complexas, o tratamento deve ser planejado com atenção a todas as lesões osteoligamentares presentes, buscando estabilidade articular, a fim de permitir mobilização precoce e, dessa forma, alcançar um resultado funcional satisfatório.

LUXAÇÃO CRÔNICA DO COTOVELO

A luxação crônica do cotovelo, também chamada de luxação inveterada, é uma lesão incomum observada em países em desenvolvimento. Essa lesão em geral está associada à fratura, o que acrescenta instabilidade à articulação. Essa forma de instabilidade crônica é de difícil resolução, porque os estabilizadores primários (osso) e secundários (cápsula e ligamentos) estão comprometidos. Por outro lado, luxações crônicas irredutíveis do cotovelo geralmente ocorrem em pacientes jovens do sexo masculino e merecem toda a nossa atenção.[1]

ETIOPATOGENIA

A principal causa é uma luxação simples ou complexa, que nunca foi reduzida, ou que sofreu um novo deslocamento não diagnosticado, enquanto a articulação encontrava-se imobilizada após o primeiro episódio de luxação.

No ato cirúrgico, os achados consistem em um tríceps encurtado; cápsulas anterior e posterior aderidas e com tecido cicatricial; e ausência ou afilamento de um dos ligamentos colaterais, comumente acompanhada de contratura do outro (geralmente o LCM).[1] A superfície articular, surpreendentemente, pode estar normal.

APRESENTAÇÃO

Nem todos os pacientes com luxação crônica irredutível do cotovelo apresentam uma extremidade não funcional.[25,26] Fowles *et al.* relataram que 20% dos pacientes apresentavam amplitude de movimentos de 30° a 130° associada à dor leve, e que o mesmo percentual queixava-se de rigidez e apresentava ossificação heterotópica. Além disso, 15% apresentavam sinais de neuropatia do nervo ulnar.[25] Fratura associada da cabeça do rádio ou do epicôndilo lateral é comum e pode contribuir para uma instabilidade recorrente não diagnosticada.[1]

TRATAMENTO

Atualmente, pacientes com amplitude de movimentos dolorosa, mesmo funcional, devem ser submetidos a uma redução cruenta. A redução incruenta raramente é bem-sucedida após três semanas de evolução.

A técnica recomendada é realizada através de uma incisão posterior alargada no cotovelo, seguida por um acesso profundo de Kocher entre o ancôneo e o extensor ulnar do carpo, expondo a articulação em seu aspecto lateral. A coluna lateral do úmero deve ser exposta, liberando o complexo ligamentar lateral. A cápsula posterior é liberada, assim como a anterior. Nesse momento, será possível reduzir o cotovelo e avaliar a amplitude dos movimentos. Se houver contratura do LCM, a secção de sua banda posterior estará indicada. O LCL é reinserido no epicôndilo lateral através de sutura transóssea, e um dispositivo distrator articulado é aplicado.[1]

FRATURAS ASSOCIADAS

As fraturas associadas são tratadas de acordo com suas características individuais, com o objetivo de alcançar, quando possível, redução anatômica e fixação interna rígida.[1]

Fragmentos em pseudartrose devem ser cruentizados a fim de permitir sua redução, fixação e consolidação. Fragmentos fundamentais para a estabilidade, que não puderem ser preservados, sempre devem ser substituídos.[1] Quanto à cabeça do rádio, é importante ressaltar sua importante contribuição para a estabilidade do cotovelo quando o LCM encontra-se deficiente.[27]

A reconstrução do LCM em geral não é necessária, exceto quando este tiver sido substituído por formação óssea heterotópica e houver restrição da mobilidade articular. Nessa situação, a ressecção da ossificação deve ser realizada associada à reconstrução desse complexo ligamentar.[1]

RESULTADOS

Resultados satisfatórios ocorrem em 70% dos pacientes com luxação crônica do cotovelo. Esses resultados são definidos como uma média de amplitude de movimentos de 60° a 115° e uma rotação do antebraço de 90°.[25,26]

Potenciais complicações desse procedimento cirúrgico incluem lesão nervosa e ossificação heterotópica, que podem ocorrer em 10% dos pacientes. A infecção é uma das complicações mais desagradáveis e também pode acometer 10% dos pacientes. Em virtude da razoável incidência de complicações e presença de deformidade residual em alguns pacientes, porém com extremidades com função satisfatória, é imperativo discutir cuidadosamente a indicação desse procedimento com seu paciente e familiares.[1]

LUXAÇÕES RECIDIVANTES

A luxação recidivante da articulação umeroulnar é incomum. Uma revisão da literatura publicada por O'Driscoll, em 1981, relatou apenas 63 casos documentados em 100 anos.[4] Aproximadamente 85% dos casos ocorre em homens, e a lesão inicial em geral ocorre antes dos 15 anos de idade. Corpos livres intra-articulares são encontrados em 15% dos pacientes, e pseudartrose do epicôndilo lateral, em 25%.[1] Inicialmente, O'Driscoll descreveu experimentalmente os conceitos fisiopatológicos relacionados a essa condição.[4] A deficiência do LCL é a principal causa de instabilidade recidivante do cotovelo. Esse conceito foi desenvolvido através da observação clínica de que a reconstrução do complexo colateral lateral com enxerto tendinoso apresenta grandes índices de sucesso.[1,28,29]

Apesar dos relatos da contribuição do LCM na estabilidade articular, ele quase sempre se encontra íntegro.[1] A insuficiência do LCL, em especial da sua banda ulnar, resulta em instabilidade posterolateral rotatória, enquanto a insuficiência do LCM, especificamente da banda anterior, resulta em instabilidade em valgo.[28,30]

SUBLUXAÇÃO RECORRENTE

INSUFICIÊNCIA LATERAL

A instabilidade lateral recorrente funcionalmente representa um espectro da instabilidade lateral rotatória. O'Driscoll identificou a deficiência da banda ulnar do LCL como a lesão essencial que ocorre com frequência como uma sequela da luxação aguda, ou como uma complicação iatrogênica do tratamento cirúrgico da epicondilite lateral.[4,30]

DIAGNÓSTICO

O diagnóstico é realizado baseado na anamnese com informações sobre a luxação aguda e a evolução clínica com ocorrência de estalidos e *cluncks* durante a mobilização articular, sobretudo à extensão completa para a flexão. Em al-gumas situações, a deficiência do LCL causa dor no aspecto lateral da articulação, sendo um sinal mais característico da doença do que a clara percepção da *instabilidade*. Raramente os pacientes conseguem demonstrar a instabilidade.[1]

A frouxidão sempre é sutil. O paciente pode se queixar de dor posterolateral no cotovelo, mas o teste de estresse em varo geralmente é negativo, exceto em instabilidades acentuadas.[1]

Na instabilidade posterolateral rotatória do cotovelo, a articulação radioulnar proximal (ARUP) encontra-se íntegra. A avulsão da banda ulnar do LCL proporciona um aumento da rotação externa da articulação umeroulnar.[30] O aumento da rotação externa resulta em subluxação posterior secundária da cabeça do rádio. Essa subluxação secundária da cabeça do rádio, na presença de uma ARUP íntegra, deve ser diferenciada de uma subluxação posterior isolada associada à lesão da ARUP, com a articulação umeroulnar íntegra.[30]

O teste da instabilidade posterolateral rotatória descrito por O'Driscoll demonstra de forma real a lesão patológica.[9] Esse teste é realizado com o paciente em posição supina. Realiza-se um estresse em valgo com carga axial em supinação completa com o cotovelo em aproximadamente 20° de flexão. Assim, é possível visualizar um sulco lateral no cotovelo, e a cabeça do rádio torna-se proeminente. Em algumas situações, o paciente apenas refere dor com a manobra, sem demonstrar o *pivot*, sendo que essa situação é altamente sugestiva da presença da lesão (Figura 35.9).

Classicamente, as radiografias em anteroposterior são normais ou existe uma discreta abertura da articulação capitulorradial. Nas incidências em perfil, a cabeça do rádio está situada posteriormente ao capítulo, em especial em supinação máxima.[30] Imagens de TC e de RM não são úteis na avaliação da integridade da banda ulnar do ligamento colateral lateral.[4] A imagem de ressonância magnética é útil na detecção de lesão condral no capítulo umeral secundária à subluxação recorrente da cabeça do rádio.[30]

Tratamento

A reconstrução da banda ulnar do LCL é o tratamento recomendado. O paciente é colocado em decúbito dorsal; em seguida, realiza-se um acesso cutâneo posterolateral e aborda-se o intervalo de Kocher. O músculo ancôneo é refletido posteriormente, identificando-se a crista do supinador na ulna, local de inserção da banda ulnar do LCL. Nesse local, são confeccionados dois túneis ósseos por onde é passado um fio de sutura. A seguir, posicionam-se as extremidades do fio, de comprimentos iguais, no epicôndilo lateral, realizando a flexo-extensão, para identificar o ponto isométrico de fixação do LCL no úmero, o que usualmente corresponde ao centro do epicôndilo lateral. Cabe ressaltar que o ponto isomérico deve coincidir com o ponto de inserção do LCL no epicôndilo lateral, estabelecendo a tensão adequada durante todo o arco de fluxo-extensão do cotovelo. Após a identificação do ponto isométrico, confeccionam-se dois túneis no côndilo lateral do úmero. Em seguida, transporta-se o enxerto tendinoso, em geral do tendão do palmar longo, semitendinoso ou gracilis, através dos orifícios da ulna e úmero. O tendão é suturado na tensão adequada, mantendo-

Instabilidade Ligamentar do Cotovelo

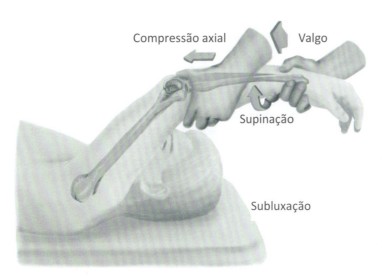

FIGURA 35.9 Ilustração da manobra de 'pivot shift' do cotovelo.

-se uma flexão do cotovelo de 30° e o antebraço em pronação completa (Figura 35.10).

O pós-operatório consiste em imobilização por um período de duas semanas, seguido da utilização de um imobilizador articulado por mais quatro a seis semanas (protocolo semelhante ao tratamento das lesões agudas). A seguir, é permitido ao paciente o uso da extremidade, porém evitando o estresse em varo por quatro a seis meses.[1,4]

Nestor *et al.* relataram a experiência da Mayo Clinic com esse tipo de reconstrução, obtendo 90% de cotovelos estáveis em pacientes sem outras lesões associadas. A presença de alterações articulares degenerativas implica a diminuição dos resultados satisfatórios para 50% dos casos, apesar de a estabilidade articular ser restabelecida.[31]

INSUFICIÊNCIA MEDIAL

A insuficiência do LCM causa a instabilidade em valgo. Ela pode ocorrer secundária a um trauma isolado, com lesão parcial ou completa desse ligamento. Também pode ocorrer em consequência de uma luxação posterolateral, na qual ocorre ruptura das estruturas laterais, cápsula articular e finalmente do LCM, ou ainda resultar de esforços repetitivos em atletas de arremesso.[30]

Diagnóstico

Nas situações crônicas, o paciente pode não apresentar evidências claras de instabilidade medial, mas costuma queixar-se de dor inespecífica no aspecto medial do cotove-

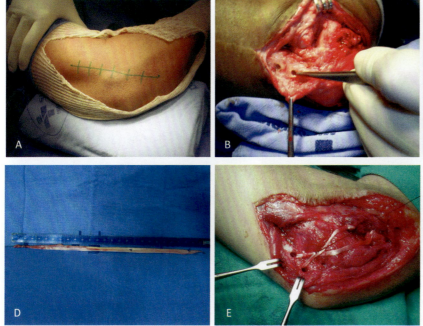

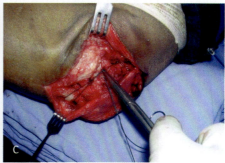

FIGURA 35.10 Etapas cirúrgicas da reconstrução do ligamento colateral lateral ulnar utilizando enxerto autólogo: **(A)** incisão cirúrgica; **(B)** confecção dos túneis ósseos na crista do supinador da ulna; **(C)** determinação do ponto isométrico da origem do LCLU no côndilo lateral do úmero; **(D)** enxerto autólogo do semitendinoso; **(E)** ligamento reconstruído com o enxerto tendinoso passado através dos túneis ósseos.

lo, principalmente em relação às atividades com estresse, em geral relacionadas ao gesto de arremesso.[1] A instabilidade crônica em valgo pode resultar em deformidade em flexão ou "cúbito valgo".[30]

A dor sentida na palpação da banda anterior do LCM é sugestiva da lesão.[1] Pode ainda existir sensação de fraqueza ou estalido, sobretudo em movimentos que causam estresse em valgo.[30]

O exame físico consiste no estresse em valgo do cotovelo, que irá reproduzir a dor, na eventual palpação ou ainda na abertura da articulação umeroulnar, o que sugere o diagnóstico.[1] Neuropatia ulnar pré-operatória encontra-se presente em aproximadamente 40% dos indivíduos,[32] ocorrendo em consequência do estresse em valgo da articulação que expõe o nervo a tração repetida.[30]

A instabilidade crônica em valgo causará lesões condrais no capítulo umeral e compressão posteromedial da articulação resultando em osteófitos no olécrano.[30]

A manobra da ordenha (*milking maneuver*) é um teste descrito para lesão do LCM. Nesse teste, o próprio paciente aplica estresse em valgo sobre o cotovelo. O cotovelo acometido é flexionado a 90° à frente do corpo, e a mão oposta do paciente é colocada abaixo do cotovelo a ser testado. Em seguida, o paciente é orientado a segurar e tensionar o polegar da mão do lado a ser testado. A seguir, aplica-se estresse em valgo sobre o cotovelo. O LCM é palpado pelo examinador durante o teste, para identificar ou perceber áreas dolorosas e abertura do espaço articular.

Outra manobra descrita consiste na mobilização do cotovelo em flexo-extensão sob estresse em valgo com o ombro em abdução e rotação externa. O paciente irá referir dor em um ponto específico dentro do arco de 80° a 120° de flexão.[33]

Radiografias simples permitem identificar sinais de instabilidade medial crônica. Os achados incluem: ossificação na topografia dos ligamentos, corpos livres nos compartimentos posterior e lateral, osteófitos marginais nas articulações radiocapitelar e umeroulnar, e hipertrofia óssea condilar e olecraniana.[33]

A realização de radiografias em estresse também confirma o diagnóstico de instabilidade medial crônica em 75% dos pacientes, na ocorrência de uma abertura da interlinha articular maior ou igual a 3 mm.[1]

A imagem de ressonância magnética pode contribuir na decisão terapêutica, com sensibilidade de 57% e especificidade de 100% nas lesões de colateral medial. A artrografia tem valor variável e discutível, não sendo utilizada rotineiramente. Calcificações no trajeto do LCM ocorrem em 40% dos pacientes, e lesões do complexo muscular flexo-pronador, em 10%.[1] Nos casos em que permaneça dúvida diagnóstica, a avaliação sob anestesia pode ser realizada associada à visão artroscópica. O LCM não consegue ser visualizado durante a artroscopia, porém a identificação de um aumento do espaço articular umeroulnar maior que 3 mm sugere instabilidade medial[32,33] (Figura 35.11).

Tratamento

O tratamento da lesão isolada do LCM consiste em imobilização axilopalmar por quatro semanas, seguida por um intenso programa de exercícios por mais três a seis semanas, evitando sobrecarga articular em valgo.

Nas lesões crônicas, o tratamento inicial deve incluir: repouso, anti-inflamatórios e fisioterapia por até seis meses. 50% a 66% dos atletas retornam às atividades esportivas com esse programa de tratamento incruento.[34,35]

O tratamento cirúrgico é indicado quando ocorrer persistência da dor.[33] Durante anos, diversos autores indicaram o reparo primário do LCM, porém obtiveram somente 50% a 65% de bons resultados, com retorno à prática esportiva no mesmo nível. Esses resultados estariam relacionados ao

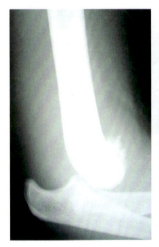
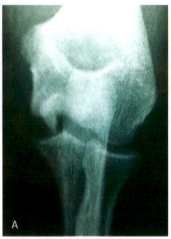
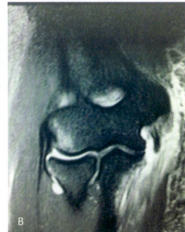

FIGURA 35.11 Exame de imagem característicos da instabilidade medial: **(A)** Radiografia do cotovelo em incidência anteroposterior demonstrando fratura avulsão do epicôndilo medial caracterizando lesão do ligamento colateral medial. **(B)** Ressonância magnética demonstrando lesão do ligamento colateral medial.

fato de que 87% das lesões crônicas do LCM são intrassubstanciais.[32] Os melhores resultados referentes ao retorno às atividades esportivas no mesmo nível ocorrem com a reconstrução do LCM com enxerto tendinoso, utilizando-se a técnica descrita por Jobe.[36]

Nessa técnica, a reconstrução do LCM é realizada utilizando-se enxerto de tendão autólogo do palmar longo, apresentando alto percentual de sucesso quanto ao retorno dos atletas à prática esportiva nos níveis prévios à lesão.[36] Em resumo, as indicações para reconstrução do LCM incluem: rupturas agudas em atletas arremessadores, instabilidade medial crônica, tecido ligamentar insuficiente para reparo nos casos agudos e dor persistente após o tratamento incruento.[33]

O paciente é colocado em decúbito dorsal com o cotovelo apoiado em uma mesa de suporte. Realiza-se uma incisão cutânea medial anterior ao epicôndilo e dissecção por planos, protegendo o nervo cutâneo antebraquial medial. A seguir, é identificado o nervo ulnar, que não é transposto anteriormente. A divulsão da massa muscular flexo-pronadora permite a exposição da porção anterior do epicôndilo medial, da cápsula articular anterior e da banda anterior do LCM, proporcionando a identificação do tubérculo sublime na base do processo coronoide da ulna, local de sua inserção. Um túnel ósseo é confeccionado na ulna por onde é passado um fio de sutura. Esses fios são posicionados no epicôndilo medial, e a flexo-extensão é realizada; uma vez que a tensão mantenha-se uniforme, estará determinado o ponto isométrico no epicôndilo. Em seguida, confeccionam-se os túneis umerais. O enxerto tendinoso do palmar longo, do semitendinoso ou ainda do gracilis é transportado através dos túneis e suturado. Mantendo-se o cotovelo em 30º de flexão e o antebraço em supinação, a tensão ideal do enxerto é estabelecida. A cápsula anterior deve ser aplicada entre a articulação e a reconstrução tendinosa, que será mantida em uma posição extramuscular. A seguir, a massa muscular flexo-pronadora é suturada. A neuropatia temporária do ulnar é a principal complicação no pós-operatório imediato. A ressecção de um osteófito posteromedial é comumente necessária. Pacientes submetidos a cirurgias prévias têm pior prognóstico.[37]

No pós-operatório, o cotovelo é imobilizado em supinação e 90º de flexão por aproximadamente duas semanas. A flexo-extensão é protegida por um imobilizador articulado por quatro semanas, evitando estresse em valgo.[1,32]

Conway *et al.* descrevem 85% de resultados satisfatórios em indivíduos submetidos a reconstrução medial primária, sem que tenham sido submetidos a procedimentos articulares prévios, comparados com 55% em indivíduos que fizeram procedimentos prévios.[32] Além disso, a reconstrução ligamentar com enxerto tendinoso apresenta resultados superiores, tanto clínicos quanto comparados ao reparo simples.[33]

Corpos livres intra-articulares devem ser removidos, seja por técnica aberta ou artroscópica, que apresenta menor morbidade que a artrotomia convencional, com alto índice de retorno às atividades esportivas, mesmo em articulações com alterações degenerativas. Porém, há risco de recorrência dos corpos livres em indivíduos que mantêm a atividade com esforços em valgo em uma articulação instável.

RESUMO

O diagnóstico e tratamento das luxações do cotovelo são um desafio devido às diversas lesões patológicas que podem estar presentes. Um acesso racional na compreensão e manejo da instabilidade complexa inclui tanto a estrutura óssea quanto a capsuloligamentar.

O tratamento da luxação aguda do cotovelo consiste em redução e mobilização precoce. A contratura residual em flexão deve ser tratada com um imobilizador articulado para extensão passiva assistida. Fraturas associadas são tratadas de acordo com suas características. Lesões ligamentares agudas isoladas são incomuns e, em geral, são tratadas de forma incruenta. Luxações crônicas são casos de exceção e devem ser tratadas com redução aberta e correção das lesões associadas. A instabilidade recidivante é comumente tratada com reconstrução ligamentar.

Um conceito definitivo é a reconstrução anatômica, feita de tal forma que possamos evitar a imobilização prolongada, que resulta em limitação da amplitude de movimentos da articulação.

REFERÊNCIAS BIBLIOGRÁFICAS

1. Morrey BF. Acute and chronic instability of the elbow. J Am Acad Orthop Surg. 1996;4:117-28.
2. Morrey BF. Elbow dislocations. In: Morrey BF. The elbow and its disorders. 4.ed. Philadelphia: W.B. Saunders, 2009. p.436-49.
3. Morrey BF. Anatomy of the elbow. In: Morrey BF. The elbow and its disorders. 4.ed. Philadelphia: W.B. Saunders, 2009. p.11-38.
4. Morrey BF. Biomechanics of the elbow. In: Morrey BF. The elbow and its disorders. 4.ed. Philadelphia: W.B. Saunders, 2009. p.39-63.
5. Osborne G, Cotterill P. Recurrent dislocation of the elbow. J Bone Joint Surg Br. 1966 ;48:340-6.
6. O'Driscoll SW, Bell DF, Morrey BF. Posterolateral rotatory instability of the elbow. J Bone Joint Surg Am. 1991;73:440-6.
7. O'Driscoll SW, Morrey BF, Korinek S, et al. Elbow subluxation and dislocation: A spectrum of instability. Clin Orthop Relat Res. 1992;280:186-97.
8. Cohen M, Hastings H. Rotatory instability of the elbow. J Bone Joint Surg Am. 1997;79:225-33.
9. O'Driscoll SW. Classification and evaluation of recurrent instability of the elbow. Clin Orthop Rel Res. 2000;370:34-40.
10. Doornberg JN, Ring DC. Fracture of the anteromedial facet of the coronoid process. J Bone Joint Surg Am. 2006;88:2216-24.
11. O'Driscoll SW. Coronoid fracture. In: Norris TR. Orthopaedic Knowledge update: Shoulder and elbow. 2.ed. Rosemont: American Academy of Orthopaedics Surgeons, 2002. p.379-85.

12. O'Driscoll SW, Jupiter JB, Cohen MS, et al. Difficult elbow fractures: pearls and pittifals. Instruc Course Lect. 2003; 52:113-34.

13. Faber KJ, King GJW. Posterior capitellum impression fracture: a case report associated with posterolateral rotatory instability of the elbow. J Shoulder Elbow Surg. 1998;7:157-61.

14. Mckee MD, Jupiter JB. Adult elbow Trauma. In: Browner, Jupiter, Levine, Trafton. Skeletal Trauma: Fractures, dislocations and ligamentous injuries. 2.ed. Philadelphia: W.B. Saunders Co., 2002. p.1455-82.

15. Kamineni S, Hirahara H, Neale P, et al. Effectiveness of the lateral unilateral dynamic external fixator after elbow ligament injury. J Bone Joint Surg Am. 2007;89:1802-9.

16. Norwood LA, Shook JA, Andrews JR. Acute medial elbow ruptures. Am J Sports Med. 1981;9:16-9.

17. Josefsson PO, Gentz CF, Johnell O, et al. Surgical versus non-surgical treatment of ligamentous injuries following dislocation of the elbow joint: A prospective randomized study. J Bone Joint Surg Am. 1987;69:605-8.

18. Linscheid RL, Wheeler DK. Elbow dislocations. JAMA. 1965;194:1171-6.

19. Mehlhoff TL, Noble PC, Bennett JB, et al. Simple dislocation of the elbow in the adult: Results after closed treatment. J Bone Joint Surg Am. 1988;70:244-9.

20. Morrey BF, An KN. Articular ligamentous contributions to the stability of the elbow joint. Am J Sports Med. 1983; 11:315-8.

21. Schwab GH, Bennett JB, Woods GW, et al. Biomechanics of the elbow instability: the role of the medial collateral ligament. Clin Orthop Relat Res. 1980;146:42-6.

22. Eygedaal D, Verdegaal SH, Obermann WR, et al. Posterolateral dislocation of the elbow joint. Relationship to the medial instability. J Bone Joint Surg. 2000;82:555-61.

23. Broberg MA, Morrey BF. Results of treatment of fracture-dislocations of the elbow. Clin Orthop Rel Res. 1987;216: 109-19.

24. Ring D, Jupiter JB, Zilberfarb J. Posterior dislocation of the elbow with fractures of the radial head and coronoid. J Bone Joint Surg Am. 2002;84:547-51.

25. Regan W, Morrey B. Fractures of the coronoid process of the ulna. J Bone Joint Surg Am. 1989;71:1348-54.

26. Fowles JV, Kassab MT, Douik M. Untreated posterior dislocation of the elbow in children. J Bone Joint Surg Am. 1984;66:921-6.

27. Naidoo KS. Unreduced posterior dislocations of the elbow. J Bone Joint Surg Br. 1982 ;64:603-6.

28. Morrey BF, Tanaka S, An KN. Valgus stability of the elbow: A definition of primary and secondary constraints. Clin Orthop Rel Res. 1991;265:187-95.

29. Osborne G, Cotterill P. Recurrent dislocation of the elbow. J Bone Joint Surg Br. 1966 ;48:340-6.

30. Nestor BJ, O'Driscoll SW, Morrey BF. Ligamentous reconstruction for the posterolateral rotatory instability of the elbow. J Bone Joint Surg Am. 1992;74:1235-41.

31. Eygendaal D. Ligamentous reconstruction around the elbow using triceps tendon. Acta Orthop Scand. 2004;75(5):516-23.

32. Conway JE, Jobe FW, Glousman RE, et al. Medial instability of the elbow in the throwing athletes: treatment by repair or reconstruction of the ulnar colateral ligament. J Bone Joint Surg Am. 1992;74:67-83.

33. Safran M, Ahmad CS, Elattrache NS. Ulnar collateral ligament of the elbow. Arthroscopy. 2005;21(11):1381-95.

34. Barnes DA, Tullos HS. An analysis of 100 symptomatic baseball players. Am J Sports Med. 1978;6:62-7.

35. Rettig AC, Sherrill C, Snead DS, et al. Nonoperative treatment of ulnar collateral ligament injuries in throwing athletes. Am J Sports Med. 2001;29:15-7.

36. Jobe FW, Stark H, Lombardo SJ. Reconstruction of the ulnar collateral ligament in athletes. J Bone Joint Surg Am. 1986;68:1158-63.

37. Purcell DB, Matava MJ, Wright RW. Ulnar collateral ligament reconstruction: a systematic review. Clin Orthop Rel Res. 2007;455:72-7.

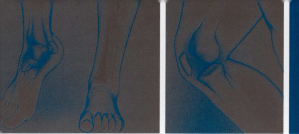

Índice remissivo

A

Abordagens cirúrgicas do quadril, 220
Acetoaminofeno, 59
Acidose tubular renal, 351
Acondroplasia, 348
Acupuntura, 60
Afecções femoropatelares, 235
Afrouxamento, 111
Alongamento da ulna, 169
Alterações
  circulatórias, 248
  na coluna cervical, 41
Anabólicos, 358
Analgésicos, 59
Anatomia capsuloligamentar, 405
Angiossarcoma, 397
Anti-inflamatórios não esteroides, 59
Antidepressivos, 59
Antiepiléticos, 59
Antifator de necrose tumoral alfa, 59
Antirreabsortivos, 357
Articulação(ões)
  facetárias, 52
  metacarpofalangeana, 183, 187
    tratamento cirúrgico, 187
  neuropática, 248
  sacroilíaca, 61
  umeroulnar, 412
Artrite(s)
  das articulações das mãos, 181
  de três ou mais áreas articulares, 181
  infecciosa, 15
  reumatoide
    na coluna cervical, 41
    na mão, 181
  simétrica, 181
Artrodese(s), 189
  de Graner, 170
  em boa posição, 248
  escafocapitato, 170
  escafotrapézio-trapezoide (triescafoide), 170
  parciais, 170
  total do punho, 170
Artropatia de Charcot, 325, 330
Artroplastia(s), 188
  anatômica, 101
    complicações, 111
    resultados, 111
  de baixa fricção, 215
  de disco lombar, 62
  de joelho, 286
  de recobrimento, 101
  de revisão, 229
    por desgaste, 230
    por infecção, 230
    por luxação recidivante, 229
    por soltura
      acetabular, 229
      asséptica, 229
      dos dois componentes, 229
      femoral, 229
  de substituição do semilunar, 170
  do ombro, 97
    em fraturas, indicações para, 104
  do quadril, 205
  para fraturas, planejamento pré-operatório nas, 104
  parcial, 101
    com haste, 101
    do quadril do tipo bipolar, 196
    em fraturas, 104
  reversa
    complicações da, 114
    indicações para, 113
    resultados das, 114
  total, 107
    de joelho, 247
      navegada por computador, 268
      passo a passo, 270
    de quadril
      biomecânica da, 206
      contraindicações, 219
      indicações, 218
      planejamento na, 219
      reversa, 112
Artroplastia unicompartimental, 286
Atividade física, 59

B

Back school, 58
Benzodiazepínicos, 59
Bifosfonatos, 195
Biomecânica, 97, 148
Biópsia, 369
  aberta
    excisional, 388
    incisional, 388
  óssea, 388
  percutânea
    aspirativa com agulha fina, 388
    por cilindro, 388
Bisfosfosnatos, 358
Botoeira, 185
Boutonnière, 185
Bursites, 14

C

Calosidades, 328
Capitato, 170
Carpectomia proximal, 170
Celulites, 13
Cervicobraquialgias, 23
Cimento ósseo de polimetilmetacrilato, 214
Cintilografia óssea, 57, 193
  trifásica, 367
Cirurgia
  artroscópica, 139
  de reconstrução do quadril, 205
  percutânea, 139

Cistinose, 351
Cisto ósseo
  aneurismático, 366, 380
  simples, 380
Classificação Outerbridge, 243
Clavícula e primeira costela, 30
Colapso carpal, 188
Coluna
  cervical, 24
    alterações na, 41
  vertebral, 51
Complexo ligamentar medial, 405
Componente
  da glenoide, 109
  umeral anatômico, 101
Compressão
  do nervo interósseo posterior, 183
  entre a clavícula e primeira
    costela, 30
  no triângulo escalênico, 30
  pelo tendão do músculo peitoral
    menor, 30
Condroblastoma, 366
  epifisário, 379
Condrodisplasias, 348
Condroma periostal, 366, 379
Condrossarcoma, 394
Contraprova de Neer, 130
Corpectomia cervical, 31
Cotovelo luxação do, 405
Curly toe, 334

D

Dedo(s)
  deformidade nos, 184
  em garra, 334, 336
  em malho, 333, 335, 336
  em martelo, 334-336
  menores do pé, deformidades
    dos, 333
  sobreposto (*curly toe*), 334
Defeito fibroso cortical, 366, 380
Deformidade
  dos dedos menores do pé, 333
  no polegar, 186
  no punho reumatoide, 188
  nos dedos, 184
Denervação por radiofrequência, 62
Densitometria óssea, 353
Dermátomos das raízes nervosas, 27
  bicipital (C5), 28
  estilorradial (C6), 28
  flexor dos dedos (C7-T1), 28
  peitoral (C8-T2), 28
  tricipital (C7), 28
Descompressão, 195

associada com enxerto ósseo não
  vascularizado, 195
associada com enxerto ósseo
  vascularizado, 195
do capitato e do rádio distal, 170
do semilunar, 170
Desfiladeiro do supraespinal, 121
Desgaste, 230
Desvio radial do carpo, 188
Diabetes *mellitus*, 323
Diagnóstico por imagem em
  ortopedia, 1
Diminuição
  do ângulo de inclinação radial, 169
  dos espaços articulares, 188
Discectomia cervical, 31
Disco intervertebral, 51
Discografia, 57
Discondrosteose, 348
Discrepância de membros, 222
Displasia(s)
  cartilagem-cabelo, 349
  diafisária progressiva, 349
  do quadril, 199
  epifisária múltipla, 349
  esqueléticas, 348
  fibrosa, 380
  tricorinofalangeal, 349
Dissociação escafossemilunar, 188
Distúrbio ósseo mineral em doença
  renal crônica, 346
Doença(s)
  celíaca, 351
  de Camurati-Engelmann, 349
  de Dupuytren, 173
  de Kienböck, 165
  de Leri Weill, 348
  de Paget, 342
  de van Buchem, 351
  dos ossos quebradiços, 344
  hepatobiliares, 351
  marmórea do osso, 347
  osteometabólicas, 339, 340, 341
  vascular decorrente do diabetes, 325
Dor(es)
  cervical, 23
  femoropatelar, 237
  retrocalcaneanas, 295
  subcalcaneanas, 290
Drilling, 244

E

Eletroneuromiografia, 57, 77
Eletrotérmica, 62
Encondroma, 366, 374
Encurtamento do rádio, 168

Enterobactérias, 17
Envelhecimento biológico, 122
Enxerto ósseo
  não vascularizado, 195
  vascularizado, 195
    livre, 170
    pediculado, 169
Epicondilite, 135
  lateral, 135
  medial, 139
Erisipelas, 13
Erosões periarticulares, 188
Escala
  da Associação Japonesa de
    Ortopedia (AJO) modificada, 35
  de Nurick, 35
Espaços articulares, 188
Esparadrapagem, 236
Espondilolistese, 65
  degenerativa, 66
  do tipo displásica, 67
  do tipo ístmica, 66
  iatrogênica ou adquirida, 68
  lombar do tipo traumática, 68
  patológica, 68
Esqueleto, 339
Estabilidade, 99
Estenose
  adquirida, 75
  congênita, 75
  lombar, 75
Estimuladores da formação, 358
Exame
  anatomopatológico, 369
  do joelho, 249
Excesso de uso do membro
  superior, 121
Exercício físico, 59
Exostose múltipla, 349

F

Fáscia plantar, 293
Fascietomia regional, 177
Fasciíte plantar, 290
Fator reumatoide sérico positivo, 181
Fêmur
  cimentado, 230
  não cimentado, 230
Fibrodisplasia ossificante, 346
Fibroistiocitoma maligno, 395
Fibroma
  condromixoide, 366, 379
  não ossificante, 380
Fibrossarcoma, 396
Força, 100
  dos tendões extensores, 187

Índice remissivo

dos tendões flexores e musculatura intrínseca, 187
Fraqueza grave do quadríceps, 248
Fratura(s), 5
de úmero proximal, 7
oculta, 7
patológica, 8
periprotética e da prótese, 111, 226
Fusão (artrodese) lombar, 62

G

Gabapentina, 59
Gangrena, 325
Geodos, 188
Glenoide, 109
na artroplastia parcial, 103
Granuloma eosifílico, 380

H

Hallux valgus, 301, 304, 312
Hemangioma, 366, 380
Hemiartroplastia anatômica para fratura
com cabeça, 103
complicações da, 107
resultados da, 107
técnica cirúrgica de, 105
Hérnia de disco
cervical, 23
lombar, 83
Hiperlipidemia, 192
Hiperostose endosteal, 351
Hiperparatiroidismo
primário, 341
secundário, 341
Histiocitose de células de Langerhans, 366

I

Imagem
dos ossos, 5
dos tendões, 9
Impacto posterior, 298
Implantação de pedículo vascular, 169
Incidência de Rockwood, 131
Índice de incapacidade cervical (*Neck Disability Index* NDI), 36
Infecção(ões), 8, 112, 222, 230, 325, 328
ativa, 248
bacterianas de partes moles, 13
em próteses articulares, 19, 20
necrotizantes, 15
osteoarticulares, 13
pós-operatórias, 13

Infiltração
de glicocorticoide, 61
epidural, 61
facetária ou do ramo medial, 61
intradiscal, 61
local ou nos "pontos gatilhos", 61
na articulação sacroilíaca, 61
para síndrome do piriforme, 61
Infliximab, 59
Inibidores da reabsorção óssea, 357
Instabilidade, 111
C1-C2, 41
do ombro, 147
ligamentar do cotovelo, 405
metatarsofalangeana, 334, 335, 336
patelar, 237
posterior, 249
subaxial, 46
Insuficiência
lateral, 412
medial, 413
Invaginação basilar, 45
Ioga, 60

J

Joelho
artroplastia de, 286
osteonecrose do, 281
do espontânea, 281
do pós-artroscopia, 283
do secundária, 284
recurvato, 248

L

Laminectomia, 38
Laminoplastia cervical, 33, 37
Leiomiossarcoma, 397
Lesão(ões)
associadas às luxações do cotovelo, 407
condrais, 243
da fise de crescimento, 8
do manguito rotador, 127
do nervo laríngeo recorrente, 32
nervosa, 222
neurológica, 112
neurovascular, 409
osteocondrais, 410
vascular, 222
Ligamentos da arcada de Frohse, 29
Lipoma ósseo, 380
Lombalgia, 23, 49
Luxação(ões), 222
aguda, 407
complexas, 410
crônica do cotovelo, 411

da articulação metacarpofalangeana, 183
do aparelho extensor, 183
do cotovelo, 405
glenoumeral
anterior, 150
posterior, 154
recidivante, 229, 240, 412
da articulação umeroulnar, 412
simples, 408, 409

M

Má absorção gastrintestinal, 351
Manguito rotador, 119, 127
rotura do, 9, 121
tendinopatia do, 9
vascularização do, 122
Manipulação lombar, 60
Manobra
de Gerber, 131
de Jobe, 130
Margem cirúrgica, 389
ampla, 389
intralesional, 389
marginal, 389
radical, 389
Massagem, 60
Medicina nuclear, 5
Metalose, 225
Metástase óssea, 401
Metatarsalgias, 320
Métodos fisioterápicos, 60
Microfratura, 245
Mielografia, 57, 77
Mieloma múltiplo, 347
Mielopatia espondilótica cervical, 35
Mielotomografia, 57
Miosite ossificante progressiva, 346
Morte celular primária, 192
Movimento, 97

N

Necrose avascular da cabeça femoral, 191
Nervo(s)
interósseo posterior, 183
laríngeo recorrente, 32
ulnar, 30
Neuropatia
autonômica, 324
diabética, 324
motora, 324
sensitiva do pé, 323, 324
Nódulos reumatoides, 181

O

Obesidade, 248

Série Ortopedia e Traumatologia – Fundamentos e Prática

Oclusão vascular, 192
Ombro
   artroplastia do, 97
   instabilidades do, 147
Ondas
   de choque, 195
   eletromagnéticas, 195
Opioides, 59
Órteses, 236
Os acromiale, 121
Ossificação heterotópica, 225, 410
Ossos, 339
   função
      de proteção, 339
      mecânica, 339
      metabólica, 339
   imagem dos, 5
Osteíte deformante, 342
Osteoartropatia
   de Charcot, 325, 330
   neuropática, 325
Osteoblastoma, 366, 380
Osteoblastos, 339
Osteoclastos, 339
Osteocondrodisplasias, 348
Osteocondroma, 366, 373
Osteodistrofia renal, 346
Osteogênese imperfeita, 344
Osteólise, 225
Osteoma, 366, 380
   osteoide, 366, 375
Osteomalacia, 352
Osteomielite, 15
   aguda, 8
   crônica, 18
   hematogênica aguda, 16
   pós-traumáticas, 16
   vertebral, 17
Osteonecrose, 7
   do joelho, 281
      espontânea, 281
      pós-artroscopia, 283
      secundária, 284
Osteopetrose, 347
Osteoporose, 188, 353
   pseudoglioma, 359
   secundária, 358
   transitória, 194
Osteossarcoma, 391
Osteotomia, 195
   do capitato, 169
   do fêmur, 258
   periacetabular, 199, 202
   tibial alta, 286
   Weil, 336

P

Patela, 264
   substituição da, 266
Patelectomia prévia, 249
Patologias do coxim plantar, 294
Pé
   cavo, 315
   de Charcot, 325
   diabético, 323
   insensível, 323
Perda óssea nas solturas acetabular e
   femoral, 230
Pescoço de cisne, 184
Picnodisostose, 349
Pinos de tântalo, 196
Pioartrite aguda, 15
Piomiosites, 14
Placas cartilaginosas, 52
Planos ósseos, 256
Polegar, deformidade no, 186
Posição do punho, 187
Primo-luxação, 240
Procedimentos
   de revascularização do osso
      necrótico, 169
   para diminuição da carga no
      semilunar, 168
Prótese(s)
   articulares, 19, 20
   cimentada, 217, 230
   femoral, 232
   híbridas e híbridas reversas, 217
   não cimentada, 217, 231
   reversa biomecânica da, 112
Punho, 188
   reumatoide
      deformidades no, 188
      tratamento cirúrgico do, 188

Q

Quadril
   abordagens cirúrgicas do, 220
   artroplastia do, 205
   displasia do, 199
Qualidade óssea, 340
Quimionucleólise, 61
Quimioterapia, 390
Quiropraxia, 60

R

Rádio
   encurtamento do, 168
   distal, 170
Radiofrequência, 62, 245
Radiografias, 36, 56
   simples de frente e perfil, 76

Radiologia convencional, 1
Raio-X, 1
Raízes cervicais, 26
   C3, 26
   C4, 26
   C5, 27
   C6, 27
   C7, 27
   C8, 27
Raquitismo, 351
   carencial ou por deficiência de
      vitamina D, 351
   hipofosfatêmico, 351
   resistente à vitamina D, 351
Red flags, 54
   para infecção, 54
   para neoplasia, 54
   para síndrome da cauda equina, 54
Relaxante muscular, 59
Remodelamento ósseo, 340
Reparação do manguito rotador
   associada ou não à descompressão
      subacromial, 125
Resistência do cimento ósseo, 215
Ressonância magnética, 3, 57, 77
Retensionamento de partes moles, 187
Rigidez, 410
   matinal, 181
Rotura(s)
   da fáscia plantar, 293
   do manguito rotador, 9, 121
   tendínea, 10
Ruptura
   de vasos responsáveis pela nutrição
      da cabeça, 192
   dos tendões
      extensores, 183
      flexores, 184

S

Sarcoma(s)
   de Ewing, 392
   de partes moles, 397
   ósseos, 395
Sequências, 3
   ponderada em T1, 3
   ponderada em T2, 4
Sinal
   da cancela, 131
   de abdução do ombro, 26
   de Lhermitte, 27
   de Neer, 130
   de Tinel, 30
Síndrome(s)
   compartimental, 409
   costoclavicular, 30

420 ORTOPEDIA DO ADULTO

Índice remissivo

da cauda equina, 54, 90
de Fanconi, 351
de Haglund, 295
de Proteus, 350
do desfiladeiro torácico, 30
do impacto, 119, 121
do piriforme, 61
do túnel tarsal, 293
dolorosa femoropatelar, 235
dos escalenos, 30
oculocerebrorrenal de Lowe, 351
Sinovectomia, 187
radioulnar e radiocarpal, 188
Sistema ICRS (*International Cartilage Repair Society*), 243
Soltura(s)
acetabular, 229, 230
asséptica, 229
dos dois componentes, 229
femoral, 229, 230
Squeaking, 225
Staphylococcus aureus, 13, 16, 18
Streptococcus pyogenes, 13
Subluxação
dorsal da cabeça da ulna, 188
recorrente, 412
volar da articulação radiocárpica, 188
Substituição
da glenoide, indicações para, 107
da patela, 266
Swan neck, 184

T

Talalgias, 289
Tântalo, 196
Técnica(s)
acetabular, 230
cirúrgica(s)
combinadas de Chevron e Akin, 306
de artrodese

cunha-metatarsal (Lapidus), 310
metatarsofalângica do hálux, 311
de Chevron, 306
de osteotomia da base metatarsal, 309
da "palma aberta" de MacCash, 177
femoral
cimentada, 232
não cimentada, 232
Tendão(ões), 9
do músculo peitoral menor, 30
extensores, 182, 183
flexores, 184
imagem dos, 9
normal, 9
Tendinopatia, 10
do manguito rotador, 9
insercional do Aquiles, 296
Tenossinovectomia dorsal, 183
Tenossinovite, 10, 14, 182
dos tendões
extensores, 182
flexores, 184
Terapia
celular, 196
eletrotérmica intradiscal, 63
física, 60
Teste(s)
Abdominal press, 131
da compressão axial, 25
da distração, 26
de Adson, 30
de *Hawkins-Kennedy*, 130
de marcha em 30 metros, 36
de *Patte*, 131
de *Speed* ou *Palm-up*, 131
de *Spurling*, 25
de Valsalva, 26
de *Yergason*, 131
de *Yocum*, 130
do infraespinal, 130

Tomografia computadorizada, 2, 57, 77
Topiramato, 59
Translocação ulnar do carpo, 188
Transplante
autólogo de condrócitos, 245
osteocondral
a fresco, 245
autólogo, 245
Tratamento fisioterápico na dor femoropatelar, 237
Triângulo escalênico, 30
Tribologia, 209
Tromboembolismo, 222
Tuberculose, 17
Tumor(es)
de ápice pulmonar, 30
de células gigantes, 366, 377
gigantocelular, 377
malignos no aparelho locomotor, 383
metastáticos do aparelho locomotor, 401
ósseos benignos, 363

U

Úlceras, 328
Ultrassom, 1
Unidade básica multicelular, (BMU), 339
Uniformidade do movimento, 100

V

Variância ulnar, 166
Vascularização do manguito rotador, 122
Vasculopatia, 325
Vias de acesso cirúrgico do quadril, 220

X

Xantoma tendíneo, 10